カラー
運動生理学大事典
健康・スポーツ現場で役立つ理論と応用

著 V.カッチ　マッカードル　F.カッチ
監訳 田中喜代次　西平　賀昭
　　　 征矢　英昭　大森　肇

西村書店

This is a translation of
Essentials of Exercise Physiology
Fourth Edition

Victor L. Katch（Ann Arbor, MI）
Professor, Department of Movement Science
School of Kinesiology

Associate Professor, Pediatrics
School of Medicine
University of Michigan
Ann Arbor, Michigan, USA

William D. McArdle（Sound Beach, NY）
Professor Emeritus, Department of Family, Nutrition, and Exercise Science
Queens College of the City University of New York
Flushing, New York, USA

Frank I. Katch（Santa Barbara, CA）
International Research Scholar, Faculty of Health and Sport
Agder University College
Kristiansand, Norway

Instructor and Board Member
Certificate Program in Fitness Instruction
UCLA Extension, Los Angeles, California, USA

Former Professor and Chair of Exercise Science
University of Massachusetts
Amherst, Massachusetts, USA

Copyright © 2011 Lippincott Williams & Wilkins, a Wolters Kluwer business
Japanese edition copyright © 2017 Nishimura Co., Ltd.
Published by arrangement with Lippincott Williams & Wilkins, USA
Lippincott Williams & Wilkins/Wolters Kluwer Health did not participate in the translation of this title.

All rights reserved.
Printed and bound in Japan

本書に記載された医薬品の具体的な適応，用法，副作用については，出版時の最新情報に基づき確認するよう努力を払っていますが，医学は日進月歩で進んでおり，情報は常に変化しています．読者は，薬物の使用にあたっては，必ず製薬会社の医薬品情報をご確認ください．著者および編者（監訳者，訳者），ならびに出版社は，本書中の誤り，省略，および内容について保証するものではありません．また，本書の情報を用いた結果生じたいかなる不都合に対しても責任を負うことは一切ありません．

◆監訳者序文◆

　本書『運動生理学大事典』は，運動生理学・スポーツ医学・健康科学系の分野において，全世界を見渡しても最も愛読された良書の1つと言え，そのすばらしさを随所で感じ取っていただけます．本書は2002年の英国医学会医学書コンペティションで第1位に輝き，広く読み継がれてきた『Exercise Physiology：Nutrition, Energy, and Human Performance』をもとに新たにつくられたものであり，北米，ヨーロッパ，アジア諸国の体育系，健康科学系，そして医学系の大学や研究所などで大いに活用されてきました．

　本書は運動生理学に関する幅広い知見を網羅していますが，ボリュームがあるだけでなく，それぞれの章は「本章の目的」，「BOX」，「インフォメーション」（例：1 kJ = 1000 J = 0.239 kcal），「質問とノート」，「まとめ」から構成され，読者が理解しやすいよう考えられています．それらの中には重要な専門用語の定義や実にわかりやすいカラー図も含まれています．例えば，体重70 kgの標準体型の男性では筋肉量31.3 kg（44.7％），体重56.7 kgの女性では筋肉量20.4 kg（36.0％）というデータが示され，除脂肪量（男性61.7 kg = 88.1％，女性48.2 kg = 85.0％）との大きな違いを解説しています．また，脂肪については貯蔵脂肪と必須脂肪の視点からLBM（lean body mass：除脂肪量）とFFM（fat-free mass：除脂肪量）の違いを詳述しています．これらは，日本のほとんどのテキストには記載されていない貴重な情報です．

　このように，最新の研究成果に基づく新しいトピックを各章に加え，「インフォメーション」では，最新の科学的知見の概要を端的に示し，専門用語の意味を医学書で調べる手間が省けるよう類似語の定義を説明するなどしており，読者の理解力が一段と高まるような構成になっています．

　トレーナー，理学療法士，健康運動指導士，管理栄養士，スポーツドクターら読者の皆様の運動生理学に関する理解が深まり関心がさらに高まることを，訳者一同，心より願っております．

　最後に，西村書店の方々をはじめ，本書の出版にご協力くださったすべての方々に感謝申し上げます．

　以下，本書の全体像を紹介します．
第1章：1800年代に欧米を中心に活発になった運動生理学研究の歴史の紹介　／　第2・3章：三大栄養素や微量栄養素がもつ運動中の役割　／　第4章：パフォーマンス向上のための栄養摂取やサプリメントの活用方法　／　第5・6章：エネルギー代謝の生化学的基礎とエネルギー供給機構　／　第7章：エネルギー産生能の測定法と評価法　／　第8章：安静から激しい運動までの酸素消費量やエネルギー効率　／　第9～11章：運動時に関与する呼吸器系，循環器系，神経筋系の構造や働き　／　第12章：ホルモン，運動，トレーニング　／　第13章：有酸素性・無酸素性エネルギー系のトレーニング　／　第14章：骨格筋の強化法　／　第15章：生理機能やパフォーマンスに影響を与える環境要因　／　第16章：身体組成，肥満，減量　／　第17章：サクセスフルエイジングや疾病予防のための運動　／　第18章：冠動脈疾患，肺疾患，うつなどに対する運動生理学の活用方法

監訳者代表　田中喜代次

◆訳者一覧◆

◆監訳者

田中喜代次	筑波大学体育系 教授
西平　賀昭	筑波大学名誉教授
征矢　英昭	筑波大学体育系ヒューマン・ハイ・パフォーマンス先端研究センター（ARIHHP） 教授・センター長
大森　　肇	筑波大学体育系 教授

◆訳　者

八田　有洋	東海大学体育学部 准教授　第1章
西平　賀昭	第1, 11章
麻見　直美	筑波大学体育系 准教授　第2, 3章
小林　裕幸	筑波大学附属病院水戸地域医療教育センター 教授　第4章
石倉　恵介	崇城大学総合教育センター 教授　第5章
大森　　肇	第5, 6章
羅　　成圭	福岡大学スポーツ科学部 助教　第6章
呉　　世昶	筑波大学附属病院つくばスポーツ医学・健康科学センター　第7章
正田　純一	筑波大学医学医療系 教授　第7章
笹井　浩行	東京大学大学院総合文化研究科 助教　第8章
田中喜代次	第8, 16, 17章
都筑　隆太	亀田総合病院呼吸器内科　第9章
渡部　厚一	筑波大学体育系 准教授　第9章
膳法亜沙子	流通経済大学スポーツ健康科学部 准教授　第10章
前田　清司	筑波大学体育系 教授　第10章
木田　哲夫	生理学研究所統合生理研究部門 特任准教授　第11章
岡本　正洋	筑波大学体育系 助教　第12章
征矢　英昭	第12, 13章
松井　　崇	筑波大学体育系 助教　第13章
武政　　徹	筑波大学体育系 教授　第14章
大垣　　亮	筑波大学スポーツ Research & Development コア 研究員　第15章
竹村　雅裕	筑波大学体育系 准教授　第15章
辻本　健彦	島根大学人間科学部 講師　第16章
根本みゆき	筑波大学附属病院認知症疾患医療センター 病院講師　第17章
鰺坂　隆一	元 筑波大学体育系 教授　第18章

◆監訳協力者

横山芽衣子	株式会社THF 管理栄養士

◆序　文◆

　本書『運動生理学大事典』は，世界中で活用された名著『Exercise Physiology：Nutrition, Energy, and Human Performance』（2002年の英国医学会医学書コンペティションで第1位）をもとに，最新の情報を組み込み，大幅に改訂されたものであり，運動生理学や健康関連科学に関心をもつ読者に最適な一冊です。

　読み継がれてきた本書は，最新の研究成果に基づく新しいトピックを各章に加え，また「インフォメーション」では最新の知見とともに，興味深い数々の話題も紹介しています。読みやすい文体と多数のイラスト，フローチャートを使用することで，理解しやすさを追求しました。情報の流れをより論理的にするために，各章の中で，あるいは複数の章にまたがってトピックを並べ替え，さらに読みやすくするために，新たに見出しをつけました。これにより，さまざまな分野の読者が有効に活用することが容易になりました。

　本書は大きく6つのパートに分かれており，第Ⅰ部「運動生理学序説」では，運動生理学の歴史的根幹を紹介し，運動生理学の専門的側面，運動生理学とスポーツ医学との相互関係について解説しています。第Ⅱ部は3つの章から構成されており，食物エネルギーと運動実践のために必要な最適栄養との相互関係について解説しています。第Ⅲ部では，さまざまな身体活動を行うために，体内に蓄えられたエネルギーが筋細胞でどのように代謝されるかについて解説しています。第Ⅳ部では，主要な生理学的システム（呼吸器，循環器，神経筋，内分泌）の短期および長期の運動時における相互作用について解説しています。第Ⅴ部では，運動トレーニングの科学的原則に関する3つの章から構成されており，長期にわたる運動に対する特異的適応について解説しています。第Ⅵ部では定期的な身体活動が健康に及ぼす効果を3つの章に分けて解説しており，身体組成評価，体重調節や疾病予防に果たす身体活動の重要性についても詳述しています。

ビクター・カッチ
ウィリアム・マッカードル
フランク・カッチ

◆著者紹介◆

ビクター・カッチ
ミシガン大学体育学部 教授

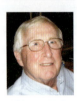

ウィリアム・マッカードル
ニューヨーク市立大学名誉教授

フランク・カッチ
元 マサチューセッツ大学運動科学講座 教授

◆目　次◆

監訳者序文　iii
訳者一覧　iv
序　文　v
著者紹介　vi

第Ⅰ部　運動生理学序説

第1章　運動生理学の起源：研究分野の基礎　3

序説 ……………………………………………… 4
パート1 運動生理学の起源：古代ギリシャから米国へ …………………………………… 4
初期の発展 ……………………………………… 5
米国における初期の発展 ……………………… 6
ハーバード疲労研究所の貢献（1927〜1946）
　……………………………………………… 14
初期のその他の運動生理学研究所 …………… 15
北欧との関係（デンマーク，スウェーデン，ノルウェー，フィンランド） ……………… 15
運動生理学分野のその他の貢献者 …………… 19
現代の発展 ……………………………………… 19
現代の専門的な運動生理学の組織 …………… 21
共通のリンク …………………………………… 23
パート2 運動生理学者 ……………………… 24
運動生理学者は何をするのか？ ……………… 24
臨床分野における運動生理学者と健康フィットネスの専門家 ………………… 24
専門組織によるトレーニングと証明 ………… 25
ACSMの資格と証明書 ………………………… 25

第Ⅱ部　栄養とエネルギー

第2章　三大栄養素と微量栄養素　31

パート1 三大栄養素：エネルギー源と組織合成のための構成要素 ………………… 32
炭水化物 ………………………………………… 32
脂質（油，脂，蝋） …………………………… 39
タンパク質 ……………………………………… 44
パート2 微量栄養素：エネルギー代謝の促進と組織合成 ………………………………… 51
ビタミン類 ……………………………………… 51
ミネラル類 ……………………………………… 57
パート3 水 …………………………………… 68
体内の水 ………………………………………… 68
運動中の水分要求 ……………………………… 70

第3章　食品がもつエネルギーと運動のための最適な栄養　74

パート1 食品のエネルギー ………………… 75
カロリー：食品のエネルギー量を測る ……… 75
パート2 運動やスポーツのための望ましい栄養 ……………………………………………… 79
座りがちな生活の人，活動的な人，それぞれの栄養消費 ………………………… 79
食事摂取基準 …………………………………… 81
マイピラミッド：望ましい栄養素摂取に必要なこと ……………………………………… 82
健康的な食事と習慣的身体活動の重要性が広まっている ……………………………… 84
運動と食事摂取 ………………………………… 84
グルコースの摂取，電解質と水分吸収 ……… 90

高強度トレーニング中の炭水化物の必要性 ····· 91

第4章 パフォーマンスを向上させる栄養学的および薬理学的な補助　98

古代からの使用の歴史 ···································· 99
機能性食品 ·· 99
二重盲検無作為化試験：競技力向上を
　評価する正当な方法 ································· 102

パート1　競技力向上のための栄養学的な補助
　·· 102
緩衝液 ·· 102
リン酸負荷 ·· 103
抗コルチゾール作用製剤 ······························ 104
β-ヒドロキシ-β-メチル酪酸 ························ 105
クロム ·· 106
クレアチン ·· 107
リボース：サプリメント領域での
　クレアチンにかわる選択肢 ······················· 110
チョウセンニンジンとエフェドリン ············ 110
アミノ酸サプリメントおよびその他のタンパク
　質同化効果を目的とする食事の改良 ········· 111

コエンザイム Q_{10}（ユビキノン）··············· 113
中鎖脂肪酸トリアシルグリセロールによる
　脂質の摂取 ··· 114
ヒドロキシクエン酸：脂肪燃焼剤？ ············ 115
ピルビン酸 ·· 115
グリセリン ·· 116

パート2　競技力向上のための薬理学的な補助
　·· 118
カフェイン ·· 118
アルコール ·· 120
タンパク質同化ステロイド ·························· 123
アンドロステンジオン：ステロイドの
　代替薬 ·· 127
THG：秘密のステロイド ····························· 129
クレンブテロール：タンパク質同化
　ステロイドの代替薬 ································· 129
ヒト成長ホルモン：ステロイドのライバル ··· 129
デヒドロエピアンドロステロン：
　新しい特効薬？ ·· 130
アンフェタミン ··· 131

第III部　エネルギー変換

第5章 エネルギー変換の基礎　137

パート1　エネルギー：仕事のための能力 ······· 138
位置エネルギーと運動エネルギー ··············· 138
エネルギー放出とエネルギー保存の過程 ····· 140
エネルギーの相互変換 ································ 140
ヒトの生物学的仕事 ···································· 141
生体エネルギー論に影響する因子 ··············· 142

パート2　リン酸結合エネルギー ··················· 144
アデノシン三リン酸：エネルギー通貨 ········ 145
クレアチンリン酸：エネルギーの貯蔵庫 ····· 147
筋内高エネルギーリン酸基 ·························· 148
細胞の酸化 ·· 148

パート3　食物からのエネルギー放出 ············ 151
炭水化物からのエネルギー放出 ··················· 153
脂質からのエネルギー放出 ·························· 160
タンパク質からのエネルギー放出 ··············· 165
代謝工場 ·· 167

第6章 運動時のエネルギー供給機構　169

きわめて短時間のエネルギー供給機構：
　ATP-PCr系 ··· 170
短時間のエネルギー供給機構：解糖系 ········ 170
長時間のエネルギー供給機構：有酸素系 ····· 172
最大酸素摂取量 ··· 175
速筋線維と遅筋線維における
　エネルギー輸送 ·· 176
運動のエネルギースペクトラム ··················· 176
回復中の酸素摂取量：酸素負債 ··················· 177

第7章 運動中におけるエネルギー産生能の測定と評価　185

運動中のエネルギー変換能力の概要 ············ 186

パート1　即時および短期の無酸素性
　エネルギー系の測定と評価 ······················· 186
即時エネルギー系 ·· 186

高速および低速の無酸素性作業力のテスト …… 187
　短期解糖エネルギー系 …………………………… 187
パート2 有酸素性エネルギー系の測定および
　　　　　 評価 ……………………………………… 194
　直接熱量測定 ……………………………………… 194
　間接熱量測定 ……………………………………… 194
　直接熱量測定および間接熱量測定の比較 ……… 198
　水の二重標識法 …………………………………… 199
　呼吸商 ……………………………………………… 199
　呼吸交換比 ………………………………………… 200
　最大酸素摂取量 …………………………………… 202
　$\dot{V}O_2max$ の予測 ……………………………………… 210

第8章 安静時および運動時の
　　　　エネルギー消費量　　　215

パート1 安静時のエネルギー消費量 ………… 216
　基礎（安静時）代謝量 …………………………… 216

　体の大きさと安静時代謝量 ……………………… 216
　1日のエネルギー消費量の推定 ………………… 217
　安静時エネルギー消費量の予測 ………………… 217
　1日の総エネルギー消費量に影響する要因 …… 218
パート2 身体活動時のエネルギー消費量 …… 219
　レクリエーション活動やスポーツ時の
　　エネルギー消費量 ……………………………… 220
　1日の総エネルギー消費量の平均 ……………… 221
　エネルギー消費量による活動の分類 …………… 221
　代謝当量（MET） ………………………………… 221
パート3 歩行，走運動，水泳時の
　　　　　 エネルギー消費量 …………………… 223
　エネルギー消費の経済性と効率性 ……………… 223
　動きの経済性 ……………………………………… 226
　歩行の経済性 ……………………………………… 226
　走行時のエネルギー消費量 ……………………… 228
　水泳時のエネルギー消費量 ……………………… 233

第Ⅳ部　生理学的サポートシステム

第9章 呼吸器系と運動　　　239

パート1 呼吸器系の構造と機能 ……………… 240
　換気の構造 ………………………………………… 240
　肺容積と容量 ……………………………………… 243
　肺換気 ……………………………………………… 245
　正常呼吸パターンの破綻 ………………………… 248
パート2 ガス交換 ……………………………… 249
　呼気ガス：濃度と分圧 …………………………… 249
　空気および液体におけるガスの動き …………… 250
　体内でのガス交換 ………………………………… 252
パート3 酸素と二酸化炭素の輸送 …………… 253
　血液における酸素輸送 …………………………… 253
　血液中の二酸化炭素輸送 ………………………… 257
パート4 換気調節 ……………………………… 259
　安静時の換気調節 ………………………………… 259
　運動中の換気調節 ………………………………… 261
パート5 運動中の肺換気 ……………………… 263
　肺換気とエネルギー需要 ………………………… 263
　換気量は一般人の有酸素性能力を
　　制限するのか？ ………………………………… 266
　緩衝 ………………………………………………… 267

第10章 循環器系と運動　　　271

パート1 循環器系 ……………………………… 272
　循環器系の構成 …………………………………… 272
　血圧 ………………………………………………… 276
　心臓の血液供給 …………………………………… 279
パート2 循環器系の調節と統合 ……………… 282
　心拍数の調節 ……………………………………… 282
　血液分布 …………………………………………… 290
　運動中の統合反応 ………………………………… 291
パート3 運動中の循環器動態 ………………… 292
　心拍出量 …………………………………………… 292
　安静時心拍出量：トレーニングを
　　していない人としている人 …………………… 293
　運動中の心拍出量：トレーニングを
　　していない人としている人 …………………… 293
　運動における1回拍出量 ………………………… 293
　運動における心拍数 ……………………………… 295
　心拍出量の分布 …………………………………… 295
　心拍出量と酸素運搬 ……………………………… 296
　酸素の取り込み：動静脈酸素較差 ……………… 297
　運動における動静脈酸素較差の影響因子 …… 298
　上肢運動に伴う循環器系の調節 ………………… 299

第11章 神経筋系と運動　301

パート1 ヒトの運動の神経制御　302
　神経運動系の構成　302
　運動単位　310
　筋，関節，腱の固有感覚受容器　316

パート2 筋系：構造と賦活　321
　骨格筋，心筋，平滑筋の比較　321
　骨格筋の巨視的構造　321
　骨格筋の超微細構造　323
　筋収縮・弛緩中の化学的・機械的事象　327
　筋線維タイプ　331

第12章 ホルモン，運動，トレーニング　336

　内分泌系の概説　337
　内分泌系の器官　337
　ホルモン分泌パターン　342
　安静時と運動誘発性の内分泌　343
　糖尿病　351
　メタボリックシンドローム　353
　糖尿病と運動　354
　持久性トレーニングと内分泌機能　357

第V部　運動トレーニングと適応

第13章 有酸素性・無酸素性エネルギー系のトレーニング　365

　トレーニングはエネルギー必要量に
　　着目しなければならない　366
　運動のためのエネルギー：
　　何をトレーニングするかを知る　366
　一般的なトレーニングの原理　366
　運動トレーニングに対する適応　369
　有酸素性トレーニング反応に影響する因子　377
　有酸素性トレーニングプログラムの処方　382
　トレーニング強度の確立　383
　トレーニングの方法　388
　オーバートレーニング症候群　391
　妊娠中の運動トレーニング　392

第14章 骨格筋を鍛えて強くする　394

パート1 筋力：その測定法と向上の手段　395
　筋力について学ぶための基礎　395
　レジスタンストレーニングの目的　396
　レジスタンストレーニングに関する
　　専門用語　397
　筋収縮の種類　397
　筋力の測定　398
　筋力テストを行うときに考慮すべき事柄　404
　骨格筋を強くするトレーニング　404
　発揮筋力の性差　407
　子どもに対するレジスタンストレーニング　409

　レジスタンストレーニングの方法　409
　ストレングストレーニングの特異性　419
　ピリオダイゼーション（期分け）　420
　レジスタンストレーニングを始めるに
　　あたっての実践的な手ほどき　422
　座りがちな生活の人，高齢者，心臓病をわずらっ
　　ている人のためのレジスタンストレーニング
　　方法　422

パート2 レジスタンストレーニングによる
　　　　　適応　423
　神経の適応　424
　筋の適応　425
　結合組織と骨の適応　429
　循環器系の適応　430
　身体組成の適応　431
　筋痛と筋のこわばり　431

第15章 生理機能に影響を与える要因
環境とパフォーマンスを
向上させる特別な要因　437

パート1 体温調節のメカニズム　438
　体温調節　438
　体温のバランス　438
　視床下部による体温の調節　438
　寒冷環境下あるいは暑熱環境下での
　　体温調節　439
　熱の放散メカニズムの統合　442
　体温調節における衣服の影響　442

| パート2 運動，環境と体温調節 ······ 443
  暑熱環境下での運動 ······ 443
  耐暑性に影響する因子 ······ 448
  寒冷環境下における運動 ······ 453
  寒冷ストレス環境の評価 ······ 454
| パート3 高地での運動 ······ 456
  標高のストレス ······ 456
  馴化 ······ 458
  高地に関連する医学的問題 ······ 459
  高地における運動能力 ······ 460
  高地トレーニングと平地における
    パフォーマンス ······ 462
| パート4 運動パフォーマンスをさらに高める
    生理学的手段 ······ 465
  赤血球の自己輸血 ······ 465
  ウォームアップ ······ 466
  高酸素ガスの吸入 ······ 468

第VI部　身体組成の最適化，サクセスフルエイジング，運動による恩恵

第16章　身体組成，肥満，ウェイトコントロール　473

| パート1 ヒトの身体組成 ······ 474
  身体組成の多重構成モデル ······ 474
  Behnkeの「標準的な男女モデル」 ······ 474
  痩身，運動習慣，月経不順 ······ 478
| パート2 身体のサイズと身体組成の評価法 ······ 479
  直接法 ······ 479
  間接法 ······ 480
  身体組成を推定するためのその他の機器 ······ 491
  身体組成の平均値 ······ 493
  理想体重の決定 ······ 494
| パート3 過脂肪と肥満 ······ 495
  定義：過体重，過脂肪，肥満 ······ 496
  肥満：世界的な増加 ······ 497
  肥満の原因 ······ 498
  肥満による健康へのリスク ······ 503
  過度の体脂肪の基準：
    どの程度の脂肪が過脂肪なのか？ ······ 504
| パート4 食事と運動を通して最適な身体組成を
    得ること ······ 509
  エネルギーバランス：
    体重コントロールの鍵 ······ 510
  エネルギーバランスを変える ······ 511
  減量効果を高める方法 ······ 518
  運動はエネルギーバランスの転機を
    つくり出す ······ 518
  減量に成功するための理想的な組み合わせ：
    エネルギー制限と運動の併用 ······ 522
  目標体重の維持 ······ 522
  体重増加 ······ 524
  体重増加への期待はどの程度か ······ 524

第17章　身体活動，運動，サクセスフルエイジング，疾病予防　526

  米国の高齢化 ······ 527
  新しい老年学：サクセスフルエイジング ······ 527
  身体活動の疫学 ······ 529
  セデンタリーシンドローム
    （運動不足症候群） ······ 535
  加齢と身体機能 ······ 535
  定期的な運動：青春の泉？ ······ 541
  冠動脈性心疾患 ······ 544
  冠動脈性心疾患リスク因子の相互作用 ······ 553
  子どもの冠動脈性心疾患リスク因子 ······ 553

第18章　運動生理学の臨床応用　557

  循環器疾患および機能障害 ······ 558
  心疾患の評価 ······ 561
  肺疾患および肺機能障害 ······ 577
  神経筋疾患および障害 ······ 581
  腎臓疾患および腎機能障害 ······ 583
  がん ······ 584
  認知および情動疾患・障害 ······ 586

文　献　591
和文索引　624
欧文索引　632

第 I 部

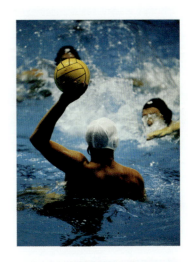

運動生理学序説

第 1 章　運動生理学の起源：研究分野の基礎 …………………………………………… 3

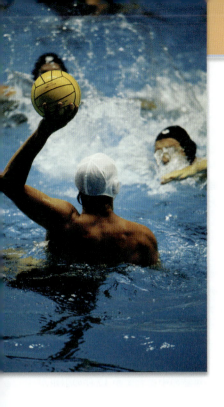

第 1 章

運動生理学の起源：研究分野の基礎

本章の目的

- 健康と衛生学への Galen の貢献に関する概略を示す．
- 米国における運動生理学発展の始まりについて検討する．
- 運動生理学の学術研究分野の発展における George Wells Fitz の貢献について検討する．
- 運動生理学分野における北欧の科学者による貢献について示す．
- ハーバード大学の解剖学，生理学，身体トレーニング部門から始まった米国における最初の学術的な四年制研究課程の概略を示す．
- ハーバード疲労研究所の創設，その主要な科学者と運動生理学分野における彼らの貢献について説明する．
- 運動生理学者のさまざまな仕事について説明する．
- ソーシャルネットワークの役割と運動生理学者との関係について説明する．
- 運動生理学の最も卓越した 2 つの研究機関を示す．

序説

　外部環境に対応する能力は身体活動能力に依存する。動くことは単に便利という以上のものと考えられ，人間が進化するためには知性や感情などが重要であるように動くこともまた重要である。

　今世紀において，科学者たちは身体活動に関する重要な新しい知識を蓄積してきた。それによって，運動生理学は現在，生命科学の中でも1つの独立した研究分野となっている。学術的な学問としての運動生理学は，3つの明確な構成要素から成り立っている（図1-1）。

1. 研究に由来する事実と理論に基づいた知識の集合体
2. より高度な研究組織による正規の研究課程
3. 専門家や未来の研究者，その分野におけるリーダーになるための職業上の準備

　運動生理学という現在の学問は，主に解剖学，生理学，そして医学などいくつかの伝統的な分野の影響を受けて出現した。これらの学問は，健康や病気に関するヒトの構造や機能を理解するのに役立っている。人体生理学は，生物学的な事象とそれらの発生を説明するために，化学，生物学，栄養学，そして物理学を統合した学問である。生理学者は，「どのような要素が人体の機能を制御しているのか」そして「制御系において刺激と反応の間でさまざまな事象がどのような論理的順序で起こるのか」などの疑問に取り組んでいる。生理学は，対応する系（例えば，肺，循環器，腎，内分泌，神経筋など），あるいは広い研究分野（例えば，細胞生理，無脊椎動物の生理，脊椎動物の生理，比較生理，人体生理など）を学問分野の下位区分に分類する。

　本章のパート1では，古代ギリシャ・ローマ時代に始まり，世界中に広まった現在にいたるまでの運動生理学について概説する。我々は，その分野における正規の研究実験機関の発展と教科書の出版について重点を置く。運動生理学の始まりには，古代との共通のつながりがあり，1950年代後半において研究論文の引用が著しく増加して知識が急増した。「運動 exercise」と「激しい活動 exertion」という言葉を考えてみよう。1946年には，5つの雑誌の中にわずか12件の引用があるだけだった。1962年までには，51雑誌の中に128件の引用へと増加し，1981年までには224雑誌で655件の引用があった。しかしこうした増加は，過去10年間の運動生理学に関連する分野の新しい科学的知識の急増によって矮小化されてしまった。11年前の10月初旬には，「運動」と「激しい活動」に関する6000件以上の引用が1400以上の雑誌にあった。2010年10月13日では，「運動」という用語に関する引用件数は180,066が報告され，加えて，「激しい活動」という用語では54,451以上の数を記録した。この数字は，運動生理学が実際に成熟した研究分野であることを表している。

　運動生理学の歴史的な土台は，学生が学位を取得するための重要な基礎を形づくっている。多くの学生が，運動生理学者となるための十分な教育を提供する研究経験や実務研修，研究課程を修了した。パート2では，我々は，現在の運動生理学者が活動しているさまざまな環境や分野とその役割を紹介する。我々はまた，異なる専門組織によって与えられた学術的・専門的な認定などについても概説する。

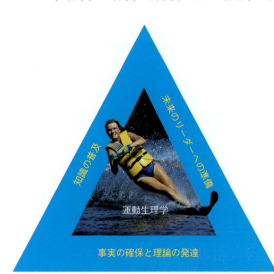

図1-1　科学の三角形。運動生理学の研究分野の3つの要素，(1)事実を確かなものにし，理論を発展させるための実験やフィールド研究によって証明された知識の集合体，(2)知識を普及する目的のためにより高度な研究組織における正規の研究課程，そして，(3)その分野における未来のリーダーになるための準備。(Tipton, C. M.: Contemporary exercise physiology: Fifty years after the closure of the Harvard Fatigue Laboratory. *Exerc. Sport Sci. Rev.*, 26: 315, 1998. より改変)

パート1　運動生理学の起源：古代ギリシャから米国へ

　運動生理学の起源は，古代ギリシャの有力な医師に始まる。米国や北欧の学者たちは，スポーツと運動に関する科学的評価を歴とした研究分野にまで育成した。

初期の発展

運動生理学への関心は古代ギリシャで起こり，アジアにおいてはそれほど重要視されなかった。運動，スポーツ，競技会，健康は，ミノア文明，ミケーネ文明，聖書に記されたダビデやソロモンなどの偉大な帝国，アッシリア，バビロニア，メディアおよびペルシア，そしてアレクサンダー大王の帝国などを含む初期の文明においても重要であった。シリア，エジプト，ギリシャ，アラビア，メソポタミア，ペルシア，インド，中国などの古代文明にも，スポーツや競技会，そして個人の衛生，運動，トレーニングなど健康の実践に関する文献が残されていた。Susruta（あるいはSushruta，インド人の医師）の教理や教えは，さまざまな運動の様式が人間の健康や疾病に及ぼす影響について学ぶことを奨励した。例えば，Susrutaは，肥満を体液vayu（リンパの乳びなど）の増加によって生じる病気であると考え，ほとんど身体を動かさない生活習慣が肥満の要因であると信じていた。しかし，西洋文明の最も大きな影響は，古代ギリシャの医師であるHerodicus（BC480頃），Hippocrates（BC460～377），Claudius Galenus，別名Galen（AD131～201）から受け継がれた。医師であり，アスリートでもあったHerodicusは，身体トレーニングにおける適切な減量を強く主張した。彼の初期の著作や彼の忠実な弟子たちは，健康や衛生などの分野を含む87の医学論文を書いた有名な医師であり，"予防医学の父"であるHippocratesに影響を及ぼした。

Hippocratesから500年後，ローマ帝国が衰退し始めた頃になると，Galenが最も有名で，最も影響力のある医師になった。Galenは16歳の頃に医学の勉強を始めた。次の50年間に，彼は健康や科学的な衛生学についての最新の考え方，人によっては応用運動生理学であると考えるかもしれない研究領域を充実させた。彼は生涯を通じて，新鮮な空気を呼吸すること，適切な食事を食べること，適切な飲み物を飲むこと，運動すること，十分に睡眠をとること，毎日排便をすること，そして自分の感情をコントロールすることからなる7つの「健康法」を教え，実践した（これは，現代の教義としてよく耳にするかもしれない？）。Galenは，ヒトの解剖学や生理学，栄養学，成長と発達，運動の効果，座りがちの生活習慣がもたらす心身への有害な影響，そして，さまざまな病気とその治療に関連した少なくとも80の論文と約500のエッセイを書いた。Galenは，そうした貢献の中で特に，現在病的な肥満として知られているpolisarkia（食事をたくさん食べるが，まったく運動しない）の概念を紹介した。実験を重視する最初の生理学者であり，医師でもあるGalenは，生理学や比較解剖学，医学などに関するオリジナルな実験を行った。そこで，彼はヤギ，ブタ，ウシ，ウマ，ゾウなどの動物の解剖を行った。古代ローマの剣闘士の医師（おそらく最初の「スポーツ医学」の医師）として，Galenは自分で発明した外科的処置を用いて引き裂かれた腱や筋の治療を行い，リハビリテーション療法と運動処方を推奨した。例えば，背中の下部に痛みがあるときは，腰椎部の圧迫を軽減するために患者を垂直方向にさかさまにぶら下げた。Galenは，迷信や食事の指針ではなく，観察と実験に基礎を置く論理科学を重要視するHippocrates医学の学派を継承した。Galenは「すばやく」力強い運動の方法，種類，そして，その適切な運動の量と時間などについて詳細に記述した。Galenの運動とその効果に関する著書は，最初の「ハウツー」マニュアルとなり，その後の1500年間の影響力を保持した。「現代」の運動生理学の起源は，ヨーロッパにおけるルネサンス，啓蒙主義，そして自然科学の発見などの時代をも包含している。Galenの思想は，その時代の生理学者，医師，衛生学や健康学の教師に対して影響を与えた。例えば，1539年にベネチアのイタリア人医師Hieronymus Mercurialis（1530～1606）は，*De Arte Gymnastica Apud Ancientes*（古代体操の技術）を出版した。この本は，Galenやその他のギリシャ，ラテン系の著者らによる影響を受け，ヨーロッパや19世紀の米国における体操や健康学（衛生学）に関するのちの書物に対して深い影響を与えた。図1-2は，*De Arte Gymnastica*から引用したものであり，古代ギリシャは，Galenの「小さなボールを使って運動しなさい」という有名なエッセイの影響を受けていることを示している。この描写は，円盤投げとロープ登りに特徴づけられるGalenの特殊な強化運動の内容を示している。

> **Q 質問とノート**
>
> - ギリシャで最も有名な医師をあげよ。
> - Polisarkiaという言葉は何を意味するか？
> - Hippocrates医学の学派の重要な教義の1つを述べよ。
> - 運動生理学の研究に関するGalenの貢献を3つあげよ。

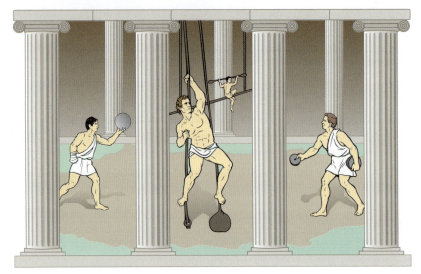

図 1-2 古代ギリシャの Galen の有名なエッセイにある「小さなボールを使った運動」が，Mercurialis の予防，治療，健康の利益のために運動の多様性に関する論文 De Arte Gymnastica に明らかに影響を及ぼしている。3 つのパネルは Galen の時代に行われた運動を示している。

米国における初期の発展

米国では 1800 年代のはじめ頃までに，ヨーロッパの科学に基づいた医師，実験解剖学者や生理学者が健康と衛生学の考えを強く推進した。1800 年以前には，米国人の著者による医学書はわずかに 39 の初版が刊行されただけであり，ハーバード大学医学校（ハーバードメディカルスクール）（1782〜1783）などの医学学校がいくつか設立され，7 つの医学団体（いちばん早く設立されたのは，1766 年のニュージャージー州立医学協会）が存在し，たった 1 つの医学雑誌（*Medical Repository*，1799 年 7 月 26 日に最初の出版）があるだけであった。米国国外では，英国（例えば，*Foreign Medical Review*, *London Medical Journal*, *Physical Journal of London*），フランス（例えば，*Le Journal de Médecine, Chirurgie et Pharmacie*, *Gazette Médical de Paris*），ドイツ（*Deliciae Medicae et Chirurgicae*, *Natur und Medizin Kunst und Literatur Geschichte*, *Acta Medicorum Berolinen*, *Chirurgisch*），イタリア（*Giornale per Servire alla Storia Ragionata della Medicina di questo Secole*）から 176 の医学雑誌が出版された。1850 年までには，米国で出版された固有の医学雑誌数は 117 にまで増加した。興味深いことに，1677 年に米国で最初の医学書 *A Brief Guide in The Small Pox and Measles* は，大臣の Thomas Thatcher によって出版され，それはハーバード大学医学校が設立される 100 年以上も前であった。有名な *Gray's Anatomy, Descriptive and Surgical*（現在は，単に *Gray's Anatomy* として知られている）の初版は，1858 年（英国の解剖学者 Henry Gray が 34 歳で天然痘によって死去する 3 年前）に英国でまず出版され，次いで 1859 年に米国で出版された。米国において，医学雑誌は 19 世紀の半ばまでに著しく増加した。フランスやドイツからの科学的貢献の着実な増加は，米国医学の思想と実践に影響を及ぼした。本や雑誌，新聞などを通じて，また，最適な健康の状態にし，病気を治すことを請け合う無数の強壮剤や万能薬を販売する「販売員」を通じて，非常に多くの情報が米国の一般大衆に広がった。1800〜1850 年，多くの健康づくりの専門家や医師は，病気や身体の不快感を治療するために「奇妙な」方法を使った。健康や病気に関する大部分の科学的知識はまだ未成熟であったのである。知識と事実に基づく情報が不足していたため，あまりにも熱意がありすぎて，効果があるだろうと考えてまったく実験をしない，いかさまで原始的な治療を行う新しい世代の「治療者」を生み出した。もし，販売員が暴飲暴食（消化不良）や体調不良を克服する「治療法」を提供できれば，その製品や方法は共通の治療となるであろう。

19 世紀初期の「ホットトピックス」には，栄養と食事（体重を減らすための），レクリエーションのためのトレーニング（体操），スポーツをするための準備体操や個人の健康と衛生，健康状態を最高に発達させる身体運動に関する一般的な情報が含まれていた。多くの革新家たちは，ライセンスなしに「医療」を実践したが，わずか 16 週間で MD の学位を得られる新しくつくられたメディカルスクール（入学資格は必要ない）に入学する人もいた。英国による米国植民地時代のはじめ頃，約 3500 人の開業医が医療サービスを提供していたが，医学の「学位」を取得していたのはわずか 400 人程度であった。19 世紀の中頃までには，メディカルスクールの卒業生が，学界においてリーダーシップを発揮するポジションを得，医科学を連携させ始めた。医師はメディカルスクールで教え，研究を行った

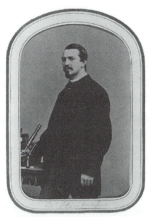

図 1-3　有名な米国の医師で生理学者の Austin Flint, Jr. は，筋運動は科学と実験の基礎に基づいて教えられるべきであると教えた．

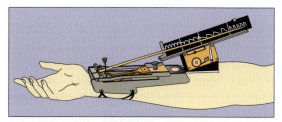

図 1-4　Etienne-Jules Marey の先進的な脈波計．

Q 質問とノート

- 米国における最初のメディカルスクールの名前をあげよ．
- 運動生理学の分野における Austin Flint の大きな貢献を述べよ．

り（教科書を書いたり），体育や衛生学部と提携し，そこで学生やアスリートのためのトレーニングプログラムを管理した．

有名な米国の医師・生理学者
Austin Flint, Jr.

　Austin Flint, Jr.（1836〜1915）は，米国の医師で生理学者のパイオニア的存在であり，生理学における論文の急増に大きく貢献した（図 1-3）．立派な医師，生理学者であり，すばらしい教科書の著者でもある彼は，科学や実験による基礎に基づいて筋運動を教えるべきであるという考えを，19 世紀の米国の体育教員たちの間に涵養した．ニューヨークの Bellevue Hospital Medical College（1736 年に設立され，米国で最も古い公共の病院）の生理学と顕微鏡解剖学の教授であった Flint は，1861〜1897 年に生理学と微生物学の講座をもち，ニューヨーク州の最初の公衆衛生局長官も務めた．1866 年，彼は 5 冊シリーズの権威ある教科書を出版した．1 冊目のタイトルは，*The Physiology of Man: Designed to Represent the Existing State of Physiological Science as Applied to the Functions of the Human Body*（人間の生理学：人体の機能と応用としての生理科学の現状）（クロス装 500 ページで，4.5 ドルで売られた）であった．11 年後，Flint は 987 ページからなる彼の最初の 5 冊の教科書と，入念に構成した関係資料を一冊にまとめて，*The Principles and Practice of Medicine*（医学の基礎と実践）を出版した．この学術書には，現代のカルディオグラフの先駆である，フランス人 Etienne-Jules Marey（1830〜1904）が生理的現象を記録するために考案した心拍波形とその頻度を記録する心拍記録器およびのちに改良された脈波計装置の絵が掲載されていた（図 1-4）．

　科学的方法に熟練した Flint は，心臓の基礎的研究によって 1858 年に米国医学会賞を受賞した．彼は，「毛細血管循環の現象」という医学校の学位論文を 1878 年発行の *American Journal of the Medical Sciences* に発表した．彼の 1877 年の教科書には，姿勢の影響や運動による心拍数の割合，筋運動が呼吸に及ぼす影響，運動が窒素排泄に及ぼす影響など運動に関連する詳細な記述が含まれていた．Flint は，1871 年に初期の運動の科学において将来の研究に影響を及ぼす有名なモノグラフ，*On the Physiological Effects of Severe and Protracted Muscular Exercise, with Special Reference to its Influence Upon the Excretion of Nitrogen*（過酷で持続的な筋運動における生理的影響：窒素排出の影響に関する特別な文献つき）も出版した．Flint は，フランスや英国の科学的な実験について熟知しており，ヨーロッパの生理学者や医師を先導する François Magendie（1783〜1855）や Claude Bernard（1813〜1878），ドイツの権威ある生理学者 Justis von Liebig（1803〜1873），Edward Pflüger（1829〜1910），Carl von Voit（1831〜1908）らの研究論文を引用した．Flint は，Antoine Lavoisier（1743〜1784）の代謝系への，また米国の医師かつ生理学者のパイオニアである William Beaumont（1785〜1853）の消化器系への重要な貢献についても論じた．

　Flint は，その教科書を通じて，はじめて医学的トレーニングを受けて体育学の教授となった Edward Hitchcock, Jr. に影響を与えた（次項参照）．Hitchcock は，自分の *Health Lectures*（健康講義）のシラバスの中で筋系については Flint の教科書から引用し，そのシラバスは 1861〜1905 年に入学したアマースト大学の全学生にとっての必読書となった．

アマースト大学とのつながり

　父と息子の2人の医師が，米国のスポーツ科学の道を切り開いた（図1-5）。Edward Hitchcock（1793〜1864）は，アマースト大学で化学と自然史の教授となり，1845〜1854年に学長を務めた。彼は，1849年にアマースト大学を卒業し，1853年にハーバードで医学の学位を取得した息子のEdward（1828〜1911）に必須科目である解剖学の担当を引き継がせることを1861年に学長に認めさせた。1861年8月15日，**Edward Hitchcock, Jr.** は，年間1000ドルの給料で身体文化学部の正規の大学教員として衛生学と体育学の教授になり，1911年までその地位にあった。Hitchcockの教授職は，米国の大学の体育教育における地位として2番目のものとなった。1番目は，John D. Hookerが，1年早く1860年に就いたが，病弱だったため1861年に辞職し，その後，Hitchcockが彼の後任に任命された。

　1854年，第4代アマースト大学学長のWilliam Augustus Stearnsは，教授職のある体育学部という独創的な発想を提案した。Stearnsは，体育は学生の健康にとって不可欠なものであり，身体，精神，知性を育むのに有用であると考えた。1860年，アマースト大学のBarrett体育館が完成し，トレーニング施設として利用され，すべての学生がそこで1日30分，週4日の規則正しい運動を行った（図1-6）。その体育館のユニークな特徴は，アマースト大学のすべての学生の生体的統計を行うための体力や人体測定設備や肺機能を測定する肺活量計を備えたHitchcockの科学的な実験室が設置されたことであった。Hitchcockは，年に一度，学生の大規模集団の基礎的データを統計学的に記録した最初の医師であった。これらの測定結果は，彼が学生に対してカウンセリングを行う際の健康や衛生学，運動トレーニングに関する信頼できる情報となった。

　1860年，Hitchcock父子は大学の体育教育に適合した解剖学と生理学の教科書（Hitchcock E, Hitchcock E, Jr: *Elementary Anatomy and Physiology for Colleges, Academies, and Other Schools*〈大学やアカデミー，その他の学校のための解剖と生理の基礎〉. New York：Ivison, Phinney & Co., 1860）を共同執筆した。その29年前に，父のHitchcock Eは科学的な衛生学の教科書を出版した。興味深いのは，その解剖学と生理学の教科書が，Flintが出版した同様の教科書より6年も前に出版されたことであった。これは，カリキュラムにあ

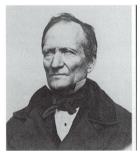 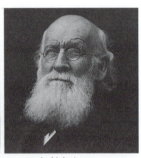

図1-5 Edward Hitchcock（1793〜1864）（左）とEdward Hitchcock, Jr.（1828〜1911）（右）は父子であり，米国におけるスポーツ科学を開拓した教育者，著述家，科学者である。

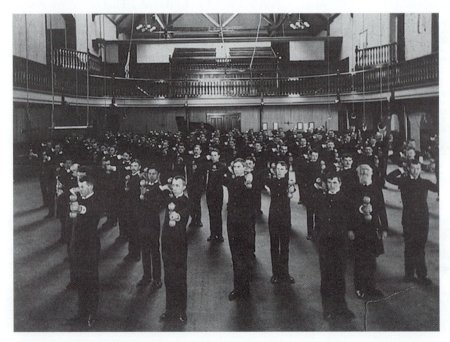

図1-6 1890年代にアマースト大学で組織化されたバーベル体操を全学生と一緒に行うEdward Hitchcock, Jr（右から2番目のひげを生やした人物）（写真はアマースト大学提供）。

る健康学と衛生学に対して熱心にトレーニングを積んだ米国の医師が，医学がこの学問分野に焦点を当てる前に運動とトレーニングの研究の開始を促進したことを示している。Hitchcockの教科書には，各ページの下部に検討中のトピックスの議論を載せるなど教育学的観点も含まれていた。本質的に，この教科書は「勉強のためのガイド」や「ワークブック」としての役割も担っていた。図1-7は，1860年のテキストにある筋の構造と機能のページの記載例を示している。

1880年に再販された本には，身体の生理学的体系，運動に使った器具（棒，はしご，ロープ，ぶらんこ），そして片手や両手にインディアンクラブ（棍棒）や竿などをもって行うさまざまな運動の木版画が373点ついていた。図1-8は，1860～1920年頃までアマースト大学の学生によって行われていた，インディアンクラブを使った運動や平均台，鞍馬の上で行う運動の例を示している。

体格の計測評価

1861～1888年，Hitchcock, Jr. は，身体測定の結果が健康全般に及ぼす影響について興味をもつようになった。彼は，アマースト大学に入学した全学生の6つの体節，23の胴回り，6つの横の長さ，8つの縦の長さ，8つの筋力指標，肺気量，体毛の量を測定した。1889年，Hitchcock, Jr., および1884～1896年に体育学と衛生学の学部で校医として務めていた彼の同僚のHiram H. Seelyeは，1861年から1891年にかけて学生の計測に基づく人体計測統計の5つの表を含む37ページからなる人体計測学のマニュアルを出版した。Hitchcockの測定法は，1890年代の初期にヨーロッパでトレーニングを積んだフランスや英国の人体計測学

> **Q 質問とノート**
> - 米国における体育の最初の「教授」の名前をあげよ。
> - 米国において，最初に体育の教育プログラムを開始した父子の名前をあげよ。

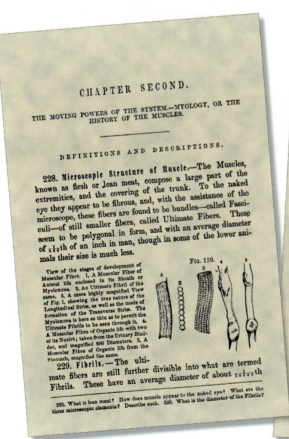
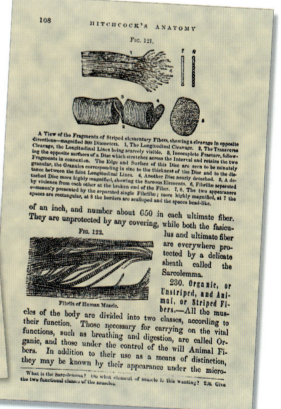

図1-7 Hitchcockの教科書に記載された筋の構造と機能についての一例。現代のワークブックの先駆となった各ページの下部にある質問に注目されたい。(Hitchcock E, Hitchcock E, Jr: *Elementary Anatomy and Physiology for Colleges, Academies, and Other Schools.* New York: Ivison, Phinney & Co., 1860: pp., 132, 137. より。アマースト大学提供)

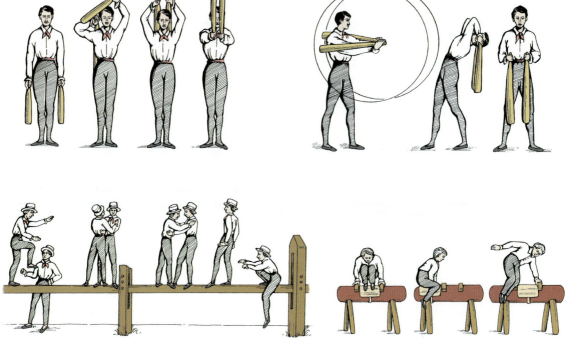

図1-8 インディアンクラブを使った運動（上）。平均台と鞍馬の上で行う運動（下）。これらの運動は，1860〜1920年にアマースト大学の身体活動の授業で日常的に行われた。トレーニングによって人体計測における胴回りの変化がみられ，体型（主として上肢と胸部）でも有意な改善がみられた。

者たちに影響を及ぼした。特に，フランスの生物計測学者の Alphonse Bertillon（1853〜1914）は，身体測定に基づく正式な犯罪識別体系を発展させた。Hitchcock, Jr. は，大学において人体計測学研究の先駆的な役割を演じた。軍隊は，1860年代のはじめ頃に南北戦争の兵士を対象に最初の詳細な人体計測，肺活量，筋力の測定を行った。トレーニングを積んだ軍の人体計測学者（厳しい基準に従って身体を測定する技術をもった専門家）は，身体に合った制服をつくるために兵士の身体の寸法を測る andrometer（図1-9）という特別な装置を使用した。1855年にスコットランド，エディンバラの仕立て屋によって発明された andrometer は，英国の兵士の身体に合う適切な制服のサイズを決定するのに役立った。特別な「スライダー（すべり子）」が全体の長さ，すなわち首と肩，骨盤の幅，足の長さ，膝の高さ，股下の長さを測定した。運動生理学研究室のある現在のほとんどの大学や多くのメディカルスクール，軍の学校，人間工学と運動学の実験室には，筋力，人体計測，身体組成などを測定する装置がある。

運動生理学の重要なパイオニア
George Wells Fitz

医師であり，運動生理学研究のパイオニアでもある

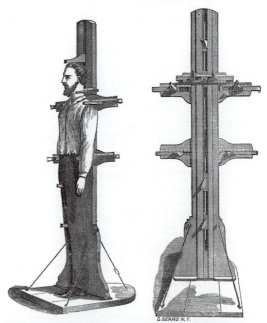

図1-9 米国の衛生機関は，1860年代のはじめ頃に大西洋岸にある多くの軍事施設で兵士の身体に合う適切なサイズの軍服をつくるために最初に andrometer を使用した。

George Wells Fitz（1860〜1934）（図1-10）は，1891年のハーバード大学の解剖学，生理学，身体トレーニング講座設立に尽力し，その後間もなくハーバード大

学医学校から医学博士の学位を受けた。1年後，Fitzは最初の正式な運動生理学研究室を発展させ，そこで学生たちは，筋疲労，代謝系，神経系機能も含めて，運動が心呼吸器系に及ぼす影響について研究した。Fitzは，著名な生理学者の指導のもと，ハーバード大学医学校で確固とした実験的トレーニングに基づく授業を教える資格を得た。そして，彼は新しい記録装置や測定装置も設計した。Fitzは，筋痙攣，保護衣類の効果，脊髄の彎曲，呼吸機能，二酸化炭素の測定，単純な運動と複雑な運動の速さと正確性に関する研究を，権威ある*Boston Medical and Surgical Journal*に発表した。彼は教科書（*Principles of Physiology and Hygiene*〈生理学と衛生学の基礎〉，New York：Holt, 1908）も書き，生理学者HN Martinの*The Human Body. Textbook of Anatomy, Physiology and Hygiene*：*with Practical Exercises*（Holt, 1911）を改訂した。その新しいプログラムの研究者には，ハーバード大学医学校の高名な生理学者であり，心臓の収縮の「全か無かの法則」と「筋収縮の階段現象」を実験的に提唱したHenry Pickering Bowditch（1840〜1911），および1901年にHarvard Apparatus, Inc.を設立し，国際的な実験生理学者として知られているWilliam T. Porter（1862〜1949）が含まれていた。マサチューセッツ工科大学で化学の教育を受け，ヨーロッパで生理学のトレーニングを積んだCharles S. Minot（1852〜1914）は組織学を教え，また医師として経験を積み，ハーバードの心理学者で哲学者でもあるWilliam James（小説家 Henry Jamesの兄，1842〜1910）は，4年次の心理学の授業を担当した。その新しい四年制の課程は基礎的な科学に基づく今日のスタンダードであり，Fitzが希望する厳しく魅力的なカリキュラムは，体育の新しい科学になったであろう。3年次の勉強はメディカルスクールで行われた（BOX 1-1参照）。

運動科学の導入：ハーバードの解剖学，生理学，身体トレーニング学部（理学士の学位，1891〜1898）

ハーバードの新しい体育専攻と運動生理学研究室は，以下の3つの目標に対して重点的に取り組んだ。

1. 医学的なトレーニングの有無にかかわらず，学生に対して体育館の管理者や身体トレーニングのインストラクターになるための準備をさせる。
2. 健康や体力を維持するための体系的なトレーニングなど，運動科学についての総合的な知識を与える。
3. メディカルスクールに入るための適切な学問的準備を与える。

体育専攻の学生は，メディカルスクールで一般解剖学と生理学の授業をとって4年間学んだ後，卒業生は医学部の2年次に編入し，3年で医学の学位を取得で

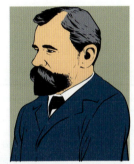

図1-10　George Wells Fitzは医師であり，運動生理学研究のパイオニアでもある。

Q 質問とノート

- 人体計測データの考えられる実用法について記述せよ。
- なぜ，George Wells Fitzが運動生理学の重要なパイオニアであると考えられているのか考察せよ。
- 最初の運動生理学研究室はどこに設置されたか？

BOX 1-1

ハーバード大学ローレンス科学学校の学習課程：解剖学，生理学，身体トレーニング学部（1893年）

今日の学部における体育専攻プログラムのほとんどは，1893年のハーバード大学の強力な科学的中核には合わなかった。次ページに示すのは，1893年の課程案内に掲載された四年制教育の必須科目について一覧にしたものである。中核の課程に加えて，Fitz教授は運動生理学研究室を設立した。次の文章は，研究室の目的を示している。「よく装備された研究室は運動生理学の実験研究のために組織されている。この研究の目的は，筋が活動する状況，筋の衛生，身体の活動による全体的な血液供給と一般的な衛生状態との関係，そして，さまざま

な運動が筋の成長と一般的な健康に及ぼす影響を明らかにすることである」。

1年次

実験物理学
基礎動物学
動物形態学
植物形態学
基礎生理学と衛生学（Fitz 担当[1]）
一般記述化学
修辞学と英作文
基礎ドイツ語
基礎フランス語
体操と運動競技（Sargent, Lathrop 担当）

2年次

脊椎動物の比較解剖学
地質学
自然地理学と気象学
実験物理学
一般記述物理学
定性分析
英作文
体操と運動競技（Sargent, Lathrop 担当）

3年次

一般解剖学と解剖
一般生理学（Bowditch, Porter 担当）
組織学（Minot, Quincy 担当）
衛生学
食品と調理（栄養学）（ボストン料理学校）
医化学
聴診法と打診法
体操と運動競技（Sargent, Lathrop 担当）

4年次

心理学（James 担当）
人体計測学（Sargent 担当[2]）
応用解剖学と動物力学（Sargent 担当[3]）
運動生理学（Fitz 担当[4]）
治療のための運動（Fitz 担当[5]）
体育史（Sargent, Fitz 担当[6]）
法医学
体操と運動競技（Sargent, Lathrop 担当[7]）

課程の説明

[1]基礎生理学と公衆衛生学，個人衛生学，救急学。ハーフ課程。年間を通じて毎週1時間の講義と1時間の実習（または，最初の半年間，週3回）。Dr. G. W. Fitz。これは，すべての学生が履修する人体解剖学，生理学，衛生学の知識を与えるための一般的な導入コースであり，医学や体育を学ぶつもりのない学生にとっても適している。

[2]人体計測学。ヒトの身体の計測と検査，加齢の影響，養育と身体トレーニング。講義と実用的な運動。ハーフ課程。週3回（最初の半年間）。Dr. Sargent。この課程は，個人の力や不健康を定義する目的で人体の計測と検査について体系的なトレーニングの機会を与える。計測の分類，典型的な集団の形成など，そして，そのような集団内の特有な関係を決定する練習の機会も与えられる。この課程は，メディカルスクールやそれと同等の学校の一般解剖学よりも前に履修する。

[3]応用解剖学と動物力学。さまざまな運動における筋の活動。講義と実習。ハーフ課程。週3回（後半の半年間）。Dr. Sargent。さまざまな運動時に動員される筋の活動とその力学的な状態を学習する。身体は機械として考えられる。この授業においては，力の発達，その利用とこれらの役割に対する異なった部分の適応が重要視される。この課程は，メディカルスクールやそれと同等の学校の一般解剖学よりも前に履修する。

[4]運動生理学。実験研究，独創的研究と論文。週に6時間の実験研究。Dr. G. W. Fitz。この課程は学生に体育の基礎的な問題を紹介し，研究の方法や実験装置の使用などのトレーニングの機会を与えている。この課程は，メディカルスクールやそれと同等の学校で開設される一般生理学よりも前に履修する。

[5]治療のための運動。異常な状態や位置の矯正。講義と実習。ハーフ課程。週2回。Dr. G. W. Fitz。脊柱彎曲のような変形について学び，さまざま運動による矯正効果を調べる。運動が適していないとき，診断において学生は適切な運動の選択と適用のトレーニングを受ける。

[6]体育史。ハーフ課程。週1回の講義と多くの文献を読む。Dr. Sargent と Dr. G. W. Fitz。学生は身体トレーニングに関する文献，さまざまなスポーツが描かれた歴史や芸術的な記録（彫刻など）研究などを熟知する。

[7]体操と運動競技。Dr. Sargent と Mr. J. G. Lathrop。体系的な教育が4年間を通して行われる。学生は Dr. Sargent が行う午後の授業に参加し，自分の欠点を改善するための知識や技術の向上を研究の対象とする。また，学生は Mr. J. G. Lathrop が指導するさまざまな運動競技による準備運動に参加する。体育館の器具を使って多くの授業が定期的に行われる。

きた．Fitz は運動生理学の授業を教えた．このように，彼は正式に運動生理学を教えた最初の人であると認められるに値する．新しい学位には，実験研究，独創的研究と論文，週 6 時間の研究室の研究が組み込まれた．必須科目である Fitz の運動生理学には，メディカルスクールで取得できる一般生理学の内容が含まれていた．運動生理学の授業は学生に体育の基礎を紹介し，運動生理学に関する実験方法をトレーニングする機会を与えた．治療のための運動に加えて，学生は応用解剖学と動物力学など必修の授業を受けた．Dudley Sargent（1849〜1924）が教えたこの週 3 回の授業は，現代のバイオメカニクスの先駆けとなった．その必須科目はメディカルスクールで行われている一般解剖学やそれと同等の内容であった．

1900 年にその制度が廃止されるまでに，9 名の男性が解剖学，生理学，身体トレーニング学部から BS の学位（Bachelor of Science，理学士）を取得して卒業した．最初の卒業生の James Francis Jones（1893）は，オハイオにあるマリエッタ大学の生理学と衛生学の講師になり，体操学校の校長になった．1899 年に Fitz がハーバードを早すぎる退職をしてから 1 年後，その学部は，解剖学と生理学に重点を置くカリキュラム（学部名から**身体トレーニング**という言葉が除かれた）に変更された．これにより，高等教育における独特の研究は少なくとも一時的に終わりを告げた．その世紀が変わる前の 10 年間，体育の分野は，その他の発展した学問分野と同じように科学的基礎を築きながら大きく前進した．不幸にも，次の世代の運動生理学と体育の学生を育むときに一時の難局を迎えた．20 年が経過し，Fitz の「運動による生理学的・心理学的影響についての研究」という先見の明がある努力がなされ，真の研究分野として運動生理学は復活したが，体育は正規のカリキュラムから除外された．

Fitz が指導した 1891〜1899 年の「ハーバード方式」の遺産の 1 つは，運動やトレーニングと健康との関わりについて科学的基礎を培った専門家たちに対して助言を与えたことであった．彼らは，運動とトレーニングに関する実験や新しい知識の発見がさらなる科学に基づいたカリキュラムを発展させることを学んだ．不幸にも，A. V. Hill（1886〜1977）や D. B. Dill（1891〜1986）などの生理学者によって指導を受けた次の世代の科学的な教育者が育つまでには 60 年が経過した．彼らは，体育教育のカリキュラムに強い影響を与え，運動生理学を科学研究の最前線に位置づけようとする教育者に指導されることがなかった．1927 年までに，米国の 135 の組織が，基礎的な科学の学習課程を修了することで体育教育の学士を世に送り出した．これには，4 つの修士課程教育と 2 つの博士課程教育（コロ

> **Q 質問とノート**
> ● ハーバードの運動生理学の学術的な要求と，あなたの専攻学科の要求との共通点について，詳細に説明せよ．

ンビア大学およびニューヨーク大学の Teachers College〈教員養成大学院〉）も組み込まれている．それ以降，運動生理学において多様性を重視する教育課程が激増した．現在，運動生理学における学習課程では，運動学や運動科学に関連するトピックスについて専門性をもつことによって米国では 170 以上，カナダでは 53 の教育課程が修士や博士の学位を与えている．

研究雑誌における運動の研究

1898 年に身体活動に関する 3 つの論文が American Journal of Physiology の第 1 巻に掲載された．続いて，その他の論文やレビューが権威ある雑誌に掲載され，その中には，ノーベル賞受賞者の A. V. Hill による筋収縮のメカニズムを掲載している Physiological Reviews（2: 310, 1922）も含まれていた．ドイツの応用生理学雑誌である Internationale Zeitschrift für angewandte Physiologie einschliesslich Arbeitsphysiologie（1929〜1940）は，今は European Journal of Applied Physiology and Occupational Physiology（www.springerlink.com/content/108306/）であるが，運動生理学に関連するトピックスの研究に関しては重要な雑誌となった．1948 年に発刊された The Journal of Applied Physiology には，英国の成長と発達についての研究者である J. M. Tanner（1920〜2010）の身体のサイズと機能に関する生理学的データの表示率についての古典的な論文（運動生理学者の必読書）が掲載された．米国スポーツ医学会 American College of Sports Medicine（www.acsm.org/）の正式な学会誌である Medicine and Science in Sports は，1969 年に創刊された．それは，スポーツ医学と運動科学の新しい観点から医学と生理学を統合することを目指していた．この雑誌の正式名称は，1980 年に Medicine and Science in Sports and Exercise に変わった．

運動生理学の最初の教科書

「運動生理学における最初の教科書は何か？」という問題については議論がある．教科書の著者の何人かは，もともとはフランス語で 1888 年に出版された Fernand Lagrange の The Physiology of Bodily Exercise を英語に翻訳したものが「最初」の教科書であると述べた．しかし，我々はそれに同意しない．そのような歴史的な認知を受けるためには，教科書は次の 3 つの基

1. 重要な概念に対して確固とした科学的，合理的根拠を提供している．
2. 特にトピックとなる領域における重要な先行研究（例えば，その領域における科学的文献なども含む）についての概説（実験に基づく）を提供している．
3. トピックとなる領域に関して学問的正当性を満たす十分な「事実に基づく」情報を提供している．

Lagrange の本は，「科学的」タイトルのついた健康と運動に関する一般向けの本であった．前述の基準に基づくと，その本は真の運動生理学の教科書のよい例にはあてはまらない．それには 20 にも満たない文献引用（運動を行っている友人の観察に基づいた）があるだけであった．Lagrange の本にその資格がないとすると，最初の運動生理学の教科書として何がふさわしいだろうか？ おそらく，1843〜1896 年に出版された以下の 4 つの教科書のいずれかが最初となるのだろう．

1. Combe の 1843 年の教科書，*The Principles of Physiology Applied to the Preservation of Health, and to the Improvement of Physical and Mental Education*（健康保持のための応用生理学の基礎と心身教育の改善）．New York: Harper & Brothers.
2. Hitchcock と Hitchcock の 1860 年の教科書，*Elementary Anatomy and Physiology for Colleges, Academies, and Other Schools*（大学やアカデミー，その他の学校のための解剖と生理の基礎）．New York: Ivison, Phinney & Co.
3. Korb の洞察力に満ちた 1893 年の教科書，*Physiology of Sport*（スポーツ生理学）．London: Krohne and Sesemann.
4. Martin の 1896 年の教科書，*The Human Body. An Account of its Structure and Activities and the Conditions of its Healthy Working*（人間の身体，その構造と健康的な活動と条件に関する評価）．New York: Holt & Co.

ハーバード疲労研究所の貢献（1927〜1946）

運動生理学（他の多くの専門分野も含めて）において，本当に影響力のある実験研究は 1927 年に再びハーバード大学で始められ，27 年後に米国における最初の運動生理学研究の幕を閉じた．74 m² の広さのハーバード疲労研究所は，ハーバードビジネススクールのモーガンホールの地下にあり，運動生理学が重要な研究領域であることを示した．

運動に興味を示した 20 世紀の偉大な科学者の多くは，疲労研究所に所属した．ハーバードの高名な化学者で生化学の教授である Lawrence J. Henderson（1878〜1942）が，その研究所を設立した．スタンフォードで物理化学の PhD を取得した David Bruce Dill（1891〜1986，図 1-11）が，最初でただ 1 人の研究所の科学部門の責任者になった．ハーバードにいる間，Dill は再び彼の活動を生化学から実験生理学に集中させて，のちに多くの科学的な業績を成し遂げる推進力となった．Dill は，英国のケンブリッジで高所環境の研究で有名な生理学者である Joseph F. Barcroft（1872〜1947）の学生で，59 年にわたり親密な友人でもあった Arlie Bock との初期のアカデミックな関係，および 1922 年にノーベル賞を受賞した Archibald Vivian Hill との交流によって，15 の国々の多くの研究者と研究業績を共有するための信頼を得ることができた．Hill は，Bock を説得して Bainbridge の教科書である *Physiology of Muscular Activity* の第 3 版を書かせ，Bock は Dill に 1931 年のこの本の共著者になるよう依頼した．

ハーバード大学ローレンス科学学校よりも 31 年も早い 1891 年に設立された最初の運動生理学研究室の遺産と同じように，ハーバード疲労研究所は，研究や学問において卓越性を求めた．世界中の研究者間の協力は，永続的な共同研究を促進した．その共同研究という特権を得た科学者の多くは，運動生理学を研究する世界中の新しい世代に影響を与えた．

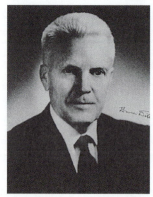

図 1-11　David Bruce Dill（1891〜1986）は多くの業績を残した実験的な運動生理学者であり，ハーバード疲労研究所の設立に尽力した．

Q 質問とノート

- 運動生理学の発展におけるハーバード疲労研究所の重要性について説明せよ．

BOX 1-2

名前は何？

運動生理学の学位（または科目）を授与する学部の名前は多種多様である。この BOX には，本質的に同じ研究領域を扱う米国における 49 学部の名前を示している。それぞれの学部が学部学生あるいは卒業生に対して運動生理学の強調点（例：1 つ，あるいは複数の課程，インターンシップ，ワークスタディプログラム，研究室の輪番交替，現職中に行われるプログラムなど）を提供している。

健康関連科学
身体運動と動作科学
身体運動とスポーツ科学
身体運動とスポーツ研究
身体運動科学
身体運動科学と人間の動作
身体運動と理学療法
健康と人間のパフォーマンス
健康と体育
健康，体育，レクリエーションとダンス
人間の生体力学
人間の動力学
人間の動力学と健康
人間の動作
人間の動作科学
人間の動作研究
人間の動作研究と体育
人間のパフォーマンス
人間のパフォーマンスと健康促進
人間のパフォーマンスと余暇研究
人間のパフォーマンスとスポーツ科学
学際的健康研究
統合生物学
運動学
運動学と身体運動科学
動作と身体運動科学
動作研究
栄養と身体運動科学
栄養と健康科学
パフォーマンスとスポーツ科学
身体文化
体育
体育と身体運動科学
体育と人間の動作
体育とスポーツプログラム
体育とスポーツ科学
理学療法
レクリエーション
レクリエーションとウェルネスプログラム
人間の動作の科学
スポーツと身体運動科学
スポーツマネジメント
スポーツ，身体運動と余暇科学
スポーツ科学
スポーツ科学と余暇研究
スポーツ科学と動作教育
スポーツ研究
ウェルネスとフィットネス
ウェルネス教育

初期のその他の運動生理学研究所

その他の有名な研究所は，運動生理学が大学において研究分野として確立されるのを促進した。1904 年にワシントン DC に設立されたカーネギー研究所の栄養研究所は，栄養とエネルギー代謝の実験を始めた。米国において最初に設立された体育分野の研究所は，1923 年のジョージウィリアム大学（イリノイ州シカゴにある YMCA トレーニングスクールによって設立された。現在はイリノイ州オーロラにあるオーロラ大学と合併している）で，1925 年にはイリノイ大学，1927 年にはマサチューセッツ州にあるスプリングフィールド大学，1934 年にはカリフォルニア大学バークレー校の生理衛生学研究室が設立された。1936 年，Franklin M. Henry（図 1-12）は，その研究室の責任者となり，その後間もなく，彼の研究は生理学や運動パフォーマンスに関連する種々の雑誌に掲載された（同じ専門分野の研究者が審査をする雑誌に 120 の論文，1975 年 ACSM の名誉賞）。

北欧との関係（デンマーク，スウェーデン，ノルウェー，フィンランド）

デンマークとスウェーデンも，運動生理学の分野におけるパイオニアである。1800 年，デンマークは学校のカリキュラムで身体トレーニング（軍隊的体操）を必須科目とするヨーロッパで最初の国となった。それ以来，デンマークとスウェーデンの科学者は，伝統的

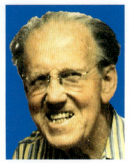

図 1-12　F. M. Henry（1904〜1993）は，カリフォルニア大学バークレー校の心理学者，体育教育学者であり，最初に体育を正式な学術的学問として提案した研究者でもある。彼は運動中と回復期の酸素摂取量，筋力，そして，一定速度による運動中の心肺持久能力の変化，高強度持久運動の決定因子，ヒトの運動パフォーマンスの神経制御因子に関する実験を行った。

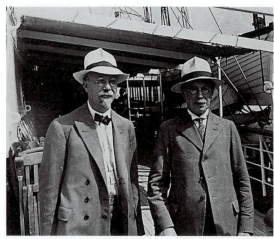

図 1-13　August Krogh と Johannes Lindhard は，1930 年代初頭の運動生理学の実験的研究を行った先駆的な科学者であった。

な生理学と運動生理学における最新の学問分野，身体運動適応に関する重要な研究を行い，継続的に貢献している。

デンマークの影響

1909 年，コペンハーゲン大学は，解剖学，生理学，体操の理論に関して同等に講座を設置した。最初の講師である Johannes Lindhard（1870〜1947）は，生理化学や実験器具のデザイン，製作を専門にする高名な科学者であり，運動生理学の古典的な実験を行った August Krogh（1874〜1949）と協力して研究を行った（図 1-13）。例えば，Lindhard と Krogh は，肺におけるガス交換について研究し，運動中の脂肪と炭水化物の酸化作用の相対的寄与に関する研究のパイオニアとなった。また，彼らはさまざまな運動強度における血流の再配分を測定し，運動時の心肺系の動力学を計量的に表した。

1910 年までに，Krogh と彼の妻で医師の Marie（図 1-14）は，独創的で明白な一連の実験を通して，運動中や高所曝露における肺のガス交換は，英国の生理学者である John Scott Haldane と James Priestley が提唱したように肺組織から血液中に酸素が分泌するのではなく拡散によって行われることを証明した。Krogh は，酸素の拡散と骨格筋への運搬のメカニズムに関する一連の研究について発表した（1919 年の Journal of Physiology に 3 回にわたって）。彼は，安静時と運動時における骨格筋の末梢性血流制御のメカニズムを明らかにしたことにより，1920 年にノーベル医学生理学賞を受賞した。この高名な科学者の功績を称えるために，運動生理学の研究者を育成するコペンハーゲンの研究機関に彼の名前がつけられた（August Krogh Institute, www1.bio.ku.dk/English）。

3 人の別のデンマーク人研究者，生理学者の Erling

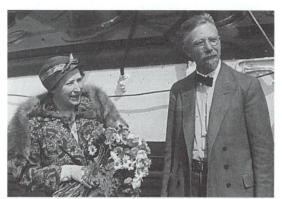

図 1-14　安静時と運動時における骨格筋の末梢性血流制御のメカニズムを明らかにしたことにより，1920 年にノーベル医学生理学賞を受賞した August Krogh と，医師であり研究者である Marie Krogh。Krogh は運動生理学に関する多くのトピックスについて 300 以上の科学論文を発表した。

Asmussen（1907〜1991, 1976 年 ACSM Citation Award, 1979 年 ACSM Honor Award），Erick Hohwü-Christensen（1904〜1996, 1981 年 ACSM Honor Award），Marius Nielsen（1903〜）は運動生理学の重要な研究を行った（図 1-15）。Krogh いうところの彼ら「三銃士」は，1930 年代から 1970 年代にかけて多くの論文を発表した。当初は Lindhard 実験室の助手であった Asmussen は，筋線維の構造と仕組みを専門領域とする有能な研究者になった。彼も Nielsen と Christensen らとともに筋力とパフォーマンス，姿勢と運動強度における換気と循環器応答の変化，上肢と下肢運動中の最大作業能力，運動中の骨格筋の酸化的反応の変化，ポジティブとネガティブな作業の比較，さまざまな運動強度におけるホルモン応答と深部体温の変化，低酸素環境における呼吸応答など応用生理学に関する多くの論文を発表した。

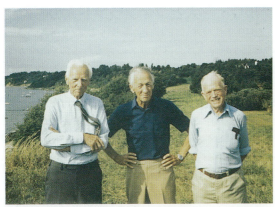

図1-15 運動生理学研究者として称賛された Erling Asmussen（左），Erick Hohwü-Christensen（中），Marius Nielsen（右）（1988年）。

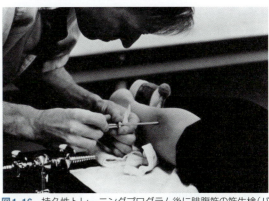

図1-16 持久性トレーニングプログラム後に腓腹筋の筋生検（バイオプシー）を行うスウェーデン人研究者の Bengt Saltin。（写真は David Costill 提供）。

　Christensen は，1925年にコペンハーゲン大学で Lindhard の学生になった。Christensen は，1931年に博士論文で自転車エルゴメータによる高強度運動中の心拍出量，体温，および血糖値濃度を測定し，特に，手によるエルゴメータ運動と足によるエルゴメータ運動を比較し，トレーニング効果を定量化した。1936年，Krogh，Lindhard，Christensen は共同研究によって最大運動中の生理学的力学に関する重要なレビューを発表した。Christensen は，J. W. Hansen と共同研究を行い，食事やトレーニングの状態，運動強度や運動時間がどのようにして炭水化物や脂肪の利用に影響を及ぼすかを調べるために酸素摂取量と呼吸商を測定した。「カーボローディング」という概念は，1939年に提唱された。1936年，彼の指導者である Ejar Lundsgaard に影響を受けた医師の Olé Bang による実験によって，さまざまな運動強度や運動時間による運動中の血液中の乳酸が最終産物であることが明らかになった。Christensen, Asmussen, Nielsen および Hansen らの研究は，コペンハーゲン大学の体操理論の研究室で始まった。今日，August Krogh Institute では，運動生理学に関する基礎および応用研究が継続されている。1973年以来，トレーニングを積んだスウェーデンの科学者の Bengt Saltin （図1-16）（Erling Asmussen を除いて，ACSM Citation Award〈1980年〉と ACSM Honor Award〈1990年〉を受賞した唯一の北欧人であり，次項で考察する Per-Olof Åstrand のかつての学生であった）は，コペンハーゲンの Muscle Research Institute（筋研究所）で注目すべき科学的研究を継続している。

スウェーデン人の影響

　スウェーデンにおける近代の運動生理学は，1813年にストックホルムにある王立中央体操研究所 Royal Central Institute of Gymnastics（RCIG）の初代所長になった Pehr Henrik Ling（1776〜1839）にさかのぼる。Ling は，身体運動や動きの専門技術に加えて，フェンシングの達人として彼の研究分野である解剖学と生理学を統合させて「医療体操」の体系を発展させた。それは，1820年にスウェーデンの学校カリキュラムにおいて必須科目となった。Ling の息子の Hylmar Ling（1820〜1886）は，「身体動作の運動学」という重要な教科書を1866年に出版した（スウェーデン語から訳した題名は『最初の動作科学に関する概念：RCIG で教えることの概要，および基本的な力学と関節の科学に関する序論』）。Pehr Henrik と彼の息子の Hylmar の哲学と先駆的な影響の結果として，RCIG の体育学の卒業生たちは，多くのスポーツや競技に熟達していただけでなく，基礎となる生物学的な科学についてもしっかりと教育を受けることができた。1864年まで RCIG の卒業生はすべて男子であったが，そのときから女子の入学が認められた。Ling の初期の教育とカリキュラムの進行は，体操のシステムの4つの部門から構成されており，最も影響力があり，長く継続されているのが理学療法の学問分野に発展した医療体操である。教科研究には，解剖学や生理学，解剖病理学，および基礎的な運動の科学（スウェーデン語で Rörelselära）も含まれていた。Ling から受け継がれた遺産の1つは，RCIG の卒業生には強力で科学的な背景があるという彼の主張であった。これは，主にドイツ，フランス，デンマーク，ベルギー，英国で指導者

> **Q 質問とノート**
>
> ● 米国人以外の8名の有名な運動生理学者とその出身国をあげよ。

の地位を獲得したLingの弟子たちによって実践され，1830年代には米国にまでその影響が広まった。1813年に設立されたGymnastik-Och Idrottshögskolan（GIH）すなわちスウェーデンスポーツ健康科学学校 Swedish School of Sport and Health Scienceは，その分野において最も古い大学として特別視されている。GIHは，ストックホルムにあるカロリンスカ医科大学の生理学部門，王立科学技術研究所，ストックホルム大学，Örebro大学とともに運動生理学と筋骨格系の健康と病気に関する研究を行っている。

Per-Olof Åstrand（1922～，図1-17）は，体育大学の最も有名な卒業生（1946年）であり，1952年に彼はカロリンスカ医科大学に博士の学位論文を提出した。Åstrandは，1946～1977年に体育大学の生理学部門で教え，それはのちにカロリンスカ医科大学の学部になり，そこで1977～1987年教授と学部長を務めた。Åstrandのよき指導者であるChristensenは，4～33歳の男性と女性の身体作業能力を評価した彼の学位論文を指導した。Åstrandは，この重要な研究によって研究法を確立し，運動生理学研究の最前線に立ち，全世界に名声を広めた。Christensenを共著者として1960年に出版したÅstrandの4つの論文は，断続的な運動による生理的応答についてさらなる研究の発展を促した。Åstrandは，運動生理学者の中でも「スーパースター」のBengt Saltinを指導した。

カロリンスカ医科大学出身の2人のスウェーデン人研究者であるJonas BergströmとErik Hultman（図1-18）は，1960年代の半ばに重要なニードルバイオプシーの実験を行った。この実験の手順において，さまざまな運動やトレーニング条件，栄養の状態のもとで筋を詳細に調べた。スカンディナビア人（スウェーデン人のSaltinとHultman，ノルウェー人のHermansen）との共同研究や米国の研究者（例えば，ワシントン州立大学のGollnick）らは運動生理学の新しい展望を与えた。

ノルウェー人とフィンランド人の影響

1940年代後半にトレーニングを積んだ新しい世代の運動生理学者は，呼気ガスに含まれるごくわずかな量の二酸化炭素と酸素を高い精度で抽出，測定できる装置を用いて呼気ガス分析を行った。ノルウェー人科学者であるPer Scholander（1905～1980）は，1947年にその分析法（分析器は彼の名前にちなんで名づけられた）を発展させた。

その他の卓越したノルウェー人研究者で労働生理学研究所出身のLars A. Hermansen（1933～1984，図1-19，1985年ACSM Citation Award）は，1969年のMedicine and Science in Sportsの第1号に「無酸素性エネルギーの放出」というタイトルで高い水準の論文を発表するなど，多くの貢献をした。

フィンランドでは，ヘルシンキの労働衛生研究所の生理学部門出身であるMartti Karvonen（1991年ACSM Honor Award）は，最適な運動トレーニングの心拍数を予測する方法として「カルボーネン式」（第14章参照）を提唱し，名声を得た。Jyväskylä大学Biology of Physical Activity学部のPaavo Komi（図1-20）は，運動生理学とスポーツバイオメカニクスを組

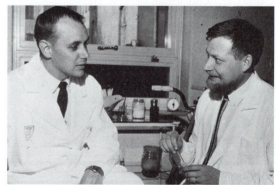

図1-18 ストックホルムのカロリンスカ医科大学のJonas Bergström（左）とEric Hultman（右）は，筋線維の微細構造とその生化学的機能を調べるためのニードルバイオプシー技術のパイオニアとなった。

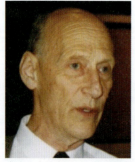

図1-17 ストックホルムのカロリンスカ医科大学生理学部のPer-Olof Åstrandは，運動生理学研究の最新の教育課程作成に重要な役割を果たした。

Q 質問とノート

- Pehr Henrik Lingは何をした人で，なぜ歴史的に重要なのか？
- デンマークの有名な運動生理学者を2人あげよ．
- スウェーデンの有名な運動生理学者を2人あげよ．
- ノルウェーの有名な運動生理学者をあげよ．

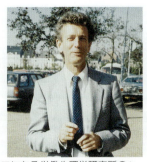

図1-19 オスロにある労働生理学研究所のLars A. Hermansen（1933〜1984）。

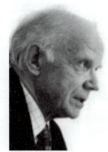

図1-20 フィンランドのバイオメカニクスと運動・労働生理学研究のパイオニアであるPaavo Komi。

み合わせることで非常に多くの研究論文を発表した研究者である。

運動生理学分野のその他の貢献者

運動に関連する科学者として多くの功績を残した米国や北欧の研究者に加えて，生理学や実験科学の分野においてその他の多くの「偉人」たちは，間接的ではあるが，運動生理学に関する知識の基礎となる重要な貢献をした．図1-21に示す，Antoine Laurent Lavoisier（1743〜1794，燃料の燃焼），Joseph Barcroft（1872〜1947，高所），Christian Bohr（1855〜1911，酸素ヘモグロビン解離曲線），John Scott Haldane（1860〜1936，呼吸），Otto Meyerhof（1884〜1951，細胞性代謝経路の研究でノーベル賞受賞），Nathan Zuntz（1847〜1920，移動可能な代謝装置），Carl von Voit（1831〜1908）と彼の学生であるMax Rubner（1854〜1932，直接的，間接的熱量測定と食事の特異的力学作用），Max von Pettenkofer（1818〜1901，栄養代謝），Eduard F. W. Pflüger（1829〜1910，組織の酸化）などはこうした偉人であり，多くの貢献をした生理学者であった．

運動生理学の分野は，米国の身体運動学のパイオニアである，イリノイ大学シャンペーン校のThomas K. Cureton（1901〜1993，ACSM charter member，1969年ACSM Honor Award，図1-22）の恩恵もこうむっている．Curetonは，多くの業績を残した革新的な教育者であり，先駆的な研究者でもあった．彼は，1941年から4世代の学生たちを指導し，のちに優れた研究プログラムを確立し，多くの一流の運動生理学者に影響を及ぼした．これらの運動生理学を学んだ初期の体育の卒業生たちは，間もなく米国や世界中の大学，軍の研究機関において体育学の教授として教育と研究の指導的な役割を担った．Curetonは，運動，健康，スポーツトレーニングに関する50に上る教科書の著者または共著者であり，5人の大統領のもとで体力づくり，スポーツに関する大統領諮問委員会（www.fitness.gov）の委員を務めた．マスターズ水泳のチャンピオンであり，14の年代別カテゴリーの世界記録を樹立したCuretonは，1954年5月6日にはじめて1.6 km 4分の壁を破ったRoger Bannister（1929〜）の指導も行った．

現代の発展

運動生理学，インターネット，オンラインソーシャルネットワーク

2006年に本書の第3版が出版されて以来，インターネット上での運動生理学に関するトピックスはものすごく広がった．どんなに遠くであろうとも，ほとんどすべての領域の情報は，人気の検索サイトであるGoogle（www.google.com）やYahoo!（www.yahoo.com），そしてAlta Vista，Ask Jeeves，Inktomi，LookSmart，Teoma，Bing Walhello，Open Directoryのような検索サイトを通してすばやく得ることができる．2010年6月29日，運動生理学 exercise physiologyという言葉をGoogleで検索すると1,880,000件，Yahooで検索すると17,800,102件も「ヒット」した．その検索に筋 muscleという言葉を加えると，755,000件に減少し，さらにDNAという言葉をつなげると60,100件にまで減少する．もし，DNA，筋，双子 twinsなどについて興味があり，より正確に調べたいのであれば，その検索数は7900件となるが，それでもまだかなり大きな数である．さらに，Greenlandを加えると，2000件となり，さらに，ピグミー pygmiesを加えると検索数は207件にまで制限される．インターネットは，質問がどんなに特殊であっても，その焦点を絞ることによって便利な情報知識を提供してくれる．インターネットで調べるときは，あなたのニーズに関する適切かつ確かな情報を調べるために質的な特定をしなければならない．

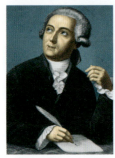
Antoine Laurent Lavoisier
(1743〜1794)

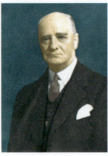
Joseph Barcroft
(1872〜1947)

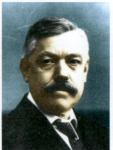
Christian Bohr
(1855〜1911)

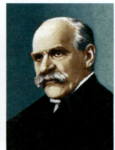
John Scott Haldane
(1860〜1936)

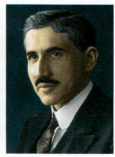
Otto Meyerhof
(1884〜1951)

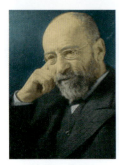
Nathan Zuntz
(1847〜1920)

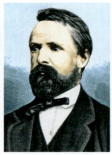
Carl von Voit
(1831〜1908)

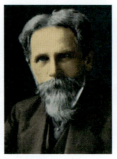
Max Rubner
(1854〜1932)

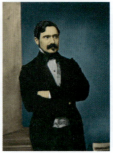
Max von Pettenkofer
(1818〜1901)

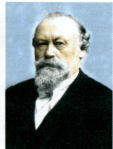
Eduard F.W. Pflüger
(1829〜1910)

図 1-21　現代の運動生理学発展の道を築いた10名の卓越した科学研究者。

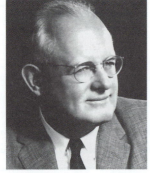

図 1-22　Thomas Kirk Cureton（1901〜1993）は，多くの業績を残した研究者であり，著述家であるが，彼はイリノイ大学で多くの一流の運動生理学者を指導する重要な大学院プログラムを設立するために重要な役割を果たした。

Q 質問とノート

- フィンランド人の有名な運動生理学者の名前をあげよ。
- イリノイ大学の身体運動研究のパイオニアをあげよ。
- 運動パフォーマンスという言葉をインターネットで検索せよ。何件「ヒット」するだろうか？

この項の一例

　この項で述べた古代ギリシャで最も影響力のある医師の1人であるGalenを例にあげて考えてみよう。2010年6月29日，Galenという言葉を入力してGoogleで検索すると，5,600,000という圧倒的なヒット件数を記録した。しかし，Galenに関するウェブ上の信じられないくらいの数に圧倒されてはいけない。最初の見出し（en.wikipedia.org/wiki/Galen）を調べてみるとよい。その1回の検索でGalenについての有益な情報が得られる。青字で強調されている部分をクリックすると，彼の生涯などさらに詳しい内容を知ることができる。Pergamon（en.wikipedia.org/wiki/Pergamun）という青い最初の言葉をクリックすると，古代ギリシャの都市（「古代」ギリシャ時代の都市の場所などの詳細）に関する有用な情報を提供してくれる。あなたは，古代ギリシャの青銅器時代や公共の学校教育の発展を含む古代ギリシャについて，また，少年たちが兵役（en.wikipedia.org/wiki/Ancient_Greece#Education）に就く準備のためにどのように体操のトレーニングを受けたかなど多くの情報を得ることができる。ここで，あなたはGalenとスポーツ医学との詳細な関係について具体的に知りたくなるだろう。Galen sports medicineという言葉を加えると，35,400のURLがヒットする。5番目のタイトルにある「スポーツ医学の父（Galen）」をクリックすると，便利な情報（www.ncbi.nlm.nih.gov/pubmed/350061）を得

ることができるであろう．これを入力すると，米国の国立医学図書館と国立衛生研究所が支援する世界で最も大きな研究データベースの1つである PubMed（www.ncbi.nlm.nih.gov/pubmed/）につながる．次に示すのは，1978年の *American Journal of Sports Medicine* に GA Snook によって書かれた Galen に関する記事と同じ内容である．

Snook GA. スポーツ医学の父（Galen）．
Am. J. Sports Med., 6（3）：128-131, 1978.
　Galen の前にもアスリートを治療した多くの医師がいたが，私は彼がこの分野の研究に自分の人生の大部分をささげた最初の研究者であると信じている．さらに，彼の組織的な研究，より新しくよりよい治療法の精力的な追及，彼の教え，彼の研究は今日の医師やスポーツ医学の従事者たちに彼と同じ精神を宿らせている．これらの理由から，私は彼がまさに「スポーツ医学の父」と呼ばれるべきだと確信している．

ソーシャルネットワークによる情報のやりとり

　ソーシャルネットワークによる情報のやりとりは，普通の集団からより特殊な集団の中に導いてくれる．2009年10月の時点で，最も人気のある4つのソーシャルネットワークサイトは，Facebook（www.facebook.com），MySpace（www.myspace.com），Twitter（www.twitter.com），LinkedIn（www.linkedin.com）である．他の人気のあるサイトとしては，Classmates.com（www.classmates.com），Ning（www.ning.com）などがある．そのようなサイトとしては，インターネット利用者が集まり，特殊な話題（古代の医師 Galen から運動生理学の分子生物学に関連する遺伝学まで）に関する情報や経験を共有し，友情を発展させたり専門的な関係を継続する機会を与えてくれる．運動生理学や関連領域には，電子ネットワークを使って議論する集団が多く存在する．特殊な領域の興味ある新しい掲示板（例えば，小児運動免疫学や分子生物学と運動）は，加入者が同じ質問を受けたり答えたりすることを可能にしている．その分野のトップにいる科学者たちは，いつものように議論の集団に参加する．その集団"lurking"（めったにやりとりには参加しないことを意味するコンピュータ上の俗語）に参加することで，有意義な気ばらしの時間を得ることができる．e-mail アドレスをもっていれば，誰でもインターネットに接続し，興味のある議論集団に参加することができる．

現代の専門的な運動生理学の組織

　研究と専門雑誌の出版による知識の普及は，研究分野拡大のきっかけとなり，専門的な活動を監視し，それを保証する専門機関の発展は，その研究の継続的成長を決定的なものにする．米国体育促進協会 American Association for the Advancement of Physical Education（AAAPE）は1885年に結成され，運動生理学に関連するトピックスを包括する最初の専門機関になった．この団体は，現在の米国健康，体育，レクリエーション，ダンス連合 American Alliance for Health, Physical Education, Recreation, and Dance（AAHPERD, www.aahperd.org/）の前身である．

　1950年代の初期頃までは，AAHPERD は，運動生理学者にとって卓越した専門機関であった．分野が拡大し，その焦点が多様化するにつれて，専門的なニーズに十分に応えるために別々の専門機関が必要になってきた．1954年，Joseph Wolffe と11人の医師，生理学者，体育教師たちが，米国スポーツ医学会 American College of Sports Medicine（ACSM, www.acsm.org）を設立した．現在，ACSM は75カ国で20,000人以上の会員と15,000人の ACSM 認定の専門家，6500人の協議会出席者を有している．ACSM は，現在，世界で最も大きな運動生理学分野（医学および健康領域も含めて）の専門機関である．ACSM の使命は，「身体能力，体力，健康，生活の質を維持して高めるために科学的研究，教育，スポーツ医学の実践的応用，運動科学を促進・統合させることである」．ACSM は，質が高く引用数も多い研究雑誌 *Medicine and Science in Sport and Exercise*，およびその他の出版物 *Health & Fitness Journal*，*Exercise and Sport Science Reviews*，*2010 Guidelines for Exercise Testing and Prescription*（第8版），*ACSM's Resource Manual for Clinical Exercise Physiology*（第2版），*ACSM's Resource Manual for Guidelines for Exercise Testing and Prescription*（第6版），*ACSM's Certification Review*（第3版）を発行している．

　運動生理学に関連するその他の重要な専門機関は，国際スポーツ科学体育協議会 International Council of Sport Science and Physical Education（ICSSPE, www.icsspe.org/）があり，最初は国際スポーツ体育協議会という名前で1958年にフランスのパリに設立された．ICSSPE は，国際的な傘下組織としてスポーツ科学の分野における知見や結果の普及を推進している．その主要な出版である *Sport Science Review* は，スポーツ科学研究の議論の概略を取り上げている．国際スポーツ医学連盟 Fédération Internationale de Médecine du Sport（FIMS, www.fims.org）は，1928年にスイスで

BOX 1-3

信頼できる歴史的研究を見分ける方法

　歴史的研究の目的は時代を通じて変化している。最も初期の歴史作家は科学的な目的よりもむしろ文学的な面に焦点を当てた。彼らは，お気に入りの民話があり，楽しませたり感激させるために叙事詩を創造し，熱狂的に階級の特権を保護して賛美し，高尚な協会を賞賛した。対照的に，古代ギリシャの学者たちは，厳しいテストに耐えることのできる明確な基準に基づいて事実を選び，それを証明し，分類するために厳格な方法を応用し，真実の探求として歴史を考察し，過去の出来事の正確な記録を保存した。歴史的な研究は，我々の世界的な経験を拡大し，成功と失敗に対して深い洞察力を提供してくれる。

　歴史学者は，明確に述べるために根拠となる資料を集めて仮説を証明した。実験研究とは違って，彼らの方法は，便利な実験条件のもとで繰り返すことのできない観察と洞察に特徴づけられる。

根拠となる資料の収集

　歴史家の最初で最も重要な問題解決の仕事は，最も役立つデータを手に入れるために探し求めることである。歴史家は，最も重要な資料とその次に重要な資料を見分けなければならない。

最も重要な根拠

　最も重要な根拠は，歴史研究の基本的な材料からなる。この「データ」の評価形式は，次の2つに由来する。

1. 過去の出来事に対する信用できる目撃証言からの証拠。
2. 過去において実際に使われた「対象」の直接調査。

　歴史家は，過去の出来事や条件などに対して最も近い証拠物からエビデンスを収集する。最も重要な根拠資料は，情報伝達の意図をもって保存された記録を含む。例えば，会議で明らかになったことの新聞記事には，正式な議事録よりも本質的でない歴史的な価値がある。過去の思想，状況，出来事の記録には書かれた形式（例：正式記録，行政文書，健康記録，ライセンス，年間リポート，カタログ，個人の記録―日記，自叙伝，手紙，遺言書，権利証書，契約，講義ノート，スピーチのもとの草案，記事，本など），映像（絵）による形式（写真，映画，マイクロフィルム，デッサン，絵画，エッチング，〈人物の頭像が入った〉硬貨，彫刻），機械的な形式（テープによる記録，蓄音機による記録，聴音），電子的な形式（デジタルのテープあるいはディスクによる「記憶装置」），そして，時には口述の形式（神話，民話，家族物語，ダンス，ゲーム，儀式，目撃証言による回想）が存在する。

次に重要な根拠

　次に重要な根拠には，直接にその出来事や物事，状況をみていない人によって提供された情報が含まれている。科学雑誌における原著論文の報告には，第1の根拠（最近の研究者による実験データがしばしば用いられる），百科事典による要約，新聞記事，定期刊行雑誌，インターネット，そして，他の第2の根拠として適切な文献などが示される。過去の出来事を切り離す解釈が多ければ多いほど，エビデンスの信頼は低くなる。変遷はしばしば事実を歪め，変化させる。この理由により，第2の根拠は信頼性が乏しい。しかし，第2の根拠は，研究歴の浅い歴史家に大きな論理的問題を知らせ，第1の根拠資料がみつかるようなヒントを示唆してくれる。

根拠資料に対する批評

　歴史家は根拠資料の信頼性を批判的に調べる。外部の批評を通して歴史家は，信頼できる証拠として容認できるかを決めるためにその「データ」（時代，場所，原作者など）が本物であり，原文であるかを調べる。自ら進んで厳密さを要求して調査することは，作者も日付もわからない文書を探し出し，捏造の有無を調べ，盗作を暴き，不正確に明らかにされたものを曝露し，文書をオリジナルな形式に修復するなど外部批判の一部である。

　外部批判の終了後，歴史家は文書の内容の意味や信頼性を確立するために内部批判を行う。内部批判は次のように定義される。

1. 文書が作成された状況
2. 作者の知的な根拠の妥当性
3. 能力，信頼性，著者の偏見の可能性
4. データの解釈の正確性

　歴史的研究を注意深くみることは，過去の事実がいかに現在の出来事に影響を及ぼすかを深く考えさせてくれる。過去の正確な記録が未来の環境を予測し，影響を及ぼすかどうかは歴史家の間で今も熱く議論されている。

オリンピックのメディカルドクター会議の会期中に組織され，100カ国以上ものスポーツ医学協会で構成されている。FIMS は，世界中のスポーツ医学の研究と発展を促進させるために3年ごとにスポーツ医学に関する主要な国際会議を主催し，健康，身体活動，スポーツ医学に関するトピックスについて声明や見解を表明している。「身体活動と健康」というタイトルの世界保健機関（WHO, www.who.int）との共同声明は，FIMS の有名な文書の1つとして示されている。運動生理学者を象徴するその他の組織には，ヨーロッパスポーツ科学学会 European College of Sport Science（ECSS, www.ecss.de），英国スポーツ科学学会 British Association of Sport and Exercise Science（BASES, www.bases.org.uk），米国運動生理学会 American Society of Exercise Physiology（ASEP, www.asep.org）などがある。

共通のリンク

1つの主旋律，すなわち科学への情熱をもって学生を「感化する」ために非常に多くの時間を過ごすという先見者の指導に対する価値観が，2300年の運動生理学の歴史をつないでいる。大変な労力を必要とするが，活気に満ちた関係は，次の世代の有能な学者を育成する研究者を育てた。指導者から学生に対する育成過程は，運動生理学の継続的な学術的向上の基礎となっている。指導者と学生の関係は，過去から現在にいたるまで，ほとんどの分野において独特な美風を残している。指導過程には，科学的方法を通じて発見することへの敬愛も含まれる。パート2では，我々は科学的プロセスの基礎を探求する。我々の分野（そして，同時代の研究者）のパイオニアは，探求の原理を新しい発見のために組み込んだ。

まとめ

1. 学術的な研究分野としての運動生理学は，(1) 研究に由来する事実と理論に基づいた知識の集合体，(2) より高度な研究組織における正規の研究課程，(3) その分野における専門家や未来のリーダーになるための職業上の準備という3つの明確な要素から構成される。
2. 運動生理学は，機能的力学や人間の動作に対する適応と生理的応答に焦点を当てるその独自性のために，生理学から独立した研究分野として発展している。
3. 最初の「スポーツ医学」の医師の1人である Galen は，ヒトの解剖学，生理学，栄養学，成長と発達，運動の効果と座りがちな生活による有害な影響，病気とその治療に関するトピックスについての少なくとも80の学術論文と500のエッセイを書いた。
4. 米国の先駆的な医師であり，科学者でもある Austin Flint, Jr.（1836〜1915）は，運動による生理的応答に関する研究を彼の医学生理学の教科書に取り入れた。
5. アマースト大学の衛生学と体育学の教授である Edward Hitchcock, Jr.（1828〜1911）は，自分の学問的なキャリアを身体運動と体育，人体の大きさと形態に関する科学的研究にささげた。彼の 1860 年の教科書は，その後の米国におけるスポーツ科学に重要な影響を及ぼした。科学を体育に応用する必要があるという Hitchcock の主張は，1891 年に解剖学，生理学，身体トレーニング学部を設立するためのハーバードの委員会に影響を及ぼしたことは疑いない。
6. George Wells Fitz（1860〜1934）は，1891 年にハーバード大学で解剖学，生理学，身体トレーニング学部を設立した。その翌年，彼は米国で最初の運動生理学研究室を立ち上げた。Fitz は，おそらく大学レベルで運動生理学の授業を教えた最初の人であろう。
7. 他の多くの専門的な研究とともに運動生理学における実験研究の実際の影響力は，1927 年にハーバード大学のビジネススクールにハーバード疲労研究所が設立されたことにより始まった。この研究室による 20 年もの顕著な研究は，運動生理学が重要な研究領域であることを証明した。
8. 北欧の国々（特にデンマークとスウェーデン）は，運動生理学の研究分野を発展させるうえで重要な歴史的役割を演じた。デンマークの生理学者 August Krogh（1874〜1949）は，安静時と運動時における骨格筋の毛細血管血流を制御するメカニズムを発見したことにより 1920 年にノーベル医学生理学賞を受賞した。Krogh の基礎的な実験の功績により，彼は世界中の運動科学者と一緒にさまざまな実験を行うことになった。運動生理学における彼の先駆的な研究は，酸素摂取，代謝，筋生理，栄養生化学など運動生理学の多くの研究領域に影響を与え続けている。
9. 運動生理学の応用的・基礎的研究の出版は，さまざまな領域に拡大し増加している。インターネットやソーシャルネットワークは，この領域に情報の伝播という独特な成長の可能性を提供している。
10. 北米をはじめ 75 以上の国々に 20,000 人の会員を擁する ACSM は，運動生理学（医学と健康領域を含む）に関する世界で最も大きな専門機関である。
11. 1つの主旋律，すなわち科学への情熱をもって学生を「感化する」ために非常に多くの時間を過ごすという先見者の指導に対する価値観が，2300 年の運動生理学の歴史をつないでいる。

パート2　運動生理学者

　多くの人は，運動生理学者は，単科大学や総合大学の学部あるいは大学院の専攻を修了しているものと考えている。この点に関しては，この学術的な専攻分野を修了した者だけが「運動生理学者」と呼ばれるのに「適している」。しかし，中には運動生理学専攻以外の学部や大学院を修了し，運動生理学や関連領域においてかなりの授業と実践経験を積んでいる人も多い。結果として，「運動生理学者」という肩書きは，その人の学術的な素養が十分であれば適用される。このジレンマを解決することは難しい。なぜなら，運動生理学には国が認定する学術的な授業のプログラムが存在しないからである。また，運動生理学には国が発行する証明書や認可を受けられる能力，インターンシップの期間を示す実験による実務経験（解剖学，運動学，バイオメカニクス，運動生理学）などの世界共通の基準もない。さらに，運動生理学の研究領域は非常に広いので，証明書を交付するテストを行うことも難しい。運動生理学者であることを証明する国の認定あるいは免許状は存在しない。

運動生理学者は何をするのか？

　運動生理学者はさまざまな職業に就くことができる。ある人は自分の研究技能を主に単科大学や総合大学，そして個人の事業のために利用する。また，ある人は健康，フィットネス，リハビリテーションセンターに雇われたり，教育者やトレーナー，マネジャー，健康フィットネス産業の事業主になる人もいる。

　運動生理学者は，健康フィットネス企業を所有したり，法人，企業，そして政府機関を含む団体に対してアドバイスを行ったり，サービスを提供する実務的な指導者でもある。ある人は，マッサージ療法のような異なったタイプの専門的な仕事を行い，また，ある人は物理療法や作業療法，看護，栄養，医学，指圧療法などの専門的地位や資格を追求する。

　表1-1に，6つの主な領域における運動生理学者として適任のさまざまな職業リストの一部を示す。

臨床分野における運動生理学者と健康フィットネスの専門家

　習慣的な身体運動が健康によいことが研究によって明らかにされていることは，昔以上に運動生理学者の役割を高めている。臨床分野の運動生理学者は，健康フィットネスの専門チームの一員となる。このチームの予防的で社会復帰のための取り組み方は，そのプログラム，集団の要求，地域性，参加人数，利用できる広さ，財源のレベルに依存し，それによって必要な職員も異なる。総合的な臨床プログラムには運動生理学者に加えて次の職員が含まれる。

- 医師
- 免許資格のある人員（運動指導士，健康フィットネスインストラクター，管理者，運動負荷試験技師，予防・リハビリ運動専門家，予防・リハビリ運動管理者）
- 栄養士
- 看護師

表1-1　運動生理学者にとって適任の職業リストの一部

スポーツ	単科大学/大学	地域社会	臨床	政府/軍	ビジネス	個人
スポーツディレクター	教授	経営管理/健康管理/福祉プログラム	心呼吸器系患者の検査/監督	フィットネスディレクター/マネジャー	スポーツマネジメント	個人の健康/フィットネスの相談役（顧問）
筋力/コンディショニングコーチ	研究者	地域社会教育	特別な集団（糖尿病，肥満，関節炎，脂質異常症，嚢胞性線維症，がん，高血圧，小児，妊娠）に対する評価/監督	矯正施設などの健康フィットネスディレクター	健康/フィットネス促進	自分の仕事
監督，マネジャー（地域，ナショナルチーム）	管理者	職業リハビリテーション	心疾患に対する運動負荷試験技師	スポーツ栄養学プログラム	スポーツ心理学者	
相談役（顧問）	教員		研究者		健康/フィットネスクラブのインストラクター	
	インストラクター					

・理学療法士
・作業療法士
・ソーシャルワーカー
・呼吸療法士
・心理学者
・健康教育者

> **Q 質問とノート**
> - ACSMとは何か？　その使命を要約せよ。
> - 運動生理学分野の卒業生が就職する可能性のある職業を3つあげよ。

スポーツ医学と運動生理学：重要なつながり

スポーツ医学の伝統的な考え方は，スポーツで傷害を負った競技者を復帰させることである。より現代的な考え方は，スポーツ医学を身体活動，身体運動，スポーツパフォーマンスの科学的・医学的（予防・リハビリテーション）な観点に関連づけている。密接な関係はスポーツ医学を臨床運動生理学と結びつけている。スポーツ医学の専門家と運動生理学者は，一致協力して同じ集団を仕事の対象としている。これらの集団は，病気の発症リスクを減らすために適度な運動のみを必要とする日頃からほとんど運動しない集団と自分のパフォーマンスをさらに高めるために努力している健康なまたは障害のあるスポーツ競技者の集団である。

注意深く処方された身体活動は，健康と生活の質に大きく寄与する。スポーツ医学の専門家と一緒に臨床運動生理学者は，さまざまな病気や，身体に障害をもちリハビリテーションを行う人の検査や治療を行う。さらに，運動処方と競技スポーツは，スポーツ医学や運動生理学に重要な役割を果たしており，研究や臨床経験，専門技術の向上という特別な機会を提供している。

専門組織によるトレーニングと証明

運動内容を設定するうえで，健康フィットネスの専門家は，運動や健康に関する特別な知識，技能，能力を兼ね備えていなければならない。さまざまな専門組織が，健康フィットネスの専門家に対して指導者のためのトレーニングや証明書を提供している。表1-2に，多様な重要性と専門性をもったトレーニングや認定プログラムを提供する組織の一覧を示す。ACSMは，健康とフィットネス専門に関連した総合的なプログラムを提供する優れた学術組織として誕生した。ACSMの証明書は，記述と実地テストによる認知的・実践的能力を評価している。志願者たちは，世界が認めるACSMの証明書を取得するためには，それぞれの必要項目（別々に得点する）の条件を達成しなければならない。ACSMは，米国と他の国々を通じて広くさまざまな証明書を取得できるプログラムを提供している（www.acsm.org）。

ACSMの資格と証明書

健康フィットネスの専門家は，個人的な関心により応急処置から心肺蘇生術などを含む他の領域においても十分な見識をもつべきである。表1-3は，ACSMのいろいろな認定領域の内容を示す。それぞれは全般的で特殊な学習目標をもっている。

健康フィットネスコース

健康フィットネスコースには，運動指導士，健康フィットネスインストラクター，健康フィットネス管理者などが含まれる。

運動指導士

運動指導士は，健康な人や循環器系，呼吸器系に疾患をもった人のための身体運動（基本的な動機づけやカウンセリング技術についても含む）に関する知識をもっている。この分野には，少なくとも250時間の実務的指導経験あるいは健康分野に適切に関連した学術的な経歴が必要である。次に運動生理学における運動指導士のための一般的目標の一例を示す。

1. 有酸素性と無酸素性の代謝を明らかにする。
2. 有酸素運動と無酸素運動のエネルギーとしての炭水化物，脂肪，タンパク質の役割を説明する。
3. 代謝当量＝metabolic equivalent（MET）と身体活動レベルの違いによる熱量（キロカロリー）との関係を明らかにする。

健康フィットネスインストラクター

健康フィットネスインストラクターになるには，運動科学，身体運動学，体育，あるいは健康分野に適切に関連した学部卒業の教養が必要である。彼らは，体力テスト，運動プログラムのデザインと実行，運動指導，フィットネス設備の操作などを実演しなければならない。健康フィットネスインストラクターには，(1)運動プログラム実施中の運動指導士をトレーニング・指導し，(2)運動指導士として従事するという責任も加わる。健康フィットネスインストラクターは，さまざまな介入により生活習慣を変えるための戦略を

表1-2　身体活動に関連するトレーニングや検定プログラムの機会を提供している組織

組織	専門領域・証明書
米国エアロビクス・フィットネス協会（AFAA） 15250 Ventura Blvd., Suite 200 Sherman Oaks, CA 91403	AFPフィットネス指導者，初級エアロビクスインストラクター，パーソナルトレーナー＆フィットネスカウンセラー，ステップリーボック検定，ウェイトルーム/レジスタンストレーニング検定，緊急対応検定
米国スポーツ医学会（ACSM） 401 West Michigan St. Indianapolis, IN 46322	エクササイズリーダー，健康フィットネスインストラクター，運動負荷試験技師，健康/フィットネス管理者，運動専門家，運動プログラム管理者
米国エクササイズ協議会（ACE） 5820 Oberlin Dr., Suite 102 San Diego, CA 92121	集団フィットネスインストラクター，個人トレーナー，生活習慣＆体重管理コンサルタント
カナダエアロビクスインストラクターネットワーク（CAIN） 2441 Lakeshore Rd. West, PO Box 70009 Oakville, ON L6L 6M9 Canada	CIAIインストラクター，認定個人トレーナー
カナダパーソナルトレーナーネットワーク（CPTN） オンタリオフィットネス協議会（OFC） 1185 Eglington Ave. East, Suite 407	CPTN/OFC認定個人トレーナー，CPTN認定特別個人トレーナー，CPTN/OFC個人トレーナーの評価担当者，CPTN/OFC個人トレーナーのための指導者
カナダ運動生理学会 1600 James Naismith Dr., Suite 311 Gloucester, ON K1B 5N4	CFC（認定フィットネスコンサルタント），PFLC（フィットネスと生活習慣に関するプロのコンサルタント），AFAC（認定フィットネス評価センター）
クーパーエアロビクス研究所 12330 Preston Rd. Dallas, TX 75230	PFS（フィットネス専門家，個人トレーナー），GEL（集団運動指導者，エアロビクスインストラクター），ADV. PFS（高等フィットネス専門家，筋力トレーニングのバイオメカニクス，健康増進管理者）
米国障害者スポーツ協会 451 Hungerford Dr., Suite 100 Rockville, MD 20850	適合フィットネスインストラクター
国立スポーツ医学アカデミー（NASM） 5845 E. Still Creek, Circle Suite 206 Mesa, AZ 85206	認定個人トレーナー（CPT）
ジャザーサイズ（ジャズダンス） 2808 Roosevelt Blvd. Carlsbad, CA 92008	認定ジャズインストラクター
国際スポーツ栄養学会 600 Pembrook Dr. Woodland Park, CO 80863	スポーツ栄養検定，身体組成検定
国立筋力＆コンディショニング協会（NSCA） P. O. Box 38909 Colorad Springs CO 80937	認定筋力＆コンディショニング専門家，認定個人トレーナー
米国YMCA 101 North Wacker Dr. Chicago, IL 60606	認定フィットネス指導者（ステージ1：理論，ステージ2：応用理論，ステージ3：実践），認定特別指導者，フィットネス指導者のトレーナー，トレーナーのトレーナー

表1-3　ACSM検定に興味を示す人々が必要とする主な知識や能力の領域

運動生理学と運動科学の関連
病理生理学とリスク因子
健康評価，フィットネスと臨床検査
心電図と診断技術
患者の管理と薬物療法
運動処方と運動プログラム
栄養と体重管理
ヒトの行動とカウンセリング
安全，傷害予防，応急処置法
プログラム管理，質の保証，結果の評価
臨床的，医学的考察（ACSM認定個人トレーナーのみ）

American College of Sports Medicine.(2010). *ACSM's Guidelines for Exercise Testing and Prescription*(8th Ed.). Baltimore: Lippincott Williams & Wilkins. より

提供する健康カウンセラーとしての役割も果たす。

健康フィットネス管理者

健康フィットネス管理者は，健康領域に密接に関連した分野の大学卒業後の学位を取得する必要がある。健康フィットネス管理者は，健康フィットネスインストラクター，あるいは運動専門家の資格を取得しなければならない。このレベルでは，承認されている実習トレーニング中にプログラム管理者と医師による指導あるいは，少なくとも1年間の実務経験が必要である。健康フィットネス管理者は，トレーニングにおける技能の向上，職員の指導，わかりやすい説明の仕方など指導者としての質の高さが要求される。

臨床コース

臨床コースは，これらの領域の認定された職員が健

康フィットネスや臨床プログラムにおいてリーダーシップを発揮できるようにすることが必要である。これらの専門家は臨床技術に加えて，病気の徴候や高いリスクをもった人と一緒に仕事ができる十分な知識をもっている。

運動負荷試験技師

運動負荷試験技師は，健康な人やさまざまな病状にある人の運動負荷試験を管理する。彼らは，機能解剖学，運動生理学，病理生理学，心電図，そして心理学などの知識が必要である。彼らは，試験の管理，データの記録，緊急装置の使用，検査データの要約，そして，他の健康専門家たちと結果について相談し，必要があれば予備検査中に運動の禁忌を判断しなければならない。運動負荷試験技師には，運動や教育などの学歴制限はない。

予防/リハビリテーション運動の専門家

この部門の特別な能力は，医学的に制限（特に，心呼吸器系障害）のある患者や健康な人に対して運動を指導する能力である。その地位を得るには，健康領域に関連する大学卒業の学士号と主にリハビリテーション施設において心呼吸器系の患者に対する6カ月，あるいは800時間以上の実務経験が必要である。**予防/リハビリテーション運動の専門家**は，運動負荷試験を行い，管理する。そして，臨床データを評価して適切な判断に基づいて運動処方箋を作成し，リーダーシップと熱意，創造性を発揮して運動負荷試験を行う。彼らは，運動負荷試験やトレーニング中のさまざまな状況に適切に対応し，必要に応じて患者のための運動処方箋を修正する必要がある。

予防/リハビリテーションプログラム管理者

予防/リハビリテーションプログラム管理者は，健康に関連した領域の修士または博士の学位をもっている。その認定には，少なくとも2年以上のインターンシップや実践経験が必要である。この健康専門家は，リハビリテーションの現場で心呼吸器系の患者と一緒に仕事をし，運動負荷試験を実施・管理し，運動処方箋を作成し，運動の実践，運動負荷試験やトレーニング中のさまざまな状況に適切に対応し，特別な制限があるときには患者のために運動処方箋を修正し，プログラムのすべてにおいて管理上の決定を行う。

> **Q 質問とノート**
> ● acsm.org にアクセスしてあなたの居住地域におけるいろいろな検定プログラムを調べよ。

まとめ

1. スポーツ医学と運動生理学には密接なつながりがある。スポーツ医学の専門家と運動生理学者は，同じ集団に対して協力して働く。その働きとして，一方には，単に必要としている適度な運動をほとんどしない人，手術から復帰する患者，重病により生じた機能低下を回復させるために定期的な運動を必要とする患者に対するものがある。他方，自身のパフォーマンスを高めるために努力する健康なまたは障害のあるアスリートに対するものもある。
2. 彼らの臨床的な役割において，さまざまな病気や身体に障害のある人に対して運動生理学者はスポーツ医学専門家と一緒に検査や治療，リハビリテーションを行う。
3. ACSMは，健康とフィットネスの専門的職業に関連するさまざまな領域において総合的な検定プログラムを提供する優れた学術組織として誕生した。ACSMの証明書は，筆記試験と実技試験による認知的，実践的能力を評価している。

問題

1. 運動生理学や関連領域でトレーニングを受けて個人トレーナーになることや認定組織から特別な証明書を得ることのメリットについて議論しよう。なぜ，人は実践的な経験をもち，それを他人に応用することを学ばないのか？
2. あなたは，さまざまな組織が発行する証明書の必要要件の質の違いをどのように説明するか？
3. その分野における専門家が，組織が行う教育コースに参加し，専門的な研究雑誌を講読すべきかどうか議論しよう。

第 II 部

栄養とエネルギー

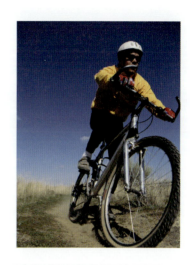

第 2 章　三大栄養素と微量栄養素 ……………………………………………………………… 31
第 3 章　食品がもつエネルギーと運動のための最適な栄養 ……………………………… 74
第 4 章　パフォーマンスを向上させる栄養学的および薬理学的な補助 ……………… 98

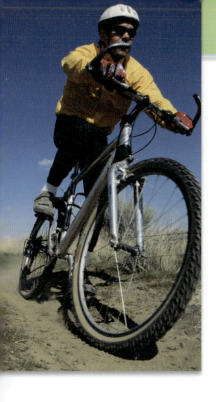

第 2 章

三大栄養素と微量栄養素

本章の目的

- 単糖類，二糖類，多糖類の違いを区別する。
- 炭水化物の役割（エネルギー源，タンパク質分解の抑制，代謝プライマー，中枢神経系のエネルギー源）を説明する。
- トリアシルグリセロール，飽和脂肪酸，一価不飽和脂肪酸，多価不飽和脂肪酸とトランス脂肪酸について，例をあげ説明する。
- 高比重あるいは低比重リポタンパク質の特徴を示し，冠動脈疾患における，それぞれの関わりを考察する。
- 身体における脂肪の重要な4つの役割を示す。
- 必須アミノ酸，非必須アミノ酸とそれらの給源食品について説明する。
- 脂溶性ビタミンおよび水溶性ビタミンの役割と，これら微量栄養素の過剰摂取によって起こりうるリスクについて示す。
- 身体におけるミネラル（無機質）の3つの重要な役割を概説する。
- 骨粗しょう症，運動性貧血，食塩感受性高血圧について説明する。
- 骨量および体内の貯蔵鉄に対する，習慣的な身体活動の影響を説明する。
- FAT（female athlete triad）に関する要因を概説する。
- 身体における水の役割を示す。
- 熱痙攣（Ⅰ度），熱疲労（Ⅱ度），熱射病（Ⅲ度）について説明する。
- 胃通過時間に影響する要因と，水分補給について説明する。
- 長時間運動における低ナトリウム血症発症の5つの要因を示す。

パート1　三大栄養素：エネルギー源と組織合成のための構成要素

　三大栄養素（主要栄養素）である炭水化物，脂質，タンパク質は，身体の機能を調節するためのエネルギーとして毎日補給される栄養素であり，休息中や軽い身体活動の間にも消費されている。また，三大栄養素は，身体構成や運動トレーニングにとって，必要となる機能調節成分の調整や活性化を助ける。パート1では，三大栄養素（炭水化物，脂質，タンパク質）それぞれの基本構造，機能，食事からの給源について述べ，特に，身体活動中の生理的機能維持に重要な成分について説明する。

炭水化物

　生きている細胞のすべてに，**炭水化物**は存在する。乳糖と動物組織に少量存在するグリコーゲンを除いては，食事由来の炭水化物のすべてが植物性食品により供給される。炭素，水素，酸素が，炭水化物あるいは糖分子を構成している。その構成としては，常に炭素，水素，酸素が1：2：1である。したがって，基本構造は $(CH_2O)_n$ と表すことができ，炭素数3～7の三炭糖から七炭糖がある。

単糖類

　単糖は，炭水化物の構造上の基本単位である。分子中の炭素数によって，分類することができる。ギリシャ数字のうしろに"ose"をつけることで，それぞれの炭素数の糖を意味する。例えば，炭素3つからなる単糖を **triose**（トリオース，三炭糖），4つからなる単糖を **tetrose**（テトロース，四炭糖），5つは **pentose**（ペントース，五炭糖），6つは **hexose**（ヘキソース，六炭糖），7つは **heptose**（ヘプトース，七炭糖）と呼ぶ。六炭糖（ヘキソース）には，グルコース（ブドウ糖），果糖，ガラクトースがあり，栄養学的にきわめて重要な単糖である。

　グルコースは，炭素6個，水素12個，酸素6個（$C_6H_{12}O_6$，図2-1）から構成される。なお，グルコースは，**デキストロース**（dextrose），**血糖**とも呼ばれる。グルコースは，太陽光からエネルギーを得て，水と二酸化炭素と葉緑素であるクロロフィルによって合成される。食品中には，天然に含まれていたり，多糖を消化（**加水分解**）することにより生じる。

　小腸で吸収された後は，グルコースは以下の4つの代謝経路で利用される。

1. ただちに，細胞内でエネルギー源として利用される。
2. 筋あるいは肝臓に，グリコーゲンとして貯蔵される。
3. エネルギー源貯蔵のために，脂肪に変換される。
4. 非必須アミノ酸の合成のために，炭素骨格が利用される。

　果物やハチミツに主に含まれるのは**果糖**で，リブロースあるいはフルクトースとも呼ばれる。単糖類の中で，最も甘い。小腸で吸収された後は，ごく少量の

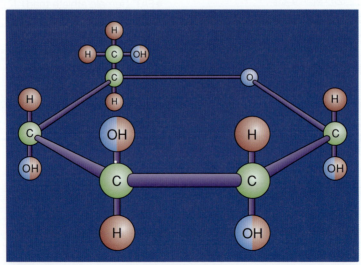

図2-1　光合成によって合成されるグルコースの三次元の環状構造を示す。六角形に類似の構造になっている。糖は，太陽光エネルギーによって，水，二酸化炭素，葉緑素のクロロフィルによって合成される。

果糖は，直接血中に移行するが，ほとんどは肝臓でグルコースに変換される。**ガラクトース**は，天然では単独で存在しない。哺乳類の乳中の糖である乳糖の成分［訳注：乳糖は，ガラクトース1分子とグルコース1分子からなる］である。体内では，単糖として吸収されたガラクトースは，グルコースに変換されて，エネルギー代謝で利用される。

二糖類

2分子の単糖が統合したものを二**糖類**という。単糖と二糖をまとめて，単に**糖**と表現することもある。

二糖の基本構成要素はグルコースで，栄養学的には次の3種類の二糖が重要である。

1. **スクロース**（ショ糖）：グルコース1分子と果糖1分子からなる。最も一般的な食事由来の二糖である。12個の炭素原子，22個の水素原子，11個の酸素原子からなる（$C_{12}H_{22}O_{11}$）。炭水化物を含むほとんどの食品中に含まれる。例えば，テンサイ（糖），サトウキビ，赤砂糖，メープルシロップ，ハチミツに多く含まれる。
2. **ラクトース**（乳糖）：グルコース1分子とガラクトース1分子からなる。天然には，ミルク中にのみ見出される。
3. **マルトース**（麦芽糖）：グルコース2分子からなる。ビール，シリアル（穀物），発芽している種子に含まれる。

多糖類

多糖類は，植物や動物に含まれる。

植物性多糖類

デンプンと繊維が，植物性多糖類の主な形態である。
● **デンプン** デンプンは，植物中に存在する多糖である糖の貯蔵体で，数百分子のグルコースが結合したものである。種子やトウモロコシの細胞中に大きな顆粒として存在する。穀類にも多く含まれており，人はパン，シリアル，スパゲッティ，ペストリー（焼き菓子）として摂取している。また，エンドウマメやダイズなどのマメ類，ジャガイモ，根菜類に，多く含まれている。これらに含まれているデンプンは，発芽（自らの子孫を育てる）のために必要な成分として蓄えられているものである。食事由来のデンプンを複合糖質ともいう。
● **繊維** **繊維**はデンプンとは異なる構造をした多糖で，セルロースがその代表である。なお，セルロースは，地球上で最も多く存在する有機物である。繊維性成分は，ヒトの消化酵素では分解することができない。植物は，葉や茎，根，種子，果皮の形状を構成するために，繊維を多く含んでいる。繊維は，種類によって身体における性質や役割が異なる。主に，細胞壁に存在しており，セルロースやガム，ヘミセルロース，ペクチン，炭水化物ではないがリグニンなどがある。他の繊維，例えば粘液物質やガムは，植物の細胞そのものにとって不可欠な成分である。

動物性多糖類

数百から数千のグルコース分子が結合して**グリコーゲン**を合成している。この大きな分子は，哺乳動物の筋および肝臓に蓄積される。図2-2は，栄養状態のよい80 kgの人の場合，約500 gの炭水化物が体内に蓄積されていることを示している。およそ400 gが，筋グリコーゲンとして存在する。これは，体内で最も大きい炭水化物の貯蔵組織である。90〜110 gが肝グリコーゲンで，肝臓重量の3〜7%を占め，濃度としてみると，体内で最も高濃度に炭水化物を貯蔵している。一方，血中グルコースは，わずか2〜3 gである。グリコーゲンあるいはグルコースは，それぞれ1 g当たり4 kcalのエネルギーを供給する（第3章参照）。したがって，体内には1500〜2000 kcal（約32 kmを走ることができるエネルギー量）を，炭水化物として貯蔵していることになる。

筋グリコーゲンが，運動中の筋への，糖由来のエネルギー供給の主たる物質になっている。一方，筋グリコーゲンとは対称的に，肝グリコーゲンは，血糖が筋に取り込まれて使われることで減少するので，その血液中の糖の補充の役割を担っている。**グリコーゲン分解**とは，グリコーゲンからグルコースを生じる過程のことで，これによりグルコース供給が速やかに行われる。肝臓とは違って，筋の細胞は，貯蔵グリコーゲンからグルコースを生み出す酵素を有していない。この

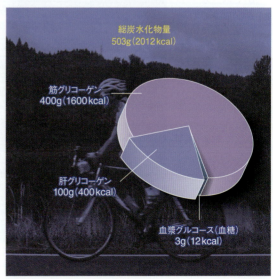

図 2-2 80 kgの人の体内炭水化物。

ように，筋細胞内のグルコース（あるいはグリコーゲン）は，筋周囲の細胞が必要とする糖の給源になることができない。食事からの供給が制限されたり，高強度の運動をすることで，肝臓や筋のグリコーゲンが消費されると，糖以外の三大栄養素である組織を構成している栄養素（主としてタンパク質を構成しているアミノ酸）の，**糖新生**（グルコース以外の物質から，グルコースを産生する過程）を経てグルコースの産生が促進される。

肝臓および筋のグリコーゲン貯蔵は，ホルモンによる血糖値調節を介して調節されている。血糖値の上昇によって，膵臓のβ細胞から**インスリン**が分泌され，

BOX 2-1

健康への食物繊維の寄与

米国人は，一般に約 12～15 g/日の食物繊維を摂取している。この量は，Food and Nutrition Board of National Academy of Sciences が推奨する量（50 歳までの男性 38 g，女性 25 g，50 歳を超える男性 30 g，女性 21 g）をはるかに下回っている。

食物繊維には保水力があり，食事残渣はそれにより腸内で容積を大きくする。これにより，便の重さや容積は 40～100％増加する。容積が大きくなることによって，胃腸の機能が活発になり，年を重ねてからの大腸がんや，胃腸疾患の発症を低下させている。繊維の摂取の増加，特に**水溶性繊維**の摂取の増加は，血中コレステロールを適正値に改善する。オート麦（押麦，オートブラン，オート麦粉），マメ科植物，大麦，玄米，エンドウマメ，ニンジン，果物類中に存在するペクチンや，グアーガムにもその作用はある。

血中脂質が上昇した男性においては，オートブラン 100 g を日常の食事に取り入れることで，血中コレステロールが 13％も低下した。この低下は，主に LDL コレステロールの低下によるものであった。一方，**不溶性繊維**，例えば，セルロース，ヘミセルロース，リグニンやセルロースを多く含む小麦フスマなどには，コレステロール低下作用はみられない。

最近の栄養学的知見では，食物繊維の摂取は，年齢・性別によって変わるが，20～40 g/日が望ましいとしている。そのうち，不溶性と水溶性の比は，3：1 がよいとされる。極端な栄養摂取状況にある人では，食物繊維を過剰摂取してはならない。なぜなら，食物繊維摂取の増加は，カルシウムや鉄，マグネシウム，リンなどの微量ミネラルの吸収を減少させるからである。よく食される食物繊維の多い食品の繊維含量を，図に示した。1 カップの Fiber One Bran Cereal は，50 歳までの女性に推奨される繊維の 1 日摂取量 100％を供することになる。

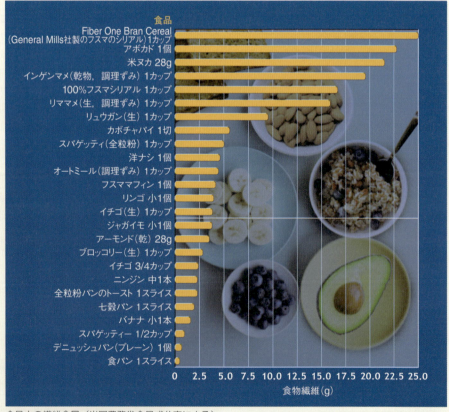

食品中の繊維含量（米国農務省食品成分表による）
www.nal.usda.gov/fnic/foodcomp/search

余剰のグルコースの筋への取り込みを促進する。そして，インスリン分泌が上昇しすぎないように，フィードバック機構が働き，その分泌を抑制する。このフィードバック機構により，生理的に適切な濃度の血糖に調節される。一方，血糖が低下すると（**低血糖**），膵臓のα細胞からただちに**グルカゴン**が分泌されて血糖を上昇させ，血糖値を正常化する（正常範囲の血糖値に調節される）。グルカゴンは，**インスリン拮抗薬**として知られているホルモンで，肝臓でのグリコーゲン分解を促進したり，糖新生を促進して血糖を上昇させる。

食事は，グリコーゲン貯蔵に影響する

身体は，比較的少量のグリコーゲンしか貯蔵できない。食事は，その貯蔵量にかなり大きな影響を与える。例えば，24時間の絶食や，通常のエネルギー量の食事と同じエネルギー量の食事であっても低炭水化物食の場合は，グリコーゲン貯蔵を劇的に減少させる。一方，同じエネルギー量の食事であっても，高炭水化物の食事を数日間続けると，通常のエネルギー量と同じでも，PFC比が望ましいバランスのよい食事をしたときと比べても，約2倍の炭水化物を貯蔵できる。グリコーゲンの体内貯蔵量の上限は，体重1 kg当たり約15 gと考えられ，体重70 kgの平均的な体格の男性で1050 g，56 kgの平均的女性で840 gのグリコーゲン蓄積となる。自分自身の最大グリコーゲン貯蔵量（g）を見積もるならば，体重（kg）に15を掛ければよい。

炭水化物の身体での役割

炭水化物は，エネルギー代謝と運動パフォーマンスに関する重要な3つの役割を担ってる。

1. **エネルギー源**：血中グルコースや筋グリコーゲンの分解によって生成されるエネルギーは最終的に筋活動（特に高強度運動）のために使われる。身体活動量の多い人にとっては，適切な食事からの炭水化物摂取によって，身体のグリコーゲン貯蔵量が上限（限界）まで回復する。しかし，グリコーゲンをどれだけ貯蔵できるかは，細胞に限界量があるので，余剰の炭水化物摂取は脂肪に転換されることになる。これが，体脂肪増加の誘因となる。

2. **タンパク質分解の保護**：適切な炭水化物摂取は，組織タンパク質を保護する。通常，タンパク質は組織の保護修復や，発育に使われる。また，エネルギー源としても使われる。グリコーゲン貯蔵が低下すると，糖新生によって，タンパク質（アミノ酸）からグルコースが産生される。さらに，脂肪（トリアシルグリセロール）のグリセリンからも糖新生が起こる。この過程が，炭水化物の有効性を高めたり，血糖調節を，（a）食事制限，（b）長時間運動，（c）高強度のトレーニングの継続の状況において行う。

3. **代謝のプライマー**：炭水化物の代謝産物は，主に肝臓において脂肪をエネルギー源として使うように促進剤として働く。糖代謝が十分に行われていない場合（細胞への糖の取り込みが十分に行われない糖尿病の場合や，食事摂取の不足や長時間運動によるグリコーゲンの減少など），エネルギー源としての脂肪利用が増加する。しかし，最大強度による運動では，身体は脂肪からのエネルギー供給はできない。

中枢神経系へのエネルギー供給
中枢神経系は，その機能を発揮するために，炭水化物を必要とする。通常は，血糖をほとんど独占的にエネルギー源として使っている。糖尿病や飢餓，低炭水化物摂取では，脳はおよそ8日間で，脳の最優先エネルギーであるグルコースにかわって大量の脂肪（ケトン体として）をエ

Q 質問とノート

- 炭水化物の3分類を示せ。

- 多糖類の2分類を示せ。

- 50歳以上の男女の，食物繊維の推奨量を示せ。
  男性
  女性

- グルコースの構造式を記せ。

- 単糖および二糖類の例を2つ示せ。

- 多糖を多く含む，最も代表的な植物を2つあげよ。

- 食物繊維を多く含む食品の例を示せ。

Q 質問とノート

- 低血糖を定義せよ。

- 身体における炭水化物の重要な役割を3つあげよ。

- 身体におけるインスリンの役割を説明せよ。

i インフォメーション

重要な炭水化物の転換（転化）
多糖の形成：グルコースからのグリコーゲン合成。
糖新生：体構成成分である，非炭水化物からのグルコース産生（主に，タンパク質からグルコース）。
グリコーゲン分解：グリコーゲンからのグルコース産生。

ネルギー源とするようになる。

休息や運動中，肝臓は血糖値を正常に調節するために，グルコースを放出する。高強度の長時間運動においては，血糖は肝グリコーゲンの枯渇や運動筋の継続的な糖利用によって，正常値より低下する。虚弱，空腹感，めまいなどの低血糖の徴候は，最終的に運動パフォーマンスに影響するし，長時間運動や飢餓によって引き起こされる中枢系，神経系疲労にも関与する。

炭水化物摂取の推奨量

図 2-3 に，いくつかの食品の炭水化物量を示す。炭水化物を多く含む給源食品としては，シリアル，クッキー，キャンディー，パン，ケーキがある。果物や野菜にもごく少量の炭水化物が存在するが，重量％で表すと食品の重さには水が含まれるので，果物・野菜中の炭水化物量は少なく見積もられることになる。したがって，乾燥野菜やドライフルーツには，多い割合の炭水化物が含まれていることになる。このため，ハイカーや長距離ランナーは，ドライフルーツのアンズや洋ナシ，リンゴ，バナナ，トマトを炭水化物給源として準備する。

炭水化物摂取量は，一般的な米国人の食事において，総エネルギー摂取量の 40〜55％を占めている。座りがちな生活の 70 kg の人では，約 300 g の炭水化物を摂取していることになる。標準的な米国人では，その炭水化物のうち約半量を単糖類および二糖類から摂取している。それは主に，スクロースと高濃度のフルクトースを含むコーンシロップの摂取である。この単糖類および二糖類の摂取量は，1 年間で 27 kg の砂糖（1 日に小さじ 16 杯のスクロース）と 20.7 kg のコーンシロップを摂取するのと同じである。

もう少し活動的な人，例えば，トレーニング習慣のある人では，1 日の総エネルギー摂取量の約 60％（400〜600 g）を炭水化物から摂取している。その多くを，精製されていない繊維の多い果物や穀類，野菜から摂取している。なお我々は，トレーニング中，炭水化物量を総エネルギー摂取量の 70％（8〜10 g/kg 体重）にまで引き上げることを推奨する。

異なる見地からみた炭水化物

高頻度の，過剰の，速やかに吸収される形態の炭水化物の摂取（例えば，グリセミック指数の高い食品の摂取，p.37 参照）は，代謝を変化させ，肥満のリスクや 2 型糖尿病，脂質代謝異常，冠動脈疾患の発症リスクを上昇させる。特に，体脂肪量の著しい増加をもたらす。例えば，やせ型の男性に比べて，過体重の男性では，高炭水化物，低脂肪の食事の摂取は，脂質利用を低下させ，脂質合成を促進することとなる。6 年にわたって，ジャガイモデンプンと，低繊維で高グリセミック指数の白米，パスタ，白パンをノンダイエット飲料とともに摂取し続けた女性は，繊維の多い未精製の全粒粉シリアルや果物，野菜を摂取する食事を続けた女性と比べて，2 型糖尿病の発症が約 2.5 倍になった。

すべての炭水化物が生理学的に同じような作用をするわけではない

炭水化物を含むそれぞれの食品の消化率と吸収率は，炭水化物摂取と糖尿病の関係から，説明することができそうだ。低繊維であるデンプンや，ソフトドリンクに含まれる単糖および二糖類は，速く消化され，速く血中に移行し，血糖値を上げる（これが，高グリセミック指数の特徴である）。一方，高繊維の食品，精製されていない炭水化物食品や脂肪を多く含む炭水化物食品では，それが遅い。また，急速な血糖上昇は，デンプンや単糖および二糖類の摂取によってもたらされ，膵臓を刺激してインスリンの上昇を引き起こす。このとき，しばしば高インスリン血症を惹起し，血漿トリアシルグリセロールや体脂肪合成を促進する。これら食品の摂取は，一貫して，インスリン感受性を低下させる（例えば，インスリン抵抗性）。したがって，血糖コントロールのために多量のインスリンが必要になる。2 型糖尿病では，膵臓で，血糖調節に十分なインスリンをつくり出すことができないし，インスリンに対する反応性も下がっている。一方，繊維の多い，低グリセミック指数の炭水化物の食事では，食後の血糖値上昇は小さく，インスリン上昇も低く，血中脂質

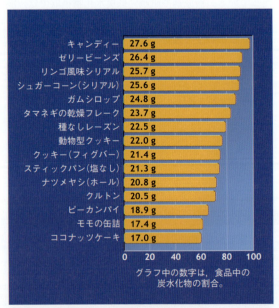

図 2-3 一般的に食される食品中の炭水化物量。グラフ中の数字は，食品 28 g 中の炭水化物量を示している。

を正常化し，インスリン感受性を高める。

肥満における役割

成人の約25％が，炭水化物の急速な吸収に惹起されて，過剰のインスリンを産生している（グルコース濃度を適正に調整するために，インスリンが分泌される）。このようなインスリン抵抗性（例えば，血糖調節のために，より多くのインスリンを必要とする）は，こうした生体反応を引き起こさせる食事を常にとることで，肥満発症のリスクを上昇させる。体重増加が起こるが，これはインスリンの過剰分泌が脂肪酸酸化を抑制してグルコースの酸化を促進するからである。同時に脂肪細胞への脂肪蓄積を促進する。

高いグリセミック指数の炭水化物摂取によるインスリンの急上昇は，しばしば血糖の異常な低下を引き起こす。この「リバウンド現象による低血糖」は，空腹感をもたらし，過食の引き金となる。安静時において，低血糖に続く高血糖の現象の繰り返しはインスリン抵抗性をより悪化させ，インスリンによる血糖コントロールを悪化させる。一般には，低～中強度の身体活動が，これらに対し，以下の3つの効果をもたらす。

1. グルコースの取り込みに必要とされるインスリン量を減少させ，インスリンの反応性を改善する。
2. 肝臓の脂肪酸の有効性を減少させるために，血漿によって運ばれる脂肪酸の酸化を促進する。それによって，血漿中超低比重リポタンパク質（VLDL）やトリアシルグリセロールの上昇を抑制する。
3. 体重コントロールによい影響を与える。

グリセミック指数

グリセミック指数 glycemic index（GI）は，それぞれの炭水化物の血糖上昇作用を評価する有効な指数である。血糖は糖質を含む食品の摂取などにより上昇するわけだが，この血糖上昇反応を，50 gの炭水化物または炭水化物を含む食品を摂取したときの2時間までの血糖上昇面積を，50 gのグルコースあるいは白パンを摂取した場合の血糖上昇面積を100とした場合と比較して，％で表したものがグリセミック指数である。したがって，ある食品のGIが45ということは，その食品を50 g摂取したときの血糖上昇量が，グルコースを50 g摂取したときの45％にしか達していなかったことを意味している。GIは，単糖か複合糖か，あるいは少糖かデンプンかなどの化学構造から得られる情報や，人体に有効か否かなどの情報により糖を評価する指標で，生理学的意味をもった使いやすい数値であるといえる。GI値の高い食品は，栄養学的に質が低いということは，必然的に起こり得ない。GIの比較的高い食品の例となるニンジンや玄米，トウモロコシなど

> ### Q 質問とノート
> - 過剰に摂取した場合に，2型糖尿病に影響する炭水化物のタイプをあげよ。
> - グリセミック指数とグリセミック負荷の違いを説明せよ。
> - 肥満者に対する，日常的な運動の有効性を3つあげよ。
> - 座りがちな生活の70 kgの人が摂取する一般的な炭水化物摂取量をあげよ。

が，健康に寄与する微量栄養素や，フィトケミカル，食物繊維を相対的に多く含んでいることからもわかる。

GI値のリストを改めて見直してみると，そこには**グリセミック負荷**の概念が含まれていることに気づく。グリセミック負荷は，それぞれの食品の具体的な摂取量が考慮された数値である。GIが同量の炭水化物を含む食品についての指数であるのに対し，グリセミック負荷はある食品の一定量を摂取したときの血糖上昇を示す値となる。すなわち，1回に摂取する食事量における数値として，あるいは食品そのもののGI値としての値を示している。したがって，高グリセミック負荷値は血糖の上昇が大きく，インスリンの反応性の高い食品であることを表している。高グリセミック負荷の食事は，2型糖尿病や冠動脈疾患の発症リスクを上昇させることも知られている。

図2-4はよく摂取される食品のGI値を示しており，食品をそれぞれGI値の高い食品グループ，中間のグループ，低いグループに分けている。興味深いことに，食品は単糖類や二糖類，（デンプンや食物繊維のような）多糖類かどうかによって，分類されているわけではないことがわかる。白米やジャガイモに含まれる植物性のデンプンのGI値は，リンゴやモモに含まれる果糖のGIより高いのである。食品中の繊維量によって，消化の速度が異なり，エンドウマメ類やダイズなどのマメ類やサヤ豆など，多くの繊維を含む野菜のGI値は低い。脂質やタンパク質の消化も小腸における糖の吸収速度を遅らせるなど，影響するため，食事の炭水化物成分によってグリセミック負荷が影響を受ける。

身体活動中の炭水化物利用

身体活動中に使われるエネルギーの量は，活動の強度や持続時間，活動をしている人の体調や栄養状態に依存する。

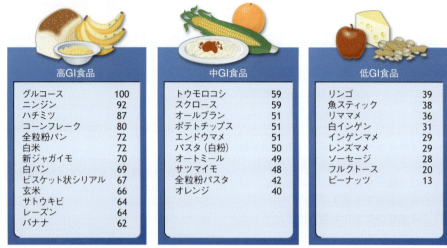

図 2-4　主な炭水化物供給食品の GI 区分。[訳注：魚スティックは，魚を細長く切って，パン粉をつけたもの，またはそれを揚げたもの。リママメは，乾燥させた大きいマメ]

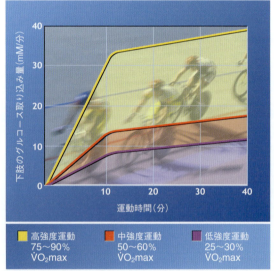

図 2-5　運動強度，運動時間の違いによる，自転車競技中の下肢筋の血糖の取り込み。運動強度は，最大酸素摂取量に対する割合で示した。

高強度活動

　高い強度の身体活動において，貯蔵された筋グリコーゲンや血糖が，酸素供給が十分に追いつかないはじめの数分間において，エネルギーとして利用される。

　図 2-5 は，運動強度ごとの，運動実施の早い時期（開始 40 分まで）における，筋の血糖取り込みを示している。40 分後には，グルコースの取り込みは，安静時と比較して 7〜20 倍に増加する。この増加は，運動強度が高ければ，それに伴って増加する。炭水化物は，三大栄養素の中で，唯一，酸素を利用せずにエネルギーを産生できる栄養素であるため，この運動開始の早い時期の，主なエネルギー供給源となる。有酸素運動が可能な運動強度では，筋中のグリコーゲンが優先的にエネルギー源として利用される。これは，グリコーゲンが脂肪やタンパク質に比べて 2 倍の速さで，身体活動中にエネルギーを供給することができるからである（第 8 章参照）。

中強度の長時間運動

　安静時から最大強度の運動までの間は，エネルギーのほとんどすべてが活動筋中に貯蔵されていたグリコーゲンから供給される。次の 20 分間では，肝臓および筋のグリコーゲンがエネルギー供給の 40〜50% を占め，血糖利用は最低限に抑えられ，残りは脂肪の分解から得られる糖を利用する。身体活動の継続によって，貯蔵グリコーゲン量は著しく減少し，筋運動に使う総エネルギー量に対する脂肪の異化によるエネルギーの供給割合が増加する。加えて，血糖（グリコーゲンなどの分解によって血中に出てきたグルコース）が主なエネルギー源となるが，量的に限りがある。最終的に，肝臓から血中へのグルコースの供給は，その使用に見合った速さで供給できないので，低血糖を引き起こすレベルの血中グルコース濃度に低下する。

　望むパフォーマンスレベルを維持することは（しばしば**空腹**について言及されるが），たとえ十分な酸素を利用することができて，貯蔵脂肪からエネルギーを得ることが可能であっても，肝臓および筋のグリコーゲンが著しく減少した状態では，不可能である。持久系アスリートにおいては，究極の空腹時についてよく言及されるが，長時間の高強度運動における，空腹時の炭水化物の枯渇がなぜ起こるかを説明する研究は，いまだない。答えはおそらく，以下の 3 つの理由のうちの 1 つか，複数の組み合わせによるだろう。

1. 血糖の中枢神経系における作用が，きわめて重要である。
2. 筋中のグリコーゲンの役割の1つが，脂肪燃焼の「プライマー」となる。
3. 炭水化物を利用するより，脂肪をエネルギー源として利用するほうが，時間がかかる。

脂質（油，脂，蠟）

脂質 lipid（語源は，ギリシャ語で脂を意味する *lipos*）は，構造上，元素同士の結合の仕方を除いては，炭水化物と共通の構造をもっている。分子内の水素原子と酸素原子の比率は，炭水化物のそれと異なり，例えば $C_{57}H_{110}O_6$ で表される物質は代表的な脂質であるステアリンであるが，その水素と酸素の比は 18.3：1 で，炭水化物の 2：1 とは大きく違う。脂質は，油，脂，蠟と，それらから誘導される物質の総称である。油は，一般に室温で液体であり，脂は固体である。食事から摂取する脂質のおよそ 98％がトリアシルグリセロール（次項参照）である。脂質は，一般的に，**単純脂質**，**複合脂質**，**誘導脂質**の3つのグループに分類することができる。

単純脂質

単純脂質あるいは「中性脂肪」と呼ばれるものの主なものは**トリアシルグリセロール**で，脂構造の主たるものである。体脂肪の 90％以上を占め，脂肪細胞の主成分になっている。構造上，2つの異なる元素集団からなる。グリセロールは3つの炭素原子を有し，これ自体は脂質としての性質というより，高い水和性を示す部位である。他の部分は，それぞれ脂肪酸と呼ばれる3本の炭素鎖からなり，これらがグリセロールに結合している。脂肪酸は，炭素原子が4つ以下のものや，20以上からなるものもあるが，炭素数 16〜18 のものが多い。

図 2-6 に，飽和脂肪酸と不飽和脂肪酸の基本構造を示す。脂質を含むすべての食品は，異なる比率の飽和脂肪酸と不飽和脂肪酸を含有している。

飽和脂肪酸

飽和脂肪酸は，炭素原子同士の結合が単結合のみで，二重結合を含まず，炭素の結合しうる4つの手，それぞれが炭素か水素と結合している。

飽和脂肪酸は，牛肉や羊肉，豚肉，鶏肉，卵黄，乳脂肪，乳，バター，チーズに多く含まれている。主な植物性の給源としては，ココナッツ油やパーム油，植物性ショートニング，水素添加によりつくられるマーガリンである。また，これらを使ってつくるケーキやパイ，クッキーにも多く含まれている。

不飽和脂肪酸

不飽和脂肪酸は，炭素鎖上に1カ所以上の二重結合を有している。それぞれの二重結合の数によって不飽和脂肪酸の炭素鎖に結合しうる水素の数が決まり，二重結合が多いと，結合する水素の数は減少する。したがって，分子量も変わってくる。一価不飽和脂肪酸は，炭素鎖中に1カ所だけ二重結合を有しており，例えば，キャノーラ油，オリーブ油，ピーナッツ油，アーモンド油，ペカン油，アボカド油に多く含まれている。多価不飽和脂肪酸は，2カ所あるいはそれ以上の二重結合を炭素鎖中に有し，ベニバナ油やヒマワリ油，ダイズ油やコーン油に多く含まれる。

植物性の脂肪酸は不飽和脂肪酸が多く，そのため植物油は室温で液体であるものが多い。また，炭素数の多い脂肪酸や飽和脂肪酸を多く含むと，室温で固体であるものが多い。

食事における脂肪酸

一般的な米国人は，総摂取エネルギー量の約 15％を飽和脂肪酸から摂取している（これは，1年間で 22.5

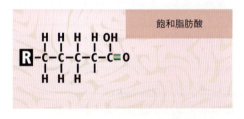
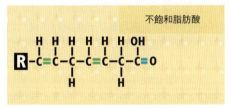

図 2-6 飽和脂肪酸と不飽和細胞酸の構造上の違い（すなわち，炭素鎖の結合の仕方の違い）を示す。図中のRは，トリアシルグリセロールの構造におけるグリセリン骨格に結合する部位である。

Q 質問とノート

- 身体活動中に利用されるエネルギーに影響する2つの要因をあげよ。

- 低GI食品を2つあげよ。

- 筋中のグリコーゲン量を低下させる身体活動を1つあげよ。

- 飽和脂肪酸と，不飽和脂肪酸の主な違いを説明せよ。

kg以上にあたる）。一方，メキシコのタラウマラインディアンは，総摂取エネルギー量のわずか2％のみを飽和脂肪酸から摂取している（多糖類や未精製の炭水化物摂取が多い）。飽和脂肪酸の摂取と冠動脈疾患の関係はよく知られていて，摂取する脂肪酸の一部を飽和脂肪酸から不飽和脂肪酸に置き換えるだけでも，冠動脈疾患のリスクを低減させる。一価不飽和脂肪酸摂取で，このリスクは低下する。また，飽和脂肪酸の摂取量は総エネルギー摂取量の10％未満とし，それ以外は，多価不飽和，一価不飽和脂肪酸を等量にすることが勧められる。

複合脂質

複合脂質には，中性脂肪にリンが結合した**リン脂質**，グルコースが結合した**糖脂質**がある。この他には，**リポタンパク質**を複合脂質に分類することができる。3つの脂肪酸がグリセリンに結合している中性脂肪であるトリアシルグリセロール，リン脂質，コレステロール，タンパク質とが結合しているのがリポタンパク質である。リポタンパク質の構造は，機能的にみて非常に重要である。すなわち，水性である血中に，脂質を溶かすことが可能となるのである。血中の脂質がタンパク質と結合していなかったら，均質化していないミルクのように，上層にクリーム状に脂質が浮くことになる。

高比重リポタンパク質および
低比重リポタンパク質コレステロール

比重の異なる4つのタイプのリポタンパク質があり，カイロミクロン，高比重リポタンパク質，低比重リポタンパク質，超低比重リポタンパク質に分類される。カイロミクロンは，小腸で乳化されて油滴として存在し，リンパ管に取り込まれる。通常，カイロミクロンは肝臓で代謝され，その後に，自身の脂肪組織に脂肪を運ぶ役割を担う。

肝臓と小腸では，**高比重リポタンパク質 high-density lipoprotein（HDL）**が産生され，リポタンパク質の中でHDLは最もタンパク質の含量が多く，脂質とコレステロールをわずかに含有する。**超低比重リポタンパク質 very low-density lipoprotein（VLDL）**の分解により，**低比重リポタンパク質 low-density lipoprotein（LDL）**が産生される。VLDLは，脂質含量が高く，肝臓で脂肪，炭水化物，アルコール，コレステロールから合成されるトリアシルグリセロールを，筋や脂肪細胞に輸送する役割を担っている。酵素である**リポタンパク質リパーゼ**の働きによってVLDL中の脂質含量が減らされて，LDLに誘導される。LDL，VLDLともに，脂質含量が多く，タンパク質含量は少ない。

●**いわゆる悪玉コレステロール（低比重リポタンパク質）** リポタンパク質の中で，LDL（通常，血清中のコレステロールの60〜80％を輸送している）は，動脈壁を構成する細胞との親和性が最も高い。LDLは，コレステロールを動脈組織に運んでいる。最終的には，平滑筋細胞を酸化したり，その細胞増殖に関係したり，動脈組織に損傷を与えたり，血管腔を狭くしたりしている。以下の3つの要因は，血清中のLDL量に影響する。

1. 習慣的な運動（身体活動）
2. 内臓脂肪蓄積
3. 食事の組成

●**いわゆる善玉コレステロール（高比重リポタンパク質）** LDLとは異なり，HDLは心疾患を予防するといわれていることから，善玉コレステロールと称されることがある。HDLは，余分なコレステロールを動脈壁から回収して肝臓へ運んでくる役割を担っている。また，腸で分泌される胆汁を含んでいる。

LDLコレステロールとHDLコレステロールの量，およびそれらの特異的な比（例えば，HDL/総コレステロール）やこれらの代謝産物は，血中の総コレステロール量よりもより適切な冠動脈疾患の発症指標となる。一般的な有酸素運動や，禁煙は，HDLを増加させ，LDL/HDL比を望ましい比に調整する。血中の脂質に対する運動の効果は，第17章で，詳しく解説する。

誘導脂質

誘導脂質は，単純脂質や複合脂質から産生される。**コレステロール**は，最も広く知られている誘導脂質であるが，これは動物細胞にのみ存在する。コレステロールは脂肪酸を含まないが，構造的にも化学的な特徴上も，脂質に類する特徴を有している。食事からみると，コレステロールは脂質といえる。コレステロールはすべての動物の細胞原形質膜の構成成分であり，食品の摂取によって体内に取り入れられたり（**外因性コレステロール**），体内で合成されることで供給されたり（**内因性コレステロール**）する。コレステロールを含まない食事（実際には困難であるが）をつくることができたとして，それを摂取していても，内因性コレステロールは，通常，1日当たり0.5〜2.0 g（500〜2000 mg）が合成されることになる。飽和脂肪酸が多い食事からは，肝臓におけるコレステロール合成を飽和脂肪酸が促進することから，より多くのコレステロールが合成される。内因性のコレステロール合成は，身体がどれだけコレステロールを必要としているかに依存している。それゆえ，コレステロールの摂取

量を大きく減らしても，外因性の（食事からの）コレステロールを要求する妊婦や幼児を除いては，コレステロールの摂取が不足することによる害はあまり起こらない。

コレステロールは，以下に示す5つの機能をもち，体内で多くの代謝に関与している。

1. 原形質膜の構成
2. ビタミンD合成の前駆物質
3. エストロゲン，アンドロゲン，プロゲステロンを含む，副腎ホルモン（副腎皮質ホルモン）の合成
4. 胆汁の構成成分（胆汁は，脂質の消化の際の乳化剤となる）
5. 胎児期における，組織，臓器，身体組成（身体の構造）構成を助けている

コレステロール給源となる5つの食品を以下に示す。

1. 卵黄
2. 肉類
3. 肝臓，腎臓，脳などの内臓肉
4. 貝類（小エビ，ロブスター，カニ，ホタテ貝，ハマグリなどの二枚貝，カキ，イガイ）
5. 乳製品（アイスクリーム，クリームチーズ，バター，全乳）

植物由来の食品にはコレステロールは含まれない。

トランス脂肪酸：好まれざる脂肪

トランス脂肪酸は，コーン油，ダイズ油，ヒマワリ油の不飽和の水素結合に由来する。この脂肪酸の形状は，天然に存在するシス型の構造から，炭素鎖に結合している1つの水素原子が異なる2つの炭素原子間の二重結合の反対側に移動することで，トランス型になっている。トランス脂肪酸を多く含む食品は，植物性ショートニング，マーガリン類，クラッカー，キャンディー，クッキー，スナック菓子，揚げ物，焼き物，サラダドレッシングや，植物油に水素添加した加工食品である。

トランス脂肪酸の健康への影響として重大なのは，血清リポタンパク質への影響である。マーガリンを多く含む食事や，クッキー，ケーキ，ドーナッツ，パイ，水素添加されている植物油で揚げた揚げ物は，飽和脂肪酸の多い食事と同様にLDLコレステロール値を上昇させる。飽和脂肪酸と全く同じではなく，水素添加された油は健康に良いとされるHDLコレステロールの濃度まで低下させてしまう。明らかなことは，トランス脂肪酸は心疾患のリスクを高くすることから，米

Q 質問とノート

- 外因性コレステロールと内因性コレステロールの主な違いを説明せよ。
- 4種類のリポタンパク質をあげよ。
- リポタンパク質の主な機能を説明せよ。
- LDLコレステロールの濃度に影響する3つの要因をあげよ。
- 植物由来の食品にコレステロールは含まれているか？

国食品医薬品局（FDA）は栄養表示に脂肪酸含有量を書くことを義務づけている。また，FDAでは，平均的な米国人は，トランス脂肪酸を年間で約2.2 kg摂取していると見積もっている。2006年12月，ニューヨーク市は，ファストフードから食料品店，5つ星レストランにいたるまでの24,000の飲食店において，すべてのトランス脂肪酸を含む食品の提供を抜本的に禁止した。カリフォルニア州では，2010年の1月1日から全面的なトランス脂肪酸の使用の禁止法が施行され，カナダのカルガリーは，カナダにおけるトランス脂肪酸禁止のさきがけとなった。

魚油（魚）は健康的な食品である

グリーンランドのエスキモーは，多量の魚，アザラシ，クジラの油を摂取していて，虚血性心疾患の発症がきわめて少ない。彼らの健康状態は，2種の長鎖多価不飽和脂肪酸，すなわちエイコサペンタエン酸 eicosapentaenoic acid（EPA）とドコサヘキサエン酸 docosahexaenoic acid（DHA）の健康への寄与を示しているといえる。これらの脂肪酸は，オメガ3系脂肪酸で，貝や甲殻類，冷水魚のニシン，サケ，イワシ，青魚，サバ，イルカなど海の哺乳類がもつ油中に発見されたものである。**オメガ3系脂肪酸**は，ダイバーの心理的疾患への療法としての有効性が検証されている。加えて，心疾患のリスクや発症率（血栓の発生や突然死を含む），炎症性疾患のリスク，および喫煙者のCOPDのリスク低減の効果が示されている。

魚の摂取によって，心疾患が予防されるいくつかの作用機序が示されている。魚油には，動脈壁に血栓を付着させることを防ぐなどの抗血栓作用があると考えられている。さらに，動脈の粥状プラークの成長を抑制すること，血圧を低下させることなど，統合的に血管の抵抗性を改善することに加え，内因性の一酸化窒素 endothelial-NOの活性化（第10章参照）も亢進す

る。この油のトリアシルグリセロールを低下させる作用も，心疾患発症の予防に寄与しているといえる。

食品中の油脂

図 2-7 に，米国の代表的な食事における油脂の摂取の総量に対する代表的な食品群由来の油の割合を示す。34％が植物性油脂，66％が動物性油脂である。

身体における油脂の役割

油脂の体内における重要な機能は，次の4つである。

1. エネルギーの供給
2. 心臓，脳，肺などの生命維持に必要な器官の保護と体温保持
3. 脂溶性ビタミンの媒体（体内で脂溶性ビタミンを輸送する輸送体）
4. 空腹感抑制（空腹時のエネルギー源）

エネルギーの貯蔵

脂肪組織が，細胞のエネルギー源として理想的である 3 つの理由は，以下のとおりである。(1) 重さ (1 g) 当たりのエネルギー量が多い。(2) 変換と貯蔵が簡単である。(3) 貯蔵エネルギーとして準備できる（ストックできる）。栄養状態のよい個体においては，エネルギーの要求量の 80〜90％を脂肪が担うことができる。1 g の純粋な油は，9 kcal のエネルギーを供給する。すなわち，1 g の炭水化物やタンパク質のエネルギー量 (4 kcal) の 2 倍以上である。これは，脂肪が多くの水素原子を分子内にもつことに由来する。

男性では，体重の約 15％，女性では約 25％の体脂肪を有する。図 2-8 に，80 kg の若年成人男性における体内脂肪の総量と，そのエネルギー量，およびそれが身体組成の何に由来するのかを図示した。脂肪組織中のトリアシルグリセロール量は，エネルギーに換算すると 108,000 kcal に相当する。このエネルギーのほとんどは，身体活動に利用することができる。すなわち，カリフォルニア州のサンタバーバラからサンフランシスコまでを止まらずに 4 往復走るために必要なエネルギー量（ミシガン州のアナーバーからウィスコンシン州のグリーンベイを 4 往復とも表現できる）であり，また，ニューヨーク州のクイーンズからペンシルベニア州のピッツバーグを 3 往復するのに必要なエネルギー量である。これらの走運動は，理論的には 62.5 kcal/km の消費として計算される。一方で，グリコーゲンに貯蔵されているエネルギー量は 2000 kcal が上限で，これは 32 km の距離しか走ることができない計算になる。別の見方をすると，貯蔵された炭水化物からのエネルギーでは約 1.6 時間しか走ることができないことになるが，貯蔵脂肪ではその 75 倍長い約 120 時間を走れることになるのである。炭水化物と脂肪が燃料として使われている限り，タンパク質をエネルギー源とする必要はなく，タンパク質は身体の組織の合成や修復に存分に利用可能となるのである。

保護と外界からの隔離（体温保持）

4％を上限とする体脂肪が，心臓や肺，肝臓，腎臓，膵臓，脳，脊髄などの，生命維持に必須の臓器の保護に役立っている。また，脂肪は皮下脂肪として貯蔵され，外界の寒さを遮断し，体温を保持している。この体温保持機能は，深海に潜るダイバーや，海や水路を泳ぐスイマー，北極地域の居住者や他の冷地冷環境において，特に重要な役割となっている。一方で，過剰な体脂肪は体温調節を難しくする。なぜなら，空気中

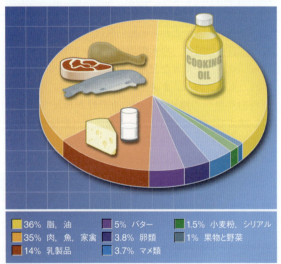

図 2-7 米国の代表的な食事における油脂摂取に対する主要な食品群由来の油の割合。

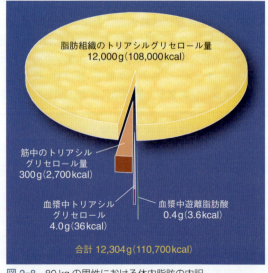

図 2-8 80 kg の男性における体内脂肪の内訳。

での運動では，身体が安静時の20倍の熱をつくることになるからである。この場合，皮下脂肪による体温保持が障害となって，運動によって生じた余剰の熱を身体から放熱（拡散）するのが遅れることになる。

ビタミンの輸送体と空腹抑制作用

食事由来の油は，脂溶性ビタミンである，ビタミンA，D，E，Kの輸送体となる。この役割のために，食事において1日20 gの油の摂取が必要であるとされている。食事からの油の摂取が低下してくると，脂溶性ビタミンの血中レベルが低下し，最終的にはビタミン欠乏を誘発することになる。加えて，食事由来の油は空腹感をもたらすことを遅らせる役割がある。これは，食後，油が胃に滞っている時間が3.5時間程度と長いからである。この機能は，体重減少を目的とするダイエットにおいて，少量の油が「脂肪を排除した」食事よりもむしろ過食を防ぐ効果があることの説明になる。

脂肪摂取の勧め

米国においては，1日の脂肪摂取はエネルギー比で34～38％である。健康的な推奨量としては，30％以下にすることがよいとされており，不飽和脂肪酸は脂肪摂取の70％を占めるべきであるともされている。

食事由来のコレステロールについては，米国の心臓病学会（www.aha.org）が，1日300 mg未満，1000 kcalの食事当たり100 mgにすべきだと推奨している。

300 mgのコレステロール量は，Lサイズの卵の黄身1個分に含まれるコレステロール量である。これは，一般的な米国人男性の1日の平均コレステロール摂取量の1/2にあたる。

適切な脂肪摂取

健康で，かつ適切な身体活動を可能にするためには，植物由来の油を使うことや適切な量の摂取をすることなどの習慣を身につけることが重要である。このことは，非常に単純なことであるが，飽和および不飽和脂肪酸の総摂取量が，糖尿病や心疾患のリスクに関与することからも重要である。油の総摂取量を減らすと，油には飽和脂肪酸やトランス脂肪酸が多く含まれるので，その摂取を減らせることになる。高脂肪食は，卵巣や大腸下部（結腸），子宮内膜や，その他の部位のがん発症に関与している。摂取する油を減らすことの効果としては，体重コントロールへの寄与もある。エネルギー代謝において，過剰なエネルギーは食事由来の過剰な油摂取が原因であったり，その余剰なエネルギーは，体脂肪として体内に蓄積されることになるからである。

表2-1に，飽和，一価不飽和，多価不飽和脂肪酸の給源となる食品リストを示した。どの食品中の油もさまざまな脂肪酸のタイプの混合物であるが，それぞれに主に含まれる割合には特徴がある。数種の多価不飽和脂肪酸（最も重要で，量の多いのはリノレン酸で，これは調理用油やサラダ油に含まれるが）は**必須脂肪酸**であり，体内で合成できないことから食事から摂取しなくてはならない。ヒトの場合，総エネルギー摂取量の1～2％をオメガ6系脂肪酸であるリノレン酸から摂取する必要がある。最もよいα-リノレン酸およびオメガ3系脂肪酸であるEPAやDHAの給源は，冷水に住む魚，例えば，サケやマグロやイワシ，およびキャノーラ油，ダイズ油，サフラワー油，ヒマワリ油，ゴマ，亜麻仁油である。

運動への脂肪の貢献

運動時のエネルギー給源としての脂肪の貢献は，次の2つの要素に影響される。

1. 貯蔵脂肪中のトリアシルグリセロールからの脂肪酸供給
2. 血液循環によって，筋に運ばれる血中アルブミンに結合している遊離脂肪酸による脂肪酸供給

筋細胞中に蓄積されたトリアシルグリセロールも，運動中のエネルギー代謝に寄与する。図2-9は，活動筋による脂肪酸取り込みが1～4時間の中強度運動によって増加することを示している。まず，はじめの1時間では，脂肪（筋中の脂肪を含む）がエネルギーの

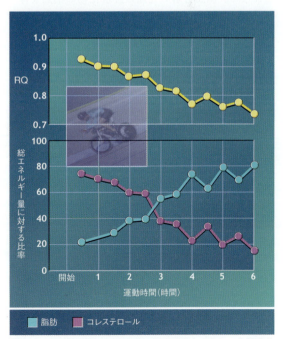

図2-9　長時間運動中の下肢筋の酸素消費からみた，主要栄養素からのエネルギー供給比率とRQ．

表2-1 飽和脂肪酸含量の多いまたは少ない食品と，一価不飽和，多価不飽和脂肪酸量の多い食品例，および主要な油脂の多価不飽和脂肪酸と飽和脂肪酸の比率（P/S）

飽和脂肪酸の多い食品	%	一価不飽和脂肪酸の多い食品	%	油脂食品	P/S比
ココナッツオイル	91	オリーブ（黒）	80	ココナッツ油	0.2/1.0
パーム核油	82	オリーブ油	75	パーム油	0.2/1.0
バター	68	アーモンドオイル	70	バター	0.1/1.0
クリームチーズ	57	キャノーラ油	61	オリーブ油	0.6/1.0
ココナッツ	56	アーモンド（乾）	52	ラード	0.3/1.0
オランデーズソース	54	アボカド	51	キャノーラ油	5.3/1.0
パーム油	51	ピーナッツオイル	48	ピーナッツ油	1.9/1.0
チーズ（ヴェルビータ）	43	カシューナッツ（ロースト）	42	ダイズ油	2.5/1.0
チーズ（モッツァレラ）	41	ピーナッツバター	39	ゴマ油	3.0/1.0
アイスクリーム（バニラ）	38	ボローニャソーセージ	39	マーガリン（コーン油100%）	2.5/1.0
チーズケーキ	32	ビーフ（調理ずみ）	33	綿実油	2.0/1.0
チョコレート（アーモンドバー）	29	ラム（ロースト）	32	マヨネーズ	3.7/1.0
		子牛（ロースト）	26	サフラワー油	13.3/1.0
飽和脂肪酸の少ない食品	**%**	**多価不飽和脂肪酸の多い食品**	**%**		
ポップコーン	0	サフラワー油	77		
ハードキャンディー	0	ヒマワリ油	70		
ヨーグルト（無脂肪）	2	コーン油	58		
クラッカー	3	クルミ（乾）	51		
スキムミルク	4	ヒマワリの種子	47		
クッキー（フィグバー）	4	マーガリン（コーン油）	45		
グラハムクラッカー	5	キャノーラ油	32		
鶏胸肉（ロースト）	6	ゴマ	31		
パンケーキ	8	カボチャの種子	31		
カッテージチーズ（1%）	8	豆腐	27		
ミルクチョコレート（1%）	9	ラード	11		
ビーフ（乾）	9	バター	6		
チョコレート（ミント）	10	ココナッツ油	2		

データは，Science and Education Administration (1985, 1986). *Home and Garden Bulletin 72, Nutritive value of foods*. Washington, DC: US Government Printing Office. および Agricultural Research Service, United States Department of Agriculture. (1975). *Nutritive value of American foods in common units. Agricultural Handbook no. 456*. Washington, DC: US Government Printing Office. による．

50％を供給するが，3時間目には70％をも供給することになる．脂肪分解の亢進は炭水化物の枯渇を伴うが，運動強度が低下することで，より顕著に脂肪分解が起こる．

Q 質問とノート

- 体内の脂肪の主な4つの機能を示せ．
- 米国では，脂肪摂取の割合をエネルギー比で何％とすることを推奨しているか．
- 米国では，1000 kcalあたり何mgのコレステロール摂取を推奨しているか．
- 脂肪が細胞の燃料（エネルギー源）として適している3つの理由を示せ．
- 飽和脂肪酸含量の多い食品の例を2つあげよ．
- 不飽和脂肪酸含量の多い食品を2例あげよ．

タンパク質

標準的な体格の成人の体内には10～12 kgのタンパク質があり，その多くが骨格筋として存在する．このタンパク質をエネルギー量に換算すると，18,160～21,792 kcalになる（1 kg＝454 g，タンパク質1 g＝4 kcal．ゆえに，454×4＝1816 kcal×10 kg＝18,160 kcal）．構造的には，タンパク質は炭水化物や脂質に類似している．すなわち，炭素と酸素と水素が主な構成原子となっている．ただし，タンパク質だけは，その組成中に16％程度の窒素を硫黄とともに含有しており，時にはリン，コバルト，鉄を含んでいる．

アミノ酸

グリコーゲンは多数のグルコースの結合体であるが，タンパク質はアミノ酸の結合体であると表現することができる．ペプチド結合はアミノ酸同士の結合の仕方で，隣同士のアミノ酸の結合であり，2つのアミノ酸が結合したものはジペプチド，3つの場合はトリペプチドと呼ばれる．直接的につながり合うアミノ酸の数が，1000程度までのものをポリペプチドと呼ぶ．

50個程度のアミノ酸がつながった80,000もの異なるポリペプチドを，ヒトは合成することができる。1つの細胞中に，数千もの異なるタンパク質が存在する。そして，体内には約50,000の異なるタンパク質がある。その生物学的機能や特性は，それぞれ固有のアミノ酸構成とその結合様式によるものである。

図2-10は，一般的な構造のアミノ酸の4つの主な部位を示したものである。20種の異なるアミノ酸が存在するが，それぞれがいずれも一方の端がアミノ基であり，その反対側は有機酸となっている。アミノ基は2つの水素原子が窒素に結合しており，NH_2の構造となっている。一方，有機酸側はカルボキシル基と呼ばれるが，1つの炭素原子に2つの酸素原子と1つの水素原子が結合しており$COOH$と表される。さらに，アミノ酸中には側鎖と呼ばれる部位があり，この部分が各アミノ酸ごとにすべて異なる。この部位は，1つのアミノ酸で，特徴的に異なる。図2-11に，非必須アミノ酸のアラニン（このアミノ酸は，動物体にも植物体にも広く含まれている。特に肉には多い）の構造を示す。このアミノ酸は，肝臓におけるグルコース合成システムのグルコース-アラニン回路においてきわめて重要な役割をもっている。

必須および非必須アミノ酸

身体には20種類の異なるアミノ酸が存在し，それらがいろいろに組み合わさって数万種が結合して1つのタンパク質を構成している。アミノ酸は，8種（幼児では9種）の**必須アミノ酸**（これは，生体の正常な代謝の維持に必要なだけの量を体内では合成できないアミノ酸のことで，食品からの摂取が必須である）と，12種の**非必須アミノ酸**（体内で十分に必要量が得られるアミノ酸。ただし，生体にとって重要でないのではない。生体では，正常に育った筋や細胞にすでにある程度含有されているから外因的な補給の必要性が低い）に分類される。

動物や植物は，ヒトにとっての必須アミノ酸を含む固有のタンパク質を合成する。**健康や身体に有効なアミノ酸給源は，植物性食品より動物性食品であるとは必ずしもいえない**。植物は，タンパク質（同様にアミノ酸も）を土から窒素を得て，空中および水からの炭素，酸素，水素を利用して植物の内部に合成している。

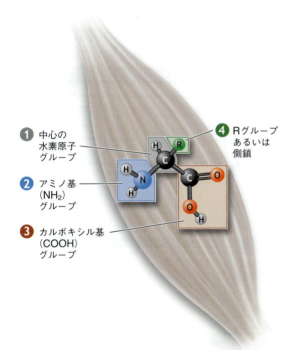

図2-10　アミノ酸の4つの特徴的構造。

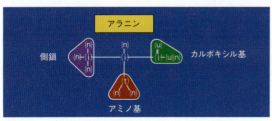

図2-11　代表的なアミノ酸であるアラニンの化学構造。アラニンの給源としては，動物由来としては肉，魚介類，カゼイン食品，乳製品，卵，魚，ゼラチンで，植物由来では，マメ，ナッツ，種子，ダイズ，ビール酵母，玄米のフスマ，トウモロコシ，マメ類，穀類である。

> **i インフォメーション**
>
> **9つの必須アミノ酸**
> 1. ヒスチジン（幼児）
> 2. ロイシン
> 3. リシン
> 4. イソロイシン
> 5. メチオニン
> 6. フェニルアラニン
> 7. トレオニン
> 8. トリプトファン
> 9. バリン

> **Q 質問とノート**
>
> ●一般的なタンパク質分子中の窒素含量は，何%か。
>
> ●アミノ酸の一般的な化学構造を説明せよ。
>
> ●必須アミノ酸と，非必須アミノ酸の主な違いを説明せよ。
>
> ●必須アミノ酸の例をあげよ。
>
> ●非必須アミノ酸の例をあげよ。

一方，動物には，このタンパク質合成能力がない。したがって，動物は必要なタンパク質を，その給源を消化吸収して獲得している。

　生体タンパク質の合成には，その時々に特有のアミノ酸が必要となる。**完全タンパク質**あるいは質の高いタンパク質といわれるのは，必須アミノ酸の含有量とその構成比率が優れたタンパク質のことである。これによって，ヒトのタンパク質代謝は効率よく進む。**不完全タンパク質**あるいは低質のタンパク質は，1つあるいはそれ以上の必須アミノ酸が必要量を満たしていないタンパク質である。不完全タンパク質ばかりを含む食事では，タンパク質欠乏を起こしかねない。食品から十分なエネルギーを摂取するとともに，タンパク質も摂取しなければならない。

タンパク質供給食品

　タンパク質は，食事からと，体内でのタンパク質代謝から供給される。

食事由来タンパク質

　完全タンパク質は，卵，牛乳，肉，魚，家禽（鶏など）である。卵は，必須アミノ酸が適切に含まれた食品なので，どの食品と比べても最も質が高いといえる。また，米国においては，食事由来タンパク質は，90年代には動物，植物半々だったが，その後変化して，近年では動物性食品由来が2/3と多くなっている。多くを動物性食品に頼っていることによる別の問題として，高コレステロール摂取や，飽和脂肪酸摂取が問題となってきている。

　生物価やタンパク質価は，その食品がどれだけ必須アミノ酸の給源になりうるかを示している。動物性食品由来の場合，その多くが高いスコアとなり，良質なタンパク質であるといえる。一方，マメ類，ナッツ類，シリアル類は植物性であり，1種または数種の必須アミノ酸含有量が不足している。そのために生物価などの指標は，低くなる。複数の植物性食品（穀類，果物，野菜）を組み合わせて食べることで，異なる量，質のアミノ酸を摂取できるので，組み合わせて食べれば必須アミノ酸を総合的に十分に摂取することができる。**表2-2**は，タンパク質給源の主要食品とその質を示している。

体内合成

　筋中の酵素がアミノ酸の構造から窒素原子を離脱させることを容易にし，生体内での窒素原子の受け渡しをスムーズにしている。この**アミノ基転移反応**の例を，**図2-12**に示した。アミノ基は，もとのアミノ酸から次の物質に渡される。そして，新しいアミノ酸ができる。このことが，**窒素原子を含まない化合物からのアミノ酸合成**を可能にしている。

　脱アミノ反応はアミノ基転移反応とは逆の過程で，アミノ酸の構造からアミノ基を取り去る反応である。そして，その炭素骨格からその炭素数と同じ炭水化物や脂質に変換し，エネルギー源として利用する。このアミノ基の離脱は肝臓では尿素産生に関わっており，尿素は最終的には腎臓から排泄されることになる。尿素は水に可溶で，タンパク質の分解作用は促進される（このとき，脱アミノ反応は亢進する）。

　脱アミノ反応でも，アミノ基転移反応でも，炭素骨格が残ることになる。窒素原子を含まない部分のアミノ酸構造部分は，こうしてエネルギー代謝システムに取り入れられていく。タンパク質の分解，すなわち**異化**には，少なくともエネルギー消費量の2～5％のエネルギーが使われていることは，よく知られている。この異化反応の過程において，タンパク質は，まずアミノ基を脱離する。肝臓においてこのアミノ基が尿素に交換されるのである。

体内におけるタンパク質の役割

　タンパク質の貯蔵体は，身体には存在しない。すべてのタンパク質は，各組織の構成成分となっているか，代謝過程にあるか，輸送体としての役割を果たしているか，ホルモンとして働いているかである。タンパク質は，体重のおよそ12～15％あるが，この含有量は細胞ごとにかなり差がある。例えば，脳細胞はわずか10％ほどしか含有していないが，赤血球や筋細胞では20％程度となる。また，レジスタンストレーニングを行うことにより，筋中のタンパク質量は，身体の総

表2-2　食事由来タンパク質の例

食品	タンパク質価
卵	100
魚	70
牛肉	69
牛乳	60
玄米	57
白米	56
ダイズ	47
醸造品	45
全粒粉	44
ピーナッツ	43
乾燥マメ類	34
ジャガイモ	34

Q 質問とノート

- 完全タンパク質について説明せよ。

- アミノ基転移反応を説明せよ。

- 脱アミノ反応を説明せよ。

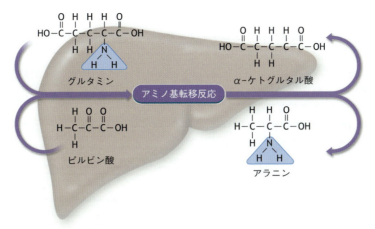

図 2-12　筋中におけるアミノ基転移反応によるタンパク質源ではない化合物からのアミノ酸合成反応の例。もとのアミノ酸から，受け側の化合物にアミノ基が転移することによって，新しくアミノ酸が産生される。

タンパク質の約65％にあたる量まで増加する。

アミノ酸がどのように配列されるかは，RNA，DNAによって規定されている。ヘムは酸素が結合したヘモグロビンの構成要素であり，ミオグロビンをも構成している。また，エピネフリンやノルエピネフリンなどのカテコールアミンや脳内物質のセロトニンがある。アミノ酸は，ビタミン類を活性化する。これは生体における代謝などを制御する重要な役割がある。

乳幼児などの成長速度が速いときには，摂取したタンパク質の1/3以上が組織合成（**同化作用**）に利用される。成長速度が低下するとタンパク質の利用率も低下するが，組織タンパク質の代謝は常に継続されていて，それぞれ個人に適切な体格となるよう維持される。したがって，十分なタンパク質摂取によって適切にアミノ酸が供給されることこそが重要となる。

タンパク質は，血漿膜や細胞内成分として重要である。細胞内タンパク質は，その合成や情報伝達において，特異的な働きをしている。構造タンパク質は，髪，皮膚，爪，骨，腱，靱帯やグロブリンなど2000種くらい存在する。そして，それらは異なった酵素によって生合成されている。また，脂肪，炭水化物，タンパク質のエネルギー比率によって，これらは調節を受けている。さらにタンパク質は，体内の酸塩基平衡の調整にも関与している。

ベジタリアンの栄養摂取

真のベジタリアン（ビーガン）は，植物性食品とサプリメントのみから，さまざまな栄養素を摂取している。ビーガンは，米国では全人口の1％以下である。さらに，10％程度がベジタリアンと称して生活している。

トップレベルのアスリートにおいても，さまざま

> **インフォメーション**
>
> **窒素を失った後のアミノ酸の運命**
> 脱アミノ反応によって，α-ケト酸であるピルビン酸やオキサロ酢酸，α-ケトグルタル酸などの炭素骨格部位は，以下の3つのうちのどれか1つの代謝経路をたどることとなる。
>
> 1. **糖新生**：20種のアミノ酸のうち18のアミノ酸は，グルコース合成に利用される。
> 2. **エネルギー源**：炭素骨格から，エネルギーがつくり出される。なぜなら，クエン酸回路の物質やその中間体の構造に類しているからである。
> 3. **脂肪合成**：すべてのアミノ酸は，アセチルCoAの給源となる。このアセチルCoAから，脂肪酸合成が行われる。

植物性食品および乳製品や肉類を摂取して，優れた栄養素を摂取しようとする人が増加している。練習や競技会における摂取時間は考慮すべきであるが，アスリートにとって，時にはそれを計画することが難しく，どれを選択するかも難しい。サプリメント摂取に頼るのではなく，食事として準備することは非常に難しいのである。世界の人口の約2/3の人にとって，野菜を多くとり，動物性タンパク質の摂取を減らすことは，重要な課題となっている。バランスのとれたベジタリアンの食事，あるいは，野菜中心の食事では，炭水化物摂取が鍵になる。**野菜中心食では，コレステロールがきわめて低くなり，食物繊維摂取が増加し，不飽和脂肪酸摂取量が増大し，果物の摂取が増える。**これらのことで，抗酸化性の強いビタミン類やフィトケミカルを多く摂取できている。

十分に質の高いタンパク質を手に入れることは，ベ

ジタリアンにとって重要な栄養学的関心事である。**乳菜食者（ラクトベジタリアン）** の食事では，ミルクとその乳関連食品としてのアイスクリームやチーズやヨーグルトは食べる。そして，乳菜食者は十分に質の高いタンパク質とカルシウムやリン，ビタミン B_{12}（バクテリアによって，動物の腸内で合成される）の摂取を増加させることで，採食の問題を最小限にしている。肉を食べない場合の良い鉄の給源になる食品は，食べられる状態に加工された穀類や，ダイズ，調理ずみのデンプン（例えば，小麦粉や，シリアルやデンプンでつくられた食事），銅を多く含むシリアルや小麦胚芽などである。また，卵はより質の高いタンパク質の摂取には欠くことができない（**卵乳菜食〈ラクトオボベジタリアン〉**）。

図 2-13 は，米国の食事におけるタンパク質源に関する多種の食品グループの寄与率を示している。動物性食品からの摂取が大半を占めており，植物性食品は，わずか30％程度の供給となっている。

タンパク質の推奨摂取量

一般的に，普段からタンパク質摂取は多めであることが多いが，推奨レベルの3倍を超えるタンパク質摂取も，強い強度のトレーニングやそれに続く運動パフォーマンスを高めることはない。アスリートにおいて，**高タンパク質摂取によってだけでは，筋量は単純には増加しない**。筋組織合成が，多量のタンパク質摂取による結果だとしたら，筋量は恐ろしく増加することになる。例えば，100 g（400 kcal に相当する）のタンパク質を毎日プラスして摂取したとすると，筋量が毎日500 g 増加することになる。しかし，こんなことは起こらない。タンパク質摂取量の増加は，脱アミノ反応の後にエネルギー供給源となるか，他の分子につくり変えられることになる。皮下の貯蔵脂肪は，推奨量を超える食事からのタンパク質摂取によって増加する。これは，実際に害になることが立証されており，過剰のタンパク質摂取は，肝臓および腎臓での尿素などの代謝産物の産生または除去機能を低下させることが知られている。

表 2-3 は，思春期～成人の男女のタンパク質摂取の推奨量を示している。0.83 g/kg 体重/日が推奨量である。18～65歳男女のタンパク質必要量は，0.83 g に体重を掛けることで求められる。したがって，90 kg の男性では，90×0.83 で 75 g が推奨量となる。タンパク質の推奨量は，過体重の人に対しても同様に考える。約25％の個人差を予備量として含んでいるからであり，これによって約98％の人にとっての推奨量として示すことができている。一般的に，タンパク質の必要量（必須アミノ酸必要量）は加齢とともに減少する。その一方で，胎児や発育期の子どもでは 2.0～4.0 g/kg が成長発育のために必要となる。また妊婦では，毎日 20 g のタンパク質摂取量を増加させるべきであり，授乳婦は毎日 10 g のタンパク質量を増やす必要がある。**タンパク質推奨量が10％増えることは，特にベジタリアンにとっては食物繊維の摂取量の増加によって，植物性タンパク質源の消化効率を低下させることにつながる**。また，タンパク質推奨量はストレスや病気やけがなどによっても増加する。

身体活動量の多い人に対するタンパク質推奨量

運動によって増加するエネルギー消費分を充足することが必要な場合，エネルギー摂取量が補えているか否かを考慮したうえで，タンパク質推奨量を考える必要がある。**エネルギー摂取がトレーニングによる総エネルギー消費量を下回ることがあると，窒素出納も負に傾くことになる**。食事により摂取したタンパク質が身体組織の修復や筋の発達に使われるのではなく，エネルギー摂取不足を補うことに使われることで，その不均衡が起こってしまう。

ウェイトリフティング選手やボディビルダーなどのパワー系のアスリートが，液体，粉末あるいは錠剤で

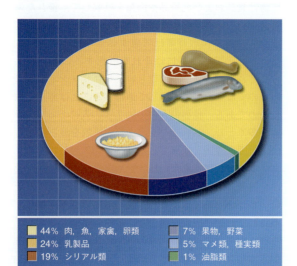

図 2-13 米国の代表的な食事におけるタンパク質給源食品。

44％ 肉，魚，家禽，卵類　　7％ 果物，野菜
24％ 乳製品　　　　　　　　5％ マメ類，種実類
19％ シリアル類　　　　　　1％ 油脂類

表 2-3 思春期～成人の男女のタンパク質摂取推奨量

推奨量	男		女	
	思春期	成人	思春期	成人
体重 kg 当たりのタンパク質量 (g)	0.9	0.8	0.9	0.8
平均体重[a]から求めた1日のタンパク質推奨量 (g)	59.0	56.0	50.0	44.0

[a]平均体重は，男女それぞれの基準値を使った。思春期は14～18歳とし，平均体重 65.8 kg（男性），55.7 kg（女性）で考えた。成人は，70 kg（男性），56.8 kg（女性）とした。

タンパク質を摂取しているが、これは金のむだづかいであって、望んだ身体の変化は起こらない。例えば、実験室レベルでは多くの場合1つ1つのアミノ酸にまで消化されたタンパク質を摂取しているが、それによってタンパク質そのものを摂取した場合より筋合成が促進されるなどのエビデンスとなる報告はない。実際、小腸上部では早い段階から、ジペプチドやトリペプチドを1つ1つのアミノ酸へと分解を進めているし、そしてより複雑なアミノ酸の化合物に対しても消化のプロセスは進む。その一方で、怒ったり、痙攣を起こしたり、下痢を起こしたりすると、アミノ酸の濃度は小腸においては低下することが知られている。

このことから、以下の3つのタイプのアスリートにとってのタンパク質の推奨量を増加させるか否かを検討する必要がある。

1. 成長期にある思春期のアスリート
2. 筋の発達を促進すると考えられるレジスタンストレーニングを行ったり、エネルギー確保のためにタンパク質分解量の亢進が懸念されるアスリートや、持久力向上のためのトレーニングを行うアスリート
3. レスリング選手やフットボール選手のように、筋損傷からの早期回復を必要とするアスリート

タンパク質の摂取不足は、体タンパク質の減少をもたらすことになる。それは、特に身体活動に伴う損傷に付随して起こる筋タンパク質において顕著である。アスリートがタンパク質摂取を増加させようとすると、トレーニングにより増加したエネルギー消費を補う以上に、摂取を増加させる必要がある。それにもかかわらず、多くのアスリートの食習慣は栄養素など摂取が不足していることが多い。また、自発的にとる食事は、エネルギー摂取が少ないことも多い。

アスリートはタンパク質の摂取を増加させる必要があるのか？

最近、タンパク質動態（代謝）の知見や、運動に関する新たな知見（古典的手法である尿素排泄からみたタンパク質の異化に関する知見）などが、報告されている。例えば、注射や摂取によって取り入れられたアミノ酸からの標識されたCO_2の排出が、代謝率に比較して運動中に増加することが報告された。運動を行えば行うほど、血漿中の尿素レベルは上昇し、汗中の窒素排出もそれに伴って同じように増加する（ただし、尿中窒素排泄の変化は伴わない場合がしばしばある）。発汗メカニズムが、運動中のタンパク質異化により産生される窒素放出を調整しており、血漿中や細胞質内のアミノ酸の酸化は尿素産生量とは無関係に中強度の運動中に有意に上昇することが報告されている。エネルギー源として使われるタンパク質は、グリコーゲンが枯渇するような状況下において最も多くなる。このことは、タンパク質の節約という意味において、炭水化物の役割の重要性を強調しているといえる。つまり、炭水化物の有効性は、運動下において、タンパク質を温存する必要性から重要である。タンパク質の異化とそれに伴う糖新生（タンパク質からのグルコース合成）は、持久性の運動や、グリコーゲン貯蔵を減らすような間欠的運動トレーニングにおいて重要である。高強度のトレーニングを行ったり、持久力向上を目指すトレーニングを行うアスリートが、筋タンパク質を保護できるような十分なエネルギーを摂取する際、高炭水化物食であることが重要である。

我々は、2〜6時間の間欠的運動を行うアスリートは、体重当たり1.2〜1.8 gのタンパク質を摂取することを勧める。活動的な男女において、このタンパク質摂取を著しく下回る場合、サプリメントとしてタンパク質を補充する必要があるといえる。しかし、レジスタンス運動を行う場合に、植物性食品由来のタンパク質より、動物性食品からの十分なタンパク質摂取が筋や筋サイズを向上させるわけではない。

Q 質問とノート

- 「ビーガン」について説明せよ。

- 成人男女のタンパク質摂取推奨量を示せ。
  男性
  女性

- アスリートは、タンパク質摂取を増加させる必要があるかどうか、論じよ。

i インフォメーション

食の多様性：ベジタリアンにとって難しいこと

菜食によっても、すべての必須アミノ酸を摂取することができるが、その場合、タンパク質推奨量の60％を穀類由来のタンパク質、35％をマメ類のタンパク質、残り5％を緑黄色野菜からとる必要がある。70 kgの人の場合、56 gがタンパク質推奨量となるが、必須アミノ酸を充足するように摂取するためには、1 1/4カップのマメ、1/4カップの種子、4枚の全粒粉のパン、2カップの野菜（その半分を緑黄色野菜）、1/2カップの、例えば玄米やオートミールや発芽小麦などの多種の穀類（雑穀）を食べる必要がある。

まとめ

1. 炭素，水素，酸素，窒素は，身体にとって生物学的に活性ある物質として，最も重要な基本単位である。
2. 炭素に酸素と水素がそれぞれ固有の仕方で結合すると炭水化物，脂質となり，タンパク質は炭素，酸素，水素に加えて，窒素とミネラルを含有している。
3. 単糖は3〜7の炭素原子の鎖から構成され，これに水素と酸素が2：1の比で結合している。グルコースは最も代表的な単糖であり，6つの炭素の鎖からなり，$C_6H_{12}O_6$で表される。
4. 炭水化物をその特徴から3つに分類すると，単糖類（グルコースやフルクトースなど），二糖類（2つの単糖が結合している。例えば，スクロース，ラクトース，マルトース）と，多糖類（3つ以上の単糖が結合しており，植物中のデンプンや食物繊維，動物が有するグリコーゲンなど）に分類される。
5. 糖新生は，グリコーゲンからのグルコースの再合成のみならず，炭素骨格を有するアミノ酸からも多くのグルコースが合成されることも意味する。
6. 食物繊維（デンプンでない）は，植物中に含まれる構造的には多糖類であるが，ヒトの消化酵素では消化できない構造をしている。そのため，栄養素とはいえないが，水溶性と不溶性の食物繊維があり，健康上，例えば胃腸の働きや循環器疾患予防などに対して重要な役割を担っている。
7. 米国人は，一般的に総エネルギー摂取量の40〜55%を炭水化物から摂取している。そのうち半分が単純糖，つまりスクロースとフルクトースを多く含んだコーンシロップの摂取によっている。
8. 炭水化物は肝臓と筋にわずかずつ貯蔵できるが，それは4つの重要な役割がある。すなわち，主にエネルギー源となる，タンパク質の異化を抑制する，脂質代謝のプライマーとなる，中枢システムのエネルギーとなるためである。
9. 筋グリコーゲンと血中グルコースは，運動時のはじめのエネルギー源である。体内のグリコーゲンは間欠的な有酸素運動，例えばマラソンやトライアスロン，長距離の自転車運動，長距離の水泳において，エネルギー供給を支える重要な貯蔵物である。
10. 炭水化物が不足するような食事では，間欠的な無酸素運動や長時間の有酸素運動の両方の場面において，筋および肝臓のグリコーゲンは，早い時期に枯渇する。運動習慣のある人は，少なくとも60%のエネルギー量を食物繊維を多く含む精製されていない炭水化物（400〜600gに相当する）から摂取すべきである。
11. 脂質は，炭水化物に似た物質として，炭素，水素，酸素原子を分子内に有する。しかし，炭水化物より，水素と酸素の比が高い。脂質は，1分子のグリセロールに3分子の脂肪酸が結合している。
12. 植物および動物性の脂質は，単純脂質，複合脂質，誘導脂質の3つのグループに分類することができる。
13. 飽和脂肪酸は反応性に富んだ多数の水素原子を含んでいる。飽和度の高い脂肪酸は血中のコレステロール値を上昇させたり，冠動脈疾患を誘発するリスクがある。
14. 不飽和脂肪酸は炭素鎖への水素原子の結合数が少ない。さらに，不飽和脂肪酸は，水素の結合状態から，一価不飽和脂肪酸と多価不飽和脂肪酸に分類される。
15. 食事からの脂質摂取は，一般的なエネルギー摂取量の人の場合，エネルギー比率で34〜38%程度である。推奨量としては，エネルギー比率30%以下にすることが望ましいとされている。また，摂取する脂肪酸の70〜80%を不飽和脂肪酸とすることが重要とされる。
16. 脂質は，多量のエネルギーを貯蔵できる化合物である。脂質には，生命維持に必要な組織を保護する役割や寒さから身を守る役割，脂溶性ビタミン類の輸送の役割や，空腹感を弱める役割などがある。
17. 軽〜中程度の運動実施中は，エネルギー必要量の50%程度を脂質から供給している。運動を継続する場合は，脂肪はより重要となり，エネルギーの要求量の70%以上を供給するようになる。
18. タンパク質は，化学的な性質上，脂質や炭水化物とは異なる。すなわち，タンパク質はその構造中に窒素を含む。硫黄，リン，鉄を含む場合もある。
19. タンパク質の構成単位はアミノ酸である。身体には，20の異なるアミノ酸が必要である。
20. 身体は，20種のアミノ酸のうち8（幼児の場合は9）種のアミノ酸を，合成することができない。そのため，これらは食事から十分に摂取する必要があり必須アミノ酸と称される。
21. すべての動物，植物の細胞に，タンパク質が含まれる。完全（質の高い）タンパク質とは，必須アミノ酸をすべて十分に含有しているタンパク質のことである。その他の（必須アミノ酸を十分に含有していない）タンパク質は，タンパク質としての質が低いこととなる。動物性食品中のタンパク質は，高い質のタンパク質である。
22. さまざまな植物性食品を摂取することは，すべての必須アミノ酸を供給するために必要である。なぜなら，それぞれの食品が異なる質および量のアミノ酸を含んでいるからである。
23. 成人にとって，タンパク質摂取の推奨量は0.83g/kg体重である。
24. タンパク質は，持久性運動においても，レジスタンストレーニングにおいても，その運動の強度に依存した量が異化される。間欠運動を2〜6時間/日行うアスリートでは，1.2〜1.8g/kg体重のタンパク質摂取が望まれる。
25. 食事からの炭水化物摂取が減少したり，運動量の増加によって，タンパク質の異化が増える状況下では，運動中の最適なグリコーゲンレベルへの回復は起こらない。

問題

1. 身体活動が活発な高校生にとって，健康的な生活を営むために，望ましく食べるとはどのようなことか，概要を説明せよ．
2. 多くの大学生は，バランスの良い食事を摂取しているとはいいがたい．三大栄養素の摂取について，中程度の間欠運動を行う場合において，適切なエネルギー摂取をするためのアドバイスを示せ．また，高強度の運動を行う場合において，三大栄養素の摂取を増加させる必要があるか．
3. 日常の身体活動量が多い場合における，通常の炭水化物摂取の重要性を説明せよ．さらに，活動が多くない場合において，精製されていない複合炭水化物（多糖類）を多く摂取することの意義を説明せよ．
4. レジスタンストレーニングを行うことで筋量を増加したいと考えている人にとって，タンパク質を多く摂取するよりも，炭水化物の適切な摂取が有効であることについて説明せよ．

パート2　微量栄養素：エネルギー代謝の促進と組織合成

ビタミン類

ビタミン類の性質

ビタミン類はそれぞれ生体に対する個別の機能を有し，ごく少量で作用する．身体にとって，必須の栄養素である．ビタミン類は，しばしば補助的な栄養素と考えられるが，そうではない．ビタミン類は，以下の3つの重要な役割を担っている．

1. エネルギー供給のために必要である．
2. 他の分子の基本骨格となる．
3. 身体の成分合成に寄与する．

ビタミンの長期にわたる摂取不足は，ビタミン欠乏症発症の引き金となるばかりではなく，病気の併発を引き起こす．例えば，チアミン（ビタミンB_1）の欠乏症状は，わずか2週間のチアミン欠乏食の摂取によって引き起こされるし，ビタミンC欠乏の症状は，3～4週で現れる．他の極端な摂取の場合，例えば，脂溶性であるビタミンA, D, E, Kの過剰摂取において

も，脱毛や骨形成異常や不妊，出血，骨折，肝機能障害が起こり，最終的には死にいたる．

ビタミン類の分類

13種の異なるビタミンが同定（分離，分析）され，分類，合成されており，それぞれ摂取推奨量が示されている．ビタミンは，**脂溶性**（ビタミンA, D, E, K）と**水溶性**（CとB群，すなわちビタミンB_6〈ピリドキシン〉，ビタミンB_1〈チアミン〉，ビタミンB_2〈リボフラビン〉，ナイアシン〈ニコチン酸〉，パントテン酸，ビオチン，葉酸，およびビタミンB_{12}〈コバラミン〉）に分類される．

脂溶性ビタミン

脂溶性ビタミンは，脂肪組織において分解され貯蔵されるため，毎日の摂取を必要としない．実際，脂溶性ビタミンの摂取不足による発病は，数年間は現れない．食事からの脂質摂取によって脂溶性ビタミンは供給される．肝臓では，ビタミンA, D, Kが貯蔵されているし，ビタミンEは体脂肪中に広く分布している．長期にわたる「無脂肪」食の摂取では，脂溶性ビタミン不足を起こすことになる．表2-4に，脂溶性ビタミンの体内での主な機能と食事からの給源，19～50歳の男女における欠乏や過剰による疾患を示した．第3章では，摂取の上限量についてを含む食事摂取基準 dietary reference intake（DRI）について，すべてのビタミン（およびミネラル）の各ライフステージ別の基準を論じる．

水溶性ビタミン

ビタミンC（アスコルビン酸）とビタミンB群の9種のビタミンから構成される．これらは，主に**補酵素**として重要である．酵素の前駆体であるタンパク質に結合して，生体内の反応を促進する酵素として活性をもたせる役割をする小さな分子である．補酵素は，化学反応に直接的には作用しない．すなわち，反応が進むとき，補酵素はそのままの状態で残り，次の反応に進んでいく．水溶性ビタミンは，エネルギーをつくり出す反応において，さまざまな部分において補酵素と

インフォメーション

天然物か実験室でつくられる合成品か

食品から摂取される天然のビタミンと合成してつくられるビタミンとの間に，特別な差はない．ビタミンは，天然物であっても，実験室においてつくられた合成品であっても，化学的には同じであるにもかかわらず，天然か，あるいは食品から分離産生されるビタミンは，広告的観点においては，合成品との間に大きな違い（益）がある．

して必須の役割を演じている。

　水に可溶な性質を有するために，水溶性ビタミンは体内に貯蔵されることなく，体内の親水組織に流動的に分散している。そして，過剰分は尿中に排泄される。水溶性ビタミンの摂取推奨量の50%以下の摂取が毎日継続すると，4週以内に欠乏症の症状が現れる。表2-5に，水溶性ビタミンについて，給源となる食品，主な生体における機能，過剰あるいは欠乏による疾病を示す。ビタミンB群は，炭水化物，脂肪，タンパク質の分解の過程や，エネルギー産生の補酵素として重要である。それらは，またヘモグロビンや赤血球の機能維持にも重要である。

ビタミンCには，次の4つの役割がある。

1. 酵素反応の補助因子
2. 抗酸化作用におけるフリーラジカルの除去
3. コラーゲン合成
4. 骨や腱の基質の修復

●**ビタミンの毒性**　ビタミンの過剰摂取は，特定のビタミンが十分に満たされることによって，毒性をもって有害な反応を示すようになる。過剰症のリスクは，水溶性ビタミンより脂溶性ビタミンのほうが顕著である。

表2-4　脂溶性ビタミンの給源食品，主な生理機能，過剰症および欠乏症（健康な成人，19〜50歳）[a]

ビタミン	給源食品	主な生理機能	欠乏症	過剰症
ビタミンA（レチノール）	プロビタミンA（βカロテン）は，さまざまな緑黄色野菜に多く含まれる　レチノールは，母乳，バター，チーズ，マーガリンに含まれる	ロドプシン（視覚に関与する物質）の構成成分　上皮組織の修復　ムコ多糖類の合成	眼球乾燥症（眼の組織のケラチン合成）　夜盲症　失明	頭痛　嘔吐　皮膚のかゆみ　拒食（食欲不振）　長骨の浮腫
ビタミンD	肝油，卵，乳製品，加工乳，マーガリン	骨代謝の促進，骨石灰化の促進　カルシウム吸収の増加	小児くる病（骨形成不全）　成人における骨軟化症	嘔吐　下痢　体重減少　腎損傷
ビタミンE（トコフェロール）	種子類，緑黄色野菜，マーガリン，ショートニング	細胞損傷を防ぐ　抗酸化作用	貧血症の危険性	相対的にみて無害
ビタミンK（フェロキノン）	緑黄色野菜，穀類，果物，肉	血液凝固（プロトロンビンの活性化を助ける）	出血性の疾患　内出血	相対的にみて無害　黄疸を引き起こす可能性あり

[a]Food and Nutrition Board, National Academy of Sciences（2009）．より。http://www.nal.usda.gov/fnic/etext/000105.html．より入手できる。

表2-5　水溶性ビタミンの給源食品，主な生理機能，過剰症および欠乏症（健康な成人，19〜50歳）[a]

ビタミン	給源食品	主な生理機能	欠乏症	過剰症
ビタミンB_1（チアミン）	豚肉，レバー類，全粒粉，マメ類	脱炭素反応に関わる補酵素（チアミンプロリン酸塩）	脚気（末梢神経過敏，浮腫，狭心症）	報告はない
ビタミンB_2（リボフラビン）	さまざまな食品中に含まれている	エネルギー代謝における，2種のフラビン核酸の補酵素（FADとPMN）	唇の赤潮，口角炎，眼の障害	報告はない
ビタミンB_3（ナイアシン，ニコチン酸）	レバー，肉，穀類，マメ類（トリプトファンからも合成される）	酸化と分解反応の両方の補酵素となる（NAD^+とNADP）	ペラグラ（皮膚と胃腸の障害，神経過敏）	紅潮，ほてり，首回りや顔および頭のひりひりした痛み
ビタミンB_5（パントテン酸）	さまざまな食品中に含まれる	エネルギー代謝の中心的な補酵素である，CoAを構成	疲労，不眠，吐き気	報告はない
ビタミンB_6（ピリドキシン）	肉類，野菜類，全粒シリアル	アミノ酸およびグリコーゲン代謝に関わる補酵素（ピリドキサルリン酸）	過敏症，痙攣，筋攣縮，皮膚炎，腎結石	報告はない
葉酸	マメ類，緑色野菜，全粒粉の加工品	核酸やアミノ酸代謝に関わる補酵素（還元型）	貧血，胃腸障害，下痢，赤色舌	報告はない
ビタミンB_7（ビオチン）	マメ類，野菜，肉類	脂質合成，アミノ酸代謝，グリコーゲン合成に必要な補酵素	疲労，うつ，吐き気，皮膚炎，筋痛	報告はない
ビタミンB_{12}（コバラミン）	肉類，卵類，乳製品（植物性食品には含まれない）	核酸代謝に必要な補酵素	悪性貧血，神経性疾患	報告はない
ビタミンC（アスコルビン酸）	柑橘類，トマト，ピーマン，サラダ菜	腱，骨，歯の基質の修復に必要なコラーゲン合成	壊血病（皮膚，歯，血管の変性，上皮出血）	無毒ではあるが，腎結石の可能性がある

[a]Food and Nutrition Board, National Academy of Sciences（2009）．より。http://www.nal.usda.gov/fnic/etext/000105.html．より入手できる。

脂溶性ビタミンの過剰は，薬理的な作用を期待しての摂取以外では起こらない。脂溶性ビタミンの過剰摂取による反応は，摂取不足のときと同じように起こる。女性が，ビタミンAを過剰に摂取すると（レチノールとしてであって，プロビタミンAのカロテンではない），妊娠初期においては胎児の奇形のリスクを上げる。ビタミンAの過剰の蓄積（**ビタミンA過剰症**）は，子どもでは過敏症，骨の浮腫，体重減少，乾燥症や，かゆみがみられる。また，成人においては，吐き気，頭痛，眠気，脱毛，下痢，カルシウム流出による骨の脆弱化がみられる。断続的なビタミンAの過剰摂取によっても，これらの症状が繰り返される。また，ビタミンDの慢性的な過剰では，腎臓に損傷を与える。ビタミンEやKの多量の摂取はしばしば起こるが，推奨量を超えて摂取しても健康にプラスなことはないので，推奨量を大きく超えて多量にとることの意味はない。

生体におけるビタミンの機能

ビタミンには，生体が利用できるエネルギーは含まれない。そのかわり，食品からエネルギーを取り出す反応の代謝調節機能をもっている。ビタミン類は，組織合成や他の生化学的な反応において，個々に重要な役割を有している。個人の身体活動レベルに関係なく代謝反応が繰り返される。このことは，アスリートにとっての必要量が活動的でない人よりも多くないことを示している。図2-14に，生体におけるビタミンの主な生理的機能をまとめる。

運動によるエネルギー消費を考慮する必要があっても，ビタミンの推奨量を超えるような含有量の特別な食品の摂取やサプリメントの摂取は必要ない。また，日々の高い身体活動量においても，食事摂取は運動によるエネルギー消費分を増やせばよい。増やした食事において，その増えた食事に含まれる種々のビタミンやミネラルの摂取が増加することになるのである。この基本的な考え方こそがさまざまな変化に対応できる。まず，ビタミンCと葉酸は，日常的に米国人の多くがとる食品によく含まれている。これらの食品は季節によってさまざまに変化する。次に，アスリートの一部において，ビタミンB_1やB_6の摂取が低いことがあるかもしれない。この2つのビタミンは，新鮮な果物，穀類や生野菜や蒸し野菜に多く含まれているので，これらをとれば充足できる。肉をとらない人の場合は，ビタミンB_{12}は動物性の食品にしか含まれないので，少量のミルクや乳製品，卵（あるいは，ビタミンのサプリメント）をとる必要があるかもしれない。

フリーラジカル産生や抗酸化に関与するビタミン

最も多い量の酸素をミトコンドリアに取り込むのは，エネルギー代謝において水素を結合させて水をつくり出すプロセスにおいてである。通常，約2〜5%の酸素がフリーラジカルスーパーオキシド（O_2^-）を含有する酸素や過酸化水素（H_2O_2），水酸基（OH^-）となり，電子伝達系（第5章参照）における一連の反応の電子の「もれ（欠損）」となっている。**フリーラジカル**は，その分子の外周軌道や原子核における，少なくとも一対のペアになっていない電子を伴った分子，あるいは分子の断片の化学反応によって生じる。これらのフリーラジカル産生は，熱やイオン化反応，喫煙，環境汚染，時には薬物治療によっても生じるのである。

フリーラジカルの産生の増加は，細胞機能にダメージを与えたり，生体に大きな影響を与える酸化ストレス（BOX 2-2参照）を上昇させる。ラジカル酸素は，脂質の二重膜構造中の多価不飽和脂肪酸との高い結合性を示す。酸化ストレスにさらされていると，血漿中の脂肪酸の膜の劣悪化を引き起こし，膜のダメージは，**脂肪酸化反応**の連鎖を引き起こす。これらの反応，すなわち脂肪分子への酸素の取り込みは，反応性に富んだ細胞やその産生物の反応性を増加させる。フリーラジカルはまた，LDLコレステロールの酸化を促進し，動脈硬化病変も助長する。酸化ストレスは，最終的に，加齢，がん，糖尿病，冠動脈疾患，中枢神経系の抑制や免疫反応に伴って，細胞質の悪化を増悪する。

化学物質としてのビタミンの性質

最近の栄養補助食品に関する全国調査の結果によると，1億7500万の米国人が，サプリメントを利用していると見積もられ，300億ドルを超える莫大な金額を費やしている。ビタミン-ミネラルのサプリメントは，時には有毒なほどの高摂取がみられるが，そのほとんど（すなわち，市場に出回っている70%程度）のサプリメントの形状は錠剤および粉末で，運動することに熱中している人（競技会出場アスリートやコーチ，パーソナルトレーナー〈最高のパフォーマンス発揮を個人に対してサポートする人〉）など，さまざまな人をその対象としている。競技会に出場するさまざまな種目の50%以上のアスリートが，日常的な摂取目的や微量栄養素の不足を補うため，また運動パフォーマンスやトレーニング効果のさらなる向上を望んでより多くサプリメントを摂取している。55年以上に及ぶ調査データの蓄積においても，健康で食事摂取が充足している成人において，サプリメント摂取の効果についてのエビデンスはみあたらない。すなわち，ビタミン（およびミネラル）の補充的摂取による運動パフォーマンス向上という効果と，運動によるホルモンレベルの調

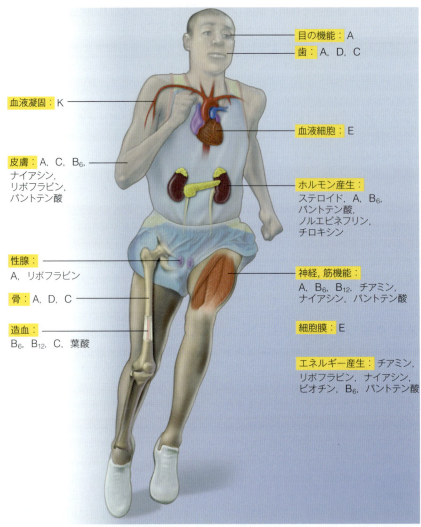

図 2-14 ビタミン類の生理的機能。

節や代謝調節などの変化，きついトレーニングに耐える能力やきついトレーニングからの疲労回復に対する効果の報告はない。身体活動量の多い人において，ビタミン-ミネラルの不足はしばしば以下の3つの場合に起こる。

1. ベジタリアンや低エネルギー摂取のダンサー，体操選手，体重階級制のスポーツを行う人のように，体重を軽く維持したり，減量するとき。
2. 食事から1種類，あるいはそれ以上の食品群を除去する人。
3. 例えば長距離ランナーのように，微量栄養素含量が低い多量の加工食品や単純糖を摂取する人。

過剰なビタミンは，化学物質としての作用や，生体への薬理的作用がある。例えば，水溶性のビタミンCの莫大な量の摂取では血清尿酸値の上昇がみられ，この症状は痛風の前徴ということができる。これは，尿

インフォメーション

抗酸化ビタミンの有効な給源

- βカロテン（よく知られている色素成分で，黄，オレンジ，緑色の葉野菜や果物の色となっているカロテノイド）：ニンジン，ホウレンソウ，ブロッコリー，カブ，ビーツ，コラードグリーン（キャベツの仲間）など緑黄色葉野菜，サツマイモ，カボチャ，アンズ，カンタロープ（メロンの一種），マンゴー，パパイヤ
- ビタミンC：柑橘類およびその果実ジュース，キャベツ，ブロッコリー，カブの葉，カンタロープ，緑色や赤色のピーマン（パプリカ），ベリー類
- ビタミンE：家禽類，魚介類，植物油，小麦胚芽，魚肝油，全粒粉パンや栄養強化シリアル，ナッツや種子，乾燥したマメ類，緑黄色野菜，卵

BOX 2-2

運動中の代謝上昇とフリーラジカル産生

運動によって少なくとも2とおりの酸化反応が起こる。まず，ミトコンドリア内におけるシトクロムレベルの1つの電子の引き抜きが起こり，スーパーオキシドラジカルが産生される反応が起こる。続いて，血液循環と酸素供給の際，高強度の運動中の酸素曝露が疲労からの回復時における酸化反応を亢進し，フリーラジカルの発生が引き金となって酸化が進む。回復時において，酸素分子の再導入は，まず酸化ストレスによる活性酸素種の産生を引き起こす。フリーラジカルによる損傷は，外傷やストレス，筋損傷，スモッグなどの環境汚染によって増加する。高強度運動によって酸化ストレスのリスクは増加し，トレーニングしていない人が行うオールアウトにいたる持久性運動は，活動筋に対する酸化的ダメージを生じさせる。

高強度のレジスタンス運動においても，フリーラジカル産生のリスクは増加する。そして，マロンジアルデヒド（脂質過酸化によって生じる副産物）を測ることで，その状況を間接的に把握することができる。エストロゲンレベルの月経周期における変動は，中強度運動による，軽度の酸化ストレスの影響を受けない。持続的な有酸素運動によって引き起こされたオールアウトのような状況下では，酸化反応の影響が出る。そして，保護作用を含めた細胞のダメージに対する適応力が低下する。

酸化反応とフリーラジカル産生は止めることができない。しかし，複雑な自然の防護システムが，細胞や細胞外スペースに存在し損傷から守ろうとしている。この防護作用には，酵素反応と酵素に無関係な反応の両者があり，酸化的損傷から速やかに保護できるよう作用している。これには3つの主要な抗酸化酵素が関与しており，**スーパーオキシドジスムターゼ，カタラーゼ，グルタニオンペルオキシダーゼ**がそれにあたる。栄養因子による抗酸化には，ビタミンA，C，EとビタミンAの前駆体のβカロテンが主な因子として関与している。この抗酸化ビタミンは，連鎖反応を遮断するためにフリーラジカルに反応し，または除去することで細胞膜を保護している。

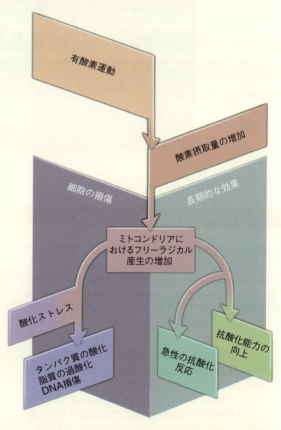

中のシュウ酸塩（ビタミンCの分解産物）が1000 mg以上になるようなビタミンC摂取の場合にみられ，腎結石の発症を促進することとなる。鉄欠乏では，過剰なビタミンCの摂取によって，ビタミンB_{12}の摂取不足を引き起こす。健康な人においても，ビタミンCのサプリメントは，しばしば腸を刺激して下痢を引き起こさせる。

過剰なビタミンB_6の摂取は，肝臓と神経系にダメージをもたらす。リボフラビン（ビタミンB_2）の過剰摂取では視覚障害のおそれがあるし，ニコチン酸（ナイアシン）の超過剰摂取では強い血管拡張作用や運動時脂肪酸利用の抑制による早期の筋グリコーゲン枯渇を引き起こす。サプリメントとしての葉酸摂取では，アレルギー反応の引き金となったり，じんま疹を起こし

Q 質問とノート

- ビタミンB群の過剰摂取によって一般にみられる症状を説明せよ。
- フリーラジカルについて説明せよ。
- 最も重要な抗酸化ビタミンの名前を3つあげよ。

たり，意識朦朧や呼吸困難を起こす。ビタミンAの超過剰摂取は神経系への毒性を生じ，ビタミンD過剰は腎臓を傷害する。

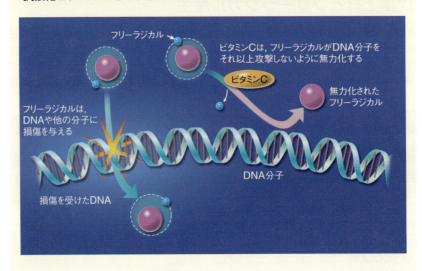

インフォメーション
抗酸化ビタミンはどのようにフリーラジカルに作用するか

インフォメーション
ほとんどの人は考えていない

　慢性疾患に分類される種類のがんや心疾患による死を避けるために，日々のマルチビタミンの摂取についてもう一度考えてみよう。閉経後女性 161,808 人を対象とした，マルチビタミン摂取の大規模調査の結果が，2009 年 2 月に Archives of Internal Medicin に報告されているが，ビタミンの補充摂取はがんや心疾患を含むあらゆる原因の死亡リスクに対して，サプリメントの摂取期間の長さに関係なく影響を与えなかったとされている。米国人は，これらのサプリメント摂取に，230 億ドルもの金額を費やしているにもかかわらずである。そして，このことから筆者は「栄養素は食品からとること。すべての食品は，日々のサプリメント摂取より優れている」と忠告している。

ビタミン類と運動パフォーマンス

　図 2-15 に，水溶性のビタミン B 群の炭水化物，脂肪，タンパク質の代謝から得られるエネルギー供給系における補酵素としての主な役割を示した。これらはまた，ヘモグロビン合成や赤血球産生においても関与している。多くのコーチやアスリート，熱心なフィットネス愛好家や一部の科学者までもが，「少しのサプリメント利用が必要で，より加えるとさらによい」と，推奨量を超えたビタミンのサプリメントの使用が重要だと信じている。十分な食事量を摂取している人にとって，このことは事実ではない。

　ビタミン B_6 のサプリメント摂取においては，持久的な高強度の有酸素運動を行う女性で，グリコーゲンの補助因子（共同因子）としての役割やアミノ酸代謝への効果，新陳代謝への有効性は見出されていない。一般的に，アスリートと普通の人にとっての効果は同じだと考えられ，激しい運動に伴って適切なサプリメントのレベルが減少することはない。持久性トレーニングを行う男性が，ビタミン B_6 のサプリメントを 20 mg/日の量で 9 日間摂取したとき，有酸素性能力の 70％の運動において，高強度のサイクリングの運動パフォーマンスにおけるエルゴジェニック効果は観察されなかった。

　栄養摂取の状態がよく健康な人へのマルチビタミン−ミネラルの投与による持続的な高い有効性は，長距離走や総合的な陸上競技後の有酸素運動，筋力強化，神経系機能において認められていない。一方，運動をしない場合のビタミン B 群やさらにビタミン C，E の多量摂取はスタミナや循環器系，エネルギー代謝へ効果の可能性がある。短期間の 400 IU/日のビタミン E 摂取は，高強度運動能力や疲労までの時間の延長，末梢神経系の作用，代謝応答に影響はなかった。日常的にトレーニングをしているアスリートへのビタミン C 投与は，血中と尿中のアスコルビン酸量で評価しても，運動習慣のない人との差はなく，運動レベルの影響はない。活動的な人において，エネルギー摂取が彼らのエネルギー必要量の増加に適応して増えるならば，微量栄養素の摂取も必然的に増加して推奨量レベルの摂取を可能にしているのである。

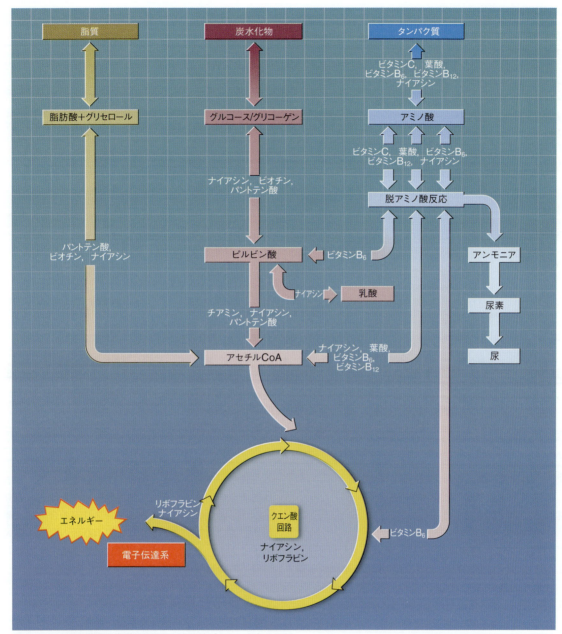

図 2-15　三大栄養素の代謝における，水溶性ビタミンの主な役割。

ミネラル類

ミネラルの給源

　体重の約4%（50 kgの女性で〜2 kg）は，**ミネラル**と呼ばれる22種の元素である。ミネラルは，酵素やホルモン，ビタミンの構成要素となっている。ミネラルは，他の化学物質に結合したり（例えば，骨中のリン酸カルシウム，ヘモグロビン中のヘム鉄），単独で存在したり（例えば，体内循環におけるフリーのカルシウム）している。体内では，100 mg/日程度以下の量の**微量元素（微量ミネラル）**を必要とし，**主要ミネラル（多量ミネラル）**は 100 mg/日程度以上の量を必要とする。なお，ミネラルの多量摂取は，身体に有益ではなく，むしろ毒性を示すことがある。

ミネラルの種類，給源と機能

　多量ミネラル，微量ミネラルのほとんどが川の水や湖水，海水，地表の土中に多く，天然に存在する。ミネラルは，植物の根茎や，植物やミネラルを含む水を摂取している動物の身体に存在する。**表 2-6** に，重要な多量ミネラルと微量ミネラルの主な生体に及ぼす機

表 2-6 健康な成人（19〜50歳）に対する主な多量ミネラルと微量ミネラルの食品給源，機能，欠乏症と過剰症[a]

ミネラル	食品給源	生体に及ぼす主な機能	欠乏症	過剰症
多量ミネラル				
カルシウム	ミルク，チーズ，緑黄色野菜，乾燥マメ類	骨と歯の形成，血液凝固，神経伝達	発育遅延，くる病，骨粗しょう症，痙攣	ヒトでの報告はない
リン	ミルク，チーズ，ヨーグルト，肉，家禽，穀類，魚	骨と歯の形成，酸塩基平衡	虚弱，骨の石灰化不全，カルシウム喪失	顎のびらん（リン性壊死）
カリウム	葉物野菜，カンタロープ，リママメ，ジャガイモ，バナナ，ミルク，肉，コーヒー，紅茶	循環バランス，神経伝達，酸塩基平衡	筋痙攣，心拍異常，錯乱，食欲不振，脅迫症の可能性	腎機能が正常であればない。腎機能が低下していると，不整脈を引き起こす
硫黄	日常的に摂取するタンパク質源	酸塩基平衡，肝機能	食事による害は知られていない	知られていない
ナトリウム	塩	酸塩基平衡，体水分バランス，神経機能	筋痙攣，無気力，食欲不振	高血圧
塩素	塩を含む食品に多い，野菜や果物	細胞外循環の調節	食事による害は知られていない	ナトリウムに伴って，高血圧
マグネシウム	全粒粉，緑黄色野菜	タンパク質合成のための酵素の活性化	発育不全，不安症，虚弱，痙攣	下痢
微量ミネラル				
鉄	卵，赤身肉，マメ類，全粒穀類，緑黄色野菜	ヘモグロビンの構成，エネルギー代謝の酵素の成分	鉄欠乏性貧血（虚弱，持久力低下）	鉄沈着症，肝硬変
フッ素	飲料水，紅茶，魚介類	骨の構造（骨代謝）に重要である可能性がある	高頻度のう歯	斑状歯，骨疾患の増加，神経障害
亜鉛	さまざまな食品に含まれる	消化酵素の成分	発育不全，性腺機能不全	発熱，吐き気，嘔吐，下痢
銅	肉，飲料水	鉄の代謝に関わる酵素の構成成分	貧血，骨変異（ヒトでは稀）	代謝異常（ウィルソン病）
セレン	魚介類，肉，穀類	ビタミンE代謝に関与	貧血（稀）	胃腸障害，肺炎
ヨウ素	海魚と貝，乳製品，野菜，ヨウ酸塩	チロキシン（甲状腺ホルモン）の構成成分	甲状腺腫（甲状腺肥大）	かなりの高摂取で，甲状腺機能亢進
クロム	マメ類，シリアル，レバーなどの内臓肉，脂，植物油，肉，全粒穀類	グルコースとエネルギー代謝に関与する酵素の成分	ヒトでの報告は少ないが，糖代謝異常	酵素の抑制，皮膚や腎機能の障害

[a] Food and Nutrition Board, National Academy of Science. (2009). より。http://www.nal.usda.gov/fnic/etext/000105.html. より入手できる。

能，食品給源，欠乏症および過剰症を示す。

ミネラルは，しばしば身体構成成分の一部となり，主に3つの役割を有している。

1. 骨および歯の構成成分として，それらを形成する。
2. 通常の心拍数維持や，筋収縮，神経伝達や酸塩基平衡を調整する。
3. 細胞の活性を調節したり，酵素やホルモンの一部となって，細胞の代謝を調節する。

図 2-16 に，細胞の代謝過程における異化および同化作用に関係するミネラルを示す。ミネラルは，神経伝達の活性化や，炭水化物，脂肪，タンパク質の異化によるエネルギー供給に関係する。またミネラルは，生物学的な栄養素（生体内栄養素）であるグルコースから産生されるグリコーゲンや，脂肪酸とグリセロールから産生されるトリアシルグリセロール，アミノ酸からなるタンパク質の合成を助ける。ミネラルは必須で，適切なミネラルバランス（ミネラル平衡）は，他の成分の異化と同化によって変化する。またミネラルは，ホルモンの構成要素としても重要である。例えば，ヨウ素の欠乏によってチロキシン合成は不十分となり，代謝が遅れることとなる。この結果として，ヒトは肥満を発症する。また，細胞膜へのグルコース取り込みに必要なホルモンであるインスリンの合成には亜鉛が必要である。この亜鉛は，約100種の酵素の構成因子である。また，塩素は消化に必要な酸，すなわち胃酸である塩酸の成分である。

ミネラルと身体活動

水溶性ビタミンの給源食品は，生体にとって必要なミネラルの供給源にもなっている。以降では，身体活動に関係するミネラルの重要な役割について説明する。

カルシウム

カルシウムは生体内に最も多くあるミネラルで，リンと結合して骨や歯を形成している。この2種のミネラルは，生体内の全ミネラルの75%にあたる量が存在し，体重の2.5%に相当する。イオン化カルシウムは，生体内のカルシウム約1200 mgの1%未満存在し，それらは生体内で主に6つの重要な役割を果たしている。

1. 筋の活動
2. 血液凝固
3. 神経伝達

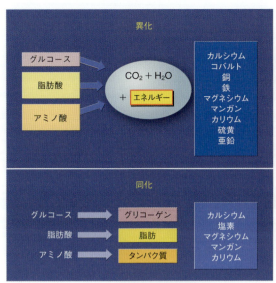

図 2-16 三大栄養素の異化と同化に関与するミネラル。

4. いくつかの酵素の活性化（例えば，グルタミン酸転換酵素，ミトコンドリアに存在するグリセロールリン酸脱水素酵素）
5. カルシフェロール（活性型ビタミンD）合成
6. 細胞膜における水輸送

●**骨粗しょう症：カルシウム摂取と運動**　骨格は生体内のカルシウムの99％以上を含有している。カルシウム摂取が不足すると，その不足を補うために生体内に蓄えているカルシウムが引き出される。したがって摂取と必要量の負のバランスが続くと，骨からのカルシウム（骨塩）の喪失によってカルシウム量（骨塩量）が減少し，それによってスカスカの骨となり，易骨折性となる**骨粗しょう症**（英語のosteoporosisは「多孔性骨」を意味する）を発症する。**図2-17**に，発症の2つの過程を図示する。(1) 骨基質にカルシウムを沈着させるために，小腸からのカルシウム輸送（取り込み）の効率を高めて，カルシウムレベルを上昇させる（図中の青矢印が骨をさしていることに注意）。(2) カルシウムの不十分な摂取，または小腸粘膜における非効率なカルシウム吸収で，生理的作用である骨へのカルシウム沈着とは逆に，骨からカルシウムを引き出す過程を**骨吸収**という。骨からのカルシウム流出（骨吸収）が，骨を破壊，すなわち，骨に穴を開け，骨中に空洞をつくることになる。そして，最終的に，男性，女性を問わず，すべての年代において骨粗しょう症を発症することとなる。

　現在，4400万人の米国人が骨粗しょう症を疑われている。50歳以上の人の55％を占め，68％が女性である。今日の米国では，骨粗しょう症を発症しながら約1000万人の人が生活しており，3400万人を超える人が低骨量を呈す**骨減少症**（骨粗しょう症の予備群の状態）である。50％の女性が，低いカルシウム摂取や，閉経によるエストロゲン（骨カルシウムの保護作用のあるホルモン）低下が原因となって，骨粗しょう症を発症する。男性の骨粗しょう症は，2009年において総数200万人であるが，2020年には2000万人を超えると推計されている（www.nof.org/）。骨粗しょう症は，骨折を起こすまでの間の数年にわたって気づかずに過ごしてしまう（サイレントディジーズという）ことがしばしばある。年間160万件を超える骨折が発生しており，この内訳は，脊椎骨折が700,000件，手首の骨折が250,000件，大腿骨頸部骨折が300,000件，その他の部位が300,000件である。60歳以上の女性において，骨粗しょう症は身近に起こることである。なお，50歳以上の大腿骨頸部骨折患者の24％は，骨折後1年以内に死亡している。

きわめて重要な食事からのカルシウム　一般的なガイドラインにおいて，思春期の男女（9〜13歳）と若年成人男女（14〜18歳）は，1日当たり1300 mgのカルシウム摂取が必要である。この量は，240 mLのサイズのコップで6杯牛乳を飲むことで摂取できるカルシウム量である。19〜50歳の成人では，これが1日当たり1000 mgとなる。成長期の子どもは，成人に比べ体重当たりのカルシウム必要量が多いために，日常的には成人よりカルシウム摂取不足がよくみられる。例えば，一般的な成人のカルシウム摂取量は，500〜700 mgである。そして75％を超える成人で推奨量以下の摂取となっており，米国の女性の25％が1日のカルシウム摂取量が300 mg以下である。アスリートや女性ダンサー，体操選手，長距離ランナーは，特にカルシウム摂取が不十分であることも，よく知られている。

運動によるサポート　習慣的な運動は骨の老化を遅らせる。年齢，性別にかかわらず，若い子どもであっても，成人であっても，身体的に活動的な生活を送っている人は，不活発な生活を送っている人に比べて，高い骨量を有している。すでに70歳や80歳になる活動的な男女においても，同年代の不活発な生活を送っている人に比べて，骨量が高いことも知られている。高強度の運動は，加齢による骨量減少を抑制し，骨量を維持するように作用する。

　中強度の運動はより安全であり，骨量の維持，増加をももたらしうる。**荷重のかかる運動**，ウォーキングやランニング，ダンスやなわとびがそれにあたるが，特に有効である。筋力をきたえるようなレジスタンストレーニングは，長骨に対して，有効に作用する。運動の効果は，骨形成過程におけるカルシウムの充足状態に依存することも重要なポイントである。

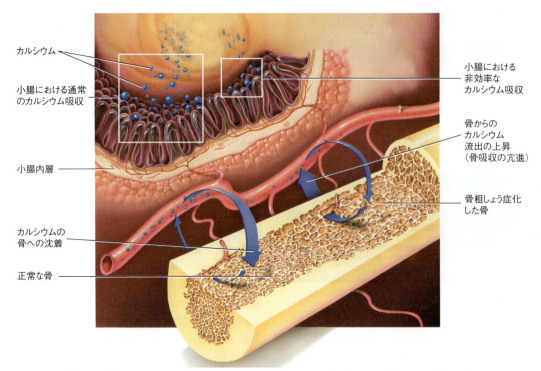

図 2-17　(1) 骨基質へのカルシウム貯蔵のために，小腸におけるカルシウム取り込みが上昇する（骨に対する大きな青矢印が示している）。(2) 腸におけるカルシウム吸収効率が悪い場合，逆の過程が起こる。骨からカルシウムが溶出する（大きな青矢印が，血流の作用をさしていることで示している）。これによって，骨はもろくなり，骨折しやすくなる。

インフォメーション

骨粗しょう症の 15 のリスクファクター
1. 加齢
2. 原因にかかわらない大人になってからの骨折歴
3. 両親や兄弟姉妹の骨折歴
4. 喫煙
5. やせ傾向や，やせ
6. 白人女性やアジア系女性
7. 不活発な生活スタイル
8. 早期閉経
9. 摂食障害
10. 高タンパク質摂取（特に，動物性タンパク質）
11. ナトリウムの過剰摂取
12. アルコールの乱用
13. 閉経前後のカルシウム不足の食事
14. カフェインの多量摂取（不確実であるが）
15. ビタミンD欠乏（成人の〜40%でみられる）

インフォメーション

骨の健康に関する，標準偏差（SD）を用いた骨密度の診断基準（性を一致させた若年成人の平均値に対する比較）

正常	平均値より＜1.0 SD 低い
骨減少症	平均値より1.0〜2.5 SD 低い状態
骨粗しょう症	平均より＞2.5 SD 低い状態
重症骨粗しょう症	平均より＞2.5 SD 低い骨密度で，かつ1つあるいはそれ以上の脆弱性骨折を有する場合

FAT：高強度トレーニングを行っている女性における健康問題

閉経前女性アスリートにおいて，運動と骨代謝には矛盾した現象が起こる。高強度トレーニングを行っている女性や厳しい減量を行っている女性において，しばしば，日々の生活におけるさまざまな不安からくる**極度の食事摂取習慣の異常**がみられる。摂取習慣の異常はエネルギー有効性を低下させる。これは，体重と体脂肪の減少の結果として起こる。そして，月経周期が不規則（**頻発月経**）になり，無月経（**二次性無月経**）を引き起こす。図 2-18 に，FAT（female athlete triad）における食事摂取習慣の異常とエネルギー消費，無月経，骨粗しょう症の密接な関連性を示す。

スポーツを行っている多くの女子や若い女性においては，少なくとも3つのうち1つの症状（問題）を有していることがしばしばである。特に，摂取習慣の異常がよくみられる。1970〜80年代では，多くの女性アスリートは，競技成績の向上には正常な月経周期を失うほどのきついトレーニングが必要だと信じていた。

インフォメーション

習慣的な運動と筋力増加は骨の老化を遅らせる

中強度あるいは高強度の有酸素運動（荷重のかかる）を，週3回50〜60分行うことは，骨量増加あるいは骨量減少抑制に有効である。筋力トレーニングは骨量に有効である。背筋力が高いレベルにあるような，レジスタンス運動を習慣的に行っている人の腰椎骨塩量は，背筋の弱い人やトレーニングをしていない人より高い。

インフォメーション

骨の健康に寄与する6つの要因
1. 特異性：運動は局所の骨形成に効果がある。
2. 過負荷：運動の強度を段階的に上昇させることによって，骨代謝の改善を持続可能にする。
3. 初期値：骨量のわずかな変化は，大きな骨代謝改善の可能性をもっている。
4. 反応性の低下：多くの効果を期待して運動しても，骨密度の上昇には生理的な天井がある。
5. 必然性：骨細胞の慢性的な機械的刺激に対する応答は，徐々に低下する。
6. 可逆性：過負荷の運動をやめることは，運動の骨形成への効果をマイナスにする。

体重が影響する競技の女性アスリート（長距離選手，体操選手，バレエ，チアリーディング，フィギュアスケート，ボディビルディング）における無月経が25〜65％で発症していて，一般女性の5％よりはるかに多いことが報告されている。

ナトリウム，カリウムおよび塩素

ミネラルであるナトリウム，カリウム，塩素は，イオン化により電荷をもつ物質で，**電解質**である。ナトリウムと塩素は，血漿や細胞外液に多く含まれている。電解質は，体内のさまざまな水の分布，水分の移動を調節する。これにより，常に，栄養成分と不要となった老廃物を細胞とその細胞周囲環境間でやりとりすることが可能となる。一方，カリウムは，細胞内に多く存在するミネラルである。

電解質の濃度勾配を正常に維持するために，細胞膜を出たり入ったりすることは，ナトリウムイオンとカリウムイオンの最も重要な役割である。細胞内外の電解質の濃度差は，神経伝達においても重要である。電解質は，細胞膜の透過性の正常化や，体液，主に血液の酸塩基平衡の調節にとっても重要である。

●**ナトリウム：どれだけ必要か？** ナトリウムは広くさまざまな種類の食品中に存在するために，特に食品に塩を加えずとも，日々の要求量は簡単に摂取できる。米国においては，ナトリウムは日常的に成人の推

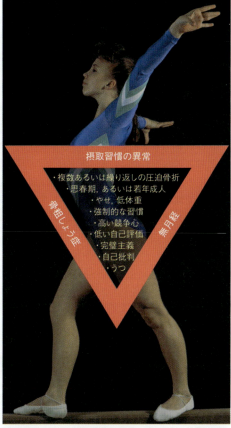

図2-18 FAT：摂取習慣の異常，無月経，骨粗しょう症の関係。

質問とノート

● FATについて簡単に説明せよ。

奨量である2400 mg，すなわち食卓塩小さじ山盛り1杯にあたる量（食塩の約40％がナトリウム）より多く摂取している。典型的な西洋の食事では，ナトリウムを約4500 mg（8〜12 gの食塩）を日常的に含んでいる。この量は生体が真に必要としているナトリウム量である500 mgの10倍量ということになる。加工や保存，調理，味つけや貯蔵では食卓塩が多く使われており，これらによって普通に食事をすることで多くのナトリウムを摂取している。食卓塩以外にもナトリウムを多く含む給源があり，グルタミン酸ナトリウム monosodium glutamate（MSG）やしょうゆ，香辛料，缶詰，重曹，ベーキングパウダー，などである。

ナトリウムの生体にとっての正常なバランスは，食事からの摂取量によって調節されている。人によっては，ナトリウムの過剰摂取によりナトリウム調節が不十分な状態が引き起こされる。食事からの慢性的なナ

トリウムの過剰摂取は，体内循環水分量を増加させ，末梢の血管抵抗性を高める。この2つの因子が，健康を害すような血圧上昇をもたらす。**ナトリウム感受性の高血圧**は，米国において血圧が高めな人の1/3を占める。

何十年にもわたって，高血圧を予防するための第1の取り組みは，食事からのナトリウムの過剰摂取を少なくすることであった。減塩習慣は，体内循環におけるナトリウムレベルを低くし，結果として血圧を低下させると考えられる。とはいえ，ナトリウムの制限は，正常な血圧の人の血圧を低下させることはない。しかし，**食塩感受性**があり，食事からのナトリウム摂取を減らして血圧を下げ，予防を行うことが大切である。

鉄

生体は，一般に3〜5gの鉄を含有する。全体量の約80%が生理機能を有しており，これが赤血球中のヘモグロビンと結合している。この鉄とタンパク質の結合体が血液の酸素運搬能力を約65倍に引き上げている。また，鉄はミオグロビンの構成成分（体内の鉄の5%未満程度）でもある。ヘモグロビンと類似の作用を有しており，ミオグロビンは，筋細胞内において酸素を蓄える役割を担っている。わずかな量の鉄がシトクロム中に存在して，細胞のエネルギー利用に関与している。

●**鉄の貯蔵** 生体内の鉄の約20%が生物学的な機能性のある鉄ではない**血清鉄（ヘモジデリン）**と**フェリチン**として存在する。フェリチンは，鉄の貯蔵体で，肝臓，脾臓，骨髄中に存在する。これらの貯蔵鉄は，機能性鉄が失われたときや食事からの鉄の摂取が不足して供給不足となったときに使われる。血漿中のタンパク質である**トランスフェリン**は，食事から供給された鉄や赤血球が損傷することで放出された鉄を運搬する役割を担っている。血漿のトランスフェリンレベルは，しばしば最近の鉄の摂取が十分か否かを表している。

アスリートは，日々の食事における鉄を多く含む食品の摂取によって通常の量の鉄をとっている。鉄摂取が不足している人や，鉄の吸収の悪い人，鉄喪失が多い人において，しばしば赤血球中のヘモグロビン濃度の低下がみられる。この鉄不足の状態は，一般的に**鉄欠乏性貧血**や体調不良，食欲不振，軽度の運動により鉄の体内保留量が低下することで起こる。鉄の補充などの治療は，血中のヘモグロビン量や運動の能力を改善する。表2-7に，子どもと成人の鉄摂取の推奨量を示す。

●**ベジタリアンへの配慮** ベジタリアンの食事において，女性では生理活性が低い非ヘム鉄に関係して鉄欠乏のリスクが高くなる。ベジタリアンの女性ランナーでは，動物性の食品摂取による鉄摂取量と同量の植物性食品由来の鉄摂取では，鉄が不足となることがしばしばみられる。食事中に多くのビタミンCを含有することは，鉄の生物学的利用能を高める。これは，アスコルビン酸がアルカリ性の小腸における鉄吸収を高めるように，非ヘム鉄の可溶化を高めるからである。例えば，1杯のオレンジジュース中のアスコルビン酸で，朝食からの非ヘム鉄の吸収性を高めることができる。

●**女性であることが，リスクである** 子どもや10代の女子，妊娠可能年齢の女性，身体活動量が多い女性では，しばしば鉄摂取の不足が起こる。

月経周期中の鉄喪失は5〜45mgである。そのために閉経前の女性では日常的に1日に5mgの鉄摂取を

インフォメーション

有効性の低下について

米国疾病対策予防センター（CDC, www.cdc.gov）によると，米国の成人の70%近い人が，ナトリウム推奨量を2300mgから1500mgへと引き下げた低塩食とする必要がある。これは，小さじ約2/3の塩である。ナトリウム感受性によって，(1)高血圧をすでに発症している人（成人人口の30.5%），(2)40代以上で，高血圧ではない人（34.4%），(3)高血圧でない，20〜39歳のアフリカ系米国人（4.2%）という，3つのグループに分類することができる。そして，ナトリウム摂取を低下させることで，血圧低下という望ましい効果がもたらされる。血管の健康度の指標と考えられる血液循環における血管拡張作用が正常化されるのだろう。

Q 質問とノート

●ミネラルの体内における役割の概要を述べよ。

表2-7 鉄の推奨量[a]

	年齢	鉄（mg/d）
子ども	1〜3	7
	4〜8	10
男性	9〜13	8
	14〜18	11
	19〜70	8
女性	9〜13	8
	14〜18	15
	19〜50	18
	51〜70	8
妊婦	<19	27
	≧19	27
授乳婦	<19	10
	≧19	9

[a]Food and Nutrition Board, Institute of Medicine. (2002). *Dietary Reference Intakes*: *Recommended Intakes for Individuals*. Washington, DC: National Academy Press. (www.ion.edn)より

BOX 2-3

高い血圧を低下させる食事介入：DASH食

　5000万人近い米国人が，高血圧で治療も受けておらず，脳卒中や心臓発作，腎不全のリスクをもっている。高血圧の人の50%は治療を受けているが，その半分の人しか長期にわたる治療の成功を得られていない。治療がうまく受け入れられない理由の1つは，高血圧治療に起因する副作用があるからである。例えば，循環器疾患の治療計画において，疲労感や無気力感が，高血圧の薬物治療を受けている患者を，しばしば落胆させる（やる気をなくさせる）。

DASHによる取り組み

　DASH（高血圧を止める食事アプローチ Dietary Approaches to Stop Hypertension, www.nhlbi.nih.gov/heath/public/heart/hbp/dash/new_dash.pdf）を用いた研究によると，この食事は，いくつかの薬剤による治療と同じように，そして他の生活スタイルを変える以上に，血圧を低下させる。2カ月の食事で，収縮期血圧を平均11.4 mmHg，拡張期血圧を5.5 mmHg低下させる。収縮期血圧が2 mmHg低下するごとに，心疾患のリスクを5%低下させ，脳卒中のリスクを8%以下にさせる。さらに，よい情報として，1日に1500 mgの食塩を摂取するDASH食は，一般的なDASH食（2400 mg食塩）のみを行うよりも血圧を低下させることが，最近の研究で明らかになった。

　表1に，果物，野菜，乳製品および低脂肪食を多く摂取する2100 kcalの食事計画における，DASH食の目標と効果を示す。DASH食をほぼ実践し続けた女性を24年間追跡したデータによると，心疾患の発症を24%低下させ，脳卒中の発症を18%低下させた。

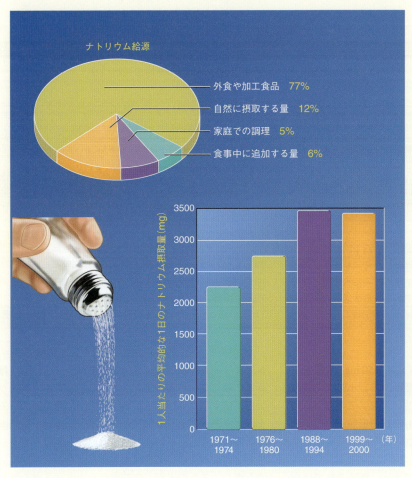

　消費者団体や米国の医学会（www.ama.org）は，米国の40%にあたる人に蔓延する高血圧と闘うために，食品中の食塩を制限することを力説している。成人は現在，1日にナトリウムを4000 mg摂取していて，これは，推奨量の2400 mg（小さじ1杯の塩）のおよそ2倍にあたる。この過剰摂取は，外食や加工食品を食べていることが原因である。

（つづく）

表1　2100 kcal の食事計画における DASH 食の 1 日栄養目標

総脂肪	エネルギー比 27%	ナトリウム	2300 mg[a]
飽和脂肪	エネルギー比 6%	カリウム	4700 mg
タンパク質	エネルギー比 18%	カルシウム	1250 mg
炭水化物	エネルギー比 55%	マグネシウム	500 mg
コレステロール	150 mg	食物繊維	30 g

食品群	1 日のサービング数	サービングサイズ
穀類[b]	6〜8	パン 1 枚 シリアル（乾）[c] 28 g 白飯か，パスタ，シリアル 1/2 カップ
野菜	4〜5	生の葉野菜 1 カップ 生や調理したカット野菜 1/2 カップ 野菜ジュース 1/2 カップ
果物	4〜5	中サイズの果物 1 個 ドライフルーツ 1/4 カップ 生，あるいは冷凍や缶詰の果物 1/2 カップ フルーツジュース 1/2 カップ
無脂質や低脂肪の牛乳や乳製品	2〜3	牛乳かヨーグルト 1 カップ チーズ 42 g
赤身肉，家禽，魚	≦6	調理ずみの肉や魚類 28 g 卵 1 個
ナッツ，種子，マメ類	4〜5/週	ナッツ 1/3 カップか 42 g ピーナッツバター大さじ 2 ゴマなど大さじ 2 か 14 g 調理したマメ類（乾物でもよい）1/2 カップ
油脂	2〜3	マーガリン小さじ 1 植物油小さじ 1 マヨネーズ大さじ 1 ドレッシング大さじ 2
菓子類	≦5/週	砂糖大さじ 1 ゼリーやジャム大さじ 1 シャーベット 1/2 カップ ゼラチン（フルーツゼリー） レモネード 1 カップ

[a] ナトリウム 1500 mg は血圧をより低下させる。特に中高年以上のアフリカ系米国人で，すでに高血圧を発症している人において，有効である。
[b] 全粒穀類が食物繊維や栄養素含量にとってよりよい。
[c] サービングサイズは，シリアルのタイプによって，1/2〜1/4 カップと幅がある。食品の栄養成分表示をチェックされたい。
DASH（高血圧をストップさせるための食事アプローチ）は，US Department of Health and Human Services. National Institutes of Health, National Heart, Lung, and Blood Institute（2006）．*Your Guide to Lowering Your Blood Pressure with DASH*. より（www.nhlbi.nih.gov/health/public/heart/hbp/dash/new_dash.pdf）．

DASH 食の例

表2 に，約 2100 kcal の DASH 食（1 日 1500 mg のナトリウム摂取に引き下げた推奨メニューを含む）例を示す。この 2100 kcal というエネルギーレベルは，典型的な 70 kg の成人に必要な量である。身体活動が多い場合や運動習慣がある場合は，タンパク質源のポーションサイズを変えたり，皿数を変えるなどして，それぞれの人に合わせて調整する。体重を減らしたかったり，不活発な人では食事量を減らすが，それぞれの食品グループの最低のサービング数より減らしてはならない。

（つづく）

増やす必要がある。1 カ月に平均約 150 mg, 食事からの鉄摂取を増加させておく必要がある。小腸での吸収は，摂取した鉄のわずか約 15% である。これは，その人の現在の鉄の状態や，摂取した鉄の形態，そして食品の構成などによっている。20〜25 mg の鉄を追加する（1 カ月で 150 mg を増やすために）ことは，月経中の赤血球の喪失に対して重要である。驚くことではないものの，米国人女性の 30〜50% は，月経による喪失や食事からの鉄摂取が限られていることから，日常的に鉄摂取が不十分な状態を経験している。

● **アスリートと鉄サプリメント**　アスリートでは，推奨量の鉄を含んだ食事をとっているとしても，ヘモグロビン値やヘマトクリット値，その他体内の鉄の状況を示す指標が向上しないことがある。思春期や閉経前の女性の望ましくない食習慣のために，運動やトレーニングによる鉄の喪失が増加すると，鉄の体内貯蔵は低下する。このことが，高強度のトレーニングを行っている場合に鉄のサプリメント摂取が必要になるときがあること，あるいは鉄摂取不足や鉄喪失が原因のスポーツによる貧血が起こる可能性があることを十分に

表2　2100 kcal の DASH 食の例（ナトリウム 1500 mg 摂取のメニューも含む）			
ナトリウム 2300 mg のメニュー	ナトリウム (mg)	ナトリウム 1500 mg に引き下げた例	ナトリウム (mg)
朝食			
フスマ入り小麦粉のシリアル 3/4 カップ	220	ビスケット状シリアル 3/4 カップ	1
バナナ中 1 本	1		
低脂肪乳 1 カップ	107		
全粒粉食パン 1 枚	149		
マーガリン小さじ 1	26	無塩マーガリン小さじ 1	0
オレンジジュース 1 カップ	5		
昼食			
チキンサラダ[a] 3/4 カップ	179	レシピから塩を除く[a]	120
全粒粉食パン 2 枚	299		
ディジョンマスタード大さじ 1	373	普通のマスタード大さじ 1	175
サラダ：			
生のキュウリのスライス 1/2 カップ	1		
トマト 1/2 カップ	5		
ヒマワリの種子大さじ 1	0		
低カロリーのイタリアンドレッシング小さじ 1	43		
フルーツカクテル（ジュース）1/2 カップ	5		
夕食			
牛肉 84 g	35		
無脂肪グレービーソース大さじ 2	165		
小さじ 1/2 のキャノーラオイルで炒めた	0		
緑マメソテー 1 カップ	12		
焼いたジャガイモ小 1	14		
無脂肪クリーム大さじ 1	21		
低脂肪チェダーチーズ大さじ 1	67	普通のチェダーチーズ大さじ 1（低脂肪と低ナトリウム）	1
全粒粉のロールパン 1 個	148		
ソフトマーガリン小さじ 1	26	無塩マーガリン小さじ 1	0
リンゴ小 1 個	1		
低脂肪乳 1 カップ	107		
間食			
無塩のアーモンド 1/3 カップ	0		
レーズン 1/4 カップ	4		
無脂肪，無糖フルーツヨーグルト 1/2 カップ	86		
合計	2101		1507

[a] ナトリウム 1500 mg は，より目標を低く設定していて，血圧をよりよく低下させる．特に中高年以上のアフリカ系米国人で，すでに高血圧を発症している人において，有効である．
DASH（高血圧をストップさせるための食事アプローチ）は，US Department of Health and Human Services. National Institutes of Health, National Heart, Lung, and Blood Institute（2006）．*Your Guide to Lowering Your Blood Pressure with DASH*. より（www.nhlbi.nih.gov/health/public/heart/hbp/dash/new_dash.pdf.）

説明しているわけではない．鉄の過剰摂取や過剰吸収は，むしろ害になる可能性もある．鉄含量の多いサプリメントによって鉄を体内に過剰に蓄積することで毒性を示すことがあり，糖尿病や，肝疾患，心臓や関節の損傷が起こったり，潜伏しているがんの成長や感染症を促進してしまったりする．アスリートの鉄の状態は，血液学的な評価や，鉄供給の面から，継続的に観察する必要がある．

ミネラルと運動パフォーマンス

推奨量を満たすような急性および慢性のミネラルサプリメントの摂取は，運動能力の向上やトレーニング効果を向上させるわけではない．しかし，水分喪失とミネラル塩であるナトリウムと塩素の汗中への喪失に対する補給は，特に暑い環境下での運動において，重要な課題となる．通常の水と電解質の喪失と，その不十分な補給は，熱耐性や運動能力に影響し，熱性の痙攣や熱疲労，熱発作を引き起こす．熱中症関連の死亡数は，春と夏においてアメリカフットボールの練習中に多く，水分と電解質補給の重要性を示している．練習中や試合中，アスリートは 5 kg にも及ぶ汗をかき，これによって，約 8 g の塩を失うこととなる．すなわち，汗 1 L 中に 1.5 g の塩が溶けている（その 40%がナトリウム）からである．失った汗分の水分を補給する必要性がわかるだろう．

運動中のミネラル喪失の防止

高強度の運動においても，ホルモンである**バソプレシン**と**アルドステロン**，酵素の**レニン**の調節によっ

BOX 2-4

スポーツ貧血：貧血は見かけ上の変化か？

　体内の鉄の状態に対する高強度トレーニングの影響に関する研究が着目されている。なぜなら，持久系運動やそうした活動への女性の参加が増加することに有益だからである。「スポーツ貧血」はしばしば高強度トレーニングによって，血中ヘモグロビン値（女性では 12 mg/100 mL 以上，男性では 14 mg/100 mL 以上が正常とされる）が臨床的な貧血に近づくまで低下することをいう。一方，いくつかの研究では，運動トレーニングによって鉄の要求量が増加すると報告している。そのために，時に意識するばかりに鉄の過剰摂取を起こすことがある。鉄の必要量の増加により，貯蔵鉄を酷使することとなり，ヘモグロビン合成の遅延や細胞のエネルギー産生に利用される鉄含量が減少する。そして，鉄の重要な役割である酸素運搬と酸素利用が，運動能力に影響するので，鉄の体内状態が低下すると運動能力が低下する。

　きついトレーニングは，鉄の要求レベルを必然的に上昇させる（このため，簡単に臨床的な貧血を呈す）。この鉄の喪失は，汗による鉄喪失や尿中へのヘモグロビン排泄によって起こる。この尿中へのヘモグロビン排泄は，赤血球の破壊が天候による影響を受けたり，脾臓の機能が亢進したり，血液循環量が変化したり，走行時の足底への物理的刺激に影響されたりして増加することで，赤血球の断片が排泄されて起こる。また，長距離走に伴って胃腸における出血も起こる。このような鉄の喪失は，理由にかかわらず身体内の鉄の貯蔵が毎日 2600 億の新しい赤血球が全身の骨格（頭蓋骨，上腕，胸骨，肋骨，腰椎，骨盤，上肢）の骨髄内でつくられるのに追いつかなくなることで生じる。鉄の喪失は，女性においては鉄の追加分の必要量をさらに多くする。なぜなら，鉄の摂取量が低いにもかかわらず，鉄の推奨量が多いからである。

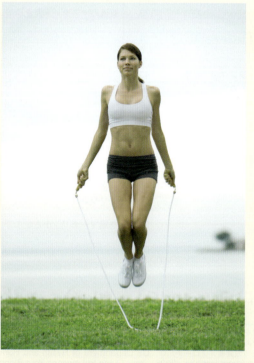

　持久系アスリートでは，ヘモグロビン濃度やヘマトクリット値が適正範囲内だが，その下限レベルであることが頻繁に観察される。これは，運動誘発性のスポーツ貧血の可能性を示している。しかし注意深くみると，一過性のヘモグロビン濃度の減少は，トレーニングの早期に起こるが，それはすぐにトレーニング前のレベルに戻る。

　ヘモグロビン濃度の低下はトレーニングに伴って起こるが，これは総ヘモグロビン量の変化に対して血漿の量が増加しすぎるためである。すなわち，持久的な運動パフォーマンスにおいて重要な要因となっている総ヘモグロビン量は同じままか，トレーニングによって増加するが，ヘモグロビン濃度（mg/100 mL）は血漿量の増加のために低下しているのである。

　有酸素性能力や運動能力は，ヘモグロビン濃度の値が明らかに低下しているにもかかわらず，通常はトレーニングによって向上する。たとえ，高強度運動がある程度の赤血球の機械的破壊による損耗（汗中への鉄のわずかな喪失を含む）を引き起こしたとしてもである。これらのことは，数値に表れる貧血が進行するからといって，アスリートの鉄の体内貯蔵を低下させているわけではないことを示している。長期間，鉄の摂取が通常レベルにあったとしても，貧血と診断される厳しい基準が適用されているからである。不十分な鉄の体内貯蔵が，一般に信じられているよりも高いリスクで真のスポーツ貧血を起こすのかどうかはわからない。大学レベルの男性ランナーやスイマーが試合期において，トレーニング量や強度を大きく変えても初期の貧血症状を示すことはないが，女性においては特定のアスリートグループか一般の女性かの違いに関係なく，鉄欠乏性貧血の有病率が高いという事実もある。

> **質問とノート**
> - 大学生年齢の男女の鉄の推奨摂取量を示せ。
> - スポーツ貧血について説明せよ。また，どの競技で起こりやすいか。

> **インフォメーション**
>
> **機能性貧血：正常ヘモグロビンレベルにおける鉄貯蔵低下状態**
>
> さまざまなスポーツのアスリートにおいて，貧血とは異なる鉄の喪失が，身体活動が活発な男女において高い出現率で起こる。しばしば正常な範囲内の，低めのヘモグロビンレベルを示す，**機能性貧血や境界域の鉄欠乏**である。正常なヘモグロビンレベル（貧血ではない）状態で，鉄貯蔵の枯渇や，鉄依存性タンパク質産生量の低下（例えば，酸化酵素）が起こる。鉄欠乏のアスリートにとって，有酸素運動パフォーマンスや，トレーニングからの回復における，鉄サプリメントのエルゴジェニック効果が知られている。
>
> 最近の報告によると，鉄サプリメントを摂取している身体活動が活発な女性の血中フェリチン（貯蔵鉄の指標）が，決して低くないことが示されている。この場合，ヘモグロビンレベルや赤血球量の向上には，少なくともサプリメント摂取は有効と考えられる。しかし，筋の酸素取り込み能力が上昇するようなレベルの運動能力上昇がみられるわけではない。

て，速やかに腎からと汗によるナトリウムと水分の喪失を最少にする調節が行われる。腎によるナトリウムの保持力向上は，1時間に2Lに及ぶ発汗があるような，暖かく湿度の高い天候におけるマラソン中にも起こる。摂取する水分や食品への少量の塩添加は通常，汗中に喪失した電解質を補充する。ハワイにおける20日間にわたるロードレースのランナーにとって，血漿中ミネラル量は，ミネラルサプリメントの摂取なしに正常レベルを保持することができた。この発見は，スポーツ時の飲料が特別な必要はなく，発汗によるミネラル喪失と同じミネラルバランスの食事をとることで回復可能なことを示している。暑熱下の運動では，塩分を追加でとることが運動パフォーマンス向上に寄与するが，これは4〜5 kgを超える発汗の場合である。この場合は，0.1〜0.2％食塩水（1 Lの水に小さじ0.3の食卓塩を溶かす）を飲むとよい。高強度運動では，熱ストレスが中程度のカリウム欠乏も引き起こす。食事にこれらミネラルの推奨量を含むことが重要である。また，240 mLのグラスでオレンジジュースやトマトジュースを飲むことで，60分以内の高強度の運動で失った量と同じ程度，すなわち，3 L程度の発汗で失ったカルシウムやカリウム，マグネシウムを補充できる。高齢のマスターズアスリートや，高齢の血圧に

> **質問とノート**
> - 自作のドリンクをつくる際に，1 L中に入れる塩の量を示せ。

関わる投薬を受けているレクリエーション長距離選手においては，運動中の脱水によって，引き起こされる低血圧に伴う脱水の徴候（めまい，軽頭痛，吐き気）は，避けるべきである。

まとめ

1. ビタミンは，身体組成に影響するエネルギーの給源にはならない。ビタミンは，食品およびサプリメントから摂取することで，生体調節における重要な役割を演じている。
2. 13種類あるビタミンは，水溶性と脂溶性に分類することができ，ビタミンA，D，E，Kは脂溶性で，ビタミンCとB群が水溶性である。
3. 脂溶性ビタミンの過剰摂取は，体内に蓄積されて毒性を示すことがある。水溶性ビタミンの過剰は一般に稀であり，これは過剰分が尿中に排泄されることで体内に蓄積されないためである。
4. ビタミンは，代謝やエネルギー消費，骨形成機能，組織合成など，重要な役割を担っており，それらを調整している。
5. ビタミンCとEとβカロテンは，抗酸化機能を有する重要な物質である。これらの微量成分を適切含む食事は，フリーラジカルによる生体の損傷，酸化ストレスを低下させることができ，心疾患やがんの予防に効果がある。
6. 多量のビタミンサプリメント摂取によって，運動パフォーマンスを向上させたり，トレーニング効果を支えたりはできない。日常的な脂溶性ビタミンの過剰摂取や，稀に水溶性ビタミンの過剰摂取によって，重い病気が引き起こされる。
7. 体重の約4％はミネラル（無機質）と呼ばれる22種の元素からなる。それらは身体のあらゆる組織，体液中に存在する。
8. ミネラルは天然（すなわち，川水，湖の水，海水，土壌）に存在する。植物の根はミネラルを吸収し，植物自身に蓄積する。そして植物を食べる動物の身体にも，これらは蓄積される。
9. 代謝におけるミネラルの機能の主たるものは，酵素成分としての役割である。ミネラルは骨や歯の構成成分であり，グリコーゲンや脂肪，タンパク質の合成にも関与している。
10. バランスのよい食事により，土壌中ミネラル量が低

いところでの食生活を除いて，十分なミネラル摂取が可能である。
11. 骨粗しょう症は，高齢者，特に女性においてしばしばみられる形態的な変化を伴う疾患である。十分なカルシウム摂取と，習慣的な荷重負荷運動やレジスタンストレーニングによって，どの年齢においても骨量減少を抑制することは可能である。
12. 高強度のトレーニングを行っている女性は，しばしば，エネルギー消費に見合わない過剰なエネルギー摂取をしている。体重や体脂肪は，月経周期に影響し，早い年齢での骨量減少を引き起こす。正常月経は，正常な骨量維持に重要である。
13. 妊娠可能年齢の米国人女性の40%は，日常の鉄摂取が不足している。このことが，鉄欠乏性貧血を引き起こしており，有酸素運動パフォーマンスや，高強度トレーニングが行えるかどうかに，悪い影響を及ぼしている。
14. ベジタリアンの女性では，低い生体機能の非ヘム鉄摂取に起因して鉄欠乏のリスクが高まる。ビタミンC（食品あるいはサプリメントで）は，腸における非ヘム鉄吸収を増加する。
15. 運動中の過剰の発汗は，運動中および運動後の，体水分と体内ミネラルの喪失を引き起こす。運動による発汗では，通常，ミネラルの摂取推奨量を増加させる必要はない。

問 題

1. ビタミンおよびミネラルのサプリメントの必要性について，その特別な事情について考察せよ。
2. ビタミンおよびミネラルの摂取推奨量に性差がある理由について，考察せよ。
3. 骨量減少が起こる仕組みと，高校生年代の女性における将来の骨粗しょう症発症予防のための望ましい取り組みを概説せよ。

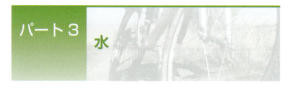

パート3 水

体内の水

年齢，性，身体組成は，体水分量（体重の40～70%）に影響する。筋重量の72%が水であり，これは体脂肪（脂肪組織）重量の約50%にあたる。別の表現をすると，身体組成のうち最も多い量の割合を占めるのが水である（いずれにしても，除脂肪量に対してと脂肪組織に対してでは値は異なる）。

体内には2つの体水分循環がある。1つは**細胞内液**で，細胞の内側にある水である。もう1つは**細胞外液**で，例えば血漿（総細胞外液の20%以下程度）や細胞間の隙間にある水（間質液）である。間質液には，次の6つの種類がある。

1. リンパ液
2. 唾液
3. 目の水分（涙）
4. 内臓内に消化のために分泌される水分
5. 脊髄神経中の水分
6. 皮膚と腎から排泄される水分

細胞外液からの水分喪失は多く，特にそれは血漿からによるものである。

体内の水分の役割

水は，主に次の6つの重要な役割を担っている。

1. 体内の反応を進める潤滑液
2. 体表面で汗となり，気化させる
3. 身体から排出すべき成分を溶かす（尿や便中）
4. 外界の熱変化から体温の変化を最小限とするための熱の吸収
5. 関節や骨と骨の表面のスムーズな動きのための潤滑液
6. 体細胞の形の維持

水の出納：水の出入り

体水分量は，長い時間をかけて一定量に維持されるように調節されている。水分摂取は，速やかな水分量のバランスの崩れを調整することを可能とする。図2-19は，水分摂取を説明しており，いちばん下のパネルは運動，特に暑熱下で高温の環境の際の劇的な水バランスの変化を示している。

水の摂取

通常環境下では，活動的でない成人の1日の水分必要量は約2.5 Lである。活動量の多い人の暖かい環境においては，しばしばこの必要量が1日5～10 Lに増加する。この摂取する水分は，以下のとおりである。

1. 飲料水として
2. 食品から
3. 代謝水から

普通の気候における一般的な生活では，1日1200

mL の水を摂取している。運動中や熱い環境下では，これが 5〜6 倍に増える。運動中は，体水分の喪失によって体重の減少がみられる。極端な場合，2 日間で 13.6 kg の水分喪失が起こることがある。これは，17 時間に及ぶカリフォルニアのデスバレー砂漠を横断する 88 km マラソンでのことである。このとき，適切な食塩摂取を伴う水分摂取によって，体重減少を 1.4 kg にとどめることも可能であった。この実験では，水分の喪失と補給がそれぞれ 13.25〜15.12 L だったと説明されている。

ほとんどの果物と野菜は 90％以上の水分を含む（例えば，レタス，セロリ，キュウリ，赤や緑のトマト，ホウレンソウ，ズッキーニ，スイカ，カンタロープ，ナス，パプリカ，キャベツ，ブロッコリー）。その一方で，これらと比べて，バターや油，干し肉，チョコレート，クッキーやケーキの水分量は 20％以下と少ない。

食品中の成分を，エネルギーを得るために代謝すると二酸化炭素と水に分解される。活動的でない人においては，日常の水分必要量の約 25％を**代謝水**がまかなっている。これは，100 g の炭水化物を完全に代謝することでできる 55 g の水と，100 g のタンパク質を完全に代謝することによる 100 g の水と，脂肪 100 g からの 107 g の水の合計である。加えて，グルコースからグリコーゲン（エネルギー貯蔵物質である）を合成する際に，グリコーゲン 1 g の結合には 2.7 g の水が伴う。続いてグリコーゲンは，エネルギー産生過程でこの水を放出する。筋グリコーゲン量を超回復させるために通常より多い炭水化物を摂取しているランナーや長距離のアスリートにおいては，このことは諸刃の剣となる。増加したグリコーゲンは高いパフォーマンス発揮に役立つが，グリコーゲンの結合に必要な水分により体重が増加し，運動のパフォーマンスが低下し，エネルギー消費量に影響を与える。

水の排出

体水分は，4 つの方法で体外に排出される。

1. 尿
2. 皮膚からの蒸散
3. 呼気
4. 便

正常機能の腎では，毎日 140〜160 L という腎を通過する水の 99％，すなわち 1000〜1500 mL の尿排泄以外にあたる水分を再吸収する。溶質の全重量（g），例えばタンパク質の最終代謝産物である尿素を腎臓から除去するためには，約 15 mL の水が必要となる。この論点から，タンパク質量の多い食事によるエネルギー源として利用される多量のタンパク質は，運動中

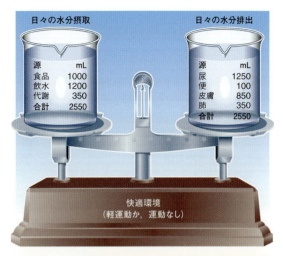
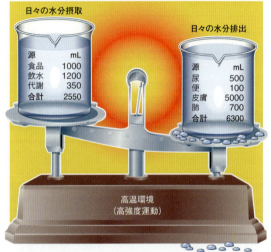

図 2-19 身体の水分出納。上図：快適な温度湿度下における，軽度運動あるいは，不活動時。下図：高温高湿環境における，中強度〜高強度の運動条件。

に脱水を起こすリスクを高める。

少量の水（およそ 350 mL）は**不感蒸泄**といえるが，これは体表面の皮膚からの継続的な水分の漏れである。皮下の汗腺は，脱水を皮膚を通して引き起こす。汗中の水分は，身体を冷やす機能的役割も担っている。通常の発汗量は，500〜700 mL と考えられる。これは，発汗の能力を示しているのではない。トレーニングによって，ヒトは運動や暑熱環境下で 1 時間に 12 L の（重さとしてみると 12 kg）の汗をかくことができるようになる。

1 日に 250〜350 mL の気づかない程度の少量の水分が，呼気中に吐き出されている。肺気管を通ることで喪失する水分である。運動は，この水分喪失にも影響する。活動的な人は，2〜5 mL の発汗を毎分高強度の運動中に生じる。これは，天候にも左右される。換気による水分喪失（不感蒸泄）は，高温や高湿では最も

> **Q 質問とノート**
> - 体内における2つの水分の存在部位の名前を示せ。
> - 身体から失われる水分の4つの経路を示せ。

> **i インフォメーション**
> 水に関する専門用語
> ・体水分正常状態：日々の通常の水分代謝。
> ・水分過剰：水分含量が増加した新しい状態。
> ・水分補給不足：水分含量が減少した状態。
> ・再水和：水分を再び取り込む過程で、通常状態にするために適度に水分を多くするプロセス。

> **i インフォメーション**
> 口腔内温度は信頼できない
> 口腔内温度は、高強度の運動後の深部体温を常に的確に測定しているとはいえない。口腔内と直腸内の温度間には一貫した差があり、高温高湿の環境下での22.4 kmレース後、通常の口腔内温度の36.7℃より高い直腸温、平均で39.7℃を示している。この3℃の差は、高強度運動後の速やかで高い換気量による口と気管における、冷却作用によるといえる。

少なく、低温下（吸気中に少量の水分を含む）で最も多い。その逆の環境でも発汗は増加する。

便の70％が水であることから、小腸を通過することで100〜200 mLの水分が消化に関与して失われていることになる。残渣としての便は、未消化の成分や消化管に存在する細菌や、腸、胃、膵臓の消化液から構成されている。下痢や嘔吐は、水分喪失を1500〜5000 mLにまで増加させてしまう。

運動中の水分要求

多量の発汗による重大な問題が、体水分の喪失（脱水）である。発汗は、次の3つの要因によって起こる。

1. 過度な身体活動
2. 環境温度
3. 湿度

体温上昇を避けるための主な生理的な防衛としては、体表面からの汗を伴う熱の発散である。熱エネルギー600 kcal当たり、発汗による水分喪失は1Lとなる。相対湿度（大気が含む水分量）に依存して、発汗による体温調節の効果は変化する。相対湿度100％の場合、大気は水蒸気で完全に満たされていることになる。体表面からの水分の蒸散はできなくなり、この重要な発汗による温冷却の仕組みは最小限しか機能しなくなる。これが起こると皮膚上に汗の水滴ができ、ついには冷却効果を発揮することなく流れ落ちる。

乾燥した空気は、かなりの湿気を保持することが可能であるので、皮膚からの速やかな蒸発を可能にする。この発汗機能は、体温調整において最適な効果を表す。興味深いことに、体重の2〜3％にあたる発汗は血漿量を低下させる。この水分量の喪失は、循環機能や運動能力、体温調節機能を低下させることになる。第15章では、高温環境下における運動時の体温調節について論じる。

熱射病を起こす運動（作業）

熱射病は、最も重篤な熱ストレスによる疾患で、ただちに医療機関を受診する必要がある。熱射病は、高すぎる体温が引き金となって、体温調節メカニズムの異常を引き起こした状態である。体温調節システムの異常が起こると、通常では発汗する場合でも、皮膚は高温になるが乾いていて、体温は41℃以上にまで上昇し、循環機能が酷使される。難しいことに、運動による異常高熱の複雑さを示すようなわずかな変化がよくみられる。若者や十分に水分摂取ができているモチベーションの高い人の場合、死を招かないように高強度の有酸素運動（例えば、10 kmマラソン）では発汗が起こる。熱を下げるために代謝性熱産生を含む熱産生が過剰に起こる。もし処置を怠ると、循環器系が破綻し、中枢神経システムや他の内臓も損傷を受け、死にいたることになる。

熱射病は、医療的処置が必要な緊急事態である。医療処置を待つ間、中心体温を速やかに下げるための処置だけは積極的に行うべきで、これによって死を免れることができる。長時間にわたり高熱にさらされると、内臓に損傷を与え、死亡率を高めてしまう。速やかな処置として、アルコールでふきとったり、アイスパックで冷やしたりすることが有効である。高熱になっているアスリートに対する処置としては、全身を冷やすか、氷水を当てたりすることが、最も効果的である。

運動中の有効な水分補給

外部の環境に依存するが、世界的な大会におけるエリートアスリートのマラソン中の総発汗量は、平均すると5.3 Lである。これは、体重の6〜8％にあたる量の水分喪失である。脱水とそれによる生命の危険を避けるために、運動中は常に水分補給がなされるべきである。

BOX 2-5

熱痙攣，熱疲労，熱射病はどのように区別されるのか

ヒトの熱消失は，(1) 深部組織から，その周辺へと血液を介して発散させることや，(2) 皮膚表面からの汗や呼吸によって蒸発させることによる冷却によって，起こる。熱ストレスにさらされている状態では，心臓の拍出は増加し，血管収縮と血管拡張は血液量を身体の中心部から皮膚のほうへ移動させるように反応する。そして，上皮層を迷路のように走るそれまで休眠状態だった何千もの毛細血管は，血流に対応するために開通する。温かい血流は，冷たい皮膚表面を通るときに熱を放散する。この体熱処理によって，約75%の熱が失われることになる。運動中に，産生される熱は，しばしば熱の消失のメカニズムと同じであるが，特に高温多湿環境下においては，異常となる。これは，広い範囲の身体からの徴候を示している。

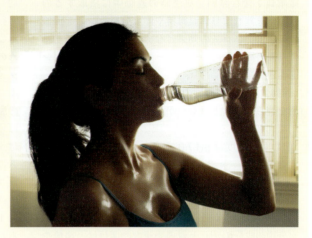

状態	原因	徴候や症状	予防
熱痙攣	酷暑，暑熱下の長時間運動 負のナトリウムバランス	強い痙攣 不随意の活動筋の痙攣 低ナトリウム血漿（血清ナトリウムイオンの低下）	塩分不足の補給 気候への馴化
熱失神	末梢血管拡張と静脈血の貯留 低血圧 軽度脱水	めまい 休憩中や運動中の直立姿勢での失神	気候馴化と水分補給 高温日の高強度活動をひかえる 立ちっぱなしを避ける
熱疲労	蓄積された負の水出納	疲労困憊 脱水 皮膚の紅潮 極度の脱水による発汗減少 失神 高い直腸温	運動前の適切な水分補給と，運動中の十分な水分補給 気候への馴化
熱射病	体温調節機能の異常による高熱と重篤な脱水	急性の医療処置が必要な緊急事態：超高熱（直腸温41℃<），発汗停止，神経障害（失見当識，ひきつけ，発作，昏睡）	気候馴化 危険性の確認と排除 気候条件に合わせた身体活動

質問とノート

● 高熱を防ぐための，主な生理的防衛作用を説明せよ。

水分補給は，循環システムを正常にし，発汗に関わる反応性を取り戻すために血漿量を修復させる。運動前に追加して摂取する水分は，体熱調節において高熱になりすぎないために役立つ。運動前水分補給は，(1) 脱水になるのを遅らせ，(2) 運動中の発汗を増やし，(3) 水分補給なしに運動を行った場合と比べて，体温上昇をゆるやかにする。これらのために，運動前10〜20分に冷水を400〜600 mL 摂取するとよい。この方法を行うことで，運動中の水分補給をスムーズに継続することが可能となる。

水分の胃通過時間

小腸は，胃を通過した後の水分を吸収する。胃通過時間には，次の7つの要素が関係する。

1. **水分の温度**：冷たい（5℃）水分は，体温程度の水分より，より速く胃を通過する。
2. **水分の量**：より速く胃を通過するために適する胃内の水分量が保たれるべきで，炭水化物や電解質などの含有量の影響も受ける。適度にかつ速く水分が胃を通過するためには，水分は運動直前に400〜600 mL 摂取し，その後は15分間隔で150〜250 mL ずつを摂取することである。こうすることで，運動中に多量の水分を胃内にとどめなくてよくなる。
3. **エネルギー量**：エネルギー量が増えると，胃通過速度は遅くなる。

4. **水分の浸透圧**：胃通過時間が遅くなるのは電解質量や単糖（グルコース，フルクトース），スクロースの含量による。例えば，40％の砂糖水は，通常の水より20％遅くなる。通常は，5～8％の炭水化物と電解質を含む飲料を高温時の運動中に摂取するのが，水を飲むより体温維持や体水分バランスを保つのによい。プラスの効果としては，この水分補給により長時間運動時のグルコース代謝とグリコーゲン節約ができる。
5. **運動強度**：最大強度の75％の運動までは胃通過時間を遅らせることはないが，強度が高まるに従い抑制傾向となる。
6. **pH**：通過速度はpH 7.0で速く，それを外れると遅くなる。
7. **水和のレベル**：脱水が胃通過を遅らせ，胃の痛み（不決感）を高める。

水分中の成分の消化と胃通過速度の関係は，環境やエネルギー要求レベルを考慮して評価すべきである。低温環境では発汗による水分喪失もわずかだからである。このような場合，胃通過速度は遅くなり，水分吸収は抑制され，砂糖含量が高いほうが（15～20 g/100 mL）が有効である。緊急用としては，高温下の長時間運動時には，まず水分補給を考えることが重要である。第4章では，スポーツドリンクの成分やその水分補給としての効果を論じる。

水分補給の適切さ

脱水の予防は，特に体温が上昇する際（**高体温**）の危険に対して重要で，十分な水分補給計画が必要である。このことは，しばしば，「いうはやすし，行うはかたし」である。なぜなら，水分補給が運動能力の妨げになると信じる人がいるからである。一部のアスリートにおいて，循環血液からの脱水は競技シーズン（試合期）の間中続くことがある。競技者は，故意に計画的に水分補給を減らし，体重を軽くしようとしたりする。これによって脱水が深刻化すると，電解質のバランスの崩れから心血管系の異常が起こる。循環血流の減少は，バレエ界や，やせであることが大切と考えられるダンサーで，しばしばみられる。正しくない体重減少プログラムが多数存在し，それらは水分補給の制限によって体脂肪減少の促進にも有効だと信じられている。少なくともいく人かの熱狂的信者や，新しい指導者は，精神的な行事や「心身のクリーニング」と称するような，46℃を超えた空間（発汗のための小屋と呼ばれる防水プラスチックに覆われたサウナのような特殊な部屋）で行われる活動における，数日間の食品や飲料の禁止を推奨している。しかし，最近（2009年10月）になって，3人が自作のサウナで，空気の循環が十分でない中で「身体から毒素を出す」という目的で過ごして，死亡している。

体重変化をモニタリングすると，簡易の水分バランス評価，すわなち（1）運動や熱環境の水分喪失や，（2）水分喪失からの十分な回復ができているかの評価が行える。加えて，アスリートは練習前後の体重を測ることで，コーチ陣は体重減少を最小限にとどめるための練習やトレーニング中の水分補給のための休憩のタイミングを計画したり，試合中の水分補給を計画することが可能となる。0.45 kgの体重減少は，450 mLの脱水を表している。運動後に，給水の要求が起こるはずである。人の喉の乾きにまかせての水分補給では，脱水状態が激しいと，通常，もとの体水分バランスに戻るためには，数日かかるといわれている。

低ナトリウム血症：水中毒

通常の条件において，腎臓への過度の負担なく，時に1日で9.5 Lの水分を，体水分の化学的濃度を薄めるために摂取することがある。9.5 Lより多く摂取すると，通常のナトリウム濃度に調整しようとすることによって**低ナトリウム血症**や水中毒を起こすことがある。一般的に，軽度の低ナトリウム血症では血清中ナトリウムが135 mEq/L以下で，重篤な低ナトリウム血症では125 mEq/Lを下回る。

低い血漿ナトリウムレベルが続くと，血液脳関門の浸透圧のバランスが崩れ，脳に水が流入してしまう。脳組織に水分が入り脳浮腫になると，連続してさまざまな症状を引き起こすことになる。頭痛，不定愁訴，吐き気や痙攣などであり，重篤になると，発作，昏睡，肺水腫，心停止，死をまねく。低ナトリウム血症を生じないために，重要な，避けたほうがよい5つの要素を次に示す。

1. 高温下での高強度長時間運動
2. 過度のナトリウム喪失を伴う多量の発汗の経験のない（少ない）人
3. 無塩，あるいは低ナトリウム食を食べている状況下での身体活動
4. 高血圧の治療で，利尿剤を服用している人
5. 長時間運動時に，ナトリウムを含まない水を多量に摂取した場合

低ナトリウム血症は，細胞外ナトリウムの排泄を伴う長時間の発汗や，低ナトリウムやナトリウムを含まない水分の補給による，浸透圧の低下によって起こる。低ナトリウム血症は，アスリートはしばしば経験している。ウルトラマラソンのような高強度の6～8時間も続く運動では，運動開始4時間を過ぎると，低ナトリウム血症が起こっていることがしばしばであ

> **ⓘ インフォメーション**
>
> **長時間運動時の水分の過剰摂取と，低ナトリウム血症のリスクを避ける6つのステップ**
> 1. 400～600 mL の水分補給を運動2～3時間前に行う。
> 2. 150～300 mL の水分補給を運動約30分前に行う。
> 3. 1000 mL/時を上限量として，普通の水を運動中あるいは運動後に，15分以上の間隔を空けて補給する。
> 4. 小さじ約1/4～1/2の塩を，960 mL の飲料に加える。
> 5. 食事から塩を除かない。
> 6. 5～8%のグルコース添加は，水分回復において腸での水分吸収を妨げない。

る。鉄人マラソンでは，30%近いアスリートが，低ナトリウム血症の症状を呈する。レース後半から，競技中において，しばしばみられる。トライアスリートを含む，超長距離アスリート18,000人以上の大規模調査で，競技中あるいは競技後に，約9%の人が低ナトリウム血症の症状を呈したことがわかっている。ウルトラマラソンの経験者は，8.5時間に及ぶ99.2 km の走行中に，およそ20 L の水分補給をしたものの，その後に入院が必要となっている。

まとめ

1. 体重の40～70%は水分である。筋肉は72%が水分であり，その量は体脂肪量の約50%にあたる。
2. 体水分の約62%が細胞内に存在し，残りの38%が細胞外，すなわち血漿，リンパ液，その他の細胞外液に含まれる。
3. 水溶液が，食物と酸素を細胞へ運び，不要となった成分（物質）を運び去るための溶媒になっている。水は，身体の形をつくっていて，体格もコントロールしている。
4. 通常環境では，1日に2.5 L の水を摂取している。その内訳は，飲料から1.2 L，食物から1.0 L，エネルギー産生によって産出される代謝水0.35 L である。
5. 日常の水分喪失は，尿で1.0～1.5 L，皮膚からの蒸発で0.35 L，発汗で0.5～0.7 L，呼気などによる蒸散で0.25～0.35 L，便に0.10 L である。
6. 高温下の運動では，汗によって水分を喪失するので，水分補給の必要量は増加する。特殊な環境では，通常の5～6倍の水分が必要になる。
7. 熱痙攣，熱疲労および熱射病は熱による症状の代表で，熱射病は最も深刻で複雑な症状である。
8. いくつかの要因が胃の水分通過速度に影響するが，例えばどれだけ速く胃を通過するかによって，水分の補充への影響がわかる。これには糖濃度が関与し，冷水のほうが体温を速やかに調整する。
9. 血漿量を維持する（循環と発汗を適切に進める）ことが，水分を補給する第1の目的である。運動中の適切な水分補給とは，失った分の水分と同量の水分補給である。運動中や運動後の体重変化によって水分摂取状況を把握することで，水分補給の目安になる。
10. 胃への適切な水分補給量は，運動直前に400～600 mL を摂取し，運動中に15分おきに250 mL を摂取するとよい。
11. 砂糖を含む飲料は，その濃度によって水分の胃通過速度が変わる（濃いと遅くなる）。これは，暑熱下の運動中の水分バランスに影響する。
12. 口からの水分補給では，5～8%の炭水化物を含むことが適切である。この飲料濃度は，水分バランスや体温調節に逆効果であることを除いて，エネルギーを補充する目的で，炭水化物を燃焼させるのに適している。
13. 過度の発汗と多量の普通の水の摂取によって，長時間運動のときには細胞外のナトリウム濃度が低下し，低ナトリウム血症（水中毒）を引き起こすことがある。これは死にいたる危険な状況である。

問題

1. 脱水を避けるためのアスリートに適した水分補給を，コーチはどのように指導したらよいか。
2. オールアウト運動の前，運動中，運動後に，どのように水分補給するのがよいか，考えよ。

第 3 章

食品がもつエネルギーと運動のための最適な栄養

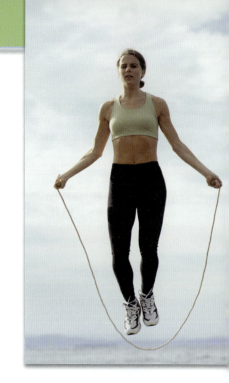

本章の目的

- 燃焼熱，消化率およびアトウォーター係数を定義する。
- 三大栄養素の比率から，食事に含まれるエネルギー量を計算する。
- 身体活動が活発な男女と不活発な男女の栄養素およびエネルギー摂取量を比較する。
- マイピラミッド（食事摂取のガイドライン）の概要を示す。
- 競技前の食事のタイミングと質について，脂質とタンパク質の摂取制限の理由を含めて説明する。
- グリコーゲン節約における，低炭水化物摂取，通常量炭水化物摂取，高炭水化物摂取の影響と，持久性パフォーマンスへの影響についてまとめる。
- 持久系アスリートにとって，砂糖を含む飲料の試合30分前の摂取の悪影響について，および望ましい試合時のスポーツドリンク摂取について説明する。
- グリセミック指数の高い炭水化物摂取が，長時間の有酸素運動パフォーマンスに及ぼす影響について説明する。
- 「グルコースポリマー」について定義し，スポーツドリンクに加えられる合理的な量を示す。
- 高強度運動を行うアスリートにおける炭水化物摂取の推奨量を示す。
- 高強度のトレーニングや試合後におけるグリコーゲン節約に最も有効な方法について説明する。
- 古典的なカーボローディングと修正した方法を比較する。

パート1　食品のエネルギー

カロリー：食品のエネルギー量を測る

1 kg-カロリー（kcal〈キロカロリー〉，あるいは単純にカロリーという）は，1 kg（1 L）の水を 14.5℃から 15.5℃に 1℃ 上昇させるために必要とされる熱量である。例えば，食品が 300 kcal のエネルギーを有するということは，化学的には，300 L の水の温度を 1℃ 上昇させられるということになる。食品ごとにこのエネルギー量は異なる。例えば，バーガーキング（www.bk.com）のトリプルワッパーバーガー，M サイズのフレンチフライ，コカコーラのセットは 1930 kcal（バーガーとフライの脂肪から，総エネルギー量の約 60% を摂取している）のエネルギーである。そしてこれは，1930 L の水の温度を 1℃ 上昇させうるエネルギーである。

食品の総エネルギー量

実験室では，図 3-1 に示すような**ボンベ熱量計**によって，さまざまな食品の総エネルギー量を測ったり，食品の三大栄養量から，総エネルギー量を算出している。ボンベ熱量計は，原理的には**直接法による測定**で，食品を完全に燃焼させて測る古典的方法である。ボンベ熱量計は，次のような仕組みになっている。

- 小さくて，隔離されたチャンバーに一定量の食品を置き，酸素を充満させる。
- 閉鎖空間の中で，電気回路の導火線に電流を通して発火させ，食品を文字どおり爆発させて燃やす。
- 食品を取り囲んだ水が，食品が燃焼したときの熱を吸収する（**燃焼熱**と呼ばれる）。隔離されたその水は，外に熱を逃がすことで爆発を防いでいる。
- 感度の高い温度計で，水が吸収した熱量を測定する。例えば，560 g のホットドック用ビーフ（牛肉）と 39.2 g のマスタードつきパンとフレンチフライ小（67.2 g）を完全に燃焼させると，512 kcal の熱エネルギーとなる。これは，氷水 5.12 kg を沸騰させるために必要な熱量である。

燃焼（酸化）熱

ボンベ熱量計内で食品の燃焼や酸化によって遊離される熱は，その**酸化熱**（食品の総エネルギー量）と呼ばれる。**炭水化物 1 g の燃焼**で，4.20 kcal の熱が生じる。**タンパク質は 5.65 kcal** で，**脂質は 9.45 kcal** である。食事として摂取するほとんどの食品は，これら三大栄養素をさまざまな割合で含有しており，エネルギー量は，これら三大栄養素のボンベ熱量計で測定される熱量の合計である。この量は，ボンベ熱量計において完全に脂質が酸化した場合，タンパク質の酸化より約 65% 多く，炭水化物酸化より 120% 多いことを示している。

食品の正味のエネルギー量

ボンベ熱量計で食品のエネルギー量を直接測った場合（総エネルギー量）と，生体が使える正味の熱量の間には，そのエネルギー量に違いが出る。この関係は，特にタンパク質で顕著にみられる。なぜなら，タンパク質の窒素は酸化しないからである。生体においては，水素を伴って窒素原子，たとえば尿素として尿中に排泄される。このように水素が除去されることで，タンパク質がもつ総エネルギー量の約 19% が失われる。タンパク質の燃焼熱は水素の脱離によって，生体内では 4.6 kcal で，ボンベ熱量計の 5.65 kcal より少ない。これに対して，いずれも窒素を含まない炭水化物と脂質の生体内での熱量は，ボンベ熱量計による測定値と同程度である。

消化率

摂取した三大栄養素の生体における有用性が，その最終的なエネルギー量を評価する。すなわち，その**有用性は消化吸収の量によって評価される**。通常，炭水

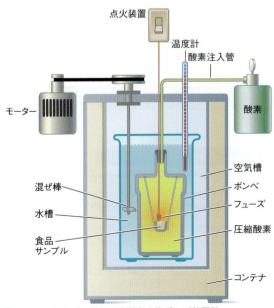

図 3-1　エネルギー量を直接測定するボンベ熱量計。

化物は97％，脂質は95％，タンパク質は92％が，消化・吸収されエネルギー産生を経て利用される。タンパク質は消化の影響が大きく現れ，高いものでは動物性タンパク質の97％，低いものではエンドウマメやダイズなどのマメ類でみられる78％である。さらに，食事中の繊維摂取量も，エネルギーの利用率に影響する。

平均的な消化率を考えるとき，生体ではg当たりの**正味のエネルギー量**を，炭水化物 4.0 kcal，脂質 9.0 kcal，タンパク質 4.0 kcal とする。この調整熱量を**アトウォーター係数**というが，この名称の由来はWilbur Olin Atwater（1844〜1907）で，彼ははじめてカロリーメーターにおけるエネルギー量について論じた科学者である（www.sportsci.org/news/history/atwater/atwater.html）。

食事のエネルギー量

さまざまな食品に含まれるエネルギー量は，食品の成分と量がわかればアトウォーター係数を用いて計算できる。例えば，1/2カップ（約100 g）の鶏肉のクリーム煮のエネルギー量はいくらだろうか？ 一般的なレシピの実験室的分析をもとに求めると，1gの鶏肉のクリーム煮の三大栄養量は，タンパク質 0.2 g，脂質 0.12 g，炭水化物 0.06 g である。アトウォーター係数を用いると，0.2 gのタンパク質は 0.8 kcal（0.20×0.40），0.12 gの脂質は 1.08 kcal（0.12×9.0），そして0.06 gの炭水化物は 0.24 kcal（0.06×4.0）となる。すなわち総エネルギー量は，1gの鶏肉のクリーム煮で 2.12 kcal（0.80＋1.08＋0.24）である。結果として，100 gでは100倍することになり，212 kcal ということになる。**表3-1** に他の例，すなわち 3/4 カップ（100 g）のバニラアイスクリームの例を示す。

幸いにも，計算によるエネルギー量は，米国農務省によって，ほとんどすべての食品について求められている（www.nal.usda.gov/fnic/foodcomp/search/）。食品のエネルギー量は，インターネット上で簡単に計算することができる（www.nat.uiuc.edu/nat_welcom.html.）。

エネルギー量

次のよくある5つの食品について，考えたい。生のセロリ，調理したキャベツ，調理したアスパラガスの芽，マヨネーズおよびサラダ油である。このそれぞれから100 kcalを摂取するには，セロリは茎を20本，キャベツは4カップ，アスパラガスの芽は30本食べなくてはならない。しかし，マヨネーズでは大さじ1杯，サラダ油は小さじ4/5である。このように，少量でも多量のエネルギーを有する食品がある。異なる見方をすると，1日に必要なエネルギー量は，活動的で

> **ⓘ インフォメーション**
>
> **栄養必要量を上昇させるスポーツ**
>
> 体操競技やバレエ，アイスダンス，ボクシングやレスリング，ボート，柔道などの体重階級のある競技のアスリートは，厳しいトレーニングを行っている。これらのスポーツを行うにあたって，アスリートは，審美的なあるいは体重階級を考慮した軽量の身体を維持するため，継続的に努力している。エネルギー摂取は，しばしばエネルギー消費より低い状態に陥る。このようなアスリートにとってサプリメントは有効に作用するかもしれない。

> **Q 質問とノート**
>
> ● ボンベ熱量計による以下の1g当たりの熱量を示せ。
> 炭水化物：
> タンパク質：
> 脂質：
>
> ● 以下のアトウォーター係数を示せ。
> 炭水化物：
> タンパク質：
> 脂質：
>
> ● 三大栄養素のうちで，最も消化率が高いのはどれか。

表3-1 食品中の三大栄養素の量から，その食品のエネルギー量を求める方法

食品：アイスクリーム（バニラ）
重さ：3/4カップ＝100 g

	成分		
	タンパク質	脂質	炭水化物
％	4	13	21
総重量	4	13	21
1g当たり	0.04	0.13	0.21
1g当たりのエネルギー量	0.16	1.17	0.84
	(0.04×4.0 kcal)	(0.13×9.0 kcal)	(0.21×4.0 kcal)

1g当たりの総エネルギー量：0.16＋1.17＋0.84＝2.17 kcal
食品100gのエネルギー量：2.17×100＝217 kcal

第3章 食品がもつエネルギーと運動のための最適な栄養

BOX 3-1

食品表示の見方

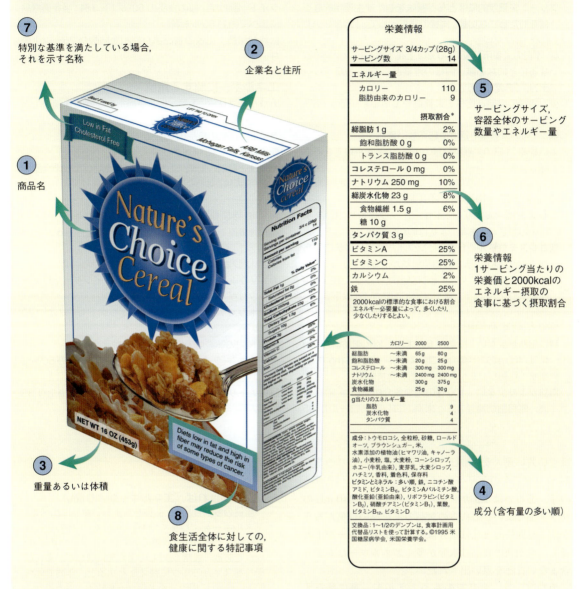

1. 商品名
2. 企業名と住所
3. 重量あるいは体積
4. 成分(含有量の多い順)
5. サービングサイズ，容器全体のサービング数量やエネルギー量
6. 栄養情報 1サービング当たりの栄養量と2000kcalのエネルギー摂取の食事に基づく摂取割合
7. 特別な基準を満たしている場合，それを示す名称
8. 食生活全体に対しての，健康に関する特記事項

1990年に，**栄養表示教育法** Nutrition Labeling and Education Act（NLEA）が米国議会を通過し，食品のラベル表示が変更されることとなった。ストレートのコーヒーや，紅茶，スパイスなど栄養分をほとんど含まない食品を除くすべての食品に，栄養表示が求められるようになった。食品表示には，次のような情報の表示を一般的な人が理解しうる言葉で書くことになった（図中の番号は，以下の説明番号に対応している）。

1. 商品名または通称名
2. 製造元，包装出荷業者，販売元の名前と住所
3. 正味重量，体積あるいは個数
4. すべての成分リスト（含有量の多い順）
5. サービングサイズ，容器全体のサービング数量，エネルギー量の情報
6. 特別な栄養素の量や成分量，総エネルギー量(kcal)，総脂肪量（g），飽和脂肪酸（g），コレステロール（mg），ナトリウム（mg），デンプン・糖・食物繊維などの総炭水化物（g），タンパク質（g）。2006年にトランス脂肪酸の量の記載も義務化された。
7. 特別な基準を示す名称
8. 食生活全体に対しての，健康に関する特記事項

食品表示に用いられる用語

一般的な用語と意味は次のとおりである。

フリー：栄養学的にほとんど意味をもたず生理学的な影響をもたらさない量。同様の言葉として，「含まない」，「ノー」，「ゼロ」。

高：1日の栄養所要量の20％以上を1サービングで摂取することになる量。同様の言葉として，「豊富（リッチ）」，「非常に多い」。

少：同種の食品と比べて栄養量やエネルギー量が25％未満のもの。

低：1日の栄養量を過度に超えない量。

よい給源：1日の栄養所要量の10～19％を摂取できる食品。

コレステロールに関する用語

コレステロールフリー：1サービング当たりコレステロールが2 mg未満，または飽和脂肪が2 g以下。

低コレステロール：1サービング当たりコレステロールが12 mg以下，または飽和脂肪が2 g以下。

少コレステロール：1サービング当たりコレステロールが標準の25％以下，または飽和脂肪が2g以下。

脂肪に関する用語

特に脂肪が少ない：脂肪が5 g未満，飽和脂肪酸が2 g未満，100 gの肉や魚介中コレステロールが95 mg未満。

無脂肪：脂肪が0.5 g未満（油脂を含まない）。

脂肪がより少ない：100 gの肉や魚介中脂肪が10 g未満，飽和脂肪酸が4.5 g未満，コレステロールが95 mg未満。

脂肪が少ない：脂肪が同様の食品の25％以下。

低脂肪：サービング当たり脂肪が3 g以下。

ライト：脂肪が比較の食品の50％以下（例：当社通常品に比べて脂肪50％未満）。

低飽和脂肪：比較の食品より飽和脂肪酸が25％以上少ない。

エネルギーに関する用語

カロリーフリー：1サービング当たり5 kcal未満のエネルギー量。

ライト：比較の食品の1/3のエネルギー量。

低カロリー：40 kcalのエネルギー量。

カロリー抑制，制限：1サービング当たり比較の食品の25％以下になったもの。

食物繊維に関する用語

高食物繊維：1サービング当たり食物繊維が5 g以上。

ナトリウムに関する用語

ナトリウムフリー/食塩フリー：1サービング当たりナトリウムが5 mg以下。

低ナトリウム：1サービング当たりナトリウムが140 mg以下。

ライト：50％減塩の低エネルギー食品。

ナトリウム-ライト：ナトリウムが比較の食品の50％以下。

超低ナトリウム：ナトリウムが1サービング当たり35 mg以下。

はない若い成人女性では，420本以上のセロリの茎，84カップ以上のキャベツ，630本以上のアスパラガスの芽，あるいは1.5カップのマヨネーズか240 mLのサラダ油でよい。これらの食品の主な違いは何だろうか？　高脂肪の食品は水分は少量でエネルギーがより多く，低脂肪の食品は水分が多くエネルギーはあまり含まないことを思い出されたい。

カロリーは，食品源のもつエネルギー量に依存する。エネルギーの見地からは，マヨネーズ100 kcalはセロリ20本の100 kcal，Ben & Jerryのトリプルキャラメルチャンクアイスクリームの100 kcal，アスパラガス30本と同じということになる。より多く食品を摂取すれば，より多くカロリーをとることになる。個人が摂取するエネルギーは，食品の総エネルギーと同じである。セロリやアスパラガスも，過度に摂取すれば肥満をもたらす食品になりうるのである。

ⓘ インフォメーション

脂質が多ければ，エネルギーがより高い

脂質の多い食品は，脂質を含まない食品に比べて，エネルギーをより多く含む。例えば，1杯の全乳は160 kcalであるが，同量のスキムミルクはわずか90 kcalである。通常0.95 Lの全乳を摂取している人がそれをスキムミルクに替えたとすると，年間で体脂肪11.25 kgに相当するカロリーを低下させることになる。わずか3年間，全乳をスキムミルクに替える生活をすると，体脂肪33.75 kgに相当するエネルギーを減少させることになる。

まとめ

1. calあるいはkcalは，食品のエネルギーを熱量として測ったものである。
2. ボンベ熱量計は，食品を燃焼させることで，そのエネルギー量を直接測定する。
3. 食品がすべて酸化されて放出された総熱量が，すなわち食品の熱エネルギー量である。平均エネルギー量は，炭水化物が4.2 kcal/g，脂質が9.4 kcal/g，そしてタンパク質が5.65 kcal/gである。
4. 生体に摂取された食品の消化・吸収は代謝に影響されていて，炭水化物は97%，脂質は95%，タンパク質は92%が，消化・吸収作用を経て体内に取り込まれると考えられる。
5. 正味のエネルギー量は，炭水化物1g当たり4 kcal，脂質1g当たり9 kcal，タンパク質1g当たり4 kcalである。これをアトウォーター係数といい，食事でとる食品中のエネルギー量を表している。この数値を使って，食事中の炭水化物，脂質，タンパク質の量から，エネルギー量を計算することができる。
6. カロリーは，食品源の熱エネルギーに関わりなく，表現される。エネルギーの見地からは，自家製のホイップクリームつきチョコレートチーズケーキの500 kcalは，ニンジンとレタスのサラダの500 kcalやタマネギとペパロニのピザの500 kcal，サーモンと赤パプリカとサワークリーム入りベーグルの500 kcalと同じことになる。

問題

1. 体重コントロールにおいて，食事によるエネルギー量以外に考慮すべきことは何か。
2. 体重を減少させるための食事計画において，食品のタイプを考慮することの重要性を説明せよ。

パート2　運動やスポーツのための望ましい栄養

栄養やエネルギーのバランスの視点からみると，過剰なエネルギー摂取とならないよう，望ましい食品摂取により，身体組織の調整や修復や成長に必要とされる栄養をとらなければならない。それぞれの栄養素の必要量は，年齢，体格，消化能力や貯蔵能力，栄養素の代謝や日々のエネルギー消費量によって異なる。確立された活動的な男女のための栄養推奨量は，エネルギーの必要量の変動や特定のスポーツのトレーニング量，日々の食品選択の好みに影響されるので，複雑である。栄養のガイドラインは，日常的に運動している個人に合わせた食品摂取を計画し，評価する枠組みを形づくる。パート2では，座りがちな生活の人と活発にさまざまなレベルの活動を行っている人それぞれの栄養必要量，運動強度の違いによる望ましい栄養摂取ガイドラインなどを説明する。

座りがちな生活の人，活動的な人，それぞれの栄養消費

多くのコーチは，しっかりした研究成果よりも彼らの「感覚」や経験を日々の栄養摂取推奨量の基礎としている。アスリートはしばしば，不十分なあるいは正しくない食事摂取や，運動における特別な栄養の役割に関する情報を得ていることが，問題を悪化させている。全身についての科学的エビデンスに基づいて考えると，活動的な人やアスリートは，バランスのとれた食事をすること以上に栄養摂取を増やす必要性は見当たらない。**適正な体格の米国人（身体活動の増加した場合を含む）は，低い身体活動レベルの人と同じ程度の食事摂取の推奨量より少し多い程度しかとっていない。**

身体活動レベルや身体状態と食事の質の関係に関する研究において，それらの結果には矛盾がみられる。相対的にみて，不完全で不正確なレポートによる身体活動レベル，信頼できない食事アセスメント，調査対象が少ないことが，結果が部分的に矛盾する原因となっている。表3-2は，心肺機能を低，中，高の3つのレベルに分類した男性7959人，女性2453人の全国的な大規模集団を対象としたコホート調査の結果に基づいて，栄養とエネルギーの推奨量および摂取量を対比して示したものである。主要な内容は，以下の4点である。

1. 男女ともに身体活動レベルが上昇するに従い，BMI（body mass index）は徐々に低くなる。
2. 女性で94 kcal/日以下，男性で82 kcal/日以下の身体活動量におけるエネルギー摂取量の差はわずかであった。両性別とも，適切な活動レベルのグループのエネルギー摂取量が最も少なかった。
3. どの身体活動レベルの人であっても，食物繊維の摂取が増加するとコレステロール摂取は低下する。
4. 身体活動レベルの高い男女においては，一般的に，食物繊維や脂肪エネルギー比，飽和脂肪酸，食事由

表 3-2 心肺能力カテゴリー別にみた,男性 7959 人,女性 2453 人を対象とした 3 日間の食事記録から求められた栄養摂取量の平均値（±標準偏差）

変数	男性 低活動 (n=786)	女性 低活動 (n=233)	男性 中強度 (n=2457)	女性 中強度 (n=730)	男性 高強度 (n=4716)	女性 高強度 (n=1490)
人口統計学的基礎データ						
年齢（歳）	47.3±11.1[a,b]	47.5±11.2[b]	47.3±10.3[c]	46.7±11.6	48.1±10.5	46.5±11.0
みた目に健康な人の割合（%）	51.5[a,b]	55.4[a,b]	69.1[c]	71.1[c]	77.0	79.3
喫煙者（%）	23.4[a,b]	12.0[a,b]	15.8[c]	9.0[c]	7.8	4.2
BMI（kg/m²）	30.7±5.5[a,b]	27.3±6.7[a,b]	27.4±3.7[c]	24.3±4.9[c]	25.1±2.7	22.1±3.0
栄養素等						
エネルギー（kcal）	2378.6±718.6[a]	1887.4±607.5[a]	2296.9±661.9[c]	1793.0±508.2[c]	2348.1±664.3	1859.7±514.7
エネルギー（kcal/kg）	25.0±8.1[a]	27.1±9.4[a]	26.7±8.4[c]	28.1±8.8[c]	29.7±9.2	31.7±9.8
炭水化物（%kcal）	43.2±9.4[b]	47.7±9.6[b]	44.64±9.1[c]	48.2±9.0[c]	48.1±9.7	51.1±9.4
タンパク質（%kcal）	18.6±3.8	17.6±3.7[a]	18.5±3.8	18.1±3.9	18.1±3.8	17.7±3.9
総脂肪（%kcal）	36.7±7.2[b]	34.8±7.6[b]	35.4±7.1[c]	33.7±6.8[c]	32.6±7.5	31.3±7.5
飽和脂肪酸（%kcal）	11.8±3.2[b]	11.1±3.3[b]	11.3±3.2[c]	10.6±3.2[c]	10.0±3.2	9.6±3.1
一価不飽和脂肪酸（%kcal）	14.5±3.2[a,b]	13.4±3.4[a,b]	13.8±3.1[c]	12.8±3.0[c]	12.6±3.3	11.9±3.2
多価不飽和脂肪酸（%kcal）	7.4±2.2[a,b]	7.5±2.2	7.5±2.2	7.5±2.2	7.4±2.3	7.4±2.4
コレステロール（mg）	349.5±173.2[b]	244.7±132.8[b]	314.5±147.5[c]	224.6±115.6[c]	277.8±138.5	204.1±103.6
食物繊維（g）	21.0±9.5[b]	18.9±8.2[a,b]	22.0±9.7[c]	20.0±8.3[c]	26.2±11.9	23.2±10.7
カルシウム（mg）	849.1±371.8[a,b]	765.2±361.8[a,b]	860.2±360.2[c]	774.6±342.8[c]	924.4±386.8	828.3±372.1
ナトリウム（mg）	4317.4±1365.7	3350.8±980.8	4143.0±1202.3	3256.7±927.7	4133.2±1189.4	3314.4±952.7
葉酸（mcg）	336.4±165.2[b]	301.8±157.6[a,b]	359.5±197.0[c]	319.7±196.2	428.0±272.0	356.2±232.5
ビタミンB₆（mg）	2.4±0.9	2.0±0.8[b]	2.4±0.9[c]	2.0±0.8[c]	2.8±1.1	2.2±0.9
ビタミンB₁₂（mcg）	6.6±5.5[a]	4.7±4.2	6.8±6.0	4.9±4.2	6.6±5.8	5.0±4.2
ビタミンA（RE）	1372.7±1007.3[a,b]	1421.9±1135.3[b]	1530.5±1170.4[c]	1475.1±1132.9[c]	1766.3±1476.0	1699.0±1346.9
ビタミンC（mg）	117.3±80.4[b]	116.7±7.5[b]	129.2±108.9[c]	131.5±140.0	166.0±173.2	153.5±161.1
ビタミンE（AE）	11.5±9.1[b]	10.8±7.5	12.1±8.6[c]	10.3±6.5[c]	13.7±11.4	11.5±8.1

RE：レチノール当量，AE：α-トコフェロール当量．
[a] 低と中の間の有意差　$P<0.05$
[b] 低と高の間の有意差　$P<0.05$
[c] 中と高の間の有意差　$P<0.05$
Brodney, S., et al.: Nutrient intake of physically active fit and unfit men and women. *Med. Sci. Sports Exerc.* 33: 459, 2001. より

来のコレステロールを除いて，活動レベルが低い人より，食事推奨量に近い食事を摂取している。

望ましい食事とするために，米国人の40％以上に利用され，年間100億ドル以上消費されている栄養サプリメントであるが，このようなサプリメントをアスリートが必要とする理由はない。基本的に，ヒトのための十分な栄養は，アスリートのためにも十分な栄養であり，サプリメントを利用しなくとも，食事から必要な栄養素を十分に摂取することができるのだ。

食事摂取基準

推奨量 recommended dietary allowance（RDA）に関する議論が，15年以上にわたり，RDAの有用性を見直すために食品栄養委員会 Food and Nutrition Board（FNB）および栄養協議会で行われてきた。

この過程は1997年に始まったのだが，全米アカデミーの医学研究所 Institute of Medicine（IOM）にカナダの科学者との協力のもと**食事摂取基準** dietary reference intake（DRI，www.fnic.nal.usda.gov/interactive-DRI/）の開発を進めさせ，それは個々の人にとって根本的に新しく，よりわかりやすい基準として発表された。

食事摂取基準を新しい基準を整備するための総称と考え，**推奨量**，**推定平均必要量** estimated average requirement（EAR），**目安量** adequate intake（AI），**耐用上限量** tolerable upper intake level（UL）が，健康な人の栄養摂取の望ましい基準として，策定された。

最終的な栄養推奨量は，食事の傾向が同じであるカナダと米国の国民を対象としている。栄養推奨量は，日々の摂取について健康の維持増進と，過剰摂取により代謝調整を乱すような害の予防を対象としている。食事摂取基準は以前のRDAとは異なり，健康の維持増進と栄養素の過剰摂取に関係する病気（例えば，心疾患，糖尿病，高血圧，骨粗しょう症，種々のがん，および加齢による退行性変化）の発症のリスクを低くすることが，栄養摂取不足による病気，例えば壊血病（ビタミンCの欠乏症）や脚気（ビタミンB_1の欠乏症）の発症を予防するよりも，重要な目的となっている。食事摂取基準はまた，微量栄養素の摂取量や，健康維持に関与する食品成分の量（例えば，フィトケミカル）についても示している。

食事摂取基準は性別，年齢別に示されており，妊娠中，授乳中についてもその推奨量が示されている（www.nwp.edu, Dietary Reference Intakes で検索）。

食事摂取基準における栄養素と食品成分の量の4つの指標について，以下に概説する（図3-2）。

Q 質問とノート

● 一般的に，アスリートではない人と比較して，アスリートは必要な栄養素量や種類を変える必要があるのか，議論せよ。

i インフォメーション

食べてもなお体重が減少する

活動量が多い人は，一般的に，不活動な人に比べて体重当たりのエネルギー量をより多く摂取している。運動によりエネルギー必要量が増加すると，カロリー摂取が増加することになる。逆説的ではあるが，最も活動的な男女は軽い運動でエネルギーを消費している人に比べて日常的により多く食べているが，体重も減っている。一般的に21歳頃から加齢による体重増加が始まるが，それでも体脂肪率の低さを維持し，その後40年間にわたってたったの0.45 kgしか体重が増加していない。習慣的に運動をする人は，「まだ体重が少ないからもっと食べるように」と言われる。活動的な人は，食事摂取量の増加に関係なく，軽くてスリムな身体を保ち，心疾患のリスクを低く維持している。

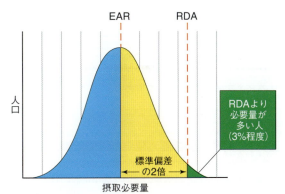

図3-2 栄養素を十分に摂取している人の理論的な人数分布。例えば，50の栄養素を摂取している人の分布は，わずか15の栄養素しか摂取していない人や75もの栄養素を摂取している人より多い。RDAは，特定の集団の97〜98％の人（平均の値に2倍の標準偏差を加えた量にあたる）で十分な量である。EARは，その特定の集団において，健康な人の50％に必要な量である。

1. **EAR**：ある特定の年齢，性別の健康な人の日々の平均的な栄養摂取量を示すもので，該当する集団に属する人の50％にとって，必要量を満たす量である。集団における摂取の栄養的充足の評価は，このEARの値を下回っているかどうかでみる指標である。

2. **RDA**：特定の年齢，性別の健康な集団ごとに，その集団の97〜98％の人にとって十分な量である日々の平均的な摂取量で，ほとんどの栄養素について，EARに標準偏差の2倍を加えた量である。

3. **AI**：RDA が決定できない場合に目標とする摂取量で，特定の集団において，一定の栄養状態を維持するのに，十分な摂取量で，健康な多数の人を対象として観察した研究によって，不足がみられない状態として見出される量。AI レベル以上の摂取で，不足のリスクが最低となる量である。

4. **UL**：それぞれの特定の性，年齢の一般人のグループにおける，健康障害をもたらすリスクがないとみなされる日々の平均摂取量の最大量。UL を超えて摂取量が増加すると，とりすぎのリスクが増加する。

食事摂取基準では，果物や野菜はビタミン A を以前に提示されていた量の 1/2 ほどしか供給できないことが示された。このことは，ビタミン A の豊富な動物性食品を食べない人は，カロテン量の多い果物や野菜の摂取を増やさなければならないことを意味している。さらに，ビタミン A の日常的な摂取量の上限量についての報告はあるが，ビタミン A を豊富に含む食品をとることで，ホウ素，銅，ヨウ素，鉄，マンガン，モリブデン，ニッケル，亜鉛などの摂取を可能とする。推奨摂取量によって，ビタミン A や K の摂取のみでなく，クロム，銅，ヨウ素，マンガン，モリブデン，亜鉛を摂取できる。また，栄養素の 1 日必要量の摂取は，サプリメントにより補充することなしに可能であることも述べている。例外は，ほとんどの妊娠女性における鉄摂取で，増加した 1 日必要量を満たすためにサプリメントが必要となることである。

Q 質問とノート

- 食事摂取基準と推奨量の違いを簡単に説明せよ。
- 食事摂取基準の 4 つの指標をあげよ。
- 推奨量と推定平均必要量の違いを説明せよ。

i インフォメーション

心臓と食事の関係

Archives of Internal Medicine に掲載された，総計 100 万を超える人を対象とした 200 以上の研究をまとめた調査によると，野菜，ナッツや地中海食（野菜やナッツ，全粒粉，魚，オリーブ油を多く含む食事）は，心臓の健康によい食品としてリストアップされている。悪い食品リストには，白パンのようなデンプン質の炭水化物，クッキーやフレンチフライに多いトランス脂肪酸などがあげられる。肉，卵，牛乳は，心臓に対してよいとも悪いともいえない。

マイピラミッド：
望ましい栄養素摂取に必要なこと

望ましい食べ方の鍵となる原則は，**多様性**と**バランス**と**適量**である。米国における典型的な食品摂取パターンは，肥満や微量栄養素の摂取不足，低い HDL コレステロールレベルや高い LDL コレステロールレベル，2 型糖尿病のホモシステインレベルを上昇させるリスクを高める。

2005 年 4 月，米国政府は，最終的な手段として，バランスのとれた食事摂取と運動を行う，健康的なライフスタイルを選択するアプローチ法を発表した。新しく色分けされたフードピラミッドで，**マイピラミッド**と呼ばれる（図 3-3）。年齢，性別，日常の運動量別に，個人に対応した食品摂取のガイドライン（例えば，野菜を何カップ食べたらよいかの推奨量）として，web サイト（www.mypyramid.gov）にも発表された。このピラミッドは，2005 年に *Dietary Guidline for Americans*（米国人のための食事ガイドライン）として，米国保健福祉省および農務省の連合組織から発表された（www.healthierus.gov/dietaryguidelines）。これは，縦軸方向に，色のバンドの幅を変化させて，好ましい食べ方を示している。果物（赤バンド）と野菜（緑バンド）を 1 つにまとめて考えたり，穀類が最も広い幅を占めたり，油脂，肉，砂糖を表すバンドは幅を狭くする。これは，個人用ピラミッドとして web サイトで確認することができる。ピラミッドの左側から歩いて登る人の姿がつけ加えられていることに注目されたい。軽度〜強度の運動を少なくとも 1 日 30 分行うことを強調しているのである。『ガイドライン』は一般の人を対象としているが，身体活動が活発な人を対象とした食事プランの概要も示している。第 1 のメッセージとして，いろいろな種類のバランスのとれた食事をとるように勧めている。果物と野菜が豊富で，シリアルや全粒穀，無脂肪あるいは低脂肪の乳製品やマ

i インフォメーション

食事組成の推奨値

全米科学アカデミー医学研究所の専門家委員会の推奨値による 2500 kcal の食事における望ましい食事組成

	炭水化物	脂質	タンパク質
%	60	15	25
kcal	150	375	625
g	375	94	69

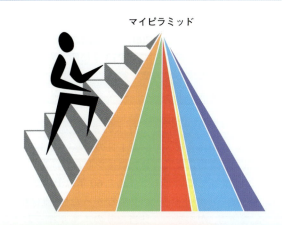

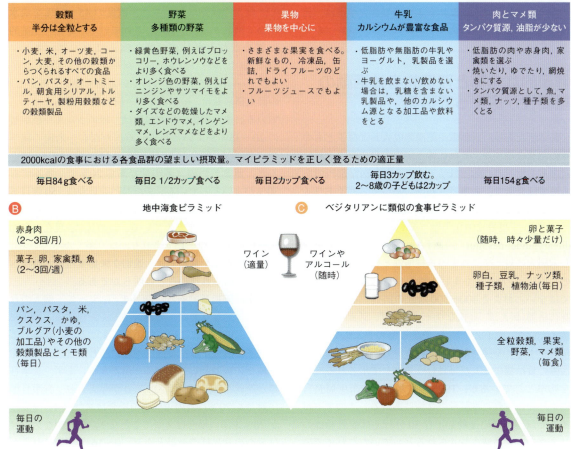

図 3-3　A．マイピラミッド：より包括的で，かつ個人に対応した，栄養素摂取に関するガイドライン．B．地中海食ピラミッドは，植物性食品（果物，ナッツ類，野菜，全粒粉，およびタンパク質としては魚，マメ類，鶏肉）を多く摂取するタイプの食事を示している．食事由来の脂肪はほとんどが一価不飽和脂肪酸であり，適量のアルコールをとるのが特徴である．C．肉と乳製品は摂取しないベジタリアンに類似の食事ピラミッド．BとCのピラミッドでは，果物と野菜，特にアブラナ科の野菜や緑黄色野菜，柑橘系の果実とそのジュースが，虚血発作のリスクを低下させたり，コレステロールを低下させる薬理効果と同じ作用があることに注目している．

メ類，ナッツ類，魚，鶏肉類と赤身肉などを中心とした食事が重要である。

図3-3Bと3-3Cは，基礎となるピラミッドの凡例を示している。これらは，植物性食品を多く摂取することを勧めていて，ベジタリアンに類似のピラミッドとなっている。果物，ナッツ類，野菜，魚，マメ類，すべての穀類，食事からの脂肪摂取とともに，一価不飽和脂肪酸を多くとることも勧めている。**地中海食ピラミッド**にも類似している。地中海食は，心疾患による死亡リスクの高い人を保護することが知られている。一価不飽和脂肪酸が多いことは（一般に，オリーブオイルが代表的食品），加齢に伴う記憶障害，がんなどの死亡率を低げる。これら3つのピラミッドは，発作のリスクを低下させたり，コレステロールレベルを下げる効果もある。

健康的な食事と習慣的身体活動の重要性が広まっている

科学者たちは，過体重や肥満の成人および子どもの数の急速な増加や，それに伴う疾患の発症率の上昇に対応策を示した。米国科学アカデミーの医学部門である医学研究所で，食事摂取基準に基づく『ガイドライン』を発行した。この『ガイドライン』は5年ごとに見直され，現在2010年版（www.cnpp.usda.gov/dietaryguidelines.htm）が施行されている。子どもを含む米国人に対して，健康の維持増進と普通体重の維持のために，少なくとも1日1時間（以前の推奨の30分ではない。およそ400〜500 kcalの消費）は中強度の身体活動（例えば，軽快なウォーキング，ジョギング，スイミング，サイクリング，芝生や庭の手入れや家事）に費やすことを強く推奨している。この習慣的な身体活動の量は健康な人が毎日行う量として示されるものを基準としているが，1996年に米国公衆衛生局長官により報告された推奨量の2倍にあたる。このアドバイスでは，同様の運動を1日30分行えば疾患発症のリスクを有意に減少させられるとしていたこれまでの報告と比べて，運動時間が際立って増えている。残念なことに，米国人の60％以上は中強度の運動を彼らの生活の一部とすることに失敗しており，さらには恥ずかしいことに25％はまったく運動をしていない。2007年，米国スポーツ医学会と，米国心臓学会は共同で，第13章に示すガイドライン（65歳までの人と65歳を越える人に分けて，適切な運動様式と運動時間を示したガイドライン〈www.acsm.org〉）を発表している。

21人の専門家のチームは，そのときはじめて，日常的な1日の食事における三大栄養素の摂取量に加えて食物繊維をどれだけ含めるか，その推奨量値を発表した（過去60年以上，微量栄養素の付加量しか報告されていなかった）。慢性疾患のリスクを最小にする1日当たりのエネルギーおよび栄養素の必要量について，成人では総エネルギー摂取量の45〜65％を炭水化物で摂取するのがよいとされている。砂糖（工業的に製造された食品や飲料，例えばソーダ，キャンディー，フルーツジュース，ケーキ，クッキー，アイスクリームなどに加えられている糖も加えて考える）の最大摂取量は，総エネルギー摂取量の25％までとしている。また脂質の摂取範囲は，総エネルギー摂取量の20〜35％がよいとしている。ただし，米国心臓学会，米国がん学会および国立衛生研究所（NIH）によると，望ましいのは最小量である20％で，多くても30％がよいとしている。また専門委員会は，50歳以下の成人男性では食物繊維を1日38 g，成人女性は21 g，摂取することを勧めている。この量は，現在の食物繊維摂取量の12〜15 gよりもかなり多くなっている。

単一の食品や食事では，適切な栄養素摂取と健康への効果を得られないことは明らかである。

食事評価指数である"DQI-I"によって，個人の食事の総体的な「健康への有益性」を評価する。**表3-3**に示すその指標によって結果を示すことで，食事および食事に関係する主な慢性疾患に関わるリスク勾配を単純なスコアとして表すことができる。まず，食事目標が達成されていればスコア0が与えられ，食事目標に対して70％以上の達成度の場合はスコア1，達成度が70％未満の場合はスコア2となる。最終的なスコアは8つの食品群の総計となり，0〜16で評価される。低スコアが，食事の質が高いことを示している。4以下が健康的な食事であるとされ，10以上では健康に悪い食事をしていることを表し，食生活の改善を必要とする。

運動と食事摂取

図3-4に，米国人男女の年齢区分ごとの，平均的なエネルギー摂取量を示す。平均エネルギー摂取量の最高値は16〜29歳で，その後は徐々に減少する。男性でも女性でも類似のパターンを示すが，男性のほうが

Q 質問とノート

- 心臓によいとされる食品を3つあげよ。

- 望ましい食べ方の原則を3つ示せ。

- マイピラミッドの基本的要素を説明せよ。

表3-3 食事の質の評価

推奨	スコア	摂取状況
総脂肪摂取量をエネルギー比30%未満にする	☐0 ☐1 ☐2	<30% >30~40% >40%
飽和脂肪酸摂取量を総エネルギー量の10%未満とする	☐0 ☐1 ☐2	<10% 10~13% >13%
コレステロール摂取を1日300 mg未満とする	☐0 ☐1 ☐2	<300 mg 300~400 mg >400 g
毎日,5サービング以上の野菜,果物を摂取する	☐0 ☐1 ☐2	≧5サービング 3~4サービング 0~2サービング
デンプンやその他の多糖類をパンやシリアルやマメ類の摂取によって,1日に6サービング以上食べる	☐0 ☐1 ☐2	≧6サービング 4~5サービング 0~3サービング
タンパク質の摂取量を適切にする	☐0 ☐1 ☐2	100% RDA 100~150% RDA >150% RDA
1日当たりのナトリウム摂取量を2400 mg以下とする	☐0 ☐1 ☐2	≦2400 mg 2400~3400 mg >3400 mg
カルシウム摂取が不足しないようにする(推奨量程度の摂取を目指す)	☐0 ☐1 ☐2	≧100% RDA 67~99% RDA <67% RDA

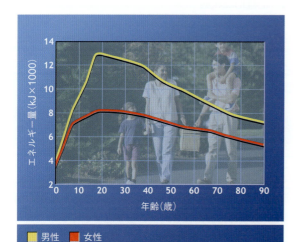

図3-4 米国人男女の年代別の1日の平均エネルギー摂取量(1988~1991年)。(Briefel, R. R., et al.: Total energy intake of the U. S. population: The Third National Health and Nutrition Examination Survey, 1988-1991. Am. J. Clin. Nutr., 62(suppl): 1072S, 1995. および Troiano, R. P. Energy and fat intake of children and adolescents in the United States: Data from the National Health and Nutrition Survey. Am. J. Clin. Nutr., 72: 134, 2000. より)

どの年代においても女性より多いエネルギー摂取を示す。20~29歳では,女性は男性のエネルギー摂取量より35%も少ない摂取となっている(3025 kcalに対して1957 kcal)。加齢に伴いエネルギー摂取量の性差は少なくなり,70代では男性より25%少ないだけとなっている。

身体活動量の違いが差をつくる

日常的に,中強度~高強度の身体活動を行っている人にとっては,日々のエネルギー消費に見合ったエネルギーの摂取をバランスよく食品から摂取することは簡単である。例えば,木材伐採人では,1日に4500 kcal程度のエネルギー消費があるので,その消費に合った量のエネルギー摂取に調整する。このとき,体重は極端に大量の食品を食べない限り維持される。望ましいバランスのとれた食事摂取は,1~2日間の新しく変化したエネルギー消費量に,1~2日遅れて調整される。しかもエネルギー消費と食品摂取の適正なバランスは,座りがちな生活の人では難しい。この場合,摂取量は,通常,低いエネルギー消費量以上にとってしまうことが多い。食事摂取の調整の正確さが欠けるのは,低いエネルギー消費の場合で,体重は徐々に増加する。

図3-5に,持久系,パワー系およびチーム競技を行っているオランダの男女エリートアスリートのエネルギー摂取に関する大規模な調査のデータを示す。1日当たりエネルギー摂取量の範囲は,男性では2900~5900 kcal,女性では1600~3200 kcalであった。超高強度の運動パフォーマンスでトレーニングを行う高エネルギー摂取のアスリートを除いて,1日のエネルギー摂取は,男性で4000 kcal,女性で3000 kcalを超えていない。

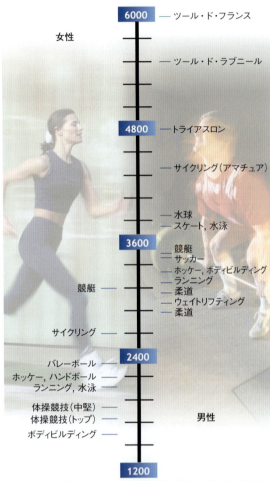

図3-5 持久系，パワー系，チーム競技の男女エリートアスリートの1日当たりのエネルギー摂取量。(van Erp-Baart, A. M. J., et al.: Nationwide survey on nutritional habits in elite athletes. *Int. J. Sports Med.*, 10: 53, 1989. より)

最多のエネルギー摂取と消費：ツール・ド・フランス

競技会や高強度のトレーニングなどの，いくつかのスポーツ活動では最大のエネルギー発揮が求められ，それは時にエリートマラソンランナーやプロの自転車競技選手のように1000 kcal/時以上のエネルギー量の消費となるが，その消費に見合った高いエネルギー摂取が必要となる。例えば，クロスカントリースキーのエリート選手の1週間のトレーニング期間中1日のエネルギー必要量は，女性では3740〜4860 kcal，男性では6120〜8570 kcalにもなる。図3-6に，ツール・ド・フランスに出場する男性選手の，この競技会中のエネルギー消費量の変動を示す。平均のエネルギー消費量は1日6500 kcalで，これがこの競技会期間中の約3週間続く。大きな日々の変動は，特別な日の活動でみられる。「休養日」では3000 kcalまでエネルギー消費が減少し，また山越えの日には約9000 kcalに増加する。通常の食事に加えて，簡便な液体の栄養補給用食品を摂取することで，自転車競技選手は日々のエネルギー消費に見合うエネルギー摂取を行っている。

競技前の食事

アスリートは，しばしば一晩の絶食後の朝に競技を行う。8〜12時間以上の絶食によって，体内の炭水化物の貯蔵は枯渇する心配がある（第2章参照）。そのため，1日当たりの適正な推奨量を摂取している人でも，競技前の栄養摂取は非常に重要である。**競技前の食事では，アスリートは十分な炭水化物からのエネルギー摂取と適切な水分補給を行うことが重要である。**競技や高強度トレーニング前の絶食は，身体的にはよくない。なぜなら，肝臓と筋のグリコーゲンを減少させ，運動パフォーマンスを低下させるからである。個別にアスリートの食事を計画するときには，次の3つの要因を考慮されたい。

1. 食品の嗜好性
2. 心理的な状態
3. 食品の消化性

一般的な原則として，脂質とタンパク質含量の多い食品は，競技を行う日には摂取すべきではない。これらの食品はゆっくりと消化されるので，同じ程度のエネルギー量の炭水化物系食品に比べて，長い時間，消化管にとどまることになる。競技前の食事のタイミングも考慮すべき要素である。精神的に興奮状態になったり，緊張が高まったりすると，消化管への血流量の減少によって腸からの吸収が減少することになる。一般的に，競技前に高炭水化物食を摂取した場合，消化・吸収のためには3時間が必要とされている。

高タンパク質：最良の選択ではない

多くのアスリートが，古くからの慣習によって，「ステーキと卵」を試合前の食事として食べている。この食事は，アスリート自身やコーチやレストランのオーナーを満足させるだろうが，運動パフォーマンスとしては，本来の能力を発揮できなくしてしまうことになる。

競技前の高タンパク質の食事は，次の5つの理由によって，高炭水化物食に修正するか，やめるべきである。

1. 一晩の絶食中に減少した肝臓および筋中のグリコーゲンは，食事からのタンパク質摂取ではなく炭水化物摂取によって補充される。

インフォメーション

一般の人に対する栄養素等摂取のガイドライン

目標	主なガイドライン
すべてにおいて健康的に食べる	・さまざまな食品，すなわち主な食品群それぞれから食品を摂取する．特に，果実，野菜，全粒の穀類，低脂肪あるいは無脂肪の乳製品，魚，マメ類，家禽類，脂肪のない肉をとる ・ポーションサイズや，充足しかつとりすぎないための品数をチェックする
適正な体重（BMI＝25）	・エネルギー必要量とエネルギー摂取量を合わせる ・体重減少が望ましいとき，エネルギー摂取と消費の関係を正しく変化させる ・高糖質のエネルギー含量の多い食品の摂取は制限する
適正な血中コレステロール状態	・飽和脂肪酸，トランス脂肪酸，コレステロールを多く含む食品の摂取を制限する ・不飽和脂肪酸から，野菜，魚，マメ類，ナッツ類からの油に変える
適正な血圧を（収縮期＜140 mmHg，拡張期＜90 mmHg）	・健康的な体重に調整する ・さまざまな食品を摂取する．特に野菜，果物，低脂肪か無脂肪の乳製品を摂取する ・ナトリウム摂取量の制限 ・アルコール摂取量の制限

Krauss RM, et al. AHA dietary guidelines revision 2000: a statement for healthcare professionals from the Nutrition Committee of the American Heart Association. Circulation 102: 2284, 2000. より改変

BMI＝body mass index 体格指数（kg/m²）

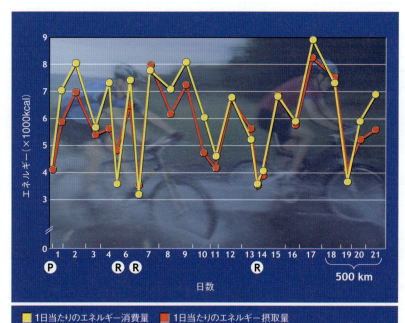

図3-6　ツール・ド・フランスに参加している自転車競技選手の1日当たりのエネルギー消費量の変動（■）とエネルギー摂取量（■）の変動．きわめて高いエネルギー消費と，それに見合うエネルギーが，液状の栄養補給と普通の食事から摂取できている．P＝ステージ，R＝休養日．（Wim H. M. Saris, Jaap Schrijver, Marie-Agnes v. Erp Baart, & Fred Brouns, Published on pp.205-212 in *Elevated Dosages of Vitamins* by Paul Walter et al., ISBN 0-920887-29-5 and ISBN 3-456-81679-0©1989 Hans Huber Publishers. の *Adequacy of Vitamin Supply under Maximal Sustained Workloads*: The Tour de France.より改変）

2. 炭水化物は，タンパク質や脂質よりも速く消化され吸収される．このため，炭水化物はより速くエネルギーを供給し，満腹の感覚を低下させる．
3. 高タンパク質食は，高炭水化物食の場合よりも代謝を上昇させる．それは，タンパク質を消化吸収するためにエネルギー必要量が増すためである．食事誘発性熱産生は熱放出のメカニズムによるものだが，それは暑熱環境の中での運動パフォーマンスの妨げとなる．
4. エネルギーを得るためのタンパク質の異化は，運動中の脱水を促進する．なぜなら，アミノ酸分解の過程で生じる副産物の尿中への排泄のために，水が必要となるためである．尿中に尿素1gを排泄させるためにおよそ50 mLの水が必要とされている．

5. 炭水化物は，短時間の無酸素運動の主なエネルギー供給源である。そして，高強度の持久性運動の時間を延長する。

競技前の理想的な食事

競技前の理想的な食事は，筋と肝臓のグリコーゲン貯蔵量を最大限まで増加させることのできる食事で，運動中に腸における吸収によってグルコースを供給できる食事である。これら2つの目標を達成できる食事とは，次のような食事である。

1. 150～300 g（3～5 g/体重 1 kg）の炭水化物を固形と液体の両方の形状で摂取する。
2. 運動の3～4時間前に摂取する

競技前の食事のメリットは，トレーニング以外の方策によって，アスリートが栄養的な調整をすることで，よりよい結果を出せる可能性をつくれるという点である。運動前食は，競技前の数週間，栄養的な欠乏や不足を正す必要はない。

● **液体の食事** 競技前食として，市販の**液体食**がある。これには，次の5つの利点がある。

1. 特に，アスリートが食品摂取や栄養素等摂取を適切に行うことができずに日々のエネルギー消費がエネルギー摂取を上回るような場合，トレーニング中のエネルギーと栄養素の摂取を促進する。
2. グリコーゲン補充の際，グリセミック指数の高い炭水化物を供給する。
3. 満腹感をもたらす脂肪やタンパク質を含む。
4. 食事が液状であるために，水分を補給できる。
5. 消化が速く，腸内の滞在時間を短くすることができる。

液体食は，1日中続く水泳やフィールド競技，テニス，アイスホッケー，サッカー，フィールドホッケー，武道，レスリング，バレーボール，バスケットボールなどのトーナメントにおいて，その有効性が証明されている。トーナメント競技の最中，アスリートはいつも短い時間で食事をとることとなる。経験的に，通常の体重を維持することの難しさや体重を増やすカロリー源としての便利さを経験しているアスリートは，液体食にメリットを感じる。

高強度運動の前，最中，後における炭水化物摂取

1時間に及ぶ高強度の有酸素運動は肝グリコーゲンを約55％減少させる。また2時間の高強度運動では，

Q 質問とノート

- 16～29歳の男女の1日当たりの平均エネルギー摂取量を示せ。
  男：
  女：

- ツール・ド・フランスの参加者の1日当たりのエネルギー消費量を示せ。

- 競技期間中に避けるべきタイプの食事を2つあげよ。

- 競技前の食事として，タンパク質より炭水化物を多くとるべき理由を3つあげよ。

i インフォメーション

グルコースポリマー

ドリンクに単糖ではなくグルコースポリマー（例えば，マルトデキストリン）が含まれていると，胃中通過や血中グルコースレベルの調整への悪影響は小さくできるかもしれない。グルコースが3～20個程度結合している糖は，飲料の中でコーンスターチが分解されることによってつながっているグルコースの数が減ることで生じる。これは，胃から小腸へ水分を移動させて吸収を促進する。

肝臓および運動で使う部位に限局してであるが，運動時に動員される特定の筋線維中のグリコーゲンはほとんど枯渇レベルまで減少する。最大強度の運動を1～5分の間隔で繰り返すような場合であっても（サッカーやアイスホッケー，フィールドホッケー，ハンドボール，テニスなど），肝臓と筋のグリコーゲンレベルは劇的に減少する。炭水化物の補充は，運動能力，持続時間や間欠的な高強度運動のパフォーマンスを高めることができる。高強度運動による体内のグリコーゲン貯蔵の「影響の受けやすさ」は，運動前や運動中の炭水化物摂取による高強度運動のパフォーマンスへの効果についての研究に焦点を当ててきた。最近の研究は，運動後の回復期における炭水化物補充をいかに最適にするかを示すために続けられている。

運動前

運動前の単糖摂取の持久力に対する有益性は明らかになっていない。一連の研究によって，運動前1時間以内に吸収の速い高グリセミック指数の炭水化物を摂取することは，グリコーゲンの消費を促進し，持久性パフォーマンスへの負の影響が示されている。これは，(1) インスリンが過剰分泌されることによる低血

糖（rebound hypoglycemia と呼ばれる）が1つの原因と考えられている（運動中の中枢神経機能の影響による）。あるいは，(2) 多くのインスリン分泌が起こることにより，筋中へのグルコース取り込みが促進され，運動中のエネルギーとして炭水化物の使用が増加する。その結果，高いインスリンレベルによって脂肪組織からの遊離脂肪酸の動員を低下させるため，脂肪分解の抑制が起こる。高い炭水化物の分解や脂肪動員の抑制が，グリコーゲン貯蔵を枯渇させ，早い疲労を引き起こすことになる。

最近の研究では，運動前のグルコース摂取は筋グリコーゲンの取り込みを増加させるが，運動中の肝臓のグリコーゲンの放出を減少させて，肝グリコーゲン貯蔵濃度に影響することが，報告されている。実用的な観点から，運動前の単純摂取による負の影響の可能性を，運動60分前より早く摂取することでなくせないかと考えている。これは，運動前にホルモンバランスを整えるのに十分な時間を与える。

運動前のフルクトース摂取

小腸におけるフルクトースの吸収は，血中グルコースの低下を伴うことなく最少のインスリンの反応だけで，グルコースよりゆっくりである。この観察は，長時間運動におけるエネルギー源となる外因性の炭水化物として，フルクトースが運動前に有効かもしれないという議論を刺激した。フルクトースの理論的根拠はもっともらしいが，運動に対する有益性は決着がつかないまま残っている。実用的な観点から，飲料による多量のフルクトース摂取は，しばしば胃腸の極度の障害（痙攣や嘔吐，下痢）を引き起こすことがある。これらは，運動パフォーマンスには負の影響を及ぼすこととなる。とはいえ，小腸で吸収されたのちは，フルクトースは肝臓においてグルコースに変換される。このタイミングのズレが，エネルギー供給におけるフルクトースの有用性を限定している。

グリセミック指数と運動前の食事

グリセミック指数は，運動直前の食事の成分をどうするかについて考える助けとなる。基本となる考え方は，インスリンの過剰分泌なしに血糖を正常に維持することや，筋の代謝に対して有効なグルコースをいかにして得るかである。グリコーゲンの貯蔵にとっては，血糖の維持と脂肪の動員や異化の調整が重要である。グリセミック指数の低い食品の摂取は，運動前30分以内では運動中の血糖維持に対して腸でのグルコースの吸収がゆっくりのためによくない。このとき，インスリンの作用はほとんど現れない。運動をしている間も，グルコースは消化管からゆっくりと安定的に吸収される（取り込まれる）ことが期待される。この効果は，長時間の高強度運動にとっては有益といえる。

運動中

液体あるいは固形物として約60 gの炭水化物を運動中1時間ごとに摂取することは，長時間の高強度運動や，繰り返す最大強度に近い短時間の運動において有益である。最大強度の50％以下の継続した運動では脂肪酸化に依存しているが，炭水化物の分解に依存するエネルギー供給もわずかにある。炭水化物摂取は，このような活動でも，少しだけ有用である。その一方で，グリコーゲンの使用が大きく増加する高強度の有酸素運動においては，炭水化物の摂取はグルコースを補充することになる。外因性の炭水化物は，次のどちらかあるいは両方の目的を成し遂げることができる。

1. 運動時のグルコース利用による，筋中のグリコーゲンの節約。
2. 血糖の維持を助けることで，頭痛や頭のふらふら感，吐き気，その他の中枢神経系の症状を予防する。

適切な血糖レベルを維持することは，筋へのグルコース供給，特にグリコーゲン貯蔵が消耗するような長時間運動の後半において重要で，$\dot{V}O_2max$（最大酸素摂取量）の60～80％の運動を行っているときの炭水化物摂取は，疲労までの時間を15～30分程度延長する。この効果は，マラソンランナーにとっては有効である。彼らは，通常90分程度で筋疲労を経験するからである。図3-7 は，1回の炭水化物摂取によって，約2時間の運動における血糖量とその濃度レベルに近いグリコーゲン貯蔵量がどう変動するか示している。この戦略は，炭水化物の有効性を上昇させ，筋のエネルギー要求に耐えつつ，高い血糖レベルを維持することで疲労を遅らせる。

運動後の炭水化物摂取

きついトレーニングや競技後の速いグリコーゲン回復のためには，グリセミック指数の高い炭水化物の多いものを，速やかに摂取すべきである。特に，中～高のグリセミック指数の炭水化物を50～75 g，総量500 g（7～10 g/体重1 kg）を2時間かけて摂取するとよい。あるいは，炭水化物中心の食事を摂取するとよい。運動後ただちに炭水化物を摂取することは現実的ではないが，可能であれば，体重1 kg 当たり2.5 gの高い

Q 質問とノート

● 競技前の食事の主な目的を説明せよ。

● 競技前の食事としての液体食の有益性を2つ示せ。

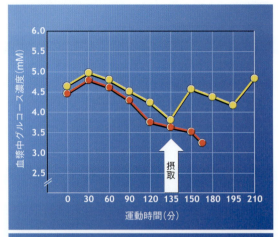

図 3-7 被検者がプラセボ（赤）あるいはグルコースポリマー（黄，3 g/体重 kg，50% 溶液）摂取したときの長時間の高強度有酸素運動における平均の血漿中グルコース濃度。（Coggan, A. R., Coyle, E. F. Metabolism and performance following carbohydrate ingestion late in exercise. Med. Sci. Sports Exerc., 21: 59, 1989. より改変）

グリセミック指数の炭水化物を，運動後の 2, 4, 6, 8, そして 22 時間に摂取することで，筋グリコーゲンを速やかに回復できる。例えば 70 kg のランナーでは，175 g の炭水化物になる（2.5 g × 70）。

グルコース貯蔵の速やかな回復のためには，マメ類，果糖や乳製品は避けたほうがよい。なぜなら，それらの腸における吸収はゆっくりだからである。より速いグリコーゲンの合成を生じさせるためには，回復の最中，身体的に，不活発であるべきである。**適切な炭水化物摂取条件下では，グリコーゲンは 1 時間に 5% ずつ回復する。最もよい環境でも，グリコーゲンの枯渇後は，グリコーゲン貯蔵が回復するには少なくとも 20 時間が必要となる。**

グルコースの摂取，電解質と水分吸収

経口摂取する水分補給用飲料への炭水化物添加は，体内のグリコーゲンが枯渇するようなときの運動中のエネルギー源としてのグルコースの供給となる。運動中にとる炭水化物が入った飲料の適切な量については，飲む人が空腹を抑え，かつ腹痛を起こさせないことができる量といえる。薄めた飲料を多くとることは炭水化物の摂取量を少なくしてしまうし，濃縮した糖飲料では補給する水分量が少なくなってしまう。

胃通過時間は，小腸の水分と栄養素の吸収に大きく影響する。運動の強度が $\dot{V}O_2max$ の 75% 程度までは胃通過時間にほとんど（あるいは全く）影響しないが，

インフォメーション

飲料摂取：実践的な勧め

1. 体重の変化から脱水状況をモニターすること（アスリートは，運動後の体重測定の前に，尿中への水分喪失も計算に加える）。0.45 kg の体重減少は 450 mL の水分喪失に等しい。
2. 脱水するのと同じ割合で，飲料を摂取するとよい。これは，循環器への強いストレス，高温，脱水があるような長時間運動の間に，発汗量の約 80% を飲むことを意味する。
3. 4〜8% の炭水化物を含む飲料（炭水化物の量として，1 時間に 30〜60 g 摂取できるような）を，1 時間ごとに 625〜1250 mL（15 分ごとに 250 mL）飲む。
4. 400〜600 mL の飲料を運動直前に摂取することは，胃内の水分量を増加させることと，栄養の腸への輸送にとって効果的である。
5. 飲料の温度は，運動中の水分補給において大きな役割は示さない。
6. アルコールやカフェインが含まれる飲料は避ける。なぜなら，これらは利尿作用があってより水分喪失を起こすからである。特に，アルコールは顕著である。

質問とノート

- 少量のナトリウムを飲料に加えることの有効性を説明せよ。
- 徐々にグリコーゲンの枯渇が起こる理由を説明せよ。

それ以上の強度になると胃通過は遅くなる。胃内容量は，胃通過時間に大きく影響する。すなわち，胃内容量が減ると通過時間は短くなる。胃内の水分量が多いときは，通過時間を速めるということができるかもしれない。

飲料の成分を考える

消化管の水分吸収に対する，糖飲料の負の影響を考える必要がある。胃通過時間は，溶液中の成分の濃度が高くなる（浸透圧が上昇する）と遅くなるし，エネルギー量も高くなる。十分に水分を補給して，健康で安全な運動の効果を得たいとき，水分吸収に負の影響を与えるものは高温下で長時間運動を行うときには負の要因となる。8% のグルコース-ナトリウム溶液の経口摂取は水分補給用の飲料として好まれるが，これは胃通過時間に対して負の要因が小さいからである。この飲料は，小腸による水分吸収を促進する。これは，グルコースとナトリウムの小腸粘膜における輸送を活

発にすることで，水分の取り込みも促進されるからである。効果的な水分補給に，血糖維持のための追加のグルコースの取り込みが影響する。このグルコースは筋や肝臓のグリコーゲンのかわりとなり，血中グルコースを運動の後半ステージの間，維持することに寄与する。

ナトリウムの効果の可能性

適切な量のナトリウムを水分摂取のときに補充することは，血漿中ナトリウム濃度の調整にとって重要である。米国スポーツ医学会は，1時間以上の運動では，1 Lの水分に対して0.5～0.7 gのナトリウムを含むスポーツドリンクを摂取することを勧めている。これは，超持久的なアスリートの低ナトリウム血症のリスクを低下させる効果がある（第2章参照）。ただの水の摂取では，汗中へのナトリウム喪失がより促進してしまうためである。運動中やその後の回復において，飲料は，さらなる脱水を起こさないような役割を担うべきで，少量のナトリウムの含有は，運動後の回復期の継続的な水分の吸収・維持のために以下のような働きをする。

1. 血漿の浸透圧を調整する
2. 尿排泄を減らす
3. 水分摂取の調整を助ける

高強度トレーニング中の炭水化物の必要性

長距離走や水泳，クロスカントリー，サイクリングなど，毎日繰り返される高強度の持久性運動は，トレーニングを徐々により困難なものにする総体的な疲労を生じさせる。ある実験では，アスリートが1日16.1 kmのランニングを3日間継続すると，このときのアスリートの食事が約50％の炭水化物を含んでいたにもかかわらず，大腿筋中のグリコーゲンはほぼ枯渇したと報告している。3日目には，走行中のグリコーゲン利用は初日より少なくなり，脂肪の分解によって運動のパワーが供給された。グリコーゲンの減少を防ぐには，日々の食事で，600 gまで炭水化物摂取を増やす必要がある（総エネルギー量の70％に相当）。トレーニング中に十分な炭水化物を摂取することは，グリコーゲン回復には必要である。

食事，グリコーゲン貯蔵と持久力

1960年代後半に，科学者は，高炭水化物食を3日間運動前に食べることで持久性パフォーマンスが向上することを見出した。また逆に，脂肪の多い食事では持久力を低下させることを示した。この古典的な1つの研究では，対象者は3つの食事パターンのうちの1つを摂取した。1つ目は，普通のエネルギー摂取で，脂肪からのエネルギーを多くし，炭水化物からのエネルギーはわずか5％にした。次は，一般的なPFC比（エネルギー産生栄養バランス）で，普通のエネルギー量とした。最後は，摂取エネルギー量の80％を炭水化物とした。

この実験で，脚の筋のグリコーゲン量（g/筋100 g）は，低炭水化物食を摂取した対象者で0.6，一般的な食事では1.75，高炭水化物食摂取で3.75であった。さらに，対象者の持久力は，彼らの運動前の食事に大きく影響されていた。高炭水化物食を食べた対象者の持久力は，低炭水化物食を摂取した人の3倍以上に伸びた（表3-4）。

この発見は，運動における適切なエネルギー補給方法を考えるうえでの，栄養素の役割の重要性を示している。炭水化物が不足した食事では，筋と肝臓のグリコーゲンが早々に枯渇する。グリコーゲンの枯渇は，短時間の有酸素運動や長時間の高強度の有酸素運動のどちらでも起こって，パフォーマンスを低下させる。注目すべきは，アスリートに加えて，中強度の運動をする人にとっても炭水化物を摂取する有効性を示していることにある。

グリコーゲン貯蔵の促進：カーボローディング

食事と運動の特定の組み合わせは，筋グリコーゲン貯蔵を有意に高めることが可能であり，これを**カーボローディング（グリコーゲンローディング）**あるいは**グリコーゲン超回復**と呼ぶ。高炭水化物を摂取するだけのシンプルな方法よりも，筋グリコーゲンレベルをより増やす方策が食事と運動の組み合わせによる方法である。カーボローディングでは，筋100 g当たり通常のグリコーゲン量の1.7 gよりも多い5 gのグリコーゲンを貯蔵することができる。古典的なカーボローディング（BOX 3-3参照）を行っているアスリートでは，筋グリコーゲンレベルの亢進は休息中に行われ，この間の食事の炭水化物比率を総エネルギー量の

表3-4 低炭水化物食，高炭水化物食のグリコーゲン量と運動継続時間の比較

高脂肪-低炭水化物食	・大腿筋中のグリコーゲン量：少ない ・自転車エルゴメータの継続時間：短い
高炭水化物食-低脂肪食	・大腿筋中のグリコーゲン量：多い ・自転車エルゴメータの継続時間：長い

BOX 3-2

脱水回復のための飲料の勧め

経口で摂取する，脱水からの回復のための水分には以下の5つの要素が必要である。

1. おいしい。
2. 吸収が速い。
3. 胃腸にほとんど（あるいは全く）負担がない。
4. 細胞外液量と浸透圧の調整を助ける。
5. 運動パフォーマンスを高める可能性がある。

高温多湿の環境下の運動中，5〜8％の炭水化物と電解質を含む飲料を摂取することは，単なる水を摂取するよりも水分代謝を調整する効果が大きい。これによって，長時間運動中のグルコースの代謝を維持し，グリコーゲン回復も行われる。

飲料中の炭水化物の割合は，炭水化物量（g）を飲料の体積（L）で割り，100を掛けて求める。例えば，1000 mL中に80 gの炭水化物が含まれていれば8％溶液と表す。もちろん，さまざまな環境と運動条件によって，水分補給に適した飲料の成分構成は変わる。30〜60分の比較的短時間の高強度有酸素運動や，強い高温ストレス下でも水分補給は健康と安全にとって重要で，補給する水分の炭水化物と電解質の量は少ないほうがよい（炭水化物＜5％）。涼しい環境では疲労も起こりにくいので，炭水化物15％の飲料がより有効である。運動中のエネルギー源として，グルコース，スクロース，あるいはデンプンによる違いはわからない。

炭水化物の最適な補充量は，1時間に30〜60 gである。

図は，胃通過時間と腸における水分吸収に影響する主な要素を示している。胃通過速度に主に影響するのは，胃内の多い水分量である。

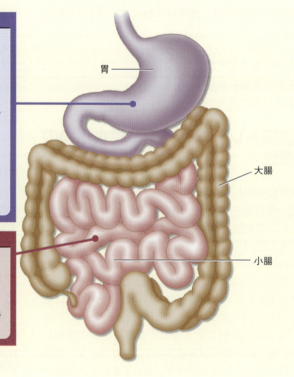

胃通過時間

量：胃内容量の増加は，通過速度を速める。

エネルギー量：エネルギー量が上がると，通過時間は遅くなる。

浸透圧：飲料の成分量の増加は，通過を遅らせる。

運動：75％強度を超えると遅くなる。

pH：7.0から上または下に離れると遅くなる。

水和状態：脱水は通過速度を遅らせ，胃腸のストレスのリスクを上げる。

腸における吸収

炭水化物：低〜中濃度のグルコースとナトリウムは，水分吸収を高める。

ナトリウム：低〜中レベルのナトリウムは，水分吸収を高める。

浸透圧：NaClとグルコースを含むハイポトニック飲料は，アイソトニック飲料より水分吸収を高める。

60％にしているならば，少なくとも3日間の休みが必要である。

運動はグリコーゲン回復の比率も量も促進する。スポーツ競技や運動トレーニングにおいて，総エネルギー量の60〜70％を炭水化物とした食事を摂取することは，筋や肝臓のグリコーゲンの回復に必要である。この食事では，確実に，筋グリコーゲン量を不活動でかつ炭水化物の量が50〜60％の低炭水化物食を食べている場合の2倍にすることができる。身体活動をよりよくするためには，超回復による効果だけでは十分とはいえない。高強度トレーニング中に，日々のエネルギー摂取や炭水化物摂取をエネルギーの要求の増加に合わせて増やすことが，筋疲労の回復には必要である。

試みる前にまず，それぞれが彼ら自身の食事と運動の習慣が超回復にどう影響しているのか，カーボローディングについて学習しなくてはならない。超回復を，前や後の体重測定によって判断するならば，新しい食事のとり方をトレーニング期間中に試みてみるべきで，はじめて行うのが競技の前であってはならない。例えばランナーは，高炭水化物食後に長距離を走ってみることから始めるべきである。アスリートは，食事のとり方の詳細をパフォーマンスに有効であるように微調整すべきである。アスリートは，それぞれに，エネルギーの枯渇やその後の回復を運動中に感じるようになる。よい結果が出たとき，次は完全な枯渇を経験すべきで，低炭水化物食と高炭水化物食をとる。ただし，このときの低炭水化物食の期間は1日に限るべきである。よりよい効果が出なければ，低炭水化物食を最大4日間まで引き延ばしてみる。

ローディング法のアレンジ

少し厳しさをゆるくした食事プロトコルに変更することが，古典的カーボローディングの負の影響を取り除くことになる。この6日間のプロトコルは，グリコーゲンの枯渇のために運動をする必要はない。アスリートは，約75%$\dot{V}O_2max$（85%HRmax）で，1.5時間のトレーニングを行い，以降の日々において運動量を減らさなくてはならない。炭水化物量は，総エネルギー量の約50%にして，はじめの3日間を過ごす。競技前の3日間は，炭水化物の量をエネルギー摂取量の70%にまで増やす。グリコーゲン貯蔵の回復は，古典的なカーボローディング法と同レベルにまで上昇する。

速いローディング法：1日で行う方法

筋グリコーゲンのもとのレベルへの回復に2～6日間の期間を必要とすることは，一般的なカーボローディング法の限界といえる。より短い期間，すなわち高強度運動とわずか1日の高炭水化物食でローディング効果を得られないか，評価がなされている。持久性トレーニングを行ったアスリートは，30秒のオールアウトトレーニングに続いて，130%$\dot{V}O_2max$で150秒間の自転車運動をする。回復期では，高グリセミック指数の食事を体重1 kg当たり10.3 g摂取する。図3-8に，筋バイオプシーによる結果を示しているが，わずか24時間後にいずれの筋タイプの筋中のグリコーゲンも平均で82%増加している。グリコーゲン貯蔵の増加は，2～6日かけてローディングするのと比べても，同程度か多いくらいである。この短期間のローディングは，時間のかかる通常のトレーニングを中断することが嫌な人や，他の栄養法の悪影響をさけたい人にとって，有効である。

適用の限界と負の側面

カーボローディングをすることで得られる可能性のある効果が現れるのは，高強度で長時間の有酸素運動による。アスリートが，競技前にエネルギーを消耗しているとすると，通常の炭水化物摂取でのグリコーゲン回復においては60分未満しか運動ができないことになる。カーボローディングと高いレベルの筋および

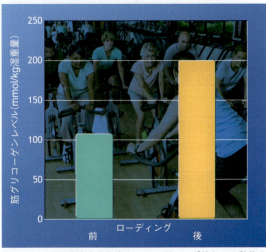

図3-8　1日の高炭水化物食と，ローディング前と180秒後の筋グリコーゲン濃度の差。(Fairchild, T. J., et al.: Rapid carbohydrate loading after short bout of near maximal-intensity exercise. *Med. Sci. Sports Exerc.*, 34: 980, 2002. より)

インフォメーション

クレアチン補充よりも先に，筋グリコーゲンの超回復の促進が重要

グリコーゲン貯蔵とクレアチン補充には共同作用がある。例えば，クレアチン負荷のプロトコル（20 g/日を5日間）を踏まえたカーボローディングのプロトコルは，カーボローディングのみよりも筋中グリコーゲン量を10%多くする。クレアチンの増加と，細胞吸収するクレアチンサプリメントの量が，筋グリコーゲン貯蔵量の上昇を促進する。

質問とノート

● カーボローディングの有効性について，論じよ。

質問とノート

● グリコーゲンの超回復はどのような状態で起こるか？

BOX 3-3

カーボローディングという戦略

運動パフォーマンス向上にとっての筋グリコーゲンレベルの重要性にはいまだ曖昧さが残る。高強度有酸素運動中のエネルギー消耗までの時間は，直接的に運動開始前の肝臓および活動筋のグリコーゲン量に影響される。一連の実験によると，同じエネルギー量に調整した質の異なる食事の影響を検討すると，同じ人が，高炭水化物食を食べることは低炭水化物（高脂質）の食事をとるよりも，筋グリコーゲン量は6倍にまで増え，その人の持久力を3倍に増加させたと報告している。カーボローディングは，持久系競技能力を高めるための初期的な筋および肝臓のグリコーゲンレベルを増加させる方法であるといえる。

古典的カーボローディング法

古典的なカーボローディング法には次の2つのステージがある。

ステージ1：枯渇ステージ

1日目：筋グリコーゲンを枯渇させるために徹底的に運動を行う。

2〜4日目：低炭水化物食を摂取する（タンパク質と脂質の割合の高い食事をこの間摂取する）。

ステージ2：カーボローディング

5〜7日目：高炭水化物食を摂取する（タンパク質の比率は通常の食事と同じにする）。

競技当日：競技前の食事では高炭水化物食を摂取するのがよい。

グリコーゲン貯蔵を促進するための試合前の特別な食事と運動計画

1. 試合のおよそ6日程度前に高い強度の90分間の運動を行うことは，筋および肝臓のグリコーゲン貯蔵を減少させる。なぜなら，カーボローディングでは，アスリートが行う運動に特有の筋においてのみ，運動してグリコーゲンが減少した後，再び貯蔵されるからである。
2. その後，完全にグリコーゲン貯蔵を枯渇状態にするために，低炭水化物食（60〜100 g/日の炭水化物摂取とした食事）と中強度運動を併用し，それを3日間続けなくてはならない。
3. 競技前の最後3日間は，グリコーゲン貯蔵の回復のために高炭水化物食（400〜700 g/日）に切り替える必要がある。

持久系競技の競技前に行うカーボローディングの食事例
ステージ1：炭水化物制限，ステージ2：カーボローディング

食事	ステージ1	ステージ2
朝食	フルーツジュース 1/2カップ 卵 2個 全粒小麦のパン（トースト） 1枚 牛乳 コップ1杯	温あるいは冷シリアル 1カップ マフィン 1〜2個 バター 大さじ1 コーヒー（生クリームと砂糖入り）
昼食	ハンバーガー 168 g パン 2枚 サラダ 1サービング マヨネーズかドレッシング 大さじ1 牛乳 コップ1杯	ハンバーガー（パンとともに） 56〜84 g ジュース 1杯 オレンジ 1個 マヨネーズ 大さじ1 パイやケーキ 1切れ
間食	ヨーグルト 1カップ	ヨーグルト1カップまたは果物またはクッキー
夕食	フライドチキン 2〜3ピース ベークドポテトのサワークリーム添え 1個分 野菜 1/2カップ バター 大さじ2 アイスティー（無糖）	焼いたチキン 1〜1 1/2ピース ベークドポテトのサワークリーム添え 1個分 野菜 1カップ 砂糖漬けパイナップル 1/2カップ アイスティー（砂糖入り） バター 大さじ1
間食（夜食）	牛乳 コップ1杯	チョコレートドリンク コップ1杯 クッキー 4枚

＊ステージ1では 炭水化物を約100 g（400 kcal），ステージ2では 400〜700 g（1600〜2800 kcal）とる

BOX 3-4

スポーツ栄養の考え方：栄養摂取のタイミング

2008年，国際スポーツ栄養学会は，健康で活動的な人の参考となる栄養摂取のタイミングと，炭水化物，タンパク質，脂質の摂取の考え方を以下のように発表した。ここでは，スポーツ栄養および身体活動に関する専門家の会（www.sportsnutritionsociety.org）が組織され，以下の8つのポイントが示された。

1. グリコーゲン貯蔵を最大化するには，炭水化物源は高グリセミック指数の炭水化物として，高炭水化物の食事を摂取する必要がある。炭水化物の量は体重当たり6〜8 g/kgで，600〜1000 g必要である。そして，遊離アミノ酸およびタンパク質の摂取については，レジスタンストレーニング前に炭水化物とタンパク質をともに摂取することがタンパク質合成に寄与する。
2. 運動中は，1時間当たり30〜60 gの炭水化物摂取がよい。これは濃度としては6〜8％の炭水化物量に当たる（240〜480 mL）。この炭水化物摂取をタイミングとしては10〜15分おきにするとよい。さらにこのとき，タンパク質を，炭水化物とタンパク質の割合が，3〜4：1になるように一緒に摂取すると，より持久性パフォーマンスを向上させる。この方法は，急性的に持久系運動時のグリコーゲン補充に寄与すると考えられている。
3. 炭水化物の摂取，あるいはタンパク質と炭水化物を同時摂取することは，レジスタンス運動中に急性的なあるいは長期的なグリコーゲン補充のどちらに対しても，筋グリコーゲンを増加させることとなり，筋の損傷を軽減したり，トレーニング効果を高めたりすることができる。
4. 運動後30分以内に多めの炭水化物（8〜10 g/体重 kg/日）をとることは，グリコーゲンの再補充のために必要である。また，0.2〜0.5 g/kgのタンパク質をそこに加えることで，グリコーゲン合成が3〜4倍に高まる。
5. 運動後3時間以内のアミノ酸摂取では，必須アミノ酸摂取によってタンパク質合成はより高まる。さらに，運動前にも炭水化物とタンパク質を摂取することによって，タンパク質合成レベルをより高めることが可能となる。
6. 間欠的な長時間のレジスタンストレーニングにおいては，運動後に炭水化物とタンパク質の摂取を調節することで，身体的な強度や身体組成をよりよい状態にすることができることが，プラセボ摂取の場合との比較からわかっている。
7. 炭水化物とタンパク質の摂取に加え，クレアチン（Cr）を0.1 g/体重 kg/日摂取すると，レジスタンス運動で効果を発揮する可能性がある。
8. 栄養補給は，食事としての摂取や食品から抽出された栄養素やその他の成分の摂取について計画的に行うことが重要である。エネルギー摂取のタイミングと三大栄養素の適切な比率での摂取が，疲労や疲労困憊からの回復に対して有効であり，筋タンパク質合成をも増大させる。さらに，古典的な栄養補給法と比べて，これらはより大きな効果が期待できる。

肝臓のグリコーゲンは，低い炭水化物食の後の走行と比べても，20.9 kmのランニングでは効果はみられない。運動前の食事のコントロールなしには，1回75秒間の最大の有酸素運動は，通常の食事では，筋グリコーゲンの増加量を増やしはしない。

ほとんどの競技やトレーニングにおいて，1日当たりの食事の総エネルギー量の60〜70％の炭水化物をとることは，筋や肝臓のグリコーゲン回復に重要である。45〜50％の炭水化物量という一般的な米国人の食事に比べて，約2倍の筋グリコーゲンレベルとなる。よくトレーニングされたアスリートでは，炭水化物によるローディング効果は，超回復に対して，わずかでしかない。

1 gのグリコーゲンが合成されるたびに，2.7 gの水ができる。これは，貯蔵脂肪と同じエネルギーにしかならない。水分の貯留による重い体重を，アスリートは重く感じたり，むくみと感じたり，あまり快適とはいえない感覚をもつ。このことは，エネルギーの経済性を悪くし，体重負荷の影響を受ける。ランニングやロッククライミング，クロスカントリースキーなどで，特に影響が大きい。増加したエネルギーは，グリコーゲン貯蔵が増えたことによる有益性を打ち消してしまう。よい面としては，グリコーゲン分解において水分が放出されるので，高温下での運動時の体温調節に，グリコーゲン貯蔵とその利用は寄与するといえる。

古典的な超回復モデルでは，健康上の問題が生じることがある。炭水化物の過剰摂取は，高脂質あるいは高タンパク質摂取の期間をおくことで，血中コレステロールや尿中への窒素排泄を上昇させることになる。これは筋中の酵素の欠乏や腎疾患を伴う，2型糖尿病や心疾患の引き金となる問題である。不適切な食事バランスは，さまざまなミネラルやビタミンの欠乏を引き起こす。特に水溶性ビタミンの欠乏は，食事による補充が求められる。カーボローディングのはじめの段

> **インフォメーション**
>
> **エネルギー消費と体重から炭水化物摂取量を調整する**
>
> 　1日に体重1 kg当たり10 gの炭水化物を摂取すべきである。根気強くトレーニングを行うアスリートは1日当たり2800 kcalを消費している。45 kgのアスリートは，炭水化物約450 g，あるいは1800 kcalが要求される。1日当たり4200 kcalを消費する68 kgのアスリートでは，炭水化物680 g（2720 kcal）を摂取しなければならない。このいずれの例においても，総エネルギーに占める炭水化物の比率は64%である。

> **インフォメーション**
>
> **未精製の複合体の，低グリセミック指数の炭水化物を摂取する**
>
> 　必須のアミノ酸，脂肪酸，ミネラル，ビタミンを摂取している場合は，繊維が豊富な炭水化物の健康リスクはほとんどない。最も望ましい複合炭水化物は，ゆっくり消化されて，ゆっくり吸収される。このような中～低のグリセミック指数の食品には，全粒粉パンやシリアル，パスタ，マメ類，多くの果物や牛乳，乳製品がある。

階でのグリコーゲンの枯渇は，高強度トレーニングを行うことを難しくし，カーボローディングを行う期間の設定に影響する。続いて，食事中の炭水化物を3～4日間減らすと，筋中のグリコーゲン量はより低下する。低いグリコーゲン蓄積では筋タンパク質が糖新生に利用されて，血中のグルコースレベルを維持しているからである。

まとめ

1. アスリートや運動トレーニングを行っている人のための食事や競技のための食事において，一般的に食べている食品を摂取することによるバランスのとれた食事で，栄養素の推奨量を摂取することができる。
2. マイピラミッドは，望ましい栄養素摂取について最も個人レベルでその推奨値が示されたもので，一般的な身体活動の人から個人対応が必要な身体活動が多い人までのそれぞれの推奨量を示すことができている。このガイドラインでは，いろいろな穀類や野菜，果物を主なエネルギー源としてとることを勧め，動物性タンパク質や脂質，乳製品摂取を減らすように勧めている。
3. 身体活動が活発な人にとっては，1日の総エネルギー量の60～70%，量としては400～600 gの炭水化物が必要で，それは低グリセミック指数の食品でとることが望ましい。
4. 1日の身体活動量は，エネルギー摂取必要量を決定する要因である。一般的な環境では，それぞれの身体活動に見合ったエネルギー摂取必要量は男性でおよそ4000 kcal，女性で3000 kcalである。競技中や高強度トレーニング下では，それが女性で5000 kcal，男性では9000 kcalまでにも増加することがある。
5. 身体活動をしている男女においては，高いエネルギー量の摂取に伴って，タンパク質，ビタミン，ミネラルの摂取も増加する。
6. 競技前の食事では，筋および肝臓のグリコーゲン貯蔵を最大限に増やすことと，運動中の腸におけるグルコース吸収を高めることが大切である。高炭水化物で，それに伴う低脂質低タンパク質となる食事が，競技前には望まれる。競技前の高炭水化物食は消化と吸収を考慮して3時間前までにとるとよい。
7. 競技前の栄養およびエネルギー補給では，液体での摂取がよい。なぜなら，栄養バランスがとれていてかつ水分の補給も可能で吸収も速いからである。
8. 運動直前に低グリセミック指数の食事をすると，グルコースの吸収がゆっくりとなり，血糖への影響が小さいのでよい。これは，低グリセミック指数の食事がインスリンへの影響が小さいことを示していて，運動中のグルコース代謝に寄与するものである。
9. 胃内の水分量は水分の消化管通過率に影響して吸収を速めるので，運動前の400～600 mLの水分摂取は，通常よく行われる運動中の15分ごとの250 mLの摂取より望ましい。
10. 5～8%の炭水化物と電解質の飲料の運動中摂取は，高温環境下において体温調節に重要である。このときは単なる水よりも糖と電解質が入った飲料のほうが有効である。
11. 高強度トレーニングや競技においては，それぞれの人にとって中～高レベルのグリセミック指数の炭水化物の50～75 gの摂取が有効で，2時間運動での総摂取量としては500 g量になることが望ましい。これによってグリコーゲン回復が促進される。
12. 運動後にグリコーゲン貯蔵をもとのレベルに戻すためには，少なくとも20時間が必要である。これは，1時間に5%ずつ回復する速さに相当する。
13. 高温下のトレーニングにおいて，一般的な炭水化物摂取ではグリコーゲン貯蔵は徐々に減少し枯渇する。
14. 炭水化物の欠乏した食事では，筋および肝臓のグリコーゲンが急激に減少する。そして，最大下の運動パフォーマンスや短時間の有酸素運動パフォーマンス，持久的な高強度有酸素運動パフォーマンスに影響する。
15. 炭水化物のローディングは，持久力を向上させることが可能である。また，アスリートはしばしばカーボローディングを行うが，負の影響が出る可能性も否定

はできない。
16. 古典的なカーボローディング法をアレンジして食事と運動実践によって，よりグリコーゲン貯蔵を高めようという方法が考えられている。

問題

1. アスリートにとって栄養補給が要求されるのはどのような環境か。
2. 競技チームが連続した日に3つの試合を予定している。それぞれの日の試合後にアスリートは何を摂取したらよいか？ またその理由も説明せよ。
3. 短距離のランナーや水泳選手へのアドバイスとして，試合前のカーボローディング法を説明せよ。
4. 身体活動が活発な男女において，それぞれに適した体重が減少しないようなエネルギーの摂取量をどのように把握したらよいか。

第 4 章

パフォーマンスを向上させる栄養学的および薬理学的な補助

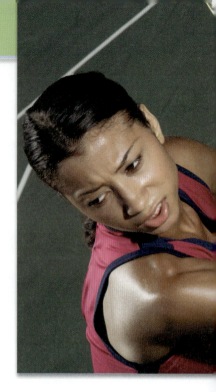

本章の目的

- 競技力向上に関連するといわれている4つの物質（エルゴジェニック）を示す。
- カフェインの競技力向上に関する研究について概説する。
- アルコールの生理的および心理学的効果と運動パフォーマンスへの影響を考察する。
- グルタミンおよびホスファチジルセリンが，運動パフォーマンスやトレーニング反応にどのように効果を及ぼすかを説明する。
- クレアチンの摂取が競技力に及ぼす正の効果，負の効果を述べる。
- 運動後の炭水化物，タンパク質，クレアチンの摂取が，レジスタンストレーニングの反応をいかに増強させるかを説明する。
- 中鎖脂肪酸の摂取による競技力向上の根拠を示す。
- クレンブテロール，アンフェタミン，ピコリン酸クロム，β-ヒドロキシ-β-メチル酪酸および緩衝液による，競技力向上の可能性について考察する。
- タンパク質同化ステロイドの使用が競技力に及ぼす正の効果，負の効果を考察する。
- ヒト成長ホルモンの医学的使用について，一般の健康な人に対する危険性を含めて述べる。
- デヒドロエピアンドロステロンによる競技力向上の根拠を示す。

競技力を向上させるには，運動耐容能，生理的機能，競技パフォーマンスを改善する物質および方法がある．本章では，代表的でよく使用される栄養学的および薬理学的物質が競技力向上に果たす役割について述べる．第15章では，パフォーマンスを上げる生理的な用手操作について述べる．

いろいろな栄養的，薬理的刺激が，運動パフォーマンスやトレーニング応答にどう影響を及ぼすか，多くの雑誌に記載されている．製品を宣伝する資料は，プロスポーツ選手やチーム，マスコミ，テレビのコマーシャルやホームページなどがあり，まだ未検査の商品にお墨付きや推薦を与えているものがしばしばある．パフォーマンスを上げるとよくもてはやされる品目には，ステロイド，アルコール，アンフェタミン，ホルモン製剤，炭水化物，アミノ酸，脂肪酸，カフェイン，緩衝剤，小麦胚芽油，ビタミン，電解質，カテコールアミン物質，大麻，コカインなどがある．アスリートは，これらの多くをごく普通に使用しており，精神的，身体的機能が向上し，パフォーマンスのトレーニング効果があがると信じている．

エルゴジェニック物質がどのように効果を発揮するか，5つのメカニズムで説明することができる．

1. 神経系に対し，中枢性または末梢性に刺激する（カフェイン，コリン，アンフェタミン，アルコールなど）．
2. 限られた量の物質の蓄積を増やすか利用性を高める，または両方に働く（炭水化物，クレアチン，カルニチン，クロムなど）．
3. エネルギーの補充源として作用する（グルコース，中鎖脂肪酸トリアシルグリセロールなど）．
4. パフォーマンスを抑制する代謝産物を減少，または中性化する（重炭酸，クエン酸，パンガミン酸，リン酸など）．
5. 激しい運動からの回復を促進する（グリセミック指数の高い炭水化物，水など）．

無差別にエルゴジェニック物質を使用すると，軽度の身体的不快感にとどまるものから，生命に危害を及ぼすものまで，副作用が発生する確率が上昇する．正確な成分比や含有量を把握してラベルに表示してある製品は，ほとんどない．

古代からの使用の歴史

古代ギリシャのアスリートは，競技力向上の目的で，幻覚誘発性のキノコを使用し，ローマの剣闘士はチルコ・マッシモ競技場（紀元前50年に始まったローマの戦車レース用のスタジアムで，集団の娯楽場所）でパフォーマンス向上のため，覚醒剤様の物質を摂取したと記録が残っている．1840〜1900年のヴィクトリア朝時代のアスリートは，競争のため，カフェイン，アルコール，硝酸薬，ヘロイン，コカインやストリキニーネ（殺鼠剤）などの化学物質を日常的に使用していた．現代のアスリートは，健康のあらゆる面を増進する労をいとわない．よく練習し，バランスのとれた食事をとり，大量のビタミン，電解質，アミノ酸入りの新しいスポーツドリンクを摂取し，いろいろな損傷に対して医学的なサポート（どんなに軽症であれ）を享受している．皮肉にも，合成物質を摂取すると，その多くは副作用として，嘔気，脱毛，掻痒感，神経過敏などから，重篤な場合には不妊，肝疾患，薬剤依存症，精神症状を引き起こし，肝臓がんや膀胱がんで死にいたることもある．

エルゴジェニック物質は，違法薬物も含め，1950年代から，あらゆるスポーツでのパフォーマンスの向上のために使用されてきた．ドーピングコントロールの基準の改善により，主に陸上競技で新しい世界記録がないという事実に強く影響している．薬物にまみれた過去の記録は一時的に保留されている．特に，印象的なのは，男女での砲丸投げ，円盤投げ，槍投げ，走り幅跳びのパフォーマンスの低下である．

大変祝福され偶像化されたものの，その後汚名を負ったオリンピック選手に，国際オリンピック委員会は，2000年のシドニーオリンピックにおける違法なドーピングを行った罪で，メダルを返還するよう要求した．陸上競技のスターである Marion Jones は5つのメダル（100 m，200 m，1600 m リレーでの金，走り幅跳び，400 m リレーでの銅）を獲得したが，何年にもわたってステロイドを乱用したことを全く否定し，調査官に嘘をついた2つの訴因で2007年に有罪となった．Jones は，2年間の執行猶予と社会奉仕つきで，連邦刑務所6カ月の刑を宣告された．

機能性食品

ある種の食品が健康を促進するかもしれないという意見が広まり，**機能性食品**という造語が生み出された．生存や飢餓の欲求を満たして有害事象を避けるための3つの基礎的栄養素を守るにとどまらず，機能性食品ならびにその生理活性要素（オリーブオイル，ダイズ製品，オメガ3脂肪酸など）によって，満足感，健康感，最適な身体機能，病気のリスク回避を促進する（図4-1）．広がる食品科学の主な生理的な標的には，消化管機能，抗酸化系，主要な栄養素の代謝がある．個々の遺伝的な要因，病気の罹患性，全体的なパ

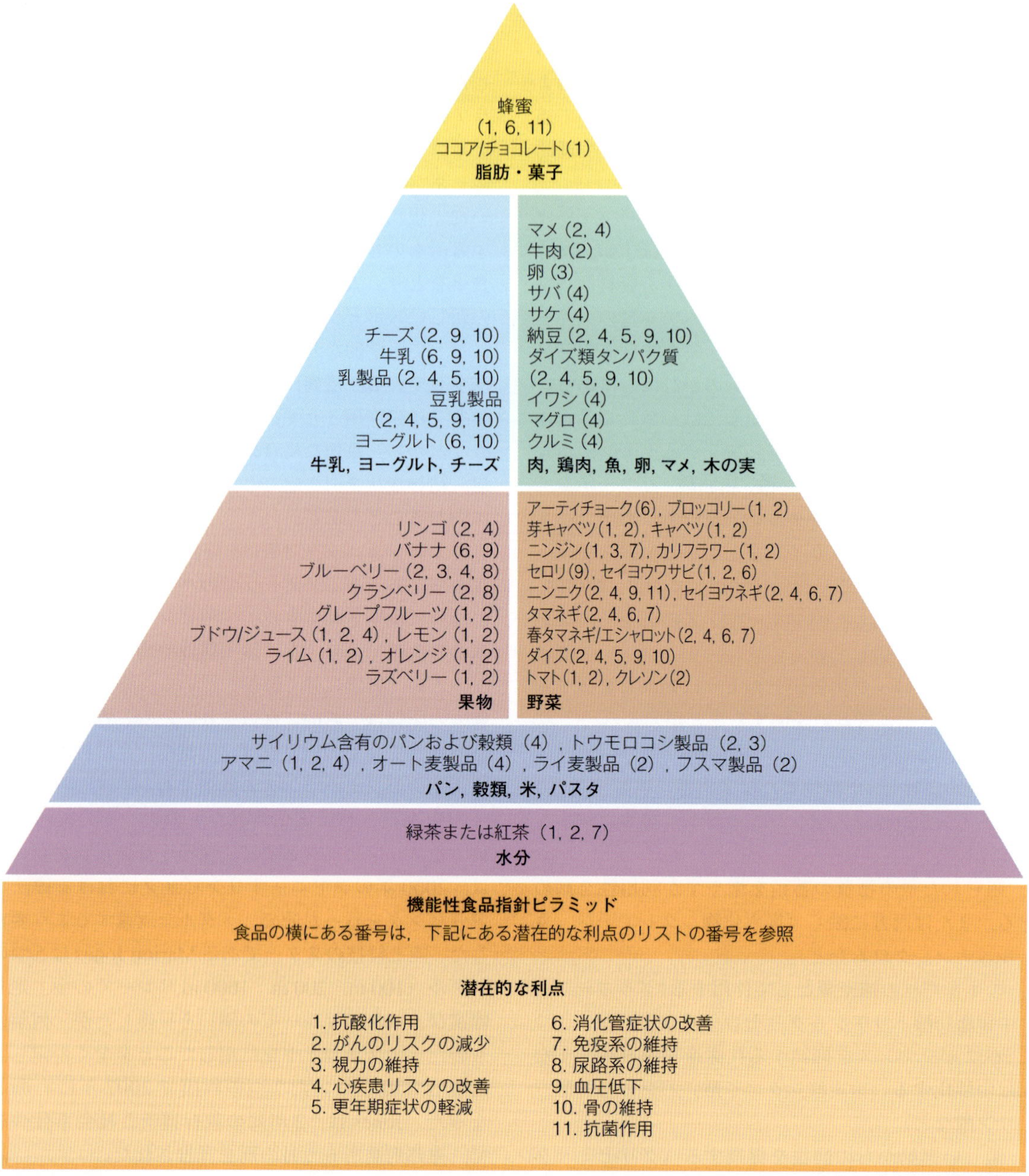

```
                        蜂蜜
                      (1, 6, 11)
                   ココア/チョコレート (1)
                      脂肪・菓子
                                    マメ (2, 4)
                                    牛肉 (2)
                                    卵 (3)
                                    サバ (4)
                                    サケ (4)
              チーズ (2, 9, 10)       納豆 (2, 4, 5, 9, 10)
              牛乳 (6, 9, 10)         ダイズ類タンパク質
              乳製品 (2, 4, 5, 10)    (2, 4, 5, 9, 10)
              豆乳製品                イワシ (4)
              (2, 4, 5, 9, 10)       マグロ (4)
              ヨーグルト (6, 10)      クルミ (4)
          牛乳, ヨーグルト, チーズ    肉, 鶏肉, 魚, 卵, マメ, 木の実
                                アーティチョーク(6), ブロッコリー (1, 2)
            リンゴ (2, 4)          芽キャベツ (1, 2), キャベツ (1, 2)
            バナナ (6, 9)          ニンジン (1, 3, 7), カリフラワー (1, 2)
          ブルーベリー (2, 3, 4, 8)  セロリ (9), セイヨウワサビ (1, 2, 6)
           クランベリー (2, 8)      ニンニク (2, 4, 9, 11), セイヨウネギ (2, 4, 6, 7)
           グレープフルーツ (1, 2)   タマネギ (2, 4, 6, 7)
         ブドウ/ジュース (1, 2, 4), レモン (1, 2)  春タマネギ/エシャロット (2, 4, 6, 7)
           ライム (1, 2), オレンジ (1, 2)  ダイズ (2, 4, 5, 9, 10)
           ラズベリー (1, 2)        トマト (1, 2), クレソン (2)
                   果物                         野菜
         サイリウム含有のパンおよび穀類 (4), トウモロコシ製品 (2, 3)
         アマニ (1, 2, 4), オート麦製品 (4), ライ麦製品 (2), フスマ製品 (2)
                         パン, 穀類, 米, パスタ
                    緑茶または紅茶 (1, 2, 7)
                              水分
```

機能性食品指針ピラミッド
食品の横にある番号は，下記にある潜在的な利点のリストの番号を参照

潜在的な利点

1. 抗酸化作用   6. 消化管症状の改善
2. がんのリスクの減少   7. 免疫系の維持
3. 視力の維持   8. 尿路系の維持
4. 心疾患リスクの改善   9. 血圧低下
5. 更年期症状の軽減   10. 骨の維持
                      11. 抗菌作用

図 4-1 機能性食品指針ピラミッド．食品ごとに利点が異なる．（イリノイ大学シカゴ校ならびにアーバナチャンペーン校．*Functional Foods for Health* より）www.Nutriwatch.org/04Foods/ff.html

---

ℹ インフォメーション

禁止物質
世界アンチ・ドーピング機関（WADA, www.wada-ama.org/en/prohibitedlist.ch2）では次の9つのカテゴリーの物質を禁じている

1. タンパク質同化男性化ステロイド薬   4. 抗ホルモン作用薬および調節薬   7. 麻薬
2. ホルモンと関連物質   5. 利尿薬と他の隠蔽薬   8. カンナビノイド
3. β_2作用薬   6. 興奮剤   9. 糖質コルチコイド

BOX 4-1

米国糖尿病学会，カナダ栄養士学会，米国スポーツ医学会による栄養と運動パフォーマンスに関する重要事項

以下の重要事項は，現在，活動的な成人およびアスリートに対して，エネルギー，栄養，水分に関する推奨を要約したものである．

1. アスリートは，高強度および長時間のトレーニングを行うときには，体重と健康を維持してトレーニング効果を最大限にするため，十分なエネルギーを摂取する必要がある．
2. 体重と身体組成を，単なるスポーツ参加の基準に使用してはならず，毎日の体重測定は避けるべきである．最適な体脂肪レベルは，アスリートの性別，ジェンダー，遺伝により決まる．体脂肪の測定方法は，ばらつきが多く，限界がある．むしろ，減量（脂肪減少）は，オフシーズンに行うか，または資格のあるスポーツ栄養士によりシーズン前に始めるべきである．
3. アスリートに対する炭水化物の推奨は，1日当たり6〜10 g/kgである．炭水化物は運動中の血糖レベルを維持し，筋グリコーゲンを置き換える．必要量は，アスリートの1日当たりの全エネルギー消費量，スポーツの種目，性別，環境によって決まる．
4. 持久力ならびに筋力を鍛えるアスリートに対するタンパク質の推奨は，1日当たり1.2〜1.7 g/kgである．この推奨量はタンパク質やアミノ酸の摂取なしに食事で摂取可能である．最適なタンパク質の利用とパフォーマンスのためには，体重を維持するのに十分なエネルギー摂取が必要である．
5. 脂肪摂取は，全エネルギー摂取量の20〜35％の範囲内である．脂肪の摂取が20％より少ないと，パフォーマンスの向上にはつながらない．脂肪，脂溶性ビタミン，必須脂肪酸はアスリートの食事に重要である．高脂肪食は勧められない．
6. エネルギー摂取の制限またはきつい減量を行っているアスリートで，食品表の1つまたは複数の種類が欠けている人，高または低炭水化物食で微量栄養素の摂取が低い人には，微量栄養素の欠乏のリスクが非常に高い．アスリートは，すべての微量栄養素について最低限の1日所要量を摂取する必要がある．
7. 脱水（体重の2〜3％以上の水分喪失）は運動パフォーマンスを低下させるので，運動前，運動中，運動後の十分な水分補給が，最適なパフォーマンスに重要である．水分摂取は運動中に起こる脱水を予防するが，汗の出る率を超えてとりすぎないようにする．運動後，運動で減少した体重0.45 kg当たり，約450〜675 mLを摂取する．
8. 運動前の食事や軽食では，体水分維持のため十分な水分をとり，比較的低脂肪と繊維分で胃の排泄を促し，比較的高い糖質分をとって血糖の維持を最大化し，タンパク質は中等度として，アスリートが慣れていて食べられるものを組み合わせる．
9. 運動中の栄養の目的は水分の喪失を補うことと，血糖の維持のため糖質（約30〜60 g/時）を与える．1時間以上の持久的競技では特に重要で，アスリートが十分な運動前の食物や水分をとっていない場合や，運動中に暑熱，寒冷，高地などの異常環境にある場合には，なおさらである．
10. 運動後の食事の目的は，十分な水分，電解質，エネルギー，糖質を与えて，筋内グリコーゲンを戻し，すばやい回復を確実にすることである．糖質は，最初の30分以内に体重1 kg当たり約1.0〜1.5 gを摂取し，4〜6時間まで2時間ごとにグリコーゲンの貯蔵を行う．運動後に摂取したタンパク質は，筋の合成や修復に使用される．
11. 一般的に，アスリートがさまざまな食物から十分なエネルギーを摂取していれば，ビタミンや電解質のサプリメントは必要ない．妊娠中の葉酸など，運動に関係のないサプリメント投与には従うべきである．マルチビタミンや電解質のサプリメントが適しているのは，アスリートが減量中であったり，習慣的に食事やある食品の種類を抜いていたり，病気や損傷から回復途中であったり，特定の微量栄養素が欠乏している場合である．特定の内科的または栄養的な理由には，単一の栄養サプリメントが適しているかもしれない（鉄欠乏性貧血での鉄サプリメントなど）．
12. 安全性，効果，効能，合法性を保証するため，アスリートは競技力向上の物質の利用について，十分な相談が必要である．
13. 菜食主義のアスリートでは，エネルギー，タンパク質，脂肪などの不足，鉄，カルシウム，ビタミンD，リボフラビン，亜鉛，ビタミンB_{12}などの重要な栄養素不足のリスクがある．この栄養の問題を避けるため，スポーツ栄養士に相談することが推奨される．

Nutrition and Athletic Performance. Joint position statement from the American Dietetic Association, Dietitians of Canada, and the American College of Sports Medicine. *Med. Sci. Sports Exerc.*, 41: 709, 2009. より

Q 質問とノート

- 持久力ならびに筋力を鍛えるアスリートに対するタンパク質の推奨摂取量を述べよ。

フォーマンスなどを最適化するために，栄養がどのような役割をもつかを理解しようと熱心に研究されている。残念ながら，ヒトの栄養分野での研究で生み出されたこのような科学的な基礎知識が，栄養サプリメントの販売人や詐欺師に悪用されることが多い。

二重盲検無作為化試験：競技力向上を評価する正当な方法

今日，運動に熱心な人やエリートアスリートは，処方箋のいらない植物エキス，ビタミン，電解質，酵素，ホルモン製剤などを栄養補助食品としてとることが普通である。効果を示すには，これらのサプリメントが食事には不足していて，細胞機能に薬のように働くような栄養素を含んでいなければならない。

外因性のサプリメントによる競技力向上の効果を評価するための理想的なテストには，実験群とコントロール群をランダムに割り当て，どちらにも投与する物質を「盲検的」にわからないようにする必要がある。この目的を達成するため，参加者に与えるものを，同じような量と質にする。実験群の参加者は，目的のものを摂取する一方，コントロール群の参加者は効果のない合成物やプラセボを摂取する。プラセボ群では，参加者が効果のあるものを摂取していると信じることによって，パフォーマンスが向上する，あるいは反応がよくなる可能性を評価する（心理的またはプラセボ効果）。結果に影響する実験バイアスを減らすため，実験を運営している人および反応を記録している人も，参加者が治療かプラセボのどちらを摂取しているかを知ってはならない。このような二重盲検法では，調査員も参加者もどちらの実験群かを知らないままとなる。図4-2に，クロスオーバーによる治療群とプラセボ群の交差法と合わせ，二重盲検，プラセボ対照化試験のデザインを示す。

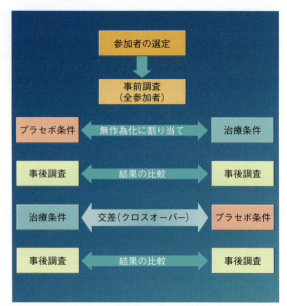

図4-2 ランダム化，二重盲検，プラセボ対照，交差試験の例。適切な参加者の選定後，事前調査により参加者をランダムに実験群かコントロール群（プラセボ群）に振り分ける。治療後に事後調査を行う。参加者はその後，当初の状態と同期間，反対の群に交差（クロスオーバー）する。2回目の事後調査を行う。事後調査の比較により治療効果を判断する。

i インフォメーション

尿検査：選択の方法

尿検体の検査が，薬物検出の主要な方法である。尿検体に化学物質を加え，加熱し揮発化して検査する。揮発体を吸収カラムに通し，電界または磁界（ガスクロマトグラフィーおよび質量分析）にかける。そこで偏向してできた分子のパターンを，既存の化学物質のものと比較するのである。

パート1　競技力向上のための栄養学的な補助

緩衝液

30～120秒間の最大運動においては，細胞内，細胞外の液体の化学的バランスに劇的変化が起こる。これは，筋線維が，主に無酸素性エネルギー交換に依存し，乳酸を産生して細胞内pHを減少させるからである。酸性度の増加により，エネルギー交換が抑制され，筋線維の筋収縮活動の質が落ちる。血液では，H^+の濃度が上昇し乳酸によりアシドーシスとなる。

重炭酸による体内での緩衝により，細胞内H^+の濃

度上昇が抑えられる（第9章参照）。細胞外の重炭酸濃度を高く保つことで，細胞内からすばやく H^+ を流出させ，細胞内のアシドーシスを減少させる。この事実から，体内の重炭酸（アルカリ）の予備能の増加や，運動前のアルカリ化によって，細胞内pHの低下を遅らせて無酸素運動のパフォーマンスが向上するのではないかという推測が広がった。研究では，相反する結果が出ており，運動前の重炭酸の量や，運動の種類により競技力向上の効果が異なる。

　ある研究では，急性の乳酸の蓄積を生み出す短時間の運動において，代謝性アルカローシスを急性に誘導した場合の効果を評価している。6人の中距離陸上競技選手に，**重炭酸液**（300 mg/kg）またはプラセボとして同量の炭酸カルシウムを，800 mの競争前とコントロール時に摂取させた（表4-1）。研究の参加者は，アルカローシスの条件下では平均2.9秒速く走り，運動後に測定した血液乳酸値，pH，細胞外 H^+ 濃度は，プラセボ群またはコントロール群と比較し，上昇した。同様の競技力向上の効果は，クエン酸ナトリウムを用いたアルカリ化による短時間の無酸素運動のパフォーマンスの変化にもみられている。

　運動前のアルカリ化（WADAでは禁止されていない，www.wada-a.org）による競技力向上の効果は，強度の短時間運動前における重炭酸またはクエン酸ナトリウムの投与によって，おそらく無酸素運動中のエネルギー交換を増加させることで起こると考えられている。外から緩衝剤を投与することによって細胞外での緩衝能力が増加し，激しい運動中に筋細胞膜から乳酸や H^+ が細胞外液へ移動するのを促す可能性がある。これが遅れると，細胞内pHが低下し，骨格筋の機能に負の影響を及ぼす。800 mの競技時間において2.9秒速いというのは，劇的な改善であり，競争のペースでいうと約19 mの違いとなり，ほとんどの800 mの競争では最下位と1位との差に匹敵する。

無酸素運動の時間・程度に関連する影響

　運動前の重炭酸負荷の競技力向上の効果は，重炭酸の用量と無酸素運動に伴う蓄積の相互作用により決まる。**男性，女性とも，少なくとも0.3 g/kgを競技1～2時間前に摂取すると，細胞からの H^+ の流出を促す。**これにより，6～8分で疲労に達するような腕や足の運動において，最大努力での1～2分以上の運動の競技力が向上する。通常のレジスタンストレーニング（スクワット，ベンチプレスなど）では競技力向上は認められない。1分以内の最大運動においても，繰り返す運動でなければ，改善は認められない。

リン酸負荷

　運動前にリン酸を摂取すると（**リン酸負荷**），細胞外，細胞内のリン酸レベルを増加させ，次の3つの効果をもたらすと考えられている。

1. ATPのリン酸化を増加させる。

> **ⓘ インフォメーション**
>
> **副作用の可能性**
>
> 　重炭酸を投与すると，摂取1時間後に腹部症状や下痢が起こることが多い。この副作用により，競技力向上の可能性が制限されうる。かわりに，クエン酸ナトリウム（0.4～0.5 g/kg）では，競技力向上の効果を保ったまま，腹部症状を減らし，なくすことが可能である。

表4-1　コントロール群およびプラセボ群と運動前にアルカローシス条件を誘導した参加者の800 m走前後における競技時間と酸塩基平衡の関係

変数	条件	処置前	運動前	運動後
pH	コントロール	7.40	7.39	7.07
	プラセボ	7.39	7.40	7.09
	アルカローシス	7.40	7.49[b]	7.18[a]
乳酸（mmol/L）	コントロール	1.21	1.15	12.62
	プラセボ	1.38	1.23	13.62
	アルカローシス	1.29	1.31	14.29[a]
重炭酸（mEq/L）	コントロール	25.8	24.5	9.90
	プラセボ	25.6	26.2	11.0
	アルカローシス	25.2	33.5[b]	14.30[a]
競技時間（分：秒）	コントロール	プラセボ	アルカローシス	
	2：05.8	2：05.1	2：02.9[c]	

[a]運動後のアルカローシス群の値はコントロール群およびプラセボ群より有意に高い。
[b]運動前の値は処置前より有意に高い。
[c]アルカローシス群の競技時間はコントロール群およびプラセボ群より有意に速い。
Wilkes D., et al.: Effect of induced metabolic alkalosis on 800-m racing time. Med. Sci. Sports Exerc., 15: 277, 1983. より

2. 有酸素運動パフォーマンスを向上させ，心筋機能の能力を高める。
3. 赤血球のグリコーゲン分解を刺激して赤血球中の 2,3 ジホスホグリセリン酸 2,3-diphosphoglycerate（2,3-DPG）を上昇させ，筋組織での末梢酸素消費を促す。

2,3-DPG は，赤血球での無酸素性グリコーゲン分解でつくられ，ヘモグロビンのサブユニットとゆるやかに結合し，酸素との結合力を減少させる。これにより，細胞内の酸素分圧が減少し，さらに酸素を組織に運びやすくする。

理論的には，リン酸負荷による競技力向上の効果が推奨されているものの，効果は一貫して認められていない。ある研究では，リン酸負荷により，最大酸素摂取量の改善と，動静脈酸素格差の改善が認められたと報告されているが，他の研究では，有酸素性能力，循環器系パフォーマンスに効果を認められないとする報告もある。

所見が一致しない理由の 1 つとして考えられるのは，不均一性で，運動の種類，強度，長さ，摂取の期間，調査前の食事の調整，対象者の体力レベルなどさまざまである。**現在，競技力向上のためにリン酸負荷を行うことは，科学的根拠に乏しい。**負の面として，血漿のリン酸が増加すると，副甲状腺ホルモンの分泌を刺激する。副甲状腺ホルモンの産生が増加すると，腎臓からのリン酸の排泄を促し，骨からのカルシウム塩の吸収を促進し，骨量を減少させる。研究では，短期間のリン酸摂取が正常な骨の代謝に負に働くかどうか明らかにされていない。

抗コルチゾール作用製剤

下垂体前葉は，副腎皮質刺激ホルモン adrenocorticotropic hormone（ACTH）を産生し，副腎を刺激してグルココルチコイドホルモンの一種である**コルチゾール**を産生させる（第 12 章参照）。コルチゾールは同化を抑制し，アミノ酸の細胞輸送を減少させ，肝臓を除く細胞において，タンパク質の分解を刺激する。遊離したアミノ酸はエネルギー源として，グルコースの合成（糖新生）のため肝臓に循環する。コルチゾールは，インスリンの拮抗物質として働き，細胞でのグルコースの取り込みや酸化を抑制する。

コルチゾールを外因性に投与して，長期間，濃度を高く保つと，タンパク質の過剰分解，組織の消耗，負の窒素バランスを引き起こす。ボディビルダーの間では，外因性のコルチゾールによって異化が起こると信じられており，体内の正常なコルチゾールの分泌を抑

> **Q 質問とノート**
> - 重炭酸の競技力向上に及ぼす役割を簡単に述べよ。
> - リン酸負荷の競技力向上に及ぼす役割を簡単に述べよ。
> - 抗コルチゾール製剤による理論的な利点について簡単に述べよ。

制する目的で，サプリメントを使用する人もいる。レジスタンストレーニングの際，コルチゾールの運動後の増加を抑制すると，筋の発達が増強すると考える人もおり，回復期の筋組織の合成が妨げられずに進行するためと考えている。抗コルチゾール作用の目的で，アスリートはグルタミンおよびホスファチジルセリンのサプリメントを使用している。

グルタミン

グルタミンは非必須アミノ酸で，体内で多くの制御機能を果たしており，その 1 つはタンパク質合成を促す抗異化作用である。グルタミンを競技力向上の補助として使用する根拠は，外因性の糖質コルチコイドの繰り返しの投与によって起こるタンパク質分解および筋の消耗に対し，グルタミンの摂取が軽減する効果を示すことである。慢性的に糖質コルチコイドを投与された雌のラットを用いたある実験では，7 日間グルタミンを点滴することにより，タンパク質合成の低下や骨格筋の萎縮が食い止められた。しかし，健康な男女において過剰にグルタミンを投与しても，正常なホルモン環境およびトレーニングの応答性を変えることができたという研究はない。外因性のグルタミンの効果により抗異化作用とグリコーゲン合成作用に効果があることから，サプリメントがレジスタンストレーニングによいかもしれないという憶測を生んでいる。毎日グルタミン 0.9 g/kg を 6 週間のレジスタンストレーニングの間，健康な若年男性に投与しても，プラセボと比較して，筋パフォーマンス，身体組成，筋のタンパク質分解に影響はなかった。競技力向上目的でのグルタミンの投与に関する客観的な判断は，それを裏づける新たな研究成果を待たなければならない。

ホスファチジルセリン

ホスファチジルセリン phosphatidylserine（PS）とは，自然に存在する典型的な脂質であるグリセロリン脂質で，生体膜の構成要素，特にすべての細胞を取り巻く細胞膜の内層を構成している。PS が細胞膜での機能的な修飾（例：膜受容体部位の数や親和性など）

に関わる可能性があるのではという憶測があり，ストレスに対する体内の神経内分泌応答に関与すると考えられている。

ある研究で，9人の健康な男性にウシの脳皮質から得られた800 mgのPSを，毎日経口で10日間投与した。自転車エルゴメータで，強度を増加させながら，6分間のインターバルを3回行って身体的ストレスを誘導した。プラセボ群と比較すると，PS群は，成長ホルモンgrowth hormone（GH）に影響することなく，ACTHやコルチゾールの放出を減少させた。これらの結果は先行の研究と同様で，単一のPSを静注すると，運動による視床下部-下垂体-副腎系の活性化を減弱することが明らかとなっている。ダイズのレシチンはアスリートによるPSサプリメントの大部分を占めているが，生理的な効果の研究では，ウシ由来のPSを使用している。化学的構造の微妙な違いが，生理的反応や，この物質の競技力向上の効果の違いに関与しているのかもしれない。

β-ヒドロキシ-β-メチル酪酸

β-ヒドロキシ-β-メチル酪酸 β-hydroxy-β-mehyl-butyrate（HMB）は，必須分岐鎖アミノ酸であるロイシンの分解により産生される生物活性のある代謝物であり，タンパク質の異化を抑制して，ストレスの間のタンパク質喪失を減少させる。ラットやヒヨコではHMBに曝露された場合は，筋組織（*in vitro*）でのタンパク質の分解が少なくなり，タンパク質合成がやや増加する。HMBに曝露された哺乳類の筋細胞では，脂肪酸酸化がHMBにより誘導される。食物中のHMBの量により（ナマズ，グレープフルーツ，母乳に比較的多い），ヒトでは毎日0.3～1.0 gのHMBを合成し，その5％は食事中のロイシンの異化による。HMBのサプリメントをとるのは，窒素の維持効果を期待するためで，高強度の身体的運動に伴う筋損傷を予防または遅延し，筋の分解（タンパク質分解）を抑制することを目的とする。

研究では，外因性のHMBがレジスタンストレーニングにおける骨格筋に及ぼす効果を検討している。2段階の研究（図4-3）の1つでは，若年男性が2つの無作為化試験に参加した。1つ目の研究では，41人の参加者がHMBを毎日0 g，1.5 gまたは3.0 g摂取し，3週間，毎日117 gまたは175 gのタンパク質を摂取した。レジスタンストレーニングは，1回1.5時間，週3日である。2つ目の研究では，28人の参加者がHMBを毎日0 gまたは3.0 g摂取し，レジスタンストレーニングを1回2～3時間，週6日，7週間行った。1つ目の研究では，HMBの摂取は運動誘発性の筋分解の増

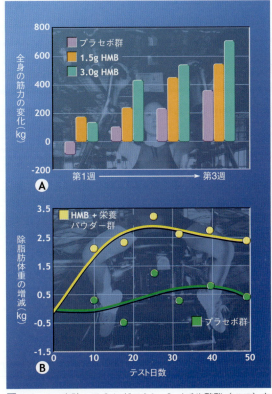

図4-3 A. 実験1でβ-ヒドロキシ-β-メチル酪酸（HMB）を摂取した参加者における筋力の変化（上肢および下肢運動による全重量挙げ）。棒グラフは上肢および下肢の1セットの運動を表している。B. 実験2で炭水化物の液体群（プラセボ群）と3 gのHMBを栄養パウダーと混合して毎日摂取した群（HMB＋栄養パウダー群）における除脂肪体重の全電気的伝導率の変化。(Nissen, S., et al.: Effect of leucine metabolite β-hydroxy-β-methylbutyrate on muscle metabolism during resistance-exercise training. *J. Appl. Physiol.*, 81: 2095, 1996. より)

加を減弱し，最初の2週間のトレーニング中の尿中3-メチルヒスチジンや血漿CPKの値に反映している。筋損傷の生化学的指標は，HMBサプリメント群では20～60％の低下が認められた。加えて，サプリメント群は，トレーニングのどの週でも，より重い重量を挙げていた（図4-3A）。筋力は非サプリメント群では8％増加し，HMB群ではさらに上昇していた（1.5 g群で13％，3.0 g群で18.4％）。補充したタンパク質（グラフには示していない）は測定値に影響しなかった。これは，少ないほうのタンパク質投与とはいえ115 g/日の量は推奨量recommended dietary allowance（RDA）の2倍に相当するためと考えている。

2つ目の研究では，HMBを摂取した群では，トレーニング2週，4週，6週目において，非摂取群と比較して除脂肪体重が高かった（図4-3B）。しかし，トレーニング最後の測定では群間の差は減少し，トレーニング前の基礎レベルと差を示すことができなかった。

HMBの筋代謝，筋力改善，身体組成に対する効果

のメカニズムはわかっていない。おそらくこの代謝物は高強度の筋負荷に付随して起こる正常なタンパク質分解の過程を抑制するのであろう。その結果は，HMB摂取が競技力向上の効果を示しているものの，除脂肪体重（タンパク質，骨，水）のどの要素にHMBが影響するのか明らかではない。さらに，図4-3Bのデータは，HMBによる身体組成の一過性の利点を示しているが，トレーニングが進行するにつれ，HMBのない状態に戻る傾向がある。

レジスタンストレーニングに対して，HMBの効果がすべての研究で示されているわけではない。若年男性に8週間の全身レジスタンストレーニングを行った研究では，HMBの摂取（約3g/日と約6g/日の比較）の筋力に対する効果では，ばらつきがみられた。その研究の主要な結果では，HMBの摂取は，プラセボ群と比較しても用量に関係なく筋力データ（1-RMを含め）のほとんどに差が認められなかった。長期のHMBの摂取が，身体組成，トレーニング応答，健康と安全性に対してどう効果を及ぼすかを研究する必要がある。

クロム

微量元素のクロムは，その作用の詳細なメカニズムは知られていないものの，インスリンの機能を強化する補酵素として働く。クロムが慢性的に不足すると，コレステロールの増加およびインスリン感受性の低下を引き起こし，2型糖尿病のリスクを増大させる。米国人のクロムの摂取量は，米国学術研究会議の食品栄養委員会による安全1日所要量 Estimated Safe and Adequate Daily Dietary Intake（ESADDI）で考えられている50〜200 mgより少ない。なぜなら，醸造用酵母，ブロッコリー，小麦胚芽，ナッツ，レバー，プルーン，卵黄，皮を含めたリンゴ，アスパラガス，マッシュルーム，ワイン，チーズなどのクロムが多く含まれている食物は，普段の毎日の食事に含まれていないからである。食品加工により，自然のかたちからクロムが取り除かれ，激しい運動および炭水化物の多量の摂取により，尿からのクロムの排泄を促して，クロムの不足を増悪させる。クロム不足の食事をするアスリートには，食事の変更またはクロムのサプリメントを利用して，クロムの摂取が適切に増加するようにする。

考えられているクロムの効果

「脂肪燃焼剤」および「タンパク質同化剤」とうたわれているクロムは，米国ではカルシウムに次いで売り上げの大きい微量元素である。クロムのサプリメントは通常，**ピコリン酸クロム**として1日600μg摂取する。無機塩類である塩化クロムと比較して，ピコリン酸との組み合わせにより，クロムの吸収を改善していると考えられている。

一般的に研究で示されているクロムのサプリメントによる体脂肪および筋量に及ぼす効果は，第16章に示されているような適切な評価方法を用いずに，体重の変化（または身体計測）から身体組成を不適当に推察していることが多い。ある研究では，若年男性を対象とした6週間のレジスタンストレーニングの際に，ピコリン酸クロムを毎日200μg（3.85 mmol），40日間摂取すると，除脂肪体重の軽度の増加と，体脂肪の減少が認められた。筋力の増加を示すデータはなかった。

またある研究では，以前にトレーニングを受けていない大学生の女性（男性には変化なし）に12週間のレジスタンストレーニングを行い，1日200μgのクロムのサプリメントを投与した群と投与しない群を比較すると，筋力や身体組成の変化なしに体重が増加したことが報告されている。大学のサッカー選手にウェイトトレーニングを行い，ピコリン酸クロムを1日200μg，9週間投与した群とプラセボ投与群を比較した研究では，身体組成，筋力に変化を認めなかった。米国海軍の肥満者に対する義務的な体力プログラムでは，1日400μgのピコリン酸クロムを投与した群は，プラセボ群と比較して，体重減少，体脂肪率，除脂肪体重に変化を認めなかった。

二重盲検の研究デザインで，36人の若年男性にレジ

インフォメーション

過剰なクロムのリスク

食事における微量元素の生物学的利用能に関して，過剰な食事中のクロムは亜鉛と鉄の吸収を阻害する。極端になると，鉄欠乏性貧血の原因となり，高強度のトレーニングの妨げとなって，高いレベルの有酸素性代謝を必要とする運動パフォーマンスに負の影響を及ぼす。

さらに悪い情報も出ており，ヒトの培養組織に極端なピコリン酸クロムを投与した実験では，染色体異常の結果をまねいている。人で用いるサプリメントの用量では，そのような実験的な高濃度にはならないだろうという批判もある。それでもなお，持続的に過剰なクロムに曝露された（長期の摂取）細胞は，元素が蓄積され長年保持することとなる。

質問とノート

- HMB摂取による競技力向上の効果を簡単に述べよ。

表 4-2 2種類のクロムのサプリメントの違いが，レジスタンストレーニング前後の身体計測，骨，軟部組織の組成の平均値に及ぼす影響

	プラセボ		塩化クロム		ピコリン酸クロム	
	前	後	前	後	前	後
年齢（歳）	21.1	21.5	23.3	23.5	22.3	22.5
身長（cm）	179.3	179.2	177.3	177.3	178.0	178.2
体重（kg）	79.9	80.5[a]	79.3	81.1a	79.2	80.5
4カ所の皮脂厚の合計（mm）[b]	42.0	41.5	42.6	42.2	43.3	43.1
上肢（cm）	30.9	31.6[a]	31.3	32.0a	31.1	31.4[a]
下肢（cm）	38.2	37.9	37.4	37.5	37.1	37.0
内胚葉型	3.68	3.73	3.58	3.54	3.71	3.72
中胚葉型	4.09	4.36[a]	4.25	4.42[a]	4.21	4.33[a]
外胚葉型	2.09	1.94[a]	1.79	1.63[a]	2.00	1.88[a]
除脂肪・除無機質体重（kg）[c]	62.9	64.3[a]	61.1	63.1[a]	61.3	62.7[a]
骨塩（g）	2952	2968	2860	2878	2918	2940
除脂肪体重（kg）	65.9	67.3a	64.0	65.9[a]	64.2	66.1[a]
脂肪（kg）	13.4	13.1	14.7	15.1	14.7	14.5
体脂肪（％）	16.4	15.7	18.4	18.2	18.4	17.9

Lukaski, H. C., et al.: Chromium supplementation and resistance traing: Effects on body composition, strength, and trace element status of men. Am. J. Clin. Nutr. 63: 954, 1996. より
[a] トレーニング前と有意差あり．
[b] 二頭筋，三頭筋，肩甲下筋，棘上筋部で計測．
[c] 除脂肪，除無機質体重．

スタンストレーニングを行わせ，8週間毎日のクロムサプリメント（塩化クロムまたはピコリン酸クロムとして 3.3～3.5 mmol）を投与した群とプラセボ投与群の効果を比較した．トレーニング期間中の両群のタンパク質，マグネシウム，亜鉛，銅，鉄の食事からの摂取量は，推奨レベル並みかそれ以上であり，参加者は食事から十分なクロムを摂取していた．クロム投与群では，血清クロム値，尿中クロム排泄がクロムの形状にかかわらず上昇した．表 4-2 に示すように，クロム投与群は，プラセボ投与群と比較して，筋力，身体組成，除脂肪体重，筋量の変化に差を認めなかった．

クレアチン

肉，鶏肉，魚にはクレアチンが多量に含まれており，1 kg 当たり約 4～5 g 含有している．体内では，この窒素含有の有機類を毎日わずかに 1～2 g，主に腎臓，肝臓，膵臓でアミノ酸のアルギニン，グリシン，メチオニンから合成するだけである．したがって，十分なクレアチンの必要量を食事から摂取することが重要となる．動物性食品はクレアチンを多量に含有する食品であるので，菜食主義者では，外からクレアチンを摂取することが完全に不利となる．骨格筋は，体内の総クレアチン量 120～150 g の約 95％を含んでいる．

クレアチンのサプリメントは，クレアチンモノハイドレート（CrH_2O）として，パウダー，錠剤，カプセル，液体（Rejuvinix, Cell Tech Hardcore, Muscle Marketing, NOZ などの名前で）のかたちで販売されている．栄養サプリメント（純度の保証なし）として，処方なしに買うことや通信販売で買うことも可能である．液体製剤のクレアチンモノハイドレートを比較的高用量の1日 20～30 g，2週間摂取することによって，筋内の遊離クレアチン濃度とクレアチンリン酸濃度が 30％上昇する．数日の摂取だけでも数週間高いレベルが維持される．スポーツ関連機関では，クレアチンは違法な物質とはみなされていない．

高エネルギーリン酸の要点

クレアチンの摂取による競技力向上効果の詳細な生理的メカニズムはわかっていない．クレアチンは消化管を未変化体のまま通過し，小腸より血流に吸収される．摂取されたクレアチンのほとんどは，インスリンを介する能動的輸送により骨格筋に取り込まれる（平均濃度 125 mM/kg 乾燥筋重量〈90～160 mM〉）．全体の約 40％は，遊離クレアチンのかたちで存在し，残りはクレアチンリン酸としてリン酸と結合する．タイプⅡ線維である速筋線維では，ATP の約 4～6 倍のクレアチンリン酸を蓄積する．クレアチンリン酸は細胞のエネルギー源として働き，リン酸結合のエネルギーをすばやく提供して ATP を再合成する（第5章参照）．これは，10秒まで続く最大運動では重要になる．筋内のクレアチンリン酸の量は限られるため，クレアチンリン酸の利用が高まると次の3つの競技力向上の効果が得られると考えられている．

1. 繰り返す筋力パフォーマンスおよび短時間のパワー動作を改善する．
2. 短時間の筋持久力を増強する．
3. レジスタンストレーニングの効果を促進するため，より強い筋力負荷を与える．

ある運動条件で確認された効果

クレアチンのサプリメントによる重大な副作用は，4年たったところで報告されていない。しかし，クレアチンのサプリメントが，サッカー選手の試合中や長時間の練習中に起こる複数の筋痙攣と関連があるとの報告がある。この現象が起こるのは，(1) 遊離クレアチンとクレアチンリン酸濃度の上昇に伴う細胞内環境の変化，または (2) クレアチンの含有量が増えることにより浸透圧性に生じる筋細胞容量の増大（細胞内水分の増大），によるものかもしれない。外因性のクレアチンの摂取に伴い，消化管症状の嘔気，消化不良，食物吸収不全などが生じる。

図4-4では，クレアチン負荷が，繰り返す自転車スプリントのパフォーマンスで達成する全仕事量に及ぼす競技力向上の効果が示されている。活動的だがトレーニングを積んでいない男性を対象として，スポーツの状態をシミュレーションし，6秒の自転車最大スプリントをさまざまなスプリント間の回復時間（24秒，54秒，84秒）に分けて行った。パフォーマンスの評価は，クレアチン投与（1日20g 5日間）またはプラセボ下で行った。サプリメント群では，プラセボ群と比較して，筋クレアチン（48.9%）およびクレアチンリン酸（12.5%）の増加を認めた。筋内クレアチンが増加した群（前251.7kJ，クレアチン投与後266.9kJ）では，プラセボ群（前254.0kJ，プラセボ後252.3kJ）と比較して，全仕事量の6%の増加が認められた。スカッシュ競技者の位置取りのプレーをシミュレーションした，「ゴースティング」というコートでの基本的動作には，クレアチンのサプリメントが有益である。また，温熱調整を妨げずに，暑熱下で30分の持続的な最大下の自転車運動を負荷した後に，スプリント運動を繰り返すパフォーマンスにも増加が認められた。クレアチンの筋パフォーマンスの効果は，普通の活動的な高齢者男性にも同様に認められる。

図4-5では，クレアチンの摂取により，増加した筋内の遊離クレアチンおよびクレアチンリン酸がどのように運動パフォーマンスやトレーニング応答を促すかの概要を示す。ウェイトリフティングやボディビルディングに有効であるのに加え，無酸素性パワーの出力量がただちに改善して短距離走，自転車，水泳，跳躍，およびサッカーやバレーでの繰り返す最大運動のすばやい動作にも有効である。筋内のクレアチンリン酸の濃度が増加するため，個人の筋力や筋パワーのトレーニング強度を高めることが可能となる。

クレアチンモノハイドレート（1日20～25g）を経口で摂取すると，筋のクレアチンが増加し，高強度運動，特に繰り返す高強度の筋力運動のパフォーマンスを上げる。競技力向上の効果は，菜食主義者と肉を食べる人に違いはない。1日6gの低用量を5日間摂取

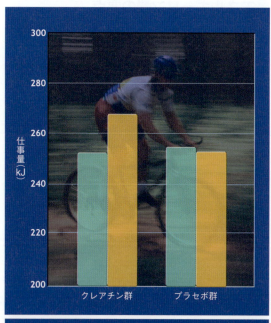

図4-4 クレアチン負荷が，長時間（80分）の繰り返し自転車スプリントパフォーマンスによって達成する全仕事量に及ぼす効果のプラセボ群との比較。(Preen, C. D., et al.: Effect of creatine loading on long-term sprint exercise performance and metabolism. *Med. Sci. Sports Exerc.*, 33: 814, 2001. より)

Q 質問とノート

- クレアチン負荷の効果を増強すると知られているものを1つあげよ。
- クレアチン摂取による競技力向上の効果について簡単に述べよ。

i インフォメーション

炭水化物の摂取はクレアチン負荷を増強する

研究では，クレアチンを摂取する際，砂糖を含む飲料と一緒にとると，骨格筋でのクレアチンの取り込みと蓄積が増加するというアスリートの間の通説が支持されている。対象者に5日間，5gのサプリメントのみ1日4回摂取するか，またはサプリメントに加え，摂取30分後に93gのグリセミック指数の高い糖分を摂取させた。クレアチンのみの群では，筋中のクレアチンリン酸（7.2%），遊離クレアチン（13.5%），総クレアチン（20.7%）の増加がみられた。クレアチンと糖分の組み合わせ群では，増加が大きく，クレアチンリン酸（14.7%），遊離クレアチン（18.1%），総クレアチン（33.0%）であった。

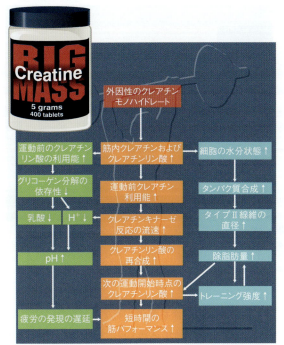

図4-5 細胞内クレアチンやクレアチンリン酸の増加により高強度の短時間運動パフォーマンスおよび運動トレーニングの応答が促進されるメカニズム。(Volek, J. S., Kraemer, W. J.: Creative supplementation: Its effect on human muscular performance and body composition. *J. Strength Cond. Res*., 10: 200, 1996. より改変)

Q 質問とノート

- クレアチンサプリメントの運動パフォーマンスに及ぼす影響を簡単に説明せよ。
- 筋内クレアチンを上昇させるときに考慮すべき重要な因子をあげよ。

することでも、パフォーマンスを繰り返すパワーは改善する。一部リーグのサッカー選手では、レジスタンストレーニング中にクレアチンを摂取すると、体重、除脂肪体重、細胞の水分含量、筋力、パフォーマンスが増加する。同様に、12週間のレジスタンストレーニング中にサプリメントで、筋力および筋サイズの増強が認められた。

高用量のクレアチンを摂取すると、高強度運動後の筋クレアチン濃度の補強を助ける。このような代謝性の再投与により、筋収縮能力の回復が促され、アスリートは繰り返し高強度運動を継続することができる。高用量のクレアチンの摂取が長期に健康な人に及ぼす影響、特に心筋や腎機能（クレアチンは分解して尿に排泄される前にクレアチニンとなる）については、限られた情報しかない。健康な男性への短期の使用（1日20gを連続5日間）に関しては、血圧、血漿クレアチン、血漿クレアチンキナーゼ creatine kinase（CK）活性、糸球体ろ過量およびタンパク質やアルブミン排泄率に基づく腎機能に対する有害な影響は報告されていない。健康な対象者で、クレアチンを10カ月～5年摂取した人とコントロール群を比較しても、血漿、尿クレアチン排泄率、尿素、アルブミンに差はなかった。

クレアチンのサプリメントでは、高濃度の有酸素性エネルギー輸送または循環器系や代謝系の応答を必要とする運動パフォーマンスは改善しない。また、等尺性の筋力または単一の動作中の動的な筋力にも、あまり効果はない。

体重および身体組成に及ぼす影響

0.5～2.4 kgの体重増加が、クレアチンの摂取に伴ってみられることが多いが、これは、テストステロンやコルチゾール濃度の短期の変動とは関係ない。クレアチンのタンパク質同化の効果による筋組織の合成により、あるいは、クレアチンの蓄積が増加して浸透圧性の細胞内水分の保持により、どれだけ体重増加が起こるのかは明らかではない。

クレアチン負荷

クレアチンを使用する人の多くは、「ローディング（負荷）」期には、1日20～30 gのクレアチンを5～7日間（普通は錠剤または液剤にパウダーを加えて）摂取する。負荷期の後の維持期には、少なくとも1日2～5 gのクレアチンの摂取を行う。菜食主義者では、普段の食事中のクレアチン量が少ないので、筋クレアチンの増大が最大となる。増加が大きい応答者は、通常のベースの筋クレアチン量が少ない人である。

筋クレアチンをサプリメントで増加させたいと思う人には、次の実践的な3つの問題が重要である。

1. 筋クレアチンの増加の程度と時間的経過。
2. クレアチンの上昇を維持するために必要な用量。
3. クレアチン喪失率またはサプリメント中断による流出率。

この問題の本質を明らかにするため、研究者は男性を2つの群に分けた。1つの実験では、対象者は20 gのクレアチンモノハイドレート（約0.3 g/kg）を連続6日間摂取してやめる。筋生検を摂取前、7日後、21日後、35日後に行う。同様に、もう1つの実験では、1日20 gのクレアチンモノハイドレートを連続6日間摂取する。そして、摂取をやめるかわりに、続く28日間は用量を1日当たり2 g（約0.03 g/kg）に減らす。図4-6Aは筋クレアチン濃度が、7日後に約20%増加することを示している。サプリメント摂取を続けないと、筋クレアチン含有量は、35日後の基礎値まで徐々

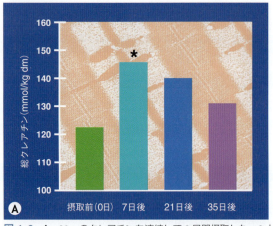
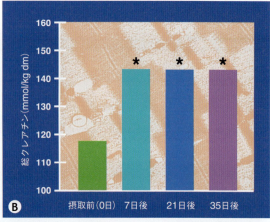

図4-6 A. 20 gのクレアチンを連続して6日間摂取した，6人の男性の筋の総クレアチン濃度。B. 20 gのクレアチンを連続して6日間摂取し，その後，2 gを次の28日間摂取した9人の男性の筋の総クレアチン濃度。AおよびBともに，摂取前（0日），7日後，21日後，35日後に筋生検によりサンプルを採取。数字は乾燥筋重量（dm）1 kg当たりの平均値。*摂取前と比べ有意差あり。（Hultman, E., et al.: Muscle creatine loading in men. *J. Appl. Physiol.*, 81: 232, 1996. より）

に低下する。クレアチンを減らして，次の28日間投与し続けた群では，筋クレアチン濃度は増加したままであった（図4-6B）。

両群ともに，筋クレアチン量は最初の6日間の摂取で約23 mmol/kg 乾燥筋重量分増加し，これはクレアチン摂取量の約20 g（17%）にあたる。興味深いことに，同様の筋クレアチン濃度の20%の増加は，1日3 gの摂取だけでも起こる。この増加は，6日間の6 g摂取に比較し，ゆっくり起こり，28日間を要する。

骨格筋へのクレアチン負荷を急速かつ効果的に行う方法は，1日20 gのクレアチンモノハイドレートを6日間摂取し，その後1日2 gに切り換える。この方法では28日まで高く濃度を保つことができる。急速な負荷を考えなければ，1日3 gを28日間摂取するだけで，同様な高い濃度を達成できる。

リボース：サプリメント領域でのクレアチンにかわる選択肢

リボースは，筋パワーを増加させ，高強度運動後に高エネルギー化合物を再合成させるサプリメントとして，クレアチンに競合して出現してきた。体内では簡単にリボースを合成でき，食品では熟した果物や野菜に少量含まれている。代謝的には，五炭糖のリボースはATP再合成のエネルギー基質として働く。外因性にリボースを摂取すると，失われたATPをすばやく回復させるとうたわれている。最適なATPレベルを維持し，競技力向上の効果を得るために推奨されているリボースの用量は1日10〜20 gである。ATPレベルを増加させ，または再合成を促すような化合物は，確実に短時間の高出力の身体活動に効果があると思われる

が，まだその潜在性を評価したデータは限られている。二重盲検無作為化試験では，1回4 gのリボースを1日4回経口投与し，繰り返す最大運動および間欠的最大筋収縮後のATP再合成に及ぼす影響を調べた。間欠的な等尺性の膝伸展力，乳酸，血漿アンモニア濃度について，リボース群とプラセボ群に差は認められなかった。運動すると，運動直後と24時間後に，筋ATPと全アデニンヌクレオチドの量が減少するが，リボースの投与によるこの化合物の回復を促進する効果は確認できなかった。

チョウセンニンジンとエフェドリン

健康や，体重のコントロール，運動パフォーマンスを改善する方法としてハーブや植物を用いた薬剤の人気が上がっている。**チョウセンニンジン**（朝鮮人参）と**エフェドリン**は，栄養サプリメントとして，特に疲労やストレス時に，「ストレスを減らし」精神も肉体も「再生させて最適化する」として売られている。チョウセンニンジンは，糖尿病治療の代替療法や，免疫機能の賦活化，男性不妊症の改善にも役立つともうたわれている。臨床的には，非糖尿病の対象者にチョウセンニンジン1〜3 gを経口糖負荷テストの40分前に投与すると，負荷後血糖が減少する。カフェインと同様，エフェドリンとチョウセンニンジンは，自然界に存在し，数十年もの間，エネルギーを増大させる民間の薬として用いられてきた。

チョウセンニンジン

寿命を伸ばし，性機能を回復，強化し，身体に生気を与えるアジアの薬として使用されてきたチョウセン

ニンジン根（Panax，中国人参，朝鮮人参として売られている）は，米国では皮膚の緩和剤の軟膏として以外は，医療目的には認知されていない。市販されているチョウセンニンジン根の製剤は，パウダー，液体，錠剤，カプセルが通常である。広く売られている食品や飲料にもさまざまな種類や量のギンセノシド（チョウセンニンジン成分）が含まれている。サプリメントは，薬品のような純度と効能の質のコントロールが必要ないので，チョウセンニンジンの商品化合物の濃度はさまざまで，有毒殺虫剤や鉛，カドミウム，水銀，ヒ素をはじめとする重金属，有害な不純物質などを含んでいる可能性がある。米国食品医薬品局 Food and Drug Administration（FDA，www.fda.gov），州，連邦政府機関はどこも，通常，チョウセンニンジンを含む製品やサプリメントの品質検査は行っていない。

　チョウセンニンジンの競技力向上の可能性に関する報告は，雑誌ではよくみられるものの，研究のレビューで，競技力向上の効果を支持するエビデンスは少ない。1 日 200 mg または 400 mg の標準濃度のチョウセンニンジンを 8 週間，二重盲検の研究プロトコルでボランティアに投与した例では，最大下運動，最大運動パフォーマンス，自覚的運動強度，心拍数，酸素摂取量，血液乳酸値のどれも，投与の影響がみられなかった。同様に，チョウセンニンジンのサポニンエキスを 1 週間，1 kg 当たり 8 mg または 16 mg の 2 つの用量で投与した場合にも，生理的な指標やパフォーマンスに関する競技力の効果は認められなかった。効果が示されているのは，十分なコントロール群，プラセボ，二重盲検などを用いていない研究である。現時点では，チョウセンニンジンの摂取によって，**生理的機能や運動のパフォーマンスが向上するという説得力のある科学的エビデンスはない**。

エフェドリン

　チョウセンニンジンと異なり，西洋医学では強いアンフェタミン作用（交感神経作用性の生理的効果）をもつ化合物であるエフェドリンが認知されており，植物のマオウの数種類に存在する（乾燥させた茎の部分からとれる）。植物のマオウには，エフェドリンとプソイドエフェドリンという 2 つの主要な化合物があり，1928 年に日本人の研究者によりはじめて分離された。このハーブの医学的な役割には，喘息，かぜ症状，低血圧，尿失禁などの治療，および中枢刺激としてのうつ病の治療がある。米国の医師は，1930 年代に，より高い安全性という観点から，鼻炎と喘息の治療に対するエフェドリンの使用を中止した。

　エフェドリンには，中枢と末梢の両方での効果があり，末梢では心拍数，心拍出量，血圧を増加させる。β-アドレナリン作用により，エフェドリンには肺の気管支拡張作用がある。高用量のエフェドリンは，高血圧，不眠，高体温，不整脈を引き起こす可能性がある。その他の副作用には，ふらつき，落ち着きのなさ，不安，易興奮性，人格変化，消化管症状，集中力低下などがある。

　エフェドリンには強い生理的な効果があり，研究者は競技力向上の可能性について調べてきた。エフェドリン 40 mg の用量では，運動パフォーマンスの自覚的運動強度 rating of perceived exertion（RPE，第 13 章参照）による間接的な指標には効果がみられなかった。

　やや濃度の落ちるプソイドエフェドリンにおいても，最大酸素摂取量，自覚的運動強度，有酸素性自転車運動の効率，無酸素性パワー（ウィンゲートテスト），40 km の自転車走，5000 m 走後に行う 70％の最大酸素摂取量強度での 20 分間走について，効果を認めなかった。

米国食品医薬品局がエフェドリンを禁止

　2004 年はじめ，米国連邦政府はマオウの販売禁止を通告したが，これは，2 人のアメリカンフットボール選手（プロの NFL 選手と大学生選手）が 2001 年にマオウの使用に関連して死亡した後，国内で非常に長く問題になった話題の最終の幕引きであった。1 人の選手の死後わずか 1 カ月足らずで，NFL はスポーツ機関としてはじめてマオウを禁止した。2003 年 2 月に，米国食品医薬品局は，マオウを含有する製品に対して根拠のない効能の主張をする会社に対し，強制執行を含む一連の方策を通告した。そして 2004 年はじめ，エフェドリンの禁止令が効力を発するようになった。しかし，ユタ州の裁判所は反論し，栄養補助食品会社（ユタ州に本社がある）に対する米国食品医薬品局の法的措置を阻止し，禁止されたハーブ化合物であるマオウは，再び販売が可能になり一般に売り出されることになった。栄養補助食品会社はマオウは推奨された用量では安全であると主張し，米国食品医薬品局が低用量でのマオウの効果を十分に評価していないと非難した。最終的には，2007 年米国最高裁は，コメントなしに下級裁判所の出した米国食品医薬品局によるマオウの禁止の却下を否認し，上告棄却とした。この最終的な決定を最後として，健康や体力の限界を追い求める人々にこの製品を販売することは禁止されるべきだろう。

アミノ酸サプリメントおよびその他のタンパク質同化効果を目的とする食事の改良

　アスリートの多くおよび一般人は，**アミノ酸サプリ**

メントを定期的に摂取すると，テストステロン，成長ホルモン，インスリン，インスリン様成長因子Ⅰ insulin-like growth factor Ⅰ（IGF-Ⅰ）の分泌を促し，筋量や筋力を改善し，体脂肪を減少させると考えている。このような栄養学的な競技力向上の刺激剤を用いるのは，臨床の場で，タンパク質同化ホルモンを制御するため，患者に不足しているアミノ酸を点滴または内服させる論理による。

健康な人を対象にアミノ酸サプリメントを汎用的に使用して競技力向上の効果をみた研究では，ホルモン分泌，トレーニング応答性，運動パフォーマンスのいずれにも確定的なエビデンスは認められなかった。適切なデザインと統計解析により，アルギニン，リシン，オルニチン，チロシン，他のアミノ酸を単独または組み合わせてサプリメント投与した研究でも，成長ホルモン値，インスリン分泌，無酸素性パワーや最大運動での走行パフォーマンスのどれにも効果を認めなかった。さらに，中高生のエリートウェイトリフティング選手に20種類のアミノ酸すべてを摂取させても，身体的パフォーマンスや安静時ならびに運動に伴うテストステロン，コルチゾール，成長ホルモンの応答に効果は認められなかった。アミノ酸のサプリメントを栄養的というより薬理的な量で見境なく用いると，直接的な毒性作用ならびにアミノ酸不均衡を生じるリスクが増大する。

タンパク質同化効果を得る賢明な方法

レジスタンストレーニングでは，体内でのタンパク質合成と分解の正常な状態からより組織を合成する状態に変わり，筋肥大が起こる。レジスタンス運動後の普通のホルモン（インスリンおよび成長ホルモンなど）の応答では，筋線維の同化を刺激し，筋タンパク質の分解を抑制する。筋へのアミノ酸輸送を増やし，エネルギー供給を上昇させ，同化ホルモンレベルを上昇させるよう食事を工夫すると，理論的には，同化の上昇または異化の抑制またはその両方で，トレーニング効果を増強する。どちらの効果でも，筋の発育および筋力を改善し，体内のタンパク質バランスを正にするであろう（BOX 3-4参照）。

炭水化物，タンパク質，クレアチンを特別なタイミングで投与すると，レジスタンス運動の応答が増強する

レジスタンス運動直後に炭水化物またはタンパク質，または両方を摂取させてホルモン動態とタンパク質同化を調べた研究では，一過性であるもののタンパク質合成が4倍増大した。このレジスタンス運動直後のサプリメントの効果は，有酸素運動後の組織の修復および筋タンパク質の合成にも効果があるかもしれない。

違法薬物を使用していない，最低2年間のレジスタンス運動の経験をもつ男性のウェイトリフティング選手に，標準的なレジスタンストレーニング直後に炭水化物およびタンパク質を摂取させた。介入は，（1）純粋な水のみのプラセボ，（2）炭水化物（1.5 g/kg），（3）タンパク質（1.38 g/kg），（4）炭水化物＋タンパク質（1.06 g/kgの炭水化物と0.41 g/kgのタンパク質）のうちの1つをトレーニング直後と2時間後に摂取させた。プラセボ群と比較すると，どの栄養投与群でも，タンパク質合成および筋組織発育に通じるホルモン環境（血漿インスリンおよび成長ホルモン濃度）がつくり出されていた。これは，レジスタンストレーニング直後に炭水化物やタンパク質，またはその両方の摂取によって，トレーニング効果が増強する可能性を示している。

最新の研究では，糖分，タンパク質，クレアチンの投与のタイミングが，レジスタンス運動から数時間以上空けた場合と，トレーニングのたびに（1）前，（2）後，（3）前と後に計画的に投与した場合の筋肥大，筋力，身体組成に及ぼす効果を調べた。レジスタンストレーニングを受けている男性を筋力の対照を合わせて次の2群に割りつけた。1群は糖分，タンパク質，クレアチンサプリメント（1 g/kg）をレジスタンストレーニングの直前，直後に摂取した。もう1群は，同じサプリメントの用量でトレーニングを行う日の朝と深夜に摂取した。トレーニング1週間前および10週間のトレーニング終了直後に，二重エネルギーX線吸収測定法（第16章参照）による身体組成の計測，最大筋

> ### ⓘ インフォメーション
>
> **レジスタンストレーニング運動後の糖分摂取はタンパク質バランスを増大させる**
>
> レジスタンストレーニングに慣れた健康な男性を対象に，膝伸展運動を85%の強度で，10回8セット施行した。運動セッション直後と1時間後に糖サプリメント（1.0 g/kg）または人工甘味料のプラセボを投与した。糖を摂取した群では，筋線維タンパク質の分解が減少し，3-メチルヒスチジンと尿素の排泄量が減少していた。有意ではなかったが，糖の摂取群では，アミノ酸であるロイシンが運動10時間後に大腿外側広筋に取り込まれる率を増加させた。この変化により，サプリメントを投与された状態では，運動後の体内のタンパク質バランスがより正に働く。運動後のグリセミック指数の高いサプリメントの効果は，おそらく糖摂取によるインスリン分泌の増加で，筋タンパク質のバランスの回復を促進するためと考えられている。

力（1-RM）の測定，そして，外側広筋の筋生検により，筋線維タイプ，横断面積，収縮タンパク質，クレアチン，グリコーゲン量を測定した．運動前後すぐに摂取した群では，除脂肪体重，3カ所のうち2カ所の最大筋力の有意な上昇が認められた（図4-7）．身体組成の変化に伴って，タイプⅡ筋線維および収縮タンパク質量の筋横断面積の有意な増大が認められた．これらの知見により，摂取のタイミングは単純であるが，レジスタンストレーニングによる理想的な適応を促すには，効果的な方法であることが明らかとなった．

コエンザイム Q_{10}（ユビキノン）

コエンザイム Q_{10} coenzyme Q_{10}（Co_{10}，補酵素 Q_{10}：酸化型はユビキノン，還元型はユビキノール）は，主に肉，ピーナッツ，ダイズ油に含まれ，ミトコンドリアでの酸化的リン酸化を行う電子伝達系に作用する．すべての細胞に自然に含まれるこの脂溶性の成分は，心筋組織中に高濃度で存在する．コエンザイム Q_{10} は循環器疾患をもつ患者の治療に用いられており，細胞成分を損傷するフリーラジカルを処理するのを促して，酸化的代謝および抗酸化作用の役割を果たしている．心疾患患者の酸素摂取および運動パフォーマンスに良い効果をもたらすことから，コエンザイム Q_{10} は，持久性パフォーマンスの競技力を向上させる可能性のある栄養素として考えられている．このサプリメントが呼吸鎖の電子の流入を増加させ，有酸素性のATPの再合成を増強することができるのではという考えに基づいて，市販の雑誌では，コエンザイム Q_{10} の摂取によって，スタミナが改善し，循環器機能がよくなるとして宣伝されている．しかし，その主張を支持する研究データはない．

コエンザイム Q_{10} の投与は血清レベルを上昇させるものの，プラセボと比較して，健康な人における有酸素性能力，持久性パフォーマンス，最大下運動での血漿グルコースおよび乳酸値，循環器系の数値に効果は認められない．ある研究では，健康な中年男性を対象にコエンザイム Q_{10} の経口投与が，運動耐容能および末梢の骨格筋機能に及ぼす効果を検討した．測定項目は，最大酸素摂取量，乳酸閾値，心拍応答，上肢の運動時の血流および代謝である．2カ月間，対象者にコエンザイム Q_{10}（150 mg/日）またはプラセボを摂取させた．治療群ではコエンザイム Q_{10} の血中レベルは治療期間中増加し，コントロール群では，変化がなかった．生理的および代謝的数値のどれも，両群で差異は認められなかった．同様に，トレーニングされた若年および高齢男性を対象にコエンザイム Q_{10} を6週間1日 120 mg 投与した研究でも，有酸素性能力および酸化ストレスのマーカーである脂質過酸化反応に効果は認められなかった．最新のデータでも，コエンザイム Q_{10} の投与（1日 60 mg とビタミンE，ビタミンCの組み合わせ）は，持久性アスリートの運動中の脂質過酸化反応に効果を認めなかった．

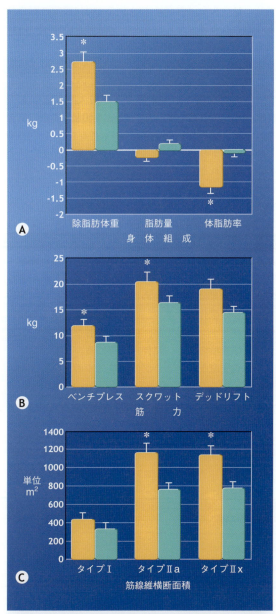

図4-7 サプリメント（1 g/kg），タンパク質，糖，クレアチンを摂取する時期を，レジスタンス運動トレーニングの直前，直後にした場合と，トレーニング日の早朝，深夜にした場合の効果の違い．A．身体組成の変化，B．1-RM筋力，C．筋断面積．*早朝，深夜と比較して有意差あり．（Cribb, P. J., Hayes, A.: Effects of supplement timing and resistance exercise on skeletal muscle hypertrophy. Med. Sci. Sports Exerc., 38: 1918, 2006. より）

中鎖脂肪酸トリアシルグリセロールによる脂質の摂取

高脂肪の食事またはサプリメントで血漿脂質レベルを上げると，長時間の有酸素運動中のエネルギー利用がより上昇するか？　この質問に答えるには，次の因子を考慮する必要がある。1つ目は，主に炭素数12～18の長鎖脂肪酸からなるトリアシルグリセロールを摂取すると，胃内容の排泄が遅延することである。これにより，外因性の脂質の利用効率に負に影響を及ぼし，また水分と炭水化物の補充も遅延するので，両方ともに高強度の持久性運動にはきわめて重要である。2つ目は，消化と腸管からの吸収後（正常では3～4時間の過程），長鎖のトリアシルグリセロールは，リン脂質，脂肪酸，コレステロール殻と一緒になり，カイロミクロンと呼ばれる脂肪滴を形成し，リンパ管を通って全身の循環系に比較的ゆっくり入る。血中で，カイロミクロンに結合したトリアシルグリセロールが組織から除去される。長鎖脂肪酸は，消化，吸収，酸化が比較的ゆっくりであるので，活発な運動中の筋のエネルギー代謝を増強させるサプリメントのエネルギー源としては理想的ではない。

中鎖脂肪酸トリアシルグリセロール medium-chain triacylglycerol（MCT）は，より急速な脂肪酸の燃料源となる。中鎖脂肪酸トリアシルグリセロールは加工された油で，消化吸収不全や他の消耗疾患の患者のために一般的に製造されている。熱心なスポーツ競技者向けには，中鎖脂肪酸トリアシルグリセロールは，脂肪燃焼，エネルギー源，グリコーゲン節約，筋合成などと，誇大に宣伝されている。長鎖トリアシルグリセロールと異なり，中鎖脂肪酸トリアシルグリセロールは，炭素数8～10の飽和脂肪酸を含んでいる。消化の際には，口，胃，十二指腸のリパーゼの働きにより加水分解されて，グリセリンと脂肪酸（中鎖脂肪酸 medium-chain fatty acid〈MCFA〉）となる。長鎖トリアシルグリセロールはカイロミクロンとしてリンパ系からゆっくり輸送される必要があるのに比べ，中鎖脂肪酸は，その水親和性により，小腸粘膜より直接門脈を介して急速に血中に入る。中鎖脂肪酸は細胞膜を通過し，拡散してミトコンドリア内膜で酸化される。このミトコンドリアへの通過は，カルニチンアシルトランスフェラーゼ系とはほぼ独立しており，長鎖脂肪酸のミトコンドリア酸化の輸送が遅いのとは対照的である。中鎖脂肪酸トリアシルグリセロールは酸化が比較的容易なため，体脂肪に蓄積されることは普通ない。中鎖脂肪酸トリアシルグリセロールを摂取すると，血漿遊離脂肪酸が上昇するので，その脂質の摂取により高強度の有酸素運動での肝臓や筋グリコーゲン消費が節約されると考える人もいる。

運動への効果は明らかではない

中鎖脂肪酸トリアシルグリセロールの摂取は，胃内容の排泄を抑制しないが，運動での効果については，対立する研究結果が出ている。中鎖脂肪酸トリアシルグリセロールを運動前に30g摂取（消化管で許容されると思われる最大量）しても，全運動エネルギー消費量の3～7％にしか寄与しなかった。

中鎖脂肪酸トリアシルグリセロールを約86g摂取した場合は，興味深い結果となっている。持久性トレーニングを積んだ自転車選手が最大酸素摂取量の60％の強度で2時間走行した直後に40kmの自転車走を行った。走行中，選手には10％グルコース，4.3％中鎖脂肪酸トリアシルグリセロール乳濁液，またはその両方のどれかを，3回に分け摂取させた。図4-8は，飲料の違いによる40km走での平均スピードに及ぼす効果を示している。炭水化物の飲料を中鎖脂肪酸トリアシルグリセロール乳濁液だけに変えると，運動パフォーマンスは約8％下がる。炭水化物に中鎖脂肪酸液を加えて運動中に繰り返し摂取させると，自転車スピードが約2.5％有意に向上する。このわずかな競技力向上の効果は，(1)決められた酸素消費レベルでの炭水化物の酸化量の減少，(2)最終的な血中遊離脂肪酸およびケトン値の上昇，(3)最終的なグルコースおよび乳酸濃度の低下，に伴って起こる。

中鎖脂肪酸トリアシルグリセロールの摂取によるわ

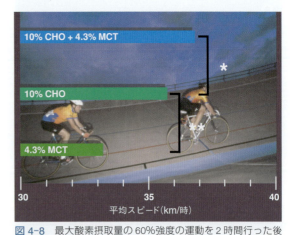

図4-8　最大酸素摂取量の60％強度の運動を2時間行った後に，40kmの自転車走について，炭水化物群（CHO，10％溶液）または中鎖脂肪酸トリアシルグリセロール群（MCT，4.3％乳液）または炭水化物＋中鎖脂肪酸トリアシルグリセロール群を運動中に摂取した場合の効果。*10％炭水化物群より有意に速い。**4.3％中鎖脂肪酸トリアシルグリセロール群より有意に速い。（Van Zyl, C. G., et al.: Effects of medium-chain triacylglycerol ingestion on fuel metabolism and cycling performance. *J. Appl. Physiol.*, 80: 2217, 1996. より）

ずかな持久性パフォーマンスの向上は，おそらく外因性の脂肪酸供給により，運動での脂肪酸化を含む運動中の全エネルギー消費量に影響するためと思われる。中鎖脂肪酸トリアシルグリセロールの摂取は，胆嚢から脂肪の乳化体である胆汁の分泌を刺激しない。したがって，脂肪を過剰に摂取すると，しばしば腹痛や下痢が起こる。一般的に，中等度の有酸素運動中の遊離脂肪酸の供給を高めることにより，基質の利用および基質の酸化は比較的小さな変化で，運動能にはわずかな向上の効果しかないと考えられている。

ヒドロキシクエン酸：脂肪燃焼剤？

ヒドロキシクエン酸 hydroxycitric acid（HCA）は，アジア料理でスパイスとして使われるガルシニアの果皮の主な成分で，体重を減らし持久性パフォーマンスを促す「自然界の脂肪燃焼剤」として最近宣伝されている化合物である。代謝的に，ヒドロキシクエン酸は，細胞質のクエン酸をオキサロ酢酸とアセチル CoA に分解する酵素の拮抗阻害剤として働き，2炭素のアセチル化合物の蓄積を制限し，細胞での脂肪合成力を減少させる。クエン酸の異化の抑制は炭水化物の分解をも遅延させる。したがって，ヒドロキシクエン酸の摂取は，持久的運動時にグリコーゲンを保ち，脂肪分解を増加させる方法として供給されている。研究では，サプリメント摂取により血漿のヒドロキシクエン酸を増加させても，少なくとも持久性トレーニングを受けた対象には，安静時および運動時の骨格筋での脂肪酸化に効果を認めなかった。このことより，ヒドロキシクエン酸を肥満対策や競技力向上の目的で大量に投与しても，その有効性には重大な疑問が呈される。

ピルビン酸

解糖における細胞質でのグルコース分解からできる3炭素最終産物である**ピルビン酸**は，競技力に効果があると称賛されている。食事からの炭水化物の部分的な補充としてピルビン酸を摂取すると，持久性パフォーマンスを促し，脂肪の減少を促進すると考える人もいる。それゆえ，いろいろな種類のピルビン酸塩類（ピルビン酸ナトリウム，カリウム，カルシウム，マグネシウム）が，カプセル，錠剤，パウダーのかたちで売られている。サプリメント製造会社は，1日2〜4カプセルの摂取（全部で2〜5gのピルビン酸を1日を通して食事とともに摂取）を推奨している。1つのカプセルには通常，ピルビン酸600 mgが含まれている。ピルビン酸のカルシウム塩はカルシウム約80 mgとピルビン酸600 mgを含む。体重9 kg当たり，1カプセルの用量を宣伝しているところもある。クレアチンとピルビン酸の合剤も製造されていて，クレアチン・ピルビン酸として1gにクレアチン約80 mgとピルビン酸400 mgが含まれている。推奨されているピルビン酸の用量は，1日当たり5〜20 gである。日常の食事に含まれるピルビン酸は100〜2000 mgにわたる。いちばん多量に含まれている食事は果物および野菜で，赤いリンゴ（1個当たり500 mg）に多く，やや少なくなるが黒ビール（360 mL当たり80 mg）や赤ワイン（180 mL当たり75 mg）がある。

持久的パフォーマンスの効果

同じ研究室による2つの二重盲検交差試験では，毎日ピルビン酸25 gとジヒドロキシアセトン dihydroxyacetone（DHA，解糖系のもう1つの3炭素化合物）75 gの混合物100 gを7日間投与したところ，同じカロリーの糖ポリマー100 gを摂取した群と比較すると，上肢および下肢の有酸素性の持久力が20%上昇した。ピルビン酸とジヒドロキシアセトンの混合物の群では，自転車エルゴメータによる下肢の限界までの疲労時間が13分伸び（66分と79分），上肢のクランキング運動時間では27分伸びた（133分と160分）。また，ピルビン酸とジヒドロキシアセトンの混合群では，プラセボ群と比較して，局所の筋と全身の主観的運動強度にも減少がみられた。ピルビン酸の用量の推奨は，ピルビン酸2〜5gで1日を通して食事とともに摂取する。

ピルビン酸活用の支持者は，細胞外のピルビン酸が活発な筋へのグルコースの輸送を増強すると断言している。血液からのグルコースの取り込みを促進して，筋内のグリコーゲン貯蔵を保持しながら，高強度な有酸素運動を維持して重要な炭水化物のエネルギー源となる。食事に含まれる炭水化物が全体のカロリーの55%の場合，ピルビン酸を摂取すると，運動前の筋グリコーゲンレベルが増加する。これら両方の効果（運動前グリコーゲンレベルの上昇および活発な筋におけ

> **Q 質問とノート**
>
> - ハーブの名前を3つあげ，その競技力向上の効果を述べよ。
>   ハーブ：　　　　　効果：
>
> - 次の物質の正式な名称をあげよ。
> CoQ_{10}
>   MCT
>   HCA
>
> - コエンザイム Q_{10} の機能を述べよ。

質問とノート

- 長鎖脂肪酸がエネルギー代謝を増強させるサプリメントとして不適切な理由を1つあげよ。
- 中鎖脂肪酸トリアシルグリセロールが競技力向上のためにどのように働くか、簡単に述べよ。
- 中鎖脂肪酸トリアシルグリセロールの摂取による負の効果を1つあげよ。
- ピルビン酸が競技力向上のために一般にどのように働くと考えられているか、簡単に述べよ。

インフォメーション

カルニチンの簡単な説明

正常な代謝に必須なカルニチンは、長鎖脂肪酸がミトコンドリア基質に流入するのを促し、そこでエネルギー代謝のβ酸化が開始する。筋力が低下する患者では、カルニチン投与による効果があるが、健康な成人には、バランスのとれた食事に含まれる以上のカルニチンサプリメントは必要ない。カルニチン摂取により、競技力向上の効果、有利な代謝性変化（有酸素、無酸素）、および体脂肪減少効果などを示した研究はない。

るグルコース取り込みと酸化の促進）により、高強度の持久性運動には有効であり、これは、運動前のカーボローディングおよび運動中のグルコース摂取が競技力を向上させるのと同様である。

体脂肪の減少

外因性にピルビン酸を摂取して、低カロリー食と組み合わせると、体脂肪の減少が増強することを示した研究がある。ピルビン酸が、体重減少を促進する詳細な役割は不明である。ピルビン酸を摂取すると、無駄な代謝活性（ATP産生とは結合しない代謝）をわずかに刺激し、その結果エネルギーの消費を増加させるのかもしれない。残念ながら、ピルビン酸30～100 g/日の摂取には、下痢、腹鳴、腹部膨満感などの副作用がある。**再現性のある運動パフォーマンスと体脂肪減少のデータが、他の独立した研究室から新たに得られるまでは、ピルビン酸摂取の効果に関する結論については、注意をもって判断する必要がある。**

グリセリン

グリセリンはトリアシルグリセロールの構成体で、糖新生の基質であり、細胞のリン脂質細胞膜の重要な成分であり、浸透圧に関与する自然の代謝物である。2炭素のグリセリン分子は、浸透圧利尿を引き起こす効果（マンニトール、ソルビトール、尿素と同様）から、臨床的には悪評があった。この体内での水を移動させる能力は、グリセリンが脳および眼の余分な水分（浮腫）を減らす効果をもたらしている。グリセリンに水分移動の効果があるのは、細胞外のグリセリンが脳、髄液、眼の房水組織に比較的ゆっくり入り、これらの組織から水分を浸透圧の効果で引き出すことによるものである。

濃縮されたグリセリンおよび水の混合物を投与すると、体内水分量が増加し、血漿中および間質中のグリセリン濃度が上昇する。これが、腎臓でのろ過および尿量の増加による水分排泄のもととなる。近位尿細管および遠位尿細管ではグリセリンの多くを再吸収するため、腎臓でろ過された大量の水分も再吸収され、大量の利尿とはならない。1～2Lの水とともにグリセリンを摂取すると、消化管からの水吸収を促進し、主に血漿分画での細胞外の水分の保持が増加する。グリセリン投与の水分過剰状態の効果により、運動中の発汗率が増加して全体の暑熱ストレスが軽減し、運動中の心拍数と体温上昇を抑え、暑熱環境下での持久的パフォーマンスを促す。運動前にグリセリンと水を摂取して水分過剰状態にすることは、暑熱ストレスを軽減して運動参加者の安全性が高まる。運動前に通常推奨されるグリセリンの用量は、1～2Lの水に体重1 kg当たりグリセリン1 gであり、最大6時間続く。

グリセリンによる水分過剰状態が、運動前に単に水による水分補給と比較して、体温調節や運動パフォーマンスに関する有意な結果が、すべての研究で示されているわけではない。例えば、外因性のグリセリンを水500 mLに希釈して運動4時間前に摂取したところ、水分保持や競技力向上の効果を認めなかった。またグリセリンを運動中少量の水と摂取した場合にも、循環器系や体温調節に関して有利な結果が得られなかった。外因性にグリセリンを摂取した場合の副作用は、嘔気、めまい、膨満感、ふらつきである。

まとめ

1. 競技力を向上させるには，運動耐容能，生理的機能，競技パフォーマンスを改善する物質および方法がある。
2. 機能性食品ならびにその生物活性要素（オリーブオイル，ダイズ製品，オメガ3脂肪酸など）によって，満足感，健康感，最適な身体機能，病気のリスク回避が促進する。
3. 無酸素運動前に重炭酸またはクエン酸の緩衝剤を摂取させて体内をアルカリ化させると，パフォーマンスが改善する。緩衝剤の用量と無酸素運動の蓄積が相互作用し，重炭酸とクエン酸投与は，競技力を向上させる効果に影響する。
4. 競技力向上のために，外因性のリン酸投与を支持する科学的エビデンスはほとんどない。
5. コルチゾールはアミノ酸の細胞への輸送を減少させて，同化を抑制し，タンパク質の異化を亢進させる。健康な人の運動後にみられる通常のコルチゾールの上昇を抑えると，レジスタンストレーニングに対する筋の発育が増強されるのは，筋組織の合成が，回復期に妨げられずに進行するためと考える人もいる。
6. 健康な人のレジスタンストレーニングに自然なタンパク質同化の効果をもたらすかどうかについて，グルタミン，ホスファチジルセリン，β-ヒドロキシ-β-メチル酪酸の利点，欠点に関する客観的な判断は，さらなる研究が必要である。
7. クロムのサプリメントによりトレーニングに関連した筋力，体格，除脂肪体重，筋量が変化するかについて有益な効果を示した研究はない。
8. サプリメントのかたちでクレアチンを投与すると，筋内クレアチンとクレアチンリン酸が上昇し，短時間の無酸素性パワーの出力能が上がり，繰り返す高強度の動作からの回復を促す。クレアチン負荷では，クレアチンモノハイドレート20gを連続6日間摂取する。その後，1日2gに減量すると，筋内の濃度が高いままとなる。
9. エネルギー代謝の役割から，外因性のリボースの投与は，枯渇したATPをすばやく回復させる方法としてうたわれている。リボースとプラセボを比較した運動研究では，運動パフォーマンスと生理的数値に違いを認めなかった。
10. チョウセンニンジンのサプリメントが運動中の生理的機能およびパフォーマンスに有益な利点があると結論づけた，確かな科学的エビデンスはない。
11. エフェドリンの使用には，大きな健康リスクを伴う。現在あるデータの分析によると，米国食品医薬品局が2004年にマオウの禁止を宣言したが，ユタ州のエフェドリン製造会社により下級裁判所に訴訟を起こされた後，2007年に米国最高裁によりその禁止令が支持された。
12. レジスタンストレーニングを行うアスリートの多くは，ホルモン環境をつくり出して骨格筋のタンパク質合成を促すため，アミノ酸を単独，または組み合わせて摂取している。一般的に，研究では，サプリメントによる同化ホルモンの濃度，身体組成の計測，筋サイズ，運動パフォーマンスの効果が示されていない。
13. レジスタンストレーニングからの回復時，すぐに炭水化物，タンパク質，クレアチンを適切なタイミングで摂取すると，タンパク質合成および筋組織の生育につながるホルモン環境（血漿インスリンおよび成長ホルモンレベルの上昇）をつくり出す。
14. 健康な人に対するコエンザイムQ_{10}の投与では，有酸素性能力，持久力，最大下運動での乳酸値，循環器系の数値のいずれにも競技力向上の効果は認められない。
15. 中鎖脂肪酸トリグリセリドを摂取すると，比較的速い消化，吸収，エネルギー異化作用により，持久的運動中の脂肪代謝を促し，グリコーゲンを保持すると考える人もいる。中鎖脂肪酸トリアシルグリセロールを約86g摂取すると，パフォーマンスがさらに2.5%伸びる。
16. 血漿ヒドロキシクエン酸の供給をサプリメントにより増加しても，骨格筋の安静時および運動中の脂肪酸化に効果はない。
17. ピルビン酸のサプリメントは，持久的パフォーマンスを増強し，脂肪減少を促進するといわれている。体脂肪の減少は，わずかな代謝率の亢進の効果による。
18. 運動前にグリセリンを摂取すると，水分過剰の状態を引き起こす。外因性のグリセリン投与が，高強度運動中の暑熱ストレスや熱射病から人を防御するかどうかは議論がある。

問題

1. 質問に答えよ。政府が，一般に売られているサプリメント食に含まれる化学物質を許可すると，どれくらい身体に有害となるか？
2. 特定の競技力向上目的の栄養素，化学物質，方法の効果を評価するうえで，心理的効果またはプラセボ効果の重要性について説明せよ。

パート2　競技力向上のための薬理学的な補助

　いろいろなレベルのアスリートが，薬理学的な化学物質をしばしば使用し，ある特定の薬がスキルや筋力，パワーまたは持久力に影響すると考えている。勝つことが最も重要になってくると，不正行為による勝利が蔓延する。これら多くの化学物質は，競技力向上効果の科学的エビデンスがはっきりないものの，アスリートによる薬の使用や乱用を止めることは難しい。このパートでは，アスリートが競技力向上目的で使用する，最も有名な薬理学的な化学物質について説明する。

カフェイン

　2004年1月，国際オリンピック委員会は，禁止薬物リストから**カフェイン**を除いた。カフェインは，**メチルキサンチン**と呼ばれる化合物に属し，自然界では，コーヒー豆，茶葉，チョコレート，カカオ豆，コーラの実に含まれ，炭酸飲料および市販薬に加えられている（表4-3）。63の植物種が，葉，種子，または実の中にカフェインを含んでいる。米国では，カフェイン摂取の75％または1400万kgはコーヒー由来で，15％は紅茶由来である。処理の仕方によるが，いれたコーヒー1杯には60〜150 mgのカフェインが含まれ，インスタントコーヒーには100 mg，いれた紅茶には20〜50 mg，カフェイン添加の清涼飲料水には約50 mg含まれている。基準として，ろ過したコーヒー2.5杯には250〜400 mgが含まれ，一般的に体重1 kg当たり3〜6 mgである。カフェインは小腸で速やかに吸収され，摂取後30〜120分で血漿濃度のピークに達し，神経系，循環器系，骨格筋系に影響を及ぼす。カフェインの半減期は3〜8時間で，夜寝ている間に体内から比較的速く，確実に消失する。

カフェインの競技力向上の効果

　カフェインの使用が運動パフォーマンスを改善するという，強力なエビデンスがある。運動1時間前に普通にろ過したコーヒーを2.5杯，カフェイン用量330 mg分を摂取すると，高強度の有酸素運動の持久力が上がった。カフェインを摂取した対象者では，平均90.2分間運動できたのに対し，摂取せずに運動した人では75.5分であった。心拍数や酸素摂取量は2つの研究では同様であるのにもかかわらず，カフェイン群では，運動が楽そうであった。

　カフェインはまた，25分未満で終わる水泳の最大運動のパフォーマンスにも効果をもたらしている。二重盲検交差試験では，男性7人，女性4人の長距離競泳選手（1500 mを25分未満）を対象に，1500 m水泳の2.5時間前にカフェイン（6 mg/kg）を摂取させた。図4-9では，500 mごとのラップタイムがカフェインで改善していることが示されている。全体の水泳の記録は，平均カフェイン群で1.9％速くなった（20分58秒6と21分21秒8）。運動前の血漿カリウム濃度が低く，運動終了時の血中グルコースレベルが高いほど，

> **ⓘ インフォメーション**
>
> **クレアチンを使用するときはカフェインを中止する**
>
> 　カフェインは，クレアチンサプリメントによる競技力向上の効果を鈍らせる。運動前のカフェイン摂取が，筋内のクレアチン貯蔵と高強度の運動パフォーマンスに及ぼす効果を評価するため，対象者にプラセボまたはクレアチンサプリメント（0.5 g/kg）または同量のクレアチンとカフェイン（5 mg/kg）を毎日6日間摂取させた。それぞれ，等尺性のダイナミックトルク計を用いて，膝伸展最大運動を間欠的に疲労するまで行った。クレアチンを摂取した群では，カフェインの摂取の有無にかかわらず，筋内クレアチンリン酸が4〜6％上昇した。プラセボ群と比較し，クレアチン単独群は，動的なトルクに10〜23％の上昇がみられた。しかし，カフェインとともに摂取すると，このクレアチンの競技力向上の効果は全部無効になった。したがって，クレアチンを負荷するアスリートは，競技前の数日間は，カフェイン含有の食事や飲料水を控えるべきである。

> **ⓘ インフォメーション**
>
> **バイアグラのもう1つの利用法**
>
> 　バイアグラ（クエン酸シルデナフィル）は，競技力が上がると評判の最新の薬の代表で，運動パフォーマンス向上のためアスリートが利用している。競技力向上のメカニズムは，その血管拡張作用にあり，筋への酸素供給量を増やす。エベレストの登山者にみられる急性の低酸素状態に関する研究は，この効果を裏づけている。競技での使用に関して，この物質および代替品のタダラフィル（ホスホジエステラーゼ-5阻害剤，通称シアリス）に対する何の措置もとられていない。

> **Q 質問とノート**
>
> ● カフェイン含有量の多い物質の名前を4つあげよ。

表4-3 食事，飲料，市販薬，処方薬のカフェイン含有量

飲料および食事		市販製品	
物質	カフェイン含有量（mg）	物質	カフェイン含有量（mg）
コーヒー[a]		ソフトドリンク	
コーヒー　スターバックス　グランデ　480 mL	550	Jolt	100
コーヒー　スターバックス　トール　360 mL	375	Mr. Pibb（無糖）	59
コーヒー　スターバックス　ショート　240 mL	250	メローイエロー　マウンテンデュー	53〜54
コーヒー　スターバックス　アメリカーノトール　360 mL	70	Tab	47
コーヒー　スターバックスラテまたはカプチーノ　グランデ　480 mL	70	コカコーラ，ダイエットコーク，セブンアップゴールド	46
抽出　ドリップ式	110〜150	シャスタコーラ，チェリーコーラ，ダイエットコーラ	44
抽出　ろ過式	64〜124	ドクターペッパー，Mr. Pibb	40〜41
インスタントコーヒー	40〜108	ドクターペッパー（無糖）	40
エスプレッソ	100	ペプシコーラ	38
カフェイン抜き　抽出またはインスタント，Sanka	2〜5	ダイエットペプシ，ペプシライト，ダイエット RC，RC コーラ，ダイエット Rite	36
紅茶 150 mL カップ[a]		興奮剤	
抽出　1分	9〜33	Vivarin 錠，NoDoz 最強カプレット，Caffedrin	200
抽出　3分	20〜46	NoDoz 錠	100
抽出　5分	20〜50	Energets lozenges	75
アイスティー 360 mL，インスタント紅茶	12〜36		
チョコレート		肥満治療剤	
Baker's semi-sweet 28 g，Baker's chocolate chips 5.25 カップ	13	Dexatrim，Dietac	200
ココア 150 mL 混合	6〜10	Prolamine	140
ミルクチョコレートキャンディー 28 g	6	鎮痛剤[b]	
スイート/ダークチョコレート 28 g	20	カフェルゴット	100
ベイキングチョコレート 28 g	35	Migrol	50
チョコレートバー 98 g	12〜15	Fiornal	40
Jello チョコレートファッジムース	12	Darvon 化合物（デキストロプロポキシフェン）	32
Ovaltine（麦芽飲料）	0		
かぜ薬			
Dristan, Coryban-D, Triaminicin, Sinarest	30〜31		
エクセドリン	65		
Actifed, Contac, Comtrex, Sudafed	0		
利尿剤			
Aqua-ban	200		
Pre-Mens Forte	100		
鎮痛剤			
Vanquish	33		
Anacin, Midol	32		
アスピリン，商品名バファリン，タイレノール，エクセドリン P.M.	0		

[a] より長く抽出した紅茶またはコーヒーはカフェイン含有がやや増加。
[b] 処方箋が必要。
データは製品ラベルや製造業者より引用。

カフェインによるパフォーマンスを向上させる。このことは，電解質のバランスとグルコースの供給がカフェインの競技力向上効果の重要な因子であることを示している。

考えられている競技力向上のメカニズム

カフェインによる運動力向上の詳細な説明はなされていない。おそらく，高強度の持久的運動におけるカフェイン（または他のメチルキサンチン関連化合物）の競技力向上の効果は，燃料としての脂肪の利用が促進されて，体内に限られている量のグリコーゲンを節約すると思われる。ヒトに通常投与する量では，次の3つのうちの1つまたは複数の方法で作用している。

1. 脂肪組織を直接刺激して脂肪酸を遊離させる。
2. 副腎髄質からアドレナリンの放出を間接的に刺激して，アドレナリンが脂肪細胞から血漿への脂肪酸の遊離を促進する。

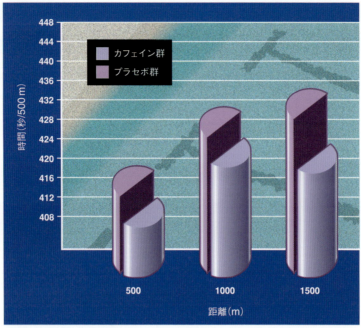

図 4-9　カフェイン群（薄い紫）とプラセボ群（濃い紫）の 1500 m 水泳での 500 m ごとのラップタイムの比較。カフェイン群は，ラップタイムが有意に速かった。
(MacIntosh, B. R., Wright, B. M.: Caffeine ingestion and performance of a 1,500-metre swim. *Can. J. Appl. Physiol.*, 20: 168, 1995. より)

> **インフォメーション**
>
> **カフェインに注意**
>
> 普段カフェインをとらない人がカフェインをとると，望ましくない副作用を経験することがある。カフェインは中枢神経系を刺激し，不穏，頭痛，不眠，興奮状態，筋の痙攣，振戦，精神運動発作の原因となり，左室の期外収縮を引き起こす。体温調節の観点からいうと，カフェインは強力な利尿剤として作用する。過剰に摂取すると，運動前に不必要に水分が喪失され，温熱環境下での体温調節や運動パフォーマンスに抑制的に働く原因となる。

> **インフォメーション**
>
> **カフェインが多いほど，よいとは限らない**
>
> 運動前のカフェイン摂取の持久運動時間に対する効果を研究するため，自転車選手にプラセボまたは，1 kg 当たり 5 mg，9 mg または 13 mg のカフェインを摂取させ，1 時間後に，最大酸素摂取量の 80％の運動強度での自転車運動を比較した。カフェイン群はすべて 24％のパフォーマンスの改善がみられたが，カフェイン 5 mg/kg 以上の投与量の効果は変わらなかった。

3. 中枢神経系に鎮痛効果をもたらし，運動ニューロンの興奮性を高めて運動単位の動員を促進する。

持久力への効果は一貫していない

カフェイン摂取後の運動に対する応答の変動は，それ以前の栄養で部分的に説明できるかもしれない。カフェインで，持久性の改善が群としては認められるものの，炭水化物の摂取を高く維持している人では，遊離脂肪酸の動員に対する効果が減弱している。短期および長期のカフェインの摂取の仕方によって，個人のカフェインに対する感受性，耐用性，ホルモン応答が違うことも，競技力向上の効果の度合いに影響を与えている。興味深いことに，カフェインの競技力向上の効果は，コーヒー中のカフェインでは，同等のカプセル剤よりも小さくなる。明らかに，コーヒー中の成分がカフェインに反対に作用している。習慣的にカフェインを摂取している人には，有利な効果が必ずしも起こるとは限らない。このことから，アスリートは，カフェインがすべての人に一貫した効果があると考えるより，むしろ「カフェインの耐用性」について考慮すべきである。実用的な立場から，カフェインによる競技力向上の効果を最大限にするために，アスリートは，競技の 4～6 日前からカフェインを含む食事や飲料を避ける必要がある。

筋に対する効果

カフェインは直接筋に作用して，運動能を向上させるかもしれない。二重盲検試験では，随意的または電

気的に筋を刺激し，カフェインのない状態とカフェイン 500 mg の経口摂取後とを比較した。運動神経を電気的に刺激する実験では，中枢神経の制御を除くことができ，骨格筋に対するカフェインの直接の影響を定量化することが可能となった。カフェインによって，随意的または電気的刺激による筋活動の最大筋力には有意な効果を認めなかった。対照的に，最大下の運動では，カフェインにより筋疲労前後の低周波の電気刺激に対する筋出力の上昇が認められた。このことから，カフェインは，繰り返し低周波で刺激する場合は，骨格筋に直接的で特異的な競技力向上の効果をもたらす。おそらく，カフェインは筋小胞体のカルシウムイオンに対する透過性を増加させ，この電解質が収縮に応じて供給できるようにしている。カフェインはまた，筋線維のカルシウムイオン感受性にも影響する。

アルコール

アルコール，特にエチルアルコールまたはエタノール（炭水化物の一形）は抑制薬である。アルコールは，純物質（100%またはアルコール200度）1 g（1 mL）当たり約 7 kcal のエネルギーを含んでいる。米国では，青年も成人も，アスリートも非アスリートも，いちばん乱用している薬物はアルコールである。WHOの統計では，約 1 億 4000 万の人がアルコール関連疾患にかかっている。基準量は，ビールまたはワインクーラーで 360 mL，グラスワインで 150 mL，80 度の蒸留酒で 45 mL である。男性の 25～30%，女性の 5～10%がアルコールを乱用している。アルコール乱用者の約 16%には，一親等，二親等，三親等内にアルコール依存症の家族歴がある。米国の大学生では，大量飲酒（2 時間以内に男性で 5 杯以上，女性で 4 杯以上の飲酒）により，年間 1400 人の学生が死亡（交通事故を含む）し，約 60 万人の学生が酔った学生により暴行を受けている。特に重大なのは，18～24 歳の 7 万人以上の学生が，毎年アルコールに関連した性的虐待やデートレイプの犠牲になっていることである。

アスリートによる使用

アスリートのアルコールの使用に関しては，一般と比較してはっきりした統計結果が出ていない。イタリアにおけるアスリートの研究では，高校生男子の非アスリート 330 人と，若年アスリート 336 人を比較すると，非アスリートは，ビール，ワイン，リキュールの消費量が多く，大量飲酒の機会がより多かった。興味深いことに，参加者のアルコール消費量に関する最も強い予測因子は，親友や彼氏または彼女の飲酒習慣と関連づけられていた。他の研究では，身体的に活動的な男性は，活動的でないコントロール群よりもアルコールの消費量が少ないことが示された。米国のサンプルとして，四年制大学の学生をランダムに抽出して，アルコール摂取量について自己申告性のアンケー

ⓘ インフォメーション

アルコール乱用

米国の若者は，タバコや薬物よりアルコールを摂取する人が多く，年間 75,000 人の死亡の原因となっている。アルコールは，交通事故による死亡の約 41%の主要因となっている。長期のアルコール乱用は，肝疾患，がん，循環器疾患，神経障害と関連があり，うつ，不安症，反社会的人格障害などの精神科的問題が含まれる。すべての州では，2007 年に，21 歳未満のアルコールの購買を禁止しているが，高校生の 26%が時に大量飲酒していると報告されている。ゼロトレランス法（いかなる違反も許さない）により，21 歳未満の人が体内からどんなに少量でもアルコールが検出された場合（血中アルコール濃度≧0.02 g/dL）は，違法と判断される。2007 年には，高校生の 11%が，過去 30 日の間に，飲酒後に車を運転したことがあるとの報告があり，また 29%がアルコールを飲んでいる誰かの車に乗ったことがあると報告されている。

U.S. Department of Health and Human Services. (2007). *The Surgeon General's Call to Action to Prevent and Reduce Underage Drinking*, Washington, DC: U.S. Department of Health and Human Services, Office of the Surgeon General. (http://ncadi.samhsa.gov／) より。

ⓘ インフォメーション

体内のアルコール

1 杯のアルコールには，度数 100 度（50%）のアルコールが 28.4 mL（28.4 g）含まれる。これは，普通のビール 360 mL（約 4%のアルコール），ワイン 150 mL（11～14%のアルコール）に相当する。胃では，摂取したアルコールの 15～25%が吸収され，残りは体内の水の分布（特に中枢神経系の水分の多い組織）に応じて急速に小腸より吸収される。消化管に食べ物がない場合は，アルコールの吸収が促進される。肝臓は，主要なアルコール代謝の臓器であるが，1 時間当たり約 10 g の割合（1 杯のアルコールに相当）でアルコールを除去する。1 時間に 2 杯飲酒すると，血中アルコール濃度は 0.04～0.05 g/dL になる。年齢，体重，体脂肪量，性別などが血中アルコールレベルに影響する。アルコール飲酒の法的な州の限度は，血中アルコール濃度 0.11～0.16 g/dL である。血中アルコール濃度が 0.40 g/dL より高い場合（2 時間で 19 杯以上）は，昏睡，呼吸抑制，死にいたることもある。

トにより調査した。非アスリートの学生と比較して，アスリートは大量飲酒のリスクが高く，アルコールの飲酒回数が多く，アルコールに関連する害がより多くみられた。アスリートはまた，非アスリートよりも大量飲酒をする人およびアルコール消費につながる社会的な環境に身を置くことが多い。このようなことから，将来的なアスリート対象のアルコール予防プログラムでは，現代のアスリートの飲酒の増加に影響を与えている独特の社会的・環境的要因に取り組む必要がある。

アルコールの心理的，生理的効果

アスリートには，アルコールにパフォーマンスに対する心理的，生理的効果を期待して使用する人がいる。心理学分野では，競技前のアルコールにより緊張や不安が軽減され（**抗不安作用**），自信を高め，積極性が増すと主張する人もいる。初期には，一過性であるが刺激性の効果を通して神経の「脱抑制」を促進する。したがってアスリートはアルコールにより生理的限界能力に近い運動パフォーマンスを発揮できると信じており，特に最大筋力や最大パワー系の種目でそう考えられている。研究では，アルコールには筋力，短時間の最大無酸素性パワー，長時間の有酸素運動パフォーマンスに競技力向上の効果は認められなかった。

当初は刺激剤として作用するものの，最終的にアルコールは血中アルコール濃度に応じて神経機能を抑制

BOX 4-2

アルコール乱用の警告徴候をどう認識できるか

アルコールを摂取することは，数世紀にわたって社会的に受け入れられている行動である。アルコールは，パーティー，宗教的儀式，夕食やスポーツ競技において摂取され，軽い鎮静剤として，また手術での鎮痛剤として使われてきた。飲酒に対して，否定的な態度をもつアスリートもいるが，集団の中で，すべてがアルコールの問題に全く影響されないわけではない。

アルコール依存症はゆっくり生じる。ほとんどの人は，自分の飲酒習慣についてコントロールできると信じており，アルコール依存症になるまで，問題に気づかないことが多い。そして，身体的，精神的なアルコール依存に陥り，過剰に飲酒して，心理的，感情的，身体的，社会的な問題につながる飲酒に常につきまとわれることになる。

アルコール乱用：あなたの飲酒は多すぎませんか？

以下のチェックリストにより，アルコールに関連する問題行動をとらえることができる。このアンケートの2つ以上が「はい」の答えの場合，過剰なアルコールの摂取により健康の危険がある可能性を示している。

アルコール乱用の識別[a]		
はい	いいえ	質問
☐	☐	パーティーで自分のグラスが空になった場合，注がれるのを待つのではなく，いつも積極的におかわりを求めていますか？
☐	☐	機会のあるとき，人に注ぐよりも，自分にもっと多く注ぐことがよくありますか？
☐	☐	自分1人のとき，家やバーで，よく1～2杯飲みますか？
☐	☐	今まで自分の飲酒が，家族の直接のけんかの原因になりましたか？ または，偶然でも，自分が1～2杯飲酒したときだけ，けんかがよく起こりますか？
☐	☐	毎日ある時間になると飲酒しないとたまらないと感じることがありますか（自分自身で仕事終了後など）？
☐	☐	悩んでいたりいつもと違うストレス下で，自分の神経を静めるため，無意識に強いお酒を飲むことがありますか？
☐	☐	どれくらい飲酒しているか訊ねられたとき，うそをついたことがありますか？
☐	☐	飲酒のせいで，今まで仕事を休んだり，予定された会議や約束を逃したことがありますか？
☐	☐	少なくとも毎日アルコールを1杯飲まないと，身体に影響を感じますか？
☐	☐	時々朝から飲酒したくてたまらないと思うことがありますか？
☐	☐	昨晩にどうしたのか思い出せないような二日酔いが時々ありますか？

[a]「はい」または「いいえ」のどちらかに答える。評価：「はい」が1つでもあれば，警告症状と考える。「はい」が2つある場合は，アルコール依存症を示唆する。「はい」が3つまたはそれ以上の場合は，すぐに専門家の助言を必要とするような重大な問題があることを示唆する。
American Medical Association. Family Medical Guide by the American Medical Association. New York: Random House（1982）．より

> **Q 質問とノート**
>
> ● アルコールは刺激剤，あるいは抑制剤？
>
> ● アルコールの脱水作用について，どのように作用するかを簡単に述べよ．

（記憶，視機能，会話，協調運動などの障害）する．アルコール摂取に伴う精神運動機能の抑制により，振戦を止める効果がある．それゆえ，アルコールの使用は，極度の安定性と正確性が必要なライフル射撃，ピストル射撃およびアーチェリーなどの競技に特に広まっている．振戦を止める効果を達成するのが主な目的で，β-ブロッカー（プロプラノロールのようなアドレナリン受容体の遮断薬）もまたアスリートに使用されており，交感神経の刺激の覚醒効果を鈍らせる．パフォーマンスを促進する特異的な可能性があるものの，多くの研究では，アルコールはよくみても競技力向上の効果がみられず，悪ければパフォーマンスを落とし，危険な副作用をもたらす**競技力減弱効果** ergolytic effect の原因となる．例として，バランス，手と眼の協調，反応時間，すばやい情報処理を必要とするスポーツではほとんど，アルコールの神経系機能の抑制により，パフォーマンスに多大な悪影響が及ぶ．

　生理的な見地では，アルコールは心機能も障害する．1時間の間に体重1 kg当たりアルコール1 gを摂取すると，血中アルコール濃度は，ちょうど0.10 g/dLを超える．この濃度は，付き合い程度に飲む人によくみられるが，急速に心収縮力を抑制する．代謝の面でいうと，アルコールは，非炭水化物の材料からグルコースを合成する肝臓の糖新生という能力を抑制する．この影響により，循環器系の能力および炭水化物の異化によるエネルギーに依存する高強度の有酸素性活動では，パフォーマンスが障害される．アルコールは，エネルギーの基質としては役に立たず，持久的運動の代謝状態にはよい影響を及ぼさない．

アルコールを水分補給として飲むことは得策ではない

　アルコールは，温熱環境での運動による脱水の影響を増強し次の2つの方式で強力な利尿作用を有する．

1. 下垂体後葉からの抗利尿ホルモン分泌を抑制する．
2. バソプレシンの応答を減弱する．

　これらの効果により暑熱ストレス下の体温調整が障害され，アスリートの熱射病の大きなリスクとなる．

　アスリートの多くは，運動後や競技後にアルコール飲料をとるが，1つの疑問は，アルコールが水分補給の回復過程を障害するかどうかである．運動で誘発された体重約2％相当の脱水に対する水分補給のアルコールの影響について調査がなされた．対象者に，喪失した水分の150％相当を水分補給し，アルコール濃度を0％，1％，2％，3％または4％とした．実験の6時間での尿量は，アルコール濃度に直接関連しており，アルコール濃度が高いほど尿量も多かった．脱水状態と比較した回復時の血漿量の増加度は，アルコールを含有しない水分補給の場合には平均8.1％であるが，4％アルコール飲料では5.3％のみであった．**結論は，アルコール飲料は水分補給を障害するということである．**

　アルコールは末梢の血管拡張剤として作用するため，極度の寒冷曝露や低体温からの回復促進の目的には，アルコールをとるべきではない．質のよい強い酒もウォームアップにはならない．現在議論されているのは，中等度のアルコール摂取が，軽度寒冷曝露している間，身体のクーリングを増悪させるかどうかである．

タンパク質同化ステロイド

　タンパク質同化ステロイド（経口剤，注射剤，経皮剤など）は，治療目的に，男性ホルモンの欠乏症や筋消耗性の疾患に対して1950年代のはじめから使用されるようになった．合法的に他にステロイドが使用されるのは，骨粗しょう症および重症の乳がん治療，除脂肪体重の過度な低下を抑制する治療であり，体脂肪の増加が高齢者，HIV感染者，透析中の患者などによく認められる．

　タンパク質同化ステロイド（一般商品名，Dianabol, Anadrol, Deca Durabolin, Parabolin, Winstrol）は，米国の競技スポーツにおいて，高い技術を駆使するシーンの1つとなり，1955年のウェイトリフティングチームのDianabol（合成修飾テストステロン剤，メタンドロステノロン）の使用に始まった．競技スポーツにおけるドーピングの新しい時代が始まり，新たなタンパク質同化ステロイドがつくられた．

ステロイドの構造と作用

　タンパク質同化ステロイドの機能は，テストステロンと同様である．筋と他の組織の特異的受容体に結合して，テストステロンは，男性の思春期に発達する筋の重量や筋力の性別の違いをもたらす二次性徴に寄与する．組織の同化および窒素の保持により筋の成長を促すようにステロイドの化学構造を合成的に操作することで，ホルモンの男性化または雄性化する作用を，

最小化することができる。とはいえ、化学的に変化させて合成的につくられたステロイドには、男性化の作用がまだ残り、特に女性においてみられる。

このような薬を摂取するアスリートは、通常は現役のときに使用している。多種類のステロイドを経口と注射と一緒に使用するのは、種類により生理的作用に種々の男性化作用の違いがあると信じているためである。この慣例は、**積み重ね** stacking と呼ばれ、6〜12週のサイクルで、薬の用量を徐々に増加させる（**ピラミッド化** pyramiding）。薬の用量は、推奨されている医学的用量をはるかに超えている。アスリートは、試合前に薬の用量を変更するか、または他の処方可能な薬と混ぜて、検出の可能性を最小限にする。

研究で使用されている用量とアスリートによって過度に乱用されている用量の違いが、科学的な所見（しばしば、ステロイド効果なし）と競技界で現実に信じられている内容との間のギャップを説明するものかもしれない。

ステロイドの使用見積もり

見積もりでは、400万人のアスリート（プロボディビルダーの男性90％、女性80％）が、現在男性化ホルモンを使用しており、しばしば興奮剤やホルモン、利尿剤とともに使用している。プロ野球でさえ、ストレングストレーナーおよび現役選手のインタビューによると、打撃や投球のパフォーマンス向上のため、約30％の選手がタンパク質同化ステロイドを使用していると見積もられている。男性および女性アスリートは、通常、タンパク質同化ステロイドとレジスタンストレーニングを組み合わせ、タンパク質も摂取して、この組み合わせが筋力、スピード、パワーを必要とす

るスポーツのパフォーマンスを向上させると考えている。ステロイド乱用者とは、きわめて発達したボディビルダーのイメージを浮かべることが多いが、乱用は他のスポーツ競技でも頻繁に起こっており、特に自転車ロードレースやテニス、陸上、水泳などでみられる。

競技および娯楽スポーツのアスリートの多くは、闇の市場でステロイドを購入するが、正しい知識のない人は大量の用量を長期にわたって医学的監視なく摂取する。特に心配なのは、若年の男子、女子における乱用と、それに伴うリスクとしての過度の男性化作用や早期の骨の成長停止などである。米国疾病対策予防センター（CDC, www.cdc.gov）の報告によると、9〜12年生の男子の4.4〜5.7％、女子の1.9〜3.3％がステロイドを使用している。10代の男子も女子もステロイドを使用する最も多い理由として競技パフォーマンスの向上をあげているものの、25％は外見がよくなるという理由であった。調査された40％の人は、ステロイドの購入は比較的容易であったと答えている。

タンパク質同化ステロイドの有効性

タンパク質同化ステロイドの競技力向上の有効性に関する混乱の多くは、実験デザインの変動が原因であり、質のよくないコントロール群、特定の薬剤や用量の違い（1日50〜200 mg以上に対し通常の医学的用量5〜20 mg）、治療期間、トレーニング強度、測定技術、対象者としての以前の経験、個人の応答の変動、サプリメントなどがある。また、ステロイドに比較的わずかに残る男性化作用により、アスリートをより積極的（いわゆるroid rage：ステロイドによる攻撃性）に、競争的に、疲労耐性的にしている可能性がある。中枢神経系の脱抑制効果により、アスリートはより激しく長時間トレーニングすることが可能となり、またトレーニング効果の増強が実際起こっていると考えられている。精神機能障害を含む気分の異常な変動もまた、男性化ホルモンの使用に起因している。

動物実験では、タンパク質同化ステロイドを投与すると、運動と十分なタンパク質摂取との組み合わせによりタンパク質合成を刺激し、筋タンパク質容量を増加させた。反対に他の研究では、外科的に協力筋を取

ⓘ インフォメーション

ボディビルダーに対する米国食品医薬品局からの警告

2009年10月、米国食品医薬品局は栄養サプリメントとして売られているボディビルディング製品の使用を控えるよう勧告を出した。なぜなら、サプリメントがステロイドまたはステロイド様物質を含んでいて、脳卒中、肺塞栓、急性肝障害、腎不全を引き起こす可能性があるからである。特に強調されたのは、製品のラベルにタンパク質同化 anabolic、トレンボロン tren などの言葉や、女性ホルモンをブロック blocks estrogen、女性化を最小化 minimizes gyno などのフレーズがある製品である。gyno およびエストロゲン estrogen などの言葉は、女性化乳房や睾丸の萎縮など女性化の効果を最小化することを目的とした製品であることを意味している。

ⓘ インフォメーション

それは法律違反である

連邦法では、病気の治療または他の医学的目的以外に、タンパク質同化ステロイドを処方、分配、所持することは違法とみなされる。1回目の違反者は懲役5年および最高250,000ドルの罰金を科せられる。

り除いて機能的な負荷をラットに与えてステロイド投与したところ，足の筋重量に効果は認められなかった。その研究者は，タンパク質同化ステロイドの投与では，機能的な負荷による筋の発達の増強を補完しないと結論づけている。ヒトに対するステロイドの効果の判断は困難なままである。ある研究では，ステロイド使用により，トレーニングをする男性で体重が増加し，体脂肪が減少することが示されているが，他の研究では，タンパク質同化作用を援助するため十分なエネルギーとタンパク質の摂取を行ってさえも，筋力，パワー，身体組成に効果が示されていない。ステロイドの使用で体重増加が起こったとき，増加分の身体組成の性質（水分，筋，脂肪）はまだ明らかでない。ステロイド使用が，トップレベルのボディビルダーやウェイトリフティング選手に広がっている事実からいうと，ステロイドはかなりの信頼性をもって，強力な物質であることが示唆される。

用量が重要な鍵

薬の用量の違いから，タンパク質同化ステロイドの真の有効性について，科学者とステロイド使用者の間に混乱と信頼性のギャップが生まれる原因となっている。43人の健康な男性を対象にしたレジスタンストレーニングの研究を行った。食事（エネルギーとタンパク質摂取），運動（標準的なウェイトリフティング，週3回）を両群で一定にし，ステロイドを従来のヒトでの研究で使用した量を超える用量（エナント酸テストステロン 600 mg またはプラセボを毎週注射）で比較した。

図4-10は，テストステロン10週間投与後の除脂肪体重（水中体重法により評価，第16章参照），MRIによる上腕三頭筋および大腿四頭筋の横断面積，最大筋力（1-RM）の基礎値からの平均変化値を示している。テストステロンを投与されトレーニングを継続した男性では，毎週約 0.5 kg の筋組織の増加があり，投与の期間に体脂肪の増加は認めなかった。薬を投与されトレーニングをしなかった男性においては，プラセボ群と比較すると筋重量および筋力の増加がみられたが，テストステロンを摂取しながらトレーニングした群に比べると，その増加量は低かった。

ステロイド使用のリスク

表4-4はタンパク質同化ステロイドの乱用による既知の有害な副作用のリストである。長期間の高用量のステロイド（しばしば治療推奨用量の10～200倍のレベル）では，正常なテストステロンの内分泌機能を阻害する可能性がある。5人の男性パワー系アスリートを対象とした研究では，ステロイドの26週間の投与により血清テストステロンレベルが開始時の半分以下に減少し，その後の経過で12～16週まで影響が，続くことが確認されている。男性のステロイド使用者には，その他の問題として不妊症，精子濃度の減少（無精子症），睾丸の容積の減少が起こる。

男性のステロイド使用者に随伴する他のホルモン変化として，女性ホルモンの代表であるエストラジオール濃度が7倍上昇する。エストラジオール濃度は，正常な女性の平均に匹敵するほど高く，タンパク質同化ステロイドを摂取する男性に報告されている**女性化乳房**（男性の乳腺の過剰発育で，時に乳汁分泌あり）をおそらく説明するものであろう。さらに，ステロイド

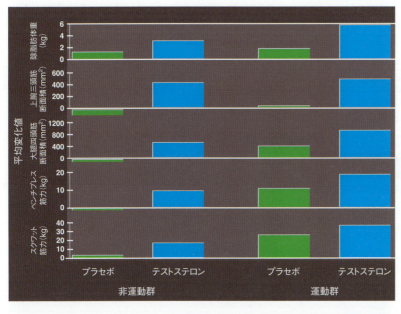

図4-10 10週間のテストステロン投与による，平均除脂肪体重，上腕三頭筋・大腿四頭筋横断面積，ベンチプレスおよびスクワット運動の筋力の基礎値からの変化。(Bhasin, S., et al.: The effects of supraphysiological doses of testosterone on muscle size and strength in normal men. *N. Engl. J. Med.*, 335: 1, 1996. より)

は次の4つの反応の原因であると示されている。

1. 前立腺の慢性的な刺激（大きさの増加）。
2. 循環器機能と心筋培養細胞における傷害および機能的変化。
3. レジスタンストレーニングと組み合わせた場合に，病的な心室の肥大と機能障害の可能性。
4. 血小板凝集能の増加で，循環器系の健康や機能を危険にさらし，血栓による脳卒中や急性心筋梗塞のリスクを上げる可能性。

ステロイド使用と致死的な疾患

ステロイドの慢性使用者のリスクに関する懸案は，タンパク質同化ステロイドの乱用と肝機能障害との関係の可能性についてのエビデンスを軸としている。肝臓は，もっぱら男性化ホルモンを代謝しており，したがって，長期のステロイド使用および中毒量により傷害を受けやすくなっている。男性化ホルモンによる肝臓および時に脾臓組織での重大な副作用の1つは，**肝紫斑病** peliosis hepatis と呼ばれる状態で，肝臓に局所的に血液が貯留した病変（嚢胞）が出現する。極端な症例では，肝臓が最終的に機能しなくなるかまたは腹腔内出血が起こり，患者が死にいたる。このような結果は，医師が薬を推奨量で処方した場合にも，重大な副作用の1つとして起こる可能性があることが強調されている。患者の場合は，アスリートよりしばしば長期間ステロイドを服用することがあり，アスリートの場合は，何年間も通常の治療用量を超えた量で，ステロイドを摂取したりしなかったりする人もいる。

ステロイド使用と血漿リポタンパク質

健康な男性や女性での，タンパク質同化ステロイドの使用，特に経口の17アルキル化男性化ホルモンの使用では，急速に高比重リポタンパク質 high-density lipoprotein（HDL）コレステロールが低下し，低比重リポタンパク質 low-density lipoprotein（LDL）コレステロール，総コレステロールが上昇して，HDLコレステロール：LDLコレステロール比が下がる。タンパク質同化ステロイドを摂取したウェイトリフティング選手では，HDLコレステロールが，薬を摂取しないウェイトリフティング選手の50 mg/dLに対して，平均26 mg/dLであった。HDLコレステロールのこのレベルまでの減少により，冠動脈疾患のリスクがかなり増加する。

女性に対する特定のリスク

女性では，タンパク質同化ステロイドの使用によるさらなる危険の懸念がある。これらには，男性化徴候（男性よりも明白），成長軟骨板の軟骨細胞増殖抑制による成長抑制，月経機能の変化，皮脂腺の増大，痤瘡，多毛症（過剰な体毛やひげ），一般的には不可逆と思われる声の低音化，乳腺の大きさの減少，増大した陰核

表4-4 ステロイド使用と関連する有害事象

系統	副作用	可逆性
循環器系	LDLコレステロール増加	あり
	HDLコレステロール減少	あり
	高血圧	あり
	中性脂肪増加	あり
	動脈硬化性心疾患	なし
	血圧上昇	可能性
生殖系-男性	睾丸萎縮	可能性
	女性化乳房（乳腺肥大）	可能性
	精子形成障害	あり
	性欲低下（インポテンス）	あり
	男性型の脱毛	なし
	前立腺の肥大	可能性
	排尿痛	あり
生殖系-女性	月経困難	あり
	性欲低下	あり
	陰核肥大	なし
	声の低音化	なし
	男性型の脱毛	なし
	乳腺縮小	なし
肝臓系	肝機能障害	あり
	黄疸	あり
	肝腫瘍	なし
	紫斑病	なし
内分泌系	耐糖能異常	あり
	卵胞刺激ホルモン，黄体ホルモン減少	あり
	痤瘡	あり
筋骨格系	早期骨端閉鎖（発育不全）	なし
	腱変性，腱断裂	なし
	足または足関節腫脹	あり
中枢神経系	気分変動	あり
	暴力行為	あり
	抑うつ	あり
	精神病/妄想	あり
その他	肝がん	あり
	口臭	あり
	嘔気，嘔吐	あり
	睡眠障害	あり
	判断力低下	あり
	嫉妬妄想	あり
	敗血症および感染リスクの増加	なし

> **Q 質問とノート**
>
> - 通常の医学的用量とアスリートのステロイド用量の違いの重要性を説明せよ。
> - ステロイド乱用による有害な副作用を3つあげよ。
> - ステロイド乱用による不可逆な副作用を2つあげよ。

> **Q 質問とノート**
>
> - ステロイドの乱用が，なぜ血漿リポタンパク質濃度に関係するかを簡単に説明せよ。

BOX 4-3

米国スポーツ医学会のタンパク質同化ステロイドに関する意見表明

世界の文献およびタンパク質同化-男性化ステロイドに関する主張に関して念入りな分析に基づき，米国スポーツ医学会（ACSM, www.acsm.org）は次の声明を発した．

1. タンパク質同化-男性化ステロイドは，十分な食事とトレーニングがあると，体重の増加を引き起こし，しばしば除脂肪体重の比率を増加させる．
2. 高強度の運動および適切な食事を通じて達成した筋力の増加は，人によってはタンパク質同化-男性化ステロイドの使用を増加させることで引き起こすことが可能である．
3. タンパク質同化-男性化ステロイドは，有酸素性パワーまたは筋持久力を増加しない．
4. 治験および限られたアスリートを対象とした研究では，タンパク質同化-男性化ステロイドは，肝臓，循環器系，生殖系，心理的状態の副作用と関連している．さらなる研究が終了するまでは，アスリートによるタンパク質同化-男性化ステロイドの使用による有害性は，治験で認められた事象も含めなければならない．
5. アスリートによるタンパク質同化-男性化ステロイドの使用は，多くのスポーツ統治機関で決められている，競技スポーツの規則と倫理原則に逆らうものである．米国スポーツ医学会は，これらの倫理原則を支持し，アスリートによるタンパク質同化-男性化ステロイドの使用に遺憾の意を表する．

（陰核肥大），脱毛（円形脱毛症）がある．黄体化ホルモン，卵胞刺激ホルモン，プロゲステロン，エストロゲンの血中濃度も減少する．このことは，卵胞形成，排卵，月経機能に負の影響を及ぼす可能性がある．

アンドロステンジオン：ステロイドの代替薬

身体的に活動的な人の多くは，市販の栄養サプリメントである**アンドロステンジオン**（Andromax または Androstat 100 としても知られている）を摂取し，それが内因性のテストステロンを産生して，強くトレーニングすることを可能にし，筋量を増やし，損傷からの回復を速くすると信じている．当初は，栄養補助食品およびアンチエイジング薬として売り出され，アンドロステンジオンは自然界では食肉に存在し，またある種の植物から抽出され，インターネットでは，「テストステロンの産生から1ステップだけの代謝物」とうたわれている．全米フットボールリーグ（NFL, www.nfl.com），全米大学体育協会（NCAA, www.ncaa.com），男子プロテニス協会（www.atpworldtour.com），世界アンチ・ドーピング機関（WADA），国際オリンピック委員会（IOC）では，競技に不公平な有利性をもたらし，タンパク質同化ステロイドと同様，健康に悪影響を及ぼす可能性があると考えていることから，この物質の使用が禁止されている．国際オリンピック委員会では，1996年のオリンピックの砲丸投げの金メダリストを永久追放したが，それはアンドロステンジオンを使用していたからであり，国際オリンピック

> **インフォメーション**
>
> **競技アスリートに注意**
>
> アンドロステンジオンを摂取しているエリートアスリートは，禁止物質のタンパク質同化ステロイドであるナンドロロンが尿検査で検出される可能性がある．これは，サプリメントに紛れ込んで微量（10 mg程度の低用量）の19-ノルアンドロステロンがしばしば含まれているためで，これはナンドロロン使用の標準的な指標となっている．アンドロステンジオンの製剤の多くは，表示が全くまちがっている．100 mg用量の各製品の分析では，全体のアンドロステンジオンの含有量が0～103 mgにわたり，ある製品には，テストステロンが紛れ込んでいた．

委員会および米国オリンピック委員会では，現在も禁止物質とされている．2004年，米国食品医薬品局は，強力なタンパク質同化，男性化作用と随伴する健康リスクのため，アンドロステンジオンを禁止した．

作用と効果

アンドロステンジオンは，デヒドロエピアンドロステロン dehydroepiandrosterone（DHEA）とテストステロンの中間の前駆ホルモンで，生物活性のある他のステロイドホルモンを肝臓で合成する助けとなる．通常は，副腎および生殖器で産生されるが，アンドロステンジオンは，身体のいろいろな組織にある酵素の作用によって，テストステロンに変換される．アンドロステンジオンは部分的にエストロゲンにも変換される．

アンドロステンジオンの有効性またはタンパク質同

化作用を支持する科学的エビデンスはほとんどない。ある研究では，短期と長期のアンドロステンジオンの経口投与が血中テストステロン濃度およびレジスタンストレーニングによる筋サイズおよび筋力の増強促進効果に及ぼす影響を，系統的に評価した。実験の第1の時期に，若年男性10人を対象に，単回のアンドロステンジオン 100 mg，または 250 mg の米粉を含むプラセボを摂取させた。サプリメント群では，血清アンドロステンジオン濃度は摂取後最初の 60 分で 175% の増加がみられ，90〜270 分には基礎値の約 350% まで増加していた。遊離型テストステロンまたは全テストステロンの血清濃度のどちらも，アンドロステンジオン摂取の影響はなかった。

実験の第2の時期に，トレーニング習慣のない若年男性20人を対象に，8週間の全身レジスタンストレーニングを行い，アンドロステンジオン 300 mg，または米粉 250 mg のプラセボのどちらかを第1週，第2週，第4週，第5週，第7週，第8週の週に毎日摂取させた。血清のアンドロステンジオン濃度はサプリメント群で 100% 増加し，トレーニング期間中上昇したままであった。血清のテストステロンレベルは，サプリメントの摂取前と摂取後ともにプラセボ群よりアンドロステンジオン群で高かったが，血清の遊離型および全テストステロンは，両群でトレーニング期間中変化がないままであった。血清エストラジオールおよびエストロンの濃度は，トレーニング期間中，サプリメント群のみで上昇が認められ，摂取したアンドロステンジオンがエストロゲンへ芳香族化され増加したものと考えられる。さらに，両群ともに，レジスタンストレーニングにより筋力，除脂肪体重が増加し，体脂肪が減少したものの，アンドロステンジオンのサプリメント群に相乗した効果は認めなかった。サプリメント群では，2週後にすでに HDL コレステロールの 12% の減少がみられ，8週間のトレーニングとサプリメント期間中低いままであった。肝酵素は実験期間中，両群ともに正常範囲にあった。

総合すると，これらの所見からアンドロステンジオンのサプリメントには，(1) 血清テストステロン濃度の基礎値，(2) 筋サイズ，筋力，身体組成に対するトレーニング応答への効果は認められない。心配なのは，負の効果の可能性であり，HDL コレステロールの低下による全心疾患リスクへの影響，血清エストロゲン上昇による女性化乳房のリスク，膵がんや他のがんの可能性などがある。この特定の研究結果の解釈に

BOX 4-4

2009〜2010年全米大学体育協会の禁止物質リスト：大学生アスリートに注意

全米大学体育協会は次の分類の薬を禁止している（注：化学的にこのクラスに関連する物質はすべて禁止される）。当該機関および学生アスリートは，特別に同定されるかどうかにかかわらず，禁止された薬の分類内の薬に関してはすべて説明義務がある。完全な，禁止物質の薬のリストの例はない。

1. 興奮薬
2. タンパク質同化剤
3. アルコールおよびβ遮断薬（ライフル射撃のみ禁止）
4. 利尿薬およびその他の隠蔽剤
5. ストリートドラッグ
6. ペプチドホルモンおよび類似物質
7. 抗エストロゲン剤
8. β_2作用薬

興奮薬：アンフェタミン（Adderall），カフェイン（guarana），コカイン，エフェドリン，フェンフルラミン（Fen），メタンフェタミン，メチルフェニデート（Ritalin），フェンタミン（Phen），シネフリン（bitter orange）。**例外**：フェニレフリンおよびプソイドエフェドリンは禁止されない。

タンパク質同化剤：ボルデノン，クレンブテロール，デヒドロエピアンドロステロン，ナンドロロン，スタノゾロール，テストステロン，メタステロン，アンドロステンジオン，ノルアンドロステンジオン，メタンジエノン，エチオコラノロン，トレンボロン

アルコールおよびβ遮断薬（ライフル射撃のみ禁止）：アルコール，アテノロール，メトプロロール，ナドロール，ピンドロール，プロプラノロール，チモロール

利尿薬およびその他の隠蔽剤：ブメタニド，クロロチアジド，フロセミド，ヒドロクロロチアジド，プロベネシド，スピロノラクトン（カンレノン），トリアムテレン，トリクロルメチアジド

ストリートドラッグ：ヘロイン，マリファナ，テトラヒドロカンナビノール（THC）

ペプチドホルモンおよび類似物質：ヒト成長ホルモン（hGH），ヒト絨毛ゴナドトロピン（hCG），エリスロポエチン（EPO）

抗エストロゲン剤：アナストロゾール，クロミフェン，タモキシフェン，フォルメスタン

β_2作用薬：バンブテロール，フォルモテロール，サルブタモール，サルメテロール

> **インフォメーション**
>
> アンドロステンジオンに関する研究結果のまとめ
> ・血漿テストステロン濃度を上昇させる。
> ・筋量に好ましい効果なし。
> ・筋のパフォーマンスに好ましい効果なし。
> ・身体組成に好ましい変化なし。
> ・さまざまなエストロゲンの分画を上昇させる。
> ・筋のタンパク質合成またはタンパク質同化作用に好ましい効果なし。
> ・健康な男性の血中脂質値を悪化させる。
> ・ステロイド使用に関し検査で陽性となる可能性が増加する。

は，対象者が摂取したアンドロステンジオンの用量は，ボディビルダーおよび他のアスリートが普通摂取している量よりはるかに少ないということを理解して，判断する必要がある。

THG：秘密のステロイド

テトラヒドロゲストリノン tetrahydrogestrinone（THG）は，米国食品医薬品局に比較的新しくリストされた薬であり，通常の薬の検査での検出を逃れるために特別に設計されたタンパク質同化ステロイド剤である。この「設計された薬」が公になったのは 2003 年で，この年，米国オリンピック委員会のもとですべてのスポーツ連盟に対して薬物検査を監督している米国アンチ・ドーピング機関（USADA，www.usantidoing.org）は，ある陸上のコーチから，匿名で，複数のトップアスリートがこの薬を使用しているという連絡を受けた。このコーチは続いて，米国アンチ・ドーピング機関に THG の残る注射器を提出し，このことから，米国アンチ・ドーピング機関はこの薬剤の新しい検出方法を発見することとなった。その後，2003 年 6 月の米国陸上選手権の参加者から 350 件の尿検体と競技外検査のランダム検体 100 件を再分析し，6 人のアスリートが陽性となった。

THG の製造元をたどると，バルコ社 Bay Area Laboratory Cooperative（BALCO）という，アスリートから血液と尿を分析しビタミンとミネラル欠乏を補うための一連のサプリメントを処方する会社にたどり着いた。顧客の中には，非常に有名なアスリートもおり，プロおよびアマチュアの多くの選手が含まれていた。この検出不能のステロイドを発見したことで，成功のためには何でもしようとするアスリートの間にはびこる憂慮すべき薬物の既存市場に注意が向くこととなった。

クレンブテロール：タンパク質同化ステロイドの代替薬

タンパク質同化ステロイド使用に対する競技スポーツのアスリートのランダムな検査が広がったことで，多くのステロイド代替薬が違法な健康食品，通信販売，違法な市場の薬物ネットワークに登場してきている。その薬の 1 つとして，交感神経様作用アミンである**クレンブテロール**（商品名 Clenasma, Monores, Novegan, Prontovent, Spiropent）が，筋量を増やし，脂肪を減らすという利点が主張されていることから，アスリートに人気がある。典型的には，ボディビルダーは検出や資格停止の可能性を避けるため競技前にステロイドの使用を中止し，かわりにクレンブテロールを使用してステロイド効果を維持する。

クレンブテロールは，β作用薬（アルブテロール，クレンブテロール，サルブタモール，サルメテロール，テルブタリン）に分類される化合物の 1 つで，米国では患者の治療には認可されていないが，他国では閉塞性肺疾患を治療する吸入気管支拡張剤としてよく処方されている。クレンブテロールは，循環しているアドレナリン，ノルアドレナリン，他のアドレナリン性アミンのアドレナリン受容体への応答性を促進する。入手可能な動物実験（ヒトの研究は存在しない）をみると，ヨーロッパにおいて気管支喘息の治療で処方されるクレンブテロールの量を超えた用量で，運動不足の成長期の家畜に摂取させると，クレンブテロールにより骨格筋および心筋へのタンパク質含有が増加し，脂肪融解が促されて，脂肪の増加が抑制される。動物実験では，クレンブテロールが，加齢，不動，低栄養，無重力曝露による筋の消耗にある程度の効果をもって対抗することが示されている。クレンブテロール摂取による筋肥大は，タンパク質分解の減少とタンパク質合成の増加により起こる。偶然にクレンブテロールを投与された動物を食べたため中毒となったヒトに報告されている短期の副作用には，振戦，興奮，動悸，筋痙攣，心拍数増加，頭痛がある。このような副作用があるものの，クレンブテロールを監視して使用することは，病気，強制的な不動化，加齢に伴う筋の消耗がある人には利益をもたらすのかもしれない。残念ながら，ヒトでの中毒性のレベルまたは長期の使用の有効性と安全性に関しては，データがない。

ヒト成長ホルモン：ステロイドのライバル

ヒト成長ホルモン human growth hormone（hGH）は

成長促進ホルモン somatotropic hormone としても知られ，いわゆる筋増強やパフォーマンス向上薬の違法な市場では，タンパク質同化ステロイドに匹敵する。このホルモンは，下垂体前葉でつくられ，組織の構築過程と通常の成長を促進する。特に，ヒト成長ホルモンは，骨と軟骨の成長を刺激し，脂肪酸の酸化を促して，グルコースとアミノ酸の分解を遅延する。ヒト成長ホルモンの分泌が減少（30歳に比べると60歳ではおよそ50％未満）すると，除脂肪体重減少の原因の1つとなり，加齢に伴い脂肪量が増加し，反対に遺伝子組み換え細菌によりつくられたヒト成長ホルモンを外因性に投与すると逆のことが起こる。

腎不全またはヒト成長ホルモン欠損症の子どもは，長骨の成長を促すためにこのホルモンを摂取する。ヒト成長ホルモンは，生理的なレベルでは，脂肪分解を促進してグリコーゲンの貯蔵を保持しながらアミノ酸の取り込みを促し，筋によるタンパク質合成を刺激するので，筋力とパワー系のアスリートの興味を引いている。

筋量の喪失，骨の軟化，体脂肪の増加（特に体幹部の内臓脂肪），エネルギーレベルの抑制に対してヒト成長ホルモンの投与が対抗できるのかどうかについて，研究では，はっきりしない結果が出ている。例えば，それまで運動不足であった若年男性16人を対象に，12週間のレジスタンストレーニングを行い，組み替え型ヒト成長ホルモン（40 g/kg）またはプラセボを毎日摂取させた。除脂肪体重，全体内水分量，全体内タンパク質合成量（骨格筋以外の脂肪を除いた組織での窒素の保持の増加分に相当）は，ヒト成長ホルモン群でより増加が認められたが，骨格筋でのタンパク質合成の速度，体幹および四肢の周囲径，動的および静的な筋力計測による筋の機能には両群で差がなかった。

現在までで最も大規模な研究の1つは，60代半ば〜80代後半の年齢層の健康な男女を対象として，ヒト成長ホルモンが身体組成，機能的能力に及ぼす効果を検討したものである。ヒト成長ホルモンを摂取した男性は，除脂肪体重が3150 g ほど増加し，同様な量の体脂肪の減少があった。女性では，プラセボ群の対照と比較して除脂肪体重が1350 g 増加し，体脂肪2250 g の減少がみられた。対象者には，運動をしないままとして，6カ月の実験期間中に食事は変えなかった。残念ながら，重大な副作用が参加者の24〜46％に生じた。この中には，足や足首の腫脹，関節痛，手根管症候群（手関節の神経を囲む腱鞘の腫脹），糖尿病または耐糖能異常への進展が含まれる。前述の研究と同様，ヒト成長ホルモン投与によって除脂肪体重は増加したものの，筋力または持久的能力の計測値に効果は認められなかった。

以前は，健康な人だけが，違法な市場でヒト成長ホルモンを購入することが可能であり，しばしば不純物が混じっていた。低身長の子どもを治療するために使用した，死体由来のヒト成長ホルモン（1985年，米国の医師により中止）は，クロイツフェルト–ヤコブ病という不治で致死性の脳変性疾患にかかるリスクを大きく増大させた。現在は，遺伝子組み換えにより産生した合成ヒト成長ホルモン剤（Protoropin と Humantrope）によって，ヒト成長ホルモン欠損症の子どもは治療されている。競争力が上がると信じてヒト成長ホルモンを摂取する子どものアスリートは，疑いなく巨人症の発現率が増加し，大人では，先端巨大症が発現する。見た目にわかりにくい副作用として，2型糖尿病につながるインスリン抵抗性，水分貯留，手根管症候群などがある。

デヒドロエピアンドロステロン：新しい特効薬？

アスリートならびに一般人による合成**デヒドロエピアンドロステロン** dehydroepiandrosterone（DHEA, Prastera, Fidelin, Fluasterone の名前で市販されている）の使用について，安全性と効果に関連する問題から懸念が提起されている。DHEA ならびにその硫酸化エステルである DHEAS は比較的軽いステロイドホルモンで，副腎皮質でコレステロールから合成される。身体でつくられる DHEA の量（通称「母のホルモン」）は，他の知られているすべてのステロイドをしのぐ。その化学構造は，性ホルモンであるテストステロンおよびエストロゲンによく似ていて，少量の DHEA は男女のこれらのホルモンの前駆体として働いている。

質問とノート

- ヒト成長ホルモンの使用による競技力向上の効果を簡単に説明せよ。

インフォメーション

成長ホルモンの重大な副作用

過剰な成長ホルモンの産生（または使用）では，骨格が成長している間は，内分泌的，代謝的疾患で身体全体または身体のある部分の異常な大きさまたは過度な成長が特徴である**巨人症**が出現する。過剰な成長ホルモンの産生（または使用）が，成長が止まった後に起こる場合には，不可逆的な疾患である**先端巨大症**が出現し，手の肥大，足の肥大，特有の顔貌を示す。

DHEAは自然界にあるので，米国食品医薬品局は，この薬の流通または作用や効果ついて何もコントロールしていない。一般誌，通信販売カタログ，健康食品産業では，DHEAは「スーパーホルモン」（チューイングガムとしても利用可能で，1個当たり25 mg含有）として紹介されており，テストステロンの産生が増加する，若さが保てる，心疾患，がん，糖尿病，および骨粗しょう症のリスクが下がる，性欲を強める，除脂肪の増加と体脂肪の喪失が促される，気分と記憶力が高まる，寿命が延びる，いろいろな感染症（エイズを含む）に対する免疫が増加する，などと書かれている。Googleで「buy DHEA（DHEAを買う）」と検索したところ，ほぼ750,000件がヒットし，Yahoo!では，2,720,027件のサイト（2010年7月）が示された。世界アンチ・ドーピング機関，米国オリンピック委員会は，いかなる違反も許さないという姿勢で，DHEAを禁止薬物リストに含めている。

図4-11は，生涯の血漿DHEA濃度の一般的な推移とDHEAのサプリメント製造会社がよく提示する6つの主張を示している。子どもの男女のDHEA濃度は生後に非常に高く，その後急激に減少する。6～10歳頃（研究者の中には，思春期や性徴の始まりによって起こると考える人もいる），DHEA産生が一定に増加し，その後，急激に上昇して18～25歳に産生のピーク（ピークは若年男性が若年女性より高い）を迎える。

副腎皮質ホルモンおよび鉱質コルチコイドホルモンが老齢においても血漿濃度が比較的高いままであるのと対照的に，DHEAは30歳を過ぎると一定の減少を続ける。75歳までには，血漿濃度は若年期の濃度のおよそ20%までに減る。このことから，DHEAの血漿濃度を生物学的な加齢および疾患のかかりやすさの生化学的マーカーとしてみなすことができる，という見解を生んでいる。DHEAの摂取により血漿濃度を若年期のレベルまで増加させることで，加齢による負の影響を減らすという人気の理由づけが生まれる結果となっている。このホルモンには万が一の安全性に関する心配がなく，効果をもつと信じて多くの人が摂取している。

DHEAの安全性

1994年，米国食品医薬品局は，DHEAに関し，未認可の新薬のカテゴリー（使用には処方箋が必要）から市販で処方箋なしに購入できる栄養サプリメントのクラスに再分類した。ホルモンとして量的な有意性があるにもかかわらず，DHEAと健康および加齢との関連性，細胞または分子レベルの作用メカニズム，受容体部位や特に正常なDHEA濃度の若年者に外因性の用量を投与した場合の副作用の可能性について，研究

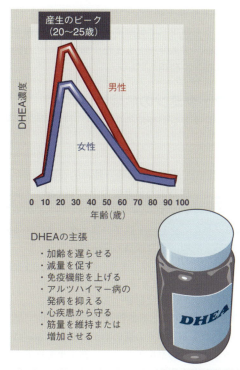

図4-11 男女の一生にわたる血漿DHEA濃度の全般的傾向。

ではあまり知られていない。DHEAのヒトでの適切な用量は決められていない。心配なのは，血中脂質，耐糖能，前立腺に対する有害事象の可能性であり，ホルモン摂取と関連する医学的問題が，最初の使用から数年まで現れないことがしばしばあるからである。**熱心に運動を行う人には人気があるものの，若年男性および女性に対するDHEAの外因性の投与によって競技力向上を示したデータはない。**

アンフェタミン

アンフェタミンまたは「pep錠」は，中枢神経機能を強力に興奮させる薬理作用をもつ化合物からなる。アスリートが最も頻繁に使用しているのはアンフェタミン（ベンゼドリン）とデキストロアンフェタミン（デキセドリン）である。これらの化合物は，**交感神経興奮薬**として分類され，交感神経ホルモンであるエピネフリンとノルエピネフリンの血圧，心拍数，心拍出量，呼吸数，代謝，血糖を上昇させる作用と似ている。5～20 mgのアンフェタミンを摂取すると，通常30～90分効果がある。アンフェタミンの摂取により，覚醒度が増し，筋の疲労感を減弱して仕事の能力を向上させるといわれている。1960年代の自転車ロードレースにおける2人の有名な競技選手の死は，同様の目的でアンフェタミンを使用したことが原因であるとされてい

る。第二次世界大戦において，兵士がしばしばアンフェタミンを使用して覚醒度を増し疲労を減弱させようとしたが，アスリートもまた，頻繁に同じ目的でアンフェタミンを使用している。

アンフェタミンの危険性

アンフェタミンの使用の危険性には以下のものがある。

1. 連続使用により，身体的，精神的な薬物依存の原因となる。周期的な依存症の上げupper（アンフェタミン）と下げdowner（バルビツレート）の原因となる（バルビツレートはアンフェタミンによるハイの状態を弱め，または落ち着かせる）。
2. 一般的な副作用には，頭痛，振戦，興奮，不眠，嘔気，浮動感，混乱があり，すべてスポーツのパフォーマンスに負に影響する。
3. 長期間使用すると薬剤耐性が進行し，同じ効果を得るためにより多くの量の薬が必要となる。このことから，循環器系疾患および精神疾患を増悪させ，発症しやすくする。
4. アンフェタミンは，痛み，疲労，暑熱ストレスに対する身体の正常な受容と応答のメカニズムを抑制または阻害し，健康や安全を大きく脅かす。
5. 長期間，高用量のアンフェタミンを服用すると，体重減少，被害妄想，精神病，繰り返される強迫行為，神経障害を引き起こす可能性がある。

アンフェタミンと競技パフォーマンス

アスリートは，試合で自分を心理的に高揚させるた

Q 質問とノート

- 成長ホルモンを使用する際の副作用を2つあげよ。
- DHEAが競技力向上にどのように作用すると考えられるか，簡単に説明せよ。
- アンフェタミンの危険性を3つあげよ。

めに，アンフェタミンを摂取する。試合の日や試合の前日は，アスリートは神経質に感じ，興奮し，落ち着くのが難しくなることがしばしばある。このような状況では，バルビツレートが睡眠を導入する。アスリートは，その後，「上げupper（アンフェタミン）」を摂取して，テンションを高くした状態を取り戻す。バルビツレートの内服後には興奮剤は異常に作用するため，このような不適切な抑制剤と興奮剤のサイクルは危険である。博識で思慮深いスポーツ専門家は，競技会からアンフェタミンを禁止するよう勧めている。競技を統括するほとんどの機関では，アスリートのアンフェタミン使用に関して規則を設けている。皮肉にも，研究の大半では，アンフェタミンは身体パフォーマンスを向上させないことが示されている。おそらく，最も大きな影響は心理的な領域であり，経験の浅いアスリートはどんなサプリメントでも摂取するとパフォーマンスが上がると信じているのである。不活性の物質を含むプラセボにおいても，アンフェタミンと同一の結果を生じることがしばしばみられる。

まとめ

1. カフェインは，競技力向上の効果があり，エネルギーのための脂肪利用を増やして有酸素運動の持続時間を伸ばし，グリコーゲンの蓄積を節約する。この効果は，高炭水化物食を続ける人や，カフェインを習慣的に摂取する人ではあまり顕著でなくなる。
2. エチルアルコールを摂取すると一過性に緊張，不安が減少し，自信を得て攻撃性が増し，急性の精神安定作用がある。抗振戦作用を除いては，アルコールは競技力向上のメリットがなく，全体的に競技パフォーマンスを阻害する（競技力低下作用）。
3. タンパク質同化ステロイドとは，しばしば競技力向上の目的に使用される一連の薬物からなっている。この薬物の機能は，テストステロンのホルモン機能に似ている。タンパク質同化ステロイドは，人により筋サイズ，筋力，レジスタンストレーニングにおけるパワーを増加させるかもしれない。
4. タンパク質同化ステロイドの使用に伴う副作用には，不妊，精子濃度の減少，睾丸の容積の減少，女性化乳房，腱の伸張強度や弾性コンプライアンスを減少させる結合組織傷害，前立腺の慢性的な刺激，循環器機能と心筋培養細胞における傷害および機能的変化，病的な心室の肥大と機能障害の可能性，血小板凝集能の増進により循環器系の健康や機能を低下させ血栓による脳卒中や急性心筋梗塞のリスクを上げる可能性がある。
5. アンドロステンジオンのサプリメント研究では，基礎のテストステロンの血清濃度や筋サイズ，筋力，身体組成に関するトレーニング応答に効果は示されていない。懸念されるのはHDLコレステロールの低下が全心疾患に及ぼす負の影響の可能性，ならびに血漿エストロゲンレベルの上昇が女性化乳房や膵がん，他のがんに及ぼすリスクである。
6. テトラヒドロゲストリノン（THG）は，通常のドーピングテストではしばしば検出されない。トップアスリートの使用疑惑により，いろいろなスポーツのアスリートの尿サンプルを再検査することとなった。

7. β_2アドレナリン作用薬のクレンブテロールは，動物では骨格筋の量を増やし，脂肪の増加を抑制し，加齢，不動化，低栄養，無重力曝露による筋の消耗に，ある程度の効果をもって対抗することが示されている。負の所見として，短期の高強度の筋運動での疲労が早まることが示されている。
8. 成長ホルモンの健康な人への投与について，レジスタンストレーニングと組み合わせたときにさらに筋肥大が起こるかどうかについて議論が残る。この薬物を乱用する人には，有意な健康リスクが存在する。
9. デヒドロエピアンドロステロン（DHEA）は，副腎皮質によりコレステロールから合成される比較的弱いステロイドホルモンである。DHEA濃度は，成人では一定して低下するため，加齢の影響に対抗することを願って，多くの人がサプリメントとして摂取するようになっている。今のところ，DHEAによる競技力向上のエビデンスを示した研究はない。
10. アンフェタミン（pep錠）の摂取が，活性のないプラセボより運動パフォーマンスや精神運動スキルが上回っていたということを示す信用できるエビデンスはほとんど存在しない。

問 題

1. 「テストステロン，成長ホルモン，DHEAなど身体に自然にあるホルモンの場合，このような自然の化合物をサプリメントとして投与するのはどのような害があるか？」という質問に答えよ。
2. 競技力向上作用のある薬物やホルモンを使用するかどうかについて，高校のアメリカンフットボールチームにあなたが話をする場合の，主な要点を説明せよ。
3. ある女子学生が，自分の食事に加えた薬品化合物がウェイトリフティングのパフォーマンスを改善することに深くつながったと断言した。あなたが文献で調べた研究の検索では，この化合物の競技力向上を示すものはない。あなたは，どのようにこの食い違いを調整するか？
4. ある大学のアメリカンフットボールの選手が，前半の水分喪失をハーフタイムでのビール数杯で補充しようとしても問題ないと考えている。あなたはどのようにアドバイスするか？

第 III 部

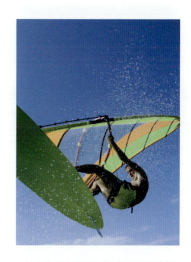

エネルギー変換

第 5 章　エネルギー変換の基礎 ……………………………………………………… 137
第 6 章　運動時のエネルギー供給機構 ……………………………………………… 169
第 7 章　運動中におけるエネルギー産生能の測定と評価 ………………………… 185
第 8 章　安静時および運動時のエネルギー消費量 ………………………………… 215

第 5 章

エネルギー変換の基礎

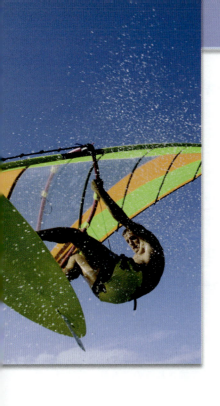

本章の目的

- エネルギーバランスと生物学的仕事に関連する熱力学第一法則を説明する。
- 位置エネルギーと運動エネルギーを定義し，それぞれの例を示す。
- 生体内の発エルゴン反応と吸エルゴン反応過程の例をあげ，それぞれの重要性を示す。
- 熱力学第二法則の概要を述べ，実際的応用を示す。
- 生物学的仕事の3つの形式を確認し，その例を示す。
- 生命エネルギー論における酵素と補酵素の役割について説明する。
- 高エネルギーリン酸基について明らかにし，それらの生物学的仕事への寄与を説明する。
- 電子伝達-酸化的リン酸化過程を概説する。
- エネルギー代謝における酸素の役割を説明する。
- 細胞内における無酸素性エネルギーの放出方法について説明する。
- 漸増する運動負荷中の乳酸産成について説明する。
- 三大栄養素異化中のクエン酸回路の一般的経路について概説する。
- 炭水化物，脂質，およびタンパク質の異化により生じたアデノシン三リン酸の違いを示す。
- 「脂肪は炭水化物の炎で燃える」という所説について説明する。

我々の動く能力は、食物栄養素からエネルギーを抽出し、それを骨格筋の収縮要素へ変換する能力によって決まる。たえず供給される三大栄養素および微量栄養素の適切な混合を要求する無数の複合的な化学反応を通して、酸素の介在によりエネルギーの変換が行われる。**有酸素性**という用語は、酸素を必要とするエネルギー反応と説明できる。対照的に**無酸素性**の化学反応は、酸素を必要としないでエネルギーをすばやく産生する。摂取された食物栄養素の有酸素性および無酸素性の分解は、すべての形式の生物学的仕事に使われる化学燃料を合成するためのエネルギー源となる。

本章では、さまざまなエネルギー発生形態、およびエネルギー発生に影響を及ぼす要因について概説する。また、生体はどのようにしてさまざまな機能に動力を供給するエネルギーを獲得するのかについても論じる。糖質、脂質およびタンパク質の分解（異化）とそれに伴う無酸素性および有酸素性エネルギー変換についての基礎的理解は、運動生理学に含まれる多くの内容の根拠を形成する。ヒトの生体エネルギーについての知見は、スポーツ特異的なトレーニング方法を明確にし、体力向上とウェイトコントロールのための活動を推奨し、スポーツ特異的に必要な理にかなった食事調整を支持するための有用な根拠となる。

パート1 エネルギー：仕事のための能力

物質の物理学的性質とは異なり、エネルギーはサイズ、形状、量といった固定的な言葉では定義できない。エネルギーという言葉はむしろ、変化に関する動的な状態を示している。こうした関係性において、エネルギーは仕事量（仕事が増加するにつれ、エネルギー変換も増える）と変化の発生とに関連づけられる。

生物学的仕事に関連して最も重要な法則の1つである**熱力学第一法則**は、エネルギーはつくられたり破壊されたりせず、あるものから別なものへと枯渇することなく変換されることを表している。この法則は本質的に**エネルギー保存**の法則である。生体において、三大栄養素の中に含まれる化学的エネルギーは、エネルギー代謝中に短時間に熱として失われるのではなく、大部分は化学的エネルギーとして保存される。骨格筋系はそれを機械的エネルギーに、そして最終的には熱エネルギーに変換するのである。

位置エネルギーと運動エネルギー

総エネルギーは、位置エネルギーと運動エネルギーからなる。図5-1は、崖の上の大きな岩や流れ落ちる前の山頂の水の位置エネルギーを示している。流れ落ちる水を例にとると、位置エネルギーの変化は水の高低差に比例する（すなわち、高低差が大きいほど山頂の水の位置エネルギーが大きくなる）。水車は落下する水のエネルギーの一部を利用可能な仕事へ変換する。大きな岩の場合、すべての位置エネルギーは運動エネルギーに変換され、地面に衝突した瞬間に利用できない熱として散逸する。

他の位置エネルギーの例としては、バッテリーの内部構造やダイナマイト、代謝過程において貯蔵しているエネルギーが放出される前の三大栄養素などがある。位置エネルギーが基本成分として放出されることで運動エネルギーへ変換されるのである。時には、物質内の結合エネルギーが位置エネルギーを増加させるために、直接的に他の物質に変換される。この種のエネルギー変換は、**生合成**における化学的仕事のエネルギーのために必要とされる。この過程において、炭素、水素、酸素、窒素といった特有な原子は活性化し、生物学的に重要な化合物や組織を合成するために他の原子や分子と結合する。新たに形成された化合物の中には、骨や細胞を周囲の脂質を含む形質膜になる物質を

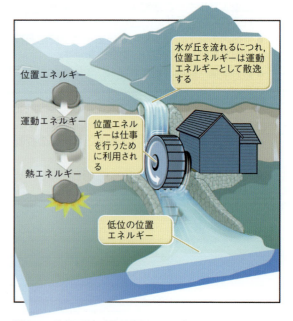

図5-1　仕事可能な高位の位置エネルギーは、運動エネルギーに変換される。例えば、水車は位置エネルギーを利用可能な仕事へ変換させる。大きな岩の場合、位置エネルギーのすべては地面に衝突した際に運動エネルギー（熱）として散逸する。

BOX 5-1

アデノシン三リン酸—自然の強力な成分

　動物と植物は昼と夜ほどに異なるが，動植物は重要な共通した生物学的特性を1つ共有している。動植物は，アデノシン三リン酸（ATP）化合物を必要とする一連の複雑な化学的反応によってエネルギーを得，保存し，そして輸送する。

　ATP 発見の歴史は 1860 年代のフランスにまで遡り，不可解なことに，当時の先端的な化学者であった Louis Pasteur（1822～1895）の仕事と書かれている。酵母菌を用いた実験の1つで，Pasteur は砂糖を二酸化炭素とアルコール（エタノール）に分解するこの微生物の能力がまさに酵母細胞の生命機能（彼は「生気説」と呼んだ）であると提案した。彼は，酵母細胞が死んでしまったら，発酵過程は終わると仮説を立てた。

　1987 年ドイツの化学者 Eduard Buchner（1860～1917）は，Pasteur の誤りを示す偶然の観察をした。彼の発見は，生理学系の研究に革命を起こし，現代科学としての生化学の始まりとなった。治療に用いるタンパク質を探して，彼は大きなモルタル中に新鮮で成長した酵母菌と砂の厚いペーストをつくり，酵母細胞の汁を搾り取った。その粘着性の液体は不安定性を示し，当時の技術では保存できなかった。実験助手の1人が，大量の砂糖を混合物に加えてはと提案した。彼の妻が，果物を保存するためにこの技術を利用していたのである。

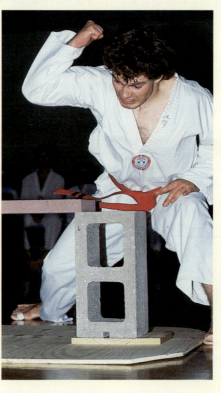

　誰もが驚いたことに，ばかげた解決策にみえたことがうまくいった。すなわち，酵母細胞から搾り取られたこの生きていないはずの汁は，Pasteur の示した理論と直接的に矛盾して，砂糖を二酸化炭素とアルコールに分解した。この無細胞発酵についての画期的な知見により，Buchner は 1907 年ノーベル化学賞を受賞した。

　1905 年，英国の生化学者 Arthur Harden（1865～1940）とオーストラリアの生化学者 William Young（1878～1942）は，ドイツの先達と同じように，酵母菌汁の発酵能力が時間とともに次第に減少し，新鮮な煮沸した酵母菌汁または血清を加えることによってのみ保存可能なことを観察した。何が混合物を再生させたのか？ 長期にわたる研究ののち，両方の液体内にある無機リン酸が活性化剤として確認された。

　のちにノーベル賞受賞者となる Arthur Harden（1929 年ノーベル化学賞）とともに働いた別の英国の科学者と William Young もまた ATP の発見に重要な役割を果たした。ゼラチン膜を通って押し出された天然のままの酵母菌汁は，タンパク質がないろ液を産出した。ろ液とタンパク質は完全に不活性であった。ろ液とタンパク質が再結合するとき，活発な発酵が始まった。彼らはこの組み合わせを「チマーゼ」と呼んだ。すなわちそれは，ろ液の「コチマーゼ」とタンパク質残余の「アポチマーゼ」からなる。この2つの成分が実際に分析され，そして「補酵素」を含む化合物として確認されるのに多くの年月を要した。加えて，アポチマーゼは，それぞれが砂糖分解において特異的な触媒である，多くのタンパク質からなる。

　1929 年，Otto Meyerhoff の研究室で働いていたドイツの若い科学者 Karl Lohmann（1898～1978）は，酵母菌や砂糖を含む細胞の反応に関与する「エネルギー」源について研究をした。酵母菌汁を扱った仕事をしているとき，Lohmann はコチマーゼろ液中の不安定な基質が減少したことを発見した。この活動する基質は，糖リボースと3つのリン酸基を結合した窒素含有化合物アデニンを含んでいた。我々は，現在この化合物を ATP と呼んでいる。「高エネルギー結合」に貯蔵された位置エネルギーは，ATP 分子内にリン酸基群を結合する。これらのリン酸基結合の解離は，すべての生物学的仕事のためにエネルギーを放出する。

　すべての生命細胞に動力を供給するさまざまな過程の ATP の機能は，本当に驚異的である。このいたる所にある化合物は，微生物，植物そして動物にみられ，線虫類，ゴキブリからヒトの範囲にまで及ぶ。どこでみられる ATP であっても，その有機体が複雑であるにもかかわらず，ATP はいつも同じ構造をもっている。

供給するものがある。合成されたアデノシン三リン酸 adenosine triphosphate（ATP）やクレアチンリン酸 phosphocreatine（PCr）は，細胞のエネルギー需要に応えている。

エネルギー放出とエネルギー保存の過程

エネルギーを放出（解放）する物理的あるいは化学的過程を**発エルゴン反応**と呼ぶ。発エルゴン反応は「下り坂」反応とも呼ばれ，それらは自由エネルギー，すなわち細胞のエネルギー需要（生命維持の過程）のすべてに応ずる生物学的仕事にとって有用なエネルギーを減少させる。それに対してエネルギーの保存あるいは吸収の化学的過程を**吸エルゴン反応**と呼ぶ。吸エルゴン反応は「上り坂」反応とも呼ばれ，生物学的仕事のための自由エネルギーは増加する。場合によって，吸エルゴン反応にエネルギーを供給することによって発エルゴン反応と吸エルゴン反応は共役して反応する。

分子が新たな分子を形成するときに自由エネルギー変化が発生する。これら自由エネルギー変化は，温度，圧力，量が一定の状態において次のような等式で表せる。

$$\Delta G = \Delta H - T \Delta S$$

Δ は変化を表す。自由エネルギー変化は化学的反応の基本原理である。発エルゴン反応において，ΔG は負であり（$-\Delta G$），産生物の自由エネルギーは反応物より少なく，エネルギー差を熱として放出する。例えば，水素が酸素と結合して水を形成するときに，次のような反応で 1 mol 当たり 68 kcal の自由エネルギーが放出される。

$$H_2 + O \rightarrow H_2O - \Delta G\ 68\ kcal/mol$$

逆の吸エルゴン反応において，ΔG は正であり，産生物の自由エネルギーは反応物より多い。水に 1 mol 当たり 68 kcal を与えると，水分子の化学結合が解かれ水素原子と酸素原子に分解される。このエネルギー変換の「上り坂」反応は，水素と酸素原子にそれぞれ固有のエネルギー量を供給し，熱エネルギー第一法則（エネルギー保存法則）を満たす。

$$H_2 + O \leftarrow H_2O + \Delta G\ 68\ kcal/mol$$

細胞のエネルギー変換は，落下する水と水車の例と同じ原理である。糖質，脂質，タンパク質の三大栄養素はかなりの位置エネルギーをもつ。産生物の形成は栄養素のもつ位置エネルギーを徐々に減少させ，それに応じて運動エネルギーは増加する。酵素調節による変換システムは，生物学的仕事をする新たな化合物のために化学的エネルギーの一部を利用するか，あるいは保存する。本質的に，生きている細胞は化合物の原子に蓄えられた化学的エネルギーを抽出し，そして利用することのできる変換器として機能する。逆に，そして同様に重要なことに，これら化合物は原子と分子が結合し，それらの位置エネルギーを増加させている。

どのような自発的な過程においても，位置エネルギーの変換は仕事を行う能力を**減少させる**方向へ進む。**エントロピー**とは，位置エネルギーが作業能力の低下を伴って運動エネルギーに変換される流れに関係するものであり，**熱力学第二法則**を反映する。フラッシュ灯の電池はこの法則を具体化したものである。電池に蓄えられている電気化学的エネルギーは，たとえ電池が使用されていなくても少しずつ消費される。太陽エネルギーも地表を照らし吸収されることで，熱エネルギーへと減衰していく。食物および他の化合物は優れた位置エネルギーの貯蔵物であるが，このエネルギーは化合物が酸化過程で腐敗していくのと同様に減衰し続けるのである。エネルギーは水のように，常に低いほうへ流れて行き，位置エネルギーを低下させる。**最終的にシステム内のすべての位置エネルギーは，利用できない運動エネルギーあるいは熱エネルギーへと減衰していく。**

エネルギーの相互変換

エネルギーの変換過程において，ある供給源からの位置エネルギーの喪失は，しばしば他の供給源の位置エネルギーを一時的に増加させる。こうして，自然は巨大な位置エネルギーを有用な目的に利用する。このような好都合な状況下でさえ，生物学的世界のエネルギーの正味の流れはエントロピーのほうへ傾き，最終的にはシステム全体の位置エネルギーの減少をもたらす。

図 5-2 は，次の 6 つに分類されたエネルギーのかたちを示している。

1. 化学
2. 機械
3. 熱
4. 光
5. 電気
6. 核

エネルギー変換の例

生体細胞内のエネルギー変換の最も基本的な例は**光**

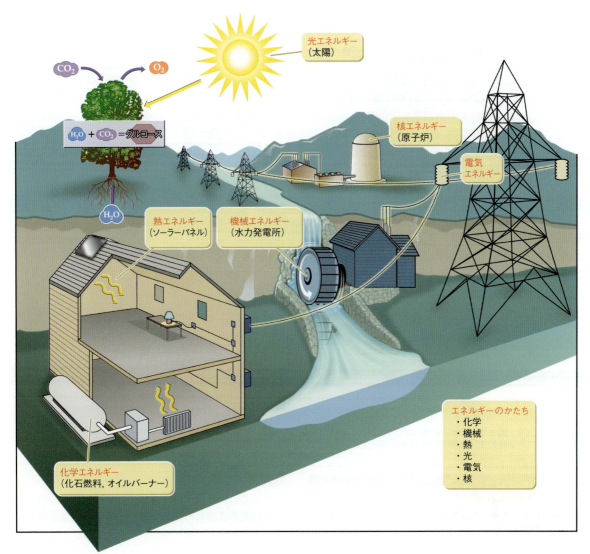

図 5-2　エネルギーの6つのかたちの相互変換。

合成と呼吸である。

光合成

図 5-3 は光合成の動態を示しているが，光合成は太陽エネルギーを利用した吸エルゴン過程である。葉の細胞内の葉緑体にある葉緑素は光（太陽）エネルギーを吸収し，二酸化炭素と水からグルコースを生合成して酸素を大気中へと放出する。植物はまた，今後のエネルギーや成長のための蓄えとして，糖質を保存用の脂質やタンパク質に変換する。動物は自身のエネルギー需要を満たすために植物を摂取する。**本質的に光合成と結びつく太陽エネルギーは，動物世界に食物と酸素を供給する。**

細胞の呼吸

植物に保存されたエネルギーを生物学的仕事として再生する呼吸反応（光合成の逆）を図 5-4 に示す。発エルゴン過程中に，細胞は糖質，脂質，タンパク質分子に蓄えられた化学的エネルギーを酸素の存在下で抽出する。グルコースでいえば，1 mol（180 g）当たり689 kcal を放出する。**エネルギー需要がある場合，細胞呼吸によるエネルギー放出のある部分は，他の化学的化合物に保存され，残りのエネルギーは大気中に熱（喪失）として放出される。**

ヒトの生物学的仕事

図 5-4 はまた，生物学的仕事が次の3つのうちいずれか1つをとることを示す。

1. 筋収縮の**機械的仕事**
2. 細胞分子を生合成する**化学的仕事**

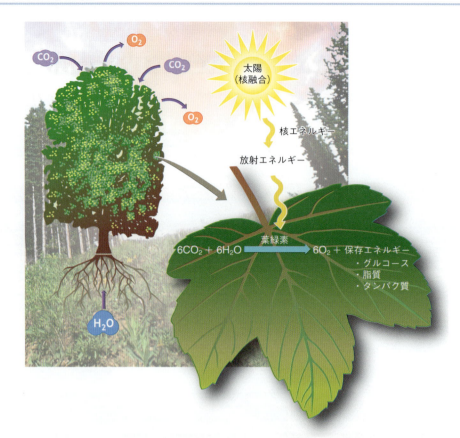

図 5-3 植物，藻類，バクテリアが，糖質，脂質，タンパク質を合成する光合成の吸エルゴン過程。例えば，二酸化炭素と水の結合により形成されるグルコースは，正の自由エネルギー（＋ΔG）をもつ。

> **Q 質問とノート**
>
> - 運動エネルギーと位置エネルギーの違いを述べよ。
>   運動エネルギー：
>   位置エネルギー：
>
> - エネルギー保存を示す等式を完成させよ。
> $H_2 + O \leftrightarrow$
>
> - エネルギーの6つのかたちを列挙せよ。
>
> - 生体細胞内のエネルギー変換例を2つあげよ。

3. 細胞内外のさまざまな物質を行き来させる**輸送仕事**

機械的仕事

　エネルギー変換の最も顕著な例は，筋活動およびその後の動きによって発生する機械的仕事である。筋線維タンパク質フィラメントの分子モーターは，化学的エネルギーを直接的に，動きの機械的エネルギーに変換する。生体の機械的仕事の他の例として，細胞核中の収縮要素が細胞分裂を生じさせるために，染色体を文字どおり強く引く。

化学的仕事

　すべての細胞は維持と成長のために化学的仕事を行う。細胞構成物質の連続合成は，他の細胞構成物質が分解するとともに起こる。レジスタンストレーニングの慢性的な過負荷の結果として起こる筋の肥大は，まさに化学的仕事を表す。

輸送仕事

　細胞の物質は通常，高い濃度から低い濃度の部分へ移動する。この**拡散**という受動輸送は，エネルギーを必要としない。正常な生理学的機能を営むためには，濃度勾配に逆らう低い濃度から高い濃度の部分への「上り坂」輸送を必要とする化学物質がある。**能動輸送**はエネルギーを必要とする。腎細管における分泌と再吸収は，細胞膜内外の電気化学的勾配に従う能動輸送を行っている。この「静的な」生物学的仕事は，蓄えられた化学的エネルギーの持続的な消費を必要とする。

生体エネルギー論に影響する因子

　細胞が食物から化学的エネルギーを抽出，保存し，骨格筋収縮フィラメントに輸送する速度が運動強度を

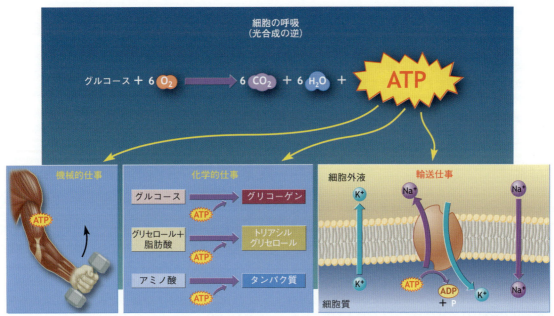

図 5-4　細胞の呼吸による発エルゴン過程。ガソリンの燃焼やグルコースの酸化のような発エルゴン過程反応は，位置エネルギーを放出する。このことは，負の自由エネルギー変化，すなわち仕事に利用可能なエネルギーの減少，つまり−ΔG となる。図に示すように，細胞の呼吸は食物の位置エネルギーを利用し ATP を形成する。その後，ATP のエネルギーをすべての生物学的仕事で利用する。

制限する。最大有酸素性能力の 90％近くに達するマラソン選手のレースペースおよびオールアウト（疲労困憊）運動時にスプリンターが到達する速度は，化学的エネルギーを機械的仕事に変換する生体の能力を直接的に表している。酵素および補酵素は化学的反応中のエネルギー放出の速度に大きく影響する。

生物学的触媒としての酵素

　酵素は高い特異性をもつ大きなタンパク質の触媒であり，生体内の化学反応速度を速める物質で，それ自身は反応の前後で変化しない。酵素は反応速度を決定するが，通常は非常に遅い。酵素反応は平衡定数や総エネルギー放出（自由エネルギーの変化）の変化なしに起こる。

　酵素は作用する反応によって変化しないというユニークな特性をもつ。その結果として，生体の酵素の回転率は比較的低く，特異的な酵素は継続して再利用される。ミトコンドリアは 100 億もの酵素分子を含み，それぞれが何百万もの細胞の操作に関与する。激しい運動中，エネルギー需要が安静時の 100 倍に増加するように酵素活性の速度は増加する。例えば，グルコースが二酸化炭素と水に分解される際には 19 の異なった化学反応があり，それぞれ特有の酵素によって異化される。酵素は細胞組織の表面上の正確な位置を活性化し，それらは構造内に作用する。多くの酵素は，血流，消化液，腸液などの細胞外でも機能する。

　酵素名の多くはその機能に由来する。機能形態や相互作用する物質を示す語をはじめにつけて，-ase という接尾語を加える。例えば，hydol*ase*（ヒドラーゼ）は加水分解反応中に水を加え，prote*ase*（プロテアーゼ）はタンパク質と相互作用し，oxid*ase*（オキシダーゼ）は基質に酸素を加え，ribonucle*ase*（リボヌクレアーゼ）はリボ核酸 ribonucleic acid（RNA）を分解する。

反応速度

　酵素はすべて同じ速度で作用するわけではない。あるものは遅く，またあるものは速く作用する。水と二酸化炭素から炭酸に変換する際の炭酸脱水素酵素を例にあげると，炭酸脱水素酵素は単位時間，単位 mol 当たり最大 800,000 mol の炭酸を産生する**回転速度**をもつ。対照的なのは，トリプトファンを合成する最終 2 段階を触媒するトリプトファン合成酵素である。この酵素はしばしば共同的に働く。ある物質が「反応している」間，その反応が終わるまで隣の物質は「反応しない」。その作用は可逆的であり，ある酵素が不活性になれば他方は活性化している。細胞の pH や温度は劇的に酵素活性に影響する。強酸性で高い活性をもつ酵素も，アルカリ性で至適に作用する酵素もある。例えば，胃のリパーゼの至適 pH は 4.0〜5.0 の範囲であるが，膵臓のリパーゼの至適 pH は 8.0 まで上昇する。

酵素の反応様式

　酵素がどのようにして基質特異性をもって相互作用するかは，酵素のユニークな三次元球状タンパク質構

造で説明できる．相互作用は，鍵と鍵穴の関係と似ている．酵素は，その活性部位（通常，タンパク質の表面のくぼみ，裂け目，空洞）が基質の活性部位と「完全に一致」することで反応する．**酵素-基質複合体**を形成する際，化学結合を変え新たな産生物を形成し，酵素は次の基質と結合するために自由となる．この鍵穴と鍵のメカニズムは，酵素が基質特異性をもつことを表す．

> **Q 質問とノート**
>
> ● 光合成と呼吸の大きな違いを述べよ．
>
> ● 酵素の大きな機能を記述せよ．
>
> ● 酵素と補酵素の例を1つあげよ．
> 酵素：
> 補酵素：

補酵素

酵素の中には新たな基質による活性がなければ通常不活性なものがあり，これを**補酵素**と呼ぶ．これは複合非タンパク質物質であり，基質とその特異的な酵素を結合させる酵素の作用を促進する．そのとき補酵素はさらに同様の反応を助けるために再生する．ビタミンBやその派生物と同様に金属イオンの鉄と亜鉛は補酵素の役割を果たす．酸化還元反応においてはビタミンBのリボフラビン，ナイアシンを利用するが，他のビタミンは他の代謝過程の化合物を変換するために備える．補酵素の作用は酵素に比べてそれほど特異的ではない．なぜなら，補酵素は数多くの反応に作用するからである．補酵素は結合体として，または反応の中間産生物の運搬体として作用する．例えば，補酵素ニコチンアミドアデニンジヌクレオチド nicotinamide adenine dinucleotide（NAD^+）はエネルギー代謝において，食物栄養素から分離した水素原子と電子を運搬してNADHを産生する．

まとめ

1. 熱力学第一法則によれば，生体はエネルギーを生産も消費も使い果たしたりもせず，むしろ生物学的体系が持続的な変化を受けるように，エネルギーをあるかたちから別のかたちに変換する．
2. 総エネルギーは，位置エネルギーと運動エネルギーからなる．位置エネルギーとは位置的，形式的なエネルギーで，運動エネルギーとは動きのエネルギーである．位置エネルギーが放出されると，動きの運動エネルギーに変換される．
3. エネルギーをそのまわりに放出（自由に）する生体もしくは化学的過程を発エルゴン過程と呼ぶ．エネルギーを貯蔵するかもしくは吸収する化学的過程を吸エルゴン過程と呼ぶ．
4. 位置エネルギーを仕事能力の低い運動エネルギーへと減少させる傾向を熱力学第二法則と呼ぶ．
5. ある閉じた系でのエネルギーの総量は一定である．すなわち，あるエネルギー減少は別の等価なエネルギーの増加と一致する．
6. 生物学的仕事は3種類存在する．すなわち，機械的仕事（筋収縮の仕事），化学的仕事（細胞分子の生合成），輸送仕事（細胞内外のさまざまな物質の濃度調節），である．
7. 酵素は高い特異性をもつ大きなタンパク質の触媒であり，生体内の化学反応速度を速める物質で，それ自身は反応で消費されず変化もしない．
8. 酵素はすべて同じ速度で作用するわけではない．あるものは遅く，またあるものは速く作用する．pHや温度が酵素活性に著しく影響する．
9. 補酵素は非タンパク質物質であり，基質とその特異的な酵素を結合させる酵素の作用を促進する．

問題

1. 代謝の観点から，世界中のいたる所における熱帯雨林の崩壊が，なぜ人間にとってそんなに悪いのか？
2. 代謝の見地から，体温は，なぜ比較的狭い範囲に維持されるのか？

パート2　リン酸結合エネルギー

ヒトの身体は，その多くの機能を行うために持続的な化学エネルギー供給を受け取る．身体は機械エンジンとは異なり，熱エネルギーを直接利用できないので，食物の酸化によって得られるエネルギーは，突然ある発火温度で（化学的エネルギーを）放出しない．むしろ，比較的低い温度の細胞液内において複雑な酵素的に制御された反応は，炭水化物，脂肪，タンパク質分子の結合の中に閉じ込められている化学的エネルギーを抽出する．このような抽出過程は，エネルギー喪失が少なく，エネルギー変換効率を高める．このように，身体は生物学的仕事のために化学的エネルギーを直接利用する．自由エネルギーのための特別な担体である**アデノシン三リン酸（ATP）**は，すべての細胞

機能に必要なエネルギーを供給する。

アデノシン三リン酸：エネルギー通貨

　食物中のエネルギーは，生物学的仕事のために直接，細胞に移らない。むしろ，「三大栄養素エネルギー」は，細胞の需要に応えるためにエネルギー豊富な化合物であるATPを放出して送り込む。図5-5に示すように，ATP分子は，アデニンとリボースでできたアデノシンと呼ばれる分子に3つのリン酸基が結合している。2つの最外郭のリン酸基結合は，**高エネルギー結合**と呼ばれ，多量の貯蔵エネルギーを意味している。

　三大栄養素エネルギー分子の分解と，放出されたエネルギーの大部分を「獲得する」ATP合成の間に強い結合や連結がある。**共役反応**は2つ1組で起こる。すなわち1つの化合物の分解は別の化合物を構築するためのエネルギーを供給する。細胞のエネルギー需要に応えるために，**加水分解**過程で水はATPと結合する。この作用によって，最外郭のリン酸基がATP分子から離れる。**ATPアーゼ**は，加水分解を加速し，新たな化合物**アデノシン二リン酸** adenosine diphosphate（ADP）を形成する。これらの反応は，次に「自由な」リン酸結合化学エネルギーを組み込む他の反応に連結する。

ATP分子は，新しい化合物を合成する化学反応に動力を供給するために異化の反応の間に産生されたエネルギーを転送する。本質的に，このエネルギー受領者-エネルギー提供者のサイクルは，細胞の2つの大きなエネルギー変換活動を示す。

1. 食物の位置エネルギーからATPを形成し保存する。
2. すべての形式の生物学的仕事に動力を供給するためにATPから抽出したエネルギーを利用する。

　図5-6は，結合した化学的エネルギーの転送を含む，同化ならびに異化反応の例を示している。1つの化合物が異化されることによる放出エネルギーのすべてが熱として消失するわけではなく，むしろ一部分は，新たに形成された化合物の化学的構造に保存されて残る。高「エネルギー」ATP分子は，ほとんどの生体反応における共通のエネルギー「運搬体」とみなすことができる。

　同化作用は，新しい化合物を合成するためにエネルギーを利用する。例えば，多くのグルコース分子は，より大きくより複雑なグリコーゲン分子を形成するために互いに結合する。同様に，グリセロールと脂肪酸を結合してトリアシルグリセロール分子にし，アミノ酸は互いに結合してより大きいタンパク質分子を形成する。それぞれの反応は，より大きく複雑な化合物を形成するために，単純な化合物から始まり，構築され

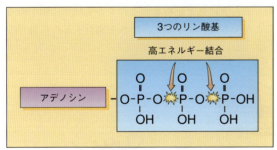

図5-5　ATP，すなわち細胞のエネルギー通貨。基質は高エネルギー結合をしている。

i インフォメーション

高エネルギーリン酸
　運動時の細胞内高エネルギーリン酸の重要性を認識するために，達成するのに瞬発的で強いエネルギーが求められるような活動を考えてみよう。サッカー，テニス，陸上競技，ゴルフ，バレーボール，ホッケー，野球，ウェイトリフティング，薪割りは，しばしば8秒以内の瞬発的な最大出力が必要である。

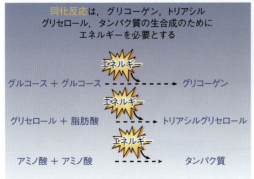
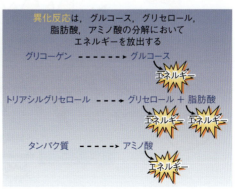

図5-6　同化と異化の反応。

たかたまりとしてそれらをまとめる。

異化作用反応は，ADP を形成するためにエネルギーを放出する。この加水分解過程中，ATP が水と結合するとき ATP アーゼはその反応を触媒する。ADP に分解される ATP 1 mol について，最外殻のリン酸基は，約 7.3 kcal の**自由エネルギー**を放出する。

$$ATP + H_2O \xrightarrow{ATP\text{アーゼ}} ADP + P_i - \Delta G\ 7.3\ kcal/mol$$

ΔG は，生体においてほとんど起こらない実験室の環境（25℃，1気圧，濃度 1 mol，pH 7.0）で測定された標準的な自由エネルギーの変化を示す。生体内の環境においては，その値は 10 kcal/mol に近づくだろう。ATP の加水分解で放出される自由エネルギーは，反応基質と最終産生物間のエネルギー較差を反映する。この反応は，相当のエネルギーを発生させるので，ATP を**高エネルギーリン酸**結合と呼ぶ。

ATP 分解時に放出されるエネルギーは，他のエネルギー需要がある細胞に直接移動する。筋において，このエネルギーは，筋線維の収縮を誘発する収縮要素の特定部位を活性化する。ATP からのエネルギーは，生物学的仕事のすべてに動力を供給する。それゆえ ATP は，細胞の「**エネルギー通貨**」であると考えられている。エネルギー通貨としての ATP の一般的な役割を**図 5-7** に示す。

ATP の分解は，酸素なしで速やかに行われる。ATP 分解のための細胞の能力は，すぐに利用できるエネルギーを発生させることである。この無酸素性のエネルギー産生過程は，酸素を必要としない。無酸素性エネルギーの放出は，有酸素性エネルギー産生を超えたときのバックアップ動力源としてエネルギーの供給を確実にするために考えられる。短時間の無酸素性エネルギー放出の例として，バスに乗ろうと疾走したり，フォークをもち上げたり，ゴルフボールを打ったり，バレーボールをスパイクしたり，空中にジャンプしたりすることがある。この例について考えるとき，日常生活において文字どおり何百という例をあげることができるだろう。本書のページをめくるために手をもち上げることは，エネルギー需要過程において酸素を必要としないで起こる。あなたは，このことをページをめくるときに息を止めることによって簡単に確かめることができる。すなわち，それを実行するのに外界の

> **Q 質問とノート**
>
> - 身体におけるエネルギー利用の観点から，ATP と ADP の大きな違いを述べよ。
>
> - 等式を完成させよ。
>   ATP＋H_2O →
>
> - ATP が ADP に分裂するときに放出される自由エネルギーの総和を述べよ。
>
> - 等式を完成させよ。
>   グルコース＋グルコース　→
>   グリセロール＋脂肪酸　→
>   アミノ酸＋アミノ酸　→

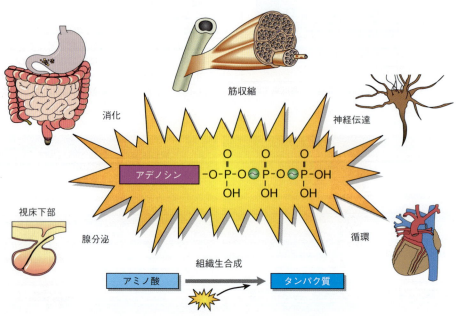

図 5-7　ATP は生物学的仕事のすべての系の動力となるエネルギー通貨である。

酸素は必要ではない。ページをめくるために手をもち上げるのにかかる時間は2秒未満であるし，この活動は無酸素性に起こる。実際，細胞内の無酸素性エネルギー供給源は，これらの比較的短い時間の活動を遂行するために常にエネルギーを供給するので，エネルギー代謝過程は途切れない。

アデノシン三リン酸：通貨の制限

限られた量のATPは，すべての細胞にエネルギー通貨として用いられる。実際，身体は通常，わずか80〜100gのATPしか蓄えていない。これは，数秒間の爆発的な全力運動を行うことができる筋内の貯蔵エネルギーである。その細胞の重さのため，「貯蔵された」ATP量は限られているが，別な利点も示す。生化学者は，座りがちな生活の人が1日で利用するATPの総量が体重の約75%に等しいと見積もっている。マラソン大会で走ったり，3時間にわたり安静時の20倍もの消費エネルギーを産生したりする持久系アスリートにとって，ATP利用の総量は80kgとみなすことができる。

細胞はわずかな量のATPしか貯蔵していないので，ATPはその利用率に応じて持続的に再合成されなければならず，エネルギー代謝を調節するために生物学的に便利なメカニズムを備えている。少量のATPだけを維持しているために，その相対的な濃度や呼応するADPの濃度は，細胞のエネルギー需要の増加とともに急速に変化する。運動初期のATPとADPのアンバランスは，ATP再合成のために他に貯蔵してあるエネルギーを含む化合物の分解を速やかに刺激する。当然予想されるように，細胞内のエネルギー輸送の増加は，運動強度に依存する。エネルギー輸送は，いすに座っている状態から歩行に移行するときに約4倍にも増加する。歩行からオールアウトにいたるスプリント走に変わると，活動筋内のエネルギーを輸送する割合はすばやく120倍に加速する。産生するかなりのエネルギー出力は，瞬間的にATP利用およびその迅速な再合成のための方法を要求する。

クレアチンリン酸：エネルギーの貯蔵庫

細胞内の高エネルギーリン酸化合物である**クレアチンリン酸**（PCr，またはCP）のリン酸の**加水分解**は，ATPの再合成のためにエネルギーを供給する。クレアチンとリン酸基間の結合が分離するときに，クレアチンはATPと同様に，大量のエネルギーを放出する。PCrの加水分解は，高強度運動の開始で始まり，酸素を必要とせず，8〜12秒で最大に達する。このように，PCrは，高エネルギーリン酸結合の「貯蔵庫」とみなすことができる。図5-8に，ATPとPCrにおけるリン酸結合エネルギーの放出と産生を示す。**高エネルギーリン酸**や**ホスファゲン**というのは，これら2つの貯蔵された筋内化合物を表す。

それぞれの反応において，矢印は可逆性である両方向を示している。言い換えれば，クレアチンと（ATPからの）無機のリン酸基はPCrを再合成するために再び結合できる。このことは，ATPにとっても同じことで，ADPとリンが結合することでATPを再合成する（図5-8の上部）。ADP分子にリン分子を再結合させるために十分なエネルギーが存在するとき，ATPの再合成は起こる。PCrの加水分解はこのエネルギーを「供給する」。

細胞はATPよりかなり多くの量のPCrを蓄えている。エネルギーとしてのPCrの動員は，きわめて短時間に行われ，酸素を必要としない。興味深いことに，細胞内のADP濃度は**クレアチンキナーゼ**の活性レベルを刺激し，この酵素はPCrのクレアチンとATPへの分解を容易にする。この供給は，高エネルギーリン酸基からすばやくATPを形成する**クレアチンキナーゼ反応**として知られる重要なフィードバックを行う。

質問とノート
- ATPが動力源となる6つの生物学的仕事をあげよ。

インフォメーション
短時間のエネルギー系のトレーニング
運動トレーニングは，筋の高エネルギーリン酸の量を増加させる。最も効果的なトレーニングは，スプリント-パワー能力の改善に必要な特異的な活動における6〜10秒間の最大運動の反復である。

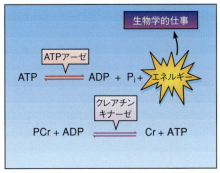

図5-8 ATPとPCrは，リン酸結合エネルギーの無酸素性源である。PCrの加水分解（分離）により放出されたエネルギーは，ATPを再合成（クレアチンキナーゼ反応）するために，ADPとP_iを結合させる原動力となる。

アデニル酸キナーゼ反応は，ATP を再生産させるためのもう 1 つの単一酵素媒介反応である。この反応は以下に示すように，1 分子の ATP と AMP を産生するために 2 分子の ADP を利用する。

$$2ADP \xrightleftharpoons[]{\text{アデニル酸キナーゼ}} ATP + AMP$$

クレアチンキナーゼやアデニル酸キナーゼ反応は，筋がすばやく出力を増加（すなわち，ATP 利用率の増加）するばかりでなく，細胞液におけるグリコーゲンやグルコース分解の初期の段階やミトコンドリアの有酸素性経路を活性化する分子の副産物（AMP, Pi, ADP）も産生する。

筋内高エネルギーリン酸基

筋内で ATP や PCr の分解から放出されるエネルギーは，5〜8 秒間全力でランニング，サイクリング，水泳を維持できる。例えば 100 m 走において，身体はこの時間より長く最大スピードを維持できない。最後の数秒間，ランナーは実際に減速するが，勝者は減速が最も少ない。エネルギーの視点から，勝者はリン酸結合エネルギーの限られた量を最も効率的に供給し利用している。

ほとんどすべてのスポーツにおいて，ATP-PCr 高エネルギーリン酸（**直接的エネルギー系**と呼ばれる）のエネルギー輸送能力は，パフォーマンスのある段階の成否において決定的な役割を果たす。全力運動が 8 秒間を超えたり，中強度運動が長くなったりしたときは，ATP の再合成は PCr 以外の追加的なエネルギー供給源を必要とする。この追加的な ATP 再合成がないと，「燃料」の供給は減退し，高強度の動きは終了する。我々が食べたり貯蔵したりする食物は，ATP や PCr の細胞の供給を持続的に補充するためのエネルギーを供給する。

エネルギー源をみきわめることは重要である

特異的なスポーツや日常活動でのエネルギー需要の主な供給源の認識は，効果的な運動トレーニングプログラムの基礎となる。例えば，サッカーや野球はごく短時間に高エネルギー出力が必要である。これらのパフォーマンスは，もっぱら細胞内高エネルギーリン酸基からのエネルギー輸送に関連する。短時間の動きのパフォーマンスを改善するためのトレーニングをするとき，この直接的エネルギー系の発達が重要になる。第 13 章では，異なったエネルギー系のパワー出力能力を最適化するトレーニングについて議論する。

リン酸化：化学的結合はエネルギーを輸送する

生体において，比較的位置エネルギーの低い化合物が高エネルギーリン酸結合によるエネルギー輸送から燃料を補給するとき，生物学的仕事が発生する。ATP は，理想的なエネルギー輸送者といえる。1 つの点において，ATP のリン酸結合は，食品そのものの細胞位置エネルギーの大部分を閉じ込める。ATP はそのとき，それらを高い活性レベルに引き上げるために他の化合物にこのエネルギーを輸送する。リン酸結合を介するエネルギー輸送を**リン酸化**と呼ぶ。

細胞の酸化

リン酸化のためのエネルギーは，生体内の炭水化物，脂質ならびにタンパク質の三大栄養素の**酸化**（生物学的燃焼）に由来する。分子が電子の提供者から電子を受け取ることを，**還元**と呼ぶ。次に電子を放出する分子は，**酸化**と呼ぶ。

酸化反応（電子を提供する）や**還元反応**（電子を受け取る）は対になって起こる。なぜなら，それぞれの酸化は還元と同時に起こるからである。本質的に，細胞の酸化-還元反応は，エネルギー代謝のメカニズムを構成する。保存された炭水化物，脂質ならびにタンパク質分子はこの過程で持続的に水素原子を供給する。複雑だが有能な細胞の「エネルギー工場」である**ミトコンドリア**（micro.magnet.fsu.edu/cells）は，水素から電子を取り除き（酸化），そして最終的に電子を酸素に引き渡す（還元）担体分子をもっている。高エネルギーリン酸 ATP の合成は，酸化-還元反応中に起こる。

電子伝達系

図 5-9 に，水素の酸化ならびにそれに伴う酸素への電子の輸送を示す。細胞の酸化過程において，水素原子は細胞液中へ自然に放出されるのではない。むしろ，かなり特異的な**脱水素酵素（デヒドロゲナーゼ）**が，栄養素の基質から水素の放出を触媒する。デヒドロゲナーゼの補酵素の部分（通常ニコチン酸を含む補酵素，NAD^+）は，電子（エネルギー）対を受け取る。基質は，水素を酸化しそして失うが，NAD^+ は 1 つの水素と 2 つの電子を受け取り，NADH へ還元され，もう 1 つの水素は細胞液中の水素イオンとして現れる。

リボフラビンを含んでいる**フラビンアデニンジヌクレオチド** flavin adenine dinucleotide（FAD）は，食品の断片を酸化するもう 1 つの重要な電子受容体である。FAD はまた，脱水素化を触媒し 2 つの電子を受け取る。しかし NAD^+ とは異なり，FAD は 2 つの水素を受け取り $FADH_2$ となる。NAD^+ と FAD のこの差異は，呼吸鎖において ATP の総数の違いとなる（次項参照）。

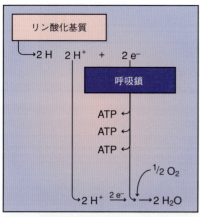

図5-9 水素の酸化（電子の喪失）とそれに伴う電子の輸送。還元過程において、酸素は電子を受け取り水を生成する。

Q 質問とノート

- 酸化は電子の_____を意味する。
- 還元は電子の_____を意味する。
- 酸化/還元を行う細胞内器官の名前をあげよ。
- 栄養素の基質から水素の放出を触媒する補酵素の名前を2つあげよ。
- 概要説明：
  各組の水素原子について、_____の電子が呼吸鎖を下って、_____を形成するために_____の酸素原子を還元する。

　三大栄養素の分解により産生されたNADHとFADH$_2$は、高エネルギー変換電位をもつ電子を運搬することから、エネルギーに富んだ分子である。電子を運ぶ鉄タンパク質の一種であるシトクロムは、ミトコンドリアの内膜において「バケツリレー」のようにNADHやFADH$_2$によって運ばれた電子対を次々に回す。それぞれのシトクロムの鉄タンパク質は、その酸化型（第二鉄、Fe^{3+}）または還元型（第一鉄、Fe^{2+}）イオン状態のいずれかで存在する。特定のシトクロムの第二鉄部分は、電子を受け取ることでその第一鉄型に還元される。さらに第一鉄イオンは、次のシトクロムに電子を提供し、そして次々に「バケツリレー」して回す。シトクロムは、この2つのイオン型間で電子をやりとりすることによって、水を形成するために酸素を還元する最終目的地へと電子を輸送する。

　特有の担体分子による電子の輸送は、呼吸鎖を構成する。これは、水素から抽出された電子が酸素に渡される最終共通経路である。**各組の水素原子について、2つの電子が呼吸鎖を下って、水を形成するために1つの酸素原子を還元する。** 5つのシトクロムのうち最後の1つであるシトクロムオキシダーゼ（酸素と強い親和性をもつシトクロム aa$_3$）だけが、酸素に電子を渡す。図5-10に、呼吸鎖中の水素酸化、電子伝達およびエネルギー輸送の呼吸鎖経路を示す。呼吸鎖が放出する自由エネルギーの総量は比較的小さい。電子伝達の数段階において、高エネルギーリン酸結合を生成することによってエネルギーが保存される。

酸化的リン酸化

　酸化的リン酸化とは、NADHならびにFADH$_2$から酸素分子にいたる電子伝達中にATPを産生する過程のことである。この重要な細胞の代謝過程は、高エネルギーリン酸として化学的エネルギーを抽出したり、保存したりする細胞の主要な手段を表している。ATP産生の90％以上が、酸化反応とともに起こるリン酸化による呼吸鎖で起こる。

　酸化的リン酸化は、異なる高さに位置する水車によって数段階の小滝に分けられた滝にたとえられる。図5-10Bに示す、落下する水のエネルギーを動力としている水車と同様に、呼吸鎖で電子の輸送によって発生した電気化学的エネルギーが動力となり、ADPへ輸送される（または結合する）。NADHのエネルギーは、呼吸鎖中3つの異なる場所でATPを再合成するためにADPに輸送される（図5-10A）。水素の酸化ならびにそれに続くリン酸化は、以下のように起こる。

$$NADH + H^+ + 3ADP + 3P_i + 1/2 O_2 \rightarrow NAD^+ + H_2O + 3ATP$$

　それゆえ、NADHそれぞれに加わったH$^+$が酸化され3つのATPが産生される。しかし、FADH$_2$が最初に水素を提供すると、それぞれの水素が酸化され2分子のATPが産生されるだけである。これは、FADH$_2$が最初にATPを産生する場所を飛び越えて低いエネルギーで呼吸鎖に入ることから生じる。

電子伝達と酸化的リン酸化の効率

　ADPから産生された1 molのATPは約7 kcalのエネルギーを保存している。2.5 molのATPは、1 molのNADHを酸化するために放出するエネルギーである計52 kcalのエネルギーを再発生させるので、約18 kcal（7 kcal/mol×2.5）が化学的エネルギーとして保存される。このことは、電子伝達-酸化的リン酸化による化学的エネルギーを動力化するのに相対的な効率は34％であることを意味する（18 kcal÷52 kcal×100）。残りの66％のエネルギーは熱として失われる。ATP合

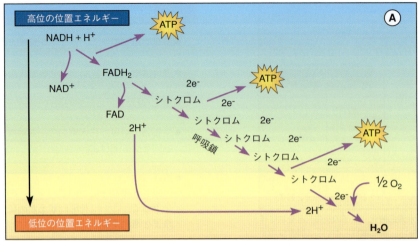

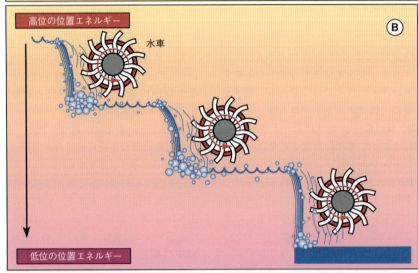

図 5-10 位置エネルギーを利用する例。**A.** 生体内。呼吸鎖は水素から電子を取り除き，最終的に電子を酸素に伝える。この酸化-還元過程において，水素原子の中に貯蔵された化学的エネルギーの多くは，運動エネルギーへと散逸しない。むしろ，エネルギーはATPとして保存されるようになる。**B.** 工場。水の落下が水車を動かすことによって保存されたエネルギーは，次に機械的仕事を行う。

成のための細胞内エネルギーの変換が10 kcal/molに近づくならば，エネルギー保存の効率は約50％になる。蒸気エンジンがその燃料を利用できるエネルギーに約30％の効率で変換することを考え合わせると，ヒトの生体において34％かそれ以上の値は，かなり高い効率である。

エネルギー代謝における酸素の役割

三大栄養素の酸化的リン酸化に伴うATPの持続的な再合成は，3つの必要条件をもつ。

1. 還元剤NADHならびにFADH$_2$の有効性。
2. 酸素生成時の最終的な酸化剤の存在。
3. 組織において，適切な速度でエネルギー輸送反応を「継続」させるための十分な酵素と代謝機構。

これら3つの条件が満たされていると，水素と電子は呼吸鎖をたえず行き来することになる。水素は，水を形成するために酸素と結びつき，電子は高エネルギーATP分子を形成するために電子を回す。激しい運動中，不十分な酸素輸送（上の必要条件2）やその利用率（必要条件3）は，水素の放出とそれらの最終的な受容体である酸素間の相対的な不均衡を生む。これらの条件のどちらかが生じる場合，呼吸鎖を流れ落ちる電子は「停滞」し，水素はNAD$^+$やFADとの結合物として蓄積する。酸素がないとき，一時的に「自由な」水素は結合する他の分子を必要とする。基質の場所において，ピルビン酸化合物が一時的に過剰な水素（電子）と結合するとき乳酸が産生されるとされる。乳酸の産生は，特定の運動強度において，電子伝達-酸化的リン酸化が比較的スムーズに進行することを可能に

質問とノート

- ADPから形成されるATP 1 molにつきどれだけのエネルギー（kcal）が保存されるか？
- 酸素はATP生合成に直接的に関与するか？

インフォメーション

"OIL RIG"
電子の喪失を意味する酸化と電子を獲得する還元を覚えるために、OIL RIGを覚えたい。
OIL：Oxidation Involves Loss
（酸化は〈電子の〉喪失を伴う）
RIG：Reduction Involves Gain
（還元は〈電子の〉獲得を伴う）

インフォメーション

ATPの計算における調節
生化学者は最近、有酸素性代謝における炭水化物からのATP分子の再合成において、エネルギー保存に関する計算方法を補正した。NADHとFADH$_2$の酸化によるエネルギーの供給は、ADPからATPを再合成するということは事実であるが、追加的エネルギー（H$^+$）も、ミトコンドリア膜を通って細胞質から電子伝達にH$^+$を運ぶために、NADH（そしてその後ATPはADPとP$_i$に交換される）の往来が要求される。このミトコンドリア膜を通って行き来するNADHの追加エネルギーの交換は、グルコース代謝による正味のATP産生を減少させ、そしてATP産生の全体の効率を変化させる。平均してわずか2.5分子のATPが、NADHの1分子の酸化から生ずる。この小数値（0.5）は、ATPの1分子形成の半分も示さないが、むしろミトコンドリアの輸送のため引かれたエネルギーを加味したNADH酸化ごとの平均的なATP産生の数を示している。FADH$_2$が酸素を提供するとき、平均でわずか1.5分子のATPがそれぞれの水素対の酸化で生ずる。

する。

有酸素性エネルギー代謝はエネルギー発生異化反応と呼ばれ、そのとき呼吸鎖において酸素は最終的な電子の受容体として働き、そして水を形成するために水素と結合する。酸素は直接的にATP合成に関与しないので、有酸素性代謝という用語が紛らわしいと主張する人もいる。しかし、「呼吸鎖の最終局面」における酸素の存在は、呼吸によるATP産生能力を大きく決定する。

まとめ

1. エネルギー放出は、より効率的にエネルギーを輸送し保存することを可能にするために、複雑に酵素的に制御された反応下において少量でゆっくりと起こる。
2. 食物栄養素の位置エネルギーの約40%は、高エネルギー化合物ATPに輸送される。
3. ATPの最外殻のリン酸結合が離れるときに、すべての生物学的仕事に動力を与えるための自由エネルギーを放出する。
4. ATPは細胞のエネルギー通貨を意味するが、その量は限られており、わずかに約98gである。
5. ATPを産生するためにPCrはADPと相互に作用する。すなわち、この有酸素性でない高エネルギー貯蔵物はATPをすばやく補充する。ATPとPCrは、合わせて「高エネルギーリン酸」と呼ばれる。
6. リン酸化とは、エネルギー豊富なリン酸結合でエネルギー輸送することをいう。この過程において、ADPとCrは持続的にATPとPCrへ再利用される。
7. 細胞の酸化は、ミトコンドリア内膜で起こる。酸化はNADHやFADH$_2$から酸素分子に電子を移すことを意味する。
8. 有酸素性ATP再合成中、酸素（呼吸鎖における最終的な電子の受容体）は、水を形成するために水素と結合する。

問題

1. なぜ、熱力学第一法則に基づいて正確に生体内のエネルギー「産生」について言及することができないのか？
2. エネルギー消費の測定に対する熱力学第二法則の意味するところを論ぜよ。

パート3　食物からのエネルギー放出

三大栄養素の分解によるエネルギーの放出の重要な目的の1つは、エネルギー豊富な化合物であるATPを再合成するためにADPをリン酸化することである（図5-11）。三大栄養素の異化はリン酸結合エネルギーを発生させるが、分解の特異的な経路は栄養素の代謝によって異なる。

図5-12に、酸化やその後のATP形成のために基質

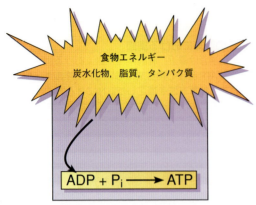

図 5-11 食物の位置エネルギーは ATP の再合成のエネルギーとなる。

を供給する，以下の三大栄養素燃料源を概説する。

1. 筋細胞に保存されたトリアシルグリセロールとグリコーゲン分子。
2. 血糖（肝グリコーゲン由来）。
3. 遊離脂肪酸（肝臓と脂肪細胞のトリアシルグリセロール由来）。
4. 筋内や肝臓由来のアミノ酸の炭素骨格。
5. 細胞基質におけるグルコースやグリコーゲン分解の初期段階の無酸素性反応。
6. クレアチンキナーゼとアデニル酸キナーゼによる酵素制御下の PCr による ADP のリン酸化。

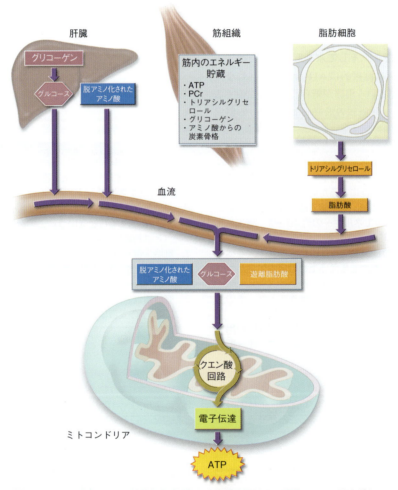

図 5-12 ATP を発生させる基質を供給する三大栄養素燃料源。肝臓はアミノ酸やグルコースの豊富な基質を供給し，脂肪細胞は多量のエネルギー豊富な脂肪酸分子を発生させる。これらの放出後，血流はこれらを筋細胞へ運ぶ。細胞のエネルギー輸送のほとんどは，ミトコンドリアで行われる。ミトコンドリアタンパク質は，この優れた構造である複合体の内側の膜壁で酸化的リン酸化におけるその役割を実行する。筋内のエネルギー源は，高エネルギーリン酸 ATP と PCr，そしてトリアシルグリセロール，グリコーゲン，アミノ酸である。

炭水化物からのエネルギー放出

炭水化物の主要な機能は，細胞の仕事のためのエネルギーを供給することである。5つの理由から，栄養素のエネルギー代謝の説明を炭水化物から始める。

1. 炭水化物は三大栄養素の１つであり，栄養素の位置エネルギーが有酸素性にも無酸素性にもATPを発生させる唯一のものである。このことは，有酸素性代謝反応によって供給される以上に瞬時のエネルギーが要求される活発な運動のときに重要になる。
2. 低・中強度の有酸素運動中，炭水化物は生体のエネルギー需要の約半分を供給する。
3. 脂質のエネルギーへの代謝経路では，いくらかの炭水化物の異化が必要である。
4. エネルギーのための炭水化物の有酸素性分解は，脂質分解の約２倍のエネルギー発生速度で起こる。それゆえ，枯渇したグリコーゲン貯蔵は，運動パワー出力を低下させる。マラソンのような長時間で高強度の有酸素運動において，アスリートはしばしば，筋や肝グリコーゲン枯渇による，栄養素関連の疲労を経験する。
5. 中枢神経系は，至適に機能するために炭水化物が途切れずに流入する必要がある。

グルコース１mol（180g）が完全に二酸化炭素と水に分解されると，仕事のために利用できる化学的自由エネルギーを最大686kcal産生する。

$$C_6H_{12}O_6 + 6O_2 \rightarrow 6CO_2 - \Delta G\ 686\ kcal/mol$$

生体においてグルコースの分解は，同量のエネルギーを解離し，その大部分はATPとして保存される。ADPとリン酸イオンから１molのATPを生合成するのに7.3kcalのエネルギーが必要である。それゆえ，理論的にはリン酸化のためにグルコース酸化によるエネルギーの総量は，グルコース１mol当たり94molのATPを形成する（686kcal÷7.3kcal/mol＝94mol）。しかし筋におけるリン酸基結合は，エネルギーのわずか34％すなわち233kcalしか保存せず，残りは熱として消失する。このエネルギー喪失は，保存された位置エネルギーを利用できるエネルギーに変換するのに生体の代謝の非効率性を表している。まとめると，グルコースの分解は，グルコース１mol当たり正味32molのATP（正味というのはグルコース分解の初期段階で２ATPを失うからである）を再発生させる（233kcal÷7.3kcal/mol＝32ATP）。炭水化物の分解がグリコーゲンから始まるのであれば，追加的なATPが産生される。

質問とノート

- 生体における炭水化物の主要な機能は何か？

- 等式を完成させよ。
 $C_6H_{12}O_6 + 6O_2 \rightarrow$

- ADPとリンからATPを１mol生合成するためにどれだけのエネルギー（kcal）が必要か？

- 三大栄養素燃料源のうち４つをあげよ。

インフォメーション

グルコースは脂肪酸から再取出し不可能である

細胞は，ピルビン酸と他の３つの炭素化合物からグルコースを生合成できる。しかし，グルコースは，脂肪酸のβ酸化による２つの炭素アセチル断片から形成することができない。その結果脂肪酸は，燃料としてほとんどグルコースのみを利用する組織（例えば，脳や神経細胞）に容易にエネルギーを供給できない。食事からの脂肪のすべては，トリアシルグリセロールのかたちである。トリアシルグリセロールのグリセロール構成成分は，グルコースを産生できるが，グリセロール分子は，分子に57炭素原子のうちわずか３原子（6％）を含むのみである。それゆえ，食事源や脂肪細胞に貯蔵されたものからの脂肪は十分な潜在的なグルコース源とはならない。すなわち，脂肪分子の約95％はグルコースに保存されることができない。

無酸素対有酸素

炭水化物分解の初期の段階には２つの形式が存在し，まとめて**解糖**（グルコースをピルビン酸に変換してATPを発生させる過程）と呼ぶ。解糖の１つの段階において，乳酸（ピルビン酸から形成される）が最終産物となる。もう１つの段階において，ピルビン酸は最終基質のままで残り，そして炭水化物異化が進行してさらなる分解（クエン酸回路）や電子伝達系のATP産生に結びつく。この形式の炭水化物分解（時に**有酸素性〈酸素あり〉解糖**と呼ばれる）は，多くのATP産生にいたる比較的ゆっくりとした過程である。対照的に，乳酸産生にいたる解糖（**無酸素性〈酸素なし〉解糖**と呼ばれる）は速いがATP産生は限られる。乳酸かピルビン酸いずれかの正味の産生は，酸素分子の存在よりも相対的な解糖やミトコンドリアの活性に依存する。ATP産生の速いか遅いかという相対的な需要が解糖の形式を決定づける。初期の基質（グルコース）から最終基質（乳酸またはピルビン酸）までの解糖過程それ自体は，酸素を必要としない。これら２つの段階を速い（無酸素性）解糖と遅い（有酸素性）解糖と呼ぶのは一般的になった。

グルコースからの無酸素性エネルギー：速い解糖

速い**解糖**の最初の段階（グルコースが基質である）は，Embden-Meyehoff 経路（発見した2人のドイツ人科学者にちなんで名づけられた）と呼ばれる。**グリコーゲン分解**とは，貯蔵されたグリコーゲンから始まる反応を表す。ミトコンドリアの外側の細胞質で行われるこれら一連の反応について，図5-13にまとめた。ある点では，解糖反応はエネルギー変換のより原始的な形式を表しており，両生類や爬虫類，魚，海生哺乳類においてよく発達している。ヒトにおいて，速い解糖に対する細胞の制限された能力は，90秒以内の最大努力を必要とする身体活動中に重要な役割を担っている。

最初の反応において，ATP はグルコースをリン酸化するために，**グルコース 6-リン酸**へのリン酸基の提供体として働く。多くの細胞において，この反応がグルコース分子を「取り込む」。**グリコーゲンシンターゼ**の存在下において，グルコース結合はグリコーゲンを形成するために他のグルコースと**重合する**。エネルギー代謝において，**グルコース 6-リン酸**は**フルクトース 6-リン酸**に変化する。この段落で，エネルギー抽出は

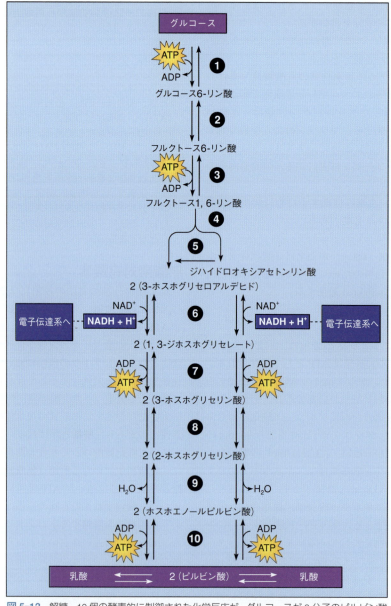

図 5-13　解糖。10個の酵素的に制御された化学反応が，グルコースが2分子のピルビン酸にいたる無酸素性分解に関与する。解糖において NADH 酸化がその産生に追いつけないと，乳酸が産生する。

起こらないが，エネルギーはATPを1分子犠牲にしてもとのグルコースへ組み込む．ある意味では，リン酸化はエネルギー代謝を持続させる「呼び水を差す」．フルクトース6-リン酸分子は，もう1つのリン酸基を得て，そして**ホスホフルクトキナーゼ** phosphofructokinase (PFK)存在下で**フルクトース1,6-リン酸**へ変化する．この酵素の活性レベルはおそらく，最大努力の運動中，解糖速度を制限する．その後，フルクトース1,6-リン酸は3つの炭素鎖をもった2つのリン酸分子に分解され，これらはさらに，5段階続く反応でピルビン酸に分解される．

図5-14は，グルコースからピルビン酸まで一連の炭素原子数について概要を示す．本質的に，6炭素のグルコース化合物は，交換可能な3炭素化合物に分解する．これは最終的に2つの3炭素ピルビン酸分子を生成し，ATPとして利用できるエネルギーを発生させる．

解糖において発生したエネルギーのほとんどは，ATPを再合成しないが，かわりに熱として散逸する．しかし図5-13の7と10の反応において，グルコースの中間体から放出されたエネルギーは，リン酸基からADPへの変換を直接刺激し，ATPを4分子発生させる．グルコース分子の初期のリン酸化において2分子のATPが失われるので，解糖は正味2分子のATPを発生させる．基質からADPへのこれら特有のエネルギー変換は，酸素分子を必要としないことに注意されたい．むしろ，無酸素性反応において，エネルギーはリン酸基結合を経て直接的に変換される．速い解糖中のエネルギー保存は，約30％の効率で作用する．

速い解糖は，グルコース分子が完全に分解されるまでに，総ATPの約5％しか発生させない．速い解糖によりATP発生に大きく関与する活動の例として，1マイル（1.6 km）走のラストスパートや50 mまたは100 m水泳のスタートからゴールまでの全力泳，器械体操の技，200 mまでのスプリント走などがある．

速い解糖における水素の解離

速い解糖で，水素原子2対が基質（グルコース）から解離され，NADHを形成するためにそれらの電子をNAD$^+$に渡す（図5-13参照）．通常，呼吸鎖がこれら電子を処理するならば，NADHが1分子酸化されるごとに2.5分子のATPが発生する．骨格筋のミトコンドリアは，解糖中に細胞質で産生されたNADHを透過できないままにする．結果として，**ミトコンドリア外**NADHからの電子は間接的にミトコンドリアを行き来する．骨格筋において，このルートは，最初のATP産生後で，FADH$_2$を形成するためにFADに電子を渡して終わる（図5-10参照）．それゆえ，呼吸鎖が細胞質NADHを酸化するとき，2.5というよりむしろ1.5分子のATPを産生する．解糖で2分子のNADHが産生されるので，その後に続く電子伝達-酸化的リン酸化は有酸素性に4分子のATPを産生する．

乳酸産生

エネルギー代謝の低・中強度において，十分な酸素が細胞を覆う．水素（電子）は基質から解離し，NADH酸化によって十分に酸素があるときには水を形成するためにミトコンドリア内に運ばれた．生化学の観点からすると，利用できる水素と同じだけの速度で酸化するときに「定常状態」という．この有酸素性解糖の状態は，最終産物として乳酸がつくられる．

激しい運動において，エネルギー需要が酸素の供給か利用率のどちらかを超えるようなとき，呼吸鎖はNADHに結合した水素すべてを処理できない．解糖における持続的な無酸素性エネルギーの放出は，3-ホスホグリセロアルデヒドを酸化するためのNAD$^+$の効力に依存している（図5-13の反応6参照）．さもなければ，速い速度の解糖は「それ以上動くことができない」．速いかまたは無酸素性の解糖において，酸化されない余分な水素対が一時的にピルビン酸と結合するときにNAD$^+$は解離する．この乳酸脱水素酵素によって触媒される可逆的反応を，図5-15に示す．

安静時や中強度運動中，乳酸は持続的に産生され，エネルギーのため高い酸化能力をもった隣の筋線維や心臓や呼吸筋のように距離のある組織においても容易に酸化されるものがある．乳酸はまた，肝グリコーゲンの間接的な前駆体として供給できる（次項参照）．結果として，乳酸を除去する割合と産生する割合とが等しいので，乳酸は蓄積しない．スポーツのための困難で長時間の練習の利点の1つは，持久系アスリートは，運動中に乳酸除去や回転する増強された能力をもつことである．

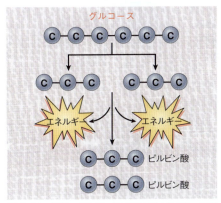

図5-14　解糖：グルコースからピルビン酸への経路．6炭素のグルコースが2つの3炭素化合物に分けられ，さらに2つのピルビン酸分子に分解される．グルコース分解は，無酸素状態で細胞質において起こる．

食事の炭水化物から肝グリコーゲンを合成する直接的な化学経路がある。肝グリコーゲン合成はまた，3炭素前駆体の乳酸からグルコースへの変換において間接的にも起こる。赤血球や脂肪細胞は，解糖酵素を含み，骨格筋は大量に貯蔵している。それゆえ，筋において乳酸からグルコースへの多くの変換は起こるであろう。

ピルビン酸とともに水素の一時的な貯蔵は，速い解糖の最終産物を一時的に貯蔵する適切な「収集者」を備えていることになり，エネルギー代謝のすばらしい機能を示している。筋で乳酸が産生されると，(1) それは緩衝するために間質や血中に拡散しエネルギー代謝が行われている場所から除かれるか，(2) グリコーゲン合成のために糖新生基質を供給する。このように解糖は，ATP再合成のための無酸素性エネルギーを供給し続ける。血中や筋中の乳酸値が増加しATP産生がそれを使用する速度に追いつかないと，過度なエネルギーに対するこの機能は限定的である。疲労がすぐに生じ，運動パフォーマンスは低下する。無酸素性の状態において細胞内が酸性に傾くことは，エネルギー伝達においてさまざまな酵素の不活性が筋収縮を阻害することによって疲労を起こすであろう。

有用な「老廃物」

乳酸は代謝の老廃物とみなすべきではない。反対に高強度運動で蓄積し，有用な化学的エネルギー源を供給する。回復中や運動強度の低下，運動を中止（回復）するとき，十分に酸素が利用できるようになると，NAD^+は乳酸に結合している水素を取り除き，その結果ATPを形成するために酸化される。運動中に乳酸から再形成されるピルビン酸分子の炭素骨格（1つのピルビン酸＋2つの水素が1つの乳酸を形成する）は，

> **インフォメーション**
>
> **エネルギー輸送に関して**
>
> NAD^+やFADは，エネルギー代謝において重要な酸化剤（電子の受容体）となる。酸化反応は還元反応と結びつき，エネルギー代謝中NAD^+やFADによって受け取られた電子を他の化合物（還元剤）に輸送することを可能にしている。

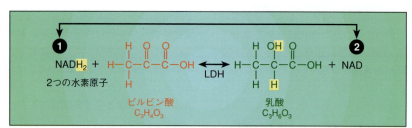

図5-15 NADHからの過度の水素が一時的にピルビン酸と結合するときに乳酸が産生される。解糖で発生した付加的な水素を受け取るためにNAD^+を解離する。LDH＝乳酸脱水素酵素

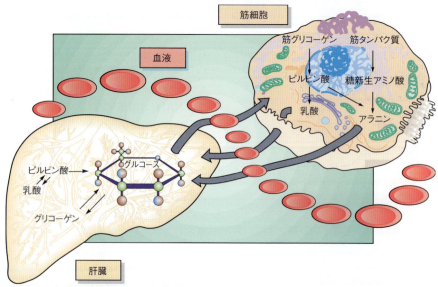

図5-16 活動筋から放出される乳酸からグルコースを生合成するコリ回路。この糖新生過程は炭水化物の保存を維持している。

> **Q 質問とノート**
>
> - 解糖におけるエネルギー保存効率について述べよ。
>
> - 解糖において，総エネルギー放出量と比較してATP分子に保存されるエネルギーの割合を述べよ。
>
> - 解糖の無酸素性反応によるATPの産生に大きく関与する活動を2つあげよ。
>
> - 解糖で産生されるATP分子の総量（正味と全体）は
>   正味：
>   全体：
>
> - コリ回路はどの組織中で機能するか？

> **i インフォメーション**
>
> **無酸素性代謝中に生成されるフリーラジカル**
> 　電子伝達系に沿う電子の移動は，時々フリーラジカル（最外殻の軌道が不対電子をもつ分子で，反応性に富む）を生成する。これらの反応性に富むフリーラジカルは，他の分子にすばやく結合し，結合した分子に潜在的な害を与える。例えば，筋におけるフリーラジカルの生成は，筋疲労や筋痛もしくは代謝能の減衰の原因となるだろう。

> **i インフォメーション**
>
> 　炭水化物の枯渇は運動能を減衰させる（最大値の割合で表して）。この能力は，2時間後に初期の能力の50％まで次第に減少する。パワーの減少は，脂質酸化からの有酸素性エネルギー放出がゆっくりであることから生じ，脂質酸化は主要なエネルギー系となる。

筋自体でエネルギーとして酸化されるか，肝において**コリ回路**でブドウ糖を合成する（糖新生）（図5-16）。この回路は，乳酸を除去し，高強度運動で枯渇したグリコーゲン貯蔵を再び満たすために乳酸を利用する。

乳酸シャトル：エネルギー源としての血中乳酸

　速筋線維（や他の組織）で産生された乳酸は，ピルビン酸に転換するために他の速筋や遅筋線維に循環することが，同位体トレーサーを用いた研究によって示されている。次にピルビン酸は，有酸素性エネルギー代謝としてクエン酸回路に入るためにアセチルCoAに変換される。この細胞間を乳酸が行き来する過程は，ある細胞におけるグリコーゲン分解が酸化のために他の細胞で燃料を供給することを可能にする。つまり筋は乳酸産生の主要な場所であるばかりでなく，酸化によって乳酸を除去する主要な組織にもなるということである。

有酸素性（遅い）解糖：クエン酸回路

　速い解糖である無酸素性過程は，グルコース分子中にある位置エネルギーの約5％を放出するにすぎない。このことは，残されたエネルギーの抽出が別の代謝経路によって生じるに違いないことを意味している。これは，ピルビン酸が不可逆的にアセチルCoA，酢酸のかたちに変換されたときに生じる。アセチルCoAは，有酸素性（遅い）解糖として知られる炭水化物分解の第2ステージに入る（**クエン酸回路**，クレブス回路，トリカルボン酸回路とも呼ばれる）。

　ピルビン酸からアセチルCoAへの代謝反応を図5-17に示す。3つの炭素をもつそれぞれのピルビン酸分子は，CoA分子と結合しアセチルCoAと二酸化炭素を生成するときに炭素分子を失う。このピルビン酸からの反応は，一方向にのみ進む。

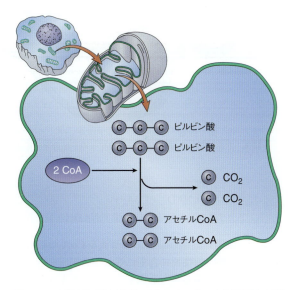

図5-17　ピルビン酸からアセチルCoAへの一方向の反応。3炭素分子であるピルビン酸は，2つの補酵素A分子と結合して，2炭素分子のアセチルCoA分子を産生し，二酸化炭素として2炭素を失う。

　アセチルCoAを二酸化炭素と水素原子に分解するミトコンドリア内のクエン酸回路を図5-18に示す。水素原子は，ATPを再合成する電子伝達系の酸化的リン酸化中に酸化する。

　2つの炭素をもつアセチルCoAを形成するためにビタミンB誘導体補酵素A（CoA，Aは酢酸を表す）と結合することによって，ピルビン酸がクエン酸回路に入っていく過程を図5-19に示す。この過程は2つの水素を放出し，それらの電子をNAD^+に渡し，二酸化炭素1分子を形成する。この反応は以下のとおりである。

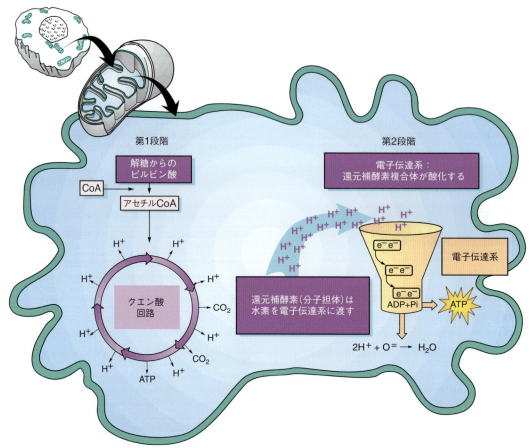

図5-18　第1段階：ミトコンドリア内において，クエン酸回路活性はアセチルCoAの分解で水素原子を発生させる。第2段階：水素が電子伝達-酸化的リン酸化（電子伝達系）によって酸化されるとき，多くのATPが再合成される。

ピルビン酸 + NAD$^+$ + CoA →
アセチルCoA + 二酸化炭素 + NADH + H$^+$

クエン酸回路を進む前に，アセチルCoAのアセチル基は，酢酸（柑橘類に含まれる6つの炭素をもつクエン酸と同じである）を形成するためにオキサロ酢酸と結合する。クエン酸回路は，新しいアセチル基と結合するためにオキサロ酢酸分子をもとのまま保つので，それは作用し続ける。

アセチルCoAがクエン酸回路に入ることによって，2つの二酸化炭素分子と4つの水素原子が放出される。1分子のATPもまた，クエン酸回路からの基質レベルのリン酸化によって直接的に再合成される（図5-19の反応7参照）。図5-19下は，解糖で2つのピルビン酸からアセチルCoAが産生されるときに4つの水素が産生され，加えてクエン酸回路にて16個の水素が放出されることを示す（アセチルCoAの加水分解）。NAD$^+$やFADが呼吸鎖を通過することによる電子の発生は，クエン酸回路の最も重要な機能であるといえる。

酸素は，直接的にクエン酸に関与しない。そのかわ

Q 質問とノート

- クエン酸回路の主要な機能を説明せよ。
- クエン酸回路が作用する組織はどこか？

り，電子伝達系の酸化的リン酸化の有酸素性過程は，ピルビン酸の化学的エネルギーの相当量をADPへ受け渡す。酵素や基質とともに酸素があれば，NAD$^+$とFADの再発生が起こり，クエン酸回路代謝は継続する。

グルコース異化による正味のエネルギー量

骨格筋におけるグルコース分解時のエネルギー変換経路を図5-20にまとめる。解糖で基質レベルでのリン酸化から正味2分子のATPが産生され，同様にクエン酸回路でアセチルCoAの分解によって2分子のATPが産生される。発生した24個の水素（そしてその後に酸化される）の内訳は以下のとおりである。

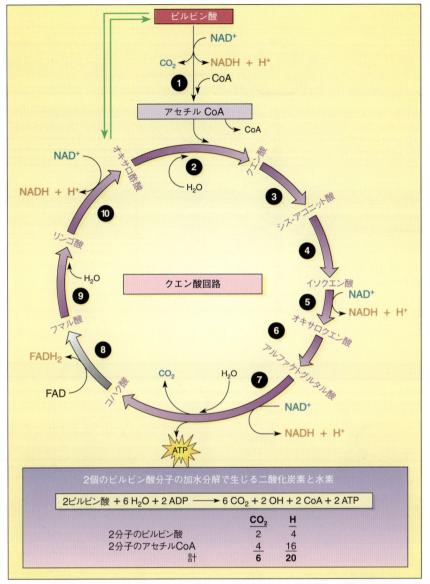

図5-19 ミトコンドリアにおけるピルビン酸が1分子分解するときの水素と二酸化炭素の発生。解糖は，1つのグルコースから2つのピルビン酸を産生するので，ピルビン酸分解から水素と二酸化炭素の正味の量を算出するには，すべての値を2倍すればよい。

1. 速い解糖において発生するミトコンドリア外の4つの水素（2 NADH）は，酸化的リン酸化で5つのATPを産生する。
2. ピルビン酸がアセチルCoAに分解するときにミトコンドリアで発生する4つの水素（2 NADH）は，5つのATPを産生する。
3. 基質レベルのリン酸化によってクエン酸回路は，2つのグアノシン三リン酸 guanosine triphosphate（GTP，ATPに似た分子である）を産生する。
4. クエン酸回路で発生した16個の水素（6 NADH）のうち12個は，15個のATPを産生する（6 NADH × 2.5 ATP/NADH = 15 ATP）。
5. クエン酸回路でFAD（2 FADH$_2$）に結合した4つの水素は，3つのATPを産生する。

グルコースが完全に分解されると合計34個のATPが産生される。2個のATPが初期の段階でグルコースをリン酸化するので，骨格筋におけるグルコース異化による正味のATP産生は，32個である。4個のATP分子が基質レベルのリン酸化により直接産生される（解糖とクエン酸回路）が，28個のATP分子が酸化的リン酸化で再合成される。

グルコースからの正味のATP産生は36〜38分子であると示す教科書がいくつかある。このことは，ミト

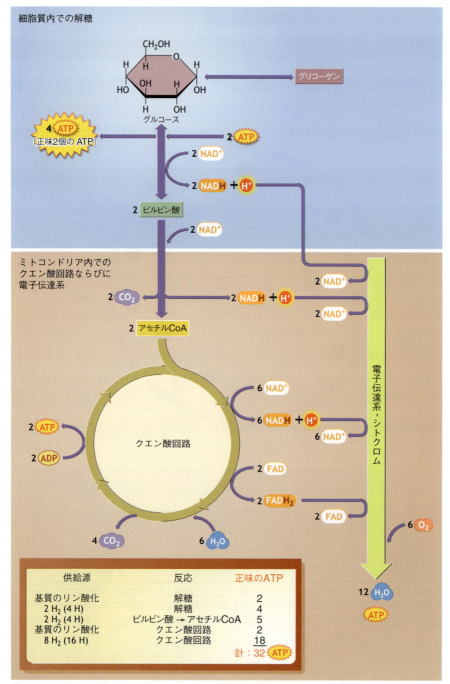

図 5-20 1分子のグルコースが解糖，クエン酸回路，電子伝達系にて完全に酸化されたとき，エネルギー変換により正味32個のATPが産生される．

コンドリア内にH⁺をもち合わせるNADHを輸送する経路（グリセロールリン酸またはリンゴ酸-アスパラギン酸）がNADH酸化ごとにATPを産生することを計算に入れていることによる．最近の生化学実験のエネルギー代謝におけるATP産生の理論的な値を調整すべきであることは，実際には過大評価で30〜32のATPしか細胞質に入ってこないことからも示唆され

る．ATP産生の理論値と実測値の差異は，ATPをミトコンドリアから輸送する際の付加的なエネルギーコストから生じるのかもしれない．

脂質からのエネルギー放出

貯蔵された脂質は，生体の最も豊富な位置エネル

ギー源である．炭水化物やタンパク質と比べても貯蔵された脂質は，かなり無限にエネルギーを供給する．平均的な若年男性が備える燃料は，脂肪細胞のトリアシルグリセロールからのエネルギーとして 60,000～100,000 kcal，そして筋ミトコンドリア近傍に貯蔵されている筋内トリアシルグリセロールから約 3000 kcal である．対照的に，炭水化物のエネルギー貯蔵は，利用できるエネルギープールを総計しても約 2000 kcal にしかならない．

脂質異化の特異的な 3 つのエネルギー源を以下に示す．

1. トリアシルグリセロールは，筋線維中のミトコンドリア近傍（速筋線維に比べ遅筋線維により多い）に直接的に貯蔵されている．
2. 細胞の血管内皮の表面で加水分解されるようになるリポタンパク質と複合する循環しているトリアシルグリセロール．
3. 脂肪細胞でトリアシルグリセロールから遊離脂肪酸の放出を調整している脂肪細胞．

脂質からエネルギー放出する前に，細胞質における加水分解（脂肪分解）は，トリアシルグリセロール分子をグリセロール分子と非水溶性の脂肪酸 3 分子に解離する．

$$\text{トリアシルグリセロール} + 3H_2O \xrightarrow{\text{リパーゼ}} \text{グリセロール} + 3\text{脂肪酸}$$

脂肪組織：脂質貯蔵の場所と動員

すべての細胞は脂質をいくらかは蓄えているが，脂肪組織は活発で主要な脂肪酸分子の供給源である．脂肪組織は，細胞容積の 95％以上を脂肪滴で占めるトリアシルグリセロールを生合成し貯蔵する．脂肪酸が脂肪組織から放出され血液循環に入るとき，身体組織に輸送するためにそのほとんどは**遊離脂肪酸 free fatty acid（FFA）**として血漿アルブミンと結合する．エネルギー基質としての脂質利用は，活動組織の血流に応じて変化する．運動で血流が増加する場合，脂肪組織はエネルギー代謝のために活動筋へ多くの FFA を放出する．**リポタンパク質リパーゼ lipoprotein lipase（LPL）**（細胞内で合成され，それを取り囲む毛細血管の表面に局在する）の活性は，エネルギー利用のために局所細胞に脂肪酸の取り込みや，筋や脂肪組織に貯蔵されるトリアシルグリセロールの再合成（再エステル化と呼ぶ）を促進する．

FFA は本当に「遊離」した状態で存在するわけではない．筋において，FFA はアルブミン-FFA の複合体から放出され，原形質膜を通って移動する．筋細胞内において，FFA は細胞内トリアシルグリセロールを形成するためにエステル化するか，エネルギー代謝でミトコンドリアに入るために細胞内タンパク質と結合するかである．中鎖・短鎖脂肪酸は，この担体を媒介した輸送手段に依存せず，ほとんどが自由にミトコンドリア内に放散する．

グリセロールと脂肪酸の分解

トリアシルグリセロールを構成しているグリセロールと脂肪酸の分解経路を図 5-21 にまとめた．

グリセロール

解糖の無酸素性反応は，3-ホスホグリセルアルデヒドとしてグリセロールを受け入れ，その後基質レベルのリン酸化によって ATP を産生するためにピルビン酸に分解される．水素原子が NAD^+ に渡り，クエン酸回路はピルビン酸を酸化する．トリアシルグリセロールの 1 つのグリセロールが完全に分解されると 19 分子の ATP を生合成する．グリセロールはまた，グルコース合成のために炭素骨格を供給する．炭水化物食の制限または長時間運動，高強度トレーニングによりグリコーゲン貯蔵が枯渇したとき，グリセロールによる糖新生の役割は重要になる．

脂肪酸

ミトコンドリア内の β 酸化反応中に，脂肪酸分子がアセチル CoA に変わる（図 5-22）．これは，脂肪酸の長鎖から解離された 2 炭素アセチル片の連続する放出に関与している．ATP がその反応をリン酸化し，水が加えられ，水素原子が NAD^+ や FAD に渡されてアセチル片と CoA が結合するとき，アセチル CoA が産生される．このアセチル CoA は，グルコースの分解から生じたものと同じものである．β 酸化は，すべての脂肪酸分子が直接クエン酸回路に入るアセチル CoA に分解するまで続く．呼吸鎖は，脂肪酸異化中に放出された水素を酸化する．脂肪酸分解は直接的に酸素取り込みに関与する．β 酸化の進行には水素と結合する酸素がなければならない．酸素がなければ（無酸素性の状態では），水素は NAD^+ や FAD と結合したままであり，脂質異化は停止する．

脂質異化からの総エネルギー量

18 個の炭素をもつ脂肪酸に対して，147 分子の ADP が β 酸化とクエン酸回路の代謝で ATP にリン酸化される．トリアシルグリセロール分子はそれぞれ 3 つの脂肪酸分子を含有しているので，トリアシルグリセロールの脂肪酸分子から 441（3×147 ATP）分子の ATP が産生される．グリセロールの分解で 19 分子の ATP が産生されるので，トリアシルグリセロール分子

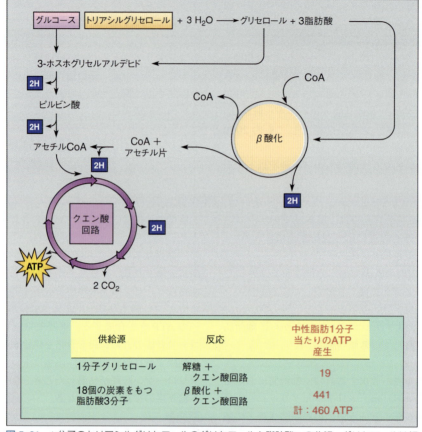

図 5-21　1 分子のトリアシルグリセロールのグリセロールと脂肪酸への分解。グリセロールは解糖系のエネルギー系に入る。脂肪酸は β 酸化を経てクエン酸回路に入る。電子伝達系は ATP を産生するために，解糖や β 酸化，クエン酸回路代謝で発生した水素を処理する。

それぞれから 460 分子の ATP が産生される。骨格筋がブドウ糖分子を代謝するときに正味わずか 32 分子の ATP しか産生しないのに比べて，脂肪からのエネルギー産生はかなりのエネルギー発生を意味する。

炭水化物の炎で脂質が燃える

　興味深いことに，脂肪酸分解は，一部炭水化物分解の連続的な供給量に依存する。アセチル CoA がクエン酸を産生するためにオキサロ酢酸と結合してクエン酸回路に入ることを思い出してほしい（図 5-19 参照）。解糖において，炭水化物の枯渇はピルビン酸産生を減少させる。減少したピルビン酸は，さらにクエン酸回路の中間体を減少させ，クエン酸回路活性を遅くする。クエン酸回路における脂肪酸分解は，β 酸化を通じて産生されたアセチル CoA と結びつくことによって，オキサロ酢酸が十分に利用可能な状況にあるかどうかに依存する（図 5-22 参照）。炭水化物の量が減少すると，オキサロ酢酸の量が不十分となり，脂肪の異化は減弱してしまうのである。こうした意味では，**脂肪は炭水化物の枠組みの中で燃焼するということにな**る。

低炭水化物状況下における代謝

　オキサロ酢酸はピルビン酸に変換され（図 5-19 参照，2 方向矢印に注意），その後グルコースに生合成される。このことは，おそらく絶食，長時間運動，クエン酸を産生するためにアセチル CoA を結合することができなくなった糖尿病など，炭水化物が不十分なときに起こる。肝臓は，アセチル CoA をケトンまたはケトン体と呼ばれる強酸代謝物へ変換する。3 つの主なケトン体とは，アセト酢酸，β-ヒドロキシ酪酸，アセトンである。ケトンは主に筋で，そしてさらに制限された状況では神経細胞によって燃料として利用される。ケトンが異化されることなく，ケトン体が中心循環に蓄積されると**ケトーシス**と呼ばれる状態になる。ケトーシスの高い酸性は，通常の生理学的機能，特に酸塩基バランスを崩壊させ，最終的には健康にとって医学的に危険な状況になりうる。筋はケトンを燃料として利用するので，ケトーシスは概して長時間運動よりも拒食症などにみられる不十分な食事や糖尿病で起こる。運動中，有酸素性トレーニングをした人はト

レーニングをしていない人に比べて，より効率的にケトンを利用する。

脂質からのゆっくりとしたエネルギー放出

活動筋でいかに脂肪酸を利用するかには制限速度が存在する。有酸素性トレーニングはこの制限速度を高めるが，脂質分解によるエネルギー発生速度は，主に無酸素性エネルギー源である炭水化物の分解速度のわずか1/2でしかない。したがって筋グリコーゲンが枯渇することは，筋が無酸素性出力を維持できる強度を減少させる。ちょうど低血糖状態が「中枢」や神経疲労と一致するように，筋グリコーゲン枯渇を伴う運動は，「末梢」や局所筋疲労を引き起こす。

供給源に関係なく，過度の三大栄養素は脂質に変換される

あらゆる燃料源からの過度のエネルギー摂取は，逆

> **Q 質問とノート**
> - トリアシルグリセロール1分子の分解から産生される総ATP量を述べよ。
> - β酸化の主要な機能を述べよ。
> - 糖新生はどのような状況下で起こるか？

> **i インフォメーション**
> **運動強度・時間が脂質酸化に影響する**
> 低強度の運動中，かなりの脂肪酸酸化が起こる。例えば，脂質燃焼は有酸素性能力のほぼ25%で運動に動力を供給する。より中強度の運動中，炭水化物と脂質は同程度エネルギーに寄与する。運動が1時間かそれ以上延長するとき，脂質酸化は徐々に増加し，そしてグリコーゲンは枯渇する。長時間運動の後半において（グリコーゲン貯蔵が少なくなり），循環するFFAは総エネルギー需要の80%近くを供給する。

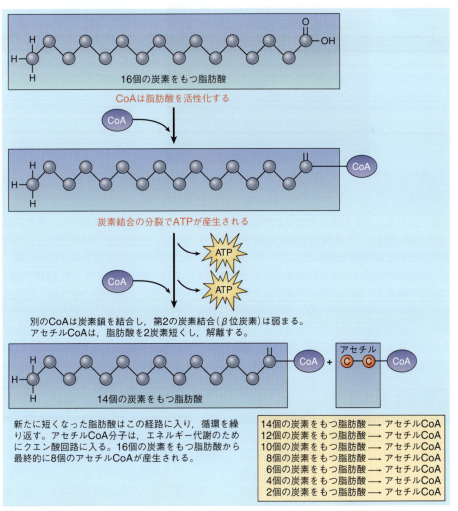

図 5-22 典型的な16個の炭素をもつ脂肪酸のβ酸化。脂肪酸は，アセチルCoAを産生するためにCoAと結合する2つの炭素片を切り落とす。

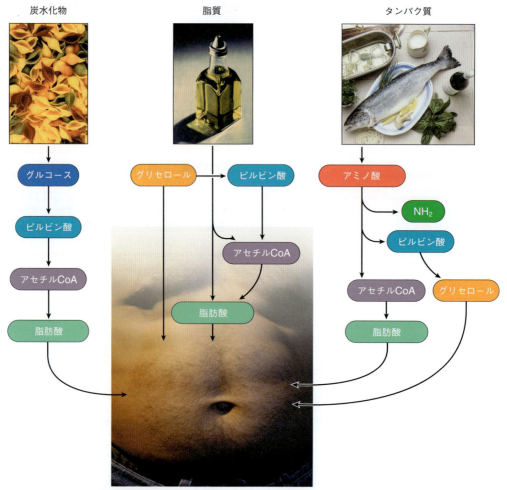

図 5-23 余剰三大栄養素エネルギーの代謝の結末。

効果になりうる。どのように多くの三大栄養素が脂肪酸に変換し，その後体脂肪として蓄積するのかを図5-23に示す。過剰な炭水化物摂取は最初にグリコーゲン貯蔵を満たす。これらのグリコーゲン貯蔵を満たすとき，過度な炭水化物摂取は，脂質組織に貯蔵するためにトリアシルグリセロールに変換される。過度の脂質カロリーの摂取は，身体の脂肪沈着物へ容易に入り込む。過度のタンパク質からのアミノ酸は，脱アミノ化された後，その炭素残基は脂質へ容易に変換される。

脂質代謝に影響するホルモン

エピネフリン，ノルエピネフリン，グルカゴン，成長ホルモンはリパーゼ活性を，そしてその後の脂肪組織からの脂質分解やFFAの動員を増加させる。これらの脂質生成ホルモンは，運動中にエネルギー豊富な基質を活動筋へ持続的に供給するために増加する。細胞内仲介者である**サイクリックアデノシン3′, 5′-リン酸（サイクリックAMP）**は，ホルモン感受性リパーゼを活性化し，脂質分解を調節する。さまざまな脂質調節ホルモンは，それ自身で細胞内に入ることなく，サイクリックAMPを活性化する。血中乳酸，ケトン，特にインスリンは，サイクリックAMP活性を抑制する。運動トレーニング誘発性の骨格筋，脂肪組織の活性値増加（筋自身の生化学，血管の適応を含む）は，中強度運動中のエネルギーとして脂質利用を高める。逆説的だが，過度の体脂肪は運動中の脂肪酸の利用率を減少させる。第12章で運動トレーニング中のホルモン調節における，より詳細な評価について紹介する。

脂肪酸分子の利用率は，脂質分解や合成を調節する。食後，エネルギー代謝が比較的低いままであるとき，消化過程は細胞にFFAやトリアシルグリセロール輸送を増加させる。このことは次にトリアシルグリセロールの生合成を刺激する。対照的に中強度運動は，エネルギーとして脂肪酸の利用を増加させ，そして脂肪酸の細胞内濃度を減少させる。細胞内FFA減少は，トリアシルグリセロールのグリセロールと脂肪酸への

分解を刺激する。同時に運動によるホルモン様放出のトリガーは，脂肪組織の脂質分解を刺激し，さらに活動筋へFFA輸送を高める。

タンパク質からのエネルギー放出

図5-24に，タンパク質がエネルギー産生能をもつ3つの異なる段階でどのようにして中間体を供給するのかを示す。タンパク質は，長時間，持久性活動においてエネルギー基質として作用する。アミノ酸（主に分岐鎖アミノ酸のロイシン，イソロイシン，バリン，そしてグルタミン，アスパラギン酸）は，まずエネルギー放出のため容易に経路へ侵入するかたちに変換される。この変換は，脱アミノ化と呼ばれるアミノ酸分子から窒素分子を取り除くことが必要である（第2章参照）。肝臓は脱アミノ化の主要な場所である。しかし骨格筋もまた，アミノ基転移中，アミノ酸から窒素分子を取り除き，他の化合物に窒素を渡す酵素をもつ（通常，提供する側のアミノ酸由来のアミノ基が受容する側の酸へ転移するときに，窒素の除去が起こる。第2章参照）。このように筋は，提供する側のアミノ酸に由来する炭素骨格副産物をエネルギーとして直接的に利用する。アミノ基転移酵素活性値は，運動トレーニングで都合よく適応する。このことはさらに，エネルギー基質としてタンパク質利用を容易にするであろう。アミノ酸がその窒素を含むアミノ基を失うときに限って，残った化合物（通常はクエン酸回路の反応化合物の1つ）がATP産生に寄与する。**糖原性**と呼ばれるアミノ酸があり，脱アミノ化するとき，アミノ酸は糖新生経路で糖を生合成する中間体を生合成する。例

> **Q 質問とノート**
> - 過度のエネルギー摂取の結末を述べよ。
> - 脂質代謝におけるサイクリックAMPの役割を簡潔に述べよ。
> - 脂質代謝に対する運動トレーニングの効果を簡潔に述べよ。

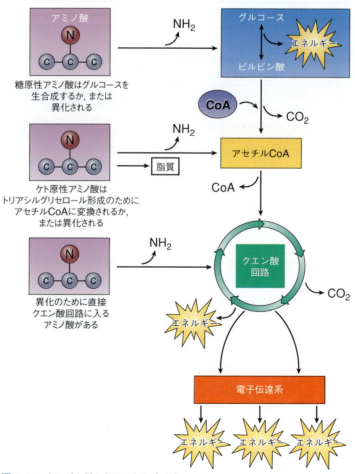

図5-24　タンパク質からのエネルギー系。

BOX 5-2

個人のタンパク質必要量の推定方法

食事のタンパク質からの窒素摂取と排泄物，尿，汗の窒素分泌がつり合っているとき，身体全体のタンパク質は一定である。身体の含有窒素量にアンバランスがみられる場合は，(1) タンパク質の枯渇あるいは蓄積のいずれかの正確な見積もり，および (2) 食事タンパク質摂取の適切な基準，が求められる。窒素バランスを評価することにより，高強度運動トレーニングなどさまざまな状況下のヒトのタンパク質需要を見積もることができる。

運動トレーニングを行っている人の窒素バランスの大小や方向性は，トレーニング状況など多くの要因に依存する。すなわち，タンパク質消費の質や量，総エネルギー摂取量，身体のグリコーゲン量，運動の強度，時間，種類に依存する。

窒素バランスの測定

窒素摂取：24 時間の総食事消費量を注意深く測定することによってタンパク質摂取量 (g) を見積もることができる。タンパク質が 16%の窒素を含有しているとみなすことによって窒素量 (g) を決定できる。すなわち，

総窒素摂取量 (g) ＝総タンパク質摂取量 (g) ×0.16

窒素排出：研究者は，窒素摂取を測定したのと同じ期間に排出された総窒素を見積もることによって窒素排出量を決定する。これは，尿や肺，汗，排泄物における喪失窒素を含んでいる。簡易的な方法として，尿中の尿素窒素を測定することによって窒素排出を見積もる方法がある（urinary urea nitrogen〈UUN〉，他の窒素喪失源を見込むために 4 g 加える）。

総窒素排出＝UUN＋4 g

例

22 歳男性，体重 75 kg，総エネルギー摂取量（食事摂取）2100 kcal，タンパク質摂取量（食事摂取）63 g，UUN（排出尿の収集と分析）8 g

$$窒素バランス＝窒素摂取 (g) －窒素排出 (g)$$
$$＝(63 g×0.16) － (8 g＋4 g)$$
$$＝－1.92 g$$

この例は，日常1.92 g の負の窒素バランスであったことを示している。なぜなら，代謝中のタンパク質異化が食事のタンパク質からその置き換えを上回っているからである。この不足を改善し窒素（タンパク質）バランスを得るために，この人は日常のタンパク質摂取を増加させる必要があるだろう。

個人のタンパク質必要量の測定

下の表は，大人の異なる状態における平均的な推定タンパク質必要量を示す。健康な 70 kg の人のタンパク質必要量は 56 g である。

0.8 g/kg×70 kg＝56 g

同じ人が慢性的な感染かタンパク質欠乏状態であるとき，1 日の推定タンパク質必要量の上限である 140 g が必要であろう。

2.0 g/kg×70 kg＝140 g

1 日の推定タンパク質必要量	
状態	タンパク質必要量(g/kg 体重)
通常，健康	0.8～1.0
熱，骨折，感染	1.5～2.0
タンパク質欠乏	1.5～2.0
広範囲熱傷	1.5～3.0
高強度トレーニング	0.8～1.5

えば肝臓において，アラニンがアミノ基を失い二重結合の酸素を得ることで，ピルビン酸は産生される。このことが，ピルビン酸からグルコースを生合成することを可能にする。この糖新生法は，グリコーゲン貯蔵を枯渇させるような長時間運動中にグルコースを供給するコリ回路の重要な機能である。脂質や炭水化物に似た**ケト原性**と呼ばれるアミノ酸があり，これらはグルコースを生合成できないが，そのかわり過度の消費時に脂質を生合成する。

エネルギー代謝の調節

電子伝達系や基質のエネルギー放出は，通常 ADP のリン酸化としっかり対になる。ATPへリン酸化するために利用可能な ADP なしには，電子は酸素へ向かう呼吸鎖を降りて行かない。酸化経路における制御点の鍵である，抑制あるいは活性いずれかの酵素である代謝物質は，解糖およびクエン酸回路の制御調節を変える。それぞれの経路には律速とみなすことができる酵素が少なくとも 1 つある。なぜならその酵素は，その系のすべての反応速度を制御するからである。細胞の ADP 濃度は，三大栄養素のエネルギー代謝を制御する律速酵素に最も影響を及ぼす。ADP の増加が枯渇した ATP を再貯蔵するためのエネルギー供給の必要性のシグナルであるので，この呼吸鎖の制御メカニズムは合理的である。逆に高い細胞内 ATP 値は相対的に低いエネルギー需要を示している。より広い観点か

らすれば，ADP 濃度は，生物学的仕事のエネルギー通貨値を比較的不変に保つ（ホメオスタシス）ために細胞のフィードバックメカニズムとして働く。他の律速因子は，リン酸，サイクリック AMP，AMP 活性酵素 AMP-activated protein kinase（AMPK），カルシウム，NAD^+，クエン酸，pH である。具体的には，ATP と NADH は酵素を抑制し，細胞内カルシウム，ADP，NAD^+ は活性剤として機能する。この化学的フィードバック系は，細胞のエネルギー需要に対する，すばやい代謝調節を可能にする。静止細胞内 ATP 濃度は，ADP 濃度に対して約 500：1 とかなり多い。運動開始で起こる ATP：ADP 比やミトコンドリア内 NADH：NAD^+ 比の減少は，貯蔵栄養素を増加させる代謝の必要性のサインである。対照的にエネルギー需要の比較的低い水準は，高い ATP：ADP 比や NADH：NAD^+ 比を維持し，エネルギー代謝速度を低下させる。

独立した効果

ミトコンドリア内 ATP を支配する単一の化学的制御物はない。in vitro（生体外の人工的な環境）や in vivo（生体内）の実験は，これら化合物のそれぞれの変化が酸化的リン酸化の速度を独立的に変えることを示している。すべての化合物は調整効果（エネルギー需要，細胞状態，特異的な組織関与に依存して，それぞれ異なって寄与する）を及ぼす。

代謝工場

図 5-25 に表した「代謝工場」は，三大栄養素と ATP の化学的エネルギー間の本質的な「コネクター」としてのクエン酸回路を描いている。クエン酸回路は，グルコース異化中に生じたピルビン酸を単に分解するだけでなく，より重要な役割を果たす。脂質やタンパク質から形成された他の有機化合物からの断片は，クエン酸回路代謝中にエネルギーを供給する。過度のアミノ酸から脱アミノ化された残基は，さまざまな中間体段階でクエン酸回路に入る。対照的にトリアシルグリセロール代謝のグリセロール断片は，解糖系に入り込む。脂肪酸は，β 酸化によってアセチル CoA に酸化さ

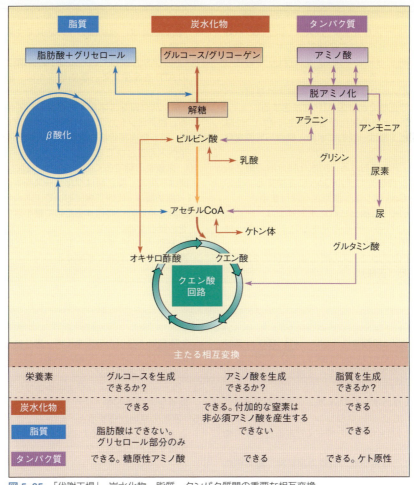

図 5-25　「代謝工場」。炭水化物，脂質，タンパク質間の重要な相互変換。

> **Q 質問とノート**
>
> - 下記の人のタンパク質必要量を見積もれ。
>   1. 18歳の健康な男性
>   2. 30歳の健康な女性アスリート
>   3. 60歳のやけどから回復中の男性
>
> - 用語「律速酵素」が何を示しているか簡潔に述べよ。

> **i インフォメーション**
>
> **過度のタンパク質は脂質を蓄積する**
>
> タンパク質サプリメント摂取が筋をつくると信じるアスリートや一般の人は，気をつけるべきである。生体の要求（よくバランスのとれた「通常の」食事で容易に満たされる）以上の余分なタンパク質消費は，最終的にエネルギーとして異化されるか体脂肪に変換される。過度のタンパク質摂取は，この結末をもたらす。すなわち，過度のタンパク質摂取は筋組織合成に寄与しない。

れ，直接クエン酸回路に入る。

エネルギー代謝の役割に加えて，クエン酸回路は，組織維持・成長の栄養素を生合成する中間体を供給するための代謝ハブとして働く。例えば，過度の炭水化物は，トリアシルグリセロールを生合成するためのグリセロールとアセチル断片を供給する。アセチルCoAもまた，コレステロールや多くのホルモンを生合成するための開始点として機能する。対照的に，アセチル

CoAへのピルビン酸の変換は不可逆性であるので，脂肪酸はグルコース生合成に寄与しない（図5-25参照，1方向矢印に注意）。クエン酸回路反応で発生した炭素化合物の多くは，非必須アミノ酸を生合成するための有機体の出発点となる。クエン酸回路の中間体に似た炭素骨格をもつアミノ酸は，脱アミノ化後にブドウ糖を生合成する。

まとめ

1. 1 mol のグルコースが完全に分解されると689 kcalのエネルギーを放出する。この総エネルギーのうち，ATPの結合は約233 kcal（34％）を保存し，その残りは熱として放出される。
2. 細胞の細胞質ゾルの解糖反応中，無酸素性基質レベルのリン酸化で正味2 mol のATPを産生する。
3. 高強度運動で，水素の酸化がその産生に追いつけないとき，ピルビン酸は一時的に水素と結合し乳酸を産生する。
4. ミトコンドリア内における，炭水化物分解の第2段階は，ピルビン酸をアセチルCoAに変換する。その後，アセチルCoAはクエン酸回路を進行する。
5. グルコース分解中に放出された水素原子は，呼吸鎖によって酸化される。そこで発生したエネルギーはADPのリン酸化と結びつく。
6. 骨格筋1分子のグルコースの酸化は，合計で32個のATPを産生する（正味）。
7. 脂肪組織は，脂肪酸分子の活発で主要な供給源として働く。
8. トリアシルグリセロール分子の分解は，約460分子のATPを産生する。脂肪酸異化は，酸素を必要とする。
9. タンパク質をエネルギー基質として使うことができる。脱アミノ化がアミノ酸分子から窒素を取り除くとき，残った炭素骨格は有酸素性にATPを産生する代謝系へ入ることができる。
10. 栄養素の間で多くの相互変換が起こる。ただし脂肪酸は例外で，脂肪酸はグルコースを生合成できない。
11. 脂肪酸は，代謝工場においてエネルギー源として脂肪酸を持続的に異化するために最小限の炭水化物分解を必要とする。
12. 細胞内ADP濃度は，エネルギー代謝を制御する律速酵素として大きく影響する。

問題

1. 有酸素性ならびに無酸素性代謝は，(1) 100 mスプリンター，(2) 400 mハードル選手，(3) マラソンランナーにとって至適なエネルギー変換能力に，どのように影響を及ぼすか？
2. ほとんどの人がわずか1.6 kmを4分で走ることができないのに，エリートマラソンランナーは，なぜ42.195 kmを1.6 km 5分のペースで走ることが可能なのか？
3. マラソンのような長時間の有酸素運動時，蓄えられた脂質は十分以上のエネルギー量をもち合わせているのに，グリコーゲン貯蔵が枯渇したときに，なぜ運動能は低下するのか？
4. ウェイトリフティング選手やスプリンターにとって酸素を消費する高い能力は重要か？ 説明せよ。
5. 運動の見地からすると，細胞のエネルギー通貨であるATPを生合成するために種々の位置エネルギー源を擁する利点は何か？

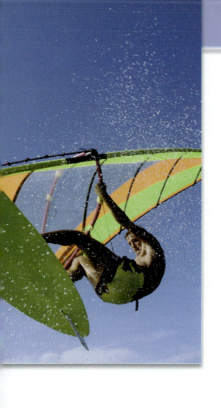

第 6 章

運動時のエネルギー供給機構

本章の目的

- 3つのエネルギー供給機構について定義し，運動の強度や持続時間による寄与度の違いを解説する。
- 座りがちな生活の人と有酸素性トレーニングをしている人における，血中乳酸閾値の違いについて解説する。
- 10分間の中強度運動中の酸素摂取量の動態について概観する。
- 最大強度までの漸増負荷運動における酸素摂取量と運動強度の関係について，図を用いて解説する。
- 2種類の筋線維における，エネルギー供給機構の違いを明らかにする。
- 中強度運動とオールアウト運動後における酸素摂取の回復パターンの違いについて解説する。また，それぞれの運動様式における運動後過剰酸素消費についても言及する。
- 定常運動と非定常運動からの最適な回復過程について概観する。

身体活動は，エネルギー代謝を強く亢進させる。世界水準の競技者は，スプリント走や自転車運動中に，安静時の40～50倍のエネルギーを消費する。一方，強度はより低いが持続的なマラソンのような運動でのエネルギー需要は，安静時の20～25倍程度である。本章では，多種多様なエネルギー供給機構が，安静時，または運動強度の違いによって，エネルギー供給にどのように寄与しているのかを解説する。

きわめて短時間のエネルギー供給機構：ATP-PCr系

100 m走，25 m泳，テニスのサーブ，ウェイトリフティングなど，きわめて短時間のうちに大きな力を発揮する運動においては，即座にすばやくエネルギーを供給する必要がある。このエネルギーを供給するために，2つの高エネルギーリン酸，すなわちアデノシン三リン酸 adenosine triphosphate（ATP），およびクレアチンリン酸 phosphocreatine（PCr）が骨格筋内に貯蔵されている。これらを併せて**ホスファゲン**と呼ぶ。

1 kgの筋には，約5 mmolのATPと15 mmolのPCrが貯蔵されている。筋重量が30 kgの人には，570～690 mmolのホスファゲンが存在することになる。身体運動によって20 kgの筋が活動するとすれば，1分間の速歩や，20～30秒間のスローランニング，または6～8秒間でオールアウト（疲労困憊）にいたるスプリント走や水泳を行うには十分な量だといえる。例えば，100 m走の場合，このホスファゲンだけでは最大スピードを維持できず，実際にレース終盤に向けてスピードダウンすることになる。筋内ホスファゲン量には限りがあるので，実質的に短時間でエネルギーが「枯渇」してしまう。クレアチンキナーゼは，PCrの加水分解によるATPの再合成を開始させ，ホスファゲンの分解を調節する酵素である。

短時間のエネルギー供給機構：解糖系

筋内ホスファゲンは激しい運動を継続するために，継続的にすばやく再合成されなければならない。このような運動では，乳酸産生を伴う無酸素性の解糖反応によって，筋内のグリコーゲンを分解してADPをリン酸化するエネルギーを供給している（第5章，図5-13，5-15参照）。

適切な酸素供給や酸素利用ができない場合，速い解糖反応によって産生された乳酸は，そのすべてが酸化されるわけではない。この場合は，化学的な反応によってピルビン酸が乳酸に変換される（ピルビン酸＋2H→乳酸）。この急速なATPの再合成は，無酸素性の基質レベルのリン酸化によって可能となる。グリコーゲン分解によるATP再合成のための無酸素性エネルギーは，酸素摂取量が増加したとき（1マイル〈約1.6 km〉走のラストスパートのように，呼吸商が1.0を上回るような）のための「予備のエネルギー」といえる。440 m走や100 m泳，またアイスホッケーやフィールドホッケー，サッカーなどの**スプリントを繰り返す競技**では，グリコーゲン分解によるすばやいATP合成は重要である。これらの運動では，貯蔵されているホスファゲンによるエネルギーを上回る，急速なエネルギー供給が要求される。一方，「オールアウト」にいたる運動において強度が低下すれば，運動時間が長くなるので，乳酸の蓄積も同様に低下することになる。

血中乳酸の蓄積

第5章では，安静時においても乳酸が持続的に産生されることを指摘した。しかし，心筋や非活動筋における乳酸の除去は乳酸産生とのバランスをとっているため，血中乳酸は蓄積されず，乳酸の除去が産生とつり合わなくなったときのみ血中に蓄積されることになる。有酸素運動によって乳酸除去率を増加させるという細胞レベルでの適応が起こるため，運動強度がより高くなった場合においてのみ乳酸の蓄積が増加する。図6-1は，持久系アスリートとトレーニングをしていない人における低強度，中強度ならびに高強度運動時の酸素摂取量（最大値に対する百分率で表した）と血中乳酸濃度の一般的な関係を示したものである。低強

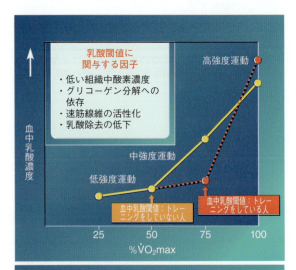

図6-1 異なる運動強度（%$\dot{V}O_2$max）における，トレーニングをしている人としていない人の血中乳酸濃度。

度および中強度の運動では，有酸素性代謝によって適切にエネルギー需要を満たしている．非活動的な組織が産生された乳酸を急速に酸化するため，たとえ酸素摂取量が増加したとしても血中乳酸濃度は適切に保たれる．

　トレーニングをしていない健康な人においては，有酸素性代謝における最大能力のおよそ55％の運動強度で血中乳酸の指数関数的な上昇が開始される．高強度運動における血中乳酸濃度の増加は，組織が相対的に低酸素状態になる場合，もしくは酸素が不足した場合に起こるものと通常は説明されている．骨格筋における運動時の低酸素状態を直接的に評価した実験的エビデンスは乏しいものの，間接的な方法によって細胞内酸素濃度の低下を評価するという考え方が支持されている．低酸素状態においては，急速なグリコーゲン分解による無酸素性のエネルギー供給のみでは部分的にしか需要を満たすことができず，呼吸鎖（電子伝達系）で酸化できる範囲を超えた水素の放出をもたらしてしまう．グリコーゲンが分解される際に生じる過剰な水素がピルビン酸に結合するとき，乳酸が産生される（図5-15参照）．乳酸の産生は，運動強度が増加し，活動筋がさらなるエネルギー需要に対して有酸素的に応えられない状況で上昇し続ける．**血中乳酸の蓄積は，乳酸の除去率（酸化あるいは基質の変換）が産生率に見合わないときのみに起こるのである．**

　図6-1からわかるように，トレーニングをしている人の血中乳酸蓄積は，急激に増加しているという点を除いてトレーニングをしていない人と同様のパターンを示す．血中乳酸濃度が急激に増加するポイントには**血中乳酸閾値**や，**血中乳酸蓄積開始点** onset of blood lactate accumulation（OBLA）があり，持久系アスリートでは最大酸素摂取量（$\dot{V}O_2max$）に対する割合が高いレベルを示す．この代謝的な好ましい応答は，遺伝的資質（例えば，筋線維組成），またはトレーニングによる乳酸産生の抑制や乳酸除去率の増加など，局所が適応した結果だと考えられる．例えば，典型的な持久性トレーニングは毛細血管密度やミトコンドリアのサイズ・量を増加させる．さらに，有酸素性代謝に関与する数々の酵素や変換因子の濃度も増加させる．このような変化は，特に脂質の分解を介して細胞の有酸素性のATP合成能を増強させ，運動強度に対する血中乳酸蓄積開始点を遅らせる．例えば世界レベルの持久系アスリートは，血中乳酸蓄積が開始されるまでに，有酸素性代謝における最大能力の85〜90％で運動を維持することができる．

　活動筋の一部で産生された乳酸は，同一筋内の他の筋線維，あるいはその近くのより活動量の低い筋によって酸化される．長時間運動におけるより活動量の低い筋での乳酸の取り込みは，低強度または中強度運動中の血中乳酸濃度を低下させ，血糖や筋グリコーゲンを維持させる．血中乳酸閾値の概念と持久性運動パフォーマンスとの関係については，第13章で解説する．

乳酸産生能

　最大運動時に高い血中乳酸濃度に達する能力は，特異的な**無酸素性スプリント・パワートレーニング**によって獲得され，そのトレーニングをやめるとその能力は低下していく．このような能力を有するアスリートにおいては，短時間の最大運動時の乳酸値がトレーニングをしていない人に比べ20〜30％高いことがしばしばある．この反応は次の3つのメカニズムのうちの1つ，またはそれ以上によって説明できる．

インフォメーション

乳酸とpH

　水素イオン（H^+）は，乳酸塩（La^-）からではなく乳酸から分離されて，身体に最初の問題をきたす．標準pHレベルにおいては，乳酸は瞬時に，ほぼ完全に水素イオンと乳酸塩（$C_3H_5O_3^-$）に分解される．その水素イオンの量が身体の緩衝能を超えず，pHレベルが比較的一定に保たれるのであれば問題はない．pHレベルは，乳酸（H^+）の増加が，瞬時の緩衝能を上回ったときに低下する．血液が酸性に傾くことによって，不快感を覚え運動パフォーマンスが低下する．

質問とノート

- ホスファゲンを構成する2つの化合物は何か？

- スポーツの場面において，瞬時のエネルギー供給系にもっぱら頼ることになる例を3つあげよ．

- 漸増負荷運動中に血中乳酸濃度が急に増加するポイントを＿＿＿＿＿＿という．

- トレーニングをしていない健康な人において，血中乳酸が上昇し始めるポイントは最大有酸素性代謝能力の何％か？

- 世界レベルの持久系アスリートにおいて，血中乳酸濃度が上昇し始めるポイントは最大酸素摂取量の何％か？

- トレーニングをしていない人と比べ，持久系アスリートにおいて血中乳酸レベルが増加する強度を，％で示せ．

1. 運動トレーニングによるモチベーションの向上。
2. 解糖系のエネルギー供給に大きく寄与するであろう，筋グリコーゲンのトレーニングによる増加。
3. トレーニングによるホスホフルクトキナーゼなどの解糖系酵素活性の増加。しかし，解糖系酵素活性の20％の増加は，持久性トレーニングによる有酸素性酵素活性の2〜3倍の増加に比べるとかなり小さい。

エネルギー源としての乳酸

第5章では，糖新生や活動筋における直接的なエネルギー源として，血中乳酸がどのように供給されるのか指摘した。骨格筋やそれ以外の組織におけるアイソトープトレーサー法を用いた研究によって，速筋線維で産生された乳酸は，他の速筋線維や遅筋線維に循環したのちピルビン酸に変換されることが解明された。ピルビン酸は，有酸素性エネルギー代謝を行うクエン酸回路に入るためにアセチル CoA に変換される。このような細胞間の**乳酸シャトル**があるため，一方の細胞で生じたグリコーゲン分解が，他細胞への酸化エネルギーの供給を可能にするのである。**この乳酸シャトルによって，骨格筋は乳酸産生の主要な部位になるばかりではなく，酸素による乳酸除去の主要な部位にもなっている。**

骨格筋は，骨格筋によって産生された多くの乳酸を血中へ放出することなく，酸化する。肝臓も骨格筋で産生された乳酸を血流から受け取り，コリ回路を介した糖新生反応によってグルコースを合成する（第5章参照）。乳酸から合成されたグルコースは，（1）エネルギー代謝のために血液から骨格筋に取り込まれる，もしくは（2）グリコーゲンとして貯蔵される，という2つのうちどちらか一方の経路をたどる。これら2つの経路を使って，高強度運動による無酸素性代謝産物である乳酸が有用な代謝基質になるのであり，決して無用の長物ではない。

長時間のエネルギー供給機構：有酸素系

解糖系による無酸素性エネルギーはすばやく供給されるが，その ATP 供給量は比較的少量である。一方，有酸素性エネルギー代謝の場合は，特に運動時間が2〜3分間を超える場合に最も多くのエネルギーを供給することができる。

運動中の酸素摂取量

図6-2の曲線は，20分間のゆっくりとした一定速度でのジョギングにおける1分当たりの酸素摂取量を表している。垂直の y 軸は全身の酸素摂取量（もしくは酸素消費量）を示し，水平の x 軸は運動時間を示している。また，$\dot{V}O_2$ という用語は酸素摂取量を表し，V は酸素摂取量，$\dot{V}$ 上部の点は1分当たりの酸素消費量を表している。運動中のどの時点でも，酸素摂取量はその運動時間を x 軸で探すことにより，y 軸上の点から容易に推定することができる。例えば，ランニングを開始して4分後の時点では，酸素摂取量はおよそ17 mL/kg/分と推定できる。

酸素摂取量は，運動初期の数分間で急激に上昇し，運動開始4〜6分の間にプラトーに達する。そして，その後運動中はほぼ一定に保たれる。この平坦な部分，つまり酸素摂取曲線のプラトーは**有酸素性代謝の定常状態**を表しており，全身のエネルギー需要と有酸素性の ATP 産生との間にバランスが保たれている状

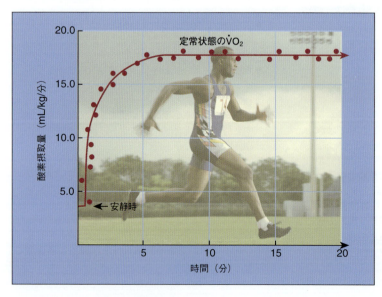

図6-2　継続的な低速度のジョギング中の酸素摂取量のタイムコース。曲線に沿って示された点は，スパイロメーターによって測定された酸素摂取量の値を示している。

態である。定常状態での運動では，酸素消費によってエネルギーが供給され，産生された乳酸は酸化されるか，もしくは肝臓や腎臓，骨格筋においてグルコースへと変換される。**代謝が定常状態を下回る場合には，血中乳酸の蓄積は起こらない。**

さまざまなレベルの定常状態

ある人にとっては，ベッドに横たわる，家のまわりを歩く，時たまゴルフをするなどが，代謝的に定常な運動の範囲である。一方で，マラソンのトップランナーは 42.195 km を 2 時間をわずかに超える時間で走りながらも，依然として有酸素性代謝の定常状態を維持できるのである。約 1.6 km を 5 分以内で走れるということは，生理的代謝能力がすばらしいということである。このような有酸素性代謝を維持するには，活動筋への適切な酸素供給と，筋細胞内でその酸素を ATP 再合成のために利用する高度に発達した能力が必要となる。

酸素不足

図 6-2 に示した曲線からわかるように，酸素摂取量は運動開始直後，即座に定常状態まで増加するわけではない。運動中に必要なエネルギー需要は変化しないにもかかわらず，運動開始後 1 分間の酸素摂取量は定常状態よりかなり低いレベルにある。酸素摂取におけるこの一時的な「遅れ」は，ATP と PCr が酸素を消費しないで筋へエネルギーを供給することによって生じる。実験的にも，酸素利用能と酸素拡散が増加している組織においては，運動時の酸素消費の初期レベルは定常状態の酸素消費量よりも常に低い。細胞内の代謝シグナルや酵素の内因的な不活性と，比較的不活発なミトコンドリアへの酸素供給との関係によって，エネルギー代謝の過程で生じる水素はすぐには酸化されたり，酸素と結合したりしない。したがって運動様式や強度にかかわらず，新たに直面するより高いレベルの定常状態に呼応して，酸素摂取の不足状態が常に存在することになる。

酸素不足は，運動開始時にただちに定常状態に達すると仮定した場合の酸素需要量と運動時の総酸素消費量との差で，量的に表現できる。運動中の酸素不足期のエネルギー供給においては，少なくとも概念的には，無酸素性エネルギー供給が優勢になる。代謝的用語で記述すると，酸素不足は，筋内に貯蔵されたホスファゲンから生じるエネルギーと，すばやい解糖反応によるエネルギーの産生量の和として表現される。この状態は，酸素摂取量とエネルギー需要量とが定常状態にいたるまでリン酸結合エネルギーを生じさせる。

酸素不足量と ATP-PCr 系および解糖系の寄与度の関係では，酸素不足が 3～4 L に及ぶ運動は，実質的に筋内のホスファゲンを枯渇させる。その結果，この運動強度は「（酸素という）負債なしでやっていく」状態，つまり解糖反応や炭水化物，タンパク質，そして脂質の有酸素性分解によって ATP が絶え間なく補給されている状態においてのみ持続可能となる。興味深いことに，乳酸はホスファゲンが最も低いレベルに達する前に活動筋で増加し始める。これは，激運動の初期にはホスファゲンが枯渇する前に，解糖作用が無酸素性エネルギー供給に寄与していることを意味している。**運動時のエネルギーは，単に電灯のスイッチの「オン」，「オフ」のようにエネルギー供給系が連続して切り替わった結果ではない。むしろ，筋のエネルギーは無酸素性および有酸素性エネルギー供給機構が滑らかに変化し，片方から他方へとオーバーラップしていると考えることができる。**

トレーニングをしている人としていない人における酸素不足

図 6-3 は，トレーニングをしている人としていない

> ### 🅠 質問とノート
> - 酸素不足を説明せよ。
> - 乳酸シャトルによりもたらされる利点を，簡単に説明せよ。

> ### ⓘ インフォメーション
> **定常状態における運動持続時間の限界**
> 理論的には，有酸素性代謝が定常状態を維持しているとき，運動を継続することができる。モチベーションという要素を除外すれば，定常状態を維持できる持続時間は限られている。これは，発汗による重要な体液の喪失と，必須栄養素，特に血糖や肝・筋グリコーゲンの枯渇が影響している。

> ### ⓘ インフォメーション
> **酸素摂取量と体格**
> 体格の差による酸素摂取量の違いを調整するために（つまり，体格の大きい人は通常より多くの酸素を消費するから），研究者はしばしば，体格当たりの酸素摂取量（**相対的酸素消費量と呼ぶ**）を mL/kg/分という単位を用いて表現する。安静時における体重 70 kg の人の相対的酸素消費量の平均値は，3.5 mL/kg/分または 1 MET であり，**絶対的酸素消費量**で表すと 245 mL/分である。体格や身体の構成を酸素摂取量に関係づける異なる方法には，体脂肪量を用いた mL/kg FFM/分や，筋断面積を用いた mL/cm² MSCA/分がある。

人における，最大下自転車運動またはトレッドミル走中の酸素摂取量の変化を示している．トレーニングをしている人もしていない人も，軽運動および中強度運動時の酸素摂取量に大きな違いはない．しかし，トレーニングをしている人はしていない人に比べ同じ運動強度における酸素不足が少ないため，より早期に定常状態に達する．このような場合，トレーニングをしている人は運動中により多くの酸素を消費し，それに

BOX 6-1

オーバートレーニング症候群：すぎたるはなお及ばざるがごとし

　高強度トレーニングや長時間運動を行うアスリートは，オーバートレーニングになったり生気を失ったり，またオールアウトにいたることを経験することがある．オーバートレーニングには運動時や回復期に経験する慢性疲労が含まれ，通常時や競技パフォーマンスが少し低下するときのような短期間の無能感より長い期間の症状をいう．オーバートレーニングは低調な運動パフォーマンスが続き，感染（特に上気道感染），倦怠感，高いレベルのトレーニングに対する意欲の低下などが頻繁に起こる．傷害もオーバートレーニング状態のときに頻繁に起こる．オーバートレーニングの特異的な徴候は個人差が大きく，その最も一般的な概要を以下の表に示した．オーバートレーニングの原因はほとんど明らかになっていないが，免疫機能はもちろん，神経内分泌が交感神経系に影響を与え変化をきたすことも，おそらく含まれる．オーバートレーニングは，アスリートが数週間〜数カ月完全に休養しない限り持続する．

オーバートレーニングにおける炭水化物の役割

　繰り返される高強度トレーニングによる貯蔵炭水化物の漸進的な減少は，オーバートレーニング症候群を悪化させる．先行研究では，約16 km走後3日間において，大腿部骨格筋のグリコーゲンがほとんど枯渇していることを報告している．この現象は，たとえランナーの食事に含まれる総カロリーのうち炭水化物が40〜60%を占めるとしても起こる．また，3日目に利用されるグリコーゲンは，1日目に利用されるグリコーゲンの72%にも満たない．繰り返されるグリコーゲンの減少というこのメカニズムは，いまだ解明されていないオーバートレーニングの理解に貢献するかもしれない．

テーパリングはしばしば助けとなる

　オーバートレーニング症候群は，中程度から強度までの範囲が存在するのかもしれない．この症候群はモチベーションの高い人において，急激にトレーニングが増加し，またトレーニングに十分な休息や回復期間が存在しないときにしばしば起こる．

　オーバートレーニング症候群は，しばしば競技シーズン終了前に起こる．最大のパフォーマンスを発揮するために，アスリートは練習量を減らし，少なくとも試合前数日間は炭水化物摂取量を増やす．これをテーパリングと呼ぶ．テーパリングを行う目的は，決まった時間内に筋グリコーゲンを最大レベルまで再合成し，トレーニングによるダメージから回復することにある．

オーバートレーニングのサインと徴候

パフォーマンス関連徴候
1. 一貫したパフォーマンスの低下
2. 持続的な疲労や脱力感
3. 競技イベント後の過剰な休養の要求
4. 統一性のないパフォーマンス

生理的指標関連徴候
1. 最大仕事能力の低下
2. 頻繁な頭痛，腹痛
3. 不眠症
4. 持続的なこわばりと筋や関節の痛み
5. 頻繁な便秘と下痢
6. 説明することのできない食欲と体重の低下
7. 無月経
8. 起床時心拍数の上昇

心理的指標関連徴候
1. 抑うつ
2. 無関心
3. 自尊心の低下
4. 気分変化
5. 集中力の欠如
6. 競争意欲の低下

比例して無酸素性エネルギー供給機構の寄与度は少なくなる。これは，トレーニングをしている人において無酸素性エネルギー供給能力がより高いことから説明することができるだろう。この有酸素性能力の増加は，循環器機能の亢進，または筋において有酸素性にATPを産生する能力の向上という，トレーニングによる適応による結果であると考えられる。このトレーニングをしている人における適応は，乳酸産生量がより少ない状態において有酸素性にATPを産生し始めることよって起こる。

最大酸素摂取量

図6-4は，一定の速度で次第に険しくなる6つの丘を走るときの酸素摂取量を示した。これらの丘は実験的には，角度が増加するトレッドミル走，ステップベンチの高さの増加，負荷の増加する自転車エルゴメータ，または急流の中をスピードを維持しながら前方へ泳ぐなどの方法で再現される。運動が激しくなるにつれてより多くのエネルギーが要求され，有酸素性代謝も増加する。最初のいくつかの丘を駆け上がっていくとき，酸素摂取量は運動強度に比例して増加していく。しかし，最後の2つの丘を駆け上がっていくときは，ランニング速度は維持できるものの，酸素摂取量はそれ以前と同じ割合で増加しない。実際に，最後の丘を駆け上がるときには酸素摂取量は増加しない。**運動強度が増加しても酸素摂取量が増加しない状態を，最大酸素摂取量 maximal oxygen uptake ($\dot{V}O_2$max) と**いう。最大酸素摂取量は，機能的能力，そして酸素の摂取や輸送，運搬，利用などの多くの生物学的機能の調整に依存しているため，生理的に非常に大きな重要性をもっている。

最大酸素摂取量は，個人の有酸素性のATP再合成能力を表す。運動は，無酸素性の解糖反応とそれに伴う乳酸産生によるエネルギー供給によってのみ，最大酸素摂取量より高い強度で行うことができる。大量の乳酸は，すでに有酸素性のATPの再合成システムが崩壊した状態での筋の活動によって産生される。経営経済学にたとえると，供給（有酸素性のATPの再合成）が需要（筋活動による有酸素性エネルギーの要求）をまかなえていない状態である。有酸素性エネルギー供給への依存は細胞プロセスに不均衡を生じさせ，運動パフォーマンスの低下とともに乳酸が蓄積される。

運動生理学において有酸素性パワーは重要であるの

> **Q 質問とノート**
>
> ● オーバートレーニングの徴候を2つ示せ。
>
> ● 同一レベルの仕事量（持続時間や強度が同じ）において，トレーニングをしている人としていない人ではどちらの酸素不足が大きくなるか？ 説明せよ。

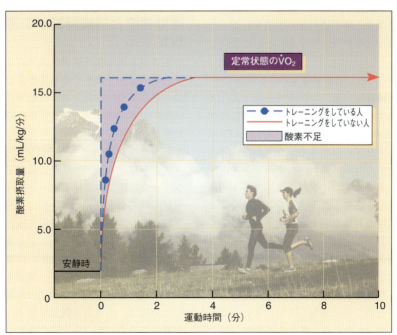

図6-3 最大下自転車エルゴメータ運動中のトレーニングをしている人としていない人の酸素摂取量と酸素不足。両者とも酸素摂取量が定常状態に達するが，トレーニングをしている人がより早く定常状態に到達し，酸素不足は少なくなる。

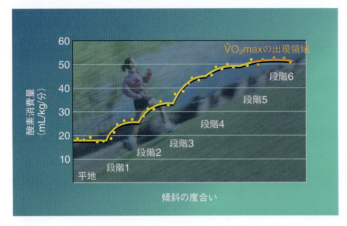

図6-4 最大酸素摂取量（$\dot{V}O_2max$）にいたるまでの漸増負荷上り坂走。この状態は，運動強度を増加してもさらなる酸素摂取量の増加が起こらない領域で現れる。黄色とオレンジ色の点は，それぞれの上り坂における走運動中の酸素摂取量の値を示している。

で，次章では，測定方法や生理学的重要性，そして持久性運動における役割を含め，最大酸素摂取量についてより詳細に解説する。

速筋線維と遅筋線維における エネルギー輸送

ヒトには，2つのタイプの筋線維が存在する。**速筋線維** fast-twitch（FT）もしくは**タイプⅡ線維**は，解糖反応により無酸素性にATPを産生する能力が高く，すばやく収縮することができる。速筋線維は，バスケットボールやサッカー，アイスホッケーのように，速度を変化させたり，走っては止まるといった動作が頻繁に行われる種目において活発になる。また，速筋線維はランニングや上り坂走において，スピードを維持したり最大努力を発揮する場面で大きく寄与するが，このエネルギーはもっぱら無酸素性エネルギーに依存している。

2つ目の筋線維である，**遅筋線維** slow-twitch（ST）もしくは**タイプⅠ線維**は，主に有酸素性経路を介してエネルギーを産生する。遅筋線維は，速筋線維に比べ比較的収縮速度が遅い。遅筋線維の有酸素性のATP産生能は，ミトコンドリアの数が多く，有酸素性代謝，特に脂質代謝のための酵素活性レベルが高いことに深く関係している。遅筋線維は，有酸素性エネルギー供給において定常状態が必要となる活動を継続させることができる。持久性運動においては，遅筋線維といくつかの速筋線維におけるグリコーゲンの枯渇が疲労と関係している。持久系アスリートにおいては，血中乳酸閾値を高めることに遅筋線維が寄与している。

上記の内容は，異なる筋線維が，スポーツや身体活動を確実に成功させることに寄与しているということを示唆している。第14章では，異なる筋線維について，代謝や収縮特性，そしてそれぞれの筋線維の疲労の特徴を含めより詳細に説明する。

運動のエネルギースペクトラム

図6-5は，異なる持続時間で最大運動を行った場合の，無酸素性エネルギーと有酸素性エネルギーの相対的寄与度を示している。これらのデータは，実験室においてオールアウトまでのトレッドミル走や自転車運動によって得られたものである。これらは，該当する時間との関係で並列された，他の身体活動とも関連する。例えば，100m走は10秒間でオールアウトにいたる運動であるのに対し，800m走の持続時間は2分間にも及ぶ。1分間でオールアウトにいたる運動は，400m走や100m泳，バスケットボールのフルコートでの繰り返されるプレスディフェンスに相当する。

運動強度と持続時間がエネルギー配分を規定する

生体のエネルギー変換システムは，運動生体エネルギー論の連続であるととらえることができる。無酸素性エネルギーの大部分は，運動開始時や抵抗が増加する際の動きにスピードを与えるために供給される。運動開始時のスピードが速くても遅くても（とんぼ返りからマラソンのスタート時にいたるまで），筋内ホスファゲンは，初期の筋活動に要求される無酸素性エネルギーを即座に供給する。

短時間の最大努力においては，筋内ホスファゲンが運動の主なエネルギーを供給する。ATP-PCr系や解糖系に2分間の「最大努力」による運動時の，およそ半分のエネルギー需要を満たすのに寄与し，有酸素性エネルギーが残りのエネルギー需要を満たす。オールアウトにいたる2分間の運動での最高のパフォーマンスのためには，大きな有酸素性および無酸素性代謝能力が要求される。5〜10分間の強度の高い中距離走や水泳，またはバスケットボールやサッカーのような「ストップアンドゴー」を繰り返す運動は，有酸素性のエ

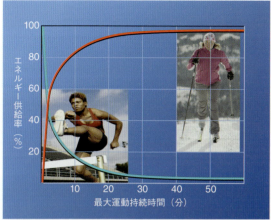

最大運動持続時間									
		秒			分				
	10	30	60	2	4	10	30	60	120
無酸素性エネルギー供給の割合	90	80	70	50	35	15	5	2	1
有酸素性エネルギー供給の割合	10	20	30	50	65	85	95	98	99

図6-5 異なる持続時間での最大運動中の有酸素性および無酸素性エネルギー代謝の相対的寄与度．2分間の最大運動では，両エネルギー供給系が50％ずつエネルギーを供給する．世界レベルのアスリートが約1.6 kmを4分間のペースで走る場合，65％を有酸素性代謝が優先的にエネルギーを供給し，残りの必要エネルギーを無酸素性過程から供給する．（Åstrand, P. O., Rodahl, K.: *Textbook of Work Physiology*. New York: McGraw-Hill Book Company, 1977. より改変）

> **インフォメーション**
>
> **すべての競技において傑出するのは難しい**
>
> さまざまな身体活動で要求されるエネルギーに関する理解は，1マイル（約1.6 km）走の世界記録を有する競技者が，なぜ同様の成功を長距離競技者として達成することができないのかを部分的に説明できる．逆に，マラソンランナーは約1.6 kmを4分以内で走ることはできないが，42.195 kmを約1.6 km当たり平均5分で走ることができる．

によるATP産生に寄与するために供給される．

運動トレーニングの適切な行い方は，運動の特異的なエネルギー要素を解析し，生理学的，代謝的適応を引き起こすために運動特異的なトレーニングを確立することである．エネルギー供給能の改善は，運動パフォーマンスの向上に寄与する．

栄養素関連の疲労

高強度有酸素運動中の肝および筋グリコーゲンの深刻な枯渇は疲労を引き起こすにもかかわらず，骨格筋は十分な酸素利用能を有するため，貯蔵された脂肪から無制限にエネルギーが供給されるといってもよい．持久系アスリートは一般的に，この極度に疲労した感覚を"bonking（ボンと叩くこと）"，または壁に衝突するようだと表現する．壁に衝突するというのは運動を継続できないことを意味するもので，実際にはそうでないとしても，活動筋に痛みが生じ運動強度は顕著に低下する．骨格筋には，肝細胞からグルコースを放出するための脱リン酸化酵素が存在しない．これは，比較的不活発な骨格筋が十分にグリコーゲンを維持していることを意味している．長時間運動中の肝および筋グリコーゲンの減少が，なぜ運動能を低下させるのかはまだ議論の余地がある．その要因としては次の3つの要素があると考えられる．

1. 中枢神経系がエネルギー源として血糖を利用すること．
2. 筋グリコーゲンが脂肪異化の引き金としての役割を担うこと．
3. 脂質からのエネルギー供給速度が，炭水化物からのエネルギー供給速度に比べ有意に遅いこと．

回復中の酸素摂取量：酸素負債

運動後，身体の状態はただちに安静レベルには戻らない．低強度運動（例えば，ゴルフやアーチェリー，ボウリングなど）では，安静状態までの回復は急速で，しばしば気づかないうちに進行する．一方，高強度運

ネルギー供給に大きく依存している．長時間のマラソンや水泳，サイクリング，ジョギング，クロスカントリースキー，ハイキングなどは，乳酸に依存しないその他の有酸素性エネルギー源による継続的なエネルギー供給が要求される．

強度や継続時間が，エネルギーシステムや運動中に利用される代謝物質を決定する．有酸素性エネルギー代謝は低強度運動において優位であり，脂質が初期のエネルギー源として利用される．運動が低強度から高強度になるにつれて，肝臓から筋へのグルコースの放出は顕著に増加する．同時に，筋に貯蔵されているグリコーゲンは，運動初期や運動強度が増加するときの優先的なエネルギー源として供給される．**最大強度に近い有酸素性運動中に炭水化物代謝に選択的に依存する有利さは，脂質やタンパク質代謝に比べエネルギー供給能が2倍近くあることによる．**炭水化物は脂質に比べ，単位酸素消費量当たりおよそ6％多くエネルギーを産生する．運動が継続され筋グリコーゲンが減少するにつれて，徐々に脂質（筋内のトリアシルグリセロールや遊離脂肪酸 free fatty acid〈FFA〉）がATP産生のための基質として供給される．最大努力による無酸素性運動においては，炭水化物が単独で解糖反応

> **Q 質問とノート**
>
> - 最大酸素摂取量を定義せよ。
> - オールアウトにいたる最大運動において，ATP-PCr系と解糖系がエネルギー供給できる最大時間を示せ。
> - 運動中に優位になるエネルギー供給系や代謝化合物を決定する要因を2つあげよ。
> - 脂質に比べ炭水化物は，単位酸素消費量当たりどのぐらい多くのエネルギーを産生することができるか？
> - 「壁への衝突」として知られている現象を簡単に説明せよ。

> **Q 質問とノート**
>
> - 肝および/または骨格筋のグリコーゲンの減少が，なぜ運動能力を低下させるのか論ぜよ。

> **i インフォメーション**
>
> **酸素負債に関する初期の研究：種の違い**
> 1920〜1940年代，A. V. Hillや他の研究者の，ヒトの生体エネルギー論に対する理解は明確ではなかった。彼らは，両生類や爬虫類におけるエネルギー代謝と乳酸動態に関する知識を，頻繁にヒトに応用してきた。例えば，ヒトと違ってカエルにおいては，産生された乳酸のほとんどが活動筋においてグリコーゲンに再変換される。

> **i インフォメーション**
>
> **高強度運動における運動後過剰酸素消費が起こる7つの原因**
> 1. ATPとPCrの再合成
> 2. 血中乳酸のグリコーゲンへの再合成（コリ回路）
> 3. エネルギー代謝による血中乳酸の酸化
> 4. 血液，組織液，ミオグロビンへの酸素の再補充
> 5. 深部体温の上昇による熱産生
> 6. ホルモン（特にカテコールアミンの一種である，アドレナリンとノルアドレナリン）による熱産生
> 7. 肺や循環動態の増加と，他の生理的機能レベルの上昇

動（例えば，800mの全力疾走，または全力での200m泳など）の場合，身体が安静状態に戻るのに多くの時間を要する。低強度運動と高強度運動の回復過程の違いは，それぞれの運動様式における代謝的，生理学的特性の違いと深く関係している。

英国のノーベル賞を受賞した生理学者であるA. V. Hill（1886〜1977）は，回復期の酸素摂取量を**酸素負債**と名づけた。その当時の他の研究者は，この用語をあまり利用しなかった。そのかわりとして，現在，回復期における安静状態までの過剰な酸素摂取量は，**回復期酸素摂取量**または**運動後過剰酸素消費量** excess post-exercise oxygen consumption（EPOC）と定義されている。特に，運動前のベースライン値以上に運動後に消費された酸素の合計をこのように呼ぶ。

図6-6Aは，低強度運動時には酸素負債が少ないため，定常状態に急速に戻ることを示す。低強度運動に伴う小さなEPOCは，早期の回復を可能にする。中強度から高強度の有酸素性の場合（図6-6B），定常状態に達するまでの時間が長いため，低強度運動に比べ酸素負債は増加する。比較的高強度な有酸素運動後の回復期酸素摂取量は，運動前の安静レベルまでゆっくりと回復していく。回復期酸素摂取量はベースラインまで徐々に低下した後，低強度運動からの回復と同様にはじめのうちはすばやく低下していく。図6-6A，Bにおける酸素負債とEPOCの計算には，運動時酸素（エネルギー）需要を表す定常状態での酸素摂取量が利用されている。図6-6Cに示すように，オールアウトまでの運動の場合，有酸素性代謝は定常状態に達することができない。これが多量の血中乳酸を蓄積させ，酸素摂取量の運動前の状態までの回復時間を大幅に遅らせる。定常状態に達することのない運動において，真の酸素負債を定義することはほぼ不可能であり，エネルギー需要は個人の最大酸素摂取量を超過する。

ウォーキング，ボウリング，ゴルフ，スノーボード，レスリング，クロスカントリースキー，スプリント走など，どのような運動強度でも，運動を休止したときには常に安静時より余分に酸素摂取を行う。図6-6の回復期の曲線の下の紫色の部分は，その酸素の量を示している。ベースラインに戻るまでの酸素摂取量と同じ時間当たりの安静時の総酸素摂取量の差は，回復期の酸素摂取量と等しい。EPOCの生理学的意義に関する議論の根底にある仮説は，安静時の酸素摂取量は，運動中や回復期でも本質的には変わらず残存するというものである。しかしこの仮説は，特に高強度運動の後にはあてはまらないかもしれない。図6-6の回復期の曲線は，EPOCの2つの原則を表している。

1. **速い成分**：低強度運動の場合，有酸素運動の初期にはほとんど体温上昇は起こらず，総EPOCの半分が30秒以内に起こり，完全な回復には数分間を有

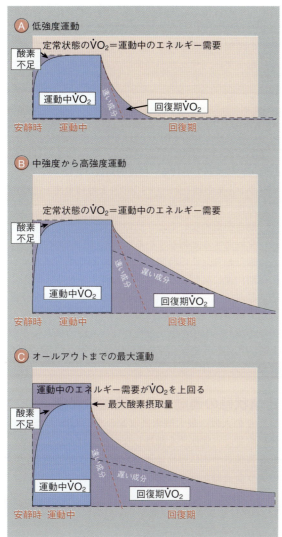

図6-6 運動中および回復期酸素摂取量（A. 低強度の定常運動，B. 中強度から高強度の定常運動，C. 有酸素性代謝の定常状態の現れないオールアウト運動）。初期（速い成分）は急速に回復が起こり，次の段階（遅い成分）ではより遅く回復が起こり，安静時の状態に戻るには相当の時間を要するかもしれない。オールアウト運動においては，測定された運動時酸素摂取量を酸素需要が上回る。

する。

2. **遅い成分**：遅い局面は，より強度の高い運動時（しばしば血中乳酸の増加や体温の上昇が同時に起こる）に出現する。回復の遅い局面は運動強度や継続時間に依存し，その回復には運動前の酸素摂取量が再確立されるまでに24時間もしくはそれ以上の時間がかかるかもしれない。

回復期酸素摂取量の代謝力学
古典的概念：A. V. Hill の酸素負債理論（1922年）

A. V. Hill は1922年にはじめて酸素負債という言葉を使ったが，最初に運動直後の酸素摂取量の指数関数的な減少を報告したのは，デンマークのノーベル賞を受賞した生理学者である August Krogh である（1874～1949，第1章参照）。Hill らは，運動中および回復期における代謝力学を財務会計用語で表現しようと試みた。Hill は，身体に貯蔵されている炭水化物を「預金」とした場合，運動中の預金を上回るエネルギー消費が「負債」をもたらすのだとたとえている。エネルギーの「不足」や貯蓄エネルギーの消費が大きくなれば，エネルギー負債も大きくなる。回復期酸素摂取量は，この負債を補うための代謝的出費であると考えられ，このことから「酸素負債」と定義された。

Hill は，無酸素性運動中の乳酸の蓄積は，貯蔵されていたエネルギー預金，つまりグリコーゲンが利用されていることを示していると仮説を立てた。酸素負債には2つの目的があると考えられる。すなわち，(1) 肝臓において（糖新生のコリ回路を介して），およそ80％の乳酸をグリコーゲンに再合成することにより炭水化物の貯蔵，つまり預金をもとのレベルに戻すこと，および (2) 残りの乳酸を，エネルギー産生のためにピルビン酸-クレブス回路によって異化すること，である。後者の経路によって産生されたATPは，おそらく蓄積した乳酸からグリコーゲンを再合成するときのエネルギーとして利用される。**酸素負債の乳酸説**は，しばしば回復期の酸素摂取動態の初期概念として用いられる。

Hill らに引き続き，1933年にハーバード疲労研究所（1927～1946，第1章参照）の研究者は，回復期の酸素摂取量の速い成分がなぜ血中乳酸が減少する以前に始まるのかという研究を試みている。実際に，3L程度の酸素負債は血中乳酸レベルが上昇しなくても現れる。この問題を明らかにするために，彼らは酸素負債に以下の2つの時期があると考えた。これは，最近60年間の運動後回復期の酸素摂取量のエネルギー論を説明できるモデルである。

1. **非乳酸性酸素負債**（乳酸蓄積なし）：非乳酸性の酸素負債（図6-6A，Bの定常状態の運動時の非乳酸性酸素負債，またはCの激運動からの回復期の非乳酸性酸素負債）は，運動終盤に向けて減少していった筋内ホスファゲンによって再補充される。回復期の貯蔵多量栄養素の有酸素性の分解は，この再補充のためのエネルギーとして供給される。回復期に非乳酸性に摂取した酸素のいくらかは，筋ミオグロビンや血中ヘモグロビンの再活性化に利用される。

2. **乳酸性酸素負債**（乳酸蓄積あり）：A. V. Hill の説明と同じように，乳酸性酸素負債の大部分は，肝臓における乳酸からのグリコーゲン再合成に利用されると考えられていた。

Hill の酸素負債理論の検証

　酸素負債の乳酸性動態について Hill の理論を受け入れるならば，運動中に産生された乳酸の大部分はグリコーゲンに再合成されることを立証しなければならない。しかし，別の根拠が示されている。放射性同位元素によって標識された乳酸をラット骨格筋に注入したところ，75％以上は二酸化炭素として検出され，わずか25％がグリコーゲンに合成されることがわかった。ヒトでの実験においては，高強度運動後 10 分以内に血中乳酸レベルは有意に減少するにもかかわらず，グリコーゲンの再補充はみられなかったとされている。Hill の理論に反して，心臓，肝臓，腎臓および骨格筋では，運動中および回復期にエネルギー源として乳酸を利用することが示された。

運動後過剰酸素消費量の新知見

　回復期に有酸素性代謝が亢進して負債を生じさせないことは，身体の状態を運動前の状態まで戻す過程で重要なことである。低強度および中強度運動後の酸素摂取は，運動によって減少したホスファゲンを再補充し，身体の生理的機能の向上を維持させるのに寄与する。高強度運動後の回復期においては，いくらかの酸素が乳酸をグリコーゲンに再合成するのに利用される。**回復期酸素摂取量の大部分は，回復期における生理的機能を保つ役割を果たす**。オールアウトまでの運動時には，酸素負債に比べ回復期酸素摂取量がかなり大きくなり，その結果体温が上昇する。激しい運動では体温が 3℃ ぐらい上昇し，その後回復期にも数時間その状態が維持されることがある。この体温の上昇が直接代謝を刺激し，回復期の酸素摂取量を増加させる。

　本質的には，運動時の骨格筋の需要を満たすために活性化されたすべての生理的系は，回復期の酸素需要を増加させる。回復期酸素摂取量は，以下の 2 つの重要な要素によって分類される。

1. 運動前の無酸素性代謝
2. 運動前に起こる呼吸，循環，ホルモン，イオン，そして体温調節の不均衡

運動時および回復期の
運動後過剰酸素消費量の関連

　回復期酸素摂取量の動態を理解することにより，高強度運動からの回復を最適化するための基礎が得られる。定常状態が得られる有酸素性運動や，5〜10 秒間に筋内ホスファゲンを使い果たす運動においては，血中乳酸は蓄積されない。回復の初期過程（速い成分）は迅速に行われ，ごく短時間に運動を再開することができる。一方，すばやい解糖反応を伴う無酸素運動は，血中乳酸の蓄積と，生理的機能や体内環境の顕著な崩壊を引き起こす。したがって，完全に回復するまでに多くの時間が要求される（遅い成分）。バスケットボール，ホッケー，サッカー，テニス，バドミントンなどにおける不完全な回復は，無酸素性代謝が高いレベルになるときのパフォーマンスを妨げる。また，この不完全な回復は，タイムアウト間，ポイント間，ハーフタイムなどの十分な回復を妨げるかもしれない。

　運動からのすばやい回復過程は，積極的または消極的回復過程に区分される。**積極的回復**（しばしば「クールダウン」または「テーパリング」と呼ばれる）には，運動直後の最大下有酸素運動が用いられる。多くの人は，動きを止めないことが筋の痙攣や硬直を防ぎ回復過程を促進すると信じている。一方，消極的回復では，人は横たわり，この時間が安静時エネルギー消費量や回復期代謝に必要な「遊離酸素」を減少させると考え，不活動が用いられる。積極的回復と消極的回復を改善した方法には，冷たいシャワー，マッサージ，特殊な体位の維持，氷冷法および冷たい飲み物の摂取などがある。しかし，研究結果からは，これらの回復方法の効果についてはっきりしなかった。

定常状態の運動からの最適な回復

　多くの人は，最大酸素摂取量の 55〜60％以下の酸素摂取量で定常状態を維持しながら，ほとんど血中乳酸を蓄積させずに容易に運動をすることができる。このような運動からの回復過程を列挙する。

1. ホスファゲンの再合成
2. 血中への酸素の再補充
3. 体液の再補充
4. 筋ミオグロビンの再補充
5. 循環や換気の亢進を維持するためのわずかなエネルギーの再供給

　運動は総代謝量を増加させ回復を遅延させるため，消極的過程が最もすばやい回復を可能とする。

定常状態のみられない運動からの最適な回復過程

　最大定常状態を上回る運動強度においては，乳酸産生が乳酸除去率を上回るため，乳酸が蓄積することになる。運動強度が増加するにつれて，乳酸レベルは急激に増加し，まもなく「消耗した」と感じる。高強度無酸素運動中の疲労のメカニズムは正確には理解されていないが，血中乳酸レベルは相対的な運動の激しさを反映し，回復期の最適さを示してくれる。

　回復期の積極的な有酸素運動は，乳酸の除去を加速

BOX 6-2

トレッドミル，自転車エルゴメータ，ステップベンチにおける仕事量の測定方法

自転車エルゴメータは，仕事量やパワー出力，またはその両方を定量化できる運動器具である。最も一般的なエルゴメータには，トレッドミル，自転車，アームクランク，階段昇降機，ローイングマシンなどがある。

仕事量

仕事量（W）は，力（F）と距離（D）の積で表される。

W＝F×D

例えば，体重70 kgの人が垂直跳びを0.5 m跳んだとき，35 kg・mの仕事を果たすことになる（70 kg×0.5 m）。一般的に仕事量を表す単位には，kg・m，ジュール（J），ニュートンメートル（Nm），キロカロリー（kcal）などがある。

力

力（P）は，単位時間（T）当たりの仕事量で表される。

P＝F×D÷T

上の例では，人が500 m秒（0.500秒＝0.008分）に仕事量35 kg・mの垂直跳びを行った場合，力はおよそ4375 kg・m/分に達する。一般的に力を表す単位には，kg・m/分，ワット（1 W＝6.12 kg・m/分），kcal/分などがある。

トレッドミルにおける仕事量の算出

トレッドミルは，さまざまな角度とスピードで動くベルトコンベアである。その際の仕事量は，傾斜を歩いたり走ったりした人の体重（F）と垂直距離（D）の積と等しい。垂直距離はトレッドミルの角度（シータ，θ）のsinと，傾斜を進んだ距離（トレッドミルの速度×時間）の積と等しい。

W＝体重（F）×垂直距離（D）

例 角度θが8度の場合（傾斜計で測定した，もしくはそのトレッドミルで規定されている）は，角度θのsinは0.1392である（表参照）。垂直距離は，トレッドミルの速度と運動時間，そしてsinθの積で表される。例えば，5000 m/時の速度で1時間歩いた場合の垂直距離は，696 mに等しい（5000×0.1392）。仮に体重50 kgの人が，5000 m/時の速度で60分間，傾斜が8度のトレッドミルを歩いた場合の仕事量を算出してみる。

W＝F×垂直距離（sinθ×D）
　＝50 kg×（0.1392×5000 m）
　＝34,800 kg・m

この際の力（F）は，34,800 kg・m÷60分（すなわち，580 kg・m/分）と等しい。

角度θ	sinθ	tanθ	％角度（％）
1	0.0175	0.0175	1.75
2	0.0349	0.0349	3.49
3	0.0523	0.0523	5.23
4	0.0698	0.0698	6.98
5	0.0872	0.0872	8.72
6	0.1045	0.1051	10.51
7	0.1219	0.1228	12.28
8	0.1392	0.1405	14.05
9	0.1564	0.1584	15.84
10	0.1736	0.1763	17.63
15	0.2588	0.2680	26.80
20	0.3420	0.3640	36.40

自転車エルゴメータにおける仕事量の算出

典型的なブレーキで機械的に負荷をかける自転車エルゴメータは，両端が小さなバネと調整レバーにつなげられたはずみ車と，そのまわりのベルトで構成されている。振り子はホイールを回転させるときの抵抗を示している。ベルトの張力を増加させるとホイールの摩擦が増加し，これがペダルの抵抗を増加させる。力（ホイールの摩擦）はエルゴメータにかかる負荷で，kgやキロポンド（kp＝通常重力加速度において，1 kgの質量が行う力）で表される。ペダルをこいで進んだ距離は，ペダル

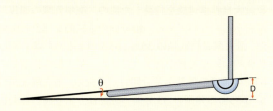

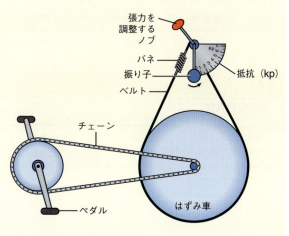

の回転数とホイールの周囲径の積と等しい。

例 人が周囲径6mのホイールを，60 rpmの回転数で1分間こいだ場合，その距離は毎分360 m（6 m×60）に及ぶ。ホイールの摩擦抵抗が2.5 kgの場合の総仕事量を算出してみる。

$$W = F \times D$$
$$= 摩擦抵抗 \times 進んだ距離$$
$$= 2.5 \text{ kg} \times 360 \text{ m}$$
$$= 900 \text{ kg} \cdot \text{m}$$

この際の力は，900 kg・m/分（900 kg・m÷1分）と等しい。

ステップベンチにおける仕事量の算出

ステップベンチにおいては，正の仕事量のみが算出される。距離（D）は，ステップの高さと昇降回数の積で計算され，力（F）はその人の体重（kg）と等しい。

例 70 kgの人が高さ0.375 mのステップベンチを，1分当たり30回のペースで10分間上り下りした場合の総仕事量を算出してみる。

$$W = F \times D$$
$$= 体重（kg）\times \{高さ（m）\times 1分当たりの昇降回数 \times 10分\}$$
$$= 70 \text{ kg} \times (0.375 \text{ m} \times 30 \times 10)$$
$$= 7875 \text{ kg} \cdot \text{m}$$

このステップベンチ中の力は，787 kg・m/分（7875 kg・m÷10分）と等しい。

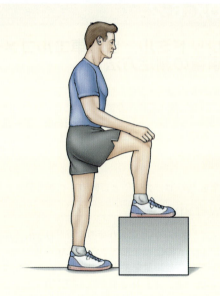

させる。回復期の最適な運動強度は，自転車運動では最大酸素摂取量の30〜45％，トレッドミル走では55〜60％である。2つの運動様式における違いは，おそらく自転車運動がより局所的な運動であることが（言い換えれば，同一筋量当たりの仕事量がより多いことが），乳酸蓄積の閾値を低くするためだと考えられる。

> **ⓘ インフォメーション**
>
> **速度の特異性**
>
> マラソンの世界記録保持者であったHaile Gebrselassie（2007年9月30日当時）は，約1.6 kmを4分間以内で走ることはできるが，45秒走を26回連続的に繰り返す場合は，約1.6 kmを4分間以内に走ることができない。

> **ⓘ インフォメーション**
>
> **高強度運動後の回復期には動きを止めるな**
>
> 積極的回復は，血液の灌流を増加させることによって肝臓や心臓での「乳酸利用」を増加させるため，乳酸の除去を最も促進させる休息である。同様に，積極的回復による骨格筋の血流増加も，クエン酸回路代謝の基質として乳酸が酸化されるため，乳酸除去を亢進させるといえる。

図6-7は，トレーニングをしている男性に6分間の超最大自転車運動を負荷した際の，血中乳酸の回復過程を示したものである。40分間の継続的な運動の強度が，最大酸素摂取量の35％，65％のどちらの場合も，積極的な回復過程が含まれていた。最大酸素摂取量の65％の強度の運動を7分間行った後の，最大酸素摂取量の35％の強度の33分間の運動は，より高い運動に対する回復期ととらえられ，早期の迅速な血中乳酸の

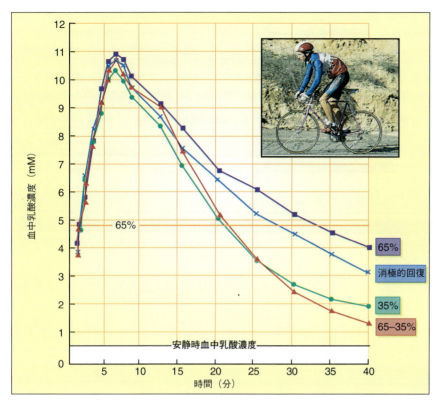

図 6-7 消極的回復，35%$\dot{V}O_2$max における積極的回復，65%$\dot{V}O_2$max における積極的回復，35%$\dot{V}O_2$max と 65%$\dot{V}O_2$max を組み合わせた積極的回復，それぞれを行った場合の最大運動後の血中乳酸濃度。オレンジ色の水平の直線は，先行する運動なしに 65%$\dot{V}O_2$max の強度で運動を行った場合に血中乳酸が産生されるレベルを示している。(Dodd, S., et al.: Blood Lactate disappearance at various intensities of recovery exercise. *J. Appl. Physiol.*, 57: 1462, 1984. より改変)

除去が行われる。中強度の有酸素運動は，消極的回復に比べ，明らかに乳酸除去を促進させる。高強度運動後に低強度運動を行う複合運動は，中強度の運動よりも大きな効果を得ることができない。回復期における血中乳酸閾値より高い強度の運動は，乳酸の産生を促進させ，回復を遅らせるかもしれない。常識的には，対象者に選択を委ねた場合，自発的に乳酸除去のための最適な運動強度を選択する。

間欠的運動と回復：インターバルトレーニングによるアプローチ

標準的に 3～5 分間でオールアウトにいたる強度の運動の 1 つとして，事前に決められた運動と休息を間欠的に行う運動が利用される。このアプローチは**インターバルトレーニング**を基礎として構成される。実践的な側面からいうと，運動を行う人は特異的なエネルギー供給系に超最大努力で過負荷を与えるために，さまざまな運動と休息のインターバルに取り組む。例えば，8 秒間でオールアウトにいたる運動では，筋内ホスファゲンがエネルギーの大部分をまかない，解糖系にはほとんど依存しない。この場合，回復は急速に行われ（速い成分），短い回復期間で運動を再開することができる。第 13 章では，インターバルトレーニングについてより詳細に論じる。

Q 質問とノート

- 運動後の回復期に酸素摂取量が増加するメカニズムを説明するのに助けとなる，3 つの要素をあげよ。
- 積極的回復の利点を，消極的回復と比べながら論ぜよ。

まとめ

1. ATP による主なエネルギーの産生経路の違いは，運動の強度や持続時間に依存する。短時間の高強度運動（100 m 走，ウェイトリフティング）では，筋内ホスファゲンである ATP と PCr から優先的に供給される（きわめて短時間のエネルギー供給系）。それより長く続く強度の運動（1～2 分間）では，主に無酸素性解糖反応によってエネルギーが供給される（短時間のエネルギー供給系）。数分間以上に及ぶ運動では，長時間の有酸素性エネルギー供給系が優勢になる。

2. 酸素摂取量の定常状態は，運動によるエネルギー需

要と，有酸素性の ATP 再合成のバランスで表される．
3. 酸素不足は，運動による酸素需要と，実際の酸素消費量の差によって表される．
4. 最大酸素摂取量（$\dot{V}O_2max$）は，有酸素性に ATP を再合成する最大能力によって量的に表される．
5. ヒトは，代謝特性および収縮特性が異なる 2 つの筋線維を有している．2 つの主な筋線維は，解糖能が低く酸化能の高い遅筋線維と，酸化能が低く解糖能の高い速筋線維に分けられる．
6. 運動中のエネルギースペクトラムを理解することは，最適な運動処方をつくり出す基礎を築くのに役立つ．
7. 運動後すぐには，身体を安静状態のレベルまで戻すことはできない．低強度運動と高強度運動からの回復過程の違いは，それぞれの運動における特異的な代謝および生理的過程に大きく関係している．
8. 高強度身体活動後の回復期間に中強度運動を行うこと（積極的回復）は，消極的回復（不活動による回復）に比べ，回復を促進させる．積極的回復のための運動は，血中乳酸が蓄積される強度以下で行われ，乳酸の除去を速める．
9. 運動と休息のインターバルの適切なペース配分は，その運動に特異的なエネルギー供給系を最適化することができる．

問　題

1. 最大酸素摂取量は，人の有酸素的な ATP 再合成能を評価する重要な測定項目であるのに，なぜ優秀なマラソンランナーは常に最大酸素摂取量の最大値を得ることができないのか？
2. 運動のエネルギースペクトラムを理解することが，トレーニングを最適化し，特異的な運動パフォーマンスを改善するのに，どのように役立つのか？
3. 短距離走と長距離走の両方において，トレーニングをしている人が常に優れているといえないのはなぜか？

第 7 章

運動中における エネルギー産生能の 測定と評価

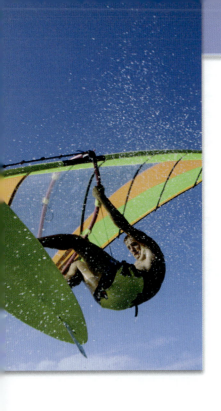

本章の目的

- 測定，評価および予測の概念を比較・対比する。
- 運動能力および生理機能に適用される特異性および一般性について説明する。
- 筋内高エネルギーリン酸（即時エネルギー系）の出力能を評価するための2種類の「実地テスト」の手順を述べる。
- 解糖（短期エネルギー系）の出力能を評価するために一般に使用されているテストについて述べる。
- 直接熱量測定および間接熱量測定の違いを説明する。
- 開放回路法および閉鎖回路法の肺活量測定について説明する。
- 開放回路法による肺活量測定で使用されるさまざまな測定系について述べる。
- 用途および重要性を含め，呼吸商（RQ）の定義を示す。
- RQ および呼吸交換比に影響を及ぼす要因について説明する。
- 生理的重要性を含めて，最大酸素摂取量（$\dot{V}O_2max$）の定義を示す。
- 漸増運動負荷試験の定義を示す。
- 漸増運動負荷試験中に対象者が「真の」$\dot{V}O_2max$ および $\dot{V}O_2peak$ に達したことを示す一連の基準を示す。
- $\dot{V}O_2max$ の評価のために一般に使用されている3種類のトレッドミルテスト法の概要を示す。
- 次のそれぞれの事柄が $\dot{V}O_2max$ に及ぼす影響を説明する。すなわち，(1) 運動種目，(2) 遺伝，(3) トレーニングの状態，(4) 性別，(5) 身体組成，(6) 年齢。
- $\dot{V}O_2max$ を予測するための最大下強度の歩行「実地テスト」の手順を述べる。
- $\dot{V}O_2max$ を予測するための踏み台昇降テストの手順を述べる。
- 最大下運動の心拍数から $\dot{V}O_2max$ を予測する際の3項目の前提条件を示す。

すべての人は無酸素性および有酸素性エネルギー代謝能力をもっているが，それぞれの様式でのエネルギー変換の**能力**には個人間で大きな差がある。これらの差は，運動における代謝能力の**個人差**の概念を示すものである。エネルギー変換能力（および他の数多くの生理機能）は，すべての種類の運動について一定の一般的因子として存在しているのではなく，運動種目に強く依存している。例えば走行（ランニング）時の最大酸素摂取量（$\dot{V}O_2max$）が高くとも，水泳や漕艇時の$\dot{V}O_2max$が同様に高いことが保証されるわけではない。異なる筋群を活性化する異なる運動に対する$\dot{V}O_2max$に個人内で差があることから，**代謝能力の特異性**が強く示される。これとは対照的に，ある様式の運動での$\dot{V}O_2max$が高い人の中には，全く異なる活動においても平均以上の有酸素性作業力を発揮する人もいる。このことは，**代謝能力の一般性**があることを示している。ほとんどの場合，代謝および生理機能においては，**一般性よりも特異性がある**。本章では，測定，特異性および個人差に関して，第6章で考察した種々のエネルギー変換能力のさまざまなテスト（および評価）について考察する。

運動中のエネルギー変換能力の概要

エネルギー容量の**特異性-一般性**の概念を図7-1に示す。図中の重複していない領域は生理機能の特異性を表し，重複している領域は機能の一般性を表す。各エネルギー系とも特異性は一般性を上回っており，著しく異なる複数の活動（例えば，短距離走と長距離走）

に秀でている人は滅多にいない。世界的なトライアスロン選手の多くは異なる有酸素運動について「代謝的に一般性のある」能力をもっているようにも思われるが，これらの選手の能力は，むしろトライアスロンの3種類の厳しい競技のそれぞれについて数百時間にも及ぶ特異的運動のトレーニングをして得られたものであろう。

特異性の原理によれば，有酸素性能力を高めるトレーニングは，おそらく無酸素性のエネルギー変換にはほとんど寄与せず，逆もまた真である。体系的な運動トレーニングであっても，やはりその効果は，神経，生理，および代謝反応に対する特異性が高い。

異なる持続時間で全力運動を行った場合の無酸素性および有酸素性エネルギー変換系の関与を図7-2に示す。高速運動または低速運動のいずれの場合でも，運動を開始すると筋活動のために即時エネルギーおよび無酸素性エネルギーが筋内リン酸源から供給される。最初の数秒間の運動の後に，解糖エネルギー系によって高速で供給されるエネルギーが，徐々に総エネルギー要求量のより大きな割合を占めるようになる。運動強度を低くした場合でも，運動を続けると有酸素性代謝経路に対するATP再合成の要求が次第に大きくなる。

パート1　即時および短期の無酸素性エネルギー系の測定と評価

即時エネルギー系

以下の2種類の一般的方法を使用して個人の無酸素

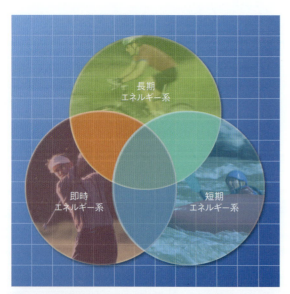

図7-1 3種類のエネルギー系の特異性-一般性の概念。系の重複部分は一般性を表し，その他の部分は特異性を表す。

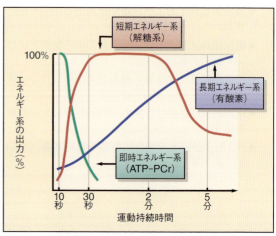

図7-2 3種類のエネルギー系，および異なる持続時間で全力運動を行った場合のこれらエネルギー系の寄与率（%）。

性エネルギーの作業力および反応能力を評価する。
1. 無酸素性代謝によって**代謝された ATP および PCr の量**または**産生された乳酸の量**の変化を測定する。
2. 短時間の激しい活動（無酸素性エネルギー変換を代表する活動）中に行った**外部作業の量**または**産生された力の量**を定量する。この方法では，無酸素性エネルギーがなければ短時間の激しい活動を行えず，したがってこのような作業または力を測定することは，無酸素性エネルギー利用を間接的に測定（予測）することになるものと想定される。

高速および低速の無酸素性作業力のテスト

即時エネルギー系を評価するための実践的「実地テスト」として，無酸素性作業力テストが開発されている。これら筋内 ATP-PCr 貯蔵エネルギーの最大限の活性化に基づく最大努力作業力テストでは，仕事を行う時間率（すなわち単位時間当たりに達成される仕事）を評価する。以下の式を使用して力の出力（P）を算出する。

$$P = (F \times D) \div T$$

なお，ここで F は産生される力に等しく，D は力 F が移動する距離に等しく，T は運動の持続時間に等しい。ワットは一般的な力を表し，1 ワットは 6.12 kg-m/分に等しい。

1〜10 秒間の最大努力短期能力テストには即時エネルギー系のエネルギー変換が反映され，長時間（10〜60 秒）の最大努力テストには緩徐な解糖系による生体エネルギー産生系が反映されることが多い。

跳躍力テスト

何年にもわたり，体力テストには，ATP および PCr の即時エネルギー系によって産生される無酸素性作業力を評価する，垂直跳びテスト（BOX 7-1「垂直跳びテストを用いた即時エネルギー系の力の予測」参照）および立ち幅跳びテストなどが用いられてきた。垂直跳びテストのスコアは，立位で手が届く最大限の高さと垂直に跳んで手が触れた最大限の高さの差に等しい。立ち幅跳びのスコアは，ややしゃがんだ位置から跳躍した水平方向の距離を表す。両テストとも脚力を測定することを目的としているが，おそらくこれらのテストでは，真の ATP-PCr 系の出力能力を評価する目標は達せられないと考えられる。

その他の即時エネルギー出力テスト

6〜8 秒間全力運動を行って，筋内高エネルギーリン酸塩（図 7-2 参照）による即時的な力を測定する。この他にも同様のテストの例として，短距離走または自転車運動，往復ダッシュ，およびより局所的な腕こぎ（クランキング），踏み台昇降，漕艇，あるいはスキーなどがある。下肢自転車運動力を評価する **Québec 10 秒間テスト**では，0.09 kg/kg 体重に等しい摩擦抵抗をかけた状態での 10 秒間の自転車運動による全力運動を対象者に 2 回行わせ，両運動間に 10 分間の休息をとらせる。摩擦負荷をかけながらできるだけ速くペダルをこぐことで運動を開始し，全力運動を 10 秒間続けさせる。即時エネルギー出力は，体重 1 kg 当たりのジュール（または kcal）数のピーク値および体重 1 kg 当たりの総ジュール（または kcal）数として報告される 2 回のテストの平均値で表す。

「プロのアメリカンフットボール選手の無酸素性能力」を計測するために，40 ヤード（約 36 m）走テストが一般的に用いられている。残念ながら，これは能力自体との関連性は低いのだが，それでも使用され続けている。さまざまな研究者らが，このテストを方向転換を含む反復短距離走テストに置き換えることを提唱している。真の無酸素性作業力をよりよく表す代替テストとして，テストを繰り返し行う能力低下の予想値を明らかにすることなどが考えられる。

即時出力のテストには数多くの懸念事項がある。第 1 に，異なる作業力出力能のテストスコア間に存在する相互関連性が低いことがあげられる。このような相互関連性の低さは，タスクの特異性の程度が高いことを示唆している。これは言い換えれば，最良の短距離走の選手は必ずしも最良の短距離水泳の選手ではなく，また必ずしも，最良の短距離自転車，階段昇降，バレーボールの反復跳び，腕こぎ運動の選手とは限らないことを意味する。パフォーマンスの発揮には同一の代謝反応でエネルギーが産生されるが，エネルギー変換は運動で活性化される特定の筋内で生じる。さらにそれぞれ特有のテストでは，異なる中枢神経系による（神経的）スキル要素が必要とされる。神経筋タスクの特異性が優勢であることから，いずれのテスト結果も他のテスト結果とは異なるであろうと予測される。

特有のトレーニングによって無酸素性作業力テストに対するアスリートのパフォーマンスを変化させることができる。またこのようなテストは自己チェックおよび動機づけのための優れたツールとしても使用することができ，即時エネルギー系のトレーニングに，実際の動きに特有の運動を提供することができる。

短期解糖エネルギー系

短期エネルギー系の反応が無酸素性反応であること

は，運動のこの段階において有酸素性代謝が依然として重要ではないことを意味するのでも，酸素消費反応の「開始」に失敗したことを意味するのでもない。逆に，有酸素性エネルギーの寄与は，運動の非常に早い段階から始まっている。短時間の強い運動におけるエネルギー使用量は，呼吸鎖において水素の酸化によって産生されるエネルギーを著しく上回る。このことは解糖系の無酸素性反応が優勢となっていて，活動した

BOX 7-1

垂直跳びテストを用いた即時エネルギー系の出力の予測

無酸素性作業力出力のピークが，数多くのスポーツ活動の成功の基礎をなしている。垂直跳びテストは，無酸素性作業力の「爆発的」ピークを評価するために広く使用されるテストとなっている。

垂直跳びテスト

垂直跳びでは，ややしゃがんだ位置から跳躍して到達した最も高い距離を測定する。具体的手順は以下のとおりである。

1. 立った状態で手が届く位置を定める。壁に対して横向きの位置でかかとを床につけたまま肩幅に足を開き，手が届くできるだけ高い位置の壁に中指で触れる。壁のマークから床までの距離を測定する（単位：cm）。
2. 膝をほぼ90°に曲げて，鳥の翼のように両腕を身体の後ろ側に引く。
3. 一気に上に跳んで，できるだけ高い位置で壁に触れる。跳躍前に足を動かさないこと。
4. 跳躍テストを3回行い，最高のスコアを「最高の」垂直跳躍高とする。
5. 立位で届いた最高点と垂直跳躍高との差を垂直跳びの高さとしてcm単位で計算する。

無酸素性作業力出力の計算式

cm単位の垂直跳躍高（VJ_{cm}）およびkg単位の体重（BW_{kg}）から，以下の計算式で即時エネルギー系による無酸素性作業力の出力をワット単位で予測する（PAP_W）。この計算式は男性および女性の両方に適用する。

$$PAP_W = (60.7 \times VJ_{cm}) + (45.3 \times BW_{kg}) - 2055$$

例 体重78kgの21歳男性で43cmの垂直跳躍高（立位到達高＝185cm，垂直跳躍高＝228cm）が記録された。無酸素性作業力のピーク出力を予測せよ。

$$\begin{aligned} PAP_W &= (60.7 \times VJ_{cm}) + (45.3 \times BW_{kg}) - 2055 \\ &= (60.7 \times 43\,cm) + (45.3 \times 78\,kg) - 2055 \\ &= 4088.5\,W \end{aligned}$$

男性および女性への適用

比較のためにこの手順を用いて測定された力のピーク出力の平均値を示すと，男性が4620.2W（SD＝±822.5W），女性が2993.7W（SD＝±542.9W）であった。

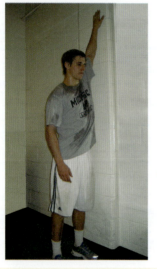
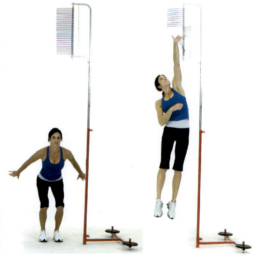

筋内に大量の乳酸が蓄積し，最終的には血中に出現することを意味している。

無酸素運動が最大に到達した時点を示す特定の基準は存在しない。実際には，テスト環境の外的要因を含む自己動機づけのレベルがテストスコアに影響すると考えられる。研究者は短期エネルギー系の活性化の程度を明らかにするために，血中乳酸濃度を使用することが少なくない。

短期解糖エネルギー系の生理的指標
血中乳酸濃度

最大運動における解糖エネルギー経路の活性化によって，相当量の血中乳酸が蓄積する。血中乳酸濃度には，短期エネルギー系の能力が反映される。

カッチテスト（次ページを参照）において，異なる日に異なる持続時間の全力自転車エルゴメータテストを10回行った男子大学生10人から得られたデータを図7-3に示す。このテストの対象者には，身体馴化（コンディショニング）プログラム参加者および代表選手の男性を組み入れた。各テストの持続時間を知らせずに，対象者にできるだけ多く車輪を回転させた。各テストの前および直後ならびに回復期を通して，参加者の静脈血中の乳酸値を測定した。グラフにプロットした点は，各テストの運動終了時のピーク血中乳酸値の平均値を表す。血中乳酸濃度は，全力運動の持続時間（および総仕事量）に比例して上昇した。3分間の自転車こぎの終了時に血中乳酸値の最高値が認められ，その値は平均して血液100 mLにつき約130 mg（約16 mmol）であった。

グリコーゲン枯渇

短期エネルギー系は，特定の筋内に貯蔵されたグリコーゲンの運動による活性化に強く依存しているので，これらの筋におけるグリコーゲン枯渇パターンが，運動に対する解糖系の寄与の指標になる。

自転車こぎ運動中の大腿四頭筋におけるグリコーゲン枯渇速度が，運動の強さと緊密な並行関係にあることを図7-4に示す。相対的に軽い運動は主として低レベルの有酸素性代謝に基づいて行われるので，$\dot{V}O_2max$の約30%での定速運動では，180分間の自転車こぎ運動の後にも筋内の貯蔵グリコーゲンの多くが残っていた。このことは，大量の脂肪酸によって得られるエネルギーが，少量の貯蔵グリコーゲンを使用して得られるエネルギーと同程度であることを意味している。最も急激で顕著なグリコーゲン枯渇が，作業負荷が最も強い2点で生じている。グリコーゲンは無酸素性ATP再合成のための唯一の貯蔵栄養であるので，代謝の観点から考えて，このことは理にかなっている。グリコーゲンはこのような猛烈な運動の最中の「代謝工場」において，高い優先度で使用されるのである。

解糖力のテスト
自転車エルゴメータテスト

短期エネルギー系の大きな活性化を要する活動には，3分間までの最大限の運動が求められ，一部の対象者ではそれ以上の時間の最大限の運動が求められる。通常，無酸素性エネルギー変換能力のテストでは，全力疾走および全力での自転車こぎの運動を行う。ウェイトリフティング（最大重量の一定の割合でのリフティングの繰り返し）および往復ダッシュも使用されている。年齢，性別，技能，動機づけ，および体格が最大運動能力に影響を及ぼす。このため研究者ら

ⓘ インフォメーション

エネルギーと仕事の変換式
1 kg-m＝9.8066 J
1 kcal＝426.85 kg-m＝4.186 kJ
1 J＝1 Nm
1 kJ＝1000 J＝0.23889 kcal

Q 質問とノート

- 代謝能力の一般性の例を示せ。
- 力を計算するための式を示せ。
- 50 cmの垂直跳びを行う体重80 kgの男性について，無酸素性作業力のピーク出力（単位：ワット）を予測せよ。

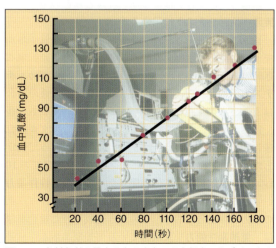

図7-3　各対象者の最大の力の出力での自転車エルゴメータのペダルこぎによる3分間までの運動の持続時間と直接比例して増加する血中乳酸値。それぞれの値は，10人の対象者の平均値を表す。（データはミシガン大学，応用生理学研究所より）

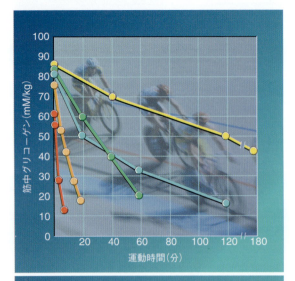

図 7-4 異なる強さおよび持続時間の自転車運動における大腿四頭筋の外側広筋部分からのグリコーゲン枯渇。$\dot{V}O_2max$ の 31% での運動（最も軽い作業負荷）によっても筋内グリコーゲンは多少，枯渇が生じたが，$\dot{V}O_2max$ の 83〜150% の範囲では非常に急激に著しい枯渇が生じた。(Gollnick, P. D.: Selective glycogen depletion pattern in human muscle fibers after exercise of varying intensity and at varying pedaling rates. J. Physiol., 241: 45, 1974. より改変)

Q 質問とノート

- 短期エネルギー系の活性化を示すために使用する 2 種類の変量を述べよ。

- 以下の空欄を埋めよ。
1 kcal＝＿＿＿＿＿＿ kg-m
1 J＝＿＿＿＿＿＿ Nm
1 ワット＝＿＿＿＿＿＿ m/分

- 短期エネルギー系の強い活性化を必要とする活動の持続時間を示せ。

- 無酸素性作業力の一般的なウィンゲートテストで使用する持続時間および摩擦抵抗を示せ。

は，解糖系エネルギー能力の規範的基準を決定するための適切な標準テストの選択で困難に直面する。最大限に使用する筋が下肢の筋のみであるテストでは，上半身で行う漕艇や水泳での短期無酸素性エネルギー産生能を適切に評価することができない。運動の特異性の枠組みの範囲内で考えれば，運動能力テストは，エネルギー産生能の評価対象である活動またはスポーツと類似していなければならない。ほとんどの場合は，実際の活動をテストに用いる。

1970 年代初期に，急速および緩徐な無酸素性エネルギー産生能を引き出すために短時間全力下肢自転車こぎ運動を使用したモナーク自転車エルゴメータで**カッチテスト**が行われた。男性の場合は 4.0 kg，女性の場合は 5.0 kg の摩擦抵抗をかけて，できるだけ回転数を多くにペダルをこがせた。摩擦抵抗は最初のペダル回転後に定まり，2 回目または 3 回目の回転によって安定した。テスト中に到達したピークの力（常に最初の 10 秒以内に到達）は，単位時間当たりの**無酸素性作業力**および作業に相当していた。これは即時エネルギー系の能力に相当しており，このとき達成された総仕事量は，**無酸素性能力**を反映している（短期エネルギー系の能力に相当）。

その後の変法である**ウィンゲートテスト**では，腕こぎ運動または下肢回転エルゴメータのいずれかを用いて 30 秒間の全力運動を行う。この変法での最初の摩擦抵抗は固定値ではなく対象者の体重に応じて決まり（体重 1 kg 当たり 0.075 kg の抵抗），対象者が最初の慣性およびペダルこぎに対する非負荷状態での摩擦抵抗を乗り越えた後に（約 3 秒以内），検者が摩擦抵抗を負荷する。ここでテストを開始し，ペダルの回転数を連続的に計測する（通常は 5 秒ごとに報告）。**ピーク出力**は，テスト中の任意の 3〜5 秒間の間隔で産生された力学的な力を表す。また**平均出力**は，30 秒間のテスト中に産生されたすべての力の算術平均に等しい。

無酸素性疲労（ピーク値に対する力の低下率）は無酸素性持久力の指標となるので，筋内リン酸源の分解および解糖反応の両経路による ATP の最大産生能力を表す。**無酸素性能力**は 30 秒間の運動テスト期間を通して達成された総仕事量に相当する（BOX 7-2「ウィンゲート自転車エルゴメータテストを用いた無酸素性作業力およびエネルギー産生能の予測」を参照）。

ウィンゲートテストの解釈では，ピーク出力が筋内リン酸源のエネルギー産生能に相当し，総出力が無酸素性（解糖による）エネルギー産生能を反映することを前提としている。自転車エルゴメータでの力の最高スコアのいくつかは，バレーボールやアイスホッケーのエリート選手で記録されたものである。ウィンゲートテストおよびカッチテストでは，再現性のあるエネルギー産生能スコアを十分な妥当性で得ることができる。ウィンゲートテストの変法として，可変抵抗負荷を用いて運動持続時間を 60 秒間に延長したテストがある。

異なる 3 つの時間での全力自転車エルゴメータテストにおける各代謝経路の相対的な寄与の推定値を**図 7-5** に示す。パート A では所見を仕事量の全出力のパーセント値として示し，パート B には推定されるキロジュール (kJ) 値および kcal 値のエネルギーとして

データを示す（1 kJ = 4.2 kcal）。運動時間が増すにつれて作業量の総出力に対する各エネルギー系の寄与の割合（％）が次第に変化している点に注目されたい。

その他の無酸素テスト

ランニング無酸素性作業力テストは，200〜800 m の距離を全力疾走するスポーツ専用の走行テストである。例えばサッカー選手の評価は，典型的には距離およびテスト時間を変化させた 20 m 全力往復ダッシュテストに基づいて行われる。テニス，バスケットボール，アイススケート，および水泳には，各スポーツ専用の極度に短い距離のテストが存在する。これらのテストは実際のパフォーマンスを模倣することを意図しており，トレーニングの成果を評価することができる。

小児では無酸素性作業力が低くなる

青少年や若年成人と比較して，小児の短期無酸素性作業力テストの成績は低い。その理由の1つとして，おそらく小児では筋のグリコーゲン濃度およびグリコーゲン利用率が低いことが考えられる。成人と比較して小児は体重当たりの下肢の筋力が弱く，このことからも無酸素運動能力が低くなっていると考えられる。

無酸素運動能力の性差

身体組成，体格，筋力，または神経筋因子の差からは，女性と男性の間の無酸素性作業力の大きな差を完全に説明することはできない。例えば超最大レベルの自転車運動では，女性より男性でより高い単位除脂肪下肢容積当たりのピーク酸素不足（無酸素性エネルギー産生能の指標）が引き起こされる。有効な筋量の性差を考慮した後にも，依然としてこの差が認められる。小児および青少年の無酸素運動能力の性差についても同様の観察がなされている。

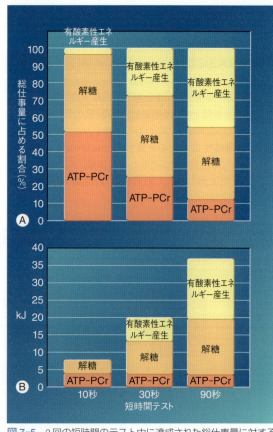

図7-5 3回の短時間のテスト中に達成された総仕事量に対する各エネルギー産生系の相対的な寄与。A．仕事量の総出力に占める割合（％）。B．エネルギーのkJ値。テスト結果はカッチテストプロトコルに基づく。（データはミシガン大学，応用生理学研究所による）

> **Q 質問とノート**
>
> - ウィンゲートテストにおいて，無酸素性疲労とは何を意味するか明らかにせよ。
>
> - 180分間にわたる消耗性の高い自転車こぎの最中の筋疲労では何が生じているのか述べよ（ヒント：図7.4を参照せよ）。
>
> - 無酸素性作業力および無酸素性能力（エネルギー産生能）の違いを述べよ。

BOX 7-2

ウィンゲート自転車エルゴメータテストを用いた無酸素性作業力およびエネルギー産生能の予測

機械でブレーキをかけた自転車エルゴメータをテスト機器として使用する。ウォームアップ（3〜5分間）の後に，抵抗をかけずに対象者にできるだけ速くペダルをこぎ始めさせる。3秒以内にフライホイールに一定の抵抗をかけ，対象者に「全力」でのペダルこぎを30秒間続けさせる。電気的または機械的な計測器を用いて，フライホイールの回転を5秒間隔で連続的に記録する。

抵抗

フライホイールにかける抵抗は，体重1 kg当たり0.075 kgに等しくする。体重70 kgの対象者の場合，フライホイールには5.25 kg（70 kg×0.075）に等しい抵抗をかける。または短距離のアスリートのテストには，より大きな抵抗（1.0〜1.3 kg×体重）を使用することも少なくない。

テストスコア

1. **ピーク出力 peak power output（PP）**：テストの最初の5秒間に観察された最大出力。即時エネルギー系（筋内高エネルギーリン酸ATPおよびPCr）のエネルギー産生能を示す。ワット単位で表すPPは，力(F)×距離（D）（回転数×1回転当たりの距離）÷時間（分単位，5秒=0.0833分）として計算する。
2. **相対ピーク出力 relative peak power output（RPP）**：体重に対するピーク出力：PP÷体重（kg）
3. **無酸素性疲労 anaerobic fatigue（AF）**：テスト中の出力の低下率（%）。AFは，即時エネルギー系および短期エネルギー系によるATPの総産生能力を表す。AFは，（5秒間PPの最高値−5秒間PPの最低値）÷5秒間PPの最高値×100として計算する。
4. **無酸素性エネルギー産生能 anaerobic capacity（AC）**：30秒間に達成された総仕事量。ACは各5秒間PPまたは力の総和×30秒間での総距離として計算する。

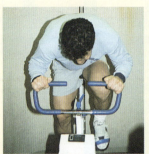

例

体重73.3 kgの男性に5.5 kg（73.3 kg×0.075=5.497を四捨五入して5.5 kg）の抵抗を負荷したMonark自転車エルゴメータ（ペダル1回転で6 m移動）によるウィンゲートテストを行ったところ，5秒間隔のペダル回転数は12，10，8，7，6および5回転であった（30秒間で合計48回転）。

計算

1. ピーク出力（PP）

    PP＝力（F）×距離（D）÷時間
    ＝5.5×（12回転×6 m）÷0.0833
    ＝396÷0.0833
    ＝4753.9 kg-m/分または776.8 W

2. 力の相対ピーク出力（RPP）

    RPP＝PP÷体重（kg）
    ＝776.8 W÷73.3 kg
    ＝10.6 W/kg

3. 無酸素性疲労（AF）

    AF＝PPの最高値−PPの最低値÷PPの最高値×100

    [PPの最高値＝力（F）×距離（D）÷時間
    ＝5.5 kg×（12回転×6 m）÷0.0833分
    ＝4753.9 kg-m/分または776.8 W]

    [PPの最低値＝力（F）×距離（D）÷時間
    ＝5.5 kg×（5回転×6 m）÷0.0833分
    ＝1980.8 kg-m/分または323.7 W]

    AF＝776.8 W−323.7 W÷776.8 W×100
    ＝58.3%

4. 無酸素性エネルギー産生能（AC）

    AC＝力（F）×総移動距離（30秒間）
    ＝5.5×[（12回転＋10回転＋8回転＋7回転＋6回転＋5回転）×6 m]
    ＝1584 kg-m/分または258.8 W

活動的な若年成人における力の平均値およびピーク値の百分位数によるランクづけ

	力の平均値				力のピーク値			
	男性		女性		男性		女性	
ランク	W	WKG	W	WKG	W	WKG	W	WKG
90	662	8.24	470	7.31	822	10.89	560	9.02
80	618	8.01	419	6.95	777	10.39	527	8.83
70	600	7.91	410	6.77	757	10.20	505	8.53
60	577	7.59	391	6.59	721	9.80	480	8.14
50	565	7.44	381	6.39	689	9.22	449	7.65
40	548	7.14	367	6.15	671	8.92	432	6.96
30	530	7.00	353	6.03	656	8.53	399	6.86
20	496	6.59	336	5.71	618	8.24	376	6.57
10	471	5.98	306	5.25	570	7.06	353	5.98

W＝ワット，WKG＝ワット/kg体重

Maud, P.J., Schultz, B.B.: Norms for the Wingate anaerobic test with comparisons in another similar test. *Res. Q. Exerc. Sport.*, 60: 144, 1989.より

上述の所見から，無酸素運動能力における性別に関係する生物学的な差の可能性が示唆される。この可能性の正しさが証明されたならば，無酸素運動能力に焦点を置いた身体テストによって，一般に予想されるよりも大きな男性および女性間の能力差がさらに明確になるのではないかと考えられる。体格または身体組成によって能力の調整を行っても，この影響はなくならないだろう。全力無酸素運動テストによって能力スコアの既存の性差が拡大することが十分に懸念され，このようなテストは女性に対して不利に影響する。

無酸素運動能力に影響する因子

3種類の因子が無酸素運動能力の個人差に影響する。

1. **特定のトレーニング**：トレーニングを行わない場合と比較して，短期の超最大レベルのトレーニングでは，血中および筋中の乳酸濃度が高くなり，筋のグリコーゲン枯渇がより大きくなる。通常はより成績がよい場合により高い血中乳酸濃度が認められ，このことからも，短時間の全力運動のトレーニングによって，エネルギーを産生する解糖系の能力が高まるとの考えが裏づけられる。
2. **酸性代謝物の緩衝化**：無酸素性トレーニングは，身体の緩衝能（**貯蔵アルカリ**）を高めて乳酸をより多く産生できるようにすることで，短期エネルギー変換を増強しているのかもしれないが，残念ながらトレーニングを積んだ人の緩衝能がより優れていることを裏づけるデータはない。
3. **動機づけ**：疲労性の運動の不快感を超える「疼痛許容レベル」，「タフさ」，または「ふんばり」がより強い人は，より多くの無酸素性作業を達成し，より高レベルの血中乳酸濃度およびグリコーゲン枯渇が生じる。

質問とノート

- 短期無酸素性作業力テストにおいて，小児では通常は成人よりも成績が低く記録される理由を説明せよ。
- 無酸素性能力に影響する3つの因子をあげよ。

インフォメーション

貯蔵アルカリ増強の有益性

血液の酸塩基平衡を運動前にアルカリ側に変化させることで，短期高強度運動能力を一時的ではあるが，著明に増強することができる。無酸素運動前に重炭酸ナトリウムの緩衝液を摂取することで，走行時間が向上する。この効果に伴って血中乳酸濃度および細胞外H^+濃度がより高くなるが，これらは無酸素性エネルギーの寄与が増加していることを示している。

まとめ

1. 無酸素性および有酸素性エネルギー変換の寄与は，運動の強さおよび時間に大きく依存する。短距離や力の強さに関係する活動での主要なエネルギー変換には，即時および短期の無酸素性エネルギー系が関与する。2分間より長時間の活動では，長期有酸素性エネルギー系が次第に重要性を増していく。
2. 適切な生理学的測定および能力テストによって，特定時点における各エネルギー系の出力の推定値を得ることができ，また特定のトレーニングプログラムによる変化を明らかにすることができる。
3. 30秒間の全力ウィンゲートテストによって，解糖経路による力のピーク値および平均値を評価する。テスト結果の解釈では，運動特異性の原理を考慮する。
4. トレーニングの状態，動機づけ，酸塩基調節が，即時および短期エネルギー系の能力の個人間差に寄与している。

問題

1. 重要な生理学的機能および運動能力の特異性が存在する。複数の身体活動の種目を非常にうまくこなす人がいるという観察所見は，どのように説明すればよいであろうか？（このような人は「生まれながらの」アスリートであるように思える）
2. アスリートに対してエネルギー系の出力の概念の違いをどのように説明するか，その例を示せ。
3. 「トレーニングで速くなることはできない。遺伝的才能なのだから」というコーチに対して，どのように反応すればよいか？

パート2　有酸素性エネルギー系の測定および評価

体内のすべての代謝プロセスは，最終的に熱を産生する。したがって操作上は，細胞，組織，または全身からの熱産生率によってエネルギー代謝率が定まる。カロリーとは熱の測定の単位であり，熱量測定という用語は熱伝達の測定と定義される。図7-6に示した**直接熱量測定**および**間接熱量測定**の2種類の異なる測定法によって，ヒトのエネルギー伝達が正確に定量化される。

直接熱量測定

直接熱量測定は，ボンベ熱量計中での食品のエネルギー値の測定法と同様に熱産生を測定するもので，ヒトのエネルギー代謝を評価するものである（図3-1）。フランスの化学者Antoine Lavoisier（1743〜1794）および同時代の研究者らによる1770年代初期の実験が契機となって，安静時および身体活動時のエネルギー消費の直接測定がなされるようになった。

図7-7に示した**ヒト熱量計**は，人が中に入って長時間の作業を行う気密性チャンバーからなる。規定温度の既知量の水を，チャンバー上側にコイル状に設置した配管に循環させる。循環水は中の人によって産生および放射された熱を吸収する。断熱材がチャンバー全体を覆っているので，水温変化はすべて中の人のエネルギー代謝と直接的に関係する。化学物質を使用して，中の人の呼気から連続的に水分の除去および二酸化炭素の吸収を行う。空気に酸素を加えてチャンバーに再循環させる。

1890年代にコネチカット州ウェスリアン大学のW. O. Atwater（化学者）およびE. B. Rosa（物理学者）が，科学的に非常に重要な最初のヒト熱量計を組み立てて完成させた。エネルギー入力とエネルギー消費を関連づける洗練されたヒト熱量測定実験によって，エネルギー保存の法則の検証に成功し，直接熱量測定と間接熱量測定の間の関連性が認められた。**Atwater-Rosa熱量計**は小さなチャンバーからなり，この中に対象者が入って生活し，食事，睡眠および自転車エルゴメータ運動を行った。実験は数時間から13日間の長さで行われ，一部の実験では連続16時間まで自転車をこがせて，10,000 kcalを上回る熱量を消費させた。熱量計の操作には16人の職員が必要であり，8人ずつチームを組んで12時間交代で作業を行った。

間接熱量測定

生体のすべてのエネルギー放出反応は，究極的には酸素の使用に依存している。酸素摂取量を測定することで，間接的ではあるが正確なエネルギー消費の推定値を得ることができる。間接熱量測定の2種類の方法として，**閉鎖回路法**および**開放回路法**による肺活量計がある。

閉鎖回路肺活量測定

1800年代後期に開発され安静時エネルギー消費の推定のために現在でも病院や研究施設で使用されている閉鎖回路肺活量測定を図7-8に示す。対象者にあらかじめ容器（肺活量計）に満たした100%酸素で呼吸させる。対象者は肺活量計の中の気体だけを再呼吸し，外部の空気が系内に入ることはないので，この例での肺活量計は「閉鎖系」である。ソーダ石灰（水酸化カリウム）が入った容器を呼吸回路内に設置して，対象者が呼出した二酸化炭素を吸収する。肺活量計に接続されたドラムが既知速度で回転して，校正された肺活量計中の酸素の初期体積と最終体積の間の差を記録し，これにより測定時間中の酸素の取り込みが示される。この系は，大量のガス交換が生じる運動や対象

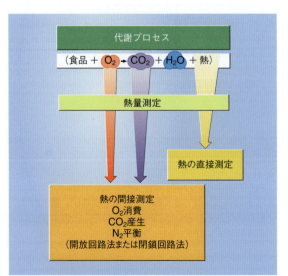

図7-6　身体の熱産生率の測定による代謝率の直接評価。熱産生（代謝率）は，食品の三大栄養素の分解時および窒素排出時のガス（二酸化炭素および酸素）交換を測定することで，間接的に推定することもできる。

> **Q 質問とノート**
>
> ● 熱量測定を定義せよ。
>
> ● カロリーは＿＿＿＿＿の測定の単位である。

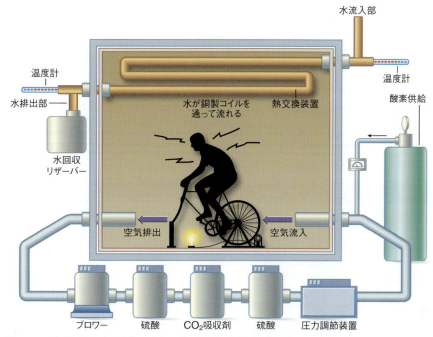

図7-7 ヒト熱量計による生体のエネルギー代謝率（熱産生）の測定。Atwater-Rosa熱量計には内壁に薄い銅製のシートが貼られており，頭上の位置に熱交換装置が取りつけられていて，この中に冷水を流す。2℃に冷却された高流速で流れる水が，運動中に対象者から放出された熱を吸収する。対象者が休息するときは，流速を低くしてより暖かい水を流す。模式図に示したオリジナルの自転車エルゴメータでは，後輪が発電機のシャフトに接していて電球に電力を送る。より後期のエルゴメータでは，後輪部分が銅製になった。電磁場中での回転するホイールによって電流が発生し，これで力の出力を測定する。

者の移動が生じる運動での測定には適さない。

開放回路肺活量測定

開放回路肺活量測定は，運動中の酸素摂取量の測定のために最も広く使用されている方法である。酸素20.93％，二酸化炭素0.03％，窒素79.04％の一定組成の周囲空気を対象者に吸入させる。窒素には，少量の不活性ガスも含まれる。吸入する周囲空気に対する呼気中の酸素および二酸化炭素の割合の変化は，進行中のエネルギー代謝プロセスを間接的に反映する。規定の時間内に呼吸する空気の量および呼気の組成の2種類の要因を分析することで，酸素摂取量を測定する。

身体活動中の酸素摂取量を測定する一般的な開放回路法による間接熱量測定として，バッグ法，携帯式肺活量測定法，およびコンピュータ化装置の3種類がある。

バッグ法

バッグ法を図7-9に示す。この例では対象者が双方向-高速度-低抵抗呼吸弁を備えるヘッドギアを装着して，自転車エルゴメータに乗っている。周囲の空気が一方の側の弁を通って回路に入り，他方の側の弁を通って排出される。次に呼気を大型のキャンバスまた

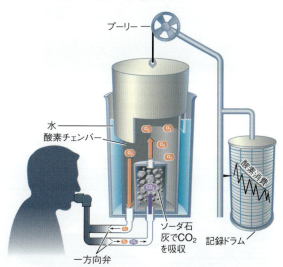

図7-8 閉鎖回路法では，あらかじめ100％酸素で満たした肺活量計を使用する。対象者が肺活量計から再呼吸する際にソーダ石灰が呼気から二酸化炭素を取り除く。校正された肺活量計中の酸素の初期体積と最終体積の差から，測定期間中の酸素消費量が示される。

はプラスチックバッグまたはゴム製計測バルーンに入れるか，ガス計測器に直接通過させて，空気の量を測

定する。呼気を一定量ずつ採って酸素および二酸化炭素の組成を分析した後に，$\dot{V}O_2$および熱量を計算する。

携帯式肺活量測定法

1940年代初期にドイツの科学者が，身体活動中に消費されたエネルギーを間接的に測定する軽量の携帯システムを完成させた。ここでの身体活動には，戦争に関係した完全装備の状態での異なる地域への移動，戦車および航空機を含む移動手段の操縦，および戦闘中に兵士が遭遇するであろう任務のシミュレーションが含まれていた。それ以来，数多くの異なる携帯システムが設計，テストされ，またさまざまに応用されてきた。これらの携帯システムのほとんどは最新のコンピュータ技術を用いており，固定式で特定目的専用のデスクトップシステムや伝統的なバッグシステムと比較しても，十分に許容できる結果が得られるものになっている。市販の携帯式代謝データ収集システムの応用例を図7-10に示す。最近出現した新たなシステムとして，手首に装着できる超小型システムがある。これらのシステムでは，搭載されたコンピュータが，呼気中の酸素および二酸化炭素ならびに呼吸気流の流動力学および量を測定する微細設計された装置から受信した電子シグナルに基づいて代謝の計算を行う。データはマイクロチップに保存され，後からその分析を行う。より進んだシステムとして，血圧，心拍数および体温の自動モニターや，トレッドミル，自転車エルゴメータ，ステッパー（踏み台昇降），ローアー（漕艇），水泳の水流，抵抗負荷装置，またはその他の運動用具の速度，時間および作業負荷を調節するよう前もってセットされた装置などがある。

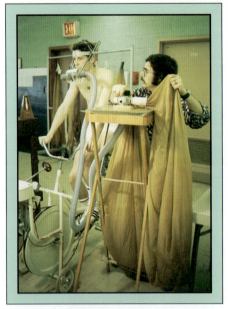

図7-9 開放回路肺活量測定（バッグ法）による自転車エルゴメータ運動中の酸素摂取量の測定。

> **Q 質問とノート**
> - 開放回路肺活量測定と閉鎖回路肺活量測定の主要な違いを簡潔に述べよ。
> - 周囲空気中の酸素，二酸化炭素，および窒素の組成を百分率値で示せ。

> **ⓘ インフォメーション**
>
> **酸素1Lに相当するkcal数**
> 混合食を燃焼させたと仮定した場合に，定常速度の有酸素性代謝条件下における酸素摂取によるエネルギー消費を推定するための適切な変換係数は，酸素消費量1Lあたり5.0kcal（四捨五入値）である。

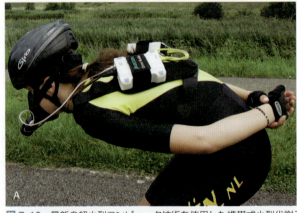
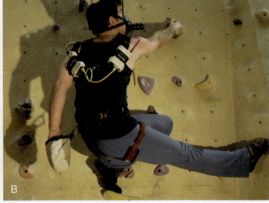

図7-10 最新の超小型コンピュータ技術を使用した携帯式小型代謝データ収集システム。酸素および二酸化炭素の分析セルを内蔵して高感度微量気流計を装備し，(A) インラインスケートや (B) ウォールクライミングなどのさまざまな活動中の酸素摂取量を開放回路法で測定する。(写真はCareFusion Corporation〈旧VIASYS Healthcare［SensorMedics, Jaeger］〉による)

BOX 7-3

装置の校正方法

ほとんどの測定機器は，不定誤差および定誤差の2種類の誤差を示す．

不定誤差とは予測できない誤差であり，一定しないスコアを生じる（すなわち，スコアがプラス方向およびマイナス方向の両方にランダムに変動する）．不定誤差の原因としては，(1) 機器の計測誤差，(2) コントロールされていない環境の影響の作用（温度または大気圧），および (3) 機器の操作に固有の可変的機能がある．

定誤差には，最終スコアに一定量の値が加わったり差し引かれたりする系統誤差が含まれる．数多くの科学機器のゼロ点は一定のドリフトを示すので，確立された基準値よりも常に何単位か高く（または低く）計測される．

誤差の算出

安静時の呼気量（$\dot{V}_E$）を最大換気量（例：12～120 L/分）にいたるまで L/分単位で記録できる新しい換気量計 new ventilation meter (NM) の校正を行うものと仮定する．定誤差および不定誤差の算出では，基準機器（正しい値が得られることが既知の機器）を使用して得られた量に対して，NM で得られた量を比較する．この例では Tissot ガスメータ Tissot gasometer (TG)（**図1**参照）を気体量評価の基準機器として用いる．

NM を校正するために，対象者に双方向呼吸弁を介して周囲空気中で呼吸させ，低抵抗の蛇管で直列に接続した NM および TG に呼気を通過させる．

次の条件下で8分間にわたって1分換気量を測定する．すなわち，安静，軽い運動，中程度の運動，および強い運動．軽い運動条件での NM および TG の $\dot{V}_E$（L/分）ならびに両測定値間の差を**表1**に示す．

定誤差

両方法間の絶対差の平均値（−5.13 L/分，**表1**の右端の列）が定誤差を表す（すなわち，基準機器である TG と比較して NM では平均して 5.13 L/分だけ高い値が記

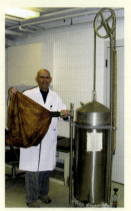

図1 最大125 L の気体を測定できる Tissot ガスメータ（水を充填して重量バランスをとる肺活量計）．呼気を含む計測バルーンの内容物をガスメータに送って精密に測定を行う．

録される）．各 NM 記録値から定誤差を差し引いて TG 値により近づけることができる．定誤差は**校正係数**と呼ばれることもある．

不定誤差

差の標準偏差（±1.38 L/分，**表1**の右端の列）が NM の不定誤差を表す．平均基準気体量に対する百分率値で表せば（[1.38 L/分÷32.99 L/分]×100），不定誤差は実際の気体量の±4.2%に相当する．不定誤差は正確な量を記録する際のランダムで一定しない誤差を表すので，TG による「真の」量により近づけるために加えたり引いたりすることはできない．NM のこの程度の不定誤差が，使用にあたり問題にならないか決定しなければならない．

異なる量における誤差

前の例では，平均約 30 L/分の量での定誤差および不定誤差を示した．これと同一手順を異なる量の呼気で調

表1 新しい換気量計（NM）および基準となる Tissot ガスメータ（TG）での換気データ

分	TG での量 (L/分)	NM での量 (L/分)	TG での量−NM での量 (L/分)
1	29.6	35.9	−6.2
2	33.8	38.5	−4.7
3	31.2	36.3	−5.1
4	31.2	34.7	−3.5
5	30.6	36.9	−6.3
6	40.5	43.0	−2.5
7	39.5	45.9	−6.4
8	27.5	33.8	−6.3
	$\bar{X}$=32.99	$\bar{X}$=38.13	差の平均値=−5.13
	SD=4.37	SD=3.95	差の標準偏差=1.38

表2　6点の換気量の範囲での定誤差および不定誤差				
換気量の範囲 (L/分)	平均基準量 (L/分)	定誤差 (L/分)	不定誤差 (L/分)	基準量に対する不定 誤差の割合（%）
8〜15	12.3	−5.0	0.113	0.92
15〜25	18.4	−5.10	0.52	2.8
30〜40	32.9	−5.13	1.38	4.2
50〜75	65.2	−5.10	3.85	5.9
75〜100	81.7	−5.0	6.05	7.4
+100	104.1	−5.2	12.80	12.3

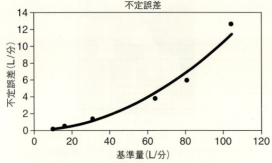

図2　基準量に対して不定誤差（L/分）をプロットしたグラフ。換気量が最高の点（100 L/分を上回る点）での不定誤差は12.8 L/分であり、これは基準量の12.3%に相当する（表2参照）。

べて、機器に入る量の大小に応じて誤差（定誤差および不定誤差）が変化するか否かを明らかにした。6点の換気量の範囲での定誤差および不定誤差のデータを表2に示す。（この表には表1のデータも含めた。）

この例では、異なる容量範囲を通して定誤差が安定に保たれていることに注意されたい。しかしこれは不定誤差にはあてはまらなかった。平均基準量（L/分）に対して不定誤差（L/分）をプロットした図2から、新しい機器の誤差が次第に大きくなることが明らかとなった。この誤差は、基準機器の換気量が最大の点で±12.3%（12.8÷104.1×100）に達した（図2参照）。

解釈

定誤差は修正したり理由を述べたりすることができるが、不定誤差ではこのようなことはできない。誤差の程度が許容できないレベルであるか否かを結論づける前に、特定の不定誤差の影響を計算する必要がある。例えば±2〜4%の$\dot{V}_E$の不定誤差自体は大きな誤差とはみなされないが、酸素消費量の計算に使用する場合には、許容できないレベルの誤差になることが考えられる。換気率が最高の点がこれに相当しており、校正データからは、この点では新しい機器の誤差がより大きく不定になることが示される。したがってこの新しい機器は、酸素摂取量を計算するための換気量の測定には使用すべきでない。

Q 質問とノート

- 2種類の機器の誤差をあげよ。
- 2種類の誤差のうち、補正したり理由を示すことができるのはいずれの誤差か？

必要な校正

特定の自動システムのみかけの精巧さにかかわらず、その測定機器の正確性は出力データに反映される。測定機器の正確性および妥当性を保つには、確立された参照基準を用いた慎重かつ頻繁な校正が必要である。代謝の測定では、呼吸した空気の量を測定する機器や、酸素および二酸化炭素を測定する分析装置を頻繁に校正する必要がある。ほとんどのテスト施設には、校正を目的とした基準機器がある。

直接熱量測定および間接熱量測定の比較

直接熱量測定および間接熱量測定を使用して同時にテストを行ったエネルギー代謝から、間接法の妥当性を裏づける有力な証拠が示されている。19世紀の終わり頃、AtwaterとRosaが図7-7に示したものと同様の熱量測定装置内で3人の男性を40日間にわたって生活させて、2種類の熱量測定法の比較を行った。直接法で測定した1日のエネルギー出力は平均2723 kcalであり、酸素摂取量の閉鎖回路測定を用いて間接法で計算した熱産生は2717 kcalであった。中程度の運動に基づく動物およびヒトでの別の実験でも、直接および間接法の値はほぼ一致している。ほとんどの場合において、差は平均して±1%未満であった。AtwaterとRosaの熱量測定実験における±0.2%の誤差は、これらの実験では手づくりの装置が使用されていたことを考えれば、実に立派な成績である。

水の二重標識法

　水の二重標識法は同位体に基づく方法であり，通常のテスト手順で行われる拘束をすることなく自由な生活条件で小児および成人の対象者群の総1日エネルギー消費量および平均1日エネルギー消費量を安全に推定できる方法である。二重標識水の使用には費用がかかること，および精巧な測定機器が必要であることから，本法をルーチンに使用したテストはほとんどない。しかし本法による測定は，長きにわたって総1日エネルギー消費量を推定する他の方法を確認するための基準または標準になっている。

　安定な非放射性同位体である重水素（^2H）および重酸素（^{18}O）を既知濃度に含む大量の水（それゆえ，**二重標識水**と称する）を対象者に摂取させる。同位体は全身の体液に分布する。標識水素は，汗，尿，および肺からの水蒸気として体内から放出され（^2H_2O），標識酸素はエネルギー代謝で三大栄養素酸化時に産生される水（$H_2^{18}O$）および二酸化炭素（$C^{18}O_2$）として放出される。通常の生体の背景レベルに対する同位体の質量分析比による2種類の同位体の消失率の差から，測定期間中の総CO_2産生量を推定する。CO_2産生量および推定（または実測）による呼吸商（RQ）の値0.85（次項参照）に基づいて酸素消費量を推定する。

　通常の状況下では，二重標識水を摂取させる前の尿または唾液の分析を，^{18}Oおよび^2Hの対照ベースライン値に用いる。摂取させた同位体が全身の体液に分布するには約5時間を要する。この時点を過ぎてから濃縮した尿または唾液のサンプルの1回目の分析を行い，引き続いてテスト期間（通常は3週間まで）を通して毎日（または毎週）行う。サンプル中の両同位体の濃度の漸減からCO_2産生率を算出し，ここから$\dot{V}O_2$を算出することができる。水の二重標識法は長期間にわたって個人の総エネルギー消費量を評価するための理想的な方法であり，安静状態でのテストや苛酷運動でのテストで用いることができ，後者には，エベレスト登山，ツール・ド・フランスの自転車走行，南極横断，軍事活動，宇宙船外活動，持久走，持久水泳などが含まれる。

酸素の熱量変換

　ボンベ熱量計テストから，炭水化物，脂質およびタンパク質の混合物を1Lの酸素中で燃焼させると約4.82 kcalが放出されることが示されている。代謝の場合は変動が一段と大きいが，この**酸素の熱量値**のばらつきは±2～4%の範囲内にある。

　1L当たり5.0 kcalのエネルギー-酸素当量は，任意の有酸素性身体活動を基準の熱量（エネルギー）の枠組みに変換する際の便利な物差しになる。酸素摂取量の測定による間接熱量測定は，ほとんどの身体活動の熱量コストを定量化する基礎となる方法である。

呼吸商

　ある分子の炭素および水素原子が最終産物の二酸化炭素および水へと完全に酸化するのに要する酸素の量は異なっている。これは，炭水化物，脂質，およびタンパク質の組成に固有の化学的な差に起因する。このため消費される酸素に対する産生される二酸化炭素の量は，代謝される基質によって決まる。**呼吸商 respiratory quotient（RQ）** とは以下の代謝気体交換比を指す。

$$RQ = CO_2産生量 \div O_2消費量$$

　RQは，安静時および有酸素運動でエネルギーを産生するために異化される混合栄養物の概算値を得るのに役立つ。また酸素の熱量当量は酸化される栄養に応じて異なるので，生体の熱産生（kcal）を正確に測定するには，酸素摂取量およびRQの両方に関する情報が必要である。

炭水化物の呼吸商

　炭水化物の燃焼で消費されるすべての酸素は，炭水化物分子中の炭素を酸化するのに使われて二酸化炭素になる。これは，水素原子に対する酸素原子の比が常に水と同じく2：1の比で存在するからである。1分子のグルコースを完全に酸化するには6個の酸素分子が必要であり，以下のように6分子の二酸化炭素および水が産生される。

$$C_6H_{12}O_6 + 6O_2 \rightarrow 6CO_2 + 6H_2O$$

　グルコース酸化時のガス交換では，消費されるO_2分子と同数のCO_2分子が産生される。したがって炭水化物のRQは1.00に等しい。

$$RQ = 6CO_2 \div 6O_2 = 1.00$$

脂質の呼吸商

　脂質の化学組成は，炭水化物とは異なっている。これは，脂質に含まれる酸素原子が，炭水化物の場合と比較して水素原子や炭素原子より少ないからである。したがって脂質を異化してエネルギーを産生するには，二酸化炭素の産生を大きく上回る酸素が必要である。典型的な脂肪酸であるパルミチン酸を二酸化炭素および水に酸化すると，16分子の二酸化炭素ごとに

23分子の酸素を消費する。この変換を以下のRQ計算式にまとめる。

$$C_{16}H_{32}O_2 + 23O_2 \rightarrow 16CO_2 + 16H_2O$$

$$RQ = 16CO_2 \div 23O_2 = 0.696$$

一般に，酸化される脂肪酸の炭素鎖の長さに応じて0.69〜0.73の範囲を変動する脂質のRQには0.70の値を使用する。

タンパク質の呼吸商

エネルギー代謝中にタンパク質が二酸化炭素および水に酸化されることはない。肝臓はアミノ酸分子から最初に脱アミノ化して窒素を取り除き，その後に窒素および硫黄の断片を尿，汗，および便中に排泄する。残る「ケト酸」断片が二酸化炭素および水へと酸化されて，生体が仕事をするためのエネルギーを供給する。完全燃焼されるためには，短鎖ケト酸が産生される二酸化炭素よりも多くの酸素が必要である。例えば，タンパク質であるアルブミンは以下のように酸化される。

$$C_{72}H_{112}N_2O_{22}S + 77O_2 \rightarrow$$
$$63CO_2 + 38H_2O + SO_3 + 9CO(NH_2)_2$$
$$RQ = 63CO_2 \div 77O_2 = 0.818$$

タンパク質のRQを特徴づける一般的な値は0.82である。

混合食の呼吸商

ベッドでの完全な休息から軽度な有酸素性歩行またはゆったりとしたジョギングまでの範囲の活動時には，純粋な炭水化物または純粋な脂肪の酸化がRQに反映されることはほぼない。そのかわりに，0.70〜1.00の間の中間的なRQで混合栄養物の代謝が生じる。ここではほとんどの場合に，酸素1L当たりのエネルギー変換の熱量当量に4.825 kcalを用いて，炭水化物が40%で脂肪が60%の混合物の代謝によるRQが0.82であるものと仮定する。4.825 kcalの値を用いた場合，一定の酸素摂取率によるエネルギー代謝の推定で考えられる最大の誤差は約±4.0%に等しい。

さまざまな非タンパク質のRQ値についての1Lの酸素摂取量当たりのエネルギー消費を表7-1に示す。またこれに対応してエネルギー産生に使用した炭水化物および脂肪の割合（%）およびグラム数も示す。非タンパク質のRQ値は，代謝混合物が炭水化物および脂肪のみからなるものと仮定する。以下のように表を解釈する。

30分間の有酸素運動中の酸素摂取量は平均して3.22 L/分，CO_2産生は2.78 L/分であるものと仮定する。$\dot{V}CO_2 \div \dot{V}O_2$（2.78÷3.22）として計算したRQ値は0.86に等しい。表7-1のこのRQ値（左列）は，1Lの酸素摂取量当たり4.875 kcalのエネルギーに相当し，またこれは15.7 kcal/分（3.22 L O_2/分×4.875 kcal）の運動エネルギー出力に相当する。非タンパク質のRQによれば，熱量の54.1%が炭水化物の燃焼に由来し，45.9%が脂肪に由来する。30分間の運動時間中に消費された総熱量は471 kcal（15.7 kcal/分×30）に等しい。

呼吸交換比

RQを適用するには，栄養代謝による細胞レベルでの交換が，肺で測定する酸素および二酸化炭素の交換に反映されるとの前提条件が求められる。休息時およ

> **ⓘ インフォメーション**
>
> **酸素ドリフト**
> $\dot{V}O_2$は以下の運動条件下で上昇する。すなわち，(1) $\dot{V}O_2$maxを約70%上回るレベルの強度で運動を行う場合，(2) $\dot{V}O_2$maxに対する割合は低いがより長時間（>30分間）にわたって運動を行う場合，(3) 高温多湿の環境で長時間にわたって運動を行う場合。エネルギー要求量は変化しなくとも，これらの条件では$\dot{V}O_2$が上昇する。この$\dot{V}O_2$の上方ドリフトの原因として，血中のカテコールアミン濃度の上昇，乳酸の蓄積（十分に強い運動の場合），基質の利用のシフト（炭水化物の使用増加），換気エネルギーコストの上昇，および体温の上昇がある。

> **Q 質問とノート**
>
> - RQを計算するための式を示せ。
>
> - 三大栄養素の「一般的な」RQ値を示せ。
> ・炭水化物：
> ・脂質：
> ・タンパク質：
>
> - RQ=0.86の非タンパク質について，1LのO_2摂取量当たりのkcal値を示せ。

> **ⓘ インフォメーション**
>
> **呼吸商と呼吸交換比**
> 呼吸交換比（消費されたO_2に対する産生されたCO_2の比）は全身で生じたものを表すのに対し，呼吸商（消費されたO_2に対する産生されたCO_2の比）は細胞レベルでの基質代謝によるガス交換を表す。

び乳酸の蓄積がない軽度〜中程度の一定速度での有酸素運動条件時には，この前提条件が有効である．さまざまな要因によって，肺における酸素および二酸化炭素の交換が変化することがあるので，ガス交換比は細胞エネルギー代謝における基質混合物のみを反映するのではない．例えば過換気では，本来の代謝需要と比較して比例的範囲から逸脱するほど高レベルまで呼吸が増加するので，二酸化炭素の排出が増加する．過呼吸によってガスが呼気中に「吹き飛ばされる」ので，血中の正常レベルの二酸化炭素が減少する．これに対応する酸素摂取量の増加に伴う追加的な二酸化炭素排出はない．このため交換比が1.00を超えることも少なくない．呼吸生理学者は，このような条件下で消費された**酸素に対する産生された二酸化炭素の比**を，**呼吸交換比 respiratory exchange ratio（R または RER）**と称している．この比はRQと全く同じ方法で算出する．1.00を上回る呼吸交換比の上昇があっても，食料の酸化をその原因とすることはできない．

Rが通常1.00を上回るレベルに上昇するもう1つの状況として，消耗性の運動がある．適切な酸塩基平衡を維持するために，血中の重炭酸ナトリウムが無酸素性代謝時に産生された乳酸を以下の反応で緩衝化または「中和」する．

$$HLa + NaHCO_3 \rightarrow NaLa + H_2CO_3 \rightarrow H_2O + CO_2 \rightarrow 肺$$

乳酸の緩衝化によって炭酸の産生がより弱くなる．肺毛細管において炭酸がその構成要素である二酸化炭素と水に分解し，二酸化炭素が肺から容易に排出できるようになる．緩衝化によって細胞エネルギー代謝で通常放出される量を上回るレベルまで「追加の」二酸化炭素が呼気中に排出されるので，Rが1.00を上回る値へと上昇する．

消耗する運動の後には，二酸化炭素が体液中に残存して蓄積した乳酸を緩衝化する重炭酸塩を補充するので，R値が相対的に低くなる．この作用によって呼出される二酸化炭素が減少するが，酸素摂取量への影響はなく，このためRは0.70未満へと低下する．

表7-1 非タンパク質の呼吸商についての酸素の熱当量，ならびに対応する炭水化物および脂肪のkcal値およびグラム数の割合（％）

非タンパク質のRQ	1LのO₂摂取量当たりのkcal値	kcal値の由来の割合（％）		1LのO₂摂取量当たりのグラム数	
		炭水化物	脂肪	炭水化物	脂肪
0.707	4.686	0.0	100.0	0.000	0.469
0.71	4.690	1.1	98.9	0.012	0.491
0.72	4.702	4.8	95.2	0.051	0.476
0.73	4.714	8.4	91.6	0.900	0.460
0.74	4.727	12.0	88.0	0.130	0.444
0.75	4.739	15.6	84.4	0.170	0.428
0.76	4.750	19.2	80.8	0.211	0.412
0.77	4.764	22.8	77.2	0.250	0.396
0.78	4.776	26.3	73.7	0.290	0.380
0.79	4.788	29.9	70.1	0.330	0.363
0.80	4.801	33.4	66.6	0.371	0.347
0.81	4.813	36.9	63.1	0.413	0.330
0.82	4.825	40.3	59.7	0.454	0.313
0.83	4.838	43.8	56.2	0.496	0.297
0.84	4.850	47.2	52.8	0.537	0.280
0.85	4.862	50.7	49.3	0.579	0.263
0.86	4.875	54.1	45.9	0.621	0.247
0.87	4.887	57.5	42.5	0.663	0.230
0.88	4.887	60.8	39.2	0.705	0.213
0.89	4.911	64.2	35.8	0.749	0.195
0.90	4.924	67.5	32.5	0.791	0.178
0.91	4.936	70.8	29.2	0.834	0.160
0.92	4.948	74.1	25.9	0.877	0.143
0.93	4.961	77.4	22.6	0.921	0.125
0.94	4.973	80.7	19.3	0.964	0.108
0.95	4.985	84.0	16.0	1.008	0.090
0.96	4.998	87.2	12.8	1.052	0.072
0.97	5.010	90.4	9.6	1.097	0.054
0.98	5.022	93.6	6.4	1.142	0.036
0.99	5.035	96.8	3.2	1.186	0.018
1.00	5.047	100.0	0	1.231	0.000

Zuntz, N.: Ueber die Bedeutung der verschiedenen Nährstoffe als Erzeuger der Muskelkraft.(Arch. Gesamta Physiol., Bonn, Ger.: LXXXIII, 557-571, 1901), Pflügers Arch. Physiol., 83: 557, 1901.より

最大酸素摂取量

最大酸素摂取量（$\dot{V}O_2max$，有酸素性作業力とも称する）は，ATPを産生するのに使用することができる酸素の最大量を1分間当たりで表した値に相当する。通常これが生じるのは，強い持久性の運動時である。図7-11のデータは，持続的な強い運動を必要とするスポーツを行う人が高い有酸素性エネルギー変換能力を有することを示している。

長距離走，水泳，自転車，およびクロスカントリースキー競技を行う人は，運動をしない人のほぼ2倍の有酸素運動能力を有している。このことは，持久運動能力が$\dot{V}O_2max$のみによって決定されることを意味するものではない。毛細血管密度，酵素，および筋線維の型など筋レベルでのその他の要因が，$\dot{V}O_2max$に対して高い割合（すなわち高血中乳酸濃度の閾値に達する程度）で運動を持続する能力に強く影響を与えている。$\dot{V}O_2max$からは，長期エネルギー系の能力に関する有用な情報が得られる。$\dot{V}O_2max$に到達するには，換気系，心臓血管系，および神経筋系の統合が必要であり，このことが本代謝測定項目に重要な生理的「意味」を与えている。本質的に$\dot{V}O_2max$は運動生理学の根本部分を表しており，有酸素運動能力および持久力の推定値を比較する際の標準として用いることができる。

$\dot{V}O_2max$のテストでは，最大有酸素性エネルギー変換が使用されるのに十分な強度および持続時間の大型筋群を活性化する運動タスクを使用する。典型的な運動として，トレッドミルでの歩行または走行，踏み台昇降，またはサイクリング，テザード泳，回流水槽での水泳，およびスイムベンチエルゴメータ法，ならび

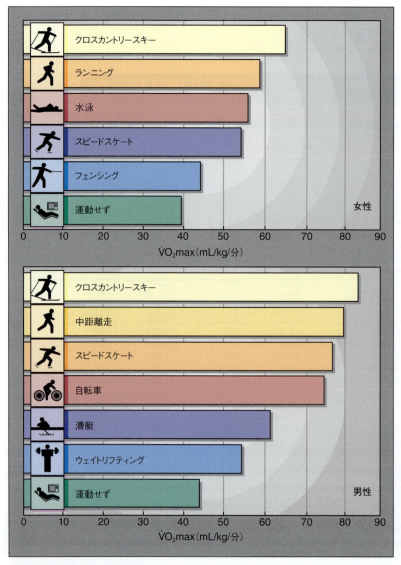

図7-11　さまざまな分野のスポーツにおけるオリンピッククラスの男性および女性アスリートの$\dot{V}O_2max$，および運動をしない健康な一般人との比較。(Saltin, B., and Åstrand, P.O.: Maximal oxygen uptake in athletes. *J. Appl. Physiol.*, 23: 353, 1967.より改変)

BOX 7-4

歩行テストを用いた $\dot{V}O_2max$ の予測

大規模対象者群で使用するために1980年代に考案された歩行テストを用いて，以下の変量から $\dot{V}O_2max$（L/分）を予測した．すなわち，体重（W）（単位：ポンド），年齢（A）（単位：歳），性別（G，0=女性，1=男性），1マイルトラック歩行の時間（T1）（単位：分および百分），および最後の1/4マイルの終了時のピーク心拍数（HRpeak）（単位：拍/分）（歩行直後の15秒間の心拍数を測定し，4をかけて拍/分に変換）．テストは，ジョギングまたはランニングをせずにできるだけ速く対象者に1マイルを歩行させて行った．

ほとんどの対象者の $\dot{V}O_2max$ は，実際の $\dot{V}O_2max$ の±0.335 L/分（±4.4 mL/kg/分）の範囲内となった．広範囲の一般人口集団（年齢30～69歳）でこの予測法を使用した．

計算式

式1
L/分単位での $\dot{V}O_2max$ の予測

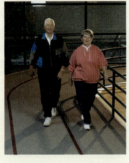

$$\dot{V}O_2max = 6.9652 + (0.0091 \times W) - (0.0257 \times A) \\ + (0.5955 \times G) - (0.224 \times T1) \\ - (0.0115 \times HRpeak)$$

式2
mL/kg/分単位での $\dot{V}O_2max$ の予測

$$\dot{V}O_2max = 132.853 - (0.0769 \times W) \\ - (0.3877 \times A) + (6.315 \times G) \\ - (3.2649 \times T1) - (0.1565 \times HRpeak)$$

例

次のデータによる $\dot{V}O_2max$（mL/kg/分）の予測．性別：女性，年齢：30歳，体重：155.5ポンド，T1：13.56分，HRpeak：145拍/分

式2に上の値を代入する．

$$\dot{V}O_2max = 132.853 - (0.0769 \times 155.5) \\ - (0.3877 \times 30.0) + (6.315 \times 0) \\ - (3.2649 \times 13.56) \\ - (0.1565 \times 145) \\ = 132.853 - (11.96) - (11.63) \\ + (0) - (44.27) - (22.69) \\ = 42.3\ mL/kg/分$$

に漕艇のシミュレーション，スキー，インラインスケート，階段昇降，アイススケート，および腕こぎ運動などがある．(1) $\dot{V}O_2max$ のテストの開発と標準化，および (2) 関連する年齢，性別，トレーニング状態，および身体組成の基準の確立に向けて，これまで多くの研究がなされてきた．

$\dot{V}O_2max$ の基準

次第に強度を増加させた運動中に酸素摂取量の横ばい化すなわちピーク到達によって（図7-12），有酸素性代謝の最大能力（すなわち「真の」$\dot{V}O_2max$）に達したことが示される．この判定基準が満たされない場合，または中心循環の動力学ではなく腕または下肢の局所筋疲労によってテスト実施が制限される場合には，通常は「ピーク酸素摂取量」（$\dot{V}O_2peak$）という用語でテスト中の最高酸素摂取量の値を表す．

図7-12のデータに，次第に強度を増加させたトレッドミル運動での酸素摂取量を示す．運動を継続するように励ましても対象者自身が中止を決断した場合

Q 質問とノート

● 1.00を上回るRの上昇はエネルギー産生のために酸化された三大栄養素を直接的に反映しているか？

● 乳酸の緩衝化から産生される物質は何か？

● 消耗する運動の後に典型的に認められるR値はどの程度か？

には，テストをとりやめた．この図には18人の酸素摂取量の平均値をプロットした．最も高い酸素摂取量は，対象者が最大運動レベルに達する前に認められた．ピーク到達基準によって，真の $\dot{V}O_2max$ 到達が裏づけられた．

運動の強度の増加に伴って，酸素摂取量のピーク到達，またはわずかな減少が必ずしも生じるわけではない．通常，酸素摂取量が最も高くなるのは，$\dot{V}O_2max$ がプラトー基準を満たしていなくとも，運動の最後の

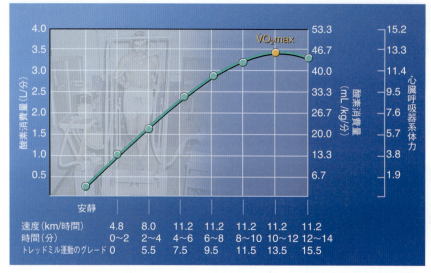

図 7-12 次第に強度を増加させたトレッドミル運動に伴う酸素摂取量のピーク到達。それぞれの点は，運動を行っていない18人の男性の平均酸素摂取量を表す。次第に強度を増した運動に伴って予想量まで酸素摂取量が増加できなくなるかわずかに減少している点が，最大酸素摂取量（$\dot{V}O_2$max）を表している。（データはミシガン大学，応用生理学研究所より）

1分間であった。$\dot{V}O_2$max（および$\dot{V}O_2$peak）を裏づけるために加えられる基準は，以下に示す代謝および生理学の3つの項目の反応に基づいている。

1. 特定のテストにおける過去の観察から通常予想されるなんらかの値までの間で，運動の強度に対して酸素摂取量が増加しなくなる（$\dot{V}O_2$maxの基準）。
2. 対象者が最大限に近い運動で乳酸の閾値を著しく超えていることを裏づける，血液100 mL当たり少なくとも70または80 mgもしくは約8～10 mmolに達する血中乳酸濃度（$\dot{V}O_2$peakの基準）。
3. 対象者が最大強度に近い運動を行ったことを示す，年齢から予測される最大心拍数または1.00を上回る呼吸交換比に達していること（$\dot{V}O_2$peakの基準）。

有酸素性作業力のテスト

さまざまな標準化テストによって$\dot{V}O_2$maxが評価されている。水泳，漕艇，およびアイススケートのテストを除き，いまだにこれらのテストは，筋強度，速度，体格，および技能とは関連づけられないままである。

$\dot{V}O_2$maxのテストでは，「超最大」作業を3～5分間持続する必要が生じることもあるが，通常は，対象者がやめるまで強度を次第に増加させる運動からなる**漸増運動負荷試験 graded exercise test** または **GXT** と呼ばれるテストである。一部の研究者らはエンドポイントを「消耗」と名づけているが，これは不正確であり，対象者はさまざまな理由でテストをやめることができるので，消耗が唯一の可能性ではない。真の精神的消耗ではなく，さまざまな精神的または動機づけに関する要因がこの決定に影響することが考えられる。「真の」$\dot{V}O_2$maxに到達するように対象者を説き伏せるには，かなり強くせきたてたり励ましたりする必要がある。小児および成人で，運動に伴って中枢（心臓呼吸器系）および末梢（局所筋）の不快感をきたすような，大きな努力を要する運動を過去に行った経験がない場合には，特別な困難に直面することになる。$\dot{V}O_2$maxテスト中に酸素摂取量がプラトーに到達するには，最大運動が要求されることから，高い動機づけと大きな**無酸素性要素**が必要である。

$\dot{V}O_2$maxテスト間の比較

通常は以下の2種類の$\dot{V}O_2$maxテストが使用される。

1. **連続式テスト**：漸増運動負荷の間に休息を設けない。
2. **中断式テスト**：漸増運動負荷の間に数分間の休息を設ける。

表7-2のデータに，6種類の一般的な連続式および中断式のトレッドミル法および自転車法のテストによる$\dot{V}O_2$maxスコアの体系的な比較を示す。

連続式および中断式の自転車テスト間に認められた$\dot{V}O_2$maxの差はわずか8 mLであり，このときの$\dot{V}O_2$maxの平均値はトレッドミルテストでの値を6.4～11.2％下回っていた。3種類のトレッドミルテスト間に認められた最も大きな差は1.2％にすぎなかった。これとは対照的に，歩行テストの場合に生じた$\dot{V}O_2$maxスコアは自転車テストで得られた値を約7％上回っていたが，3種類の走行テストの平均値を5％下回っていた。

いずれの自転車試験においても，強い運動時に大腿筋の局所的不快感が対象者から報告された。歩行の場

表 7-2　大学生による15分間の連続式および中断式の自転車テストおよびトレッドミルテストにおける平均$\dot{V}O_2max$

評価項目	自転車，中断式	自転車，連続式	トレッドミル，中断式，歩行-走行	トレッドミル，連続式，歩行	トレッドミル，中断式，走行	トレッドミル，連続式，走行
$\dot{V}O_2max$（mL/分）	3691±453	3683±448	4145±401	3944±395	4157±445	4109±424
$\dot{V}O_2max$（mL/kg/分）	50.0±6.9	49.9±7.0	56.6±7.3	56.6±7.6	55.5±7.6	55.5±6.8

値は平均値±標準偏差で示す。
McArdle, W.D., et al.: Comparison of continuous and discontinuous treadmill and bicycle tests for max $\dot{V}O_2$. *Med. Sci. Sport*, 5: 156, 1973.より改変

BOX 7-5

踏み台昇降テストを用いた$\dot{V}O_2max$の予測

標準踏み台昇降運動からの回復時心拍数によって，循環器系の体力および$\dot{V}O_2max$を十分に許容できる正確さで分類することができる。

テスト

4ステップの拍子（「上-上-下-下」）で対象者を高さ41 cm（体育館の標準的な座席の高さ）のベンチの昇降をさせる。女性の場合は88拍/分に設定したメトロノームに合わせて22回の完全な昇降を行わせる。男性の場合は96拍/分に設定したメトロノームを用いて24回の昇降を行わせる。

簡単なデモンストレーションと練習の時間を設けた後に，踏み台昇降運動を開始する。踏み台昇降運動後は立ったままで，回復期の5秒目から20秒目まで15秒間，別の人に心拍数を測定させる。回復期の15秒間の心拍数を1分間当たりの心拍数に変換する（15秒心拍数×4），次に，この値を予測$\dot{V}O_2max$の百分位数のランクに変換する（表を参照）。

計算式

以下の式を用いて年齢18〜24歳の男性および女性の踏み台昇降テストの回復期の心拍数から$\dot{V}O_2max$（mL/kg/分）を予測する。

男性：$\dot{V}O_2max = 111.33 - (0.42 \times$ 踏み台昇降テスト心拍数［拍/分］$)$

女性：$\dot{V}O_2max = 65.81 - (0.1847 \times$ 踏み台昇降テスト心拍数［拍/分］$)$

表の予測$\dot{V}O_2max$の列に，さまざまな回復期心拍数スコアの男性および女性の$\dot{V}O_2max$値を示す。

大学生の男性および女性の回復期心拍数の百分位数ランクおよび予測$\dot{V}O_2max$（mL/kg/分）

百分位数	女性の回復期心拍数	予測$\dot{V}O_2max$	男性の回復期心拍数	予測$\dot{V}O_2max$
100	128	42.2	120	60.9
95	140	40.0	124	59.3
90	148	38.5	128	57.6
85	152	37.7	136	54.2
80	156	37.0	140	52.5
75	158	36.6	144	50.9
70	160	36.3	148	49.2
65	162	35.9	149	48.8
60	163	35.7	152	47.5
55	164	35.5	154	46.7
50	166	35.1	156	45.8
45	168	34.8	160	44.1
40	170	34.4	162	43.3
35	171	34.2	164	42.5
30	172	34.0	166	41.6
25	176	33.3	168	40.8
20	180	32.6	172	39.1
15	182	32.2	176	37.4
10	184	31.8	178	36.6
5	196	29.6	184	34.1

McArdle, W.D., et al.: Percentile norms for a valid step test in college women. *Res. Q.*, 44: 498, 1973; McArdle, W.D., et al.: Reliability and interrelationships between maximal oxygen uptake, physical work capacity, and step test scores in college women. *Med. Sci. Sports*, 4: 182, 1972.より

合は，特により強度の高いトレッドミル評価において，下背部および腓腹筋の不快感が報告された。走行テストでは局所不快感の発生がほとんどなかったが，「息切れ」感と分類される全身疲労をきたした。連続式トレッドミル走行は，健康な対象者で簡単に行うことができる第1選択の方法である。平均してテスト実施の合計時間は12分間をわずかに上回る程度であり，一方で中断式の走行テストの実施時間は平均して約65分間であった。また15秒間隔で次第に運動の強度を高めていく連続式運動プロトコルでも$\dot{V}O_2max$に到達が可能である。このような方法を用いた場合の自転車運動またはトレッドミル運動での総テスト時間は平均して約5分間にすぎなかった。

一般的に使用されるトレッドミル運動プロトコル

健康な対象者および循環器疾患の対象者において$\dot{V}O_2max$を評価するために一般的に使用されている6種類のトレッドミル運動プロトコルを図7-13にまとめる。共通の特性として，運動実施時間ならびにトレッドミル運動の速度およびグレードの操作がある。**直線的漸増負荷試験（ramp test）**と称されるHarborトレッドミルテスト（例F）は，10分まで1分ごとにトレッドミル運動のグレードを対象者の体力に応じて1〜4％の範囲で一定量ずつ漸増させる，ユニークなテストである。この短時間の手順によって，酸素摂取量を最大レベルまで直線的に増加させる。健康な対象者およびモニタリングが行われている心臓病患者は，問題をきたすことなく本プロトコルを行うことができた。

$\dot{V}O_2max$を増加させるためのテストプロトコルの操作

最大酸素摂取テストにおいては，当然ながら測定者は，対象者がその能力の限界近くまで頑張るようにあらゆる努力を払ったものと想定される。このような努力には，テストスタッフまたは同僚からの口頭での励ましや，金銭的な報償が含まれる。テストが通常の生理学的基準を満たしていれば，そのテストスコアがその対象者の「真の」$\dot{V}O_2max$を表すと想定することができる。

あるテストでは44人の運動していないおよびトレーニングを積んだ男性および女性を対象として，運動を継続することを拒否する，いわゆる「消耗」するまで，連続式トレッドミル$\dot{V}O_2max$テストを行わせた。次に患者を2分間休息させてから2回目の$\dot{V}O_2max$テストを行った。テスト1の後，休息している最中に，測定者がトレッドミル運動のグレードを前テストの最終グレードから少なくとも2.5％引き下げた。またトレーニングを積んだ対象者については走行速度を11.0 km/時から9.0 km/時に引き下げ，運動をしていない対象者については9.0 km/時から6.0 km/時に引き下げた。2分後にトレッドミルの速度を30秒間かけてテスト1の速度まで上昇させ，この時点でトレッドミル運動のグレード（％）をテスト1で達成された最終グレードまで上昇させた。その後も再びテストをとりやめるまで，トレッドミル運動のグレードを2分ごとに上昇させた。対象者には，特に両テストの最後の数分間の運動時に，口頭で強く励ました。

$\dot{V}O_2max$スコアの平均値はテスト2のほうが1.4％高く，統計学的有意性が認められた。この小さな差は，連続式または中断式のテストの両方の酸素摂取量の計測値間に典型的に測定される差のほぼ2倍であった。普通に行った有酸素運動能力テストの後の「ブースター」テストにおいて最終酸素摂取量を増加させることができ，$\dot{V}O_2max$実施法に慎重に注意を払う必要性が示された。

$\dot{V}O_2max$に影響する要因

数多くの要因が$\dot{V}O_2max$に影響を与える。最も重要なものとして，運動種目および対象者のトレーニングの状態，遺伝，性別，身体組成，および年齢がある。

運動種目

異なる運動種目での$\dot{V}O_2max$の変化は，活性化された筋量を反映している。同一の人を対象にトレッドミル運動中の$\dot{V}O_2max$を測定した実験によって，最も高い値が得られている。踏み台昇降テストでは，トレッドミル運動での値とほぼ同じ$\dot{V}O_2max$スコアが得られ，この値は自転車エルゴメータテストでの値を有意に上回っている。腕こぎ運動の対象者の有酸素運動能力は，トレッドミル運動での$\dot{V}O_2max$の約70％にしか到達しない。

技能はあるがトレーニングしていない水泳選手の場合，トレッドミル運動での値より20％低い$\dot{V}O_2max$が水泳中に記録される。トレーニングを積んだ大学水泳選手で得られる$\dot{V}O_2max$値は，トレッドミル運動での値を11％下回るにすぎず，また一部のエリート競泳選

> **Q 質問とノート**
>
> - 漸増運動負荷試験中の$\dot{V}O_2max$到達の主要な基準を述べよ。
> - 2種類の$\dot{V}O_2max$テストの名称を述べよ。
> - $\dot{V}O_2max$を評価するために一般的に使用されるトレッドミル法を3種類あげよ。

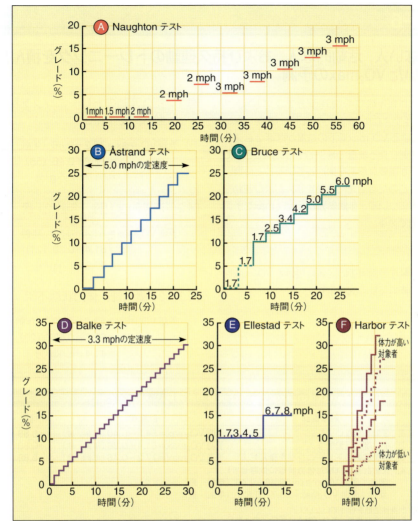

図7-13 一般的に使用される6種類のトレッドミルテスト法。**A.** Naughtonテスト。次第に強度を増加させながら3分間の運動と3分間の休息を交互に行う。グレードおよび速度によって運動の時間は変わる。**B.** Åstrandテスト。5 mph（マイル/時）の一定速度で運動を行う。0％グレード3分間の後に，2分ごとにグレードを2.5％ずつ上昇させる。**C.** Bruceテスト。グレード，速度または両方を3分ごとに変化させる。健康な対象者では0％および5％の運動は行わない。**D.** Balkeテスト。0％グレード1分間の後に2％グレード1分間を行い，1分間に1％ずつグレードを上昇させる（速度はすべて3.3 mph）。**E.** Ellestadテスト。最初のグレードは10％で，その後にグレード15％とし，速度は2分または3分ごとに増加させる。**F.** Harborテスト。快適な速度で3分間歩行させた後に，対象者が10分間で$\dot{V}O_2max$に到達するように，前もって選定した量（1％，2％，3％または4％）ずつ1分ごとにグレードを上昇させる。(Wasserman, K., et al.: *Principles of Exercise Testing and Interpretation*, 4th ed. Baltimore: Lippincott Williams & Wilkins, 1999.より）

手で水泳による有酸素運動能力テスト中に得られる$\dot{V}O_2max$値は，トレッドミル運動でのスコアと同等またはそれ以上であることから，この種の運動には明確なテスト特異性が存在する。これと同様にトレッドミル走行時の$\dot{V}O_2max$に等しい酸素摂取量が歩行中に得られる競歩選手には，明確な運動およびトレーニングの特異性が生じている。競輪選手が競輪時の最速の速度でペダルをこいだ場合にも，トレッドミル運動での スコアと同等の$\dot{V}O_2max$値に達する。

トレッドミルは，健康な対象者で$\dot{V}O_2max$を測定する際に第1に選択すべきテスト機器である。トレッドミルは運動の強度の定量化と調節を容易に行うことができる。トレッドミルでは他の運動種目と比較して，$\dot{V}O_2max$または$\dot{V}O_2peak$を確定するための1種類以上の基準に対象者がより容易に到達することができる。踏み台昇降または自転車運動は，テスト室外の「実地」

BOX 7-6

運動をしない人，活動的な人，および持久運動のトレーニングを積んだ人での，年齢を用いた$\dot{V}O_2max$の予測

ほとんどの人は毎年約 0.4 mL/kg/分ずつ $\dot{V}O_2max$ が低下する（10 年で 4.0 mL/kg/分の低下）。運動しない人では，加齢による $\dot{V}O_2max$ 低下の速度がほぼ 2 倍速いことがある。年齢に伴う筋量の減少も十分に確証されているため，遺伝が重要な役割を果たしていることに疑いの余地はない。このため活発に運動する人および運動をしない人の両方について，年齢単独から $\dot{V}O_2max$ を予測することが可能である。

計算式

下の表に，年齢を予測因子の変数に用いて $\dot{V}O_2max$ を予測するための異なる計算式を示す。

例 1：持久運動のトレーニングを積んだ男性，年齢 55 歳（式 3）

予測 $\dot{V}O_2max$ = 77.2 − 0.46（年齢，歳）
= 77.2 − 0.46（55）
= 51.7 mL/kg/分

例 2：活動的な女性，年齢 21 歳（式 2）

予測 $\dot{V}O_2max$ = 61.4 − 0.39（年齢，歳）
= 61.4 − 0.39（21）
= 53.2 mL/kg/分

例 3：23 歳女性，体力状態不明（式 4）

予測 $\dot{V}O_2max$ = 53.7 − 0.537（年齢，歳）
= 53.7 − 0.537（23）
= 41.4 mL/kg/分

年齢から VO_2max（mL/kg/分）を予測する計算式

対象者群	計算式	相関性
1. 運動をしない人[a]	予測 $\dot{V}O_2max$ = 54.2 − 0.40（年齢，歳）	r = 0.88
2. 中程度に活動的な人[b]	予測 $\dot{V}O_2max$ = 61.4 − 0.39（年齢，歳）	r = 0.80
3. 持久運動のトレーニングを積んだ人[c]	予測 $\dot{V}O_2max$ = 77.2 − 0.46（年齢，歳）	r = 0.89
4. 代替計算式（相対体力状態に依存せず） 男性：予測 $\dot{V}O_2max$ = 59.48 − 0.46（年齢，歳） 女性：予測 $\dot{V}O_2max$ = 53.7 − 0.537（年齢，歳）		

[a] 身体活動を行っていない人。
[b] 週に 2 日程度，身体活動を時折行っている人。
[c] 身体活動を少なくとも 1 年間にわたって週 3 日間行っている人。

条件下での適切な代替運動として用いることができる。

遺伝

頻繁に質問が寄せられる事柄として，生理機能および運動能力に対する遺伝の相対的な影響に関する問題がある。例えば，持久系運動選手のきわめて高い有酸素運動能力は，遺伝によってどの程度決定づけられるのか？ 一部の研究者は，個人間の生理的および代謝的な能力の差を，遺伝的変動によってどの程度まで説明できるかとの問題に焦点を当てている。

社会経済的背景が同程度の両親により，同じ都市で育てられた 15 組の一卵性双生児（同一の受精卵に由来するので遺伝的背景が同一）および 15 組の二卵性双生児（異なる受精卵に由来するので通常の兄弟姉妹と同程度の差がある）を対象にテストが行われた。研究者は，$\dot{V}O_2max$ に認められた差の最大 93％ は，遺伝単独では説明できないと結論づけた。兄弟，二卵性双生児，および一卵性双生児の大規模集団でのその後のテストから，有酸素運動能力および持久運動能力に与える遺伝的要因の影響は，はるかに小さいことが示された。

現在推定されている遺伝的影響に起因する割合は，$\dot{V}O_2max$ が約 20〜30％，最大心拍数が 50％，身体作業能力が 70％ である。将来の研究によっていつの日か遺伝的影響の正確な上限が明らかにされるものと考えられるが，現在のデータからは，遺伝的要因が生理機能能力および運動能力に有意に寄与することが示されている。有酸素性作業力および無酸素性作業力の改善能ならびにトレーニングに対するほとんどの筋酵素の適応能にも，遺伝子型への強い依存性が存在する。このことを言い換えれば，一卵性双生児の両者は運動

トレーニングの状態

$\dot{V}O_2max$ は，測定時における対象者のトレーニングの状態に応じて評価しなければならない．トレーニングによって有酸素運動能力が6〜20％改善するが，トレーニング前のレベルに対する改善率は50％もの高さであると報告されている．対象者が最も運動をしない人である場合に，$\dot{V}O_2max$ が最も大きく改善する．

性別

女性の $\dot{V}O_2max$（mL/kg/分）は平均して男性の値を15〜30％下回るのが普通である．トレーニングを積んだアスリートの場合でも10〜20％の差が認められる．$\dot{V}O_2max$ を体重に対する相対値（mL/kg/分）やmL/FFM/分ではなく絶対値（L/分）で表した場合に，このような差は非常に大きくなる．世界クラスの男性および女性のクロスカントリースキー選手において，女性の $\dot{V}O_2max$ は43％低かった（6.54対3.75 L/分）が，$\dot{V}O_2max$ 比を表すのにアスリートの体重を使用したところ，15％まで差が縮まった（83.8対71.2 mL/kg/分．

$\dot{V}O_2max$ のみかけの性差は，身体組成および血中ヘモグロビン濃度の差に起因することが示されている．トレーニングを行っていない若年成人女性の体脂肪率は約25％であり，これに対応する男性の値は平均して15％である．トレーニングを積んだアスリートの体脂肪率はより低いが，この場合もトレーニングを積んだ女性のほうが同一条件の男性よりも体脂肪が有意に多くなっている．このように，男性は単に女性よりも筋量が多く脂肪が少ないことから，より多くの総有酸素性エネルギーを産生する．

また，おそらくテストステロン濃度が高いことから，男性は女性より10〜14％高いヘモグロビン濃度を示す．血液の酸素運搬能に差があるので男性は運動時により多くの酸素を循環させることができるため，有酸素運動能力に有利となる．

「平均的な」男性および「平均的な」女性間の通常の身体活動レベルの差からも，$\dot{V}O_2max$ の性差と考えられる理由が示されている．社会的な構造や制約のために，おそらく女性は男性よりも身体的に活発になる機会が少ないと考えられる．思春期前の小児でも，日常生活において男児のほうがより高い身体活動レベルを示す．

これら考えられる限界はあるものの，身体的に活発な女性の有酸素運動能力は運動しない男性の同能力を上回っている．例えば女性クロスカントリースキー選手の $\dot{V}O_2max$ は，トレーニングを積んでいない同年齢の男性より40％高いスコアである．

身体組成

体重（体質量）の差によって，$\dot{V}O_2max$（L/分）の個人間差のほぼ70％が説明される．したがって $\dot{V}O_2max$ をL/分で表した場合には，体格および身体組成が異なる個人間で $\dot{V}O_2max$ の有意な比較を行うのが困難になる．このためそれぞれの除数から独立して $\dot{V}O_2max$ が表されるのではないかと期待して，体表面積，体重（体質量，BM），除脂肪体重（FFM）または四肢体積あたりの値（すなわち $\dot{V}O_2max$ スコアをFFMやBMで割る）として酸素摂取量を表すことが一般的に行われている．

体重に大きな差がある，トレーニングを積んでいない男性および女性における典型的な酸素摂取量の値を表7-3に示す．これら対象者間での $\dot{V}O_2max$ の差の割合（％）は，L/分で表した場合が43％であった．$\dot{V}O_2max$ を体重当たりの値（L/kg/分）で表した場合も，女性はやはり約20％低い値を示し，FFMで割った場合は差が9％まで縮まった．

腕こぎ運動中の男性および女性の $\dot{V}O_2peak$ についても同様の所見が認められている．腕および肩の大きさで腕こぎ運動の $\dot{V}O_2peak$ を調節すると，値が男女間で均一化された．このことは，有酸素運動能力の性差は「活動している」筋質量の大きさを大きく反映することを示唆している．このような観察から，ATPを有酸素的に産生する活発な筋質量には性差が存在しないとの議論がなされている．その一方で，$\dot{V}O_2max$ または $\dot{V}O_2peak$ を身体組成のいくつかの測定項目で単純に割っても，認められる性差が自動的に「調節」されることはない．

年齢

異なる年齢の異なる人々による横断テストから推論を引き出すには限界があるものの，$\dot{V}O_2max$ の変化には暦年齢との関連性がある．得られているデータか

表7-3 酸素摂取量の異なる表現方法

項目	女性	男性	差(％)[a]
$\dot{V}O_2max$（L/分）	2.00	3.50	−43
$\dot{V}O_2max$（mL/分）	40.0	50.0	−20
$\dot{V}O_2max$（mL/kg FFM/分）	53.3	58.8	−9.0
体重（kg）	50	70	−29
体脂肪率	25	15	+67
FFM（kg）	37.5	59.5	−37

[a] 女性−男性
FFM＝除脂肪体重

質問とノート

- $\dot{V}O_2max$ に影響する5種類の要因をあげよ．

- 異なる運動種目によって異なる $\dot{V}O_2max$ 値が生じる理由を簡潔に説明せよ．

ら，生理機能に対する加齢の影響の可能性について洞察が示されている。

● **絶対値**　酸素摂取量（L/分）は成長期に劇的に増加する。小児の$\dot{V}O_2max$の長期テスト（長期間にわたって同一対象者で測定を実施）からは，その絶対値が6歳の約1.0 L/分から16歳では3.2 L/分にまで増加することが示されている。女児の$\dot{V}O_2max$は約14歳でピークに達し，それ以降は低下する。14歳の男児および女児間での$\dot{V}O_2max$（L/分）の差は約25％であり，16歳ではその差が50％にまで拡大する。

● **相対値**　$\dot{V}O_2max$を体重に対する値で表した場合，6～16歳の男児では約53 mL/kg/分で一定に保たれている。これとは対照的に女児の相対$\dot{V}O_2max$は，6歳時点での52.0 mL/kg/分から16歳では40.5 mL/kg/分へと次第に低下する。この相違の理由は，若い女性におけるより大きな体脂肪の蓄積で説明されるのが最も一般的である。

エアロビクスセンター長期テスト（www.cooperinstitute.org/research/）の1974～2006年に最大トレッドミルテストを含む連続的な健康診断を受けた女性3000人および男性16,000人を上回る20～96歳の対象者集団における最近の長期テストから，有酸素運動能力に対する年齢の影響が示されている。35歳を超えると$\dot{V}O_2max$が非直線的な割合で低下し，45歳以降はこれが加速して，60歳では男性の場合，35歳の時の値を平均して11％下回り，女性の場合，15％下回る（図7-14）。活動的な成人はすべての年齢で相対的に高い$\dot{V}O_2max$を維持するが，この場合でも有酸素性作業力は加齢に伴って低下する。しかしテストからは，年齢そのものよりも中年期の習慣的な身体活動レベルによって$\dot{V}O_2max$の変化がより大きく決定づけられることも示されている。

$\dot{V}O_2max$の予測

$\dot{V}O_2max$を直接測定するには高度なテスト施設およ

> **Q 質問とノート**
>
> ● $\dot{V}O_2$をmL/kg/分で表す根拠を説明せよ。
>
> ● $\dot{V}O_2max$に対する加齢の影響を簡潔に説明せよ。
>
> ● 以下の人の平均的$\dot{V}O_2max$を示せ（ヒント：図7-14参照）。
> 1. 20歳男性：
> 2. 40歳女性：
> 3. 65歳男性：
> 4. 75歳女性：

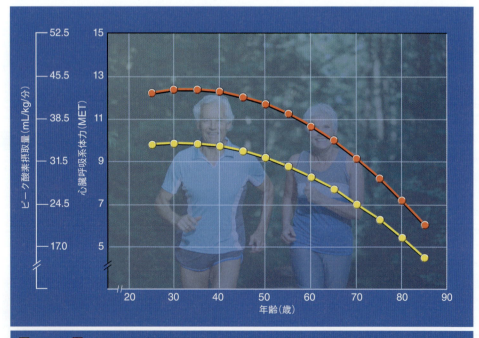

図7-14　男性および女性の大規模対象者群での長期テストにおける$\dot{V}O_2max$の一般的傾向。（Jackson, A., et al.: Role of lifestyle and aging on the longitudinal change in cardiorespiratory fitness. *Arch. Intern. Med.*, 169: 1781, 2009.より改変）

び機器が必要であり，ここには対象者が「全力で」テストを行う強い動機づけも含まれる。これに加えて適切な医学的許可を受けていない成人や，適切な安全措置を講じたり監督を受けることなくテストを受ける成人では，最大限の運動が危険な場合がある（第18章参照）。

これらの要求事項を考えて，最大下運動能力から$\dot{V}O_2max$を予測するための代替テストが考案されている（本章のBOX 7-4〜7-6参照）。最もよく知られている$\dot{V}O_2max$予測方法は，歩行および走行の運動能力を使用する方法である。これらの方法は試験室での正式な設定は必要なく，大規模対象者群で簡単に行うことができる。走行テストでは，所定の時間（5〜6分未満）で走る距離がおおむね$\dot{V}O_2max$によって決定されると仮定している。最初の走行テストでは対象者は15分間にできるだけの歩行-走行を行うことが求められたが，1968年版のテストでは12分間または2.4 kmに短縮された。

研究目的の数多くのテストの所見から，歩行および走行の能力を用いる場合の有酸素運動能力の予測を慎重に行わなければならないことが示唆されている。経験の浅い対象者では，一定レベルの動機づけおよび妥当なペース調整を確立することが非常に重要になる。対象者によっては走行テストで最初に速く走りすぎて，テストの進展（および疲労の増大）につれて速度を下げたりテストをやめたりすることがあるかもしれない。また別の対象者は，遅すぎる速度でテストを開始してそのままの速度でテストを続けて，最終的な走行スコアには生理的または代謝的な能力ではなく，不適切なペース調整や動機づけが反映されることになるかもしれない。

$\dot{V}O_2max$以外の要因によって歩行-走行の能力が決定づけられる。$\dot{V}O_2max$の最終予測スコアに関与する要因として，以下のものがある。

1. 体重
2. 肥満度
3. 効率的走法
4. 血中乳酸の蓄積なく持続可能な有酸素運動能力の割合

心拍数による$\dot{V}O_2max$の予測

運動中または運動後の心拍数から$\dot{V}O_2max$を予測するための一般的なテストでは，自転車エルゴメータ，モーター式トレッドミル，または踏み台昇降テストにおいて最大下の運動を行う標準化された方法を使用する。基本的にこれらのテストでは，軽度〜中程度のさまざまな強度の運動における心拍数および酸素摂取量

の間の線形的すなわち直線的な関係を利用する。この関連性の傾き（単位$\dot{V}O_2$増加当たりのHR増加率）に，対象者の有酸素性作業力（$\dot{V}O_2max$）が反映される。最大下運動における心拍数および酸素摂取量または運動の強度の関連性を示す点をグラフにプロットし，これらの点が最もよく近似される直線を引き，次に対象者の年齢で想定される最大心拍数（HRmax）まで直線を延長して$\dot{V}O_2max$を推定する。

例えば図7-15は，トレーニングを積んだ，およびトレーニングを積んでいない対象者でこの**外挿法**を用いたものである。最大下の自転車運動中に行った4回の測定によるデータ点を用いて，心拍数と酸素摂取量（HR-$\dot{V}O_2$）の関係を示す線を引く。各対象者のHR-$\dot{V}O_2$線は直線的傾向にあるが，個々の線の傾きには，心臓が1回の拍動で送り出す血液量（1回拍出量）の違いによる差が認められることがある。相対的に有酸素性作業力が高い対象者はより多くの運動を成し遂げることができ，HRmaxに達する前に，「体力」が低い対象者よりも高い酸素摂取量に達する。心拍数の増加が最も小さい対象者は，運動能力が最も高く，$\dot{V}O_2max$が最も大きくなる傾向にある。図7-15のデータから，HR-$\dot{V}O_2$線を心拍数195拍/分（これら大学生の対象者で想定される最大心拍数）まで外挿することで$\dot{V}O_2max$を予測する。

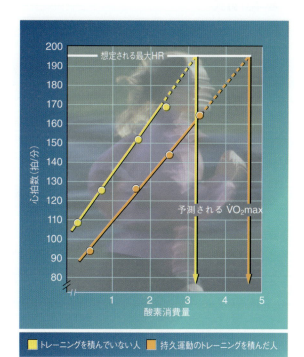

図7-15 漸増運動負荷試験によるトレーニングを積んでいない，および持久運動のトレーニングを積んだ対象者における最大下運動での心拍数および酸素摂取量の間の線形関係の外挿による最大酸素摂取量（$\dot{V}O_2max$）の予測。

以下の4項目の前提条件により，最大下運動での心拍数による$\dot{V}O_2max$予測の正確さには限度が生じる．

1. **HR-$\dot{V}O_2$（運動の強度）直線的な関連性**．軽度〜中程度のさまざまな強度の運動がこの前提条件を満たす．一部の対象者では，強い運動レベルにおいて，単位心拍数増加当たりの予想される酸素摂取量の増加を上回る方向へとHR-$\dot{V}O_2$線が彎曲したり漸近線を描いたりすることがある．酸素摂取量がHR-$\dot{V}O_2$線の外挿による予測を上回るレベルに上昇し，このため$\dot{V}O_2max$が過小評価されることになる．
2. **すべての対象者における同程度の最大心拍数**．同一年齢の対象者での平均最大心拍数の標準偏差は±10拍/分に等しい．HR-$\dot{V}O_2$線をこの年齢群で想定される最大心拍数である195拍/分に外挿したならば，最大心拍数が185拍/分の25歳の対象者の$\dot{V}O_2max$は過大評価されることになる．対象者の最大心拍数が210拍/分に等しい場合には，この逆になる．またHRmaxは年齢とともに低下する．年齢の影響を考慮せずに25歳の適切な推定値である195拍/分を最大心拍数と仮定することで，高齢の対象者が常に過大評価されることになる．
3. **一定の効率的走法の仮定**．運動レベルから最大下酸素摂取量を予測する際に，効率的走法のばらつきによって推定される$\dot{V}O_2max$が変化することが考えられる．走法の効率性が悪い（最大下での$\dot{V}O_2$が仮

BOX 7-7

Weir法によるエネルギー消費量の計算

1949年にグラスゴー大学のスコットランド人の医師で生理学者でもあるJ. B. Weirが，肺換気の測定項目および呼気中の酸素濃度（%）から，従来のRQ法の±1%の正確さで熱量消費（kcal/分）を推定するための簡単な方法を示した．

基本計算式

Weirは，タンパク質の分解による総エネルギー産生量を12.5%（ほとんどの人にとって十分に適切な値）とした場合に，以下の式でエネルギー消費量を計算できることを示した．

$$kcal/分 = \dot{V}_{E\,(STPD)} \times (1.044 - 0.0499 \times \%O_{2E})$$

なお，ここで$\dot{V}_{E\,(STPD)}$はSTPD条件に補正した呼気の毎分換気量（L/分）を表し，%O_{2E}は呼気中の酸素濃度（%）を表す．カッコ内の値（$1.044 - 0.0499 \times \%O_{2E}$）は「Weir係数」を表す．さまざまな%$O_{2E}$におけるWeir係数を表に示す．

この表は，%O_{2E}から対応するWeir係数を読み取って使用する．Weir係数に$\dot{V}_{E\,(STPD)}$をかけることで，エネルギー消費量をkcal/分単位で計算する．

例

対象者がトレッドミル走行を行ったところ，$\dot{V}_{E\,(STPD)}$＝50 L/分，%O_{2E}＝16.0%であった．以下のようにWeir法を用いてエネルギー消費量を計算する．

$$\begin{aligned} kcal/分 &= \dot{V}_{E\,(STPD)} \times (1.044 - 0.0499 \times \%O_{2E}) \\ &= 50 \times (1.044 - 0.0499 \times 16.0) \\ &= 50 \times 0.2456 \\ &= 12.3 \end{aligned}$$

Weirは，RQおよび$\dot{V}O_2$（単位：L/分）からkcal/分の値を計算する以下の式も導出している．

$$kcal/分 = (1.1 \times RQ + 3.9) \times \dot{V}O_2$$

Weir係数

Weir係数	%O_{2E}係数	Weir係数	%O_{2E}係数
14.50	0.3205	17.00	0.1957
14.60	0.3155	17.10	0.1907
14.70	0.3105	17.20	0.1857
14.80	0.3055	17.30	0.1807
14.90	0.3005	17.40	0.1757
15.00	0.2955	17.50	0.1707
15.10	0.2905	17.60	0.1658
15.20	0.2855	17.70	0.1608
15.30	0.2805	17.80	0.1558
15.40	0.2755	17.90	0.1508
15.50	0.2705	18.00	0.1468
15.60	0.2656	18.10	0.1408
15.70	0.2606	18.20	0.1368
15.80	0.2556	18.30	0.1308
15.90	0.2506	18.40	0.1268
16.00	0.2456	18.50	0.1208
16.10	0.2406	18.60	0.1168
16.20	0.2366	18.70	0.1109
16.30	0.2306	18.80	0.1068
16.40	0.2256	18.90	0.1009
16.50	0.2206	19.00	0.0969
16.60	0.2157	19.10	0.0909
16.70	0.2107	19.20	0.0868
16.80	0.2057	19.30	0.0809
16.90	0.2007	19.40	0.0769

%O_{2E}（呼気中の酸素濃度）が表中にない場合は，$1.044 - 0.0499 \times \%O_{2E}$として個々のWeir係数を計算すること．
Weir, J.B.: New methods for calculating metabolic rates with special reference to protein metabolism. *J. Physiol.*, 109: 1, 1949.より

定より高い）対象者では，非効率的な運動で酸素使用量が増すことで心拍数が増加するので，$\dot{V}O_2max$が過小評価されることになる。走法の効率性が高い対象者では，この逆になる。通常は，歩行，踏み台昇降運動，または自転車運動中の酸素摂取量の対象者間変動が±6％を超えることはない。小さく思われるテスト手順の修正が，運動の代謝コストに大きな影響を及ぼす。例えば，対象者がトレッドミルの手すりで支持する運動を行った場合，運動での酸素使用量が最高30％低下する。また，自転車エルゴメータや踏み台昇降テストでのリズムを維持しないと，酸素要求量が劇的に変化することがある。

4. **運動による心拍数の日間変動**。高い標準化条件下であっても最大下条件下での対象者の心拍数には，同一強度の運動で約±5拍／分の日間変動がある。この心拍数の変動が，さらなる誤差の原因となっている。

これら4項目の限界を考慮した場合に最大下運動の心拍数から予測した$\dot{V}O_2max$は，一般的にその対象者の実際の$\dot{V}O_2max$の10〜20％の範囲内の値になる。当然ながら研究を目的とする場合には，この誤差は大きすぎる。これらのテストは，エアロビクスのスクリーニングおよび分類により適している。

予測にあたっての注意事項

予測には誤差が含まれているものである。この誤差は推定値の**標準誤差 standard error of estimate（SEE）**と称し，予測値を求めたもとの式から計算する。推定値の誤差は，予測を行った変量の単位または百分率値で表す。例えば，歩行テストによる$\dot{V}O_2max$（mL/kg/分）の予測値が55 mL/kg/分に等しく，予測したスコアのSEEが±10 mL/kg/分に等しいものとする。このことは，実際の$\dot{V}O_2max$がおそらくは（68％の尤度〈可能性〉で）予測値の±10 mL/kg/分の範囲内，すなわち45〜65 mL/kg/分の範囲内となることを意味する。この例は比較的大きな誤差を表す例である（実際の値の±18.2％）。

予測誤差が大きいほど真のスコアの可能性のある範囲は広くなるので，当然のことながら予測スコアは役に立たなくなってしまう。誤差の程度を知ることなく，予測スコアの有用性を判断することはできない。予測を行う場合は常に，予測誤差の程度に照らして予測されたスコアを解釈しなければならない。誤差が小さい場合には，直接測定を行うことができない適切な状況において，$\dot{V}O_2max$の予測は有用となるであろう。

まとめ

1. 直接熱量測定および間接熱量測定によって，身体のエネルギー消費率を明らかにすることができる。直接熱量測定は，断熱した熱量計で実際の熱の産生を測定する。間接熱量測定は，閉鎖回路肺活量測定または開放回路肺活量測定を使用して，酸素摂取量および二酸化炭素産生量からエネルギー消費量を推測する。
2. 生体のすべてのエネルギー放出反応は，究極的には酸素の使用に依存している。一定速度で運動中の酸素摂取量を測定することで，間接的ではあるが正確なエネルギー消費の推定値を得ることができる。
3. 身体活動中の酸素摂取量を測定する一般的な開放回路法による間接熱量測定として，携帯式肺活量測定法，バッグ法およびコンピュータ化装置の3種類がある。
4. 各栄養分を完全に酸化するのに要する二酸化炭素産生量に対して酸素摂取量は異なっている。消費される酸素に対して産生される二酸化炭素の比（RQ）から，エネルギー産生のために異化される混合栄養物についての重要な情報が得られる。平均してRQは炭水化物が1.00であり，脂肪が0.70，タンパク質が0.82である。
5. それぞれのRQ値について，消費される酸素1Lに対する熱量の値が存在する。RQ-kcalの関係によって，運動中のエネルギー消費量が高い正確性で判定される。
6. 激しい運動中は乳酸の緩衝化で非代謝性の二酸化炭素が産生されるので，RQが特定の物質の使用に対応しなくなる。
7. さまざまな生理的および代謝的条件下での肺における二酸化炭素と酸素の交換が呼吸交換比（R）に反映される。Rは，エネルギー産生のために異化される混合三大栄養素を完全に反映するものではない。
8. $\dot{V}O_2max$は，さまざまな生理的補助系の機能能力を含む長時間の有酸素性エネルギー系の作業力に関して，信頼性のある重要な情報をもたらす。
9. 次第に強度を増加させた運動中に酸素摂取量の横ばい化すなわちピーク到達によって，有酸素性代謝の最大能力（すなわち「真の」$\dot{V}O_2max$）に達したことが示される。この判定基準が満たされない場合，または中心循環の動力学ではなく腕または下肢の局所筋疲労によってテストの実施が制限される場合には，通常は「ピーク酸素摂取量」（$\dot{V}O_2peak$）という用語でテスト中の最高酸素摂取量の値を表す。
10. さまざまな標準化テストによって$\dot{V}O_2max$が評価されている。水泳，漕艇，およびアイススケートのテストを除き，いまだこれらのテストは，筋強度，速度，体格，および技能とは関連づけられないままである。
11. $\dot{V}O_2max$のテストは，「超最大」作業を3〜5分間持続する必要が生じることがあるが，通常は対象者がやめるまで強度を次第に増加させる運動からなる漸増運動負荷試験（GXT）と呼ばれるテストである。
12. $\dot{V}O_2max$テストには，漸増運動負荷の間に休息を設けない連続式テスト，および漸増運動負荷の間に数分

間の休息を設ける中断式テストの2種類がある。
13. $\dot{V}O_2max$に影響を与える最も重要な要因として，運動種目，トレーニングの状態，遺伝，性別，身体組成，および年齢がある。
14. 体重（体質量）の差によって，$\dot{V}O_2max$（L/分）の個人間差のほぼ70％が説明される。
15. $\dot{V}O_2max$の変化には暦年齢との関連性がある。
16. 最大下運動での生理および能力のデータから$\dot{V}O_2max$を予測するテストは，分類のために重要である。予測の計算式の妥当性は以下の前提条件に依存している。すなわち，HR-$\dot{V}O_2$の直線性，年齢が同一のすべての対象者について最大心拍数が同程度であること，一定の効率的走法であること，および運動による心拍数の日間変動が比較的小さいことである。
17. $\dot{V}O_2max$の予測のための実地条件下での方法は，より精巧なテストによる有酸素運動能力の直接測定値が得られない場合に，スクリーニングのために有用な情報をもたらす。

問 題

1. 運動中の酸素摂取が熱産生と言い換えられる理由を説明せよ。

第 **8** 章

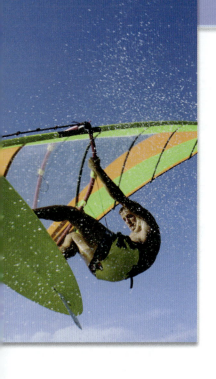

安静時および運動時のエネルギー消費量

本章の目的

- 基礎代謝量とは何か，また，その影響要因は何かを明らかにする。
- 体重がさまざまな身体活動時のエネルギー消費量に及ぼす影響について解説する。
- 1日の総エネルギー消費量の構成因子を明らかにする。
- 身体活動強度の評価方法について概説する。
- 基礎代謝量を予測する2つの式について解説する。
- 運動効率の概念について解説する。
- 歩行時および走運動時のエネルギー消費量の影響要因を3つあげる。
- 走運動時に比べ水泳時の運動効率が低いことの要因を明らかにする。

パート1　安静時のエネルギー消費量

1日の総エネルギー消費量 total daily energy expenditure（TDEE）の構成要素を図8-1に示す。

1. 基礎代謝量（睡眠に必要なエネルギー消費量に，覚醒時に要するエネルギー消費量を加えたもの）。
2. 食事誘導性体熱産生。
3. 身体活動および回復時に要するエネルギー消費量。

基礎（安静時）代謝量

ヒトは覚醒時に身体諸機能を維持するため，最低限のエネルギーを必要とする。次にあげる3つの条件下で測定した酸素摂取量をもとに算出した単位時間あたりのエネルギー消費量を，特に基礎代謝量 basal metabolic rate（BMR）と呼ぶ。

1. 測定前，少なくとも12時間の絶食状態（消化吸収後の状態）である。
2. 測定前，少なくとも12時間の安静状態である。
3. 適温に保たれた薄暗い部屋で30～60分静かに横になった後である。

上記の条件を満たしてこそBMRを正確に測ることができ，性，年齢，体重との関係を研究できる。食事や運動による体重維持プログラムを作成する際にもBMRを用いることが多い。なお，研究室にて厳しく統制された条件下で測定したBMRは，安静時代謝量よりもわずかに低いことが知られている。安静時代謝量は，軽い食事をとった後3～4時間経過時や安静後など，測定条件がBMRほど厳しく統制されていない場合に測定したエネルギー消費量をさす。本節では，基礎代謝量と安静時代謝量を区別せずに論じている。

体の大きさと安静時代謝量

BMRは体表面積 body surface area（BSA）あたりで表すことが多い（体表面積あたり，かつ1時間あたりのエネルギー消費量，すなわち $kcal/m^2/$時）。BMRはどの年代でも女性が男性よりも5～10％低い（図8-2）。女性でBMRが低い理由は，体脂肪率が高く，骨格筋量が少ないからと考えられる。20～40代では，男性のBMRは38 $kcal/m^2/$時，女性で35～36 $kcal/m^2/$時である。図8-2をみると，ある性・年齢におけるBMRの推定値が読み取れる。1日の安静時エネルギー必要量（kcal）は，図8-2で示したBMRと体表面積

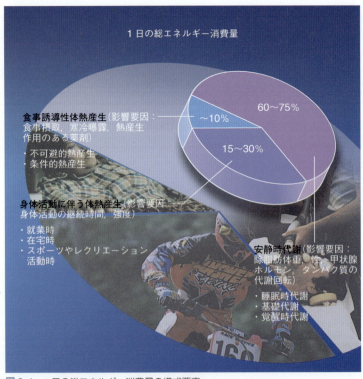

図8-1　1日の総エネルギー消費量の構成要素

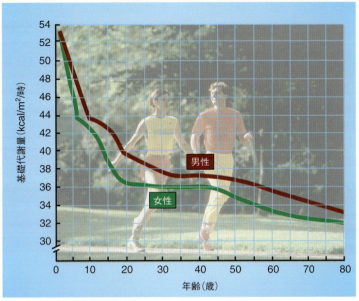

図 8-2　年齢に応じた基礎代謝量（データは Altman P. L., Dittmer, D.：*Metabolism*. Bethesda, MD: Federation of American Societies for Experimental Biology, 1968. より）

1 日のエネルギー消費量の推定

図 8-2 の曲線を用いることで 1 日の**安静時エネルギー消費量** resting daily energy expenditure（RDEE）を推定できる。例えば，20〜40 代男性では BMR の平均は 38 kcal/m²/時，女性で 35〜36 kcal/m²/時である。1 時間あたりの代謝量を推定するには，BMR に体表面積をかければよい。この 1 時間あたりの代謝量は，1 日の必要エネルギー摂取量を推定するのに役立つ。

体表面積を正確に測るのは非常に難しい。1900 年代初頭に報告されたある研究で，体表面積を推定する方法が提案された。その研究では，男性 8 人，女性 2 人に全身を覆うタイトな下着を着用させた上から，溶かしたパラフィンと紙で鋳型をとり，固まった鋳型を平面に伸ばして面積を計測し，体表面積を算出した。その結果，身長と体重が体表面積と強く関連することが見出され，そこから以下の推定式が構築された。

$$\text{体表面積 (m}^2\text{)} = 0.20247 \times \text{身長 (m)}^{0.725} \times \text{体重 (kg)}^{0.425}$$

体表面積算出の例：身長 1.778 m，体重 75 kg の男性

$$\begin{aligned}\text{体表面積 (m}^2\text{)} &= 0.20247 \times 1.778^{0.725} \times 75^{0.425} \\ &= 0.20247 \times 1.51775 \times 6.2647 \\ &= 1.925 \text{ m}^2\end{aligned}$$

ⓘ インフォメーション

子どもは大人よりランニングエコノミーが低い
　子どもは大人に比べランニングエコノミーが低い。ある一定速度で走るとき，子どもは大人に比べて，体重あたり 20〜30％余分に酸素を必要とする。子どもは体重に対する体表面積の比率やピッチが大きく，歩幅（ストライド長）が短い。これらの要因に加え，形態学的，バイオメカニクス的な要因が子どものランニングエコノミーの低さにつながっている。

仮にこの男性が 20 歳で，BMR の推定値が 36.5 kcal/m²/時ならば，上記の体表面積から，1 時間あたりの代謝率は 70.3 kcal（36.5 kcal/m²/時 × 1.925 m²）と推定できる。1 日に換算すると，RDEE は 1686 kcal となる（70.3 kcal × 24 時間）。

安静時エネルギー消費量の予測

体重（kg），身長（cm），年齢を変数とした以下の式を用いると，RDEE を十分な精度で推定できる。推定式は以下のとおりである。

女性：RDEE = 655 ＋（9.6 × 体重）＋
　　　　　（1.85 × 身長）−（4.7 × 年齢）

男性：RDEE = 66.0 ＋（13.7 × 体重）＋

$$(5.0 \times 身長) - (6.8 \times 年齢)$$

RDEE の算出例

女性，体重 62.7 kg，身長 172.5 cm，年齢 22.4 歳の場合

$$RDEE = 655 + (9.6 \times 62.7) + (1.85 \times 172.5) - (4.7 \times 22.4)$$
$$= 655 + 601.92 + 319.13 - 105.28$$
$$= 1471 \text{ kcal}$$

男性，体重 80 kg，身長 189.0 cm，年齢 30 歳の場合

$$RDEE = 66.0 + (13.7 \times 80) + (5.0 \times 189.0) - (6.8 \times 30.0)$$
$$= 66.0 + 1096 + 945 - 204$$
$$= 1903 \text{ kcal}$$

1日の総エネルギー消費量に影響する要因

TDEEに最も影響する3つの要因は，身体活動，食事誘導性体熱産生，気候である．妊娠も身体活動時のエネルギー消費量に影響を及ぼすため，TDEEの影響要因の1つである．

身体活動

身体活動はヒトのエネルギー消費量に大きく影響する．世界トップレベルのアスリートは，3～4時間のトレーニングでTDEEを倍近くまで増やすことができる．一般健常者でも，速めのウォーキングやジョギング，自転車運動，水泳など大筋群を使った運動をすることで，安静時の10倍近くまでエネルギー消費量を増やすことができる．一般に，**身体活動はTDEEの15～30％を占める**といわれている．

食事誘導性体熱産生

食物を摂取すると，一過性にエネルギー代謝が高まることが知られている．これは，食物の消化や吸収にエネルギーが必要とされるからである．これを**食事誘導性体熱産生** dietary-induced thermogenesis（DIT）または**食物による熱産生効果** thermic effect of food（TEF）と呼ぶ．摂取した食物の種類や量にもよるが，DITはおおむね食後1時間後に最大に達する．DITは，摂取した食物のエネルギーの10～35％に相当する．例えば，タンパク質のみの食事をした場合，DITは摂取した食物のエネルギーの25％にまで達するとされる．

タンパク質は熱産生効果が高いので，高タンパク質食が減量に効果的であると考える人も多い．同等のエネルギー量をもつ高脂質食や高炭水化物食に比べ，最終的に身体に取り込まれるエネルギー量が少ないというのが理由である．この点はあながち間違いではない．しかし，効果的な減量プログラムを考えるには，別の観点からも熟慮が必要であろう．例えば，高タンパク質食は，腎臓や肝臓に過度な負担をかける危険性がある．また，高タンパク質食には飽和脂肪酸が多く含まれており，血中のコレステロールを増加させる可能性がある．バランスのとれた食事には炭水化物やタンパク質，脂質の主要栄養素を組み合わせ，適量のビタミン，ミネラルを摂取することが重要である．減量のために食事制限と運動を組み合わせる場合は，タンパク質ではなく炭水化物が運動時のエネルギー基質となるのに加え，食事制限に伴って起こる除脂肪組織の減少を抑制する．

また，体重コントロールがうまくいかない人の中には，食事による体熱産生反応が弱まっていることがある．これには，遺伝的素因が影響している場合が多い．このような素因をもっていると，長年にわたり体脂肪が蓄積しやすい．定期的に運動している人では，TDEEに占めるDITの割合は相対的に低くなる．また，食事後の運動は食事による体熱産生を正常化させるともいわれている．この点から，食後のウォーキングは体に良いのかもしれない．

気候

気候も安静時代謝量に影響を及ぼす．例えば，熱帯気候の地域に住む人の安静時代謝量は，温帯気候の地域に住む人より5～20％高いことが知られている．暑熱環境での運動も，常温環境での同一作業負荷の運動に比べエネルギー消費量が約5％上昇し，酸素摂取量が増加することが知られている．体熱産生効果に影響する3つの要因は以下のとおりである．

> **Q 質問とノート**
> - BMRを正確に測定するための標準的な条件を2つあげよ．
> - BMRと年齢の一般的な関係性について説明せよ．
> - BMR測定における単位は何か．
> - 1日の総エネルギー消費量に影響する要因を3つあげよ．

1. 深部体温の上昇。
2. 汗腺活動の賦活化に伴うエネルギー需要量の増加。
3. 体循環の変化。

　体脂肪や衣服の防寒機能にもよるが，寒冷環境でもエネルギー消費量が増大することが知られている。厳しい寒冷ストレスにさらされると，安静時代謝量は約3倍まで増加する。深部体温を一定に保つために振戦（ふるえ）が熱を産生するからである。これを**ふるえ熱産生**と呼ぶ。なお，運動時の寒冷曝露による影響は，冷水中の運動で顕著である。なぜなら，そのような厳しい環境では，深部体温を一定に保つのがきわめて困難になるからである。

妊娠

　母体の循環動態は，通常のそれとほとんど変わらない。妊婦は体重が増加し胎児が負担となる可能性があるにせよ，適度な運動が生理学的に通常より大きなストレスとなることはない。また，妊婦の全身持久性体力の絶対値（L/分）は妊娠前のそれとほとんど変わらない。ただ，妊娠が進むと体重が増え，ウォーキングやジョギング，階段昇降など体重がかかる運動が困難になり，運動効率が低くなる可能性がある。特に妊娠後期になると，最大下運動でも肺換気量が通常より増大することが知られている。妊娠中に血中濃度が高ま

Q 質問とノート

● 体熱産生効果を高める要因を3つあげよ。

● 妊娠は母体にどのように負担となるか，代謝および生理学的側面から説明せよ。

i インフォメーション

習慣的な運動実践は，加齢に伴う代謝の低下を遅らせる

　成人では基礎代謝量が10年に2%ずつ低下するといわれる。この大部分は体脂肪の増加と除脂肪体重（FFM）の減少で説明できる。習慣的な身体活動により，加齢に伴う基礎代謝量の低下を抑えることができる。50〜65歳の男性がレジスタンス運動に集中的に取り組み，除脂肪体重を増やすと，それに応じて安静時代謝が約8%増加するとされる。有酸素運動やレジスタンス運動によるトレーニングで，加齢に伴ってしばしば観察される安静時代謝量の低下を代償できるのである。

るプロゲステロン（黄体ホルモン）が，呼吸中枢での二酸化炭素感受性を高めることで，換気亢進を引き起こすためである。

まとめ

1. BMRは生命を維持するために最低限必要なエネルギーのことである。BMRは年齢が上がるほど低くなり，男性より女性で5〜10%低い。BMRの年齢差や性差の大部分は，除脂肪体重と体脂肪で説明できる。
2. TDEEはBMR，DIT，身体活動に伴うエネルギー消費量で構成される。
3. 1日の安静時エネルギー消費量は，年齢，身長，体重を用いることで正確に推定できる。
4. 身体活動，DIT，気候および妊娠がTDEEに大きく影響する。
5. DITとは，食物の消化，吸収に使われる一過性のエネルギー消費量の亢進のことである。
6. 暑熱環境および寒冷環境では，TDEEがわずかに上昇する。

問題

1. TDEEに影響する要因について述べ，どの要因が最も影響が大きいか説明せよ。
2. 摂取した食物のエネルギーは，すべてがエネルギーとして体内に蓄えられるわけではない。これはどういうことか，説明せよ。
3. TDEEを高めるための理想的な運動処方（運動方法）について説明せよ。

パート2　身体活動時のエネルギー消費量

　安静時のエネルギー代謝を知ることで，ヒトが1日のエネルギー消費量を増やせるかどうかをはじめて検討できる。過去のさまざまな調査によると，テレビ鑑賞やテレビゲーム，家でくつろいだりする活動的でない時間は，起きている時間の約1/3を占めるという。これは，たいていの人は運動を生活に取り入れることでTDEEを大きく増やすことができることを意味している。どの程度TDEEを増やせるかは，運動の種類，強度，継続時間に依存する。

これまで研究者は，歯磨き，家の掃除，芝生刈り，犬の散歩，自動車の運転，卓球，ボウリング，ダンス，水泳，ロッククライミング，宇宙環境での身体活動など，ありとあらゆる身体活動時のエネルギー消費量を測定してきた。まず，ローイング（船こぎ）運動を1分間に30ストローク，30分間続けた場合を例にあげる。この30分間にどれだけのエネルギーを消費したかを，どうすれば測れるだろうか。ローイング運動時1分間の酸素摂取量の平均が2.0 L/分とすると，30分間で60 Lの酸素を摂取したことになる。1 Lの酸素摂取はおおむね5 kcalのエネルギー消費量に相当するので，この例では300 kcal（60 L×5 kcal）をローイング運動中に消費したことになる。この値は，運動していた時間の**総エネルギー消費量**を表す。

この消費した300 kcalは，すべてがローイング運動により消費されたわけではない。なぜなら，この300 kcalにはローイング運動をした30分間の安静時代謝量も含まれているからである。このボート選手の体重が81.8 kg，身長が1.83 mで男性とすると，前掲した推定式（体表面積＝$0.20247 \times$ 身長$^{0.725} \times$ 体重$^{0.425}$）を用いて体表面積は2.04 m^{2}と推定できる。これに，男性の平均BMRをかける（38 kcal/m^2/時×2.04 m^2）と，1時間あたりの安静時代謝量が78 kcalと算出できる。つまり，ローイング運動をしていた30分間には，半分の39 kcalを安静時代謝量として消費していたことになる。上記の計算に基づけば，ローイング運動のみにより消費された**純エネルギー消費量**は，総エネルギー消費量（300 kcal）から安静時代謝量（39 kcal）を引いた261 kcalとなる。

上記のように活動に費やした時間を記録（日記など）し，活動に伴うエネルギー消費量を算出することで，TDEEを推定することが可能になる。

レクリエーション活動やスポーツ時のエネルギー消費量

さまざまなレクリエーション活動やスポーツ時のエネルギー消費量を表8-1に示す。例えば，体重が71 kgの人であればバレーボールで1分間に3.6 kcal（1時間に216 kcal）エネルギーを消費する。同じ人がクロールで泳げば，1時間に546 kcalと2倍以上のエネルギーを消費する。違う見方をすれば，25分間クロールで泳げば，1時間のバレーボールと同等のエネルギーを消費できることになる。もちろん，泳ぐ速さが上がれば上がるほど，バレーボールの試合が激しくなればなるほど，その分エネルギー消費量は増加する。

体重の影響

体の大きさは，運動時のエネルギー消費量に非常に大きく影響する。図8-3は，体重が重い人は軽い人に比べ，同じ活動でもより多くのエネルギーを消費することを示している。これは，**体重のかかる運動**をするときのエネルギー消費量は，運ばれる体重とともに増えるからである。図8-3のように強い相関関係があるということは，歩行やジョギングなどのエネルギー消費量は，研究設備の整った環境で酸素摂取量を測るのと同程度の精度で推定可能ということである。体重のかからない運動や，固定式自転車などの体重負荷が軽減される運動では，体重とエネルギー消費量の関係はほとんどみられない。

現場の視点に立っていえば，体重が重い人ほど歩行や他の体重のかかる運動でより多くのエネルギーが必要ということである。表8-1からわかるように，体重が83 kgの人は62 kgの人に比べ，テニスやバレーボールで明らかに多くのエネルギーを必要としている。体重がかかる運動中の1分あたりのエネルギー消費量（kcal）を体重1 kgあたりで表す（kcal/kg/分）と，体重によるエネルギー消費量の差はかなり小さくなる。

表8-1 各種レクリエーション・スポーツ活動時のエネルギー消費量と体重の関係[a]

活動	体重(kg) 50	53	56	59	62	65	68	71	74	77	80	83
バレーボール	2.5	2.7	2.8	3.0	3.1	3.3	3.4	3.6	3.7	3.9	4.0	4.2
エアロビックダンス	6.7	7.1	7.5	7.9	8.3	8.7	9.2	9.6	10.0	10.4	10.8	11.2
自転車こぎ（レクリエーション目的）	5.0	5.3	5.6	5.9	6.2	6.5	6.8	7.1	7.4	7.7	8.0	8.3
テニス	5.5	5.8	6.1	6.4	6.8	7.1	7.4	7.7	8.1	8.4	8.7	9.0
水泳（ゆっくりとしたクロール）	6.4	6.8	7.2	7.6	7.9	8.3	8.7	9.1	9.5	9.9	10.2	10.6
タッチフットボール	6.6	7.0	7.4	7.8	8.2	8.6	9.0	9.4	9.8	10.2	10.6	11.0
ランニング（1.6 km 8分ペース）	10.8	11.3	11.9	12.5	13.11	3.6	14.2	14.8	15.4	16.0	16.5	17.1
スキー（上り坂のレース）	13.7	14.5	15.3	16.2	17.0	17.8	18.6	19.5	20.3	21.1	21.9	22.7

[a] データはKatch F., et al.: *Caloric Expenditure Charts*, Ann Arbor, MI: Fitness Technologies Press, 1996. より。

注：エネルギー消費量は任意の活動に参加した時間（分）に任意の体重に相当する列にあるエネルギー（kcal）をかけることで算出できる。例えば，体重が68 kgの人が1時間テニスをすれば，そのときのエネルギー消費量は444 kcalに相当する（7.4 kcal×60分）。

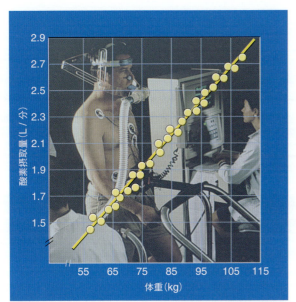

図 8-3　最大下トレッドミル歩行時の酸素摂取量と体重の関係（Applied Physiology Laboratory, Queens College, Flushing, NY. より。写真はユタ大学の Dr. Jay Graves の厚意による）

表 8-2　米国国民の平均エネルギー消費量[a]

	年齢（歳）	体重（kg）	身長（cm）	エネルギー消費量（kcal）
男性	15〜18	66	176	3000
	19〜24	72	177	2900
	25〜50	79	176	2900
	51 以上	77	173	2300
女性	15〜18	55	163	2200
	19〜24	58	164	2200
	25〜50	63	163	2200
	51 以上	65	160	1900

活動	1 日に費やす平均時間（時間）
睡眠と臥床	8
座位	6
立位	6
歩行	2
レクリエーション活動	2

[a]表中の情報は，米国の健康なすべての人を対象としている。データは Food and Nutrition Board, National Research Council: *Recommended Dietary Allowances*. Revised. Washington DC, National Academy of Sciences, 1989. より。

体重が重い人は，単に運ばれる体重が多いがゆえに運動による絶対的なエネルギー消費量（kcal/分）が大きいのである。

1 日の総エネルギー消費量の平均

米国医学アカデミー（http://www.nam.edu）の食事・栄養委員会は，米国国民のエネルギー消費量のさまざまな基準値を報告している。これらの数値は，座業中心から重労働に従事している人まで，また週末に水泳やゴルフ，ハイキング，テニスなどを楽しむ人にまで適用できる。表 8-2 によると，年齢が 15〜50 歳の場合，男性の平均 TDEE は 2900〜3000 kcal，女性で約 2200 kcal とされている。表の下部には，一般的な人では 1 日の 75％を座業中心の活動的でない生活をしていることが示されている。このような活動的でないライフスタイルから，社会学者は現代米国人を homosedentarius（運動不足群）と呼ぶようになったのだろう。

エネルギー消費量による活動の分類

誰もが一度は，非常にきついと感じる活動に取り組んだことがあるだろう。例えば，長い階段を昇ったり，道路の雪かきをしたり，バスに乗り遅れまいと疾走したり，トラックから家具を上げ下ろししたり，溝を掘ったり，吹雪の中でスキーをしたりスノーシューで歩いたり，軟らかい海岸の砂の上を走ったり，などである。研究者は，ある活動の困難さを判断するとき，2 つの要素が重要だと考えている。それは，**活動の長さ**と，**その活動がどれだけ困難か**という 2 点である。フルマラソンを走ることを例にとるとわかりやすい。あるランナーは精一杯のペースで走り続け，2 時間強でゴールした。一方，体力が同等の別のランナーはゆっくりと楽しみながら走り 3 時間でゴールした。この例では，活動の強度（ペース）がその成果（活動の困難さ）を規定している。また別の例では，2 人の人が同じペースで走り，一方は他方より 2 倍長く走った。この場合は，運動の長さが活動の困難さを規定している。

代謝当量（MET）

運動の強度を表現する際，酸素摂取量とエネルギー消費量（kcal）がよく用いられる。それらの代用として，**代謝当量** metabolic equivalent（MET）と呼ばれる便利な指標がある。MET はある活動によるエネルギー消費量が安静時代謝量の何倍に相当するかを表したものである。なお，MET には特定の単位はない。1 MET とは座位安静時の酸素摂取量またはエネルギー消費量のことをさす。すなわち約 250 mL O_2/分，3.5 mL O_2/kg/分，1 kcal/kg/時または 0.017 kcal/kg/分（1 kcal/kg/時÷60 分/時＝0.017）である。これらのデータから，2 METs の活動とは安静時の 2 倍のエネルギーが必要とされることが理解できる。

MET は安静時代謝量の何倍であるかを示すことができ，運動強度を評価する際に非常に便利である。

表 8-3 運動強度に基づく身体活動の 5 段階分類

分類	エネルギー消費量a			
	男性			
	kcal/分	L/分	mL/kg/分	MET
低強度	2.0〜4.9	0.40〜0.99	6.1〜15.2	1.6〜3.9
中強度	5.0〜7.4	1.00〜1.49	15.3〜22.9	4.0〜5.9
高強度	7.5〜9.9	1.50〜1.99	23.0〜30.6	6.0〜7.9
超高強度	10.0〜12.4	2.00〜2.49	30.7〜38.3	8.0〜9.9
それ以上	12.5〜	2.50〜	38.4〜	10.0〜
	女性			
分類	kcal/分	L/分	mL/kg/分	MET
低強度	1.5〜3.4	0.30〜0.69	5.4〜12.5	1.2〜2.7
中強度	3.5〜5.4	0.70〜1.09	12.6〜19.8	2.8〜4.3
高強度	5.5〜7.4	1.10〜1.49	19.9〜27.1	4.4〜5.9
超高強度	7.5〜9.4	1.50〜1.89	27.2〜34.4	6.0〜7.5
それ以上	9.5〜	1.90〜	34.5〜	7.6〜

[a] L/分は，酸素 1 L あたり約 5 kcal であることに基づく。mL/kg/分は，体重が男性で 65 kg，女性で 55 kg であると仮定して算出した。1 MET は安静時酸素摂取量 3.5 mL/kg/分と同等である。

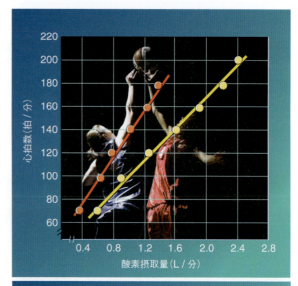

図 8-4 全身持久性体力水準が異なるバスケットボール選手 2 人の漸増負荷試験（トレッドミル）中の心拍数と酸素摂取量の関係（データは Applied Physiology Laboratory, Queens College, NY. より）

MET からエネルギー消費量（kcal/分）に変換するには，体重と 1 MET = 1 kcal/kg/時ということを理解しておけばよい。例えば，体重 70 kg の人が時速約 16 km で自転車をこいだとき（10 METs に相当），相当するエネルギー消費量は以下のように計算できる。

$$10.0 \text{ METs} = 10.0 \text{ kcal/kg/時} \times 70 \text{ kg} \div 60 \text{ 分}$$
$$= 700 \text{ kcal} \div 60 \text{ 分}$$
$$= 11.7 \text{ kcal/分}$$

表 8-3 には，一般成人男女のエネルギー消費量および MET に基づく身体活動の分類を示している。

心拍数によるエネルギー消費量の推定

ある程度の運動強度の範囲において，心拍数と酸素摂取量には線形関係が認められる。これを知っておくと，運動時の心拍数で酸素摂取量，ひいてはエネルギー消費量を推定できることが理解できよう。この方法は，運動時に酸素摂取量が測定できない状況でよく用いられている。

図 8-4 には，全米トップランクの女子バスケットボールチームに所属する選手 2 人のトレッドミルによる走運動テストの結果を示した。運動強度が上がるに従い，各選手の心拍数が上昇していることが読み取れる。すなわち，酸素摂取量の上昇に伴い，心拍数も上昇しているのである。ただ，同程度の心拍数でも，両選手で相当する酸素摂取量は一致していない。これは，個人によって，**心拍数と酸素摂取量の関係**を示す直線の傾き（変化率）が異なるからである。酸素摂取量が一定量増えたとき，選手 B の心拍数増加は選手 A のそれよりも少ない。選手 A の心拍数が 140 拍/分のとき，相当する酸素摂取量が 1.08 L/分であるのに対

Q 質問とノート

- スキーをしているときの酸素摂取量が平均で 2.5 L/分とすると，45 分間で何 kcal 消費するか。

- 総エネルギー消費量と純エネルギー消費量の違いを説明せよ。

- 体重 62 kg の人が 25 分間タッチフットボールをプレーしたときの総エネルギー消費量を計算せよ（表 8-1 参照）。

- ある活動のきつさを決定する要因を 2 つあげよ。

- 体重 54 kg の人が 10 METs の強度で運動したときのエネルギー消費量を kcal/分 の単位で計算せよ。

し，選手 B では同じ心拍数で相当する酸素摂取量は 1.60 L/分にまで達する。

心拍数を酸素摂取量の推定に使う場合に留意すべきことは，実験室での測定条件と実際にフィールドで測定する場合で，条件がどの程度近いかという点である。酸素摂取量以外のさまざまな要因が心拍数を増加させることを知っておくべきであろう。例えば，気温や心理状態，直前の食事摂取状況，体位，活動筋，運動が継続的か断続的か，静的運動か動的運動か，などが心拍数に影響する。エアロビックダンスを例にとると，同じ酸素摂取量であっても，トレッドミル上で歩

行やジョギングをしているときよりもダンスをしているときのほうが，心拍数は高くなる。最大下の酸素摂取量であっても，下肢を使った動的な運動よりも，上肢の運動やいきみを伴うような静的な運動では，一貫して心拍数は高くなる。したがって，ジョギングや自転車運動時に構築した心拍数と酸素摂取量の関係式を上肢の運動や静的な運動に適用すると，酸素摂取量を過大評価することになる。

> **Q 質問とノート**
>
> - 心拍数から酸素摂取量を推定する際の前提とは何か説明せよ。
> - MET（代謝当量）の定義を述べよ。
> - 体重91 kgの人を例にして，15 METsの運動をkcal/分に変換せよ。

まとめ

1. エネルギー消費量は総エネルギー消費量や純エネルギー消費量で表すことができる。総エネルギー消費量は運動中の純エネルギー消費量に加え，安静時代謝量も含む。一方，純エネルギー消費量は，安静時を除いた，ある運動によりもたらされた純粋なエネルギー消費量をさす。
2. TDEEは従事する職業により大きく異なる。仕事であってもレクリエーションであっても，取り組む活動によって消費するエネルギーは大きく異なる。多くの活動で体重が重い人は，体重の軽い人よりも多くのエネルギーを消費する。これは単純に重い体重を移動させるのに多くのエネルギーが必要だからである。
3. 15～50歳では，1日の総エネルギー消費量は，男性で2900～3000 kcal，女性で約2200 kcalである。
4. 身体活動の強さを示す指標には，1分あたりのエネルギー消費量（kcal/分），1分あたりの酸素摂取量（L/分），安静時代謝量の何倍に相当するかを示すMETなどがある。
5. 実験室で測定した個人の心拍数と酸素摂取量の関係式を用いれば，身体活動時の酸素摂取量を簡易に推定できる。これは，レクリエーション活動やスポーツ，作業中の酸素摂取量を推定する際にも適用できる。
6. 酸素摂取量以外にもさまざまな要因が心拍数に影響を及ぼすため，心拍数を用いたエネルギー消費量の推定は，いくつかの身体活動様式に限られる。

問題

1. ある人にとってはきつい，別の人には適度と感じられる運動とは，どのような状況か。
2. トレッドミル上での歩行時に構築した心拍数と酸素摂取量の関係式を用いて，激しいレジスタンストレーニングのエネルギー消費量を推定することの限界について述べよ。

パート3 歩行，走運動，水泳時のエネルギー消費量

身体活動時のエネルギー消費量は，運動様式，強度および時間に大きく左右される。本節では，歩行，走運動，水泳時のエネルギー消費量について解説する。これらの運動は，体重管理や身体コンディショニング，心臓リハビリテーションに非常に重要である。

エネルギー消費の経済性と効率性

以下にあげる3つは，持久性運動パフォーマンスに大きく影響を及ぼす要因である。

1. 有酸素性パワー（最大酸素摂取量 maximal oxygen uptake $\langle \dot{V}O_2max \rangle$）。
2. $\dot{V}O_2max$ に近い強度で運動を継続できる能力。
3. エネルギーの利用効率と動きの経済性。

運動生理学者は，$\dot{V}O_2max$ が高いことが持久性競技における成功の必要条件であると考えている。ただ，おおむね同等の $\dot{V}O_2max$ をもつ長距離エリートランナーが同じ大会に出場することもある。その場合，$\dot{V}O_2max$ とは別の要因が競技成績に関係すると考えられる。例えば，$\dot{V}O_2max$ の何％までのペースで長く走り続けられるか，という能力には確実に個人差がある。同様に，たとえ同じペースであっても，あるランナーは他のランナーよりも少ないエネルギー消費で走ることができる場合がある。つまり，運動の経済性が高いと競技には有利なのである。

エネルギーの利用効率

ヒトが運動するときに使うエネルギーは，すべてが歩いたり，走ったり，泳いだりという外的な仕事に費

やされるわけではなく，あくまで消費するエネルギーの一部にすぎない。残りは，熱エネルギーに用いられる。**機械効率** mechanical efficiency（ME）とは，費やされた化学エネルギー（分母）に対して，力学的エネルギーとして外的な仕事（分子）にどの程度使われたかをさす。MEは以下の式で表せる。

$$\text{ME}（\%）=\frac{\text{外的な仕事量}}{\text{エネルギー消費量}}\times 100$$

力学における力は，大きさと方向をもった単位である。通常，垂直方向への働きをさし，キログラム-メートル（kg-m）で表される。力の単位を用いることで，外的な仕事量や仕事発揮量を表現することができる。外的な仕事量は，体重を垂直方向にもち上げる自転車エルゴメータや階段昇降運動，ベンチステッピング運動中などに測定されることが多い。歩行や走運動などの水平方向に働く運動様式では仕事が発生しないため，仕事量は計算できない。腕と脚は相反する動きにより互いの力を打ち消し合い，垂直方向への実質的な体の移動は伴わない。傾斜を歩いたり走ったりする場合は，運動中に移動した垂直距離と体重を用いて仕事量の一部を推定することができる（BOX 6.2 参照）。仕事量は，以下の式を用いてエネルギー（kcal）に変換できる。

1 kcal = 426.8 kg-m
1 kcal = 1.5593 10^{-3} hp/時
1 ワット = 0.01433 kcal/分
1 ワット = 6.12 kg-m/分

定常負荷運動中の酸素摂取量がMEの算出式におけるエネルギー入力（分母）に相当する。単位をそろえるため，酸素摂取量は 1.0 L O_2 = 5.0 kcal の式を用いてエネルギー（kcal）に変換できる。詳しくは**表7-1**「非タンパク質の呼吸商についての酸素の熱当量，ならびに対応する炭水化物および脂肪の kcal 値およびグラム数の割合（%）」を参照されたい。

運動時のMEには，**総機械効率**，**純機械効率**，**差分機械効率**がある。それぞれ別々に計算され，それぞれに利点がある。どの方法も，酸素摂取量が安定した最大下運動を仮定しており，仕事量とエネルギー消費量が同じ単位（通常 kcal）で表される必要がある。たとえ同じ運動様式であっても，総機械効率で 8〜25％，純機械効率で 10〜30％，差分機械効率で 24〜35％と，計算方法により大きくばらつきがある。

総機械効率

総機械効率は，ある人が一定の速度や仕事量を求められるときや，長時間に及ぶ運動時のエネルギー消費量を測定するような研究で最もよく用いられる。総機

Q 質問とノート

● 持久性運動パフォーマンスに大きく影響を及ぼす要因を3つあげよ。

i インフォメーション

ランニングエコノミーは成長とともに向上する
　ランニングエコノミー（走運動の経済性）は，10〜18歳の間に徐々に向上する。これは，少年期には長距離走のパフォーマンスが低いこと，これが青年期にかけて徐々に改善されていくことで一部説明できる。この時期は，たとえ体重あたりの$\dot{V}O_2$max（mL O_2/kg/分）があまり変わらなくても，長距離走のパフォーマンスがよくなっていく。

械効率は，ある運動時の総酸素摂取量から計算される。
　例えば，自転車エルゴメーター上での運動 15 分間で，13,300 kg-m または 31.2 kcal（13,300 kg-m ÷ 426.8 kcal/kg-m）の仕事がなされたとする。この仕事をなし遂げるのに摂取した酸素量は 25 L で，そのときの呼吸商の平均は 0.88 だった。呼吸商が 0.88 のとき，酸素摂取量 1 L あたりのエネルギー消費量は 4.9 kcal に相当する（**表7-2** 参照）。したがって，その運動では 122.5 kcal（25 L × 4.9 kcal）消費したことになり，そのときの総機械効率は以下のように表すことができる。

$$\text{総機械効率}（\%）=\frac{\text{外的な仕事量}}{\text{エネルギー消費量}}\times 100$$

$$=\frac{31.2 \text{ kcal}}{122.5 \text{ kcal}}\times 100$$

$$=25.5\%$$

他の外的な仕事を行う機械と同様に，人体のMEは 100% を大きく下回る。内的および外的摩擦力に抗するのに必要なエネルギーが，MEに大きな影響を及ぼしている。摩擦に抗するエネルギーは，外的な仕事をもたらさないため，概して無駄となる。したがって，仕事の出力は必ず入力より少ない。歩行や走運動，自転車運動など移動を伴う運動のMEは 20〜30% である。

純機械効率

　純機械効率は，分母に相当する運動時のエネルギー消費量から安静時代謝量を引くことでMEが算出される。安静時の身体諸機能を維持するために必要なエネルギーには影響されない，ある仕事そのもののMEを算出できる。純機械効率の算出式は以下のとおりである。

$$\text{純機械効率}(\%) = \frac{\text{外的な仕事量}}{\text{安静時を除いたエネルギー消費量}} \times 100$$

安静時代謝量は当然ながら，当該運動と同じ時間分だけ計算に使われる。

総機械効率で用いた先の例で，安静時酸素摂取量が 250 mL/分（0.25 L/分）で呼吸商が 0.91（4.936 kcal/L O_2）とすると，安静時代謝量は 1.234 kcal/分（0.250 L/分 × 4.936 kcal/L O_2）となり，純機械効率は以下のように計算できる。

$$\begin{aligned}\text{純機械効率}(\%) &= \frac{\text{外的な仕事量}}{\text{安静時を除いたエネルギー消費量}} \times 100 \\ &= \frac{31.2\ \text{kcal}}{122.5\ \text{kcal} - (1.234\ \text{kcal/分} \times 15\ \text{分})} \times 100 \\ &= 30\%\end{aligned}$$

差分機械効率

差分機械効率は，仕事量が増えた際の相対的なエネルギー消費量を用いて計算される。具体的には，ある2つの強度の運動時における仕事量の差とその際に費やされるエネルギー消費量の差の比で表される。

$$\text{差分機械効率}(\%) = \frac{\text{2つの運動時の外的な仕事量の差}}{\text{2つの運動時のエネルギー消費量の差}} \times 100$$

例えば，ある人が 100 ワットの負荷（100 ワット = 1.433 kcal/分）で 5 分間自転車をこぎ，そのときの定常状態の酸素摂取量が 1.70 L/分で呼吸商が 0.83（4.838 kcal/L O_2）だったとする。このときのエネルギー消費量は 8.23 kcal/分である。次に，同じ人が 200 ワットの負荷（200 ワット = 2.866 kcal/分）で同じく 5 分間自転車をこぎ，そのときの酸素摂取量が 2.80 L/分で呼吸商が 0.90（4.924 kcal/L O_2）だった。このときのエネルギー消費量は 13.8 kcal/分に相当した。ここから，差分機械効率は以下のように計算できる。

$$\begin{aligned}\text{差分機械効率}(\%) &= \frac{\text{2つの運動時の外的な仕事量の差}}{\text{2つの運動時のエネルギー消費量の差}} \times 100 \\ &= \frac{2.866\ \text{kcal/分} - 1.433\ \text{kcal/分}}{13.79\ \text{kcal/分} - 8.23\ \text{kcal/分}} \times 100 \\ &= \frac{1.433\ \text{kcal/分}}{5.56\ \text{kcal/分}} \times 100 \\ &= 25.8\%\end{aligned}$$

差分機械効率は，トレッドミル運動の ME を測定する際に利用されている。水平方向への運動の仕事量を計算するのは依然難しいからである。

運動効率に影響する要因

以下に示す7つの要因が運動効率に影響することが知られている。

1. **仕事量**：仕事量が上がるに従い，運動の効率は低くなる。これは，エネルギー消費量と仕事量は，線形関係ではなく曲線関係に近いからである。したがって，仕事量が上がるにつれて総エネルギー消費量は外的な仕事量とは不つり合いに上昇し，結果的に機械効率は低下する。

2. **動きの速度**：ある仕事を行うときの最適な動きの速度は人によって異なる。一般に，仕事量が上がるに従い，最適な動きの速度も上昇する。つまり，仕事量が高い場合，運動の効率を最適に保つために動きを速くする必要がある。動きの速度が最適な範囲から逸脱すれば，その分運動の効率は低くなる。遅い動作のときに効率が低いのは，慣性の作用によるところが大きい。動作の起始や停止に余計にエネルギーが必要となるからである。速い動きの際に効率が低い理由は，おそらく筋の摩擦が増大するためであり，それに伴い内的な仕事が増加しエネルギー消費量が増加する。

3. **外的要因**：用具の改良により，多くの身体活動で効率がよくなる。例えば，靴のデザイン（重量や弾性性能など）が改善されれば，あるペースで走る際に必要となるエネルギー消費量が少なくすみ，したがって，運動の効率が上がる。軽量で伸縮性のある素材を利用した服や流体力学的知見を活用した全身水着など，服装の改善にも同様の効果がある。

4. **筋線維組成**：同じ仕事量であっても，速筋線維よりも遅筋線維によりなされるほうが，運動の効率は高い。遅筋線維は，速筋線維に比べ必要とする ATP 量が少なくてすむためである。したがって，遅筋線維比率の高い人のほうが ME が高い。

5. **体力**：体力が高い人は，効率よく仕事をなし遂げることができる。これは，体力が高い人は体温調節や循環亢進，老廃物の除去など運動時の外的な仕事以外に費やすエネルギーが少なくてすむからである。

6. **身体組成**：体脂肪が多い人ほど仕事をなし遂げる際の効率が低くなる。特に，歩行や走運動など体重のかかる運動では顕著である。余分な体脂肪を移動させるのに，より大きなエネルギーが必要になるためである。

7. **技術**：ある動作に関して技術が身につけば，無駄な動きが少なくなることから，必要とされるエネルギーが少なくなり，結果的に効率が上がる。ゴルフ

質問とノート

- 以下の変換式を完成させよ。
  1 kcal＝ _____ kg-m
  1 ワット＝ _____ kcal/分
  1 ワット＝ _____ kg-m/分

- 自転車エルゴメーターで10分間運動したとき，28 kcal 消費し 20 L の酸素を摂取した。また，このときの呼吸商は 0.88 であった。この運動の ME を計算せよ。

- 総機械効率の計算式を示せ。

- 差分機械効率の計算式を示せ。

- 運動効率に影響する要因を3つあげよ。

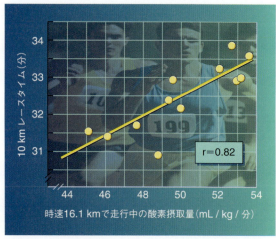

図 8-5　全身持久性体力が同等の男性長距離走者における時速 16.1 km 時の酸素摂取量と 10 km レースタイムの関係

のスイングが非常に良い例である。大多数の人がボールを思いどおりの場所まで飛ばすために途方もないエネルギーを費やしている。しかし，たいていの場合，思い描いたとおりにはいかない。一方，プロゴルファーは，まるでほとんどエネルギーを注いでいないかのように脚や腰，肩，腕を協調させ，完璧な軌道で，いとも簡単に 250～300 ヤードも飛ばしてしまう。

動きの経済性

運動の経済性について，エネルギーの入力と出力の関係からも論じることができる。**動きの経済性**を論じる際，ある仕事をしたときのパフォーマンス（成果）に対して必要となるエネルギーが重要になる。ある意味で，我々はアスリートの動きの容易さ（滑らかさ）から，動きの経済性を視覚的に判断できている。エリート水泳選手や，スキー選手，ダンサー，体操選手，ダイバーなどの動きの容易さ（滑らかさ）と非熟練者のそれとを見分けるのに，熟練した眼は必要ない。非熟練者は，同じ仕事をするのにもエネルギーをかなり余分に費やしているように感じられる。何か新しいスポーツを学んだことのある人は，最初は非常に難しく感じた基礎的な動きが，練習すれば動きが自動化され，いとも簡単にこなせるようになることを経験ずみであろう。

運動時の酸素摂取量が経済性を反映する

運動の経済性を評価する方法として，ある運動様式における一定運動負荷（速度やパワー）時の酸素摂取量を測ることが一般的である。この方法は，酸素摂取量がエネルギー消費量を如実に反映する定常状態の運動でのみ適用可能となる。ある一定速度の走運動や自転車運動，水泳時において，運動の経済性が高い人ほど酸素摂取量は少ない。有酸素性能力や酸素必要量がパフォーマンスに直結するような長時間運動では，運動の経済性は非常に重要となる。他の条件が同じであれば，トレーニングによる動きの経済性の改善は，そのまま競技パフォーマンスの向上につながる。図 8-5 では，同程度の全身持久性体力をもったアスリートのランニングエコノミーと有酸素運動パフォーマンスの関係を示している。ランニングエコノミーが高い（同じランニングペースで酸素摂取量が少ない）アスリートのパフォーマンスが優れているのは明らかである。

単独のバイオメカニクス的要因が，ランニングエコノミーの個人差を説明するわけではない。トレーニングを積んだアスリートであっても，一定ペース時の経済性に大きな個人差がある。一般に，優れたランニングエコノミーは長年にわたる厳しい練習の賜物であるとされる。適切なランニング「技術」（腕の振りやフォーム）の獲得を目指した短期間のトレーニングでは，ランニングエコノミーはおそらく改善しない。ただ，歩幅が適切でない長距離ランナーは，歩幅を改善する視覚・聴覚的フィードバックを含む短期的なトレーニングでランニングエコノミーを改善できる。

歩行の経済性

歩行は多くの人にとって最も身近で，座りがちな生活から抜け出す代表的な身体活動である。図 8-6 には，歩行速度とエネルギー消費量の曲線関係を示している。歩行速度が時速 3.0～5.0 km のときには，エネ

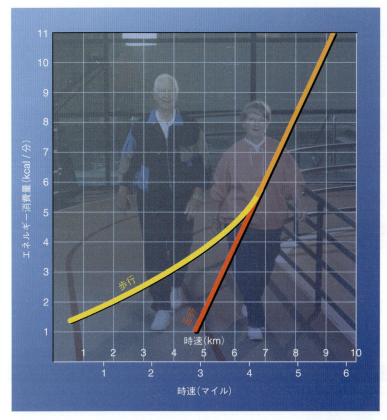

図 8-6　平地をさまざまな速度で歩いたときのエネルギー消費量。図中の線は文献から得られた値をまとめたもの。

ルギー消費量との間に直線関係が成り立つのに対し，速度が上がると歩行の経済性は低くなる。つまり，歩行速度が高くなるに従い，エネルギー消費量は非線形的に増加する。走行が歩行より経済性が高くなる**境目の速度**（歩行と走行の直線が交わる点）は，一般に時速 6.5 km とされている。

競歩

　これまで，オリンピック代表レベルの競歩選手における，歩行時や走運動時のさまざまな速度でのエネルギー消費量がトレッドミルで測定されてきた。彼らのレース（1.6〜50 km）での平均歩行速度は，なんと時速 13.0 km（時速 11.5〜14.8 km）にも達する。なお，2010 年 1 月現在，20 km 競歩の世界記録は，男性で 1 時間 16 分 43 秒（2008 年 6 月に樹立），女性で 1 時間 24 分 50 秒（2001 年 3 月に樹立）である。このときの平均速度は，男性で時速 15.64 km，女性で時速 14.15 km に相当する。このような競歩選手では，走運動の経済性が歩行より高くなる境目の速度は，時速 8.0 km であった。トレッドミル上で大会と同じ速度で歩いたとき，競歩選手の酸素摂取量の平均は，ランニングで得られた $\dot{V}O_2max$ よりわずかに低いにすぎない。また，歩行速度が時速 8.0 km を超えても，なお酸素摂取量との間に直線関係が保たれている。ただ，同速度の

表 8-4　平地での歩行速度と体重による
　　　　エネルギー消費量の予測値

速度				体重			
km/時	kg	36	45	54	64	73	82	91
3.22		1.9	2.2	2.6	2.9	3.2	3.5	3.8
4.02		2.3	2.7	3.1	3.5	3.8	4.2	4.5
4.83		2.7	3.1	3.6	4.0	4.4	4.8	5.3
5.63		3.1	3.6	4.2	4.6	5.0	5.4	6.1
6.44		3.5	4.1	4.7	5.2	5.8	6.4	7.0

表の使い方の例：体重 54 kg の人が時速 4.83 km で歩くと 1 分間に 3.6 kcal 消費する。この人が 60 分間同じ速度で歩くと 216 kcal（3.6 kcal×60 分）消費することになる。

走運動時と比べ，直線の傾きは約 2 倍も急峻である。競歩選手は，最高で時速 16 km で歩くことができ，走運動時と同程度まで酸素摂取量を高められる。ただし，時速 8.0 km 以上では，歩行の経済性は，同速度の走運動の約半分である。

体重の影響

　体格や身体組成が多様な集団において，時速 3.2〜6.4 km の傾斜のない歩行であれば，体重でエネルギー消費量がおおむね推定できる。表 8-4 に示すように，体重が 91 kg までの男女であれば，歩行時のエネルギー消費量の推定値は，実測値の ±15％ 以内に収ま

表8-5　時速5.2〜5.6 kmで歩いたときに路面状況がエネルギー消費量に及ぼす影響

路面状況[a]	補正係数[b]
舗装路（芝生のトラックと同等）	1.0
耕された畑	1.5
硬い雪面	1.6
砂丘	1.8

[a] 最初の項目は Passmore, R., Dumin, J. V. G. A.: Human energy expenditure. Physiol. Rev., 35: 801, 1955. より。あとの3項目は Givoni, B., Goldman, R. F.: Predicting metabolic energy cost. J. Appl. Physiol., 30: 429, 1971. より。
[b] 補正係数は舗装路や芝生のトラックでのエネルギー消費量に対して、何倍のエネルギーを消費するかを示している。例えば、耕された畑でのエネルギー消費量は、舗装路でのエネルギー消費量の1.5倍に相当する。

Q 質問とノート

- 動きの経済性に影響する要因を4つあげよ。
- 動きの経済性の定義を述べよ。

る。1日あたりに換算すると、1日2時間歩くと仮定すると、歩行によるエネルギー消費量の推定誤差は50〜100 kcalになる。体重が重い人では、表8-4に示す値から外挿できるが、その場合、推定精度がいくぶん低くなる。

歩行時の路面の影響

歩行時の路面がエネルギー消費量に及ぼす影響を表8-5にまとめた。傾斜のない舗装された道や芝生のトラックを歩く場合、その経済性に大きな違いはない。意外なことではないが、硬い路面を歩くのに比べ、砂の上を歩くのには約2倍のエネルギーを要する。軟らかい雪の上を歩く場合は、トレッドミル歩行に比べ、実に3倍ものエネルギーを消費する。砂浜や新雪での早歩きは、エネルギー消費量の増加や体力向上に最適な運動なのである。

靴の影響

脚や足首に錘（おもり）をつけて歩くと、同じ重さの錘を胴体につける場合と比べて、明らかに多くのエネルギーが必要になる。例えば、体重の1.4％に相当する錘を足首につけた場合、歩行時のエネルギー消費量は8％増加し、同じ錘を胴体につけた場合に比べると、エネルギー消費量の増加は約6倍も大きい。現場の視点でいえば、歩行や走運動時のエネルギー消費量は、ランニングシューズを履いて行うより、ブーツを履いて行うほうが大きくなる。両方の靴を100 gずつ重くするだけで、走運動時のエネルギー消費量が1％増加する。これらの知見は、ランニングシューズやハイキングシューズ、登山靴、（採掘や林業、消防、軍隊などで必要な）作業靴をデザインする際に役立つであろう。靴の重さが少し変わるだけで、移動の際の経済性（エネルギー消費量）が大きく変わるのである。靴のクッション性も動きの経済性に影響する。たとえ軟らかいソールの靴が硬いソールの靴に比べて31 g余計に重くても、中等度の速さで走ったときの酸素摂取量は2.4％低い。これまでの路面や靴と運動の経済性に関する知見から、極論をいえば、重い作業靴を履き、足首に錘をつけ、軟らかい砂の上を早歩きすれば、エネルギー消費量を劇的に高めることができる。その対極は、ほとんど重さを感じられないようなレース用のランニングシューズで、硬い路面を走ることである。

手でもったり足首につける錘の利用

走運動時に両下肢にかかる衝撃力は体重の3倍にも相当するという。一方、歩行時の衝撃力は、その約30％である。

足首に錘をつけて歩くと、走運動と同程度までエネルギー消費量を高めることができる。これは、普通の歩行より強度を高めつつも、下肢にかかる負担が比較的少ない歩行のみを取り入れたい人には好都合であろう。錘を手にもった場合、特に腕の振りでポンプ作用を高めるよう意識すれば、歩行時のエネルギー消費量が高くなる。ただし、このような明らかな利点がある一方で、錘を握ることにより筋内の緊張が高まり、運動中の収縮期血圧が過度に上昇する可能性がある。高血圧者や冠動脈疾患患者では、不必要に血圧を高めるため、手もちの錘は禁忌である。そのような人では、手もちや足首の錘より走速度や距離を伸ばすことがエネルギー消費量を増やす代替策となろう。

走行時のエネルギー消費量

路面、気候、トレーニング目標、体力水準が走速度に影響する。ランニングエコノミーを定量するには、以下の2つの方法がある。

1. 走運動パフォーマンス。
2. 研究室のトレッドミル上での走速度および傾斜を正確に測定。

ジョギングとランニングは言葉の使い方に質的な違いがあり、それは主に速度に依存する。この違いは、走行中に身体の重心を上下させたり、四肢の動きを加減速させたりする際に必要となる相対的なエネルギー需要に大きく関係する。走速度が同一のとき、トレーニングを積んだ長距離ランナーはそうでないランナー

BOX 8-1

トレッドミル上での歩行と走運動のエネルギー消費量を推定する

歩行速度が時速 3.0〜5.0 km のとき，また走速度が時速 8.0 km 以上のとき（図 8-6 参照），速度と酸素摂取量（エネルギー消費量）はおおむね線形の関係にある．歩行や走行時の垂直および水平方向の動きに要するエネルギーに安静時酸素摂取量を加えることで，運動時の総酸素摂取量とエネルギー消費量が推定できる．

基本の推定式

酸素摂取量（mL/kg/分）＝安静時要素（1 MET〈3.5 mL O_2/kg/分〉）＋水平方向の要素（速度〈m/分〉×水平方向の酸素摂取量）＋垂直方向の要素（傾斜パーセント×速度〈m/分〉×垂直方向の酸素摂取量）

歩行

水平方向要素の酸素摂取量は 0.1 mL/kg/分で，垂直方向の要素は 1.8 mL/kg/分である．

走運動

水平方向要素の酸素摂取量は 0.2 mL/kg/分で，垂直方向の要素は 0.9 mL/kg/分である．

トレッドミル上での歩行時のエネルギー消費量を推定する

【問題】
体重 55 kg の人が傾斜 4%のトレッドミル上にて時速 45 km（75 m/分）で歩いた．このときの（1）酸素摂取量（mL/kg/分），（2）MET，（3）エネルギー消費量（kcal/分）を計算せよ．ただし，傾斜パーセントは，小数（すなわち，傾斜 4%＝0.04）で表すこと．

【回答】
酸素摂取量（mL/kg/分）＝安静時要素＋水平方向の要素＋垂直方向の要素であるから，
(1) 酸素摂取量
　＝安静時酸素摂取量（mL/kg/分）＋（速度〈m/分〉×0.1 mL/kg/分）＋（傾斜パーセント×速度〈m/分〉×1.8 mL/kg/分）＝3.5＋（75×0.1）＋（0.04×75×1.8）
　＝3.5＋7.5＋5.4
　＝16.4 mL/kg/分
(2) MET＝酸素摂取量（mL/kg/分）÷3.5 mL/kg/分
　＝16.4÷3.5
　＝4.7
(3) エネルギー消費量（kcal/分）
　＝酸素摂取量（mL/kg/分）×体重（kg）×5.05 kcal/L O_2
　＝16.4 mL/kg/分×55 kg×5.05 kcal/L O_2
　＝0.902 L/分×5.05 kcal/L O_2
　＝4.6 kcal/分

トレッドミル上での歩行時のエネルギー消費量を推定する

【問題】
体重 55 kg の人が傾斜 6%のトレッドミル上にて時速 87 km（145 m/分）で走った．このときの（1）酸素摂取量（mL/kg/分），（2）MET，（3）エネルギー消費量（kcal/分）を計算せよ．

【回答】
酸素摂取量（mL/kg/分）＝安静時要素＋水平方向の要素＋垂直方向の要素であるから，
(1) 酸素摂取量
　＝安静時酸素摂取量（mL/kg/分）＋速度〈m/分〉×（0.2 mL/kg/分）＋（傾斜パーセント×速度〈m/分〉×0.9 mL/kg/分）
　＝3.5＋（145×0.2）＋（0.06×145×0.9）
　＝3.5＋29.0＋7.83
　＝40.33 mL/kg/分
(2) MET＝酸素摂取量（mL/kg/分）÷3.5 mL/kg/分
　＝40.33÷3.5
　＝11.5
(3) エネルギー消費量（kcal/分）
　＝酸素摂取量（mL/kg/分）×体重（kg）×5.05 kcal/L O_2
　＝40.33 mL/kg/分×55 kg×5.05 kcal/L O_2
　＝2.22 L/分×5.05 kca/L O_2
　＝11.2 kcal/分

に比べ，$\dot{V}O_2max$ に対して低い割合で走ることができる．ただ，そのときの酸素摂取量は，両者でほとんど違いはない．ジョギングとランニングの境目は，その人の体力による．ある人にはジョギングが，別の人にはランニングになることは十分あり得る．

エネルギー消費の視点からいえば，体力水準によらず時速 6.5 km を超える速度になると，歩行をやめジョギングやランニングに切り替えたほうがより経済的である（図 8-6）．

ランニングエコノミー

図 8-6 には，走速度（時速 8 km 以上）とエネルギー消費量に関する重要な原則を示している．酸素摂取量は走速度と線形の関係にある．つまり，酸素摂取量が

> **インフォメーション**
>
> **エリートランナーは，より経済的に走る**
>
> ある一定速度において，エリートランナーは同年代の非エリートランナーと比べ，少ない酸素摂取量で走ることができる。この傾向は，8〜11歳のクロスカントリーランナーや大人のマラソン選手にもあてはまる。集団としてみれば，エリート長距離ランナーは，よく練習を積んだ中距離ランナーに比べ，5〜10％経済的に走ることができる。

> **インフォメーション**
>
> **驚異的なエネルギー消費量**
>
> エリートマラソン選手はレース中，毎分約25 kcalで安定してエネルギーを消費する。エリート漕艇選手は，5〜7分の競技中に，なんと毎分約36 kcalも消費する。

定常状態にある場合，ペースが速くても遅くても，同じ距離を走るのに必要なエネルギーは同じということである。簡単な例をあげてみる。もし，ある人が時速16 kmのペースで1.6 km走ったとする。このとき，1分あたりのエネルギー消費量は，時速8 kmで走った人の2倍になる。時速16 kmで走った人は，1.6 kmを6分間で完走するが，時速8 kmで走った人は2倍の時間，つまり12分間かかる。結果的に，1.6 kmを走る間の純エネルギー消費量はペースにかかわらずほとんど変わらない（±10％）。

傾斜のない水平方向の走運動であれば，1 km移動した際の体重1 kgあたりの純エネルギー消費量（安静時代謝量を除いたもの）は平均で約1 kcal（1 kcal/kg/km）である。体重が78 kgの人であれば，1 km走ると純エネルギー消費量は，走速度にかかわらず約78 kcalとなる。酸素摂取量に換算すると，1 km走る間に15.6 L 摂取したことになる（1 L O_2 = 5 kcal なので 78 kcal ÷ 5 kcal/L O_2）。

走運動時のエネルギー消費量

表8-6は，さまざまな速度で1時間走ったときの純エネルギー消費量を示している。この表では，走速度を時速km，1.6 km 完走するのに必要な時間（分）で表している。表中の太字は，ある体重の人が1.6 kmを完走するのに必要な純エネルギー消費量を示している。このエネルギー消費量は走速度とは無関係である。例えば，体重62 kgの人がフルマラソン（42.195 km）を完走したとき，かかった時間が2時間でも4時間でも純エネルギー消費量は約2600 kcal（1.6 km あたり99 kcal×42.195 km）である。

1.6 km あたりの純エネルギー消費量は，ランナーの体重に比例して増加する（表8-6の2列目参照）。この点は，減量のためにエネルギー消費量を増やしたい肥満者にとって，体重のかかる運動がエネルギー消費量を増やすのに重要であることを示唆している。例えば，体重102 kgの人が心地よいペースで毎日8 km走るとする。このとき，1.6 km あたりの純エネルギー消

費量は163 kcalとなり，8 kmでは815 kcalに達する。速度を上げても下げても（一定ペースの範囲内であれば），単に一定のエネルギーを消費するのに必要な運動時間が変わるだけで，純エネルギー消費量に変わりはない。

ストライド長とピッチが走速度へ及ぼす影響

走速度は，以下の3つを通して増加する。

1. ピッチ（単位時間あたりの歩数）の増加。
2. ストライド長（歩幅）の増加。
3. ピッチとストライド長，両方の増加。

走速度を上げるために，3つ目は至極当然のように思えるが，この点に関して，いくつかの実験により客観的なデータが得られている。

1944年に研究者が，5 kmおよび10 kmのランニングイベントでの優勝者であったデンマーク人のストライド長について報告している。時速9.3 kmで走ったとき，この選手のピッチは1分間に160歩，ストライド長は97 cmであった。走速度を91％上昇させ時速17.8 kmになったとき，ピッチは10％増加し176歩になったのにすぎないが，ストライド長は83％増加し168 cmまで伸長した。これらのデータから，走速度は主にストライド長が長くなることにより上昇することがわかる。走速度が速くなったときにだけピッチが重要になる。

理想のストライド長
ある走速度において，ストライド長とピッチの理想の組み合わせがある。この理想の組み合わせは，その人の「スタイル」に大きく依存し，客観的な測定によって一概に決められるものではない。その人が選んだ走速度では，最も経済的なストライド長が採用されている。ストライド長を理想の長さ以上に伸ばすと，理想の長さ以下に短くしたときよりも酸素摂取量が増加する。走速度を保つために，疲れがみえるランナーにストライド長を伸ばすよう指示しても，運動の経済性には逆効果であることがわかっている。

よく訓練されたランナーは，長年のトレーニングで

第8章 安静時および運動時のエネルギー消費量　231

表8-6　平地を走ったときの純エネルギー消費量と速度，体重の関係[a,b]

	km/時	8	9	10	11	12	13	14	15	16
体重	1.6 km に要する時間（分）	12：00	10：43	9：41	8：46	8：02	7：26	6：54	6：26	6：02
kg	1.6 km あたりの kcal									
50	80	400	450	500	550	600	650	700	750	800
54	86	432	486	540	594	648	702	756	810	864
58	93	464	522	580	638	696	754	812	870	928
62	99	496	558	620	682	744	806	868	930	992
66	106	528	594	660	726	792	858	924	990	1056
70	112	560	630	700	770	840	910	980	1050	1120
74	118	592	666	740	814	888	962	1036	1110	1184
78	125	624	702	780	858	936	1014	1092	1170	1248
82	131	656	738	820	902	984	1066	1148	1230	1312
86	138	688	774	860	946	1032	1118	1204	1290	1376
90	144	720	810	900	990	1080	1170	1260	1350	1440
94	150	752	846	940	1034	1128	1222	1316	1410	1504
98	157	784	882	980	1078	1176	1274	1372	1470	1568
102	163	816	918	1020	1122	1224	1326	1428	1530	1632
106	170	848	954	1060	1166	1272	1378	1484	1590	1696

[a]この表の解釈は以下のとおりである。例えば，体重が50 kgの人が時速8 kmで1時間走ったときの純エネルギー消費量は，400 kcalである。これは，1.6 kmを12分で走るペースである。したがって，8 km走るのに1時間を要し，かつ400 kcal費やされることになる。もし，ペースが時速12 kmに上昇すると，1時間に600 kcal消費されることになる。
[b]ランニング速度は，時速kmおよび1.6 kmを走るのに要する時間（分）で表されている。太字の数字は，ランニング速度に関係なく1.6 kmを走ったときに費やされる純エネルギー消費量（安静時エネルギー消費量を差し引いたもの）を体重別に示したものである。

> **Q 質問とノート**
>
> - 傾斜のあるトレッドミル上にて，歩いたり，走ったりするときのエネルギー消費量の推定式を提示せよ。
>
> - 足首に錘をつけて歩いたとき，エネルギー消費量はどの程度増加するか。
>
> - 走速度に影響する要因を4つあげよ。
>
> - 一般に，歩くよりも走るほうが経済性がよくなる境目の速度を示せ。

身につけたストライド長で走っている。これにより，体が自然と**最低限の努力**で走ろうとするのと相まって，最も経済的な走りを実現している。エリートランナーを特徴づけるような，最良のランニングスタイルは存在しないのである。体の大きさや四肢の慣性，筋骨格系の発達の個人差が相互に作用し，個々人の最も経済的なストライド長につながっている。

空気抵抗の影響

強い向かい風の中で走ったことがある人なら，穏やかな気候や追い風で走るより，一定のペースを維持するのに余計にエネルギーを必要とすることを理解できるであろう。以下に，走運動時のエネルギー消費量に及ぼす空気抵抗の影響に関わる要因を3つあげた。

1. 空気密度。
2. 空気に抗する体前面の面積。
3. 向かい風の速度の2乗。

走速度にもよるが，走運動時の空気抵抗に抗するには，穏やかな気候で走ったときの総エネルギー消費量の3〜9％も余分にエネルギーが必要になる。向かい風の中で走るには，余分にエネルギーが必要なのである。例えば，ある研究では穏やかな気候のもと，時速15.9 kmで走り，1分あたり2.92 Lの酸素を摂取した。これが，時速16 km（風速4.5 m）の向かい風の中で走ると，酸素摂取量は5.5％増え3.09 Lとなった。さらに時速66 km（風速18 m）もの強烈な向かい風の中で走ると，酸素摂取量は毎分4.1 Lにまで達した。このような強い向かい風の中で走ると，走速度を維持するのに，40％も余計にエネルギーが必要となるのである。

向かい風の中で走ることによるエネルギー消費量への悪影響は，同じ道を戻ってくるときの追い風により打ち消されると考える人もいるようであるが，これは正しくない。なぜなら，向かい風の中で走る際に必要な追加のエネルギーは，同等の速度の追い風で節約できるエネルギーを上回るからである。風洞テストにより，体に密着した衣服を着ることで走運動パフォーマンスが改善されることが明らかとなっている。体毛を剃ることによっても空気力学的効果を改善することができ，空気抵抗による影響を6％にまで減弱できる。自転車競技では，空気抵抗によるエネルギー消費量への影響を減らすべく，スポーツ用品メーカーが服や

> **インフォメーション**
>
> **運動の経済性と筋線維組成**
>
> 　筋線維組成は自転車運動の経済性に影響する。最大下自転車運動時に、鍛錬されたサイクリストの経済性は個人間で約15%変動する。活動筋の筋線維組成が、この変動の重要部分を説明する。最も経済性がよかったサイクリストは、下肢筋に遅筋線維（タイプⅠ）を多く含んでいた。このことは、タイプⅠ線維が速筋線維（タイプⅡ）よりも、MEのよさに貢献していることを示唆している。

> **質問とノート**
>
> - 砂浜を歩いた場合のエネルギー消費量は、軟らかい雪の上を歩いた場合と比較して_____。
> - MEの上昇に寄与する筋線維をあげよ。
> - 同じ重さならば、脚や足首に錘をつけるのに比べ、手や胴に錘をつけるほうが、より_____エネルギーを必要とする。
> - 走運動時には、下肢へどの程度衝撃力がかかるか。
> - 硬い雪面を歩いた場合のエネルギー消費量は、硬い舗装された路面を歩くのに比べ、どの程度増加するか。
> - 走速度を上げる方法を3つあげよ。

ルメットなどの改良を続けている。これには、自転車上の競技者の姿勢を最適にするフレームの改良も含まれる。

　海抜0 m付近に比べ高地では、向かい風がエネルギー消費量に及ぼす影響は小さい。なぜなら、高度が上がると空気密度が低くなるからである。高地で滑走するスピードスケート選手は、海抜0 m付近に比べ酸素必要量が少なくてすむといわれている。高地では、滑走速度が速いときのみ空気抵抗に抗するための酸素必要量が重要になる。自転車競技のように速度が速い競技では空気抵抗が大きくなるため、高度による影響は無視できなくなる。

ドラフティング　長距離走レースなどで、他の選手の背後に位置取り、向かい風や空気抵抗の影響を避ける行動を**ドラフティング**と呼ぶ。例えば、他のランナーの背後1 mを時速21.6 kmで走ると、総エネルギー消費量は約7%少なくてすむ。この走速度でドラフティングすると、400 mごとに約1秒節約できる計算になる。このような空気力学的な好ましい効果は、クロスカントリースキーやスピードスケート、自転車競技などでも観察される。穏やかな天候のもとで時速40 kmで自転車をこいだ場合、産生されたパワー（力×速度）の約90%が空気抵抗に抗するために使われ、残りは路面抵抗など機械抵抗に抗するために使われる。この速度では、選手が別の選手の背後に位置取りすることで、エネルギー消費量が26〜38%少なくてすむ。

トレッドミル上とトラックでのランニングの比較

　研究者は走運動の生理学的研究をする際、もっぱらトレッドミルを用いている。しかし、トレッドミル上での走運動と、トラックやロードでのパフォーマンスとの関係を明らかにすることは重要な問題であろう。例えば、ある速度や距離をトレッドミル上で走る場合と穏やかな天候のもとトラックで走る場合で、必要とされるエネルギーは同じなのだろうか。この疑問に答えるために研究者は、トレッドミル上およびトラックにて時速10.8 km、12.6 km、15.6 kmの最大下速度で走る際の酸素摂取量を測定する実験をした。さらに両条件にて漸増負荷試験を行い、$\dot{V}O_2$maxに違いがあるかどうかも検討した。

　その結果、同一の条件のもとでは実質的に最大下速度（時速17.2 kmまで）での酸素摂取量も$\dot{V}O_2$maxも、トレッドミル上とトラックの間に有意な違いはなかった。ただし、走速度が速いレースでは、空気抵抗が屋外での走運動パフォーマンスに悪影響を及ぼし、その酸素摂取量が空気抵抗の少ないトレッドミル上のそれを上回ることがある。

マラソン

　図8-7に、マラソンの世界記録とオリンピック優勝タイムの変遷を男女別に示している。男子マラソンの世界記録は2時間3分59秒で、2008年9月28日にドイツのベルリンで樹立された。記録保持者のHaile Gebrselassieは、1.6 kmあたり平均4分44秒のペースで走り、世界ではじめて2時間4分の壁を破った。女子の世界記録は、英国のPaula Radcliffeの2時間15分25秒で、2003年4月13日にロンドンで樹立された。このとき彼女は、最初の4.8 kmで1.6 kmあたり5分10秒、5分8秒、4分57秒のスプリットを刻んでいる。Radcliffeはこのレースで32 km（1時間43分44秒）と30 km（1時間36分36秒）の世界記録も同時に樹立した。このような驚くほど速いペースを維持するには、一般的な男子大学生の$\dot{V}O_2$maxをはるかに超える酸素を安定的に摂取する必要がある。そればかりか、彼ら自身の$\dot{V}O_2$maxの85%に相当する酸素を

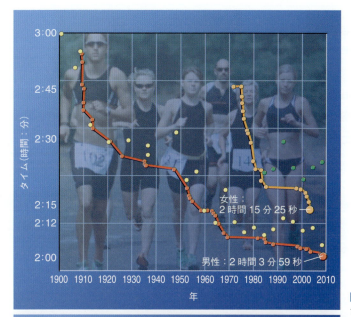

図8-7 マラソンの男女世界記録とオリンピック優勝タイムの変遷。男性の世界記録は，2008年にドイツのベルリンで樹立された2時間3分59秒，女性の世界記録は2003年にイギリスのロンドンで樹立された2時間15分25秒である。

インフォメーション

習慣的な運動で消費されるエネルギー

週に約160km，すなわちマラソン4回よりやや少ない距離を，レースと同じペースでトレーニングしている長距離ランナーでは，運動によるエネルギー消費量は週に10,000 kcalにも達する。年中厳しい練習を重ねているマラソンランナーでは，オリンピック前の4年間で合計2,000,000 kcal以上も消費する計算になる。これは，実に約250 kgの体脂肪に相当する。だから，このようなアスリートでは体脂肪率がきわめて低いのである（男性で3〜5％，女性で12〜17％）。

インフォメーション

マラソンの世界記録を何度も更新するのは難しい

これまでにわずか男性5人と女性8人が，マラソンの世界記録を複数回更新している。James Petersは1952年から1954年にかけて世界記録を4度連続して更新した。また，Abebe Bikila, Derek Clayton, Khalid Khannouchi，そして最近ではHaile Gebrselassieがそれぞれ2度世界記録を更新している。女性では，Greta Weitzが1978年から1983年にかけて4度世界記録を樹立している（なんと最後の記録はわずか1日しか保持できなかった）。Elizabeth Bonner, Chantal Langlace, Jacqueline Hansen, Christa Vahlensieck, Joyce Smith, Tegla Loroupe，そして最近ではPaula Radcliffeがそれぞれ2度世界記録を破っている。おそらく最も有名な世界記録は，裸足のエチオピア人Abebe Bikilaのレースであろう。彼は，1960年に裸足で，1964年にシューズを履いて，どちらも世界記録でオリンピックを制覇した。

インフォメーション

マラソンの距離

現在のマラソンの距離（42.195 km）は1908年のロンドンオリンピックの際に，コースのスタートがウィンザー城，ゴールがスタジアムの貴賓席の前になるように設定されたことによる。1921年になるまで，この距離はInternational Association of Athletics Federations (IAAF, www.iaaf.org) に公的なマラソンの距離として採用されなかった。

摂取し続け，それを2時間以上も維持しなければならない。彼らの$\dot{V}O_2max$は70〜84 mL/kg/分である。マラソンを完走するのに必要なエネルギー消費量は平均2600 kcalである。これには，回復時に生じるエネルギー消費量の亢進を含んでいない。この回復時のエネルギー消費量の亢進は24〜48時間も続くとされる。

水泳時のエネルギー消費量

水泳は，歩行や走運動とはさまざまな点で異なる。その1つに，泳者は腕や脚を使って水平方向への動き

> **Q 質問とノート**
> - 理想的なストライド長とピッチを決定する主な要因は何か。
> - 空気抵抗はどのようにして走運動時のエネルギー消費量に影響するか。その要因を2つあげよ。
> - 1 km 移動したとき，体重1 kg あたりの純エネルギー消費量はいくらか。
> - 走運動に比べ，水泳時に経済性が低くなるのはなぜか。その要因を2つあげよ。

を生み出すことに加え，同時に浮力を維持するためにエネルギーを消費しなければならない点があげられる。その他の違いは，物体が水のような媒体中を動く際に妨げとなる種々の抗力に抗するためにエネルギーが必要になることである。抗力は媒体の特性や物体の大きさ，形状，速度に依存する。これらの要因すべてが，走運動に比べ水泳の明らかな経済性の低さにつながっている。具体的にいえば，同じ距離を移動するのに，水泳は走運動の約4倍エネルギーが必要となる。水泳時のエネルギー消費量は，オープンサーキット換気システムにて測定した酸素摂取量をもとに計算される（図 8-8）。研究者はもち運び可能な呼気ガス採取装置を抱えながらプールの脇を泳者と平行して歩き，酸素摂取量を測定する。

エネルギー消費量と抗力

泳者の前進を妨げる抗力は，以下の3つの要素で構成される。

1. **造波抵抗**は，泳者が前進する際に，体の前方および後方の空間に生じる波によってもたらされる。この抗力は泳速が速いときにのみ重要な要因となる。
2. **粘性摩擦抵抗**は，水が皮膚の表面を流れるときに生じる。体毛を除去すると抗力が減り，エネルギー消費量や生理学的需要がわずかに減少する。
3. **粘性圧力抵抗**は，泳速が遅いときに推進力に抗する力に確実に影響する。これは，泳者の体のまわりにある薄い水の層（境界層）が剝離することで生じる。つまり，泳者の前方と後方で生じる圧力の差が粘性圧力抵抗である。水泳時にストリームライン（流線型）をつくる熟練した水泳選手では，抗力のうち粘性圧力抵抗の影響を軽減できる。泳法を改善しストリームラインをつくると，境界層の剝離を水の後縁近くまで移動させることができ，結果的に水の剝離を減らすことができる。これは，船のこぎ手が

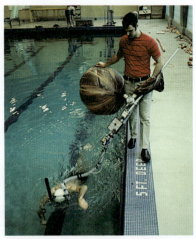

図 8-8 オープンサーキット換気システム（バッグ法）を用いたクロール泳の酸素摂取量測定

> **Q 質問とノート**
> - 水泳時の抗力を3つあげよ。
> - ウェットスーツを着ることで，抗力をおよそどの程度減らすことができるか。
> - エリート水泳選手は，ある一定距離を＿＿＿＿＿＿酸素摂取量で泳ぐ。
> - 正誤問題：女性は男性よりも浮力が大きい。○か×か？

水の動きに対して垂直ではなく並行にオールを使うときにも生じている。

泳者間での抗力の総量の違いは，特に長距離種目で勝ち負けにつながりやすい。トライアスロンの水泳種目でウェットスーツを着ると，全身の抗力を約14%減らすことができる。ウェットスーツを着た選手のタイムの短縮には，経済性の上昇が大きく関係している。首から体を覆う競泳用水着を勧める人は，この科学に裏打ちされた方法により水泳の経済性を最大化し，従来の水着に比べ3%以上速く泳げると主張している。走運動やクロスカントリースキー，自転車競技と同じように，海での水泳時のドラフティング（前を行く泳者のすぐ後ろに位置取り，抗力を減弱させる技術）によりエネルギー消費量が低下する。これにより，長距離選手はエネルギーを温存でき，レースの後半にかけてパフォーマンスを向上させることができる。

表 8-7 ドーバー海峡横断泳における世界記録の男女比較

記録	男性	女性	差の割合 (男性：女性)
初横断時の記録（片道）	21：45（1875）	14：39（1926）	34.9
最速横断記録（片道）	7：17（1994）	7：40（1978）	−5.26
最年少横断記録（片道）	11：54（11歳11カ月，1988）	15：28（12歳11カ月，1983）	−29.9
最年長横断記録（片道）	18：37（67歳，1987）	12：32（57歳，1999）	32.69
往復最速記録	16：10（1987）	17：14（1991）	−6.6
1往復半最速記録	28：21（1987）	34：40（1990）	−22.2

注意：初横断時と最年長記録は，男性より女性で30％以上優れていることがわかる。

エネルギー消費量と泳速，泳法

ある泳法で一定の速さで泳ぐとき，エリート水泳選手はそうでない選手に比べ，少ない酸素摂取量で泳ぐことができる。泳法によるエネルギー消費量の違いに関しては，泳速にかかわらず平泳ぎが，次に背泳が多くのエネルギーを消費する。クロールは3つの泳法の中で最もエネルギー消費量が少ない。

浮力の影響の性差

どの年代でも，女性は男性に比べおおむね体脂肪率が高い。脂肪は水に浮き筋や骨は沈むため，女性は流体力学的な揚力を享受でき，一般的な男性よりも水中で浮きやすい。この浮力の違いで，女性の経済性の高さを説明できるかもしれない。例えば，女性は男性よりもある速度で泳ぐときにエネルギー消費量が少なくてすむ。別の表現をすれば，エネルギー消費量が同じ場合，女性は男性より速く泳げるのである。

女性は末梢に脂肪組織が分布しており，水中で脚が高く浮きやすく，水平なストリームラインを形成しやすい。その一方で，男性の脚は脂肪が少なく水中で沈みやすい。水中で脚を深い位置に下げてしまうと，抗力が増し水泳の経済性が低くなる。このような女性が享受する流体力学的な有利さは，経済性や体の断熱効果が重要となる長距離泳においてより顕著になる。例えば，英国とフランスの間にあるドーバー海峡（34 km）の横断泳最短記録は女性で7時間40分である。一方，男性は7時間17分であり，両者の差は5.2％にすぎない。表8-7に示すように，実際に女性が男性より速く泳いだ例もある。1926年8月6日に，ドーバー海峡を女性ではじめて横断（14時間31分）した米国人のGertrude Ederle（http://en.wikipedia.org/wiki/Gertrude_Ederle）は，ライフベストなしではじめて横断泳に成功（1875年8月25日に21時間45分かかった）した英国人男性Matthew Webb（http://en.wikipedia.org/wiki/Matthew_Webb）よりも2時間以上速く泳いでいる。

まとめ

1. MEとは，費やされたエネルギーのうち外的な仕事に費やされた化学エネルギーの割合を示す。残りは熱として失われる。
2. 運動の経済性とは，運動の入力と出力の関係であり，一般的にはある一定負荷や速度で運動する際の酸素摂取量で表される。
3. 歩行速度は，時速3.0〜5.0 kmの間で酸素摂取量と線形の関係にある。
4. 歩行時の路面状況はエネルギー消費量に影響する。例えば，砂の上で歩くと，硬い路面の上を歩くより約2倍のエネルギーが必要になる。歩行のような体重のかかる運動では，エネルギー消費量は体重が重くなるに従い増加する。
5. 手でもったり，足首につける錘を用いると，歩行のエネルギー消費量が走運動と同等にまで上昇する。
6. 時速6.5 kmを超える速度では，歩くより走ったほうが経済性が高い。
7. ある一定距離を走ったときの純エネルギー消費量は，走速度にかかわらず一定である。傾斜のない場所での水平方向への走運動であれば，純エネルギー消費量は1 kmごとに体重1 kgあたり，おおむね1 kcalである。
8. 穏やかな天候のもとで走るとき，空気抵抗に抗するには総エネルギー消費量の3〜9％が必要になる。
9. 他の選手の背後を走る流体力学的に望ましいテクニックをドラフティングと呼ぶ。ドラフティングにより，空気抵抗や向かい風がもたらすエネルギー消費量への悪影響を減じることができる。
10. 環境条件が同じであれば，同距離同速度をトレッドミルとトラックで走ったときに必要なエネルギーはほぼ同じである。
11. 子どもは大人よりランニングエコノミーが低い。これは，子どもは体重あたりに必要な酸素が大人より20〜30％多いためである。
12. 同じ距離を移動するのに，水泳はランニングの約4倍ものエネルギーが必要である。なぜなら，泳者は浮力を維持し，動きを妨げる種々の抗力に応じるためにエネルギーを消費するからである。
13. 速度にかかわらず，同じ泳法で泳げばエリート水泳選手はそうでない選手に比べ少ないエネルギーで泳

ぐことができる。
14. 水の抗力や水泳の経済性，酸素摂取量には明らかな性差がある。女性は男性に比べ，一定距離を約30%少ないエネルギーで泳ぐことができる。

問題

1. 一年中トレーニングしている体重60 kgのエリートマラソンランナーが，オリンピック前の4年間，毎日4000 kcalのエネルギーを消費したとする。体重に変化はなく，1日の摂取エネルギーの70%は炭水化物から，体重1 kgあたり1.4 gのタンパク質を摂取していると仮定すると，このランナーの4年間の総エネルギー摂取量はいくらになるか。また，4年間に炭水化物とタンパク質からそれぞれ何g摂取したかを計算せよ。
2. 10 kmレースを走った子どもは，なぜ大人ほど良い成績を残せないのか。
3. 「一定距離を速く走るにはより多くのエネルギーが必要である」。これはなぜ正しくないのか，理由を説明せよ。この誤解を解くことで，減量のための運動をどのように勧められるようになるか。
4. 体重54.4 kgのエリートランナーが過酷な練習を続けるにあたり，体重を維持するため毎日12,000 kcalのエネルギーを摂取していると主張している。運動時のエネルギー消費量を例にとると，このエネルギー摂取量はエネルギー必要量を妥当に反映しているか。

第 IV 部

生理学的サポートシステム

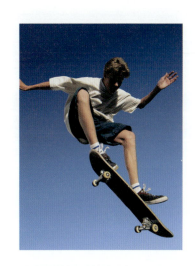

第 9 章	呼吸器系と運動 …………………………………………………………… 239
第 10 章	循環器系と運動 …………………………………………………………… 271
第 11 章	神経筋系と運動 …………………………………………………………… 301
第 12 章	ホルモン，運動，トレーニング ………………………………………… 336

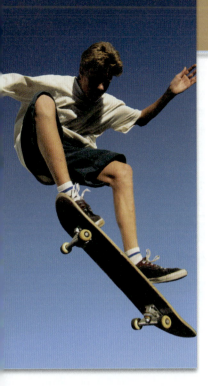

第 9 章

呼吸器系と運動

本章の目的

- 換気の仕組みを図で表し，声門，咽頭，気管，気管支，細気管支，肺胞を示す．
- 安静時と運動時の吸呼気の動態について述べる．
- ヴァルサルヴァ手技とその生理学的重要性について述べる．
- 分時換気量，分時肺胞換気量，換気血流比，解剖学的死腔，生理的死腔の意味を明確に述べる．
- ボーア効果とその身体活動でのメリットを説明する．
- 血液中の二酸化炭素の輸送手段を3つあげ，その割合を数値で示す．
- 安静時と運動時の主要な肺換気調節因子を同定する．
- 過換気により息こらえの時間が延長することが，スポーツダイビングで危険な結果となる理由について述べる．
- 漸増運動中の肺換気量，血中乳酸濃度，酸素摂取量の関係をグラフ化する．また，乳酸性作業閾値と血中乳酸蓄積開始点（OBLA）の境界値を示す．
- 運動誘発性喘息の誘因を説明し，その重症度への影響因子を明らかにする．

パート1 呼吸器系の構造と機能

　酸素の供給が皮膚での拡散のみで行われるとしたら，基礎エネルギー必要量を維持するのは不可能であるし，毎分わずか4～6Lの酸素摂取量で約1.6kmを5分で走るという世界レベルのペースを維持するのも不可能だろう。しかし，非常に効果的な**換気**の仕組みが，効率的なガス交換を維持するための身体の必要量をかなえているのである。このシステム（図9-1）は，安静時や運動時に「内部」環境の液体にガスを曝露させるための「外部」環境のガスの状態を調節している。換気系の主な機能は以下のようなものである。

1. 代謝に必要な酸素を供給する。
2. 代謝で産生された二酸化炭素を除去する。
3. 酸塩基平衡を維持するために水素イオン濃度を調節する。

換気の構造

　肺換気とは，外気がどのように肺の中に取り込まれ，肺内の空気と交換されるかを表した言葉である。鼻と口のすぐ外の外気と肺を通っている血流までは約0.3mの距離である。鼻と口から入った空気は気道に流れ込み，気管を通過しながら体温に順応して，ろ過されてほぼ完全に加湿される。気管を通過する際に体温で温められ，不要物が除去され，加湿される。気管（咽頭から延びている直径約2.5cmの短い管）は**気管支**と呼ばれるより小さい直径の2本の管に分かれる。気管支は右肺と左肺に入る導管の役割を果たしている。気管支はさらに多数の細気管支に分かれる。呼吸器系の管の最後の枝である細気管支は，**肺胞**内の空気と最終的に混合されるまで細い管を通して吸気を伝えている。

肺

　肺は，血液が外気と接する面をもつ。肺容量は4～6L（バスケットボール内の空気の量）とさまざまであり，非常に大きな湿った面をもつ。平均的な身長の人の肺の重さは約1kgであるが，広げると60～80m²くらいの面積はあり，これは体表面積の約35倍，テニスコートのほぼ半分，もしくはバドミントンコート1面くらいの大きさである。このことは，1秒間の最大運動中には，肺組織のクモの巣状に入り組んで織り込まれた血管のネットワークを流れている血液量はせいぜい470mLであるため，血液を空気にさらすには十分に広い面であることを表している。

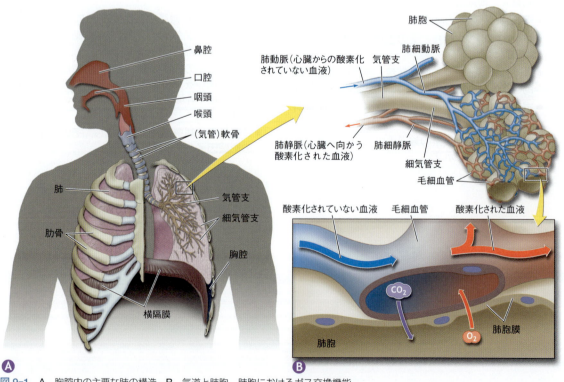

図9-1 A．胸腔内の主要な肺の構造。B．気道と肺胞，肺胞におけるガス交換機能。

肺胞

　肺実質には60億以上の肺胞がある。この弾性があり，薄い壁のような膜状の袋は肺と血液のガス交換に不可欠な界面を提供している。肺胞組織は体内の臓器の中で最も多く血液供給を受けている。何百万という無数の薄壁の毛細血管と肺胞が，一方では空気が，他方では血液が動いて，並行して存在している。毛細血管は肺胞1つ1つのほぼ外部全体を取り巻いて，隙間なく網の目のように肺胞を覆っている（図9-2A）。毛細血管は肺胞をほぼ隙間なく覆っているので，血液は肺胞の上をシートの上であるかのように流れていく。血液が肺毛細血管に到達すると，たった1つの細胞隔壁である**呼吸器粘膜**が血液と空気を隔てている（図9-2B）。この薄い，組織と血液の隔壁によって，気体が肺胞内から血液へ迅速に拡散しているのである。

　安静時には，毎分約250 mLの酸素が肺胞内から血液に溶け込んでおり，約200 mLの二酸化炭素が肺胞内に拡散している。トレーニングしている持久系アスリートが激しい運動をすると，毎分安静時の約20倍の摂取量の酸素が呼吸器粘膜を介して血液中に運搬される。安静時と運動時の肺換気の最も重要な機能は，肺胞隔壁内で酸素と二酸化炭素をある程度一定で適切な濃度に維持することである。このことによって血液が肺を出て身体全体に循環する前に，確実に効果的に肺胞内でガス交換が行われているのである。

換気の仕組み

　図9-3は，呼吸力学の物理学的原理を表している。この図では，底をガラスのかわりに薄いゴム膜に置き換えた瓶に，2つの風船が接続されている。ゴムの膜を下に引っ張ると瓶の容積は増加し，瓶内の気圧は外の気圧よりも低くなっていく。結果的に空気が風船の中に流れ込み，風船は膨張する。逆にゴムの膜がへこむと，瓶内の圧力は一時的に増加し空気はすばやく外に出ていく。空気の交換は，ゴム膜の上下の距離や率の増加に従って風船の中で起こるのである。

　肺は，風船と瓶で描かれるように単に胸腔内にぶら下がっているようなものではない。むしろ肺内と，肺と胸壁の接触面の圧較差により肺は内側の胸壁に接着し，文字どおり胸壁に付随して動いている。そのため胸腔内の容量がどのように変化しても，肺の容量はそれに対応して変化するのである。吸呼気時の骨格筋の動きが胸郭容量を変化させて，肺容積が変化する。

吸気

　横隔膜はドーム状の形をした大きな筋の膜であり，図9-3の瓶のゴム膜と同じ役割を果たしている。横隔膜は，腹腔と胸腔とを空気を通さないように分けている。吸気時，横隔膜は収縮して平坦になり，腹腔側へ約10 cm下降する。これにより胸腔が縦方向に長くなり，容量が大きくなる。その後，肺内の空気は膨張し，大気より約5 mmHg低い圧（**肺内圧**という）となる。まさに，肺と周囲の空気の圧の違いにより，鼻と口を通して空気が吸い込まれ，肺が膨らむのである。肺がどの程度まで膨らむかは，以下の2つの因子による。

1. 吸気時の動きの程度
2. 肺内外の気圧勾配

　吸気は胸腔の拡張が止まり，肺内圧が大気圧と等しくなったときに完了する。

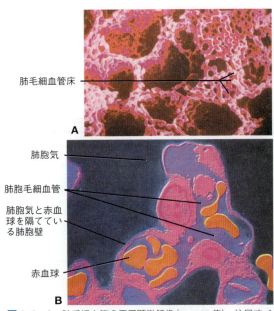

図9-2　A．肺毛細血管の電子顕微鏡像（×1105倍）。注目すべきは，毛細血管床が隙間なく広がっていることである。暗い領域は肺胞を示している。B．肺毛細血管の電子顕微鏡像（×5100倍）。注目すべきは，非常に薄い肺胞壁が肺胞気と赤血球を隔てていることである。

Q 質問とノート

- 肺換気の定義を述べよ。

- 2つの換気機能をあげよ。

- 安静時には毎分何Lの酸素が肺胞から血中へ入っていくか？

- 安静時には毎分何Lの二酸化炭素が血中から肺胞に出ていくか？

- 肺を充満させる要素を2つあげよ。

BOX 9-1
呼吸生理学者により使用される一般表記

肺換気量
- $\dot{V}_E$＝分時換気量
- V_d＝死腔
- V_T＝1回換気量
- F＝呼吸回数
- V_d/V_T＝死腔/1回換気量比（死腔換気率）

外気量
- $\dot{V}_A$＝肺胞分時換気量
- $P_{A}O_2$＝肺胞気酸素分圧
- Pa_{O_2}＝動脈血酸素分圧
- $(A-a)\ P_{O_2\text{diff}}$＝肺胞気動脈血酸素分圧較差
- $Sa_{O_2\%}$＝動脈血酸素飽和度
- $P_{A}CO_2$＝肺胞気二酸化炭素分圧

内気量
- $a\text{-}\bar{v}_{O_2\text{diff}}$＝動静脈酸素較差（〈動脈内で運ばれる酸素量〉−〈静脈内で運ばれる酸素の量〉）
- Pa_{O_2}＝動脈血酸素分圧
- Pa_{CO_2}＝動脈血二酸化炭素分圧
- $P\bar{v}_{CO_2}$＝静脈血二酸化炭素分圧
- $S\bar{v}_{O_2\%}$＝静脈血酸素飽和度
- $P\bar{v}_{O_2}$＝静脈血酸素分圧

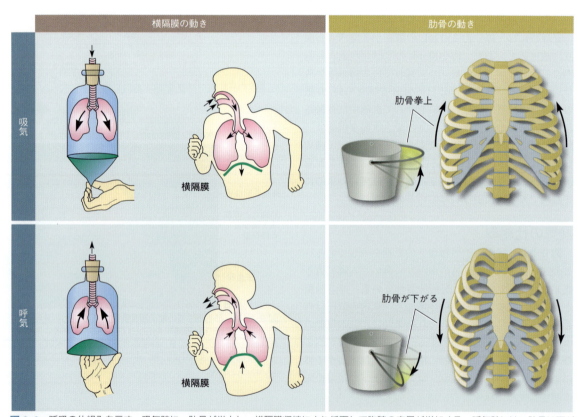

図 9-3 呼吸の仕組みを示す。吸気時に，肋骨が挙上し，横隔膜収縮により低下して胸腔の容量が増加する。呼気時には，肋骨は下がり，横隔膜は安静時の位置に戻る。こうして胸腔の容量が減少し，空気が押し出される。瓶のゴム底の動きは横隔膜の動きを模倣しており，2つの風船から空気が出入りする。バケツの取っ手の動きは肋骨の動作を模倣している。

運動時には，斜角筋と肋骨の間にある外肋間筋が収縮する。これにより，図9-3右にあるように取っ手がバケツ側から離れてもち上がる動きに似た，肋骨が回転し身体から離れてもち上がるという動作が起こる。次の3つの機転により，胸腔内容積が増加すると空気が肺に流入する。すなわち，(1) 横隔膜の下降，(2) 肋骨の上方挙上，(3) 胸骨の前方への押し出し，である。

呼気

呼気は主に受動的な過程であるが，伸長した肺実質が反発すると同時に呼吸筋が弛緩して，空気が肺の外へ移動することにより生じる。こうして，横隔膜が胸腔方向に動く間に，胸骨と肋骨が下降する。こうした動きは胸腔の容積を減らして肺胞気を押し出す。空気は気管を通じて大気に放出される。中等度〜高強度の運動では，内肋間筋と腹筋はより深く速い呼吸を行う

よう，肋骨と腹腔に強力に作用する．より強度が高い運動では，さらに呼吸筋組織が動員されて圧較差が増大し，付随して空気の移動も増加する．

肺容積と容量

図9-4は，男性と女性の平均的な値を反映した肺容積である．この測定結果を得るために，対象者は閉鎖回路法に伴う酸素消費量を計測するのに水封式，体積変位スパイロメーター（第7章で述べたものと似たもの）を用いて再呼吸を行う．多くの解剖学的，生理学的測定値と同様に，肺の容積は年齢，性別，体格，組成によって変化するが，とりわけ身長によって変化する．通常は，肺容積を，年齢や性別などの因子を考慮した基準と比較して評価している．

測定には静的，動的の2種類があり，肺容積や容量の情報が得られる．**静的肺容積**測定は気道内の空気の動きを分画で評価し，対象者への負荷に時間制限はな

> **インフォメーション**
>
> **姿勢によって呼吸はしやすくなる**
>
> アスリートは激しい運動後によく腰を前屈して呼吸しやすくしている．この姿勢には2つの目的がある．
>
> 1. 心臓に血液が戻りやすくなる．
> 2. 呼吸動作に拮抗して働く重力の影響を最小限にする．

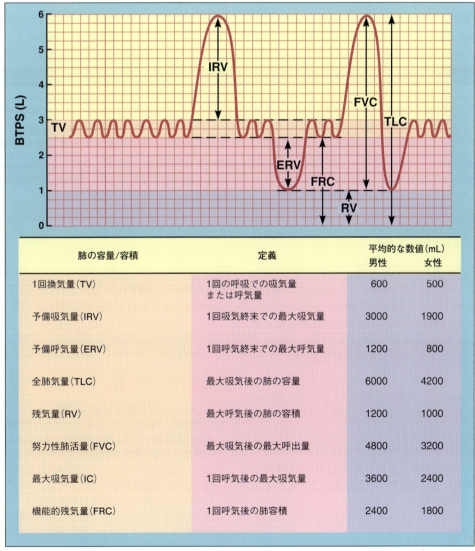

肺の容量/容積	定義	平均的な数値(mL) 男性	女性
1回換気量(TV)	1回の呼吸での吸気量または呼気量	600	500
予備吸気量(IRV)	1回吸気終末での最大吸気量	3000	1900
予備呼気量(ERV)	1回呼気終末での最大呼気量	1200	800
全肺気量(TLC)	最大吸気後の肺の容量	6000	4200
残気量(RV)	最大呼気後の肺の容積	1200	1000
努力性肺活量(FVC)	最大吸気後の最大呼出量	4800	3200
最大吸気量(IC)	1回呼気後の最大吸気量	3600	2400
機能的残気量(FRC)	1回呼気後の肺容積	2400	1800

図9-4　肺の容積と容量についての静的測定項目．

い。対照的に，**動的肺容積**測定は換気運動の異なるフェーズでの呼吸機能の力学的成分を評価する。

肺気量

静的肺機能測定では，スパイロメーターのベルが吸呼気に伴い上下動して，換気量と呼吸回数を記録する。**1回換気量** tidal volume（TV）は各呼吸の吸気相か呼気相のいずれかで変動した空気の量を表している。健康な男性および健康な女性の場合，安静状態でのTVは1呼吸当たり0.4～1.0Lの間にある。

典型的なTVを何回か記録して，対象者に安静呼吸をしてもらい，その後に最大限まで吸い込んでもらう。すると1回換気量にさらに2.5～3.5L加えた容積が表示されるが，これは吸気の予備量を表し，**予備吸気量** inspiratory reserve volume（IRV）と定義される。その後，通常呼吸を再度始めてもらう。通常呼気の後，対象者には肺からできる限り空気を呼出してもらう。この追加の容積を**予備呼気量** expiratory reserve volume（ERV）といい，通常体型の男性では1.0～1.5Lの間にある（女性の場合10～20%低くなる）。運動時には，IRVとERVの増加により（大部分はIRVであるが），TVはかなり増加する。

努力性肺活量 forced vital capacity（FVC）は，1回の呼吸のうちに最大吸気から最大呼気まで（もしくはその逆でもよい）で変動した空気の総量を示している。FVCは体格と測定中の体位によっても変化する（健康な若年男性では平均4～5L，女性では平均3～4Lである）。FVCは高身長の人であれば6～7Lともなり，体格の大きいプロのアスリートで8Lを超える値も報告されている。運動トレーニングでは明確には肺気量は変化しないため，こうした肺気量の大きさは，おそらく遺伝的な素質を反映しているのであろう。

残気量

最大呼出後でも，呼出されずに肺の中に残っている空気がある程度存在する。この空気の容積は**残気量** residual lung volume（RV）と呼ばれており，若年成人女性で平均1.0～1.2L，若年成人男性で1.2～1.6Lである。

加齢により肺気量は変化するが，それは肺実質の弾性が減少すること，呼吸筋の筋力が減少することによる。この2つの要素はすべてが本来の加齢に起因しているものではなく，むしろ座りがちな生活に起因している。実加齢よりむしろ座りがちな生活が，**肺気量と呼吸機能の最も大きな変化の原因となっていそうである**。

動的肺気量

肺換気の動的な測定値は，以下の2つの因子により規定される。

1. 努力性肺活量（FVC）
2. 一定量の空気の流速

気流速度は，空気がスムーズに流れることに対する肺内の気道抵抗と肺コンプライアンスと呼ばれる胸腔と肺実質の呼吸中の形態変化により発生する抵抗（硬さ）により規定される。

努力性肺活量に対する努力呼出肺活量の比

呼出に時間制限がなければ，重症の肺疾患でも肺活量の正常値は出せるであろう。この理由により，**1秒率** percentage of FVC expelled in 1 second（$FEV_{1.0}$）のような動的肺機能の測定値は静的な測定値よりも診断目的としては有用である。**1秒量と努力性肺活量の比**（$FEV_{1.0}/FVC$）は呼出力と肺内の気流に対する全抵抗を反映する。通常，$FEV_{1.0}/FVC$比は約85%である。重症の閉塞性肺疾患（例えば，肺気腫，気管支喘息）では，$FEV_{1.0}/FVC$比は肺活量の40%以下に低下することもある。気道閉塞の臨床的基準は，1秒間の呼出量がFVCの70%以下になることである。

最大努力換気量

換気能力の他の動的評価法であり，15秒間のすばやいかつ深い呼吸を行う。15秒間の換気量で1分間の換気量を推定したものを**最大努力換気量** maximum voluntary ventilation（MVV）と表している。健康な若年男性の場合，MVVは140～180L/分であり，女性の平均は80～120L/分である。米国のノルディックスキーチームの男性メンバーは平均192L/分であり，最大で239L/分という選手もいた。閉塞性肺疾患患者は，同年齢同身長の人の予測平均値と比べて約40%のMVVしかない。呼吸筋トレーニングは呼吸筋力と持久力を増加し，MVVを改善させるので，それに特化した呼吸療法は閉塞性肺疾患の患者に有益である。

ⓘ インフォメーション

トレーニングに反応する呼吸筋

呼吸筋に特化したトレーニングは，呼吸筋の筋力と持久力を向上させ，吸気筋機能とMVVの両方を向上させる。慢性肺疾患患者が呼吸トレーニングをすると，運動能力が向上し，生理学的緊張を減少させる。慢性閉塞性肺疾患患者は呼吸筋トレーニングと定期的な大筋群への低強度有酸素性トレーニングを行うと効果を得ることができる。この効果により，呼吸困難が少しずつ減少し呼吸器症状の自己コントロールが容易になるのである。

BOX 9-2

身長と年齢による呼吸機能指標の予測式

呼吸機能指標は直接には健康な人の体力の数値と関係しないが，これらを測定することによって，標準的な医学的健康状態の一部を評価できる．特に呼吸機能が低下するリスクをもつ人（例えば，常習喫煙者，有喘息患者など）にはよい検査である．水密式スパイロメーターや電子式スパイロメーター（図7-8参照）でさまざまな肺気量や呼吸機能を測定することにより，安静時と運動時の呼吸動態を説明する枠組みができる．呼吸機能の測定結果を適切に評価するには，臨床的文献による基準値と比較する必要がある．身長と年齢は，特定の個人に対して平均的（標準的）呼吸機能測定値を予測する2つの変数である．

具体例

予測には，身長（ST）に対して cm を，年齢（A）に対して歳を使用する．

データ

女性：年齢22歳，身長 165.1 cm
男性：年齢22歳，身長 182.9 cm

女性

1. FVC
 $FVC (L) = (0.0414 \times ST) - (0.0232 \times A) - 2.20$
 $= 6.835 - 0.5104 - 2.20$
 $= 4.12 L$
2. $FEV_{1.0}$
 $FEV_{1.0} (L) = (0.0268 \times ST) - (0.0251 \times A) - 0.38$
 $= 4.425 - 0.5522 - 0.38$
 $= 3.49 L$
3. $FEV_{1.0}/FVC$
 $FEV_{1.0}/FVC (\%) = (-0.2145 \times ST) - (0.1523 \times A) + 124.5$
 $= -35.41 - 3.35 + 124.5$
 $= 85.7\%$
4. 最大努力換気量（MVV）
 $MVV (L/分) = 40 \times FEV_{1.0}$
 $= 40 \times 3.49$（例2より）
 $= 139.6 L/分$

男性

1. FVC
 $FVC (L) = (0.0774 \times ST) - (0.0212 \times A) - 7.7$
 $= 14.156 - 0.4664 - 7.75$
 $= 5.49 L$
2. $FEV_{1.0}$
 $FEV_{1.0} (L) = (0.0566 \times ST) - (0.0233 \times A) - 0.491$
 $= 10.35 - 0.5126 - 4.91$
 $= 4.93 L$
3. $FEV_{1.0}/FVC$
 $FEV_{1.0}/FVC (\%) = (-0.1314 \times ST) - (0.1490 \times A) + 110.2$
 $= -20.43 - 3.35 + 110.2$
 $= 82.8\%$
4. 最大努力換気量（MVV）
 $MVV (L/分) = 40 \times FEV_{1.0}$
 $= 40 \times 4.93$（例2より）
 $= 197.2 L/分$

肺換気

分時換気量

安静時に穏やかに呼吸していると，成人の呼吸回数は平均1分間12回であり，1回換気量は平均1呼吸0.5 L程度である．この1分当たりの換気量を**分時換気量**という．平均値で計算すると6Lとなる．

$$分時換気量（\dot{V}_E）= 呼吸回数 \times 1回換気量$$
$$6.0 L/分 = 12 \times 0.5 L$$

呼吸の深さか回数，またはその両方が増加すると，分時換気量が増加する．最大運動時には，健康な若年成人の呼吸回数は1分間に35〜45回に増加する．さらに，エリートアスリートは呼吸回数が1分間に60〜70回まで達する．そのうえ，1回換気量は一般的に強度の高い運動中に2.0 L以上に増加する．こうして成人の分時換気量は安静時と比較して17倍の100Lまで達することになる．トレーニングしている持久系アスリートでは最大運動時の分時換気量は160 L/分まで増加しうるが，持久系エリートアスリートの研究では，換気量が200 L/分を超えたとの報告もある．ただこれほど分時換気量が大きくても，1回換気量は稀に肺活量の55〜65%を超える程度である．

肺胞換気量

肺胞換気量は，肺胞内の空気と混合する分時換気量をさしている．毎回吸った空気のすべてが肺胞に入るわけでも，血液とのガス交換に関与するわけでもない．鼻，口，気管や他の拡散できない呼吸器の導管を

満たす空気が**解剖学的死腔**を形成する。健康な人では150〜200 mLであり，安静時の1回換気量の約30%に相当する。死腔の空気が飽和水蒸気であることを除き，死腔と外気はほとんど同じ組成である。

死腔容積のために，安静時の1回換気により吸い込まれた外気500 mLのうち約350 mLが肺胞内に存在する空気と混合する。これは350 mLの空気のみが1回の呼吸で肺胞を出入りするということではない。逆に1回換気量が500 mLに等しいとしたら，500 mLの空気が肺胞内に入るが，350 mLしか新鮮な空気がないことを示しているのである（肺胞内の全空気の約1/7である）。この比較的小さく，みかけ上は効果的にはみえない肺胞換気が肺胞内の空気の組成を急に変化しないようにしているのである。これにより確実に呼吸サイクル全体を通じて動脈血ガス中の組成は一定となっている。

表9-1は，分時換気量が常に実際の肺胞換気量を反映しているのではないということを示している。最初の浅い呼吸の例では，1回換気量は150 mLに減少するが，呼吸回数が40回/分に増加し分時換気量が6 Lに増加した。同じ6 Lの分時換気量は呼吸回数を12回/分に減少させ，1回換気量を500 mLに増量することでも出すことができる。1回換気量を2倍にして呼吸回数を半分に減らすことで，深い呼吸での例のように，また6 Lの分時換気量をつくり出せる。毎回の呼吸調節は劇的に肺胞換気量に影響を与える。浅い呼吸の例では，死腔の空気は移動した空気の量全体を表している（肺胞換気が行われていなかった）。もう一方の例ではより深い呼吸を含めている。つまり，こうして1回の呼吸の大部分が肺胞内に存在する空気と混合している。死腔換気ではなく肺胞換気が肺胞-毛細血管膜における気体濃度を決定しているのである。

生理学的死腔

肺胞の一部は，ガス交換の際に十分に機能していない。それは血液が十分に灌流していない，または肺胞表面積に比較して換気が不十分であるためである。**生理学的死腔**という言葉は，組織局所灌流低下または換気不十分な肺胞部分をいう。**図9-5**は，健康な肺にもほんのごくわずかだが生理学的死腔が存在するということを示している。

生理学的死腔は安静時1回換気量の50%まで増加しうる。これは，以下の2つの因子により起こる。

1. 塞栓症や凝血塊による肺循環の閉塞や出血による灌流不全
2. 慢性肺疾患での不十分な肺胞換気

肺の全死腔が肺容積の60%を超えると，十分なガス交換と血液の肺胞気への曝露が不可能となる。

> ### Q 質問とノート
>
> - 男女別の平均1回換気量を示せ。
>   男性：
>   女性：
>
> - 男女別の肺活量を示せ。
>   男性：
>   女性：
>
> - 男女別の残気量を示せ。
>   男性：
>   女性：
>
> - 健康な成人のFEV$_{1.0}$/FVCをあげよ。
>
> - 1回換気量0.6 Lで1分間の呼吸回数が15回の人の$\dot{V}_E$を計算せよ。

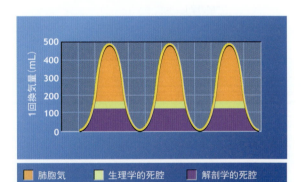

図9-5 健康な人の安静時の肺における1回換気量の内訳を示す。1回換気量は，肺胞気と混合している外気約350 mLと，比較的大きい気道にある空気（解剖学的死腔）約150 mL，換気に乏しいあるいは血流に乏しい肺胞のわずかな空気（生理学的死腔）からなる。

表9-1 1回換気量，呼吸回数，分時換気量，肺胞分時換気量の関係

状態	1回換気量 (mL)	×	呼吸回数 (回/分)	=	分時換気量 (mL/分)	−	死腔換気量 (mL/分)	=	肺胞換気量 (mL/分)
浅呼吸	150		40		6000		(150 mL×40)		0
通常呼吸	500		12		6000		(150 mL×12)		4200
深呼吸	1000		6		6000		(150 mL×6)		5100

呼吸の深さと回数の関係

運動強度が高まると同時に呼吸回数と呼吸の深さを調節することで肺胞換気量は維持されている。適度な運動では，トレーニングされた持久系アスリートは1回換気量を増やし，呼吸回数の増加を最小限にとどめて十分な肺胞換気量を維持している。呼吸を深くしていくにつれて，肺胞換気量は通常，安静時での分時換気量の70％量から運動時の全換気量の85％以上にまで増加する。こうした肺胞換気量の増加は，呼吸を深くしていくにつれて肺胞内に流入する1回換気量の割合が増加していくために起こるのである。

図9-6は，運動中の1回換気量の増加は，予備呼気量の減少も伴うが，主に予備吸気量が減少するのに起因することを示している。運動強度が上昇するにつれて，1回換気量は肺活量の約60％でプラトーとなる。

> **インフォメーション**
>
> **気体の法則**
> 気体の作用には4つの法則が影響している。
>
> ・**ボイルの法則**：温度が一定なら，気体の分圧は容積と反比例する。
> ・**ゲイ-リュサックの法則**：気体容積が一定なら，気体の分圧は絶対温度に正比例する。
> ・**分圧の法則**：混合気体では1つ1つの気体の分圧は濃度に比例する。
> ・**ヘンリーの法則**：温度が一定なら，液体に溶解する気体量はその分圧に比例する。

つまり，分時換気量の増加は呼吸回数の増加が原因なのである。また，こうした換気調節は無意識下に行われる。肺胞換気量と肺胞血流量がつり合うよう，各自が呼吸回数と1回換気量を調和させて呼吸の「スタイル」を発達させているのである。このことから，ランニングや他の一般的な身体活動の間に呼吸を修正しようと意識的に試みても運動のパフォーマンス向上には影響を与えない。たいていの場合，呼吸を意識的に操作すると，身体が換気をうまく調節できず運動に順応できなくなってしまう。安静時も運動中も個体は「最も自然」と感じる方法で呼吸すべきである。リズミカルなウォーキング，ランニング，サイクリング，ボートこぎをしている多くの人は，呼吸頻度と肋骨の動きを自然に同期させている。この呼吸パターンを**エントレインメント（同調）**と呼ぶが，エントレイントメントにより活動時のエネルギー消費を減らしているのである。

正常呼吸パターンの破綻

運動中の呼吸パターンは，一般的には非常に効果的かつ効率的なかたちで行われるが，呼吸反応の中には運動パフォーマンスによくない影響を与えるものもある。

呼吸困難

呼吸困難とは，息切れ感や呼吸時の主観的な窮迫感をいう。特に運動に不慣れな人に起こるのだが，運動

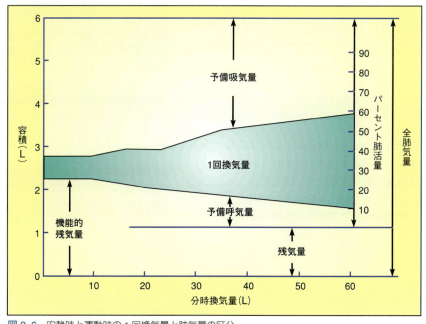

図9-6　安静時と運動時の1回換気量と肺気量の区分。

BOX 9-3

ヴァルサルヴァ手技は，心臓への血液の還流を妨げている

安静呼吸では，気道と肺胞内の胸腔内圧は吸気相では大気圧より約3～5 mmHgしか減少していない。逆に，呼気相でも同様のわずかな増加だけである（A）。完全吸気後に声門を閉じて呼気筋群を働かせると，呼気の圧力が著明に増加する（B）。声門閉鎖に抗する最大呼出力が働き，**胸腔内圧**が大気圧より150 mmHg以上増加するが，同時に腹腔内圧も多少上昇する。**ヴァルサルヴァ手技**とは，声門閉鎖に抗して強制呼出を行うことをいう。この換気手技は通常，ウェイトリフティングや短時間ですばやく力を入れる必要がある身体活動で行われる。ヴァルサルヴァ手技で腹腔と胸腔を固定することで，胸部の発揮筋力を調整している。

生理学的重要性

ヴァルサルヴァ手技開始時に（息をこらえるタイプの運動などで，図参照），胸腔内圧が上昇して心臓から動脈系に血液が流入するので，血圧は**一時的に急上昇する**（C）。同時に胸腔内圧と腹腔内圧が比較的低い静脈系の血圧を上回るので下大静脈が圧迫される。このため，心臓に還流する血液（静脈還流）が**かなり減少する**。静脈還流が減少し，続いて動脈血圧の大幅な低下が起こると脳血流の供給が減少し，目まい，「眼前暗黒感」，失神までもが起こる。声門が開き，胸腔内圧が減少すると，（おそらくは「オーバーシュート」と同時に）通常の血流が再開する。

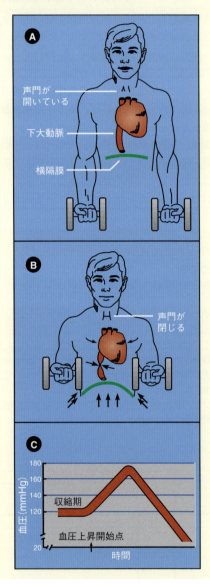

中に呼吸ができないという感覚には動脈血二酸化炭素濃度や［H^+］（水素イオン濃度）の上昇が伴う。この2つの化学物質は**吸気中枢**を興奮させて呼吸回数と呼吸の深さを増やす。動脈血二酸化炭素濃度と水素イオン濃度をうまく調節できないと，有酸素性能力レベルが低下したり呼吸筋のコンディションの悪化につながりやすい。運動時の呼吸への強い神経調節により，コンディションの悪化した呼吸筋が疲労し，血漿二酸化炭素濃度や水素イオン濃度が正常から逸脱するのである。これによって浅く無効な呼吸パターンとなり，十分な空気が吸えないという感覚が増していくのである。

Q 質問とノート

- 1回換気量は稀に肺活量の＿＿～＿＿%に上昇する。

- 健康な成人の解剖学的死腔（容積）の正常範囲を答えよ。

- 運動を始めたばかりの人が運動中によく運動性呼吸困難を起こすのはなぜか？

過換気

過換気とは，代謝が必要とする酸素量を上回る肺換気量の増加のことをいう。この「過剰な呼吸」により，肺胞気二酸化炭素濃度は急激に正常値から低下し，呼気を通じて体液から二酸化炭素が過剰に消失する。そして二酸化炭素の減少に伴い水素イオン濃度が減少して血漿 pH が上昇する。数秒の過換気でも通常，立ちくらみが起こる。あるいは，過換気が遷延すると血液からの過剰な二酸化炭素の減少により意識消失が起こりうるのである（p.261 参照）。

まとめ

1. 健康な肺は体液環境と外部の気体環境をつなぐ巨大な装置である。肺毛細血管には毎秒約 470 mL 程度の血液が灌流している。
2. 肺胞気の酸素と二酸化炭素濃度は，肺換気量を調節することにより肺血流の曝気が適切になるように維持されている。
3. 肺胞内の気流は外気と肺内気のわずかな圧較差により生じる。胸腔容積を変化させる筋活動によりこの圧較差が生じる。
4. 肺気量は，年齢，性別，体格，身長により変化する。これらの変数に基づいた標準値と比較してのみ評価されるべきである。
5. 運動中の 1 回換気量は予備吸気量と予備呼気量を使って増加する。
6. 肺活量を呼出したとしても，最大呼気時に空気は肺内に残っている。この残気量によって呼吸周期の中でガス交換が妨げられることはない。
7. 1 秒量と分時換気量は高い気流レベルを維持する能力の動的評価指標である。これらの数値は肺疾患を検知するスクリーニングテストとして優れている。
8. 分時換気量は 1 回換気量に呼吸回数をかけたものに等しい。安静時には平均約 6 L である。最大運動時には呼吸回数と 1 回換気量が増加して，持久性トレーニングをしている大柄な人では，分時換気量は 200 L まで増加する。
9. 肺換気量は，分時換気量の一部が血液とガス交換を行うために肺胞に入る空気の量を表している。
10. 健康な人は，安静時と運動時で独自の呼吸スタイルで呼吸している。有酸素運動中に呼吸パターンを意識的に修正しようとしても生理学的にもパフォーマンスにも利益がない。
11. 運動中の正常な呼吸パターンの破綻として，呼吸困難（息切れ），過換気（過呼吸），ヴァルサルヴァ手技（息を一気に吸って一気に止め，声門を閉じて息をこらえること）がある。

問題

1. 無駄な動きをより少なくしようとして，呼吸パターンを変えようとしているトラック競技のアスリートにアドバイスせよ。
2. 定期的なレジスタンス運動と有酸素運動は，加齢に伴う典型的な肺機能低下をどのように予防できるだろうか？
3. スタンディングプレスでむりやり最大重量を「必死で上げた」ら「少し目まいがして焦点が合わなくなってきた」。これに対して，生理学的に妥当な説明をせよ。また，この現象を予防するにはどうすればよいか？

パート2　ガス交換

酸素の供給は外気の酸素濃度と酸素分圧によって決定される。外気の組成は一定であり，20.93％の酸素，79.04％の窒素（窒素と生理学的に同様な少量の不活性気体も含む），0.03％の二酸化炭素と通常少量である水蒸気からなる。気体分子は非常に速く動いており，分子の接触面に抗して圧力をかける。海面上では気体分子の圧により水銀が 760 mm まで上昇する。この気圧計の測定値は天候により若干変化し，高度が上昇するにつれて予想どおり低下する。

呼気ガス：濃度と分圧

気体の濃度と気圧は混同してはいけない。

- **気体濃度**は一定空間内の気体の量を反映し，気体の分圧（ガス分圧）と溶解度により決まる。
- **気圧**は気体分子の接触面に対する抗力を表している。

混合気の総圧力（全圧）は個々の気体の分圧の総和に等しく，以下のように計算される。

$$\text{分圧} = \text{濃度（\%）} \times \text{混合気の全圧力}$$

外気

表 9-2 は，海面レベルでの乾燥外気 1 L における特

定の気体の割合，分圧，容積を表している。酸素分圧（気体記号の前のPという文字は分圧を示す）は，混合気合計 760 mmHg の 20.93％，つまり 159 mmHg である（0.2093×760 mmHg）。微量の二酸化炭素がランダムに動いてもわずか 0.2 mmHg（0.0003×760 mmHg）の分圧にしかならないし，窒素分子はマノメーター内の水銀柱を約 600 mmHg（0.7904×760 mmHg）押し上げる。標準状態での気体は以下のような分圧となっている。

$$P_{O_2} = 159 \text{ mmHg}, \quad P_{CO_2} = 0.2 \text{ mmHg},$$
$$P_{N_2} = 600 \text{ mmHg}$$

気管内の空気

鼻や口から入った空気は気道に向かう。そこでは水蒸気で飽和され，混合吸気はわずかに希釈される。体温における湿気中の水蒸気圧は 47 mmHg に等しい。そして，残りの 713 mmHg（760 mmHg − 47 mmHg）が海面レベルでの乾燥吸気圧である。これにより気管内の酸素分圧が 159 mmHg から 149 mmHg（0.2093×〈760 mmHg − 47 mmHg〉）になり，約 10 mmHg 減少している。吸気二酸化炭素濃度はほとんど無視できる量であるため，飽和水蒸気は吸気二酸化炭素分圧にはほとんど影響を及ぼさない。

肺胞内の空気

二酸化炭素が継続的に血中から肺胞内に放出され，酸素が全身に運搬されて肺から消失するため，肺胞気の組成は外気とはかなり異なる。表 9-3 に示すように，肺胞内の湿気には約 14.5％の酸素，約 5.5％の二酸化炭素，約 80％の窒素が含まれている。

肺胞内の湿気から水蒸気を差し引くと，平均的な肺胞気酸素分圧は 103 mmHg（0.145×〈760 mmHg − 47 mmHg〉）で，二酸化炭素分圧は 39 mmHg（0.055×〈760 mmHg − 47 mmHg〉）となる。この数値は，酸素分子と二酸化炭素分子が呼吸膜の肺胞側に与えている平均気圧を表す。つまり酸素や二酸化炭素は生理学上の定数としてではなく，換気周期のフェーズや肺の異なるセグメントに対応した換気によりわずかに異なった変数として存在する。

空気および液体におけるガスの動き

ガスが空気中と液体でどのように振る舞うか知っていると気体が外環境と体組織間を移動する仕組みを理解しやすくなる。**ヘンリーの法則**によって，特定の気体の液体中への溶解量は2つの因子により決定される。

1. 液体上の空気と液体に溶解しているガスの圧較差
2. 液体へのガスの溶解度

Q 質問とノート

● 酸素，二酸化炭素，窒素の外気での割合を示せ。
　酸素：
　二酸化炭素：
　窒素：

● 分圧を計算する公式を示せ。

● 気体濃度を規定しているのは何か？

● 海面での外気の酸素分圧を示せ。

● 安静時における酸素と二酸化炭素の肺胞気濃度を示せ。
　酸素：
　二酸化炭素：

表 9-2　海面レベルでの乾燥外気 1 L 中の気体の割合，分圧，容積

気体	割合（％）	分圧（760 mmHg のとき）	気体容積（mL/L）
酸素	20.93	159 mmHg	209.3
二酸化炭素	0.03	0.2 mmHg	0.4
窒素	79.04[a]	600 mmHg	790.3

[a] 0.93％のアルゴンと他の分析できない希薄ガスを含む。

表 9-3　海面上の肺胞内湿気 1 L 中の気体の割合，分圧，容積

気体	割合（％）	分圧（760−47 mmHg のとき）	気体容積（mL/L）
酸素	14.5	103 mmHg	145
二酸化炭素	5.5	39 mmHg	55
窒素	80.00	571 mmHg	800
水蒸気		47 mmHg	

BOX 9-4

運動誘発性喘息

気管支喘息や**慢性閉塞性肺疾患** chronic obstructive pulmonary disease（COPD）［訳注：COPD は主に喫煙歴のある高齢者に認められる］は世界中で 30 億人以上がわずらっている疾患であり，小児では最も一般的な疾患である（http://www.who.int/mediacentre/factsheets/fs307/en/index.html）。喘息は高所得の国家だけの健康問題ではない。喘息関連死のほとんどが低～中の下の所得層の国で発生しているが，発展の度合いに関係なくあらゆる国で発生しているからである。喘息は未診断もしくは未治療であることが多く，日常生活で活動が制限されることもある。

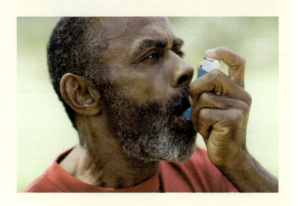

健康体力が高くてもこの病気に対する免疫はつかない。気道過敏性は通常，咳，喘鳴，息切れといった症状で現れ，喘息の状態に特徴的である。

運動により交感神経系からカテコールアミンが放出され，気道に並んでいる平滑筋を弛緩させる。運動をすると誰でも最初は気管支が拡張する。しかし喘息の人では，通常の気管支拡張後に気管支攣縮や過剰な粘液分泌が生じる。急性の気道閉塞が運動後 10 分以内に生じるときがあり，通常 30～90 分以内に自然回復する。運動誘発性喘息 exercise-induced asthma（EIA）の 1 つの診断方法として，トレッドミルや自転車エルゴメータでの漸増負荷運動が用いられる。漸増負荷運動後 10～20 分の回復期にスパイロメーターで $FEV_{1.0}/FVC$ を測定する。運動前と比べて 15% の低下があれば運動誘発性喘息と診断する。

温度差に対する感受性

運動誘発性喘息を説明するうえで興味深い学説は，運動時の換気量増加に伴った，肺熱交換変化の率や大きさが関係しているというものである。吸気が気道に入ってくると，気道から熱と水分が移動し，空気は暖められて湿潤化される。つまり，こうした「空気の温度・湿度調節」をすると呼吸器粘膜が冷却されて乾燥する。そしてまた，回復期に急激な気道の再加温が生じる。冷却とその後の再加温による熱勾配と，粘膜組織からの水分喪失が，前炎症性化学メディエーターの放出を促し，その結果，気管支攣縮が発生する。

環境が違いを生む

湿度の高い環境で運動していると，外気温に関係なく EIA の反応性が減少する。古くから，喘息の人には乾燥した気候が合っていると信じられていたため，混乱が生じている。事実，運動中の喘息患者が飽和水蒸気の外気を吸うと，気管支攣縮反応が収まることがよくある。これは，喘息患者は暖かくて湿度の高い日のウォーキングやジョギング，または室内プールで泳ぐのに耐えられることを説明するが，一方で，室外で行われる冬季スポーツが通常，喘息発作の誘因となる理由をも説明している。喘息患者は 15～30 分間は継続的にウォームアップをすべきであるが，それは続いてさらに激しい運動を行った際の気道閉塞反応を最小限にする「不応期」をつくれるからである。

現在，パフォーマンスに影響を及ぼさず定期的に運動をしたい人にとって薬物治療は気管支収縮をかなり抑制している。運動トレーニングは喘息の状態を「治療する」ことはできないが，どのような形態の身体活動においても気道の予備能を高め呼吸仕事量を減らすことができるのである。

圧較差

図 9-7 に，空気と液体間のガス移動例を 3 つ示す。それぞれ 3 つの容器で，酸素分子はたえず水面に衝突している。容器 A の純水は酸素を含まないので，非常に多くの酸素分子が水に溶解する。水から溶出する酸素分子もあるが，それは溶解した酸素分子が次々とランダム運動をするからである。容器 B では空気と水の圧勾配により，正味では酸素が気体から液体へ移動（拡散）しようとするが，さらに液体中に溶解する酸素量は容器 A ほど残っていない。結局ガス移動に関わる

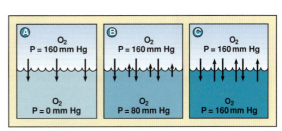

図 9-7 酸素がまず純水と接触した際の水中に溶解している酸素（A）。気体酸素と半分まで平衡している溶解酸素（B）。気体酸素と溶解酸素が平衡している状態（C）。

圧は平衡状態に達し，液体から出入りする分子数は等しくなる（容器 C）。逆に，溶解酸素分圧が大気中酸素分圧よりも大きいと，酸素は新しい平衡圧に達するまで液体から出続けるだろう。こうした例は，実質的な気体の拡散が，圧較差があるときにのみ生じることを示している。特定のガスの圧勾配はその拡散の駆出力を表している。同様に濃度勾配は非気体分子の拡散の駆出力を表している（例：グルコース，ナトリウム，カルシウム）。

溶解度

気体溶解度，あるいは溶解力は特定気圧における液体に溶解する気体量を反映している。溶解度がより大きい気体ほど，特定気圧での濃度が高くなる。同じ圧較差にある 2 つの気体については，各気体の溶解度は液体に出入りする分子数により決まる。**最適な気圧では，二酸化炭素は酸素の約 25 倍，溶解または溶出しやすい。**

体内でのガス交換

肺と血液のガス交換と組織レベルでのガスの移動は，拡散により，受動的に行われる。図 9-8 に体内でのガス移動をしやすい圧勾配を示す。

肺におけるガス交換

酸素輸送の第 1 段階として，肺胞から血中への酸素移動があげられる。肺胞内を通過するときに吸気中の酸素が希釈される理由は 3 つある。

1. 水蒸気は比較的，乾燥した吸気を飽和させる。
2. 酸素はたえず肺胞気から放出される。
3. 二酸化炭素はたえず肺胞気に流入する。

こうした 3 つの事実を考慮すると，肺胞気酸素分圧は平均約 100 mmHg であり，乾燥外気での 159 mmHg

> **インフォメーション**
>
> **体力のあるアスリートでも喘息にかかっている**
>
> チャンピオンであっても喘息からは逃げられない。その最たる例が，1984 年オリンピックのマラソン金メダリストの Joan Benoit Samuelson である。彼女は 1991 年のいくつかのレースで呼吸器症状を引き起こし，喘息であることがわかった。1991 年のニューヨークシティマラソンでは，呼吸困難にもかかわらず，彼女は 2 時間 33 分 40 秒でゴールしたのである！

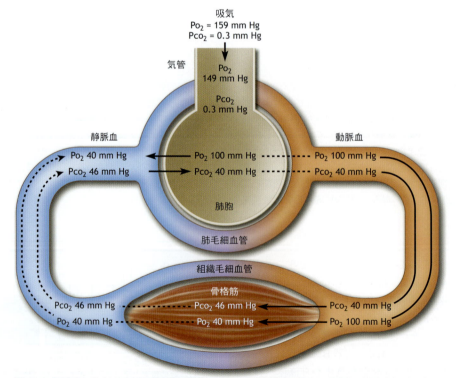

図 9-8　安静時の体内におけるガス移動に必要な圧勾配。外気や気管内，肺胞内の酸素分圧（P_{O_2}），二酸化炭素分圧（P_{CO_2}）と動静脈血内と筋組織での気体分圧を示している。肺胞-毛細血管や組織-毛細血管膜での気体は常に，分圧が高い領域から低い領域に動いている。

をかなり下回る値となっている。こうして酸素分圧が減少しているにもかかわらず、肺胞気酸素分圧は平均して 60 mmHg となっており、肺毛細血管に入る静脈血の分圧よりも高い。これにより酸素は、肺胞膜を通って血中へ拡散する。二酸化炭素は肺胞気よりも還流静脈血においてわずかに高い圧で存在しており、それゆえ二酸化炭素は血中から肺へと拡散できるのである。二酸化炭素の拡散は酸素と比べてわずか 6 mmHg という小さな圧勾配ではあるが、二酸化炭素が高い溶解度をもつために適量の二酸化炭素が迅速に移動する。代謝サイクル内で発生する窒素は肺胞-毛細血管で変わらない。

同時に同じ割合で二酸化炭素が産生され、そこでの気体分圧は動脈血分圧とは異なっている（図 9-8 参照）。安静時、筋内の酸素分圧は平均 40 mmHg を下回ることはほとんどなく、細胞内の二酸化炭素分圧は平均 46 mmHg である。対照的に、激しい運動により活動筋組織内の酸素分圧が 3 mmHg まで低下するのに対し、二酸化炭素分圧は 90 mmHg に到達する。**血中と組織におけるこれらのガスの圧較差が大きいことが、拡散の勾配を形成している。つまり、酸素は毛細血管から代謝を行っている細胞に流入し、二酸化炭素は代謝細胞から血液に流入する。** それから血液は静脈へ合流し、心臓に戻り肺に送られていく。静脈血が肺の密集した毛細血管網に入るとすぐに拡散が始まるのである。

組織におけるガス交換

組織内ではエネルギー代謝により酸素が消費され、

まとめ

1. 混合気中の特定のガス分圧は、混合気中における気体濃度と全体の圧に比例した値をとる。
2. 圧と溶解度により液体中に溶解する気体量が決まる。血中では二酸化炭素は酸素より 25 倍溶けやすいため、二酸化炭素分子のほうが酸素分子より多く、酸素分圧より小さい圧勾配に基づいて移動する。
3. 気体分子は、濃度（圧）勾配に基づいて高濃度（高圧）のところから低濃度（低圧）のところへ拡散する。
4. 肺胞気の組成が安静時と同様となるように、高強度の運動中においても肺胞換気により調節される。肺胞気および動脈血酸素分圧は約 100 mmHg であり、二酸化炭素分圧は 40 mmHg のままである。
5. 肺胞気と比較して、静脈血は二酸化炭素より低い分圧で酸素を含んでいる。これにより酸素は血中に拡散し、二酸化炭素は肺に拡散する。
6. 組織中の圧勾配により、酸素は毛細血管から組織に、二酸化炭素は細胞から血中に移動しようとする。運動によりこの圧勾配が拡大すると、酸素と二酸化炭素の拡散が速く行われる。
7. 運動誘発性喘息（EIA）とは、気道の冷却や乾燥、その後に再加熱の程度に関連して生じる比較的ありふれた閉塞性肺疾患である。運動中に湿気を含んだ空気を吸うことで、EIA を抑えられることがよくある。

問題

1. 肺と活動筋における呼吸によるガス交換の原理について論じよ。
2. 「正常分娩」の 1 つのテクニックに、子宮収縮の正常周期と波長にうまく「連動させる」速い呼吸がある。通常の肺胞換気を障害せず安静時に呼吸回数を上げるにはどうしたらよいか？

パート 3　酸素と二酸化炭素の輸送

血液における酸素輸送

血液は酸素を次の 2 つの方法で輸送している。

1. **物理的溶解**—血液の液体成分への溶解。
2. **ヘモグロビンとの結合**—赤血球中の鉄タンパク質であるヘモグロビン分子とのゆるい結合による。

物理的溶解での酸素輸送

酸素は容易には液体に溶解しない。100 mmHg の肺胞気酸素分圧下で 100 mL の血漿に酸素ガスは約 0.3 mL しか溶解しない（3 mL/L）。平均的な成人の全血液量は約 5 L であるので、血液の液体成分に溶解している酸素は 15 mL である（3 mL/L×5＝15 mL）。この酸素量で生命が維持できる時間は約 4 秒である。違った見方をすると、物理的溶解のみで酸素輸送がされたとすると、安静時の酸素需要量を満たすためだけに毎分 80 L もの血液循環が必要となる。

そうした限られた量にもかかわらず、物理的に溶解している酸素は生命維持には不可欠な生理学的機能を果たしている。溶解酸素によって、血中と組織液中の酸素分圧が呼吸調節を補助しており、ヘモグロビンが

ヘモグロビン結合酸素

多くの動物種の血液は，酸素運搬能力を高めるために金属化合物を有している。ヒトでは，鉄を含む色素タンパク質であるヘモグロビンが体内にある25兆の赤血球の主要な構成要素となっている。**ヘモグロビンによって通常血漿に溶解されているよりも血液の酸素運搬能力は65～70倍増加する**。血液1Lで考えると，ヘモグロビンは一時的に197 mLもの酸素を「捕捉」しておけるのである。ヘモグロビン分子中の4つの鉄原子がそれぞれゆるく酸素分子1個と結合して**可逆的な酸化反応**を起こし，オキシヘモグロビンを形成するのである。

$$Hb + 4O_2 \rightarrow Hb_4O_8$$

この反応は酵素を必要とせず，Fe^{2+}のバランスを変えることなく進行し，同時により永続的な酸化過程の中で起こっている。**溶液中の酸素分圧が主にヘモグロビンからオキシヘモグロビンへの酸化反応に影響を与えている**。

ヘモグロビンの酸素運搬能力

男性では血液100 mL当たりおよそ15～16 gのヘモグロビンが含まれている。女性ではこの値は平均して5～10％低くなり，血液100 mL当たり約14 gとなる。ヘモグロビン濃度の性差によって，体重と体脂肪の性差を統計的に調整してもなお，女性のほうが有酸素性能力は低いのである。

ヘモグロビンは1 g当たり1.34 mLの酸素とゆるく結合できる。このように，ヘモグロビン濃度から計算される血液の酸素運搬能力は以下である。

$$酸素運搬能力 = ヘモグロビン濃度（g/100 mL 血液）× ヘモグロビン酸素容量$$

血中ヘモグロビン濃度が15 gであり，ヘモグロビンが完全に酸素で飽和できるのであれば（つまり，ヘモグロビンがすべてHb_4O_8として存在すれば），血液100 mL当たり約20 mL（15 g/100 mL × 1.34 mL = 20.1）の酸素がヘモグロビンと結合する。

酸素分圧とヘモグロビン酸素飽和度

血中の酸素運搬能力については，ヘモグロビンが肺胞気に曝露されるとヘモグロビンが完全に酸素で飽和されることを想定し議論している。図9-9Aは通常安静時の状況（動脈血pH 7.4, 37℃）下での，さまざまな酸素分圧でヘモグロビン酸素飽和度（％）（左の縦軸）と，pHや温度変化がヘモグロビン酵素酸素結合能力に与える影響（挿入されている曲線）との関係である。ヘモグロビンの酸素飽和度（％）は以下のように計算される。

$$飽和度 = （ヘモグロビンと結合している O_2 の総量 ÷ ヘモグロビンの酸素運搬能力）× 100$$

この曲線は**酸素解離曲線**と呼ばれ，血漿中の酸素分圧（右の縦軸，図9-9A）に関して血液100 mLで運ばれる酸素の量も定めている。例えば，酸素分圧90 mmHg（95％のヘモグロビンが飽和している）では，血液100 mL中のヘモグロビンが通常の組成で含まれ

ⓘ インフォメーション

血中の主な成分

トレーニングをしていない健康な人での血中ヘモグロビンの100 mL（1 dL）当たりの酸素運搬量を含む，遠心分離した全血の主成分である。

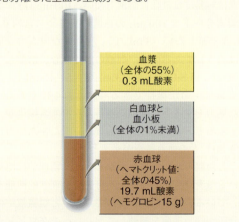

血漿（全体の55％）0.3 mL酸素

白血球と血小板（全体の1％未満）

赤血球（ヘマトクリット値：全体の45％）19.7 mL酸素（ヘモグロビン15 g）

Q 質問とノート

- 血中で酸素を輸送する手段を2つあげよ。

- 肺胞気酸素分圧が100 mmHgであるとき，血漿100 mL内に溶解している酸素量は＿＿である。

- 正常男性と女性の血液100 mLにあるヘモグロビンの量を示せ。
  男性：
  女性：

- ヘモグロビンに関する以下の式を完成させよ。
  酸素運搬能力＝
  酸素飽和度＝

- 酸化ヘモグロビンの酸素解離曲線の縦軸と横軸は何か。

- 肺胞-毛細血管酸素分圧は＿＿mmHgである。

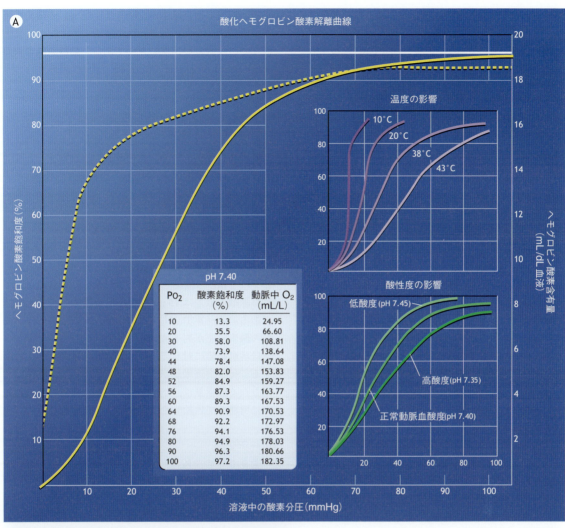
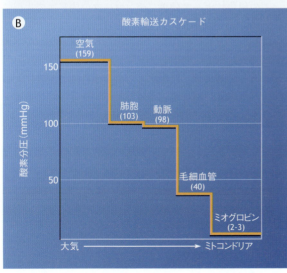

図9-9 酸化ヘモグロビンの酸素解離曲線。2本の黄色の曲線は酸素分圧に対するヘモグロビン（実線）とミオグロビン（点線）の酸素飽和度（%）を示す。右の縦座標は標準状態での血液1dL当たりの酸素運搬量を示す。図に挿入されている2つの曲線は温度と酸性度がヘモグロビンの酸素親和性の変化に与える影響を示す（ボーア効果）。淡青の挿入表はpH 7.40，ヘモグロビン濃度14 g/dLの条件下で，酸素分圧の違いによる酸化ヘモグロビン酸素飽和度と動脈血酸素運搬能力を示す。グラフの上方にある白い横線は平均海面レベルでの肺胞気酸素分圧100 mmHgでのヘモグロビン酸素飽和度を示す。Bは，海面レベル状態の外気から酸素が最大活動筋組織のミトコンドリアへ移動する際（酸素輸送経路）の分圧を示している。

ているとすると，19 mLの酸素が運搬されることになる。また，酸素分圧40 mmHg（75%のヘモグロビンが飽和している）では，その量は約15 mLに減少し，酸素分圧10 mmHg時の2 mLと比べてわずかに多い程度である。こうした値は**毛細血管-組織間膜**で酸素分圧が低くなると，酸素は容易にヘモグロビンから分離して細胞に使用される。図9-9Bは海面レベルでの外気圧からミトコンドリアへ移動した際の酸素分圧の勾配を示している。「酸素輸送カスケード」は，海面レベルの外気から最大活動筋のミトコンドリアまでの酸素分圧の低下を表しており，酸素分圧が低下するにつれて酸素の放出が促進されるのである。

肺の酸素分圧

100 mmHgの肺胞毛細血管酸素分圧では，ヘモグロビンの98%が酸素で飽和されており，血液100 mL当たりに19.7 mLの酸素が含まれている。さらに肺胞気酸素分圧が上昇しても，ヘモグロビンと結合する酸素量には影響しないだろう。動脈血の血漿100 mL当たり0.3 mLの酸素が物理的溶解で含まれている。海面レベルで外気を呼吸している健康な人について，100 mLの動脈血は20.0 mLの酸素を運搬するのである（ヘモグロビンに結合している19.7 mLと血漿に溶解している0.3 mL）。

図9-9Aを注意深くみてみると，ヘモグロビン飽和度は，酸素分圧が約60 mmHgに減少するまでほとんど変化していない。比較的平坦な酸化ヘモグロビン分離曲線の上側の部分は，肺胞気酸素分圧が比較的大きく減少するにもかかわらず，ヘモグロビンがほぼ完全に飽和できる安全の余地を残している。ある肺の病気で，あるいは中等度の高地まで旅行して，肺胞気酸素分圧が75 mmHgまで減少しても動脈血飽和度は約6%しか減少しない。対照的に酸素分圧が60 mmHgを下回ると，ヘモグロビンと結合している酸素量は急激に減少してしまうのである。

組織の酸素分圧

安静時の細胞液中の酸素分圧は平均して40 mmHgである。このように，動脈血漿に溶解している酸素（酸素分圧＝100 mmHg）は毛細血管膜を透過し，組織液を介して細胞内に速やかに拡散する。これにより酸素分圧は減少するが，赤血球内で，ヘモグロビンが$HbO_2 \rightarrow Hb + O_2$の反応により酸素を放出するのである。それから，酸素は血球から毛細血管膜を通過して組織内に浸透する。

安静時の40 mmHgの組織-毛細血管間酸素分圧では，ヘモグロビンは全容量の75%の酸素を含んでいる（図9-9Aの実線参照）。このように，活動していない組織から出る血液は100 mL当たり15 mLの酸素を運んでいる。つまり，約5 mLの酸素がエネルギー代謝のために細胞に放出されたのである。**動静脈酸素較差** arteriovenous-oxygen difference（a-v O_2較差）はこうした動脈血と静脈血間の酸素含有量の差を表している（mL/100 mL血液で表す）。

安静時の動静脈酸素較差は平均して5 mL/100 mL血液である。ヘモグロビンにまだ結合している酸素が大量に残っているので，突然酸素需要が増えたとしてもすぐに細胞が酸素を得られるよう「自動的な」リザーブがある。運動時に伴う細胞の酸素需要の増加が安静時の需要に加わると，組織酸素分圧は急激に減少する。つまり，代謝の需要を満たすようにヘモグロビンからは強制的に多量の酸素が放出される。激しい運動では組織酸素分圧は15 mmHgまで減少し，ヘモグロビンは5 mLの酸素しか含んでいない。これによって動静脈酸素較差は15 mL/100 mL血液まで拡大するのである。オールアウト（疲労困憊）する運動中に活動筋の酸素分圧が約3 mmHgに減少すると，ヘモグロビンは活動組織に対して残存している酸素をすべて放出する。局所血流増加がない状態でさえも，活動筋に放出される酸素量は，ヘモグロビンが安静時にさらに完全に解離して供給した酸素量の3倍に増加するのである。

ボーア効果

図9-9中の曲線は，酸性度（水素イオンや二酸化炭素の濃度）や温度が上昇すると，特に酸素分圧が20～50 mmHgでの，酸化ヘモグロビン解離曲線の下方および右方偏位（分離がより進む方向）を示している。この現象は**ボーア効果**（デンマークの内科医で生理学者のChristian Bohr〈1855～1911〉にちなんで名づけられた）として知られているが，ヘモグロビン分子の構造変化によって生じる。

ボーア効果は，代謝による熱と酸性度の上昇によって酸素解離が増加するため，激しい運動中特に重要となる。例えば，酸素分圧20 mmHgで平常体温時には，ヘモグロビン酸素飽和度は35%である。ただ，同じ酸素分圧で体温がマラソンの最終時点で記録されること

> **Q 質問とノート**
>
> ● ヘモグロビン酸素飽和度が劇的に減少し始めるのはどのような酸素分圧か？
>
> ● 安静条件下における多くの細胞液での平均酸素分圧を示せ。
>
> ● 動静脈酸素較差の単位を示せ。

もある43℃まで上昇したとすると，ヘモグロビン酸素飽和度は23％まで低下する。つまり，細胞内の代謝での使用のために通常より多くの酸素がヘモグロビンから解離したという意味である。同様の効果が激しい運動中に酸性度の上昇とともに起こるのである。通常の肺胞気酸素分圧における肺毛細血管内でのボーア効果が無視できるほどわずかであることは，最大運動中であっても血液が肺を通過するとヘモグロビンが酸素と完全に結合できることを意味しているのである

　グリセリン 2,3-リン酸 2,3-diphosphoglycerate（2,3-DPG）化合物は，解糖系において赤血球中で産生される嫌気性代謝物であり，ヘモグロビンの酸素親和性にも影響を与える。2,3-DPGはヘモグロビンのサブユニットに結合してヘモグロビンの酸素親和性を低下させ，酸素解離を促進する。心肺疾患をもつ人や高地居住者では，この代謝中間産物の数値が高くなっている。このような人の2,3-DPG値が高いのは，細胞への酸素放出を容易にする代償反応を表している。一般的に，組織温度や酸性度，二酸化炭素濃度の上昇に対してボーア効果と比較して，2,3-DPGの順応は比較的緩徐に進行する。

ミオグロビンと筋内酸素貯蔵

　骨格筋と心筋は鉄とタンパク質の化合物である**ミオグロビン**を含んでいる。ミオグロビンはヘモグロビンとよく似ていて，可逆的に酸素と結合できる。しかし，ヘモグロビンが4つの酸素原子と結合できるのに対し，ミオグロビンは1つの酸素原子としか結合できない。ミオグロビンは以下の反応によって筋に酸素を追加して取り込む。

$$Mb + O_2 \rightarrow MbO_2$$

　ミオグロビンは，細胞内酸素分圧が著明に減少する運動開始時や高強度運動時にミトコンドリアへの酸素運搬を促進する。図9-9Aはミオグロビンの酸素解離曲線（黄色の点線）が，ヘモグロビンのS状曲線とは異なり，直角双曲線であることを示している。この違いによってヘモグロビンよりもはるかに容易に，低圧でのミオグロビンの酸素結合と保持が可能となる。細胞内酸素分圧が比較的高く維持される安静時や適度な運動では，ミオグロビン酸素飽和度は高いままである。例えば，酸素分圧が40 mmHgのときは，ミオグロビン酸素飽和度は85％を維持している。酸化ヘモグロビンは組織酸素分圧が10 mmHg以下になると，最大量の酸素を放出する。ヘモグロビンとは異なり，ミオグロビンにはボーア効果がない。

Q 質問とノート

- ボーア効果について簡単に述べよ。
- 標準体温で酸素分圧が20 mmHgのときの酸素飽和度（％）はどれだけか？
- 2,3-DPGの機能は何か？

i インフォメーション

運動トレーニングとミオグロビン
　予想されることであるが，有酸素下でのATP産生能力が高い遅筋線維には，比較的多くの量のミオグロビンが含まれている。動物では筋のミオグロビン含有量が身体活動レベルと相関している。例えば，狩猟犬の肢の筋はあまり身体を動かさない室内犬の筋と比べて多くのミオグロビンを含有している。同様のことが，放牧された動物とおりの中の動物との比較でわかっている。

血液中の二酸化炭素輸送

　一度細胞内で二酸化炭素が形成されると，静脈血での拡散と肺への輸送は，二酸化炭素を「除去する」唯一の手段となる。図9-10は，血液が以下の3つの方法で二酸化炭素を肺まで輸送していることを表している。

1. 血漿中の物理的溶解（7～10％）
2. ヘモグロビンとのゆるやかな結合（20％）
3. 重炭酸として水と結合する（70％）

物理的溶解による二酸化炭素輸送

　血漿は，エネルギー代謝でつくられた二酸化炭素の7～10％を物理的溶解による遊離二酸化炭素として輸送している（図9-10A）。この比較的少量の溶解二酸化炭素分子のランダム運動が血液中の二酸化炭素分圧を形成している。

カルバミノ化合物としての二酸化炭素

　二酸化炭素の約20％が血液タンパク質のアミノ酸分子と直接反応してカルバミノ化合物を形成している（図9-10B）。ヘモグロビンのグロビン部分はかなりの量の血中二酸化炭素を以下のように運搬している。

$$\underset{\text{ヘモグロビン}}{CO_2 + HbNH} \rightarrow \underset{\text{カルバミノヘモグロビン}}{HbNHCOOH}$$

　カルバミノ化合物は，血漿中の二酸化炭素分圧が減少すると肺で還元される。これが肺胞内への拡散のた

A 血漿での二酸化炭素の溶解

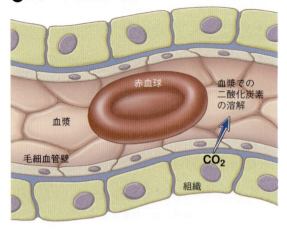

B ヘモグロビンと化学結合した二酸化炭素

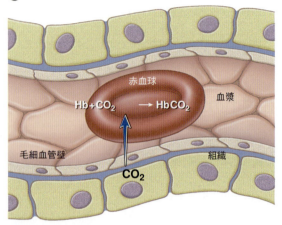

C 水と結合し重炭酸として存在する二酸化炭素

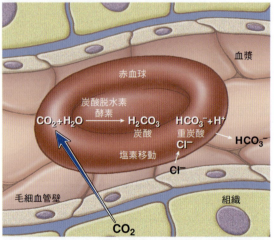

図9-10　血液中の二酸化炭素輸送。A. 血漿における物理的溶解。B. ヘモグロビンとの化学結合。C. 重炭酸としての水との結合。

めに二酸化炭素を溶解させる。同時にヘモグロビンが酸化されて二酸化炭素との結合量を減らしている。ヘモグロビンの酸素結合と二酸化炭素解離の相互作用はホールデン効果と呼ばれ，二酸化炭素の肺からの除去を促進している。

重炭酸としての二酸化炭素

溶解している二酸化炭素の大部分（70％）は水と結合して炭酸を形成している（図9-10C）。

$$CO_2 + H_2O \leftrightarrow H_2CO_3^-$$

この反応は遅いペースで進むため，この様式で二酸化炭素を輸送するには，赤血球内の亜鉛含有酵素である**炭酸脱水酵素**が不可欠である。この酵素が二酸化炭素と水の相互作用を約5000倍加速させるのである。

組織内における動態

組織内で炭酸が形成されると，以下のようにほとんどが水素イオン（H^+）と重炭酸イオン（HCO_3^-）にイオン化している。

$$CO_2 + H_2 \xrightarrow{\text{炭酸脱水酵素}} OH_2CO_3 \rightarrow H^+ + HCO_3^-$$

その後ヘモグロビン分子のタンパク質部分はH^+を緩衝して血中のpHをあまり変動させることなく維持している。重炭酸イオンは非常に水に溶けやすいため，塩素イオン（Cl^-）との交換により赤血球から血漿中に拡散する。その後塩素イオンは血球の中に入ってイオンの均衡を保っている。**塩素イオン移動**という言葉はこのCl^-がHCO^-と交換することを表している。つまり動脈血と比べると，静脈血の赤血球はCl^-を多く含有しているのである。

肺内における動態

組織内の二酸化炭素分圧が上昇するにつれて，炭酸が急速に形成される。逆に肺内では，二酸化炭素は血漿から肺胞内へ拡散している。つまり，このことによって血漿中の二酸化炭素分圧が低下して，炭酸と重炭酸イオン産生との平衡を妨げている。H^+とHCO_3^-は再び結合して炭酸を形成する。かわりに二酸化炭素と水が再形成されて以下のように二酸化炭素を肺を通して排出することが可能になる。

$$H^+ + HCO_3^- \rightarrow H_2CO_3 \xrightarrow{\text{炭酸脱水酵素}} CO_2 + H_2O$$

血漿中の重炭酸濃度は肺毛細血管内で減少し，それによってCl^-が赤血球中から血漿へ移動できるのである。

Q 質問とノート

- 以下の式を完成させよ。
  $Hb + CO_2 \rightarrow$
  $CO_2 + H_2O \rightarrow$
  $H^+ + HCO_3^- \rightarrow$

まとめ

1. 赤血球中の鉄色素タンパク質であるヘモグロビンは，物理的溶解による血漿中への溶解量と比較して約65倍，全血液酸素運搬能力を増加させる。
2. 血漿中に溶解している少量の酸素は，分子運動に影響を与えて，血中の酸素分圧が決まる。血漿中の酸素分圧によって，肺での酸素結合（酸化）と組織での酸素の解離（還元）が決まる。
3. 通常のヘモグロビン含有量の差では，血中の酸素輸送能力はほとんど変化しない。
4. 体重や体脂肪の性差を調整してもなお，女性の有酸素性能力が低いのは，ヘモグロビン濃度性差のためである。
5. S字のヘモグロビン酸素解離曲線から，酸素分圧が60 mmHg以下に減少するまで，ヘモグロビン酸素飽和度はほとんど変化しない。酸素は毛細血管血からすばやく分離して細胞内に流入し代謝需要を満たしている。
6. 血中全酸素量の25％が安静時に組織に放出される。残りの75％の酸素は「使われずに」静脈血に入り心臓に戻る。
7. 酸性度や温度，二酸化炭素濃度が増加すると，ヘモグロビンの分子構造が変化して酸素親和性が低下する（ボーア効果）。運動はこれらの要因を修飾するので，組織への酸素放出がさらに促進されるのである。
8. ミオグロビンは骨格筋や心筋に「追加の」酸素を貯蔵する。ミオグロビンは酸素分圧が低いときにのみ酸素を放出し，高強度運動中のミトコンドリアへの酸素運搬を促進している。
9. 血漿中には7％の二酸化炭素が遊離二酸化炭素として溶解して，血中の二酸化炭素を成立させている。
10. 体内の二酸化炭素の20％は血中のタンパク質（ヘモグロビンを含む）と結合してカルバミノ化合物を形成している。
11. 体内の二酸化炭素の70％が水と結合して炭酸を形成している。この反応が肺内で逆に起こって，二酸化炭素が血液より放出され肺胞内へと拡散するのである。

問題

1. マラソン直前に酸素を「ローディング」するために100％酸素で呼吸するのは，ランナーにとって有利か論じよ。
2. 呼吸気に含まれるわずかな量の二酸化炭素や一酸化炭素は，なぜかなりの生理学的影響を受けるのだろうか？

パート4　換気調節

安静時の換気調節

　生体は代謝需要に応じて呼吸の回数や深さを柔軟に調節している。健康な人ではどのような運動強度でも，動脈血中の酸素分圧や二酸化炭素分圧，pHは基本的には安静時と変わらない値を取り続ける。脳の高位中枢や肺，全身の機械的化学的受容器からの神経情報が肺換気を調節している。脳（脊髄）や大動脈や頸動脈の化学受容器がつかっている血液ガスや血液化学的状態もまた，肺換気に影響を与えている。図9-11に，換気調節の調節主要因子を示す。

神経性因子

　通常の呼吸サイクルは細胞体が脳の**延髄内側に存在する吸気ニューロン**の固有の，自律的活動によって行われている。ニューロンが横隔膜と内肋間筋を活動させると，肺は膨張する。吸気ニューロンは**自制**や，延髄の呼気ニューロンからの抑制によって発火をやめる。肺組織の膨張は，吸気を抑制し呼気を刺激し，気管支の伸長受容体を刺激する。

　呼気は，吸気筋が弛緩して伸展した肺組織と挙上した肋骨が受動的にもとに戻ることにより始まる。この受動的な局面と同時に，呼気ニューロンとさらに呼気を促す協調筋が活性化する。呼気が開始されると，吸気中枢はまた自制をやめて徐々に活動的になる。

液性因子

　安静時には血液の生化学的状態により肺換気が調節されている。動脈血の酸素分圧や二酸化炭素分圧，酸性度や温度の変化によって延髄や動脈系の神経受容器を活性化し，動脈血化学的状態がほぼ一定に維持されるように換気が調節されている。

血漿中の酸素分圧と化学受容体

　80％酸素の混合気体を吸うと動脈血酸素分圧が上昇し，分時換気量は約20％減少する。逆に吸気の酸素濃度を低下させる，特に肺胞気酸素分圧が60 mmHgを下回ると，分時換気量が増加する。60 mmHgといえば，ヘモグロビン酸素飽和度が劇的に減少する圧力である。減少した動脈血酸素分圧が換気を刺激するポイントは**低酸素閾値**と呼ばれてきた。通常，低酸素閾値は動脈血酸素分圧が60〜70 mmHgの値に設定されている。

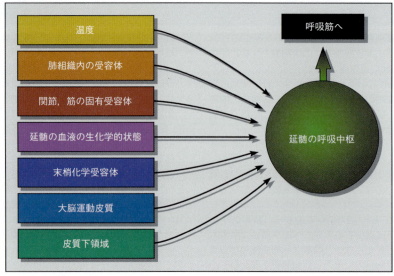

図 9-11　肺換気の延髄による調節に影響している主要因子。

温度
肺組織内の受容体
関節, 筋の固有受容体
延髄の血液の生化学的状態
末梢化学受容体
大脳運動皮質
皮質下領域
呼吸筋へ
延髄の呼吸中枢

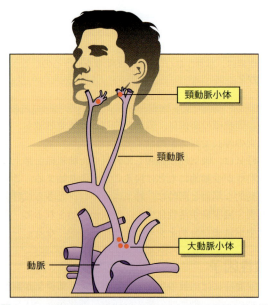

図 9-12　大動脈弓と内頸動脈分岐部に存在する大動脈小体と頸動脈小体（血漿酸素分圧の減少を感知する）を示す。これらの末梢受容体によって動脈血が低酸素に陥らないように防御されている。

動脈血酸素分圧低下に対する感受性は，**化学受容体**と呼ばれる中枢神経系外に位置する小さな構造物から形成される。図 9-12 は，大動脈弓**大動脈小体**や頸部の内頸動脈分岐部の**頸動脈小体**にあるこれらの特化したニューロンを示している。頸動脈小体は直径約 5 mm であるが，脳組織に血液が灌流する直前に動脈血の状態を監視するという重要な役割を担っている。頸動脈小体や大動脈小体から出る神経は脳の呼吸ニューロンを活性化する。

Q 質問とノート

- 肺換気を調節する神経性因子を 2 つあげよ。
- 肺換気を調節する 2 つの液性因子をあげよ。

つまり，末梢の化学受容器は酸素分圧減少に備えて警報をならす「早期警報システム」となっている。これらはまた，二酸化炭素や温度，酸性度の上昇，あるいは血圧低下，またおそらく循環カリウムの低下に反応して換気を促す。

血漿中の二酸化炭素分圧と H^+ 濃度

動脈血漿中の二酸化炭素分圧は安静時の呼吸刺激で最も重要な刺激となっている。吸気二酸化炭素がわずかな増加でも延髄や末梢化学受容器は刺激され，分時換気量の大幅な増加が始まる。例えば，吸気二酸化炭素が 1.7 mmHg に増加するだけで（吸気二酸化炭素が 0.22％の状態），安静時換気量は 2 倍になる。

二酸化炭素分子自体は，一般的には換気調節効果があるとはされていない。二酸化炭素と水が結合して形成される炭酸は重炭酸イオンと水素イオンにすばやく解離してしまうことを思い出してほしい。水素イオン濃度が増加すると呼吸活動が刺激されるが，水素イオン濃度は，呼吸調節領域を浸している脳脊髄液において，血中 CO_2 含有量に応じて直接的に変化している。換気量の結果としての増加は，二酸化炭素を除去し，動脈血水素イオン濃度を下げる。

過換気と息こらえ

ある人が通常の呼出の後息こらえをしたら，約40秒で呼吸がまた始まってしまうだろう。この呼吸しようとする衝動は，動脈血酸素分圧の減少によってではなく，主に動脈血二酸化炭素分圧と水素イオン濃度の増加の刺激により起こる。息こらえの「ブレーク・ポイント」は，一般的には動脈血二酸化炭素分圧が約50 mmHgまで増加する点に相当する。

また，同じ人が息こらえを始める前に意識的に通常より肺胞換気量を増やすと，肺胞気の組成はさらに外気と似た組成となる。過換気により肺胞内二酸化炭素分圧は15 mmHgまで減少し，非常に大きい拡散勾配が生じて，二酸化炭素が肺毛細血管に入った静脈血から放出される。結果として通常よりも大量の二酸化炭素が血中から放出されて，動脈血二酸化炭素分圧は正常よりも低い値となる。動脈血二酸化炭素分圧が減少すると，動脈血二酸化炭素か水素イオン濃度，あるいは両方が換気を刺激するレベルに増加するまで息をこらえ続けられるのである。

水泳選手やスポーツダイバーは，過換気や息こらえをして身体的なパフォーマンスを改善している。短距離水泳の場合，ストロークの呼吸時に身体が傾き，頭の向きが変わるのは運動力学的には好ましくない。こうした水泳選手は泳いでいる間は息こらえが続くようスタート台で過換気を行うのである。シュノーケルダイバーは息こらえ時間を延長するために過換気を行うが，時に悲惨な結末を伴う。潜水深度や時間の増加に伴って，動脈血二酸化炭素分圧が増加して，呼吸が刺激されて水面に上昇する必要を知らせる前に，血液酸素含有量が極限低値まで低下することがある。動脈血酸素分圧の低下はダイバーが水面に浮上するまでに意識消失を引き起こす可能性があるのだ。

運動中の換気調節

化学性因子

身体活動中の換気の増加（**過呼吸**）は，化学的な刺激だけでは十分に説明できない。例えば，動脈血酸素分圧や二酸化炭素分圧や酸性度を操作しても，激しい運動と同じようには分時換気量は増加しない。

運動中の動脈血酸素分圧は，化学受容体が活性化されて換気を刺激する値までは減少しない。事実，激しい運動で呼吸量が増大すると，平均的な安静時の値である酸素分圧100 mmHg以上に肺胞気（および動脈血）酸素分圧は上昇する。図9-13は，漸増負荷運動中の男性における，酸素摂取量に応じた静脈および肺胞気二酸化炭素分圧と肺胞気酸素分圧の変動を示している。軽度〜中等度運動（$\dot{V}O_2 \leq 2000$ mL/分）では，肺胞気酸素分圧を約100 mmHgに，肺胞気二酸化炭素分圧を約40 mmHgに維持するように，肺換気は酸素摂取量と二酸化炭素産生量に密接に連動している。強度の高い運動では，酸性度の上昇に続いて二酸化炭素濃度と水素イオン濃度が上昇し，肺胞気二酸化炭素分

> **インフォメーション**
>
> **水泳中の呼吸は少ない**
>
> 腹臥位での水泳時には，すべてのエネルギー消費段階で呼吸制限による換気当量の低下が生じる。換気量低下により最大水泳中の気体交換が妨げられ，ランニングと比較して，水泳では，$\dot{V}O_2$maxが低くなる。

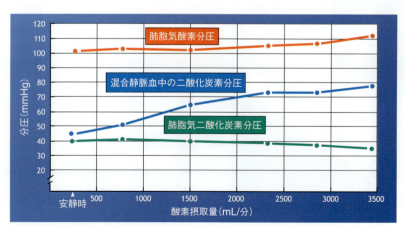

図9-13 漸増運動における酸素摂取量に対しての，肺に流入する混合静脈血中の二酸化炭素分圧値と肺胞気酸素分圧，肺胞気二酸化炭素分圧の値。運動による代謝の増加にもかかわらず，肺胞気酸素分圧，肺胞気二酸化炭素分圧はほぼ安静時のレベルのままである。混合静脈血中の二酸化炭素分圧の増加は，代謝による二酸化炭素産生量の増加による。（Laboratory of Applied Physiology, Queens Collegeのデータより）

圧を 40 mmHg 以下まで，時には 25 mmHg 近くまで低下させて，追加で換気が刺激される。こうして二酸化炭素が排出されて動脈血二酸化炭素分圧が低下している。同時に，換気が亢進して動脈血酸素分圧はわずかに増加し，酸素のヘモグロビンとの結合を促している。

非化学性因子

運動が始まるとすぐに換気量が増加し，ほぼ1回目の換気サイクルから増加が始まる。約20秒間平衡が持続したのちに，この換気量増加が突然起こる。その後分時換気量は徐々に増加して，代謝性ガス交換の需要に関連して定常状態となる。運動をやめると，換気量は最終運動時点の値の約40％まですぐに減少して，それから安静時のレベルにゆっくりと戻る。運動開始時と終了時の換気反応は速いので，動脈血二酸化炭素分圧と水素イオン濃度の変化とは別の入力刺激が，こうした運動という要素と運動後の回復期の過呼吸の仲立ちをしていることを示している。

神経性因子

大脳皮質と末梢因子により運動時の肺換気が調節されている。

- **大脳皮質の影響**：運動中の大脳運動皮質領域からの神経系の出力と運動を予測した大脳運動皮質の活性化により，延髄呼吸ニューロンが刺激される。運動の要求に合わせて大脳運動皮質から出力が起こると，運動開始とともにすぐに換気量が増加する。
- **末梢の影響**：関節や腱，筋から感覚的な入力刺激が，運動中の換気を調節している。特異的な末梢受容体はまだ知られていないが，受動的な肢の運動や電気的な筋刺激，筋血流を遮断しての随意運動などの関連実験では，反射性の過呼吸を生じさせる**機械的受容器**が末梢組織に存在することを支持している。

温度の影響

体温の上昇は，呼吸中枢のニューロンを直接的に刺

> **Q 質問とノート**
>
> - 息こらえができなくなる時点の酸素分圧はどれだけか？
> - なぜスタート台で過換気をする水泳選手がいるのか？
> - 運動中の動脈血酸素分圧は＿＿＿して化学受容体の活性化により換気を刺激する。
> - 運動中に換気量を調節している因子を2つあげよ。
> - 息こらえで生じる現象を簡単に説明せよ。
> - 第1相と第2相の換気の違いを簡単に論じよ。

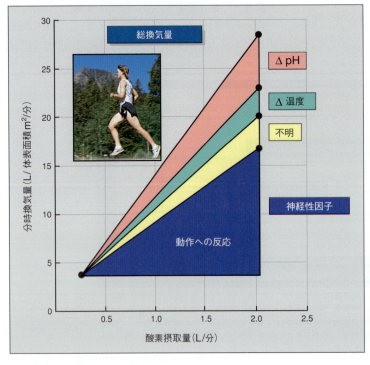

図9-14 運動中の肺換気に影響を与える複数の要素を簡単に示す。色の違いは，酸性度(pH)や温度変化，大脳領域や関節，筋からの神経性刺激の影響がどのくらいかを示している。**黄色で塗られた楔形の部分は他の3因子によって量的に説明し得ない換気量の変化を示している**。(Lambertson, C. J.: Interaction of physical, chemical, and nervous factors in respiratory control. In: *Medical Physiology*. Mountcastle, V. B. (ed.), St. Louis: C. V. Mosby Co., 1974. より)

激し，持続的な運動における換気量調節に役立つようである。しかし，運動の開始と終了時の迅速な換気量変化は深部体温の比較的緩徐な変化によっては説明できない。

統合調節

運動中の呼吸は1つの要素で調節されているのではない。むしろ複数の化学的あるいは神経性刺激の連動，またおそらくは同時作用によって調節されているのである（図9-14）。運動中の呼吸調節について現在考えられている調節モデルは以下の流れである。

1. 運動が始まると，大脳皮質（**中枢命令**）と活動しているい四肢からの神経性刺激により，最初に急激な呼吸の増加が起こる（**換気第1相**）。
2. 短い（約20秒）定常状態の後，分時換気量が徐々に増加して代謝ガス交換需要を満たす一定レベルに到達する（**換気第2相**）。中枢命令と延髄の調節系ニューロンに固有の要素が加わって，さらに化学受容体と機械的受容器からの末梢刺激が換気第2相の調節に関与する。
3. 調節最終相（**換気第3相**）には，末梢感覚フィードバック機構（例えば，温度，CO_2，水素イオン濃度）を介した換気の「微調整」がある。

まとめ

1. 延髄ニューロンの固有な活動が通常の呼吸サイクルを調節している。高次脳中枢や肺そのもの，身体中の他のセンサーから情報を中継する神経回路が延髄の活動を調節する。
2. 動脈血二酸化炭素分圧と酸性の濃度である水素イオン濃度は，呼吸中枢に直接働きかけるか，安静時の肺胞換気量を調節する化学受容体を通して，呼吸中枢の活動を反射的に調節する。
3. 高地に上っている際，または重症呼吸器疾患において動脈血酸素分圧が減少すると，末梢化学受容体が活性化し，呼吸を促す。
4. 過換気によって動脈血二酸化炭素分圧と水素分圧が低下して，息こらえ時間が延長し，呼吸を刺激する段階まで二酸化炭素と酸性度が上昇すると息こらえができなくなる。
5. 致死的な結果を生じる可能性があるので，潜水中には過換気で息こらえ時間を延ばしてはならない。
6. 非化学的調節因子は運動に対する換気調節能を高めている。この調節因子には，運動に先駆けた大脳皮質の活性化や運動開始時の大脳運動皮質からの出力が含まれている。例えば，関節や筋の機械的受容器からの末梢感覚入力や体温上昇などがあげられる。
7. 神経性，化学性因子が単独で，または連動して，運動時の肺胞換気を効率的に調節している。各因子は運動に対する換気反応を特定のフェーズ（相）で調節している。

問題

過換気によって息こらえ時間が延長する仕組みを明らかにせよ。息こらえを伴う潜水時には，なぜ過換気はよいとはいえないのか？

パート5　運動中の肺換気

肺換気とエネルギー需要

身体活動では他の生理学的なストレスよりも，酸素摂取量や二酸化炭素産生量が多くなる。運動中には，大量の酸素が肺胞から肺に還流した血液内に拡散する。逆に，多くの二酸化炭素が血液から肺胞に移動する。同時に，肺換気量が増加して肺胞気濃度を一定に保つので，酸素と二酸化炭素の交換がスムーズに進んでいる。図9-15は，$\dot{V}O_2max$までの範囲における定常および非定常運動の分時換気量と酸素摂取量の関係を示す。

定常運動時の換気

軽度〜中等度運動では（$\dot{V}O_2<2.5\,L/分$），肺換気量は酸素摂取量とともに直線的に増加する。つまり，換気量は主に1回換気量の増加により増加する。

酸素換気当量（$\dot{V}_E/\dot{V}O_2$）は酸素摂取量に対する分時換気量の比を表している。この指標は呼吸の無駄のなさを示している。それは酸素消費量当たりの呼吸量を反映しているからである。健康な若年成人では，$\dot{V}O_2max$の約55％までの最大下運動中は，通常$\dot{V}_E/\dot{V}O_2$は約25を維持している（つまり，1Lの酸素を消費するのに25Lの空気を呼吸したということ）。子どもでは換気当量はより高く，6歳の子どもでは平均約32である。定常運動中の健康な小児と成人の酸素換気当量には違いがあるが，血液の肺胞気への完全な曝露

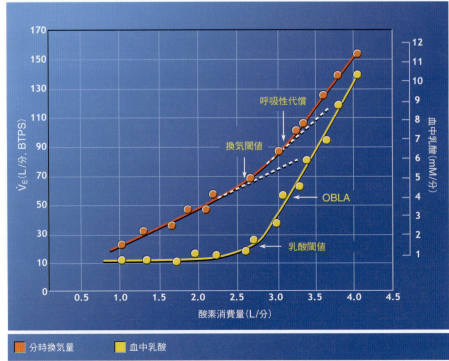

図 9-15 最大までの漸増運動における肺換気量，血中乳酸濃度，酸素飽和度。**下方の白い破線**は最大下運動中の $\dot{V}_E$ と $\dot{V}O_2$ の直線関係を推定している。乳酸閾値（必ずしも無酸素性代謝閾値ではない）は，血中乳酸濃度の上昇がない最高の運動強度（酸素消費量）を示している。乳酸閾値は，$\dot{V}_E$ と $\dot{V}O_2$ の関係が本来の直線形から外れる点で換気閾値としても示されている。血中乳酸蓄積開始点（OBLA）は，血中の乳酸が増加して 4.0 mM を超える値を表している。呼吸性代償により，高強度運動での血漿 pH 低下につり合うようにさらに不均衡な換気量増加が生じる（**上方の白い破線から逸脱する**ことにより判断する）。

> **Q 質問とノート**
>
> ● $\dot{V}_E/\dot{V}O_2$ を定義して，重要性について簡単に説明せよ。

は以下の2つの要素により行われる。

1. 肺胞の酸素分圧と二酸化炭素分圧はほぼ安静時に近い。
2. 肺毛細血管通過中の血流の移動時間は非常にゆっくりで，完全にガス交換を行うことができる。

定常運動中，二酸化炭素換気当量（$\dot{V}_E/\dot{V}CO_2$）は比較的一定である。それは肺換気によって細胞呼吸中に産生された二酸化炭素が除去されているからである。

漸増負荷運動など非定常運動時の換気
換気閾値

図 9-15 では，運動時の酸素摂取量増加に伴い，分時換気量は，最終的には酸素摂取量の増加とはつり合わずに増加するということに気づかなければならない。このことにより酸素換気当量は，定常運動時の値を超えて増加するのである。具体的には，最大運動時に 35～40 程度の高い値に上ることもある。肺換気量が漸増負荷運動中に酸素摂取量とはつり合わずに増加するポイントを**換気閾値** ventilatory threshold（V_T）と定義してきた。こうした運動強度では，肺換気量はもはや細胞レベルでは酸素需要とは密接には関係していない。むしろ，「余剰な」換気量が，嫌気性代謝により蓄積し始める乳酸の緩衝に起因する二酸化炭素の産生増加と直接関係する。

血中の重炭酸ナトリウムが，以下の反応で嫌気性代謝において産生される乳酸を緩衝していることを思い出してほしい。

$$乳酸 + NaHCO_3 \rightarrow 乳酸 Na + H_2CO_3 \rightarrow H_2O + CO_2$$

この緩衝反応で分離した余剰な非代謝性の二酸化炭素が，不つり合いに $\dot{V}_E/\dot{V}O_2$ を上昇させた肺換気を刺激する。酸緩衝のために二酸化炭素がさらに呼出されると，呼吸交換比率（$\dot{V}CO_2/\dot{V}O_2$）は 1.00 を上回る。

乳酸の緩衝から非代謝性の二酸化炭素産生により，換気当量が急激に増加することをもともとは**無酸素性作業閾値**と定義していた。身体が嫌気性代謝（乳酸産

生）に移行する標識ポイントであると信じる研究者もいた。そうした研究者は無酸素性作業閾値を嫌気状態の開始点の非侵襲的な換気測定法として提案した。しかしその後の研究によると，$\dot{V}_E/\dot{V}O_2$比や$\dot{V}CO_2/\dot{V}O_2$比は運動時の乳酸産生（蓄積）と必ずしも因果関係として対応しないことが示された。たとえ換気動態と細胞代謝との因果関係が曖昧であるとしても，こうした間接的な相関にあてはめることで運動パフォーマンスに関する有益な情報を得ることができる。図9-16は，漸増負荷運動中に肺のガス交換力学より得られた無酸素性作業閾値に関係する可能性のある因子の要点を説明したものである。

血中乳酸蓄積開始点

定常運動は，酸素供給とその利用が筋運動のエネルギー需要を満たしていることを示している。この状態では，乳酸の産生が除去の速さを上回っておらず，血中には乳酸は蓄積していない。図9-15は，血中乳酸が基礎値の約4 mM/Lを超えて増加し始めるところでの運動強度や酸素摂取量が，**血中乳酸蓄積開始点** onset of blood lactate accumulation（OBLA）を示していることを表している。OBLAは通常，トレーニングをしている健康な人では$\dot{V}O_2$maxの55〜65％で起こり，高度にトレーニングされた持久系アスリートでは$\dot{V}O_2$maxの80％以上に達することもある。

> **インフォメーション**
>
> **呼吸へのさらなる刺激**
>
> 高強度運動中の乳酸産生により，肺換気需要が増加し，「過呼吸」が生じる。この結果，乳酸を緩衝して弱酸である炭酸がつくられる。肺では炭酸が水と二酸化炭素の2つの分子に分解される。そして，この「非代謝性」二酸化炭素がさらに肺換気を刺激する。

> **Q 質問とノート**
>
> - 以下の式を完成させよ。
>   乳酸＋$NaHCO_3$→
>
> - 換気閾値を定義せよ。
>
> - OBLAを定義せよ。

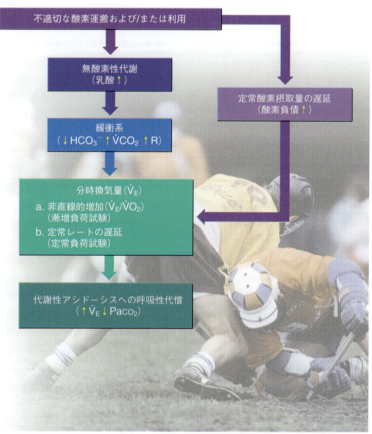

図9-16　乳酸閾値を決定するための，肺のガス交換力学の関連因子。

●**OBLAの原因** OBLAの厳密な原因については意見が分かれている。OBLAは，筋の低酸素（不十分な酸素）状態で嫌気性代謝となる頃を示している点であると多くの人が信じている。しかし，筋の乳酸蓄積は必ずしも低酸素状態と同時に起こるとはいえない。なぜなら筋が十分に酸素化されていても乳酸が産生されるからである。OBLAは血中に乳酸が現れる割合と消失する割合が不均衡であることを暗に示している。この不均衡は筋の低酸素状態によるものではない。むしろ，全体的な乳酸除去能力の減少，もしくは特定の筋線維においてのみ乳酸産生が増加した結果かもしれない。専門家は，OBLAの代謝における特異的な重要性と組織低酸素とのありうる関連性を慎重に解釈しなければならない。

●**OBLAと持久性パフォーマンス** OBLAのポイントは，$\dot{V}O_2max$の増加に伴わずに有酸素性トレーニングで上昇することがあることである。これは，独立した要因がOBLAと$\dot{V}O_2max$の関係に影響を与えていることを示唆している。伝統的に，運動生理学者は$\dot{V}O_2max$を持久性運動能力を評価するための主な基準として用いてきた。この測定法は一般的に長時間の運動パフォーマンスと関係するのだが，過程のすべての面を十分に説明しているわけではない。経験豊かな長距離アスリートは一般的に，OBLAをわずかに上回る運動強度で競技を行う。OBLAでの運動強度は，有酸素運動パフォーマンスの一貫した強力な予測因子として登場した。トレーニングによる持久性パフォーマンスの変化は，$\dot{V}O_2max$の変化よりもOBLAを目標とした運動レベルでのトレーニングによる変化とさらに緊密に関係していることもある。

換気量は一般人の有酸素性能力を制限するのか？

呼吸能力が不十分な場合，図9-15中の肺換気量と酸素摂取量に関する線は高強度の運動でも上方に曲がらない（換気当量は増加しない）。それどころか換気当量の減少を反映して，横ばいとなるか，右下がりとなるだろう。こうした反応は酸素需要の増加に換気量がついていけなくなったことを示している。もっともこの場合，本当に「息を切らしてしまった」のだろう。実際，健康な人は運動強度の上昇に伴い酸素摂取量と

関連して過呼吸になる傾向がある。図9-13では，激しい運動に対して換気量を調節し肺胞気酸素分圧の若干の増加に伴って，肺胞気二酸化炭素分圧が減少することを示している。多くの人では，高強度運動中でも，動脈血酸素分圧とヘモグロビン酸素飽和度は安静時に近い値を維持している。これは，平均〜やや高い有酸素性能力のある健康な人の酸素輸送系には，肺機能は「弱い関連」も示さないということを意味している。

呼吸の働き

2つの主要因子が呼吸のエネルギー需要を決定している。

1. 肺と胸郭のコンプライアンス
2. 静的な気流に対する気道抵抗

肺と胸郭の**コンプライアンス**とは，この2つの組織がどれだけ伸展しやすいかということである。気管支径が主に気流抵抗を定めている。とりわけ気流抵抗は，Poiseuilleの法則に従って気道径の4乗に反比例して変化する。気道径が半分になると気道抵抗が16倍に増加するのである。通常，気管支と細気管支領域は静的な気流を妨げないので，呼吸が必要とするエネルギーは比較的少ない。肺疾患の中には，気道が収縮する疾患，肺組織自体がコンプライアンスを失う疾患もあるが，このことが気流にかなりの抵抗を負荷することになる。重症閉塞性肺疾患では，飲用ストローで呼吸しようとすると呼吸困難が現れることもある。

健康な人でも稀に，適度な運動中の呼吸努力感を生じることがある。対照的に呼吸器疾患であると，運動中の呼吸仕事量を，体力を消耗する肉体労働にしてしまうことがある。**慢性閉塞性肺疾患**（COPD，例えば，肺気腫［訳注：COPDと喘息は異なる］）患者では，安静時の呼吸努力は健康な人の3倍にも達する可能性がある。重症肺疾患では，呼吸に必要なエネルギーは容易に全運動酸素摂取量の40％に達する可能性がある。これは明らかに，活動している非呼吸筋が利用できる酸素を奪うこととなり，こうした患者の運動能力を深刻に制限する。

図9-17は，健康な人における安静時，および最大下運動中の肺換気量と酸素摂取量の関係を呼吸性成分と非呼吸性成分に分割して示したものである。安静時と軽度の運動時には，呼吸に必要な酸素量は比較的少量で，吸気1L当たり平均1.9〜3.1 mLで全エネルギー支出の約4％であった。運動中に呼吸の回数と深さが増加するにつれて，呼吸のエネルギーコストは換気1L当たり約4 mLに増加する。肺換気量が100 L/分を超えるような最大運動では9 mLまで増加する

> **Q 質問とノート**
>
> ●持久性パフォーマンスを維持するにあたって，OBLAがいかに重要か論じよ。

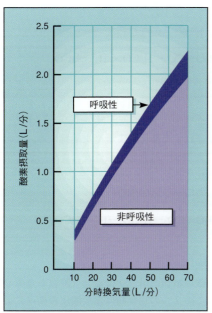

図 9-17 健康な人の最大下運動時における，酸素摂取量と肺換気量の関係。呼吸性，非呼吸性の酸素必要量の要素に分けている。

インフォメーション
側胸部の痛み（サイドスティッチ）
　強度の高い運動時に胸壁の側面，低いところに激しく鋭い痛みを覚える人が多い。この痛みはいわゆる「**脇腹（側胸部）の痛み**」であるが，完全には機序を説明することも，実験室で再現することもできない。通常この痛みは，新しい代謝需要に対応する際に起こり，普段運動していない人で最も頻繁に起こる。また，横隔膜や内肋間筋への血流不足（虚血）が要因とも推測されている。

インフォメーション
喫煙は気道を収縮させる
　喫煙により末梢気道抵抗が増加して，呼吸の酸素需要量が増加する。これは主に，タバコ中の微小粒子の感覚刺激がおそらく迷走神経反射を起こすためであり，一部分はタバコに含まれるニコチンが副交感神経を刺激するためである。

可能性がある。こうした運動強度では，呼吸の酸素必要量は全酸素摂取量の 10〜20％の間にある。

運動と喫煙

　1964 年に *Surgeon General's Report on Smoking and Health*（喫煙と健康に関する公衆衛生局長官報告）が最初に公表されて以降，非常に多くの論文が，喫煙と肺がんや慢性気管支炎や肺気腫，冠動脈疾患，あるいは，口唇や咽頭，食道，膀胱がんとの**因果関係**を結論づけている。不幸なことに，喫煙習慣を運動パフォーマンスと関連づけた研究はほとんどない。持久系競技者の多くは，「空気がなくなる」と認識している喫煙がパフォーマンスを下げることを恐れて喫煙を避けている。常習的な喫煙者は動的肺機能の低下を示しており，重症例では閉塞性肺疾患が明らかとなる。そうした病理学的過程は通常年単位で進行する。10 代や青年期の喫煙者が，運動機能を有意に損なうほどの慢性的な肺機能指標の低下を示すことは稀である。不幸なことに，若年で健康な喫煙者の中には，タバコの甚大な影響を受けないと信じている人もいるのである。

　もう 1 つのさらに急性の喫煙の影響には，運動能力へのマイナス効果である。例えば，慢性的な喫煙者と非喫煙者のいずれにおいても，1 回 5 分周期で 15 回タバコをふかした後では，安静時の気道抵抗は 3 倍増加したのである。ただ，喫煙による抵抗の増加は平均 35 分持続したのだが，呼吸のための酸素必要量が小さい軽度の運動では，わずかに悪影響を与えるにすぎなかった。しかし，激しい運動では呼吸のための酸素必要量の増加が生理学的に有意となり，喫煙が気道抵抗に残した作用は有害であった。習慣的な喫煙者に 80％ $\dot{V}O_2max$ で運動させた研究では，喫煙後では呼吸のエネルギー必要量が平均 14％であったが，「非喫煙」後ではわずか 9％であった。また，運動時心拍数は 1 日禁煙すると平均して 5〜7％低下し，すべての対象者が喫煙せずに運動したほうがより心地よかったと報告した。喫煙によって呼吸の酸素必要量が増大するが，1 日タバコをがまんするだけで，常習喫煙者でも，ほぼ完全に回復する可能性がある。このように，**喫煙習慣を克服できないアスリートは，少なくとも競技前 24 時間は喫煙をやめるべきである**。

緩衝

　酸が溶解して H^+ を分離するのに対して，**塩基**は水酸化物イオンを形成して H^+ を受け容れる。**緩衝**という言葉は，H^+ 濃度の変化を最小限にする反応をさす。つまり緩衝とは，変化を避ける化学的で生理学的な仕組みなのである。

　pH という記号は，溶液中の酸性度やアルカリ度（塩基度）を定量化した尺度をさしている。特に，pH は水素イオン，つまり H^+ の濃度を示している。酸性溶液は pH 7.0 以下で，H^+ が OH^- よりも多く，逆に塩基性溶液は pH 7.0 を超える。化学的な純水（蒸留水）は中性とされており，H^+ と OH^- が等しい，つまり pH は 7.0 である。

　体液の pH は，1.0 という消化作用のある塩酸から

7.35〜7.45というわずかに塩基性である動静脈血や他の多くの体液までさまざまである。体液の酸塩基特性はあまり変動しない。それは代謝という仕組みが反応媒質中で常にH^+濃度に高い感受性をもっているからである。体内環境でのpHを調節する仕組みは，以下の3つである。

1. 化学的緩衝
2. 肺換気
3. 腎機能

化学的緩衝

化学的緩衝システムは弱酸とその弱酸塩からなる。例えば，重炭酸の緩衝は弱酸である**炭酸**とその塩である**重炭酸ナトリウム**からなる。炭酸は重炭酸がH^+と結合すると生じる。H^+濃度が上昇し続けると弱酸がつくられる。それは余ったH^+が一般的な反応に従い結合するからである。

$$H^+ + 緩衝液 \rightarrow H-緩衝液$$

対照的にH^+濃度が減少すると，緩衝作用が逆の方向に働いて下のようにH^+を放出する。

$$H^+ + 緩衝液 \leftarrow H-緩衝液$$

過換気では，二酸化炭素が血液から出て肺を通して排出するため血漿中の炭酸は減少している。

エネルギー代謝でつくられる二酸化炭素の多くは，水と反応して比較的弱酸である炭酸を形成し，H^+とHCO_3^-に分解する。同様の仕組みにより強酸の乳酸が弱酸の重炭酸ナトリウムと反応すると乳酸ナトリウムと炭酸が形成される。すると今度は炭酸が分離して細胞外液のH^+濃度が増加する。脂肪酸のようなその他の有機酸は分離してH^+を遊離するし，タンパク質代謝で産生される硫酸やリン酸も同様にH^+を遊離する。重炭酸塩とリン酸塩，タンパク質の化学緩衝液が体内環境の酸塩基特性を一定に維持する最初の防御機構となっている。

重炭酸塩緩衝

重炭酸塩緩衝系は，溶液中の炭酸と重炭酸塩から成り立っている。緩衝の際，塩酸（強酸）は重炭酸ナトリウムとの結合により以下の反応でさらに弱い炭酸に変換される。

$$HCl + NaHCO_3 \rightarrow NaCl + H_2CO_3 \leftrightarrow H^+ + HCO_3^-$$

HClの緩衝ではpHはわずかしか減少しない。血漿中の重炭酸塩は乳酸に対して強い緩衝作用があり，乳酸塩と炭酸を形成する。炭酸の解離によりH^+濃度が増加すると，分離反応が逆方向に動いて溶液中に二酸化炭素を放出する。

● **アシドーシスの成り行き**

$$H_2O + CO_2 \leftarrow H_2CO_3 \leftarrow H^+ + HCO_3^-$$

血漿中で二酸化炭素かH^+濃度が増加するとすぐに換気が刺激されて「過剰な」二酸化炭素を除去する。

逆に血漿中のH^+濃度が減少すると，換気ドライブが抑制されて二酸化炭素濃度を維持する。この二酸化炭素により水と結合して酸性度（炭酸）が上がり，pHが正常化する。

● **アルカローシスの成り行き**

$$H_2O + CO_2 \rightarrow H_2CO_3 \rightarrow H^+ + HCO_3^-$$

リン酸塩緩衝

リン酸塩緩衝系はリン酸とリン酸塩から成り立っている。この2つの化合物は重炭酸塩緩衝系によく似た振る舞いをする。リン酸塩緩衝は，腎臓の尿細管と細胞内液での酸塩基平衡に重要な役割を果たしている。腎臓の尿細管と細胞内液はリン酸塩の濃度を高く維持している。

タンパク質緩衝

静脈血は，$H_2O + CO_2$でつくられた比較的弱酸の炭酸の解離で放出されるH^+を緩衝している。**ヘモグロビンは，この緩衝機能で群を抜いて最も重要なH^+の受容体である**。ヘモグロビンは他の血漿中のタンパク質よりも酸性度を調節する能力が約6倍高いのである。ヘモグロビンが細胞へ酸素を放出すると，ヘモグロビンは比較的弱い酸になり，それによりH^+に結合する親和性が増加する。赤血球で炭酸が形成される際に発生したH^+は，すぐに還元型ヘモグロビンと以下のように反応する。

$$H^+ + Hb^- (タンパク質) \rightarrow HHb$$

細胞内組織のタンパク質もまた，血漿中のpHを調節している。アミノ酸の中には遊離酸性ラジカルをもつものがある。遊離すると，ラジカルはOH^-を形成し，すぐにH^+と反応して水を形成する。

生理学的緩衝

肺と腎は，酸塩基を調節するうえで2番目の防御機構として存在している。この緩衝機能はpHの変化がすでに生じたときにのみ発動する。

換気系緩衝

細胞外液と血漿中の遊離H^+の量が増加すると，直接的に呼吸中枢を刺激して，すぐに肺胞換気が増加する。この迅速な調節により肺胞気二酸化炭素分圧が減

> **Q 質問とノート**
>
> - 以下の式を完成させよ。
> $H^+ + 緩衝液 \leftarrow$
> $H^+ + Hb^- (タンパク質) \rightarrow$
>
> - 重炭酸塩緩衝系の2つの基質を記せ。
>
> - 血漿中のCO_2やH^+濃度が増加すると，どのような効果がすぐに表れるか述べよ。
>
> - リン酸塩緩衝系の2つの基質を記せ。

少し二酸化炭素が血中から「吹き飛ばされる」のである。血漿二酸化炭素量が減少して，H^+とHCO_3^-が再結合して血漿中の遊離H^+が低下する。例えば，安静時過換気を行い肺胞換気量が2倍になると，血液のアルカリ度が上昇し，pHが7.40から7.63へと0.23上昇する。逆に通常の肺胞換気量を半分に減らす（低換気）と，血液の酸性度がpHで約0.23増加する。換気系緩衝の潜在能力は，すべての全身の化学緩衝効果を合わせた約2倍に相当する。

腎緩衝

化学的緩衝は，過剰な酸の蓄積に一時的な影響を与えるにすぎない。腎臓によるH^+の排出は，比較的緩徐ではあるが，**アルカリ予備量**として知られている身体の緩衝液蓄積を保つ重要なより長期間の防御機構となっている。腎臓は通常，機能を維持する最終防御機構としての役割をもっている。腎臓の尿細管は，アンモニアとH^+を尿へ分泌し，アルカリと塩化物イオン，重炭酸塩を再吸収するという複雑な化学反応を通じて酸性度を調節している。

高強度運動の影響

高強度運動中の二酸化炭素や乳酸の産生によるH^+濃度の増加は，pHの調節をさらに難しくしていく。調節血中乳酸値が30 mM（血中乳酸濃度，270 mg/dL）以上になる，反復性の短期間の全力運動では酸塩基調節は非常に難しい。図9-18は，血中乳酸濃度と血液pHの負の直線関係を示している。血中乳酸濃度は安

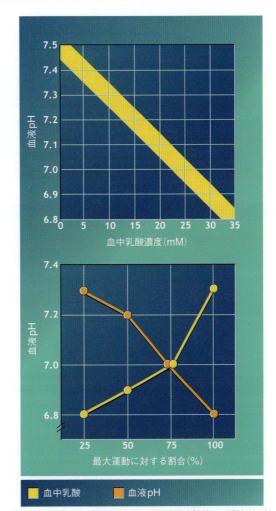

図9-18 上．安静時と短時間の運動を最大強度まで増加させたときの血液pHと血中乳酸濃度の一般的関係。下．最大運動に対して%で表された運動強度に対する血液pHと血中乳酸濃度。血液pHの低下とともに，血中乳酸濃度が上昇している。

静時の7.43とオールアウト運動時の6.80の間を推移した。この反応は，人間は最大運動時には，少なくとも全血のpHが6.80程度になるまで，酸塩基バランスが顕著に障害されることに**一時的**に耐えていることを示している。血漿pHが7.00未満では症状を伴う状態である。そのアシドーシスのレベルになると，軽度から重度までさまざまな活動筋の不快感や痛みに加え吐き気，頭痛，目まいが起こる。

まとめ

1. 肺換気量は，軽度～中等度運動では酸素摂取量とともに直線的に増加する。このような運動強度での換気当量は平均して酸素消費量1L当たり肺換気量20～25Lである。
2. 非定常運動では，肺換気量は酸素摂取量の増加と不均衡に増加し，換気当量は35～40Lに達することがある。
3. 漸増運動中に酸素摂取量と関連して肺換気量が最終的に急激に上昇する点が，OBLAである。
4. OBLAは有効に持久性パフォーマンスを予測し，重大な代謝性アシドーシスや循環器疾患がなければ測定可能である。

5. 通常の呼吸であれば，運動中でも酸素必要量は比較的少量である。呼吸器疾患では呼吸仕事量が過剰となり，運動時の肺胞換気量は時に不十分となる。
6. 最大運動時の健康な人では，肺換気量が最適な肺胞ガス交換を妨げることはない。
7. 気道抵抗は喫煙後有意に増加する。呼吸の酸素必要量が増加して，高強度の有酸素運動パフォーマンスを損なう可能性がある。こうした影響は1日の禁煙でもとに戻る。
8. 緩衝系は弱酸とその塩からなる。アシドーシスでは緩衝により強酸を弱酸と中性塩に変換する。
9. 重炭酸塩，リン酸塩，タンパク質の化学的緩衝は，酸塩基調節を維持する最初の迅速な防御機構となっている。
10. 肺はpHの調節に役割を果たしている。肺胞換気量が変化してすぐに細胞外液の遊離H^+濃度を変化させる。
11. 腎臓の尿細管は，H^+を尿へ分泌して重炭酸塩を再吸収することにより身体の最終防御機構となっている。
12. 無酸素運動により緩衝需要が高まり，pH調節が次第に難しくなっていく。

問題

1. 以下の状況では$\dot{V}_E/\dot{V}O_2$の関係どう変わるか？
   (1) 座りがちな生活の高齢者と日常的に有酸素運動をしている高齢者
   (2) 思春期から青年期までの成長期
   (3) アメリカンフットボールでトレーニングをしている人
2. 健康な人の多くで肺換気量によって有酸素運動パフォーマンスが制限されないことを，2つの議論を述べて証明せよ。
3. 乳酸作業閾値とOBLAという用語は，生化学的に無酸素性作業閾値と比べてどのような点で正確か？

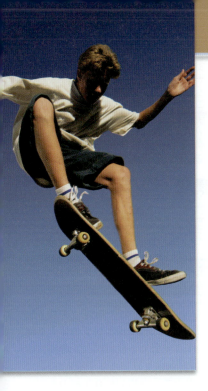

第10章

循環器系と運動

本章の目的

- 循環器系の重要な機能について解説する。
- 聴診法による血圧の測定について解説し,安静時および中等度の有酸素運動中の収縮期血圧と拡張期血圧の平均値を紹介する。
- レジスタンス運動,上肢の運動,倒立位での運動による血圧応答について解説する。
- 有酸素運動が中等度の高血圧の治療にもたらす効果を解説する。
- 安静時と運動中の心拍数を調節する内因性因子と外因性因子について解説する。
- 安静時と運動中の血流量を調節する神経性因子と局所性因子について解説する。
- 持久性トレーニングをしたアスリートと座りがちな生活をしている人における,安静時と最大運動時の心拍出量の違いについて解説する。
- 1回心拍出量に影響を与える3つの生理学的メカニズムについて解説する。
- 持久性能力の観点から,最大心拍出量と最大酸素摂取量の関連性を解説する。
- メイヨークリニックが提唱する習慣的な身体活動がもたらす7つの長所を紹介する。

パート 1　循環器系

ギリシャの学者である Galen は，血液は，一度心臓から離れて再び心臓に戻ることから，海流のように動脈の中を満ちては引くものであるという考えを提唱した。この説において，血液は健康を決定づける良性因子や悪性因子を運搬するものであると考えられていた。人が病気になったとき，その病因となる因子を血液から除去することで，健康を取り戻すことができると考えられていたのである。この説は，17 世紀に William Harvey が血流に関する異なる説を提唱するまで信じられてきた。Harvey は，カエル，ネコ，イヌなどの動物を用いた実験により，全身の血流は心臓の弁の働きにより一方向に流れていることを明らかにした。この説は，Galen が提唱した満ち潮-引き潮説と矛盾した見解であった。また，Harvey は，心室の容積を計測するとともに，1 時間当たりに心臓が収縮する回数を測定する実験技術を確立した。この実験の結果，1 回の拍動につき心容積の 1/2 の血液量を駆出したとしても，全身の血液量は数分以内に駆出され尽くされてしまうという結論を得た。Harvey は，この発見により，血液は閉鎖的循環経路の中を移動しているという仮説を立てた。この Harvey の仮説は的確であり，1 分間当たりに 5 L の血液量が心臓から駆出されていたという事実が明らかになった。Harvey の発見は，医科学の進歩に大きく貢献しており，200 年以上たった現在でも彼の理論は生理学や医学の分野において重要な役割を果たしている。

Harvey の研究から現在までに，第 9 章で示したような効率の高い換気システムは，血液，心臓，および 96,000 km 以上にも及ぶ血管により構成される運搬システムを補うことが明らかになっている。循環器系は，身体活動中に以下の 5 つの重要な機能を果たしている。

1. 活動組織に酸素を運搬する。
2. 肺に戻ってきた血液に酸素を補給する。
3. 細胞内代謝産物の熱を身体の中心から末梢へ運搬する。
4. 活動組織にエネルギー源となる栄養素を運搬する。
5. 生体において化学的メッセンジャーであるホルモンを運搬する。

循環器系の構成

循環器系とは，ポンプ（心臓），高圧系回路（動脈），物質交換を行う血管（毛細血管），そして低圧系回路（静脈）から構成される。循環器系の全体像を図 10-1 に示す。

心臓

心臓は，血管回路全体に血流を生む源である。心臓には 4 つの房室がある。心臓は，安静時に 1 分間につき平均 70 回拍動し，これは 1 日当たり 100,800 回，1 年で 3680 万回に相当する。平均的な身体能力を有する健康な人の心臓から拍出される最大血液駆出量は，水道の蛇口から出る最大の水量よりも多い。

心筋は，骨格筋と同じ横紋筋で構成されているが，骨格筋とは異なり，個々の筋線維は格子状に結びついている。そのため，1 つの心筋細胞が刺激を受けたり，脱分極を起こすと活動電位は心筋全体に広がる。すなわち，1 つの心筋細胞における刺激は局所にとどまらず，心臓全体を支配するのである。図 10-2 は，ポンプ機能としての心臓を図で示したものである。心臓は，機能的に異なる 2 つのポンプをもっている。

1 つは，心臓の右側に位置する右心室である。右心室には，以下の 2 つの重要な機能がある。

1. 全身から酸素の少ない血液を受け入れる。
2. 肺に血液を送り出す（**肺循環**を通して酸素を得るために）。

もう 1 つのポンプは，左心室である。左心室には，以下の 2 つの重要な機能がある。

1. 肺から酸素を豊富に含んだ血液を受け入れる。
2. 全身に血液を送り出す（**体循環**を通して）。

心臓の左右は，厚く硬い筋で覆われた中隔壁によって分けられている。**房室弁**は，血液が右心房から右心室（**三尖弁**），あるいは左心房から左心室へ（**僧帽弁**あるいは二尖弁）の 1 方向へ流れるように機能している。動脈弁は，心室が収縮するたびに心室から送り出された血液が再び心臓へ逆流しないように，心臓近くの動脈に位置している。

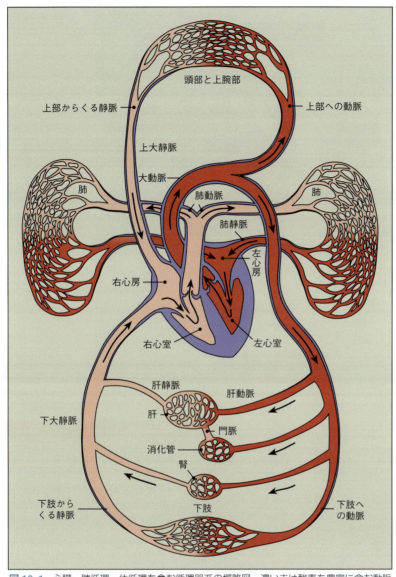

図10-1 心臓，肺循環，体循環を含む循環器系の概略図。濃い赤は酸素を豊富に含む動脈血を示す。薄い色で示す部分は酸素の少ない静脈血を示している。肺循環において再び酸素化された血液は左右の肺静脈から心臓へ戻る。

　比較的薄く袋状になった心房は，心室が収縮している間に肺や全身を循環して戻ってきた血液を受け入れ，蓄える。右心房へ戻ってきた血液の約70％は心房が収縮する前に心室に流入する。両心房が同時に収縮することによって，残りの血液が両心室へと流れ込む。両心房が収縮した後，ただちに両心室が収縮し，血液を動脈系へ送り出す。心臓の機能についてより詳しくは，www.pbs.org/wgbh/nova/eheart/human.html.を参照されたい。

動脈

　動脈は，豊富に酸素を含んだ血液を全身の各組織に導く高圧管である。図10-3に示すように，動脈は結合組織と平滑筋から構成されている。動脈の血管壁は非常に厚いので，動脈血とその周辺の組織との間でガス交換を行うことはできない。

　左心室から筋性および弾性に富む大動脈へ送り出された血液は，**細動脈**と呼ばれる小さな動脈枝を経由して全身の各組織に運ばれる。細動脈は，平滑筋が多く，収縮や弛緩により，組織に送り込む血流量を調節する。このような動脈における血流再分配機能は，血液供給を一時的に制限することが可能な組織の血液量を減らし，その分を活動筋へ配分することを可能にするため，運動では重要な働きとなる。

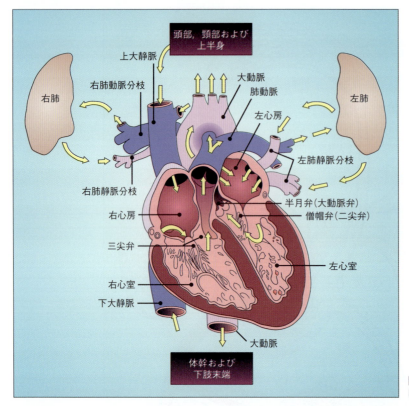

図 10-2　心臓の弁は，血流を黄色の矢印で示す 1 方向へ導く。

毛細血管

細動脈は，さらに小さく平滑筋の少ないメタ細動脈と呼ばれる血管枝へと続く。さらに，この血管は**毛細血管**へと続く（図 10-3 参照）。著しく細い毛細血管では，血球が一列縦隊でようやく通れるほどの空間しかない。毛細血管には，常に全血液量の 5％が存在している。ガス，栄養素，代謝産物は，薄く多腔性のある血管壁をすばやく運搬される。毛細血管の内径は，血管を取り巻いている輪状の平滑筋，すなわち**前毛細血管括約筋**によって調節されている。括約筋の働きは，運動中に各組織において急増する代謝需要を満たすために，毛細血管の血流量を調整している。

微細な末梢血管の総横断面積は直径約 2.5 cm もある大動脈の横断面積の 800 倍である。血流の速さは血管の総横断面積に反比例するので，血液が毛細血管に近づくにつれて，速度は徐々に遅くなる。

静脈

酸素が少なくなった毛細血管の血液は，**細静脈**あるいは小さな静脈へとたえず流れていく（図 10-3）。そのときの血流速度は，静脈系の総横断面積が毛細血管よりも小さいので速くなる。下半身にある小さな静脈は最終的には最も大きな静脈である**下大静脈**へと続く。下大静脈は腹腔や胸腔を通って，心臓に達する。頭部，頸部，肩のほうからきた静脈血は**上大静脈**に注

> ### 💡 質問とノート
> - 循環器系の主な構成要素を 4 つあげよ。
> - 心筋細胞はどのような筋線維からなるか。
> - 心臓の左側と右側の機能をそれぞれ 2 つずつ答えよ。
>   左側：
>   右側：
> - 大動脈と細動脈の主な機能を説明せよ。
> - 身体の総血液量のうち，何割が毛細血管に分布しているか。

ぎ込む。上大静脈は下行して，心臓に達し，下大静脈と混合する。このように上半身と下半身からきた混合静脈血は**右心房**から**右心室**へ，そこからさらに肺動脈血となって肺に送り出される。肺でのガス交換は肺胞の周囲に張りめぐらされている毛細血管と肺胞との間で行われる。ガス交換を終えて酸素を豊富に含んだ血液は肺静脈血となって再び心臓に戻り，左心室から体循環として全身に送り出される。

静脈還流

静脈血の血圧が低いにもかかわらず血流が生じるの

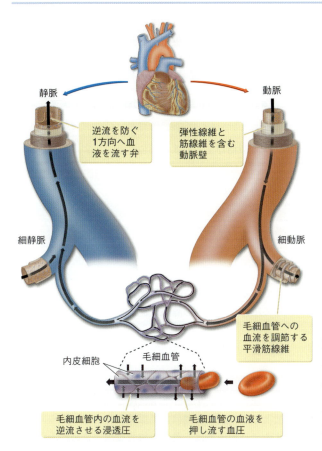

図 10-3 さまざまな血管における壁構造。それぞれの血管は1層の血管内皮細胞で覆われている。何層もの平滑筋層を有する線維性組織が動脈壁を取り囲んでいる。このうち筋細胞の1層は細動脈の外層を形成している。しかし，毛細血管では血管内皮細胞の層しかない。細静脈では線維性組織が内皮細胞を取り囲んでいる。静脈には平滑筋層が存在する。血流に対する血管の抵抗は血管径に依存している。血管径が半分に減少すると抵抗は16倍に増大する。

は，静脈血管の特性による。静脈血管の中にはいくつもの薄い膜性で翼状の組織弁が等間隔に並んでおり，これらの弁の働きによって血流が心臓に向かって1方向へのみ押し出される（図10-4）。また，静脈圧は低いので，筋収縮や呼吸による胸腔内の小さな圧変化でさえ静脈は圧迫される。このような心臓以外の筋による静脈の圧迫と弛緩の繰り返しは，心臓のポンプ作用と同じように，静脈血を心臓方向へと押し出す重要な働きをしている。この作用を「ミルキング」作用という。静脈圧は，血流にかなりのエネルギーを与えるため，拡張期あるいは弛緩により，心臓に血液を充満させることができる。静脈に弁が存在しないと，血液は末端の静脈内に停滞する。その結果，脳への血流量が減少し，起立時にめまいを起こす。

血液貯蔵

静脈は単なる受動的導管ではない。安静時では全血液量の65%が静脈に蓄えられている。すなわち，静脈は容量血管あるいは血液の貯蔵器として役立っている。血管の緊張度が高まると，静脈の血管径は減少し，末梢静脈から心臓へと血液が戻る。このように静脈は，全身に送る血流量の増減を調節するための貯蔵器として重要な役割を果たしている。

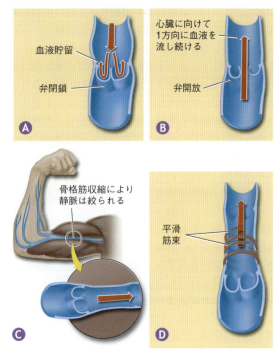

図 10-4 静脈弁（A）は，血液が逆流するのを防ぐが，正常な1方向への流れに障害はもたらさない（B）。血液は活動筋の筋ポンプによって静脈を移動する（C）。または，静脈内にある平滑筋が収縮することにより血液は移動する（D）。

静脈瘤

静脈内にある弁が壊れ，血液の1方向への流れが不完全になる場合がある。このような状態により発生するのが**静脈瘤**である。これは特に重力の影響で直立姿勢時の血流を妨げることから，下肢末端の表層にある静脈で生じやすい。静脈瘤が生じると患部は膨張し，痛みを伴う。また，周囲組織からの血液の流出入を阻害し，患部を流れる血流量が減少することがある。重篤な場合には，患部の静脈壁は炎症を生じ，退化する。これを**静脈炎**という。このような場合は患部を外科的手術により摘出することが必要となる。

静脈瘤のある患者は，高強度のレジスタンストレーニングのような過度な緊張性の運動は避けなければならない。律動的でない筋運動は，筋や呼吸によるミルキング作用を妨げる。また，腹部に力のかかることも静脈還流を妨げる。これらのことは，下半身の静脈に血液を一時的に停滞させる原因となる。このとき，静脈瘤を生じていると，さらに症状を悪化させることになる。定期的な有酸素運動を行うことによって静脈瘤を予防できるかどうかはいまだ不明である。しかし，律動的な身体活動が静脈還流を増加させることを考えると，定期的な有酸素運動は静脈瘤を予防するのに有効であるかもしれない。

静脈貯留

強制的に立位姿勢を長時間保つと貧血を起こすことがある。これは，静脈還流を増加させる筋収縮能力の重要性を示唆している。仰臥位から立位姿勢になると静脈還流に影響を与え，生理学的反応を引き起こす。突然立ち上がり，そのまま動かずに立位姿勢を続けると，体は心臓から足先まで血液の入った円柱となり，80～100 mmHg の静水圧を生み出す。同時に下肢末端に貯留した血液から水腫（浮腫）が生じると毛細血管床から周囲の組織に液体が滲み出し，逆圧 back pressure が生じる。その結果，静脈還流が減少し，血圧を低下させる。同時に血液が静脈に停滞するのをやわらげるために心拍数は増加し，静脈収縮が生じる。直立状態が長く続くと，脳への血流量が不足し，めまいや失神が引き起こされる。しかし，頭を下げることで，血液循環が回復し，意識が戻る。

●**活動的なクールダウン** 激しい運動後は，静脈貯留を整えるためにゆっくりとしたジョギングやウォーキングを行うことが好ましい。このような律動的運動によるクールダウンは，回復中の心臓を含む血管系の血流を整える。また，軽度～中等度の運動による活動的回復は血液からの乳酸除去を促す（第6章参照）。テストパイロットが着用する身体を圧迫するようなスーツやサポーターのような特殊なストッキングも，起立位における静脈の血液停滞を軽減するように設計されて

> **Q 質問とノート**
>
> ●静脈には存在するが，動脈には存在しない構造は何か？　この構造の機能は何か？
>
> ●静脈の血液貯蔵器としての機能について簡潔に述べよ。
>
> ●静脈瘤が生じやすい部位はどこか？　その理由は？
>
> ●動脈と静脈の主な違いについて述べよ。
>
> ●血流に対する血管の抵抗性の決定因子は何か？

いる。また，スイミングプールにおいて立位姿勢で泳いでいるときも同じような効果が得られる。これは，水の圧力が心臓への静脈還流を促進するからである。

血圧

左心室が収縮し，大量の血液が大動脈に流入すると，血管が伸展するとともに圧が加わる。動脈壁の伸展とそれに続く反動は，動脈系全体に波のように伝播する。この圧波は，前腕の橈骨動脈，こめかみの側頭動脈，頸動脈において，拍動として簡単に確認することができる。健康な人では，脈拍数と心拍数は等しい。

安静時

弾性動脈の血液を移動させるために左心室が収縮する**収縮期**に生じる血圧は最も高く，安静時で120 mmHg に達する。また，心臓が弛緩し，大動脈弁が閉まる**拡張期**には，次の心室収縮で末梢まで血液を移動させるために連続的な圧を大動脈やその他の動脈に加えている。拡張期には，動脈血圧は70～80 mmHg まで減少する。ミネラルや脂肪分が動脈壁に沈着して動脈が硬くなったり，腎臓の機能不全によって末梢の血管抵抗が増加した場合は，安静時の収縮期血圧が300 mmHg，拡張期血圧が120 mmHg にまで上昇することがある。

高い血圧（**高血圧**）は，循環器系へ慢性的で過度な緊張を与えることになる。重度の高血圧では治療を行わないと心筋の虚弱による心疾患を引き起こし，正常な心駆出能が維持できなくなる。変性して壊れやすい血管は，血流障害を惹起したり，脳組織の重要な血管を破裂・切断させ，脳卒中を引き起こす可能性がある。

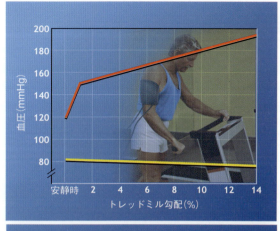

図10-5 トレッドミルによる最大運動までの漸増負荷における収縮期血圧と拡張期血圧の応答。

運動中

律動的な運動

　速歩，ジョギング，水泳，自転車乗りなどの律動的な運動では，活動筋の血管が拡張することにより血流量が増加する。さらに，骨格筋の収縮と弛緩の繰り返しは，心臓への静脈還流を増加させる。中等度運動では，運動開始から2〜3分程度で静脈還流の増加により，収縮期血圧は140〜160 mmHgまで上昇し，安定するが，拡張期血圧はほとんど変化しない。

　トレッドミルによる漸増運動を続けた場合の収縮期血圧と拡張期血圧の一般的な変動を図10-5に示す。収縮期血圧は運動直後に急増し，その後運動強度の増加に伴い直線的に上昇する。拡張期血圧は，変化しないか，あるいは減少する（運動強度が高い場合）。運動による血圧応答は，持久性トレーニングをしている人と座りがちな生活の人で変わらない。しかし，最大運動時には，健康な男女において総末梢血管抵抗が減少するにもかかわらず，収縮期血圧は200 mmHg以上まで上昇する。この動脈血圧の上昇は，個人の有酸素性能力を示す最大運動中の心拍出量を反映している。

レジスタンス運動

　律動的な有酸素運動と高強度のレジスタンス運動による血圧応答を図10-6に示す。高強度のレジスタンス運動や雪かきなどの運動では，血圧が急上昇する。これは，骨格筋が末梢血管を圧迫し，血流を制限するためである。血圧が急上昇することにより心臓への負担が増え，高血圧や冠動脈疾患をもつ人ではリスクが高くなる。高血圧や冠動脈疾患をもつ人は，律動的な中等度の身体活動を行うことで，健康によい影響を及ぼすことができる。また，定期的にレジスタンストレーニングを行っている人は，行っていない人と比べ

質問とノート

- 安静時における正常血圧値を示せ。
  収縮期：
  拡張期：

- 収縮期血圧により予測することができる生理学的因子は何か？

- 運動強度を高めたときの収縮期血圧と心拍出量の関係について説明せよ。

- 拡張期血圧により予測することができる因子は何か？

インフォメーション

血圧と総末梢血管抵抗を決定する因子

　動脈血圧は，1分間当たりの動脈血流量（心拍出量）とその血流に対する末梢血管抵抗と関連している。

血圧＝心拍出量×総末梢血管抵抗

または，

総末梢血管抵抗＝血圧÷心拍出量

インフォメーション

血圧の人種差

　黒人と白人の男女における高血圧の発症率は有意に異なる。白人（23.2%）に比べて黒人（28.1%）の高血圧の発症率は少し高いだけである。しかし，若年成人においては黒人，特に黒人女性の高血圧発症率が高いとされている。35〜44歳の高血圧発症は黒人女性のほうが白人女性の3倍も高い（22.9%対8.5%）とされている。アフリカ系米国人がアフリカの黒人に比べて高血圧発症率が高いことから，遺伝的な要因よりも生活習慣が影響する要因が関与していると考えられる。現在，食事，ストレス，喫煙習慣，その他の生活習慣や環境要因に注目した研究が続けられている。黒人はこれらの要因により高血圧を発症する感受性が遺伝的に高いのかもしれない（http://www.ash-us.org/）。米国スポーツ医学会による「身体活動，運動方法と高血圧に関する指針」はwww.acsm-msse.org.でアクセスすることができる。

て，特に絶対筋力が同程度の場合，血圧の急上昇を抑制することができる。

上半身の運動

　一定の酸素摂取量水準では，下肢運動よりも上肢運動のほうが収縮期血圧と拡張期血圧の上昇が著しく高い。上肢の少ない筋量と血管は，下肢に比べて血流に

BOX 10-1

血圧の測定法

　血圧は，血管壁に対する血液の強さまたは圧力を表したものである。収縮期血圧は，測定時に得られる2つの血圧値のうち高いほうの値である。これは左心室が収縮するとき（収縮期）に生じ，心臓は70〜100 mLの血液を大動脈へ送り込む。収縮期の後に左心室は弛緩（拡張期）し，動脈はもとに戻る。動脈血圧は末梢にいくほど減少する。左心室が弛緩しているときの最も低い血圧を拡張期血圧という。成人の正常な収縮期血圧は110〜130 mmHgであり，拡張期血圧は60〜85 mmHgである。ステージⅠ高血圧は，安静時の収縮期血圧が139 mmHg以上，または拡張期血圧が90 mmHg以上と定義されている。次ページの表に，最新の成人における高血圧の分類と管理法に関するガイドラインを示す。

　脈圧とは，収縮期血圧と拡張期血圧の差である。

測定の流れ

　血圧は，間接的に聴診法によって測定される。この方法は，1902年にロシアの内科医であるN. S. Korotkoff（1874〜1920）によって考案されたコロトコフ音を用いた測定法である。この測定には聴診器と駆血帯とアネロイドまたは水銀柱の圧力計をもつ血圧計を用いる。

1. 対象者は静かな部屋で座位になり，上腕を出す。
2. 腕を曲げ，肘を心臓の高さにする。
3. 上腕の内側にある上腕動脈で肘から約2.5 cm上の部位を決める。
4. 駆血帯を巻くときは端をもって，心臓の高さで駆血帯を上腕に巻く。矢印で示されているのは駆血帯に覆われた上腕動脈である。血圧計の駆血帯は的確な血圧値を評価するためにきつすぎてはいけないが，ぴったりフィットしなければならない。子どもや肥満者には適切な大きさの駆血帯を使用する必要がある。
5. 肘前部で上腕動脈の上に聴診器を置く。
6. 駆血帯が血圧計のバルブやゲージから上腕にすべてつながっていることを確認する。
7. 駆血帯を加圧し始める前に空気を解放するバルブの確認を行う。ノブは時計回りに回して閉めたままにしておく。
8. すばやく加圧し，180 mmHgまで圧を上昇させる。
9. ゆっくりと逆時計回りにバルブを開け，3 mm/秒程度のゆっくりとした速度で圧を解放する。心臓周期の中で最も高い血圧のときに駆血をすばやく解放したことにより，急速に血液が流れて生じる乱流の最初の音に注意する。これが収縮期血圧を示している。
10. 血圧は減少を続けるが，音が消え始めるとき（第4期拡張期血圧）と音が消えたとき（第5期拡張期血圧）に注意する。臨床医は第5期拡張期血圧を拡張期血圧として記録する。
11. 測定値が140/90 mmHgを上回るようであれば，10分安静にした後にもう一度測定する。

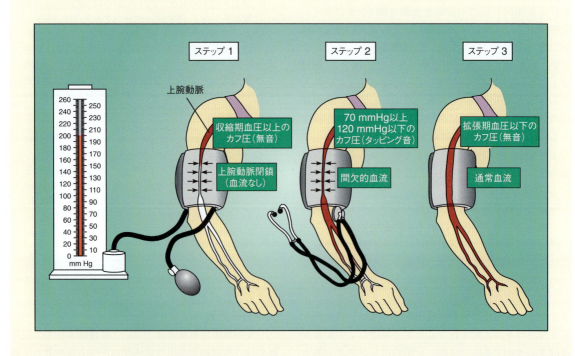

成人における血圧の分類と治療法

血圧分類	収縮期血圧[a]	拡張期血圧[a]	生活習慣改善の必要性	投薬治療の必要性	投薬治療中の場合[b]
正常	<120	および<80	特に必要なし	なし	指示された投薬治療
高血圧予備群	120～139	または80～89	必要		指示された投薬治療[b]
ステージⅠ高血圧	140～159	または90～99	必要	チアジド系利尿薬（ACEⅠ，ARB，BB，CCB）単独・併用摂取	
ステージⅡ高血圧	≧160	または≧100	必要	チアジド系利尿薬（ACEⅠ，ARB，BB，CCB）の2剤併用摂取[c]	他の降圧剤（ACEⅠ，ARB，BB，CCB）の必要性

[a] 最高血圧値による分類に対する治療。
[b] 心疾患者，心筋梗塞既往者，重度の冠動脈疾患患者，糖尿病患者に対する処置法。
[c] 治療初期には起立性低血圧に注意する。特に慢性腎不全患者や糖尿病患者の血圧目標値は130/80 mmHgとする。
ACEⅠ＝アンジオテンシン変換酵素阻害薬，ARB＝アンジオテンシン受容体阻害薬，BB＝βブロッカー，CCB＝カルシウムチャネル阻害薬。
Seventh report of the joint committee on prevention, detection, evaluation, and treatment of high blood pressure（JNCV）：US Department of Health and Human Services. National Institutes of Health, National Heart, Lung, and Blood Institute. National High Blood Pressure Education Program. NIH Publication No. 03-5233, May, 2003. より

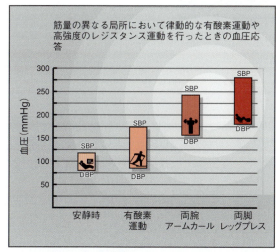

図10-6 律動的な有酸素運動と小さい筋量（上腕）や大きい筋量（下肢）における高強度のレジスタンス運動に対する血圧応答。それぞれのグラフの最高値は収縮期血圧（SBP）を，最低値は拡張期血圧（DBP）を示す。

Q 質問とノート

- 音の変化により間接的に血圧を評価する方法は何か？

- 血圧の分類を3種類答えよ。さらにそれぞれのカットオフ値を示せ。
  分類：
  収縮期血圧カットオフ値：
  拡張期血圧カットオフ値：

対する血管抵抗が大きくなる。したがって，運動中における上肢への血流には高い収縮期血圧が必要となる。これに伴い心筋の仕事量が増加し，循環器系へより大きな負荷がかかることになる。特に，循環器系の機能障害をもつ人では，シャベルを使ったり，ハンマーを振り上げたり，上肢の自転車エルゴメータのような局所の筋を使う運動よりも，ウォーキング，ランニング，自転車乗り，階段昇降などの大筋群を使う運動を行うことが好ましい。

回復期

低強度～中等度の一過性の運動後に，収縮期血圧は一時的に運動開始前より低下する。これは，健康な人でも高血圧患者においても認められる応答であり，運動後12時間まで持続する。運動後の回復期には内臓や下肢に血液が貯留し，体幹の血液量は減少する。このような変化により，運動後の血圧は低下する。すなわち，**運動後低血圧**は，高血圧患者に対する非薬物療法として運動をさらに支持するものになると考えられる。高血圧患者は，適度な運動を毎日繰り返すことによって，効果を持続させることが大切である。

心臓の血液供給

1日に心臓の左心室から送り出される血液量は7600 Lにも及ぶ。しかし，心臓への酸素や栄養は心室から直接供給されるものではない。心筋はそれ自体が精巧な循環網をもっているのである。この循環網は，心臓の上位部から，王冠のような網の目構造をしている（**冠循環**）（図10-7）。

大動脈からつながる左右の冠動脈への入り口は大動

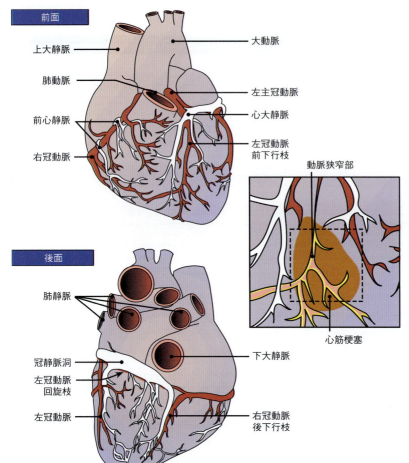

図10-7 冠循環の前面および後面図。動脈を赤色，静脈は白色で示す。また冠動脈の閉塞により心筋梗塞が生じる様子を示す。

脈弁のすぐ上に位置しており，ここで左心室に酸素を含む血液を送り込むのである。これらの冠動脈は心臓の表層全体を覆うように存在している。このうち，**右冠動脈**は主に右心房や右心室に血液を送り込む。一方，**左冠動脈**は左心室や左心房，さらには右心室の一部にも血液を供給する。これらの血管は心筋に密な毛細血管網を張りめぐらせている。血液は，冠静脈洞を経由して左心室の組織を離れる。また，右心室からの血液は前心静脈を経由して右心房に直接流れ込む。

心筋の酸素利用

心筋の血液量に対する酸素利用率は安静時でも高い。安静時では70～80％の酸素が冠動脈に取り込まれている。これに比べて，他の多くの組織の安静時における酸素利用率は25％程度である。このように安静時の心筋の酸素取り込み量はほぼ最大に等しいほど高いことから，運動時には心筋の酸素需要を満たすために優先的に冠動脈血流量を増加させる。特に，激しい運動では冠血流量は安静時の4～6倍にまで増大する。このような変化は心筋の代謝の活性化や大動脈の血圧を上昇させるために生じるのである。

心筋は，筋線維1本に対して少なくとも1本の毛細血管があるように豊富な血液供給がなされている。冠血流に障害が生じると**狭心症**と呼ばれる胸部の不快感や痛みを伴う状態になることから，十分な酸素供給は不可欠なものである。このような状態になると，心筋の酸素需要が増大する運動を行うことにより痛みが増し，酸素供給が制限されてしまう。血液のかたまりである**血栓**が冠動脈を遮ると正常な心機能に深刻な障害をもたらすことになる。このような状態（心臓発作）を**心筋梗塞**という。これは，しばしば心筋を傷害し，深刻な場合には死にいたることもある。

二重積：心筋仕事量の予測

心筋の酸素摂取を決定する重要な因子は，以下の3つである。

1. 心筋内の緊張度
2. 心筋の収縮性
3. 心拍数

運動中にこれらの因子が増大することにより，心筋の血流量は酸素の需要と供給のバランスを調節するように働く。収縮期血圧（上腕血圧で計測した値）と心拍数から心筋仕事量を予測することができる。この相対的心仕事量を示す指標は，**ダブルプロダクト**または**二重積**（心拍数×収縮期血圧）rate-pressure product（RPP）と呼ばれ，健康な人の場合はどのような運動強度でも心筋の酸素摂取量と冠血流量をほぼ直線的に反映することができる。RPPは，以下の式によって算出できる。

$$RPP = 収縮期血圧（SBP）× 心拍数（HR）$$

冠動脈疾患患者における運動の研究では，RPPと狭心症の発作または心電図 electrocardiogram（ECG）異常の発生に関連があることが明らかになっている。RPPは，臨床，外科手術，運動指導の現場における心機能の評価法として広く用いられている。心拍数や収縮期血圧が減少するように最大下で持久性トレーニングを行うと，心疾患患者における運動能力は向上する。このような結果は心筋の酸素需要量が減少するために生じるのである。さらに，有酸素運動トレーニングにより，患者は心疾患発作症状を訴える前にRPPを増加させることができる。7年間の運動トレーニングを行った9人の心疾患患者において，虚血性異常が生じることなくRPPを11.5％増大させることができたのである。これらの重要な知見により，有酸素運動トレーニングは心筋の酸素供給を改善させるということが明らかになった。これは，冠動脈の血管新生や血流障害の減少によって，もしくはその両者により改善した可能性がある。RPPの基準値は，安静時に6000（心拍数：50 bpm，収縮期血圧：120 mmHg），高強度運動時では40,000（心拍数：200拍/分，収縮期血圧：200 mmHg）である。心拍数や血圧が変化することにより，RPPは変化するのである。

心臓のエネルギー供給

心筋は，エネルギー発生の大半を有酸素性反応に依存している。これは，心筋は他の骨格筋よりも3倍の酸化能力をもつことからも理解できる。心筋線維は多くのミトコンドリアを含むことから，アデノシン三リン酸 adenosine triphosphate（ATP）再合成の第1の源である長鎖脂肪酸の異化作用を行うことができる。

骨格筋における解糖作用によってつくられるグルコース，脂肪酸，乳酸は，すべて心筋活動のためのエネルギーを供給する。安静時にこれらの3つの基質はATP再合成に利用されるが，遊離脂肪酸分解からのエネルギーが最も多く，60～70％を占める。食後ではグルコースが心臓に最も適したエネルギー源となる。本質的に，心臓はどのような生理学的レベルにおいてもエネルギー源となる基質が必要である。高強度運動を行うと活動筋から産生される乳酸は血中へ流出し，血中乳酸濃度は劇的に増加する。心臓は，大半のエネルギーをこの循環血液中の乳酸から得るのである。中等度の運動では，脂肪と炭水化物を同程度のエネルギー源とする。最大下運動を長時間続けると，心筋のエネルギー需要量の80％を遊離脂肪酸による代謝が満たす。トレーニングをしている人としていない人における心筋の代謝パターンに差異はない。しかし，持久性

Q 質問とノート

- 運動後低血圧が起こりうる状況について述べよ。
- 安静時に冠動脈の血流から供給される酸素量はどれだけか？
- 高強度の運動時に冠動脈血流を増加させる2つの要因をあげよ。
- 二重積（RPP）の公式を述べよ。

i インフォメーション

血圧を低くするための生活習慣

アドバイス	詳細	低下する血圧値
過剰な体重を減量する	9 kg減量	5～20 mmHg
DASH食事法を行う	野菜と果物に富んだ低脂肪食，および低脂肪乳製品	8～14 mmHg
運動習慣	速歩などの有酸素運動を30分/日	4～9 mmHg
減塩	2400 mg/日以下，1500 mg/が適当	2～8 mmHg
アルコール摂取制限	男性は2杯/日・女性1杯/日（ただし，ビール360 mL，ワイン150 mL，40度の蒸留酒45 mL）	2～4 mmHg

DASH＝高血圧予防食（www.dashdiet.org）

トレーニングをしている人が最大下運動を行う場合は、脂肪異化の依存が非常に高いとされている。このように骨格筋における効果に差はないにもかかわらず、心筋において差異が生じるのは有酸素性トレーニングの「炭水化物節約効果」によるものである。

まとめ

1. 心臓は2つに分かれたポンプによって機能している。1つは全身から戻った血液を受け入れ、それをガス交換のために肺に送る働き（肺循環）をしている。もう1つのポンプは肺からの酸素に富む血液を受け入れ、それを全身に送り出す働き（体循環）をしている。
2. 心臓周期で生じる圧変化は、心臓の弁により血液が血管内を1方向へ流れるように働く。
3. 密な毛細血管網は、血液と組織の間に広く効率的な表面積を提供している。これらの毛細血管は、組織の代謝活性に応じて血流を調節する。
4. 骨格筋の活動による静脈の圧迫と弛緩は静脈還流を増加させる大きなエネルギーとなる。激しい運動の後は「筋ポンプ」作用を活用した活動的な回復を行うことが望ましい。
5. 神経やホルモンは静脈壁の平滑筋を収縮させる。静脈の緊張度は総血液量の再配分に深く影響を与える。
6. 心臓周期の中で収縮期血圧は最も高い血圧である。一方、拡張期血圧は次の心室収縮が起こる直前にみられ、心臓周期の中で最も低い血圧である。
7. 高血圧は循環器系機能に慢性的なストレスを与える。有酸素性トレーニングは、安静時や最大下運動時の収縮期血圧や拡張期血圧をわずかではあるが低下させる。
8. 収縮期血圧は、運動強度の増強とともに酸素摂取量や心拍出量の増加と比例しながら高くなる。一方、拡張期血圧は運動中ほとんど変化しない。相対的に同じ負荷に対して、上肢運動の血圧上昇は下肢運動に比べて大きい。
9. 軽度〜中等度の運動後の回復期において、血圧は運動前の値よりも低下する。この現象は運動後低血圧と呼ばれ、運動12時間後まで持続する。
10. レジスタンス運動時の収縮期血圧や拡張期血圧の上昇は、高血圧と似た状態となる。このような異常な高血圧やRPPを引き起こす運動は、高血圧患者や冠動脈疾患患者にとってはリスクとなる。
11. 定期的にレジスタンストレーニングを行うことによって、緊張性運動に対する昇圧応答を抑制することができる。
12. 安静時に、心筋細胞は冠動脈血流から約80%の酸素を受け取る。したがって、運動により増加した心筋の酸素需要量は、冠動脈血流量の増大に比例している。
13. 冠動脈血流の障害は、胸部の不快感や痛みを引き起こす（狭心症）。さらに、冠動脈が遮断されると心筋に非可逆性の損傷が生じる（心筋梗塞）。
14. 心拍数と収縮期血圧より求められるRPPは、心筋の相対的仕事量を反映する。臨床では、心疾患患者における心機能の運動トレーニング効果を評価するためにRPPを用いる。
15. グルコース、脂肪酸、乳酸は、心臓のエネルギー代謝の主な基質である。これらの利用率は栄養状態や運動強度、運動時間に依存して変化する。

問題

1. 活発な身体活動を行う人に閉鎖した循環系がもたらす利点は何か？

パート2　循環器系の調節と統合

安静時には、1分間につき心臓から駆出される血液5Lの5%に相当する250 mLが皮膚へ配分される。これに対し、高温多湿環境下における運動中では総血流量の20%以上が熱放散のために皮膚へ配分される。血圧調節や急激な代謝・生理的需要による血流再配分には、中心（心臓の拍出）と局所（血管の幅）の調節による閉鎖循環系が必要である。

心拍数の調節

心筋は固有の律動性をもっている。成人の心臓は外部からの刺激がなくても毎分50〜80拍の安定した拍動をする。しかし、神経系や血液中の化学物質は心拍数を急速に変化させる。これらの外因性の心機能調節は、運動を開始する前に「予測して」心拍数を増加させることができる。さらに、持久系アスリートでは外因性調節により安静時の心拍数が40拍/分程度まで減少し、最大運動時には215〜220拍/分程度まで増加する。

内因性調節

右心房後壁に**洞房 sinoatrial（SA）結節**と呼ばれる独特な心筋組織がある。洞房結節は自発的に脱分極と過分極を繰り返し、心臓に「内因性の」刺激を与えている。このため、洞房結節は**ペースメーカー**と呼ばれている。正常に心筋全体に電位が伝導する経路を図10-8左に示す。

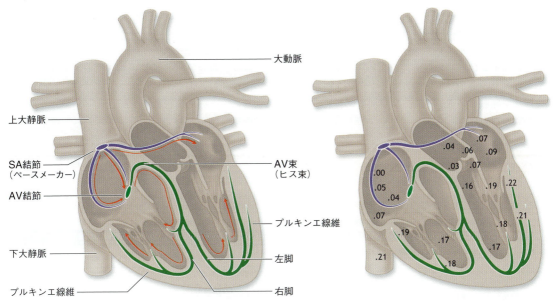

図10-8 左．赤矢印は通常の心臓の興奮伝導経路を示す．電位は洞房結節において生じ，房室結節へ伝わり，そこから左心室全体に広がる．右．洞房結節から心臓全体に電位が伝導するのにかかる時間を記す（単位：秒）．

心臓の電気的興奮

洞房結節から心筋組織の各部位に伝播するのに要する時間を，図10-8右に示す．洞房結節において発生した電気的興奮は心房に広がり，房室結節またはAV（atrioventricular）結節と呼ばれるもう1つの小さな組織に伝わる．ここで興奮は約0.10秒程度遅延することで心房が収縮し，血液を心室に送り込むための十分な時間をつくる．次に興奮は**房室束**へ伝わり，**プルキンエシステム**と呼ばれる独特な興奮伝導線維を通して心室全体に急速に興奮を伝導する．プルキンエ線維は分岐して右心室と左心室へとつながっている．心室へ興奮が達してから0.06秒以内にそれぞれの心室の細胞すべてに刺激が伝わる．これにより両心室が収縮するのである．心臓の電気的興奮の伝導は，次のようにまとめることができる．

洞房結節→心房→房室結節→房室束（プルキンエ線維）→心室

心電図

心筋における電気的興奮は身体内に電場を形成する．体液イオン組成は伝導性に優れているので，体表面に置かれた電極によって導出できる．心臓の活動電位の電圧変化を図で記録したものを**心電図** electrocardiogram（ECG）という．心筋の電気的興奮の重要な点を，正常な心電図を用いて示す（図10-9）．

心電図は運動中の心拍数をモニターする方法の1つである．無線テレメーターを用いると，フットボール，

Q 質問とノート

- 心臓におけるペースメーカーの名称を示せ．
- SA結節から左心室に向かう電気的伝導ルートを示せ（ヒント：図10-8）．

i インフォメーション

心臓のすばらしさ

心臓のすばらしさを示す簡単な計算をしてみよう．60年間，安静時心拍数を維持するためには76Lガソリンタンク車が何台必要になるか（ヒント：安静時の平均心拍出量には，5L/分を用いるものとする）？

ウェイトリフティング，バスケットボール，アイスホッケー，ダンス，水泳などの運動を自由に行っているときの心電図を測定することが可能である．心電図により，心拍リズム，電気的興奮伝導系，心筋の酸素供給状態，さらに心筋組織の損傷などに関する心機能の異常を検知することができる（BOX 10-2参照）．

外因性調節

心筋層における固有の律動性に神経性刺激の影響が加わる．この神経性刺激は延髄にある循環器中枢より発生し，自律神経系の交感神経または副交感神経を介して伝導される．

交感神経系の影響

心促進性の交感神経刺激は**カテコールアミン**であるエピネフリンやノルエピネフリンを放出する。これらの神経ホルモンは心筋の収縮性を高め，洞房結節の脱分極を促進し，心拍数を増加させる。このような心拍数の増加を**頻脈**という。また，交感神経活性に応じて副腎髄質から遊離されるエピネフリンは心機能に同様の効果をもたらすが，作用するまでに多少時間を要する。

副交感神経の影響

副交感神経系ホルモンであるアセチルコリンは心臓の活性化した洞での放電率を遅延させ，心拍数を低下させる。この応答は**徐脈**と呼ばれ，延髄の心抑制的な細胞から**迷走神経**を介して伝えられる。迷走神経刺激は心筋の収縮性には何ら影響を及ぼさない。心機能に対して自律神経系が及ぼす影響を**表10-1**にまとめる。

血管内皮細胞（血管の最も内側に並ぶ細胞）から分泌される化学物質に反応して，血管平滑筋は収縮や弛

> **インフォメーション**
>
> **ECGかEKGか？**
> ECGはEKGと表現されることがある。このKはドイツ語で心電図を表わす *Elektrokardiogramm* という単語に由来している。1924年に心筋の電気生理学研究でノーベル医学生理学賞を受賞したオランダの物理学者であるWilhelm Einthoven（1860〜1927）は，1895年にはじめて心臓の電気的活動を記録する心電図を開発した。彼は，磁場の中で心臓の電気的活動を記録する細い石英線を有する約225kgの弦線検流計を用いたのである。

表10-1　自律神経系と循環器系機能

交感神経系の影響	副交感神経の影響
心拍数増加	心拍数減少
心筋の収縮力増加	心筋の収縮力減少
冠動脈血管の拡張	冠動脈血管の収縮
肺動脈血管の収縮	肺動脈血管の拡張
腹部，筋，皮膚，腎臓の血管収縮	腹部，筋，皮膚，腎臓の血管拡張

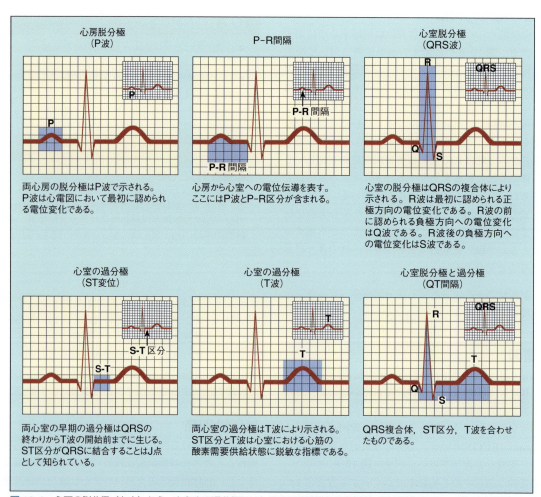

図10-9 心房の脱分極（左上）から，左心室の過分極にいたるまでの正常な心電図を，それぞれのフェーズごとに示す。

BOX 10-2

心電図の双極誘導と12誘導の電極の設置法

心電図は心臓周期中に生じる心臓の電位変化の記録である。これらの変化は、さまざまな身体活動や運動負荷試験を行う際の心拍数をモニターする方法として用いられる。心電図は心筋梗塞の徴候や虚血性ST変化、伝導障害、左室拡大（肥大）などを含む運動禁忌の状態を検出することができる。有効な心電図変化を評価するためには適切に電極を設置することが必要である。**心電図誘導**は、電気信号が記録計に伝わる体表面に置いた対の電極の特定部位を表している。心電図誘導に伝わる電位差の記録は、電気的な図で示される。

皮膚の準備

皮膚の準備を適切に行うことにより、過剰な電気的「ノイズ」（障害物や筋アーチファクト）を軽減することができる。細かい紙やすりや市販のアルコールを染み込ませたパッドで体表面の上皮や油分を取り除く必要がある。皮膚は赤くなり、少しヒリヒリしたり、乾燥したりするが、清潔な状態になる。

双極誘導の配置

図は双極誘導の典型的な電極の設置である。この方法は通常の診断用検査には不向きだが、運動負荷試験などで心電図をモニターしたり、身体活動を遠隔操作による心電図でモニターする場合の方法として有効な配置である。緑または黒で示したアース電極は胸骨の上に置き、赤の正極はV_5位置の左胸部に設置する。V_5とは腋下中線に隣り合う第5肋間である。さらに図中正極は第5肋間の高さで乳首のすぐ下の右胸部に配置する。正極の配置は第3または第4肋間、右肩の前方、鎖骨の近くなど適切に記録できる部位に変えてもよい。正しい電極の配置として、白は右、緑はアース、赤は左と覚えておくとよい。

運動負荷試験のための12（10）誘導の配置

通常の12誘導では手足3カ所、増幅単極3カ所、胸部6カ所に電極を配置する。運動中の心電図は足首や手首の電極を胴体の腹部レベルに変えることでよりよく得られる。このように「肢誘導をすべて腹部にする」（右図）ことで運動中の四肢の動きによる電気的ノイズを軽減することができる。

10極誘導の胴体における電極の配置

1. RL（右足）：腋下中線上の右腸骨稜のすぐ上
2. LL（左足）：腋下中線上の左腸骨稜のすぐ上
3. RA（右腕）：右鎖骨下の中線のすぐ下から三角筋の間
4. LA（左腕）：左鎖骨下の中線のすぐ下から三角筋の間
5. V_1：第4肋間胸骨右縁上
6. V_2：第4肋間胸骨左縁上
7. V_3：V_2とV_4を結ぶ直線のまん中
8. V_4：第5肋間の鎖骨中線上
9. V_5：V_4に水平な前腋下線上
10. V_6：V_4とV_5に水平な前腋下線上まん中

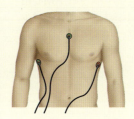
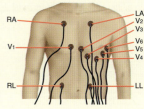

質問とノート

- 一般的な心電図波形を示し、その名称を述べよ。
- 心房や心室に刺激を与える自律神経は何か？
- 心電図はどのような場面で利用されるか、2つあげよ。
- 循環器系機能に刺激を与える交感神経と副交感神経の効果をそれぞれ2つあげよ。
  交感神経：
  副交感神経：

インフォメーション

安静時の心臓

心臓は、一度収縮した後に再び収縮するまでに約0.30秒という比較的長い脱分極の時間が必要である。この休息によって、心室に血液を充満させるための時間を確保している。

緩をする。一酸化窒素 nitric oxide（NO）は、血管内皮細胞が産生する最も強力な血管拡張因子である。大動脈の血管内皮細胞より放出されるNOは、運動中の活動筋に十分な血流が供給されるために重要である。血管内皮細胞は拍動性血流や血管壁へのストレスによってNOを放出するが、これらはいずれも運動中に増加する。その他の血管拡張性因子にはプロスタサイ

クリンや血管内皮由来過分極性因子などがある。血管収縮性物質としては，エンドセリンや血管収縮性プロスタグランジンなどがある。

持久系トレーニングにより交感神経系の促進作用と副交感神経系の抑制作用に不均衡が生じ，副交感神経系の迷走神経の活動が優位になる。その効果はまず副交感神経系活性が増大し，交感神経活動が減少する。トレーニングにより，洞房結節固有の電気的興奮の頻度を減少させる可能性がある。トレーニングを積んだ持久系アスリートや有酸素運動トレーニングを行った人において認められる徐脈はこれらによって説明できる。

大脳皮質の影響

大脳運動野の高位中枢にある**セントラルコマンド**に由来する興奮は，小さな求心性神経を通して直接，延髄腹外側にある循環器中枢の活性を調節する。この調節により運動野と関連している組織灌流を適切に行い，中心血圧を維持するために心臓や血管を協調させ，迅速な応答が行われる。**セントラルコマンドは，心拍数に多大なる影響を与える**。その効果は運動中だけでなく，安静時や運動を行う直前にも認められる。循環器系の反応は情緒の影響をかなり受けるので，心拍数や血圧の真値を得ることが困難である。大脳皮質からの命令もまた運動を予期することによって急速に心拍数を増加させる要因となる。このような**予期心拍数**の変化は交感神経活性の増大や迷走神経活性の減少の両者による結果であり，特に全力運動を行う前に現れる。心臓は運動を行うために，以下の4つの要因に働きかける。

1. 交感神経活性を高めること
2. 副交感神経活性を低下させること
3. 脳のセントラルコマンドから入力を行うこと
4. 運動開始時に関節や骨格筋の受容器の活性からフィードバック情報を得ること

瞬発的な運動ではない場合にも，心拍数は1.6～3.2 km走開始30秒以内に180拍/分にまで達する。その後心拍数は徐々に増加し，走行しているうちにプラトーに達する。

心拍数と心筋収縮の調節を行う主な因子を図10-10に示す。延髄は，頸動脈や大動脈に存在する圧反射受容器からたえず血圧の情報を受け取る。また，延髄は大脳皮質や末梢組織からの刺激を受け取り，心臓や血管に適切な応答を行うための調節を行えるように統合と協調を行う中枢としても作用している。

●**末梢組織の入力** 延髄にある循環器系の中枢は，血管，関節，筋などに存在する**機械的受容体（メカノレセプター）や化学的受容体（ケモレセプター）**からの感覚性の入力を受けている。これらの末梢受容器からの刺激が活動筋の状態を監視し，迷走神経や交感神経の出力を変化させることにより，循環器応答の調節を適切に行っている。**運動性昇圧反射**と呼ばれる活動筋からの神経性入力は，大脳の運動野にある高位中枢から発せられる出力と合わせて運動の特性や強度，同期すべき筋線維量を判断する。メカノレセプターから入力された情報は，動的運動中に血流や血圧を調節する中枢神経系へ重要なフィードバック作用を示す。大動脈弓や頸動脈洞に存在する受容器（圧反射受容器）は動脈血圧の変化に応答する。血圧が上昇するときに動脈血管壁が伸展することにより，これらの圧反射受容器を活性化させる。この血圧の上昇により，反射性に心拍数は減少し，末梢血管径が増大する。この応答により，血圧はもとの正常レベルに下がる。運動中には心拍数も血圧も増大するので，この特異的なフィードバック応答は無効になる。圧反射受容器は運動における異常な昇圧を抑制するように働く。

●**頸動脈の触診** 健康な成人や心疾患者において，安静時，運動中，回復期の**頸動脈の触診**は心拍数にほとんど影響しない。しかし，これらの条件下において頸動脈を強い力で押さえると心拍数はゆるやかになる。この効果は，おそらく頸動脈にある圧反射受容器を直接的に刺激したことにより生じる。

正確な心拍数を測定することにより，運動トレーニングの目標心拍数を設定することができる（第13章参照）。しかし，頸動脈触診によって心拍数を測定すると一貫して真の値より低く評価してしまうので，より激しい運動レベルまで追い込むことになる。したがって，この方法は心疾患者に対する運動処方に用いることは望ましくない。この方法のかわりに，心拍数に影響を与えない橈骨動脈や側頭動脈の脈拍を測定することは，非常によい代替脈拍測定法である（BOX 10-3参照）。

Q 質問とノート

- 心拍出量の調節を行う循環器中枢の名称をあげよ。
- 予期心拍数について簡潔に述べよ。
- 心臓の調節を行う延髄の機能を簡潔に述べよ。
- 化学的受容体（ケモレセプター）の機能を明確かつ簡潔に述べよ。

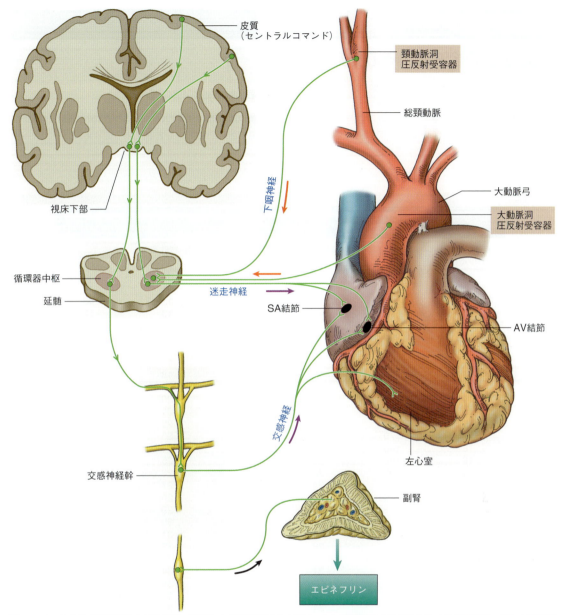

図10-10 心拍数の反射調節を行う経路。延髄にある循環器系の中枢は，(1)頸動脈や大動脈に存在する圧受容器，(2)大脳皮質刺激（セントラルコマンド）から入力信号を受け取る。延髄からの遠心性経路は迷走神経（副交感神経）や交感神経を通して心臓の活性化を制御する。

不整脈

内因性と外因性メカニズムによる心拍数の精巧な調節は通常，無意識に行われている。心電図や心拍数の乱れは心疾患の生じる予徴を示している可能性がある。**不整脈**とは，心臓周期の不規則性を示している。

心臓律動性の異常

通常の心拍パターンに障害が生じるとしばしば過剰な拍動が生じる。これを**期外収縮**という。心房の一部が早発性の電気的活性を生じ，洞房結節の興奮より早く自然に脱分極が生じてしまうことがある。この状態を**心房性期外収縮**という。心室における早発性の興奮である**心室性期外収縮**も2つの正常な拍動の間に生じる期外収縮である。安静時にたまに期外収縮が生じることはあるが，普段はあまり気づかない。このような期外収縮を発するきっかけとなりうる要因には，心理的ストレス，不安，カフェイン摂取などがある。おそらく，これらの要因により生じたカテコールアミンが洞房結節の膜電位変化率に影響を与えている可能性がある。このような刺激を除去すると，多くは通常の心臓の律動性に戻る。しかし，それらの刺激を除いても

BOX 10-3

触診法と聴診法による心拍数の評価

心臓周期の回数（心拍数）は，運動強度の設定や運動トレーニングを変更する評価の基礎となる．心拍数は，(1) 耳で聴くこと（聴診法），(2) 触れること（触診法），(3) 心拍数のモニター，(4) 心電図記録の4つの方法で測定することができる．その中でも聴診法と触診法は実用的で便利な方法である．

聴診法による心拍数

聴診法は聴診器を用いて音波を直接的に聞く．また，音源である心臓の近くで聴くようにする．

表1 心拍数（1分当たりの拍動数）変換表。6，10または15秒法でカウントした数をみつけて，1分当たりの心拍数に変換する。

6秒計測における数	心拍数	10秒計測における数	心拍数	15秒計測における数	心拍数
4	40	7	42	10	40
5	50	8	48	11	44
6	60	9	54	12	48
7	70	10	60	13	52
8	80	11	66	14	56
9	90	12	72	15	60
10	100	13	78	16	64
11	110	14	84	17	68
12	120	15	90	18	72
13	130	16	96	19	76
14	140	17	102	20	80
15	150	18	108	21	84
16	160	19	114	22	88
17	170	20	120	23	92
18	180	21	126	24	96
19	190	22	132	25	100
20	200	23	138	26	104
21	210	24	144	27	108
22	220	25	150	28	112
		26	156	29	116
		27	162	30	120
		28	168	31	124
		29	174	32	128
		30	180	33	132
		31	186	34	136
		32	192	35	140
		33	198	36	144
		34	204	37	148
		35	210	38	152
		36	216	39	156
		37	222	40	160
				41	164
				42	168
				43	172
				44	176
				45	180
				46	184
				47	188
				48	192
				49	196
				50	200
				51	204
				52	208
				53	212
				54	216
				55	220

触診法による3つの計測部位。(A) こめかみ，(B) 頸動脈，(C) 橈骨動脈。

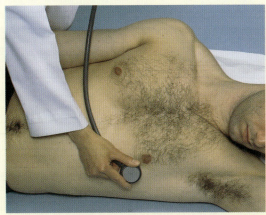

(Bickely, L.S.(2003). *Bate's Guide to Physical Examination and History Taking*, 8th ed. Philadelphia: Lippincott Williams & Wilkins. による)

表2　30拍計測法における変換表

30拍計測に要した時間(秒)	心拍数	30拍計測に要した時間(秒)	心拍数	30拍計測に要した時間(秒)	心拍数
8	225	21	86	34	53
9	200	22	82	35	51
10	180	23	78	36	50
11	164	24	75	37	49
12	150	25	72	38	47
13	138	26	69	39	46
14	129	27	67	40	45
15	120	28	64	41	44
16	113	29	62	42	43
17	106	30	60	43	42
18	100	31	58	44	41
19	95	32	56	45	40
20	90	33	55		

聴診器の使用
1. 聴診器の聴診側の先端部を直接両耳に入れる。
2. 聴診器の聴診部を軽くたたき、音が十分に聞こえるか確認する。
3. 大胸筋左胸部のすぐ下の第3肋間と胸骨左縁上に聴診器を当てる。
4. そこで聴診器をしっかりと押し当てる。

触診法による心拍数
　動脈を通して血液が駆出することにより生じる脈波は、指または手で、橈骨動脈や頸動脈に触れて測定することができる。親指には固有の拍動があるので、中指または人差し指を使って計測する。血流を遮らないように軽く脈に触れるようにする。左心室が第5肋骨近くの胸壁に当たる**心尖拍動**（脈拍）は、やせている人では運動直後に顕著に認められる。心臓の高さで、左胸部を手のひら全体で覆うようにすると心尖拍動を確認できる。

触診法を行う部位
　一般的に触診法を行う4カ所を以下に示す。

1. 側頭動脈：こめかみに近い髪の生え際周辺（前ページの表1図A参照）
2. 頸動脈：咽頭のすぐ側（徐脈反射が起こるので強い力で押さないこと）（前ページの表1図B参照）
3. 橈骨動脈：親指のつけ根の直線上で手首の前外側面（前ページの図C参照）
4. 上腕動脈：上腕二頭筋の筋腹の下で2〜3cm肘前窩の上にある上腕の前内側面

心拍数のカウント
　心拍数は150拍/分のように1分当たりの回数を記録する。心拍数を数える方法として、一定時間内の心拍数を数える方法と30拍の計測法がある。

一定時間内の心拍数を数える方法
　一定時間内の脈拍数を数える方法がある。この一定時間とは、6秒間、10秒間、15秒間であり、この時間の脈拍数を数えることが多い。6秒間における触診法では、1分間当たりの値を算出するのに計測値を10倍した値を用いる。10秒間の場合は6倍、15秒間では4倍すればよい。6秒間、10秒間、15秒間の心拍数の変換一覧を表1に示す。6秒法で脈拍数を数えることにより、正確で少ないカウントにより、心拍数を計測することができる。

30拍計測法
　この方法は心拍数が30回拍動するのにかかる時間を計測する。最初の拍動を0として、30拍のカウントを開始する。1分間当たりの心拍数の算出式は以下のとおりである。

　HR（拍/分）＝30拍÷時間（秒）×60秒÷1分間

例えば、20秒で30拍の場合には、

　HR（拍/分）＝30拍÷時間（秒）×60秒÷1分間
　　　　　　＝30拍÷20秒×60秒÷1分間
　　　　　　＝1.5×60秒
　　　　　　＝90拍/分

　上記の方法による心拍数の変換値はすべて表2で確認することができる。30拍にかかる時間を記録し、これに対応する1分間当たりの心拍数をみてみよう。

なお，異常を示す場合には，心房細胞のβレセプターに働くノルエピネフリンの作用を遮断する**βブロッカー**投与による治療が効果的である．心房の不整脈は心臓の駆出能に障害をきたすことはない．心房の収縮は心室の血液充填にほとんど関与しないからである．しかし，心房性期外収縮が連続的に続き，**心房細動**を生じると危険な状態となる．

心室細動は最も重篤な心臓の不整脈である．心室細動を発生すると通常，房室結節から伝わる単一の刺激より心室の異なる部位にたえず刺激を与えてしまう．すなわち，連続期外収縮によって心室の一部が協調せずに収縮するので心室の血液駆出機能に障害をきたしてしまうのである．このようになると，**心拍出量や血圧が減少し，急速に昏睡状態に陥ってしまう**ことになる．

蘇生方法は，(1) 血圧や血流量を回復させるために正常な心駆出作用に戻すことと，(2) 細動を止め，正常な電気的律動性に戻すことの2つの方法により行う．**心肺蘇生法** cardiopulmonary resuscitation (CPR) は，物理的に心臓の駆出作用を刺激し，細動から回復させる方法である．この方法によって回復しない場合には，細動を止める強い電圧を心筋全体に与えて除細動を行う必要がある．この心臓の脱分極により洞房結節が再分極し，心臓は正常な律動性を取り戻すことができる．すべての運動の専門家はCPRを習得しておく必要がある．米国赤十字協会は希望者にCPRのテストと免許承認プログラムを行っている (www.redcross.org)．

血液分布

運動の影響

エネルギー消費量が増加すると，循環器系全体に影響を及ぼす血流量の迅速な調節が必要となる．例えば，神経性や局所性の代謝物質が血管壁の平滑筋層に働き，瞬時に細動脈血管内径を変化させる．それと同時に容量血管である静脈への神経刺激は，静脈を収縮させて血液を末梢の血管から中枢の血管へ送る．

> **Q 質問とノート**
> - 心拍数の拍動を評価する一般的な部位を3カ所あげよ．
> - 心室細動の定義を述べよ．
> - 心拍律動異常の名称を2つあげよ．
> - 最も重篤な不整脈の名称とその症状を示せ．

運動中に活動筋の血管は拡張し，血流量は増加する．同時に他の部位の血管は収縮し，これらの組織への血液供給は一時的に減少する．腎臓は，局所血流分布の調節を見事に示している例である．安静時の腎血流量は平均1100 mL/分であり，これは心拍出量の約20%に相当する．しかし，最大運動時には腎血流量は250 mL/分まで減少し，これは運動時の心拍出量である25 Lのわずか1%である．

血流量の調節

血圧の勾配や血管の抵抗性は血管を流れる血液の動きを決定する．血管抵抗性は血管の長さに比例して変化し，血管径と反比例して変化する．すなわち，より大きな駆動力は血流を増加させ，これは血管抵抗性の増大により減少する．次に示す式は，圧，抵抗性，血流量の関係性を示している．

血流量 = 血圧 ÷ 血管抵抗性

血流に対する抵抗性を決定する要因として，以下の3つがあげられる．

1. 血液の粘度または濃度
2. 血管の長さ
3. 血管半径

ポアズイユの法則と呼ばれる円筒状の血管内における血圧の差（勾配），抵抗性，血流の関係性を示した式を次に示す．

血流量 = 血圧勾配 × (血管半径)^4 ÷ 血管の長さ × 血液粘度

体内では血液の粘度と血管の長さはほぼ一定であるとみなされるので，血管半径が血流を決定する最も重要な因子となる．**血流に対する抵抗性の変化は血管半径の4乗に比例する**．血管半径が半分になると血流量は1/16になる．反対に半径が2倍になれば，血流量は16倍に増加する．これは，血管収縮や血管拡張がほんのわずか生じただけでも局所の血流量は劇的に変わるということを意味する．

局所性因子

安静時では，筋組織にある毛細血管のうち実際に開通しているのは30〜40本当たり1本にすぎない．運動によって休止状態にある大量の毛細血管が機能するが，これには以下の重要な3つの機能がある．

1. 筋血流量を増加させる．
2. 血流速度のわずかな増加でも血流量を増加させる．

3. 血液と筋線維間のガスや栄養素を効果的に交換する表面積を増加させる。

組織での酸素供給が減少すると，骨格筋や心筋の局所における血管拡張を刺激する。さらに，体温，二酸化炭素濃度，酸性度，アデノシン，NO，マグネシウムイオン，カリウムイオンなどの局所因子の変化も局所血流量を増加させる要因となる。これらの血流量の**自動調節機構**は組織代謝の上昇および酸素需要量の増加を反映していることから，生理学的見地からも理にかなった現象である。急速な局所の血管拡張は，組織における酸素供給を増加させるのに最も有効で迅速な手段である。

神経性因子

交感神経（一部，副交感神経）による自律神経系の血管調節は，局所因子による血管調節を上回る。例えば，筋は細い感覚神経線維を含んでおり，この線維は運動中に局所組織から遊離された化学物質に対して感受性が高い。これらの線維が刺激されると中枢神経系への入力となり，適切な循環器応答をもたらす。多くの酸素供給が同時に必要である場合にも，1つの組織に血流量を優先せず，より必要とする組織に中枢により調節するのである。

交感神経線維の神経終末は，小動脈や細動脈，前毛細血管括約筋における筋層に分布している。ノルエピネフリンは，交感神経終末において放出される血管収縮物質である（**アドレナリン作動性線維**）。また，骨格筋や心筋にある交感神経にはアセチルコリンを放出するものもある。**コリン作動性線維**は，血管拡張を引き起こす。収縮性交感神経活動は，**血管運動性緊張**といわれる血管収縮状態を保つ。アドレナリン作動性ニューロンによる血管拡張は，交感神経や副交感神経の血管拡張性線維の作用の増加よりもむしろ，血管運動性緊張の減少によるところが大きい。代謝副産物によって生じる強力な局所血管拡張は，活動している組織への血流量を維持するものもある。

ホルモン性因子

交感神経は，副腎髄質につながっている。交感神経活動が活発になると，副腎髄質から多量のエピネフリンや少量のノルエピネフリンが血中に分泌される。これらのホルモンは，心筋や骨格筋以外の血管で血管収縮を引き起こす。運動中の局所血流量に及ぼす副腎のホルモン制御は，交感神経系の調節機構と比べてかなり遅く，弱いものである。

運動中の統合反応

運動前と運動中における化学性，神経性，ホルモン性の血管調節機構を**表10-2**に示す。

運動開始時または運動開始直前における循環器系の活動開始は，延髄よりも高位の神経中枢で引き起こされる。この調節は，心拍数や心駆出力を増加させ，運動強度の増加に比例して局所血流量を変化させる。運動を継続し，強度を高めると，交感神経系のコリン作動性出力や局所代謝因子が活動筋における化学感受性神経に作用したり，直接血管に作用して活動筋におけ

Q 質問とノート

- 以下の式を完成させよ。
  血流量＝血圧÷（　　　）
  血流量＝血圧勾配×（　　　）÷（　　　）×（　　　）

- 交感神経収縮性線維の別名は何か？

- コリン作動性線維が放出する物質の名称を示せ。

- 骨格筋内の血流を自動調節する物質の名称を示せ。

表10-2　運動前および運動中における化学性，神経性，ホルモン性の血管調節機構

条件	賦活体	応答
運動前の予期的応答	大脳皮質の運動野や脳の上位の領域の活性化は，交感神経系を賦活させて副交感神経系の作用を逆に抑制する。	心拍数の促進。心筋収縮性の増加。骨格筋と心筋の血管拡張（コリン作動性線維）。皮膚，腸，脾臓，肝臓，腎臓などの血管収縮（アドレナリン作動性線維）。動脈血圧の増加。
運動	交感神経系のアセチルコリン分泌が続く。低酸素によって局所代謝条件が変化する（↓pH, ↑P_{CO_2}, ↑ADP, ↑Mg^{2+}, ↑Ca^{2+}, ↑体温）。	筋血管がさらに拡張する。
	副腎髄質からのエピネフリンとノルエピネフリン分泌とともに交感神経系のアドレナリン分泌が続く。	動脈系全体に十分な駆出圧を維持するのに非活動組織の血管を収縮させる。容量を減らすために静脈血管が収縮する。静脈の血管収縮により静脈還流が生じ，中心血流量を維持する。

る抵抗性血管の拡張を引き起こす。この末梢血管抵抗の減少は活動筋への血流量を増大させる。さらに，運動中に血流量を増加させる必要のない非活動組織（腎臓，胃腸管など）においては血管収縮調節により，活動筋の血管が拡張していても適切な駆出圧が保たれ，血管収縮も特定の組織における代謝需要に応じた血流再分配がなされる。

静脈還流に影響する因子は，動脈血流量の調節にも重要な役割を果たしている。筋ポンプや換気ポンプ作用，神経性刺激を介した静脈の収縮作用は血液を循環系の中心である右心室に押し進める。このことにより，心拍出量や静脈還流のバランスが保たれるのである。

まとめ

1. 循環器系は身体活動の増加に伴う代謝および生理的需要に応じて血圧を調節する一方，心拍数を急速に調節し，血液を分配する。
2. 心臓における電気的興奮は洞房結節から生じる。この信号は心房に伝播され，房室結節に達する。そこで興奮は少し遅延して左心室全体に急速に広がる。この正常な伝導によって，心房と心室は血流を押し出す原動力をつくり出すために効率よく収縮する。
3. 心電図は心臓周期の心筋における電気的変化の記録である。
4. 心臓律動性の主な異常（不整脈）には過剰な拍動（期外収縮）がある。一般に心房細動は心臓の駆出に障害を与えない。心室細動は心室で繰り返し自然に起こる最も重篤な不整脈である。
5. 交感神経性カテコールアミン系であるエピネフリンやノルエピネフリンは心拍数を増加させ，心筋の収縮力を高める。副交感神経系の神経伝達物質であるアセチルコリンは，迷走神経を介して心拍数を減少させる。
6. 温度，二酸化炭素，酸性度，アデノシン，NO，マグネシウムイオン，カリウムイオンの増加は活動組織の血流量を増大させる。このうち，NOは血管平滑筋を拡張させる因子として最も重要である。
7. 心臓は，運動を行うときに交感神経活性を増加させ，副交感神経活性を低下させる。
8. 外因性の神経性およびホルモン性の因子は，心臓固有の律動性を変化させる。心臓は，運動開始を予期すると急速に心拍数を増加させ，最大運動時には心拍数を200拍/分以上にまで増加させる。
9. 頸動脈の触診は，運動中または運動直後の心拍数を正確に評価するのに適した方法である。しかし，頸動脈の圧迫は反射的に徐脈を引き起こし，本来の心拍数を低く評価してしまうことがある。
10. 運動前や運動開始直後における大脳皮質の刺激は，運動時の心拍数調節に重要である。
11. 神経性，ホルモン性，局所代謝性因子が血管の平滑筋の内径を変化させることにより，血流調節が行われる。
12. アドレナリン作動性交感神経線維がノルエピネフリンを放出することにより血管収縮が起こる。一方，コリン作動性交感神経がアセチルコリンを分泌することにより，血管拡張が生じる。

問題

1. 高血圧やストレス関連障害を治療するための，生体フィードバックや緩和方法について生理学的理論を示せ。
2. 心臓移植手術で心筋につながる神経をすべて除去しても，運動を行うと心拍数は増加する。この理由を説明せよ。
3. ローマ時代の罪人は垂直に立つ十字架に手足を縛りつけられ，刑に処せられた。この状態が死にいたらしめる生理学的応答について述べよ。

パート3 運動中の循環器動態

心拍出量

心拍出量は，身体活動に要求される循環器の機能的な能力を評価するうえで最も重要な指標である。ポンプと同じように，心臓からの拍出量は，血液を駆出する回数（**心拍数**）と拍動1回当たりに駆出される血液量（**1回拍出量**）によって決定される。すなわち，心拍出量は次の式で算出される。

  心拍出量＝心拍数×1回拍出量

心拍出量，酸素消費量，動静脈酸素含量較差（a-$\bar{v}O_2$ difference）の関係から導き出される公式は，1870年にドイツ人の生理学者であるAdolph Fick（1829～1901）によって考案された原理に基づいている。

  心拍出量（mL/分）＝ {$\dot{V}O_2$（mL/分）÷ a-$\bar{v}O_2$較差（mL/dL）} ×100

安静時心拍出量：トレーニングをしていない人としている人

 平均的な体格の男性における左心室では，毎分5Lの血液が駆出される。この値は大半の人で一定であるが，1回拍出量と心拍数は心肺機能を高める身体活動を行っているか否かでかなりの個人差がある。約70拍/分の心拍数で，5L（5000 mL）の心拍出量を維持している場合，1回拍出量は71 mLである。
 持久系アスリートの安静時心拍数は約50拍/分である。アスリートの安静時心拍出量も平均5L/分であるが，1回拍出量は100 mLときわめて多い傾向にある（5000 mL÷50拍）。同じトレーニングをしても，女性の心拍出量は男性よりもおよそ25％少ない。この性差は，女性の身体が男性に比べて小さいことに基づくものである。
 以下に示す表は，持久性トレーニングをしている人としていない人における心拍出量，心拍数，および1回拍出量の平均値をまとめたものである。

	心拍出量 （mL/分）	心拍数 （拍/分）	1回拍出量 （mL/拍）
トレーニングをしていない人	5000	70	71
トレーニングをしている人	5000	50	100

 トレーニングをしている人としていない人において，心拍数と1回拍出量に差が生じるメカニズムはいまだ不明である。有酸素性能力の向上に伴う徐脈は1回拍出量を大きくさせるのか，あるいはその逆なのかは明らかでない。なぜならば，心筋自体が有酸素性トレーニングによって強化され，左心室が大きくなるからである。おそらく，トレーニングによって次の2つの要因が有酸素性能力の向上に影響を及ぼす。

1. 心拍数を減少させる迷走神経の亢進により，心室における血液充満のために十分な時間をとる。
2. 左心室容積を大きくすることで，収縮期に心筋からより力強く大量の血液を駆出することができる。

運動中の心拍出量：トレーニングをしていない人としている人

 トレーニングをしている人もしていない人も，心臓からの血流量は運動強度に比例して増加する。安静状態から運動の定常状態まで，心拍出量は急激に増加した後，運動による代謝需要を満たすまで徐々に増加する。

 運動習慣のない男子大学生において，有酸素運動を最大まで行った場合，心拍出量は安静時の4倍に達し，その値は最大で平均22 L/分まで増加する。若年成人の最大心拍数は平均195拍/分である。すなわち，22,000 mL÷195拍/分なので，運動中の1回拍出量は平均113 mLとなる。一方，世界クラスの持久系アスリートの最大心拍出量は35 L/分であり，最大心拍数はトレーニングをしていない人に比べて同じか，少し低い程度である。持久系アスリートの最大心拍出量が運動習慣のない人より大きいということは，1回拍出量が明らかに大きいということに起因している。以下の表に，最大運動中の持久系トレーニングをしている人としていない人における心拍出量，心拍数，および1回拍出量を示す。

	心拍出量 （mL/分）	心拍数 （拍/分）	1回拍出量 （mL/拍）
トレーニングをしていない人	22,000	195	113
トレーニングをしている人	35,000	195	179

運動における1回拍出量

 図10-11は，8人の健康な男子大学生において自転車エルゴメータによる漸増負荷運動を行ったときの1回拍出量と最大酸素摂取量の相対値の関係を示している。1回拍出量は最大酸素摂取量の50％まで徐々に増加し，その後運動終了までに徐々に一定の値に収束（レベルオフ）する。運動強度が最大付近になると，対象者の中には，1回拍出量が減少する人もいた。

1回拍出量と最大酸素摂取量

 1回拍出量は最大酸素摂取量の大小によって明らか

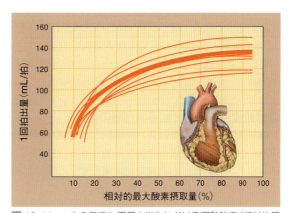

図10-11　8人の健康な男子大学生における運動強度（相対的最大酸素摂取量水準）の増加と1回拍出量（mL/拍）の関係。（Applied Physiology Laboratory, University of Michigan. による）

> **Q 質問とノート**
>
> - 心拍出量 ＝（　　　）×（　　　）
>
> - 心臓からの血流量は直接，運動の（　　　）に比例して増加する。
>
> - 安静時と最大運動時におけるトレーニングをしている人としていない人の典型的な心拍出量を示せ。
>
> | | トレーニングをしている人 | トレーニングをしていない人 |
> |---|---|---|
> | 安静時 | | |
> | 最大運動時 | | |
>
> - 1回拍出量と相対的最大酸素摂取量の関連性をグラフに描き，その名称を示せ。

に差が生じる。例えば，(1) 心臓の弁に欠陥があることにより，左心室障害を有する僧帽弁狭窄症の患者，(2) 運動習慣のない健康な人，(3) アスリート，の3群を設けた検討がある。群間の最大酸素摂取量は最大1回拍出量の差とほぼ同等であった。僧帽弁狭窄症患者の有酸素運動能力と最大1回拍出量は健康な人の1/2であった。また，健康な人に比べて1回拍出量が60％高いアスリートの最大酸素摂取量は62％高いことが明らかとなった。すべての群の最大心拍数はほぼ同程度なので，1回拍出量の差は最大心拍出量や最大酸素摂取量の変化に関与している。

安静時と運動時の1回拍出量の増大

運動中に心臓の1回拍出量は，3つの生理学的メカニズムにより増加する。

1. 心筋固有の性質のうち，より強力な心収縮に続く拡張期における血液充満の促進による。
2. 神経ホルモン性の影響がある。これには収縮期の強い駆出と放出に続く心室への血液充満が含まれる。
3. 末梢組織における血液量の増大および血流に対する血管抵抗性の減少というトレーニングの適応による。

収縮期放出の増大と拡張期充満の増大

静脈還流の増大（**前負荷**）や徐脈は，心臓周期の拡張期における心室充満血流量を増加させる。拡張期末期容積が増えると，心筋線維が伸展して，心臓は収縮するときに強力な駆出を生じるようになる。これは，心筋を伸展させた通常の1回拍出量よりも多い血液量を駆出する。

ドイツ人の生理学者である Otto Frank（1865〜1944）と英国人の生理学者である Ernest H. Starling（1866〜1927）は，1900年代初期に動物実験により，はじめて心筋の収縮力と筋線維の自然長の関係を明らかにした。限度範囲内で伸展した筋の収縮性が改善するということは，おそらく筋が伸展するにつれて細胞内筋フィラメントの配列がより最適なものになるということに起因している。心臓に認められるこの現象は，**フランク-スターリングの法則**といわれるものである。

長い間，運動中における1回拍出量の増加は，フランク-スターリングの法則によるものと生理学者たちは考えていた。運動中に静脈還流が増え，心臓への充満血液量が増加するために，拡張期の心室は伸展され，これに伴い強力な駆出が生じるものと信じてきたのである。それが顕著に現れるのは，安静時から運動に移行したときと直立姿勢から仰臥位になるときの1回拍出量である。水泳は身体を水平にするので，静脈還流や心筋の前負荷に適しており，拡張期の心室充満を増大させる。

身体姿勢は循環動態に影響を与える。心拍出量と1回拍出量は身体を水平にしたときに最も高くなり，安定する。身体を水平位にすると，安静時での1回拍出量は最大値近くまで増加し，運動中でもごくわずかであるが増大が認められる。これとは逆に，直立姿勢では心臓への静脈還流が減少し，1回拍出量は低下することになる。この姿勢による影響は，特に安静時の直立姿勢と仰臥位の循環動態を比較することによって明らかに異なることがわかる。しかし，直立姿勢で運動強度を高くするにつれて，1回拍出量は増加し，仰臥位における最大1回拍出量と変わらなくなる。

ほとんどの直立姿勢での運動では，仰臥位で認めら

> **Q 質問とノート**
>
> - 運動中の心拍出量を増加させる生理学的メカニズムを3つあげよ。
>
> - 心臓におけるフランク-スターリングの法則を簡潔に説明せよ。
>
> - 安静状態で心拍出量が最大になる身体姿勢を説明せよ。
>
> - 直立姿勢での安静時における心臓の機能的血液残量の平均値（mL）を示せ。
>
> - 1回拍出量と運動の関係を簡潔に述べよ。
>
> - 増加した静脈還流の別名は何か？

れた心容量ほど心臓に血液を充満させることができない。運動中の1回拍出量の増加は，拡張期充満と収縮駆出量の増大の両方により生じる結果である。仰臥位でも直立姿勢でも，収縮期圧の増大による血流抵抗性が生じる（**後負荷**）にもかかわらず，心臓の1回拍出量は運動により増大する。

立位の安静時では，拡張末期血液量の40～50％が収縮後に左心室に残留されたままである。すなわち，心臓における**機能的血液残量**は50～70 mLである。心筋は運動中に交感神経性ホルモンであるエピネフリンやノルエピネフリンにより駆出力を高め，心臓の収縮性駆出量を増加させる。すなわち，収縮期駆出の増大により心臓の残留血液量は減少する。

持久性トレーニングは，心臓周期の拡張期における血液容量を増大させることができるように左室伸展性を高める（心臓のスティフネスを減少させる）。しかし，持久性トレーニングが心筋の内因性の収縮状態を促進させているのかは不明である。この持久性トレーニングによる心臓の適応は1回拍出量を増大させることに関与しているかもしれない。

心臓血管系ドリフト：長時間運動における1回拍出量の減少と心拍数の増加

暑熱環境下で最大下運動を15分間以上行うと，発汗や体液が血漿中から組織へ移行することにより急速に水分を失う。深部体温が上昇することにより，身体を冷やすために血液は末梢に再配分される。同時に，血漿量の顕著な減少により心室充満をさせる中心静脈圧が低下し，1回拍出量が減少する。運動を長く行うにつれて，一定の心拍出量を保つために減少した1回拍出量を代償して心拍数は増加し始める。このようにいくつかある循環器応答のうち，時間依存的に徐々に減少に転じる現象を**心臓血管系ドリフト**と呼び，特に長時間の一定強度の運動で生じる心拍数増加に伴う1回拍出量に対し，よく用いられる。暑熱環境下で心臓血管系ドリフトを生じさせないためには，低い強度で運動を行わなければならない。

心臓血管系ドリフトが生じる要因としては，一部の研究者が仮説として示しているように常温環境下における長時間の運動による1回拍出量の減少には，心拍数の増加は関係しているが，皮膚血流の増加は関係していないことが考えられる。どちらかといえば，心臓血管系ドリフトでの運動時心拍数の急増により，拡張末期容量は減少し，心臓の1回拍出量を減少させるということである。

運動における心拍数

漸増運動

持久性トレーニングをしている人としていない人において，最大運動まで漸増的に運動強度を上げたときの心拍数と酸素摂取量の関係を，**図10-12**に示す。トレーニングをしていない人の心拍数は運動により急速に増加する。一方，トレーニングをしている人の心拍数はゆるやかに増加する。トレーニングをしている人はしていない人に比べて，一定の最大下心拍数においてより高い酸素摂取量に達する。有酸素性トレーニングを行うと1回拍出量は増加することから，心拍数と酸素摂取量の関係を示した傾きは減少するが，最大心拍数と心拍数-酸素摂取量の関係は個人においてかなり一貫したものである。

最大下運動

一定の最大下運動を開始して数分以内に心拍数は急速に増加し，レベルオフする（安定化する）。運動強度を上げていくと，代謝需要に合わせた循環器応答を行うために新たなプラトーまで心拍数をさらに増加させる。運動強度を高めるにつれて，心拍数を安定させるために次第により多くの時間をかけることが必要になる。

心拍出量の分布

特定の組織における血流量の分布は，その部位における代謝活性に比例して増加する。

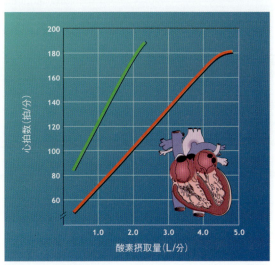

図10-12 持久性トレーニングをしている人（赤）としていない人（緑）における運動中の酸素摂取量に対する心拍数応答。

安静時

安静時の心拍出量5Lのおおよその分布を，図10-13上に示す。心拍出量の1/4以上が肝臓に流れている。また，腎臓や骨格筋にほぼ1/5ずつが流れ，残りは心臓，皮膚，脳，その他の組織に流れている。

運動中

高強度の有酸素運動時の組織への心拍出量の血流分布を，図10-13下に示す。血流分布は環境条件，疲労度，運動方法などによってかなり変化するが，運動時には活動筋が心拍出量の大部分を受け取る。安静時では筋100g当たり毎分4～7mLの血液が流れているのにすぎないが，運動を行うとすぐに筋血流量は増加し，活動筋100g当たり最大毎分50～75mLにまで達する。

血流分布

運動中の筋血流量の増加は，主に心拍出量の増加によるものである。筋自体の局所代謝を含む神経，ホルモンによる血管調節により，一時的に他の組織への血流が減少した分だけ活動筋に血液が流れ込むことになる。ある組織からの血液の分流は主に高強度運動のときに生じる。軽い運動と中等度の運動のときには皮膚への血流量が増えるので，筋で生じた代謝熱は皮膚の表面で発散されることになる。しかし，短い時間で高強度運動を行うときには，暑熱環境下でさえも皮膚血流量は減少する。

運動中の血流量は安静時血流量の4/5に減少する組織がある。安静時に腎臓や他の非活動部位では，血液によって運ばれた酸素のうち，10～25％しか利用していない。したがって，これらの組織は血流量を減少させても臓器の機能に支障をきたさない。血流量の減少に対して，その組織の必要な酸素量は，供給されてきた血液からの酸素抽出を増加させることによって満たしているのである。運動強度が高いとき，非活動組織である内臓は，1時間以上の血流量減少に耐えることができる。毎分600mLの酸素を活動筋で利用できるように調整可能なのである。

心臓と脳への血流量

心臓と脳への血液供給を減少させることはできない。安静時における心筋は，冠循環の血流を通じて血中の75％の酸素を消費している。許容できる範囲で，心臓の酸素需要を優先的に満たすために冠血流量を増加させるのである。安静時に比べて運動中の脳血流量は30％も増大するが，おそらく運動機能と関連した部分にこの増加した血液の多くは配分される。

心拍出量と酸素運搬

安静時

海抜0mにおいて，動脈血は100mLにつき，およそ20mLの酸素を運搬する。これを血液1Lに直すと200mLの酸素を運搬することになる（第9章参照）。トレーニングをしている成人においてもしていない成人においても，安静時では毎分約5Lの血液が循環しているので（5L血液×200mL酸素），毎分1000mLの酸素が身体の中で利用されていることになる。安静時の酸素摂取量はわずか250mL/分程度であるため，750mLの酸素は消費しきれずに心臓へ戻ることになる。しかし，これは心拍出量における無駄な浪費とはいえないのである。それどころか，安静時の過剰な酸素は貯蔵しておく必要がある。これにより，組織代謝の要求が生じたときに瞬時にまかなうことができるのである。

運動中

最高心拍数が200拍/分で1回拍出量が80mL/拍の

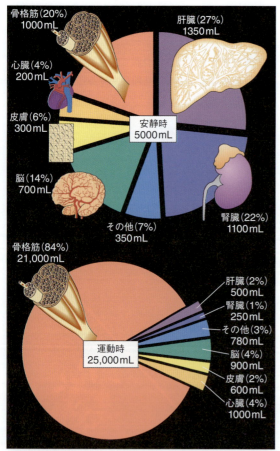

図10-13　安静時（上）と高強度持久性運動時（下）における心拍出量の相対的な分布。カッコ内の数字は心拍出量の相対値を示す。骨格筋は大きい組織であるが，安静時には腎臓と同程度の血液量しか分布していない。しかし，高強度運動時には総心拍出量の85％近くが活動筋に配分される。

人の最大心拍出量は16L（200拍/分×0.080L）である。最大運動のときでも、ヘモグロビンの酸素飽和度はほぼ完全な飽和状態を保つので、動脈血1Lにつき200mLの酸素を運搬することになる。このことから16Lの心拍出量により毎分3200mLの酸素が循環されることになる（16L血液×200mL酸素）。身体を循環している16Lの心拍出量がすべて還元されるとするならば、最大酸素摂取量は3200mLという値になる。しかし、これは単なる理論上の値である。というのは、脳のようなある特定組織の酸素の需要は、運動に伴う大幅な増加は必要ないからである。

最大心拍出量の増大は直接、個人の酸素運搬能力を向上させることになり、最大酸素消費量に多大な影響を及ぼすことになる。最大心拍数は200拍/分と変わらず、心臓の1回拍出量が80mLから200mLに増大したとすれば、最大心拍出量は1分間当たり40L/分と劇的に増加する。これは、1分間に循環する最大運動の酸素量は3200mLから8000mL（40L血液×200mL酸素）となり、約2.5倍に増加したことを意味する。

最大心拍出量と最大酸素摂取量

座りがちな生活の人と持久系アスリートの最大心拍出量と最大酸素摂取量の関係を、図10-14に示す。両者は直線関係を示す。有酸素性能力が低いと最大心拍出量も低い。最大酸素摂取量が5～6Lの能力があれば、最大心拍出量は常に30～40Lを示す。

男女または子どもにおける心拍出量の違い

老若男女の漸増運動において、心拍出量と酸素摂取量は直線的な関係を示す。最大下運動時での心拍出量は、男性より10代の若者や成人女性のほうが5～10%大きい。この最大下運動での心拍出量の明らかな性差は、男性に比べて女性のヘモグロビン濃度が10%低いことに起因するものである。最大下心拍出量の比例的な増加は、性差により生じる酸素運搬能の低さを補うのである。

最大下のトレッドミル運動または自転車エルゴメー

タ運動中、成人に比べて子どもでは心拍数は高くなるが、1回拍出量の少なさを完全に補うことはできない。このことから、最大下の運動を行ったとき、子どもの心拍出量は小さくなる。この結果、酸素の需要を満たすために動静脈酸素較差が大きくなる。しかし、子どもと大人の中心循環系機能の違いに関する生物学的意義についてはいまだ不明である。

酸素の取り込み：動静脈酸素較差

血流が組織の酸素供給を増すだけのものであるならば、酸素消費量が20倍に増加するためには、心拍出量は安静時の5L/分から最大運動時には100Lに達しなければならない。このような酸素消費量の増加は、持久系アスリートでもあり得ないものである。幸いにして、高強度の運動中でもこのような心拍出量は必要ない。ヘモグロビンによって活動している組織に流れ込む血液から多量に余分な酸素を放出させることができるからである。

酸素供給の以下の2つのメカニズムによって酸素消費能力は増加する。

1. 組織血流量を増大させる。
2. 安静時に使われていない大量の酸素を利用する。すなわち、動静脈酸素較差を大きくする。

フィックの式を改変して、最大心拍出量、最大動静脈酸素較差、最大酸素摂取量の重要な関係をまとめると、次のような公式になる。

質問とノート

- 安静時と運動中の血流分布の違いを説明せよ。
- 心臓血管系ドリフトの説明をせよ。
- 最大レベル以下の心拍数と酸素摂取量の一般的な関係について説明せよ。

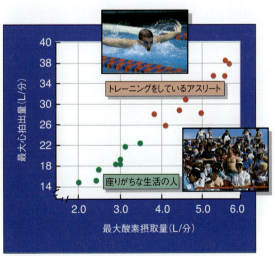

図10-14　トレーニングをしている人としていない人における心拍出量と酸素摂取量の最大値の関係。最大心拍出量と最大酸素摂取量の比は、約6：1となる。（水泳の写真はミシガン大学Jim Richardson提供）

最大酸素摂取量＝最大心拍出量×最大動静脈酸素較差

安静時と運動中の動静脈酸素較差

身体活動量が多い男性における安静時から最大運動までの動静脈酸素較差の変化を図10-15に示す。女性はヘモグロビン濃度が低いので，平均値は5〜10%低いが同様の変化パターンが認められる。また，この図には異なる運動強度における動脈や混合静脈血中の酸素濃度も示されている。運動強度を増大させても動脈血酸素濃度は安静時の20 mL/dLからあまり変化しない。これに対して，混合静脈血酸素濃度は安静時には12〜15 mL/dLであるが，最大運動時には2〜4 mL/dLにまで低下する。動脈と混合静脈血の酸素濃度の差（動静脈酸素較差）は，常に全身の組織を循環する血液からの酸素取り込みを示している。例えば，安静時の動静脈酸素較差は酸素5 mLに等しいが，これは血中の酸素濃度の25％にしか相当しない（5 mL÷20 mL×100）。ここで利用されなかった75％の酸素は，ヘモグロビンに結合したまま心臓へと戻るのである。

静脈血の酸素濃度が低下すると動静脈酸素較差は安静時の3倍に急増する。最大運動時の活動筋では血中の酸素をすべて取り込んだ20 mLに達する。肺動脈の真の混合静脈血における酸素濃度が2〜4 mL/dLまで減少することはほとんどない。なぜなら，活動している組織から戻ってくる血液があまり活発に代謝を行わない組織から流れてくる酸素の豊富な血液と混ざるためである。

運動中に増加する動脈血1 dL当たりの酸素運搬容量を図10-15に示す。これは，血漿から間質腔へ体液が移動することにより赤血球濃度（ヘモグロビン濃度）が増加するために生じる結果である。このような結果を引き起こす2つの要因がある。

1. 血圧が上昇するのに伴い毛細血管静水圧が増大する。
2. 運動の代謝副産物により浸透圧が生じることで，体液を血液から組織腔へ移動させる。

運動における動静脈酸素較差の影響因子

運動中の活動組織では，酸素取り込み量を増加させるために中心因子と末梢因子が相互に作用する。最大運動時に心拍出量の大部分を活動筋へ流入させることは，動静脈酸素較差レベルに影響を与える。前述したように，運動中はいくつかの組織の血液供給を減少させて，筋の代謝に利用する酸素量を増加させる。また，運動トレーニングにより中心循環血液を活動筋に送るようになる。

持久性トレーニングに伴う骨格筋の微小循環血流の増大も，組織における酸素取り込み量を増加させる。大腿四頭筋の筋生検の結果によると，高強度運動における動静脈酸素較差が大きい人のほうが筋線維に対する毛細血管の比は大きいことが認められている。筋線維に対する毛細血管の比の増加は，トレーニングに対する適応である。これは，運動中における栄養素の交換と代謝ガスの接触面をより広げようとするためのも

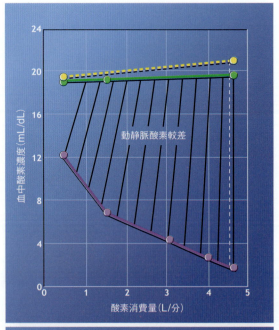

図10-15 身体活動量の多い男性における，安静時から最大運動までの動静脈酸素較差の変化。

> **Q 質問とノート**
>
> ● 最大酸素摂取量と最大心拍出量の関係を説明せよ。
>
> ● 女性の心拍出量が，同じ最大下酸素摂取量のときに男性よりも大きい理由を示せ。
>
> ● 酸素供給が酸素摂取能力を増加させる2つのメカニズムを説明せよ。
>
> ● 血液100 mL当たりの酸素運搬量はどれだけか？
>
> ● 最大心拍出量，最大動静脈酸素較差，最大酸素摂取量の関係について説明せよ。

のである．酸素の取り込み能力を決めるもう1つの重要な因子は，有酸素性にエネルギーを合成する筋細胞の能力である．

上肢運動に伴う循環器系の調節

上肢運動によって到達することのできる最も高い酸素消費量は，自転車運動やトレッドミル運動によって得られる最大酸素摂取量の70〜80%である．同様に，心拍数と肺換気量の最高値も上肢運動では低くなる．これらの生理学的な違いは，上肢の筋量が比較的少ないことに基づくものである．少ない筋量を活性化させて行う運動により，最大心拍数が低下するのは，以下の結果から生じると考えられている．

1. 大脳皮質にある運動野のセントラルコマンドから循環器応答中枢である延髄への出力刺激が減少する（フィードフォワード刺激の減少）．
2. 筋量が少ないので，活動筋から延髄へのフィードバック刺激が減少する．

最大下運動では，上肢運動と下肢運動の代謝や循環器応答パターンは逆になることがある．上肢運動と下肢運動を比較すると，どの筋出力強度においても上肢運動で酸素摂取量が高くなる（図10-16）．低強度運動ではこの違いは小さいが，運動強度が高くなるとだんだん差は大きくなる．腕クランク運動は外的仕事には寄与しないが，酸素を過剰に消費する静的筋活動を行うことにより効率が低くなる．また，上肢における運動では胴体を固定するために余分な筋組織が使われ，酸素需要量が増加するのである．どの酸素消費量のレベルにおいても，上肢運動は下肢運動よりも心拍数，血圧，肺換気，身体的努力などの生理学的緊張が高くなる．

腕と脚との生理学的違いを理解することによって，臨床医は脚と腕の双方の運動形態を取り入れた入念な運動プログラムを処方することができる．腕を使う運動では，標準的な運動負荷（筋力発揮や酸素消費量）によって生理学的緊張が強いので，ランニングや自転車での運動処方をそのまま上肢運動に応用することはできない．また，上肢運動における最大酸素摂取量と下肢の最大酸素摂取量との間の相関関係は低い．このようなことから，脚でのテスト結果から腕の有酸素運動能力を，またその反対についても正確に評価することはできない．このことは，**有酸素性体力の特異性に関する概念を**，なおいっそう具体化するのに役立つものである．

> ### インフォメーション
>
> **重要な局所の適応**
>
> 習慣的な有酸素運動によるミトコンドリアのサイズや数の増大，好気性酵素の活性増大により，運動時の筋における代謝容量は増加する．筋内における局所の血管や代謝の向上は有酸素性のATP産生能力を増大させる．これらの局所的なトレーニング適応により，活動筋における酸素取り込み容量を増大させることができるのである．

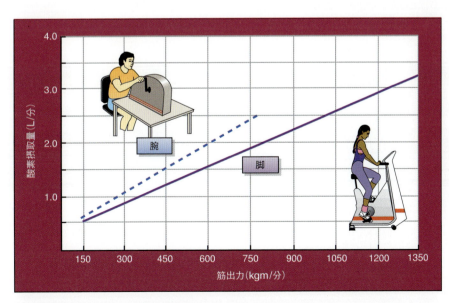

図10-16 腕（上肢）運動は脚（下肢）運動に比べて，どの筋出力レベルにおいても高い酸素消費量を必要とする．特に，高強度運動において最も顕著に差が認められる．データは男女の平均値を示している．（Laboratory of Applied Physiology, Queens College, NY.による）

まとめ

1. 心拍出量は循環器系の機能的容量を反映する。心臓の拍出量を決定するのは，心拍数と1回拍出量である。その関係は次のとおりである。
   心拍出量＝心拍数×1回拍出量。
2. 安静時5 L/分の心拍出量は運動強度に比例して増加する。トレーニングをしていない大学生男子では最大運動時に20～25 L/分まで，男子の持久系エリートアスリートでは35～40 L/分まで増加する。
3. 最大心拍出量の差は，心臓の最大1回心拍出量の影響を最も受ける。
4. 直立姿勢での運動では，安静から中等強度の運動まで1回拍出量は増加し，最大酸素摂取量の約50％で最大値に達する。その後は，心拍数が増加することにより心拍出量は増大する。
5. 直立姿勢での運動における1回拍出量は，拡張期の心室血液充満量の増大と収縮期の血液の駆出量との相互作用により増大する。また，収縮期において心筋の収縮力を増加させる交感神経系ホルモンは，1回拍出量を増大させる。
6. 血液量の増大と末梢組織の血流に対する血管抵抗の減少が生じるトレーニングの適応も1回拍出量を増大させる。
7. 運動トレーニングの習慣の有無にかかわらず，運動中は心拍数と酸素摂取量の間に直線関係が認められる。持久性トレーニングを行うことによって，1回拍出量が増大するので心拍数–酸素摂取量を示す直線は右のほうへシフトする。
8. 特定の組織に対する血流量は局所の代謝量により決定される。運動時には，心拍出量の大部分が活動筋に送られることになる。腎臓やその他の非活動性部位の血流は，一時的に活動筋へ分配される。
9. 心拍出量や動静脈酸素較差の最大値は，以下の式によって最大酸素摂取量を決定する。
   最大酸素摂取量＝最大心拍出量×最大動静脈酸素較差。
10. 持久系アスリートと運動習慣のない人の心拍出量は明らかに異なる。また，トレーニングは動静脈酸素較差の最大値も増大させる。
11. 上肢における腕クランク運動は，ランニングや自転車などの下肢運動に比べて最大酸素摂取量が25％程度低い。
12. 最大下での筋出力や酸素摂取量のどのレベルにおいても，下肢運動に比べて上肢運動では生理学的緊張が大きい。

問題

1. 適度なヘモグロビン濃度の増大により，海抜0 mにおける最大運動時の最大酸素摂取量は増大する。これは，最大酸素消費量の式を構成する因子である酸素運搬や酸素利用などが最大酸素摂取量を制限する因子になるという主張を支持するものか？　議論せよ。
2. 最大運動時に動静脈酸素較差に影響を与える因子は，異なる様式の有酸素性トレーニングを行ったときに増大する最大酸素摂取量の特異性をどのように説明できるか？

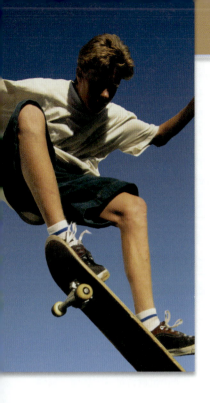

第11章

神経筋系と運動

本章の目的

- ヒトの運動を制御する中枢神経系の主要な構成要素を確認する。
- 脊髄前角にある運動ニューロンを図示し,ヒトの運動におけるその役割を議論する。
- 反射弓の基本要素を描画し,分類する。
- 運動単位,神経筋接合部,自律神経系,興奮性シナプス後電位,抑制性シナプス後電位を定義する。
- 神経筋疲労に関連する要因を説明する。
- 筋紡錘とゴルジ腱器官の機能を説明する。
- 骨格筋線維の超微細構造を描画し,分類する。
- 骨格筋の収縮と弛緩における化学的・機械的事象の順序を説明する。
- 遅筋線維と速筋線維の性質について,下位区分を含めて比較する。
- さまざまなエリートアスリート群における筋線維型の分布パターンについて概説する。
- 筋線維ならびに筋線維型が運動トレーニングによってどのように変化するか説明する。

パート 1　ヒトの運動の神経制御

　最新のスーパーコンピュータと，ニューロン群またはそれらの筋系との相互接続から構成されている高度に洗練された脳の複雑な多重階層システムとの間には類似点がいくつも存在する。当然ではあるが，ヒトの神経系の統合的かつ組織的な複雑性は，膨大な数で構成されるスーパーコンピュータの処理容量をはるかに超える。統合的な神経制御機構は，時々刻々と変化を続ける内的刺激と外的刺激に応じて，感覚入力のほんの一部のみを選択的に処理する。ほとんど力を必要としない運動や大きな力を必要とする洗練された運動を遂行するには，感覚入力を協調的に受容・統合し，効果器である筋に信号を伝達する必要がある。

　本章では，以下に示すヒトの運動の神経制御について説明する。

1. 神経運動系の構造上の構成要素，特に中枢と末梢について
2. 神経筋伝達
3. 筋活動のための感覚入力
4. 運動単位のタイプ，機能，活動

神経運動系の構成

　ヒトの神経系は，2つの主要な要素から構成されている。すなわち，(1) 脳と脊髄を含む**中枢神経系** central nervous system（CNS），(2) 脳神経と脊髄神経から構成される**末梢神経系** peripheral nervous system（PNS）である。図 11-1 は，ヒトの神経系における，これら2つの構成要素を示したものである。

中枢神経系—脳

　図 11-2A は，脳の主要な6部位の側面図である。

1. 延髄
2. 橋
3. 中脳
4. 小脳
5. 間脳
6. 終脳

　12対の脳神経の各々は，これらの解剖学的脳領域に始起部をもつ。図 11-2B は，脳を上からみた図である。大脳縦裂は正中線を通って脳を左右2つに分断し，それらは**半球**と呼ばれる。大脳縦裂の奥には，神経線維の大きな束があり（この図では示されていないが，脳梁と呼ぶ），左右の半球をつないでいる。脳の表層の部分すなわち**大脳皮質**または**灰白質**（灰色なのは，ここの神経細胞が白いミエリン鞘に覆われていないため）は，多くのしわが織り込まれたような構造をしている。図 11-2C は，大脳皮質の4つの葉（**後頭，頭頂，側頭，前頭**），感覚野，運動野，小脳を描いたものである。

　頭蓋骨ならびに**髄膜**と呼ばれる4つの固い膜（ゼリーのようなクッションの役割を果たす物質）が脳を覆っており，スポーツ活動中に起こりうる外傷性脳傷害のような外的傷害から脳を保護している。

中枢神経系—脊髄

　図 11-3A は，33の脊椎から構成される脊髄（長さ約 45 cm，直径約 1 cm）を描いたものである。12対の末梢神経は脊椎沿いのその位置に従って頸髄，胸髄，腰髄，仙髄に分類されており，椎間の接合部で小さな孔を通って脊髄を出る（図 11-3C）。

　この独特の解剖学的な設計により，脊髄神経機能に影響することなく椎骨が大きな運動を行うことが可能である。**椎間板**は隣接する椎骨を区切っており，通常の環境下では緩衝材の役割を果たす。残念ながら，椎間板はその分節の脊髄神経に占有されている空間へと膨らんでいるため，圧迫によりその神経が支配する身体部位に痛みが生じる（例えば，腰部，殿部，脚部）。この不幸な事象の連鎖により運動制御が損なわれることがある。この状況が筋力低下として長く続くなら（例えば，片足の母指球を離して身体を垂直に上下できない），外科的修復すなわち原因となっている椎間板を切除することによって圧と痛みを軽減できるが，これは確実な対処法ではない。

　脊髄の横断面をみると（図 11-3B），灰白質からなるHの形をした核がみえる。この核の突出部である前角（前方）と後角（後方）は主に3種類の神経を含む。

1. 介在ニューロン
2. 感覚ニューロン
3. 運動ニューロン

　運動ニューロンまたは**遠心性ニューロン**は脳や脊髄からインパルスを発する。これらは前根を通って脊髄を出た後，錘外骨格筋線維と錘内骨格筋線維に伝わる。**感覚ニューロン**または**求心性ニューロン**は後根を通って脊髄に入る。脊髄内の上行性・下行性神経線維の通り道である白質領域が核の部分にある灰白質を取り囲んでいる。脊髄内の上行性神経線維路は末梢感覚

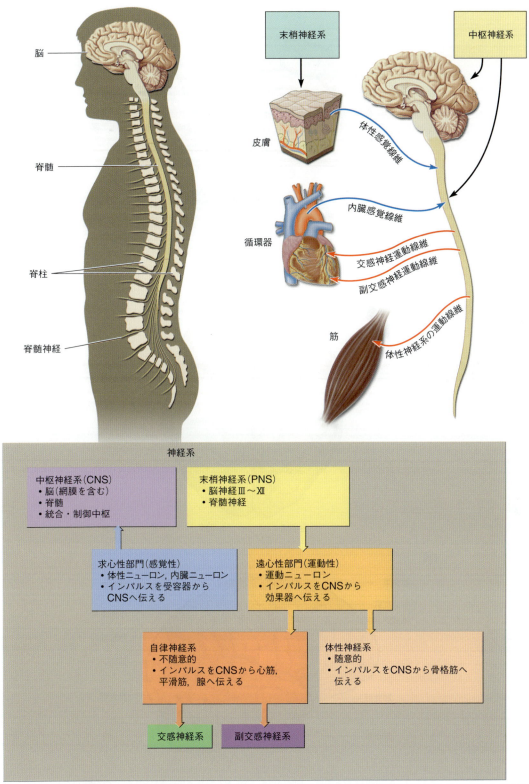

図 11-1 ヒトの神経系の2区分。中枢神経系（CNS）は脳（網膜を含む），脊髄，統合制御中枢からなり，末梢神経系（PNS）は脳神経と脊髄神経からなる。PNSは求心性部門（感覚性）と遠心性部門（運動性）とからなる。遠心性部門は体性神経系と自律神経系（交感神経系と副交感神経系）とからなる。

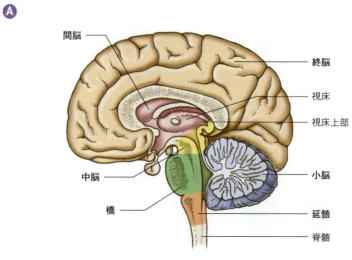
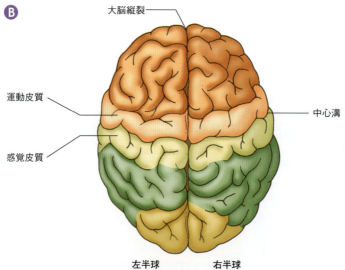
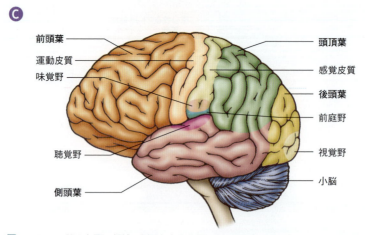

図11-2　A．脳の主要6領域。側面からみた図。B．脳を上からみた図。C．大脳皮質の4つの葉。

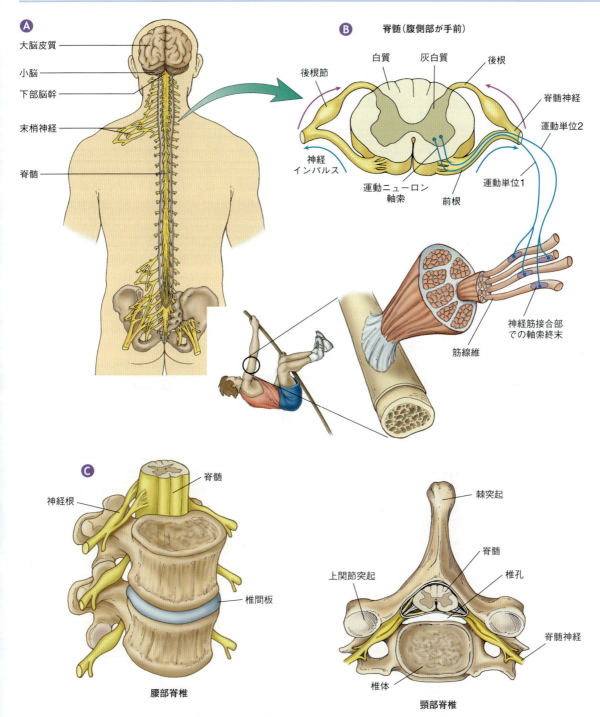

図 11-3 A. 末梢神経が出ているヒトの脊髄。B. 脊髄横断面。腹側部が手前となっている。後根と前根の神経経路と神経インパルスの伝導方向を示す。C. 腰部の椎体2つの接合部と頸椎での横断面。

受容器から脳へ感覚情報を伝える。神経線維組織の経路は脳から下行し，脊髄のニューロンに終止する。鍵となる経路の1つである**錐体路**は脊髄を通って下行性のインパルスを伝える。直接路と相互接続している脊髄ニューロンにより，これらの神経線維は最終的に骨格筋を支配する運動ニューロンを興奮させる。**錐体外路**神経線維は脳幹に発し，脊髄の全レベルに接続する。これらのニューロンは姿勢を制御しており，錐体路神経によって引き起こされる離散的な運動とは対照的に，神経筋張力の背景強度を持続的に調節している。

脳の神経伝達物質

神経細胞はその終末部で**神経伝達物質**と呼ばれる化

学的なメッセンジャーを放出することにより伝達を行うが，この神経伝達物質は**シナプス**，つまり一方の神経細胞と別の神経細胞の細胞体との間の接合部を拡散する。神経伝達物質はシナプス後膜上の標的受容器分子に結合し，脱分極もしくは過分極を促進する。CNS，特に脳内のニューロンの多くは，これらの神経伝達物質を放出もしくはこれらに対して応答する。3つの重要な脳内神経伝達物質のカテゴリーは以下のとおりである。

1. **モノアミン**：修飾アミノ酸である，エピネフリン，ノルエピネフリン，セロトニン，ヒスタミン，ドパミン。
2. **ニューロペプチド**：短鎖アミノ酸である，アルギニン，バソプレシン，アンギオテンシンⅡ（ホルモンとしても働く〈第12章参照〉）。エンケファリンとエンドルフィン（オピオイド神経伝達物質と呼ばれることもある）は健康全般をもたらす神経ペプチドである。運動に伴う内因性オピオイド神経伝達物質の放出は，「エクササイズハイ」に寄与する。
3. **一酸化炭素** nitric oxide（NO）：CNSのニューロンとその他の細胞は，循環器系においてシグナル分子として働くNO受容器をもつ。

末梢神経系

PNSは，31対の脊髄神経（頸髄8，胸髄12，腰髄5，仙髄5，尾髄1）と12対の脳神経からなる。これらは番号で区別される（例：C1は第1頸髄神経 cervical 1の意）。厳密な実験により脊髄神経の正確な場所が同定され，それらが支配する筋群の地図が描かれてきた。ある特定の脊髄領域の損傷により，予測可能な神経学的な結果が生じる。例えば，四肢麻痺はほとんどの場合，胸髄上部椎骨とそれに対応する下行性神経路の損傷により生じる。PNSは，筋や関節，皮膚，骨からの脳へと向かう感覚情報を伝える求心性神経と，脳から腺や筋へと情報を伝える遠心性神経とからなる。体性神経系・自律神経系は遠心性ニューロンをもつ。

体性神経系

体性神経系は骨格筋（随意筋）を支配する。体性遠心性神経の発火により筋が活性化される。次項で考察するとおり，自律神経の発火によって筋の活性化が興奮もしくは抑制される。

自律神経系

自律神経系の遠心性神経線維は，内臓と他の組織を意識下レベルで賦活する。自律神経線維は，腸，汗腺，唾液腺，心筋，内分泌腺の平滑筋を支配している。心臓と腸は自動的興奮性を示すが，いくつかの条件下ではこれらの組織を意識的に制御することができる。例えば，ヨガや瞑想のトレーニングを積んだ人は心拍数や局所血流を制御できる。催眠状態では，高いアウェアネスと焦点化された集中状態により，痛覚を調節し，行動のいくつかを再プログラムできる。ウェイトリフティングのチャンピオンの中には，重いバーベルを挙げる前に自己催眠をかけ，バーベルを挙げることの不快さから生じる妨害効果を受けることなく，筋の運動をバーベル挙げに集中する人もいる（挙げる直前に筋は緊張し，最大努力を行うために準備する）。この自己誘導性のトランス状態により，最大努力と干渉する可能性のある不必要な神経入力は遮断される。

自律神経系の意識的な調節は，バイオフィードバック技術を通じた過緊張やストレス関連障害の制御のような代替医療をもたらすが，これはある種のスポーツにも適用される。アーチェリーや他の射撃系の競技者は循環器系・呼吸器系を意識的に調節することができ，競技遂行中のきわめて重要な局面では通常の呼吸数・心拍数が一時的に変化する。

自律神経系は，内的環境の恒常性を維持するための1単位として機能する。**図11-4**は，自律神経系のうち**交感神経系**と**副交感神経系**を図示したものである。交感神経線維は興奮を仲介し，副交感神経系の賦活は興奮を抑制する（消化管運動と緊張や膵臓のインスリン分泌の迷走神経を介した副交感神経系の賦活を除く）。体性神経系と対照的に，交感神経・副交感神経ニューロンの細胞体や神経節の一部は，中枢神経系の外に存在する。

● **交感神経系** 交感神経線維は，心臓，平滑筋，汗腺，内臓に命令を送る。これらのニューロンは脊髄を出て，背髄の**交感神経鎖**の近くにある神経節に入る。この神経線維は，ノルエピネフリンを放出する**アドレナ**

Q 質問とノート

- ヒトの神経系の主要な構成要素を2つあげよ。
- 自律神経系の構成要素を2つあげよ。
- 体性神経系の構成要素を2つあげよ。
- 脳神経の数は？
- 脳の4つの葉をあげよ。
- 椎間板の主な働きを述べよ。
- ヒトの神経系におけるニューロンの種類を3つあげよ。

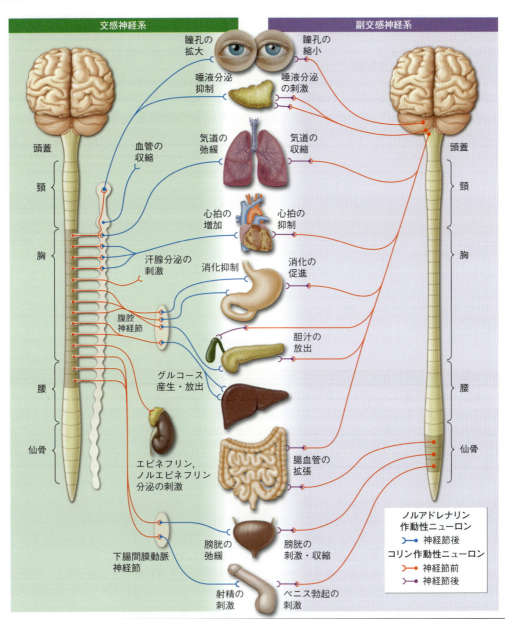

図11-4 自律神経系の交感神経系と副交感神経系。それぞれが賦活したときの効果を比較したもの。神経節前入力の神経伝達物質はアセチルコリン（Ach：赤色）である。神経節後の副交感神経支配もアセチルコリンが伝達物質であるが、交感神経支配ではノルエピネフリン（NE：青色）である。例外として、汗腺の支配にはアセチルコリンが伝達物質として使われる。副腎髄質は神経節前交感神経支配を受けており、活性化すると血流にエピネフリンを分泌する。一般に、交感神経刺激は異化作用をもたらし、身体に「闘争あるいは逃走」の準備を促すのに対し、交感神経刺激は同化作用をもたらし、正常な機能を促し、エネルギーを保存する。（Bear M. F., et al.: *Neuroscience: Exploring the Brain*, 3rd ed. Baltimore: Lippincott Williams & Wilkins, 2006. より改編）

インフォメーション

脊髄運動ニューロンのタイプ

タイプ$A\alpha$線維と呼ばれる前角運動ニューロンの直径は8〜20 μmである（1 μm = 0.000001 m）。その他のA線維（γ遠心性運動ニューロン）の直径は10 μmより小さい。γ線維の伝導速度はα線維の約半分である。γ遠心性線維は骨格筋の固有受容器（特殊な伸張感受性検出器）に接続しており、筋線維長のわずかな変化を検出する。

インフォメーション

神経支配比

指には、41,000本の筋線維を制御する120の運動単位がある。対照的に、内側ヒラメ筋には、103万本の線維を支配する580の運動単位がある。1運動単位当たりの筋線維の数（比）は、指の筋で340、ヒラメ筋で1800である。

リン作動性線維終末部の標的器官から比較的遠くに終止する。交感神経系の興奮は、非常時に身体全体の覚醒を必要とする「闘争あるいは逃走」状況において起こる。交感神経刺激により呼吸数・心拍数はほぼ一瞬で高まり、受容するであろう身体的運動感覚を予期して瞳孔拡張、皮膚から深部組織への血流量の変化が起こる。

●**副交感神経系**　副交感神経線維は脳幹と脊髄の仙骨を出て、胸部、腹部、骨盤部に命令を送る。副交感神経終末はアセチルコリン（**ACh**，**コリン作動性神経線維**）を放出する。後神経節交感神経線維は、それらが支配する器官の近くに位置し、交感神経線維とは逆の効果をもたらす。例えば、心拍数は迷走神経を介した副交感神経刺激により低下するが、交感神経刺激では増加する。

ほとんどの器官は交感神経と副交感神経刺激を同時的に受容する。どちらのシステムも**神経緊張度**と呼ばれる一定の活性度を維持している。生理学的な要求に依存して、一方のシステムはより活動的となり、他方のシステムは抑制される。この種の二重支配は、末端器官での精密な制御を可能とする。これは、熱い蛇口と冷たい蛇口が同時に開いている状況になぞらえることができる。両方の蛇口をオンとオフしかできない場合と比べると、微調整できたほうが急速かつ細かく温度を調節できる。

反射弓

図11-5に、脊髄における単シナプス**反射弓**の典型

質問とノート

- 自律神経系の区分を2つあげよ。

- 交感神経系の働きを説明せよ。

- 副交感神経系の働きを説明せよ。

- 交感神経系と副交感神経系の支配を受ける身体部位をあげよ。
  交感神経系：
  副交感神経系：

的な構成要素の配置を示す。感覚入力により、感覚根（背側）を経由して脊髄への求心性インパルスの伝達が始まる（例：膝を反射誘発用ハンマーでたたくと、それに伴い大腿四頭筋内の筋紡錘が興奮する）。逆にこれにより大腿四頭筋を支配する前根の運動ニューロンが刺激されて筋収縮が起こり、下肢が伸展するが、これは最初に起こった筋伸張に対して反作用的な効果を及ぼす。この「ニー・ジャーク」反応はわずか数十ミリ秒で起こる。なぜなら、駆動されたインパルスは脳へ向かうことなく脊髄を経由してそのまま筋へ伝わるからである。伸張反射の遅延または消失は、脊髄神経とその神経支配に関する神経学的もしくは神経筋系の機能不全、膝関節や脚の外傷を示唆する。多シナプス反射弓では、神経線維はさまざまな髄節に情報を送る介在ニューロンを通じて脊髄内にシナプスを形成する。神経インパルスは前根の運動ニューロンを経由する運動根経路上を伝導し、効果器へ到達する。

単純な反射弓のもう1つの例として、熱い物体に誤って触れたときに起こる反射がある。指の痛覚受容器の刺激により、感覚情報が求心性神経を伝って脊髄に上行し、遠心性運動神経線維を興奮させて、熱い物体から手を引き離そうとする。同時に、その信号は介在ニューロンを経由して脊髄を上行し、大脳の感覚野に到達して実際に痛いという感覚を生じさせる。前述の反射作用を含め、感覚入力、処理、そして運動出力のためのさまざまな戦略的次元を考えてみると、どのようにして痛みを知覚する前に熱い物体から手を引っ込めるのかがわかる。脊髄における反射作用とCNSにおけるその他の無意識的領域は多くの筋機能を制御している。これらの反射作用は脊髄損傷を負った人でさえも働く。

複雑な反射

多くのシナプスと筋群を含む複雑な脊髄反射も存在する。左足で画びょうを踏んだ状況を考えてみよう。

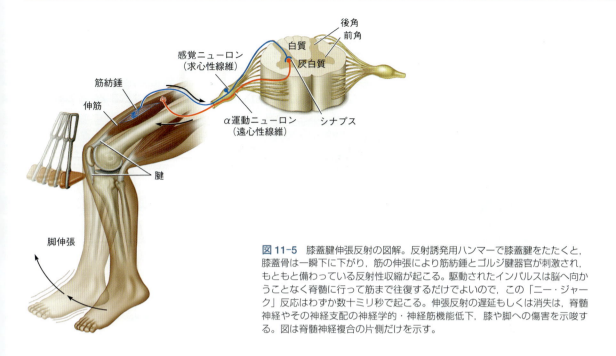

図11-5 膝蓋腱伸張反射の図解。反射誘発用ハンマーで膝蓋腱をたたくと，膝蓋骨は一瞬下に下がり，筋の伸張により筋紡錘とゴルジ腱器官が刺激され，もともと備わっている反射性収縮が起こる。駆動されたインパルスは脳へ向かうことなく脊髄に行って筋まで往復するだけでよいので，この「ニー・ジャーク」反応はわずか数十ミリ秒で起こる。伸張反射の遅延もしくは消失は，脊髄神経やその神経支配の神経学的・神経筋機能低下，膝や脚への傷害を示唆する。図は脊髄神経複合の片側だけを示す。

ほぼ同時に画びょうは皮膚を貫通し，右足は傷ついた側の足に体重をかけまいとして伸び，地面から左足が離れる。図11-6は，この複雑な作用で活動する神経経路と運動経路を示している。これは**交叉伸展反射**と呼ばれており，次の5つのステップで発生する。

ステップ1：画びょうが皮膚の痛覚受容器を刺激する。受容器は感覚神経を経由して脊髄にメッセージを伝える。

ステップ2：感覚ニューロンは脊髄の左右に枝分かれし，灰白質の介在ニューロンを興奮させる。

ステップ3：介在ニューロンは，左右の足の屈筋・伸筋どちらも支配する運動ニューロンにシナプスする。

ステップ4：足の屈筋と伸筋の抑制と刺激により，傷ついていない側の肢の急速な伸展と屈曲が生じ，傷ついた側の肢が引っ込む。

ステップ5：同時に，介在ニューロン接続は神経経路を興奮させ，情報を脳の感覚野に伝え，痛いという感覚が生じる。

学習した反射

ニー・ジャーク反射や交叉伸展反射は自動的に起こり，学習を必要としない。他にも複雑な反射パターンが練習によって促進される。例えば，スポーツのパフォーマンスや仕事上の課題などである。1分間に90語をタイピングできる事務員を想像してみよう。1語は平均で5文字（アルファベットで）なので，1秒間に6〜8回キーを押していることになる。この人の場合，打ち込むための文字をみることで一連の手と指の急速な動作が始まり，これはほとんど意識的な努力を必要としない。キーボードでタイプした経験があまりない初心者は，各キーの位置や手首や指の運動の実行およびその系列に思考を向けなければならないため，タイピングするのは遅い。適切で意味のある練習を通じて神経筋経路に根深くその痕跡が刻み込まれるにつれ，初心者が熟練者に近づくようにタイピングの動作は次第に反射的動作へと移行する。日常的に文字列のメッセージを送信する人は，指と手の運動の適切な系列を習得しているので，望む結果は基本的には自動的に起こる。スポーツの技術を習得するためには，たとえその動作が簡単にみえても（例えば，野球で速いボールにバットを当てるスイングや，サッカーでゴールネットの左か右に適切な速度でボールを蹴るような動作），その動作が定着し，自動的にかつ完璧にこなせるようになるには数百回，数千回の練習を必要とする。不適切な練習によっても課題の遂行は自動化するが，残念ながら，適切な神経筋作用より定着の程度は低い。例えば，ゴルフのスイングを練習する人の多くは，よくない習慣を強化している。ゴルフのスイングの練習は，クラブの握り方とバックスイングにおける15 cmのテイクアウェイに始まる。不適切な握り方，そしてバックスイングの最初の動作における手首の急速な屈曲，これで最悪の処方箋ができあがる。このことが意味するのは，不適切な練習を継続的に行うと，最適とはいえない力学的動作とへたなショットが強化されるということである。ゴルファーを目指す人は，何時間もぶっ続けで次から次にボールを打つかわり

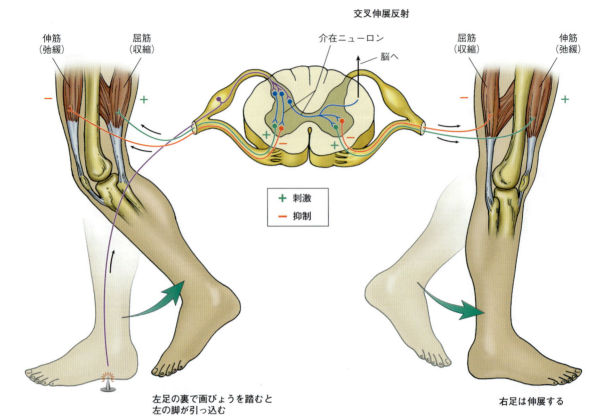

図11-6 両脚の交叉伸展反射は，多くのシナプス，筋群を介する複雑な反射である。

質問とノート

- 脊髄における典型的な反射弓を描き，各要素の名称を示せ。
- 単純な脊髄反射と複雑な脊髄反射との主な違いを簡潔に説明せよ。

に，練習を積んだプロの監視のもとで正確なスイング動作を練習しなければならない。理想をいえばビデオを用いたフィードバックもあったほうがよい。「習うより慣れろ」ということわざがあるが，これは「へたに慣れるよりも正しく習え」と修正されるべきである。

筋への神経供給

1個のニューロンの終末枝は，およそ2億5000万の筋線維のうちの少なくとも1つを支配する。ヒトの身体には約42万個の運動神経が存在するが，1個のニューロンは多数の筋線維にその軸索（神経線維）を送る。一般に，1本の筋線維において1本の神経からの枝は，特殊な，局所化された運動単位群に接続する。いくつかの筋群において，例えば，4つの異なる筋群からなる大腿四頭筋ではこれらの筋群が協調して働くことで大きな筋運動を行っており，単一の筋群で1つの運動にあたることはない。神経を支配する筋線維の割合は一般にその筋特有の運動機能と関係する。精緻な眼筋運動では1個のニューロンが10本以下の筋線維を必要とする（比10：1）。咽頭部における比は1：1より低い。それほど複雑ではない運動に関与する足の大筋群では，1個の運動ニューロンは3000本の筋線維を支配する（比3000：1）。

基本的な法則によると，前腕の回外と肘の屈曲のような**あまり複雑でない運動**では，筋線維と運動神経の比は高い。より特殊化された運動を必要とする**眼球や手の複雑な運動**では，かなり低い比となる。次項では，CNSで処理された情報がどのようにして特有の筋群を興奮させ，適切な，特殊化された運動反応が生じるのかをみていく。

運動単位

運動単位とは，骨格筋線維とそれらを支配する前角運動ニューロンのことである。つまり，運動単位は運動の機能的単位といえる。1つの筋は多くの運動単位からなり，1個の運動単位は1個の運動ニューロンとそれらが支配する筋線維からなる。

ある特定の運動単位に属する筋線維は，その筋の下

位部位に分散して分布する．つまり，ある1つの運動単位に属する筋線維は他の運動単位に属する筋線維の間に介在する．このように分散して分布する結果，発揮筋力は大きな筋でも全体に広がり，機械的応力を最小限に抑えることができる．

運動単位の解剖学
前角運動ニューロン

図11-7は，**前角α運動ニューロン**とその主要な3つの構成要素（細胞体，軸索，樹状突起）を示す．細胞の独特な構造により，脊髄から筋への電気化学的なインパルスの伝達が可能となっている．**細胞体**は脊髄灰白質内に位置し，遺伝コードを複製・伝達するための仕組みを担う**制御中枢**をもつ．軸索は脊髄から出て，インパルスを筋線維に送る．短い神経枝は**樹状突起**と呼ばれ，脊髄で多数の接続を介してインパルスを受け取り，それらを細胞体に向けて伝導する．

神経細胞は，一方通行道路のように，**一方向へのみ**インパルスを伝導し，刺激部位から軸索へと伝わる．軸索が筋に近づくにつれ，枝分かれして終末枝となり，各々の終末枝は1本の筋線維を支配する．1個の筋全体は多くの運動単位を含み，各々の運動単位は1個の運動ニューロンとそれが支配する筋線維群を含む．

ミエリン鞘は，長くて太い神経線維の軸索に巻きついている．この髄鞘の大部分は電気的な絶縁体として働き，銅製の電線を覆うプラスチック被覆材のように軸索を覆う．脂質タンパク膜ミエリンは，脂質75％（コレステロールとリン脂質），タンパク質25％からなる．ミエリン鞘の主な機能は，ミエリン鞘のある線維を流れる神経インパルスの速度を増加させることであ

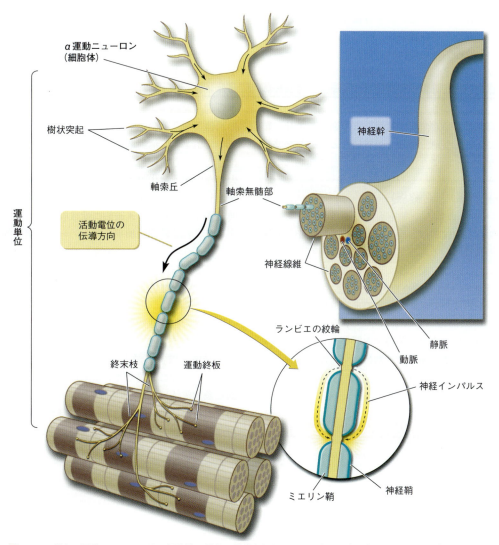

図11-7 前角α運動ニューロンは，細胞体，軸索，樹状突起からなる．右下の丸い挿入図は，ランビエの絞輪を拡大したものである．電流が運動終板における終末枝へ向けて伝わるとき，ランビエの絞輪から絞輪へと神経インパルスが跳躍する．

る。これが起こるのは，ミエリン鞘が細胞膜の電気抵抗を5000倍に増大させ，さらにその10倍で電気容量を低下させるからである。こうして，線維のミエリン鞘化によりむき出しの軸索から電流が離れるのを防ぐ一方で，同時に高い信号伝達速度が得られる。脂質を含む分子は電気が伝搬するのを抑制し，ミエリン鞘の一部から次の部分へと電気信号を跳躍させる。PNSにおいて，特化した**シュワン細胞**は，むき出しの軸索をすっぽりと覆ってらせん状に巻きついている。ミエリンはこの髄鞘の大部分を形成し，軸索を絶縁している。薄い膜である**神経鞘**がミエリン鞘を覆う。**ランビエの絞輪**は，軸索沿いに1〜2mmごとに存在し，シュワン細胞とミエリンを分断する。ミエリン鞘はイオン流に対して軸索を絶縁化し，ランビエの絞輪が脱分極することに役立っている。運動終板の終末枝に向かって電流が流れていくとき，ミエリン鞘とランビエの絞輪が交互に存在することにより絞輪から絞輪へとインパルスがジャンプ（**跳躍伝導**と呼ばれる）することができる（電柱から次の電柱へと信号が進むのに似ている）。このことから，非ミエリン線維と比較してミエリン線維においてより速い伝導速度を有する。多発性硬化症は，米国では毎週200人もの人が罹患している自己免疫疾患であるが，神経線維を取り囲むミエリン鞘の破壊によって，脳，脊髄，視神経などの神経経路に悪影響を及ぼす。これは視覚，感覚，身体運動に障害をもたらす。

神経筋接合部（運動終板）

図11-8は，ミエリン鞘をもつ運動ニューロンの終末と筋線維との連結部となる**神経筋接合部**すなわち**運動終板**の微細解剖である。これは神経インパルスを筋線維に伝える役割を果たす。通常，各筋線維は神経筋接合部を1つもつ。図11-8に挿入した表に，運動ニューロン膜内外のイオン濃度の典型的な値を示す。

軸索の終末部はいくつもの小さな枝を形成しており，その終末は**シナプス前終末**と呼ばれ，筋線維膜すなわち**筋鞘**の近傍にあるが接触はしていない。シナプス後膜に存在する**シナプス溝**は陥入した構造をしており，表面積を増すことにつながっている。シナプス溝とシナプス前終末との間は**シナプス間隙**と呼ばれ，ここで神経インパルスの伝達が起こる。

- **興奮** 興奮は通常，神経筋接合部でのみ起こる。神経伝達物質アセチルコリン（ACh）が化学的な刺激となり，運動終板で電気的な神経インパルスを化学的な刺激に変換する。アセチルコリンは軸索終末の袋状の小嚢から放出され，ナトリウムイオンとカリウムイオンに対するシナプス後膜の透過性を増加させる。これにより，筋線維全体に明確な脱分極としてインパルスが広がる。脱分極が進行すると，筋線維の収縮機構はその主要な働きである収縮の準備に入る。

コリンエステラーゼと呼ばれる酵素は1968年に電気ウナギから精製・結晶化されたもので，シナプス間隙の境界部に集中して存在しているが，アセチルコリンがシナプス小嚢から放出された後5ミリ秒以内に，このアセチルコリンを分解する。この作用により，シナプス後膜は即座に再分極する。軸索は，コリンエステラーゼ作用の副産物である酢酸とコリンからアセチルコリンを再合成する。この一連の全過程は，次の神経インパルスが到着すると繰り返される。

- **促通** 運動ニューロンは，その膜電位が興奮のための閾値を超えるのに十分なほど低下したときに活動電位を発生する。活動電位が次の標的となるニューロンに与える強さが閾値以下の場合，そのニューロンは発火しないが，静止膜電位は低くなって一時的に興奮性が増し，発火しやすくなる。ニューロンは，閾値下の興奮性インパルスを連続的に受け取ったときには発火する。これを**時間的加重**と呼ぶ。一方，**空間的加重**とは，1つのニューロンに接続しているいくつものシナプス前終末が同時に刺激されるときに起こる加重である。各々の興奮性効果の加重により活動電位が生じることがよくある。

抑制性の神経性効果を除去することが，いくつかの運動条件において重要となる。全力での筋出力・パワー発揮，例えば最大ベンチプレスや垂直跳びなどは，その運動に必要とされる全運動ニューロンの脱抑制と最大賦活によりパフォーマンスが向上する。効果的な脱抑制は最大挙上動作中に筋群を十分に賦活するが，これはレジスタンストレーニングの初期の数日と数週間の頃にみられる，急激で，高度に特異的な筋力

Q 質問とノート

- ニューロンへの筋線維の比は筋の特殊な（　　　）に関連する。

- 運動単位の解剖について説明せよ。

- 前角運動ニューロンについて説明せよ。

- 軸索のミエリン鞘の主な働きを説明せよ。

Q 質問とノート

- 神経筋接合部の主な働きを説明せよ。

- 神経筋興奮におけるアセチルコリンの役割を説明せよ。

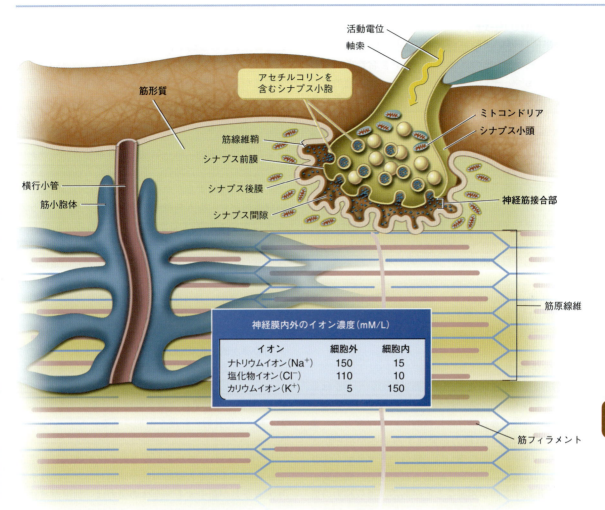

図11-8 運動ニューロンとそれが支配する筋線維とのシナプス前・シナプス後接続部位，すなわち神経筋接合部の微小解剖。表は運動ニューロン膜内外のイオン濃度の典型的な値を表す。

の増加が起こる理由でもある。神経筋賦活の増大は，筋サイズの増加なしに筋力が顕著に増加する理由である。高度な精神集中，すなわち「psyching」により最大筋力やパワーが大幅に増大するのはCNSの興奮（神経性の促通）によるものである。

●**抑制**　シナプス前終末の中には，カリウムイオンと塩化物イオンに対するシナプス後膜の透過性を増加させる化学物質を放出することにより抑制性インパルスを発生するものがある。正電荷のカリウムイオンの流出もしくは負電荷の塩化物イオンの流入によって静止膜電位が上昇して**抑制性シナプス後電位** inhibitory postsynaptic potential（IPSP）が発生し，ニューロンが発火しづらくなる。1個の運動ニューロンが興奮性の影響と抑制性の影響を受け取るとき，もしくは大きなIPSPを受け取るときには活動電位は発生しない。例えば，とげを抜くときには，反射を抑制して手を引っ張ることができる。

> **Q 質問とノート**
>
> ● 時間的加重が運動パフォーマンスを向上させうる状況を2つあげよ。
>
> ● 運動ニューロンが興奮性入力と抑制性入力のどちらも受けるもののIPSPのほうが大きいときに何が起こるか説明せよ。

神経伝達物質のガンマアミノ酪酸 γ-aminobutyric acid（GABA）とグリシンは抑制性の効果を発揮する。神経抑制は防御的機能をもたらし，好ましくない刺激の入力を減少させることにより円滑で目的性をもった反応を生み出す。

運動単位の生理学

運動単位特性により筋線維を区別する

1つの筋は，1個の運動ニューロンを含む多数の運動単位をもつ。そのため，どの筋線維がどの運動単位に属するか明確に同定するのは難しい。1960年代後半〜1970年代前半に運動ニューロンの細胞内刺激法を用いてネコの後肢の運動単位で行われた伝統的な運動単位の生理学的実験により，その筋全体の運動ニューロンの電気生理学的特性ならびに運動単位の機械的特性が検証された。この研究は現在でもなお参照されており，支配される筋線維の生理学的特性に基づいて運動単位を区別する。**表11-1**と**図11-9**は，運動単位とそれらが支配する筋線維の以下の3つの生理学的・機械的特性を示す。

1. 単収縮（収縮速度）特性
2. 筋張力発生（力）特性
3. 神経筋疲労特性

単収縮特性

初期の運動単位研究では，運動単位のいくつかは単一の電気的インパルスに対して高い単収縮力を発揮するが，その他の運動単位は比較的低い単収縮力を，またその他は中間の収縮力を発揮することが明らかとなった。運動単位間の違いは，絶対的基準というよりも相対的な基準に基づいて判断されたため，研究間の違いを比較するのが困難なことがある。単収縮力の低い運動単位は収縮速度が遅く，単収縮力の高い運動単位は収縮速度が速い。

筋張力発生特性

運動単位とそれらが支配する筋線維は，さまざまな要因に基づいて発揮張力が異なることがある。例えば，速い運動単位とそれに属する速い筋線維は遅い運動単位と遅い筋線維よりも高い張力を発生できる。かわりに，速い筋線維と遅い筋線維は同じ張力を発生するが，速い運動単位は遅い運動単位よりも多くの筋線維を支配する。もしくは，速い運動単位と遅い運動単位は内的張力の等しい筋線維を同じ数もつが，速い筋線維のほうが太いため，高い張力を発生する。これらの可能性はどれも研究により支持されたが，現在の考えでは，1つの運動単位における速い筋線維と遅い筋線維は同じ特有の張力発揮能をもつが，線維の太さと支配比が運動単位のタイプによって異なる。張力発生の違いは，全か無かの法則，力の漸次的変化の原理，運動単位動員パターンの次元，の3つの要因により規定される。

● **全か無かの法則** 単一刺激により運動ニューロンに活動電位が発生した場合，それに連なる筋線維はすべて同期的に収縮する。単一の運動単位は強い収縮と弱い収縮のどちらをも発揮することはできない。インパルスによって収縮するかしないかである。いったんニューロンが発火し，インパルスが神経筋接合部に到達すると，筋細胞は**全か無かの法則**に従い，常に最大の収縮をする。この法則はハーバード大学医学部の解剖学，生理学，身体トレーニング講座の生理学者であったHenry Pickering Bowditchが1871年に提唱した（第1章参照）。

● **力の漸次的変化の原理** 筋収縮による張力は次の2つの機構により低レベルから最大レベルまで変化する。

1. 動員する運動単位の数を増加させる。
2. 運動単位発射の頻度を増加させる。

1つの筋においてわずかな運動単位が賦活した場合と比較し，すべての運動単位が賦活したときにはかなり大きな力が発生する。全体の張力は，刺激が連続的に筋に到達した際に増加する。運動単位の動員とその発火頻度の調和により段階的な筋収縮が可能となる。このような筋収縮の具体例としては，網膜血管を修復する眼科外科医の正確な接触から，三塁ベースを回ってホームベースをねらっているランナーをアウトにしようと野球ボールをレフトの深い位置から最大努力で投げる状況までさまざまある。ゴルフのスイングは力の段階的変化のよい例である。指，手，腕，足の張力は，バックスイング，スイングの開始，加速，クラブとボールの接触，フォロースルーの間，継続的に調整されている。同様に，ペンで何か書くといった一見簡単そうにみえる行為でさえ，神経筋系における無数

表11-1 運動単位タイプと筋線維型の特性と対応					
運動単位名	力発揮	収縮速度	疲労耐性[a]	SAG[b]	筋線維タイプ
速単収縮易疲労型（FF）	高	速	低	あり	速解糖型（FG）
速単収縮耐疲労型（FR）	中	速	中	あり	速酸化解糖型（FOG）
遅単収縮型（S）	低	遅	高	なし	遅酸化型（SO）

[a]筋張力が繰り返し刺激によってどの程度低下するか。
[b]繰り返し刺激を与えると，運動単位の一部では筋張力が滑らかに増大するが，その他の運動単位では最初に増加してその後減少もしくは急激にガクンと落ちる（SAG）。このSAG特性により運動単位の違いを区別できる。Sタイプの運動単位だけがSAG特性をもたないので，おそらく疲労特性よりも低強度の筋出力発揮能に深く関わっている。

Lieber RL: *Skeletal Muscle Structure, Function and Plasticity*, 3rd ed. Baltimore: Lippincott Williams & Wilkins, 2010. より改変

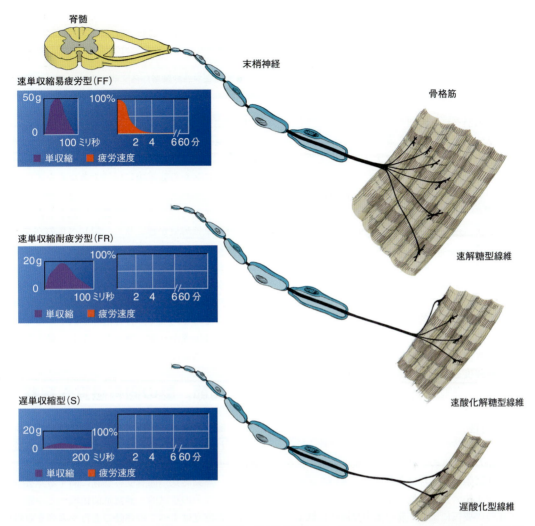

図11-9 3つの運動単位タイプの解剖学的，生理学的，組織染色学的特性。速単収縮易疲労型（FF）運動単位（上段）は太い軸索をもち，太い筋線維を数多く支配する。このタイプの運動単位は大きな張力を発揮するが，急激に疲労する（図の左側の張力と疲労の変化を参照）。速単収縮耐疲労型（FR）運動単位は中程度の太さの軸索をもち，多くの筋線維を支配する（中段）。このタイプの運動単位は中程度の張力を発揮し，あまりすぐには疲労しない。遅単収縮型（S）運動単位は細い軸索をもち，細い筋線維を数本支配する（下段）。このタイプの運動単位は発揮張力が低いが長時間維持できる。

の，高度に複雑で協調的な活動により成り立っている。ブドウを1つつまんで口に入れることを想像してみよう。精妙な神経筋制御がなければブドウを握ろうとすると潰れてしまうだろうし，手と腕が運動中に正確な制御も協調性ももたなければ，潰れたブドウの残りは鼻か眼に力強くぶち当たり，口から完全に外れてしまって，ジャブの痛みを感じるどころではないはずである。

● **運動単位動員** 低強度の力発揮はわずかな運動単位しか賦活しないが，より高強度の力発揮はより多くの運動単位を漸次，動員する。**運動単位の動員**は，新たに運動単位が発火し，筋張力が増加する過程をいう。筋張力が増すにつれて，より太い軸索をもつ運動ニューロンが動員されるようになる。この応答様式は**サイズの原理**と呼ばれ，運動単位を順序立てて動員して円滑な行動を生み出すための基盤である。

1個の筋に関わる運動単位のすべてが同時に発火するわけではない。それらがすべて同時に発火したなら，筋出力を制御することは事実上不可能であろう。神経筋制御の観点からいうと，速単収縮特性と遅単収縮特性を有する運動単位の選択的な動員と発火パターンは，望むべき協調的な動作を生み出すための仕組みといえる。

サイズの原理と一致して，閾値の低い遅単収縮型運動単位は低努力から中程度の努力により選択的に動員されるようになる。張力要求が増すと，より力強く，閾値の高い速単収縮型運動単位の動員が増える。持続性の，最大運動でのジョギングやサイクリング，クロ

スカントリースキーや軽い重りをゆっくりともち上げるときには，遅単収縮型運動単位が選択的に動員される。急速で，力強い運動，例えば短距離走やサイクリング，水泳の短距離では，速単収縮耐疲労型運動単位が漸次的に動員され，最大張力では速単収縮易疲労型運動単位が動員される。

運動単位発火パターンの制御様式の違いに基づき，特殊なアスリート群と熟練者を非熟練者から区別できる。例えば，一般にウェイトリフティングの選手は同期的な運動単位発火パターンを示す（すなわち，多くの運動単位がウェイトリフティング中に同時に動員される）。持久系のアスリートは，一般に非同期的な発火パターンを示す（運動単位のいくつかは発火するが，その他は回復する）。ウェイトリフティングの選手は速単収縮型運動単位の同期的な発火により望む重さをもち上げるためにすばやく大きな張力を発揮できる。対照的に，持久系のアスリートでは，主に遅単収縮耐疲労型運動単位が非同期的に発火することで一部の運動単位が回復期となるため，最小の疲労でパフォーマンスを維持できる。これが可能になるのは，多重運動中または運動強度を変えるときの協調的動作による負荷に対して複数の運動単位がともに処理にあたるからである。

神経筋疲労特性

疲労性は，ある時間当たりの，反復刺激に伴う筋張力や力発揮能力の低下のことである。疲労耐性（反復刺激に伴う筋緊張の維持）は運動単位の違いを区別するためのもう1つの重要な性質を反映する。

以下の4つの要因により，筋の張力発揮能は低下しうる。

1. CNSにおける神経伝達物質のセロトニン（別名 5-ヒドロキシトリプタミン 5-hydroxytryptamine〈5-HT〉），ドパミン，アセチルコリン（ACh），神経修飾物質のアンモニア，免疫細胞により分泌されるサイトカインのレベルの運動誘因性変化。
2. 長時間の運動中の活動筋線維におけるグリコーゲン量の低下。この栄養関連性疲労は，有酸素性代謝経路を通してアデノシン三リン酸 adenosine triphosphate（ATP）を再合成するのに十分な酸素と脂肪酸があるにもかかわらず起こる。クレアチンリン酸（PCr）の枯渇と全アデニンヌクレオチドプール（ATP＋アデノシン二リン酸 adenosine diphosphate〈ADP〉＋アデノシン一リン酸 adenosine monophosphate〈AMP〉）の低下は長時間の最大下運動中に疲労を伴う。
3. 短期的な最大運動における酸素不足と血中・筋中乳酸の増加は筋疲労につながる。活動筋における

> **Q 質問とノート**
> ● 運動単位の選択的な動員の利点を簡潔に説明せよ。
> ● 熟練者を非熟練者から区別する主な要因を示せ。

H^+ 濃度の劇的な増加により，細胞内環境とエネルギー変換過程が妨害を受ける。
4. 神経筋接合部での疲労により，活動電位が運動ニューロンから筋線維に伝達できなくなる。

筋機能が長時間の最大下運動中に低下したら，代償的な運動単位動員が起こり，一定レベルのパフォーマンスを発揮するのに必要なだけの筋力を維持しようとする。利用できる運動単位をおそらくほとんど賦活するような全力運動中には，これらの運動単位活動に関与する神経活動の低下を伴って疲労が起こる。電球が薄暗くなるのと同じで，神経活動が低下すると神経伝達や筋神経伝達がうまく働かなくなり，最大努力の筋収縮を含む活動において疲労が生じる。

筋，関節，腱の固有感覚受容器

筋，関節，腱は，伸張，収縮，圧に感受性をもつ特殊化された感覚受容器を有する。これらの**固有受容感覚器**終末器官は，ほぼ一瞬で筋のダイナミクス，四肢の位置，運動感覚，固有受容感覚に関する重要な情報を中枢神経系の意識的・無意識的領域へと中継する。固有受容感覚はすべての運動の進行や系列を継続的に監視することを可能にし，次の運動行動を修正するための基礎をもたらす。慢性腰痛のある人や腰痛の外科手術を受けた人は，踵の固有受容感覚を一時的ではあるが完全に失うことがあり，平衡感覚に問題が生じやすくなる（例えば，片足立ちで3〜5秒間目を開けたり閉じたりしてバランスを保つことができなくなる）。

筋紡錘

筋紡錘は筋線維の長さと緊張の変化に関する機械的感覚情報をもたらす。筋紡錘は筋伸張に対して反対の作用をもたらすために，より強い筋活動を駆動することによって反射を通してその筋伸張に応答する。

構造的構成

図11-10A〜Cは，一般的な筋線維（**錘外筋線維**と呼ぶ）に並行して付着する紡錘型筋紡錘とゴルジ腱器官の一般的な配置を描いたものである。筋が伸張すると筋紡錘も伸張する。筋1g当たりの筋紡錘数は筋タイプによって異なる。複雑な運動を日常的に行う筋には，より多くの筋紡錘が存在する。筋紡錘には収縮能

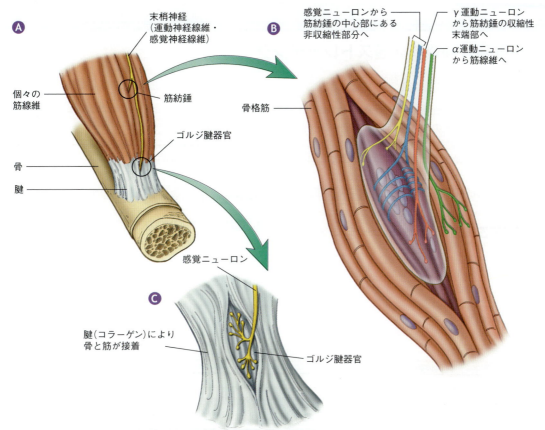

図 11-10 A. 筋紡錘とゴルジ腱器官の一般的な配置。B. 骨格筋線維に取り囲まれる筋紡錘。（1）らせん状終末をもつ速順応型ニューロン，（2）枝分かれした終末をもつ遅順応型ニューロンの 2 種類の感覚ニューロンは筋紡錘の中心部分を支配する。γ 運動ニューロンは筋紡錘細胞の収縮性末端部を支配し，α 運動ニューロンは骨格筋細胞を支配する。C. 遅順応型感覚ニューロンはゴルジ腱器官を支配する（図 11-12 も参照）。

力をもつ 2 種類の特化した線維があり，**錘内筋線維**と呼ばれている。

筋紡錘は 2 種類の求心性（感覚性）神経線維と 1 種類の遠心性（運動性）神経線維による支配を受ける。運動性筋紡錘は，錘内筋線維の中でも収縮性を有する横紋状終末部を支配する細い γ 遠心性神経につながっている。これらの神経線維は高次脳中枢により賦活され，全筋長において筋紡錘を最大限に利用できるように感度を調節する。

伸張反射

筋腹の主な筋線維と並行に走る筋紡錘は錘外筋線維の長さの変化を検出，応答，調節する。これは，全身運動と姿勢の保持のための重要な制御機能をもたらす。姿勢筋は継続的に神経入力を受容し，意識的な（随意的な）運動に応答するためにその準備状態を維持する。これらの筋は，直立姿勢での重力の影響に対して調整を行うために，継続的な意識下の活動を必要とする。この監視・フィードバック機構がなければ，頸筋，棘筋，股関節屈筋，腹筋，大きな脚筋の緊張がなくなるため，身体は崩れ落ちてぐったりとしてしまうであ

ろう。図 11-5 の膝蓋腱伸張反射は，ヒトの運動における基本的な制御機構として働く。伸張反射は以下の 3 つの主要な構成要素からなる。

1. 筋伸張に応答する筋紡錘
2. 筋紡錘から脊髄に感覚性インパルスを運ぶ求心性神経線維
3. 伸張した筋線維を賦活する遠心性脊髄運動ニューロン

この最も単純で自動的な単シナプス反射弓はシナプスを 1 つだけ介する。筋紡錘は錘外筋線維に並行に走っている。反射用打腱器で膝蓋腱をたたいてこれらの錘外筋線維が伸張すると筋紡錘も同じく伸張する。筋紡錘の感覚受容器は，その錘内筋線維が伸張したときに発火し，後根を通ってインパルスを脊髄へと運び，前角運動ニューロンを直接賦活する。灰白質にはニューロンの細胞体があり，白質には神経線維が縦に柱状に並ぶ。1 個の α 運動ニューロンの刺激は 3000 本もの筋線維に影響を及ぼす。また，反射は脊髄内の介

BOX 11-1

固有受容性神経筋促通ストレッチング

静的なストレッチ法には，**受動的支持**（随意運動中に別の人または装置からの受動的なアシストによるすべての随意的・反射的筋抵抗の弛緩），**能動的支持**（別の人からのアシストで対象の関節を通常の可動域 range of motion〈ROM〉の範囲内で動かす），**能動的促通**（ROMで筋や関節を能動的に動かす），そして**固有受容性神経筋促通** proprioceptive neuromuscular facilitation（PNF，ストレッチに先行して，逆の伸張反射を与えることにより筋に弛緩をもたらし，伸張幅を増加させる）がある。

固有受容性神経筋促通ストレッチング

PNFストレッチングは，次に述べる方法を用いて脊髄反射機構を介し事前の筋弛緩を強化することによりROMの増加を図る。

1. **収縮-弛緩ストレッチ**（ホールド-リラックスストレッチ）：このストレッチング法では，伸張すべき筋群に等尺性収縮を事前に行った後ゆっくりとした静的なストレッチを行う（弛緩相）。
2. **収縮-弛緩-収縮ストレッチ**（ホールド-リラックス-収縮ストレッチ）：**拮抗筋収縮を伴う収縮-リラックス法** contract-relax with agonist contraction（CRAC）ともいう。このアプローチは伸張すべき筋群の等尺性収縮，弛緩ストレッチ相，拮抗筋群の最大下収縮から構成される。

どちらのPFN法も相反性抑制を利用したもので，伸張している拮抗筋群の等尺性収縮により主動筋の反射促通と収縮をもたらす。これは，ゆっくりとした静的伸張相における拮抗筋の収縮活動を抑制する。この抑制により拮抗筋と結合組織の伸張が増加する。この技法は相反抑制を介して拮抗筋に付加的な抑制入力を与え，拮抗筋の伸張増加をもたらす。

PNFストレッチングを行う

1. 関節をそのROMの末端に向けて動かすことにより標的筋群を伸ばす（図1A）。
2. 標的筋群を伸ばしたまま，パートナーなどに固定してもらい，この固定した抵抗力（例えば，パートナー）に対して5〜6秒間，等尺性に収縮する。
3. 収縮した筋群を弛緩し，パートナーは新しく増加したROMの方向に筋群を伸ばす（図1B）。CRACでは，対立する筋群（主働筋）を5〜6秒間最大下で収縮して弛緩を促通することにより，筋群のさらなる伸張を図る。

PNFの例：ハムストリングスと殿部の筋を伸ばすため，1人は床の上に腕を伸ばして座る（図1A）。腰部の筋を収縮するのに対してパートナーは平行方向に抵抗する（図1A）。等尺性収縮後，パートナーが背中を押し，新しく増加したROMに向けてハムストリングスを伸ばす。

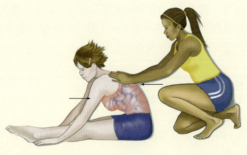
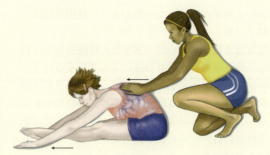
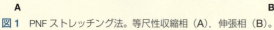

図1 PNFストレッチング法。等尺性収縮相（A），伸張相（B）。

PNFを用いた正しいストレッチングのためのガイドライン

1. 適切な姿勢を決めて正しい位置と配置を確保する。
2. 正しい呼吸法を強調する。鼻で息を吸い，ストレッチ中は口をすぼめて息を吐く。目は閉じたままとし，集中力とストレッチへの意識を高める。
3. 30〜90秒間終点で持続した後，もう一度深く呼吸する。
4. 息を吐き，筋が伸びてリラックスしていることを感じ，ROMをさらに広げる。
5. ストレッチ中は急に伸びたりしない。
6. 呼吸が止まっている間は無理にストレッチを行わない。
7. 息を吐いている間にストレッチ範囲を増やすと身体全部の安静が促される。
8. 伸びた位置からゆっくりともとの位置に戻し，筋長を本来の安静時長に戻す。

在ニューロンを賦活し，適切な運動反応を促す。例えば，興奮性インパルスは望む運動を支持する協力筋を賦活し，抑制性インパルスは運動を抑制する運動単位へと流れる。こうして，伸張反射は自己制御型補償機構として働く。この特徴により，CNSの上位中枢を介する情報を必要とすることなく，筋は負荷と長さの変化に対して自動的に調節を行うことができる。ヒトが自己の運動の監視機能や平衡機能を担うCNSをもったことは確かに幸運であった。CNSのこの働きがなければ，ヒトの身体は，人差し指の先を親指の先に触れるような比較的単純な筋運動，バレーボールでネットを越えるような強打，ゴルフで155ヤードを飛ばすような協調的な運動を行うことはできなかったであろう。

ゴルジ腱器官

ゴルジ腱器官 Golgi tendon organ（GTO）は，1898年にこれらの固有受容感覚器を発見したイタリアの内科医 Camillo Golgi（1843～1926）にちなんで名づけられ，錘外筋線維に対して並行に存在する筋紡錘とは対照的に，25本程度の錘外筋線維に対して垂直に接続している。これらの小さなゴルジ感覚受容器は関節の靱帯部にも存在し，筋の長さではなく筋張力の違いを主に検出する。図11-11は，筋が短縮または伸張するときのフィードバック監視役としてインパルスを発して応答するGTOの詳細を示す。

ゴルジ受容器は，過度の筋張力もしくは筋伸張によって賦活されると即座に信号を伝達し当該筋の反射抑制を起こす。これは，運動ニューロンに対する抑制性脊髄介在ニューロンからの影響により起こる。極端な筋張力もしくは筋伸張が起こると，ゴルジ感覚器の発火は増加して運動ニューロン活動をさらに抑制し，筋線維の張力を低下させる。究極的には，GTOは突然起こる過度の負荷や伸張による外傷から筋やその結合組織を保護する役割をもつ。

> **Q 質問とノート**
>
> ● 筋紡錘の主な働きは何か？
>
> ● 伸張反射の主な成分を3つあげよ。

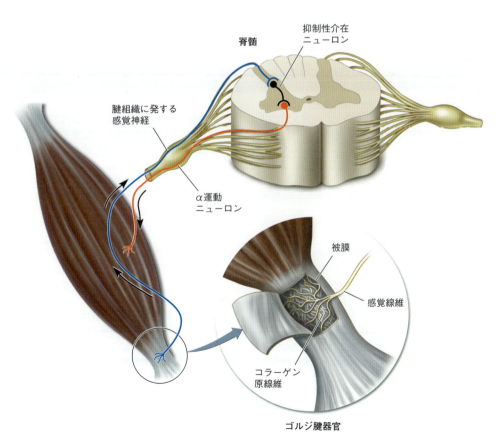

図 11-11　ゴルジ腱器官（GTO）。筋に対する過度の張力や伸張により腱のゴルジ受容器が賦活され，当該筋への反射抑制が生じる。このようにして，GTOは保護的感覚機構として働き，筋腱構造体内での筋緊張を検出，抑制する。

パチニ小体

　パチニ小体は小さな楕円体でGTOの近傍に存在しており，1本の非ミエリン神経線維に取り囲まれている。これらは，脚の裏と掌の神経上の皮下組織や粘膜，男性生殖器・女性生殖器，関節の神経の近傍などに存在する。小体の終末部は，どのような膜変形や振動によってもナトリウムチャネルが開く，感度の高い受容体膜で覆われている。粘性のあるゲル状の結合組織が同心円状に小体の終末を取り囲み，1本の神経線維の終末部に接続する。

　これらの感度の高い感覚受容器は急速な運動と強い圧に応答する。機械的刺激によりタマネギ型の小体にどのような変形や圧迫が生じたとしても，その中心部にある感覚神経終末へ圧がわずかでも伝わると感覚神経終末部の電位が変化する。この起動電位が十分な大きさに達すると，感覚信号が有髄軸索を流れて小体を離れ，脊髄に流れる。パチニ小体は速順応型の機械受容器と考えるとよい。この受容器は定常刺激の開始によりインパルスの束を発射した後，電気的に静の状態となる，もしくは刺激が止まったときにもう一度インパルスの束を発射する。パチニ小体は運動の大きさや圧の量そのものというより運動や圧の変化を検出する。

ⓘ インフォメーション

Camillo Golgi

　1878年，イタリアの神経組織化学者Camillo Golgi（1843〜1926）は，その名著 On the Fine Anatomy of the Nervous System に書かれてあるとおり，硝酸銀染色法を用いて微小な腱器官を発見した。今ではこの腱器官には彼の名前がついている。Golgiは神経系の構造に関する洞察力に優れた貢献により，Santiago Ramón y Cajal（1852〜1934）とともに1906年にノーベル医学生理学賞を受賞した。Golgiの最も大きな功績の1つは，低濃度の硝酸銀を用いて個々の神経と細胞構造を染色する独創的な手法を編み出した点である。この貴重な手法により，細胞の微細な過程と複雑な構造が明らかとなった（nobelprize.org/novel_prizes/medicine/laureates/1906/golgi-bio.html）。

Ⓠ 質問とノート

- パチニ小体の主な働きは何か？
- ゴルジ腱器官の主な働きは何か？

まとめ

1. CNSの神経制御機構は，ヒトの運動を細かく調節する。内的および外的刺激を受容すると，感覚入力の一部は自動的にかつすばやく送られ，組織化され，筋へと再伝達される。
2. 小脳は精密な筋活動調節のための主要な比較，評価，統合中枢として働く。
3. 脊髄とその他のCNSの意識下領域は多くの筋機能を制御する。
4. 反射弓は自動的に（意識下で）筋活動を処理，駆動する。
5. 1つの運動単位における筋線維数は筋の運動機能に依存する。細かな運動を行う筋では筋線維-ニューロン比は比較的小さいが，粗大な運動を行う筋では1個のニューロンが数千もの筋線維を支配することもある。
6. 前角運動ニューロン（細胞体，軸索，樹状突起）は脊髄から筋へと電気化学的神経インパルスを伝達する。樹状突起はインパルスを受容し，細胞体へと伝える。軸索はインパルスを一方向にのみ，つまり軸索から筋へと伝導・伝達する。
7. 神経筋接合部は運動ニューロンと筋線維とのインターフェースの役割を果たす。この接合部でACh放出により筋が賦活される。
8. 興奮性インパルスと抑制性インパルスはニューロン間のシナプス接合部で継続的に衝突する。これらは，発火確率を増減させることにより，ニューロンが興奮するための閾値を変える。
9. 全力での高パワー出力の運動において，脱抑制はパフォーマンスに大きく影響するが，これは脱抑制が運動単位の最大賦活を可能とするからである。
10. 漸増的筋出力は，動員される運動単位の数とタイプ，そしてそれらの発火頻度を調節する要因の相互作用により生じる。
11. サイズの原理に従うと，軽運動は遅収縮型運動単位を動員し，力発揮要求が増すと速収縮型運動単位が動員される。
12. 筋，腱，関節の感覚受容器は，筋のダイナミクスと四肢の運動に関する情報をCNSの特異的な領域に中継する。
13. ゴルジ腱器官受容器は，速い運動と強い圧に応答する。
14. パチニ小体は，運動や圧の変化を検出する。

問題

1. 疲労が筋の要因だけに起因するわけではない理由を考察せよ。
2. ある課題を速く学習できる人がいる理由について考察せよ。
3. 神経伝達物質と同じ働きを再現する薬物（リガンド）は，最大運動における生理学的応答とパフォーマンスにどのように影響するか？

パート2　筋系：構造と賦活

骨格筋は，ATP分子内の化学エネルギーを運動の機械エネルギーに変換する。パート2では，骨格筋の構造について，その概要と微細構造に焦点を当てる。筋収縮と筋弛緩における化学的・機械的現象の順序やさまざまなスポーツにおけるエリートアスリートの筋線維特性の違いについて考察する。

骨格筋，心筋，平滑筋の比較

ヒトは心筋，平滑筋，骨格筋の3種の筋を有し，各々には機能的・解剖学的差異がある。心筋は心臓にのみ存在し，骨格筋と共通する多くの特徴を有する。顕微鏡で観察するとどちらも横紋模様で，また同じ様式で収縮（短縮）する。平滑筋には横紋模様はないが，無意識的制御の特性については心筋と共通である。表11-2は，これら3種類の筋の構造的・機能的特性を比較したものである。

骨格筋の巨視的構造

身体に存在する430以上の随意筋はそれぞれ線維結合組織を多数含む。図11-12は，線維と呼ばれる数千もの円柱状細胞の断面図である。これらの細長い多核性線維は1つ1つが並行に走っており，その数は胎児期の4～6カ月頃に決まり，その収縮張力は主に線維の長軸沿いに発生する。

結合組織の中で明確にみえる**筋内膜**の層は，各線維を包んでおり，隣接する線維同士を区分する。結合組織のもう1つの層である**筋周膜**は，150本の線維を取り囲んで1本の**線維束**を形成する。**筋外膜**は，筋全体を取り囲む線維結合組織からなる筋膜である。この保護鞘は遠位端で徐々に細くなって筋内部組織に交じり，密で強い**腱**の結合組織を形成する。腱は筋の各終末部を**骨膜**（骨格の最も外側の被覆）に結合させる。筋収縮による発揮張力は，筋の結合組織からその筋の付着部で腱へ直接伝わる。

線維の細胞構成成分を取り囲む，太くて伸縮性のある膜すなわち**筋線維鞘**は，筋内膜下に位置し，各筋線維を覆う。**筋形質**（線維の含水原形質）は酵素，脂質，グリコーゲン粒子，遺伝子を含む核，ミトコンドリア，他の特殊な細胞小器官をもつ。筋形質は，**筋小胞体**と呼ばれる管状のチャネルと小胞からなる膨大な相互接

表11-2　ヒトにおける3種類の筋の特性

特性	筋の種類		
	骨格筋	心筋	平滑筋
部位	骨に付着	心臓のみ	血管の一部 内腔器官を覆う
機能	運動	血流を送り出す	血管収縮，体内器官の含有物を移動
解剖学的特徴	大きな円柱型 多核性細胞 並行に走向	四角形	小さな紡錘状細胞 長軸沿いに同じ方向に並ぶ
横紋構造	あり	あり	なし
活動電位の発生	ニューロンによる	自発的 （ペースメーカー細胞）	自発的
電気活動の持続時間	短（1～2ミリ秒）	長（～200ミリ秒）	非常に長く遅い（～300ミリ秒）
エネルギー源	無酸素性，有酸素性	有酸素性	有酸素性
エネルギー効率	低	中	高
疲労耐性	低～高	低	非常に低
短縮速度	速	中	非常に遅
活動の持続時間	短（100ミリ秒程度） 長いテタヌス	短（～200ミリ秒） 加重とテタヌスは不可	非常に長，おそらく永久的

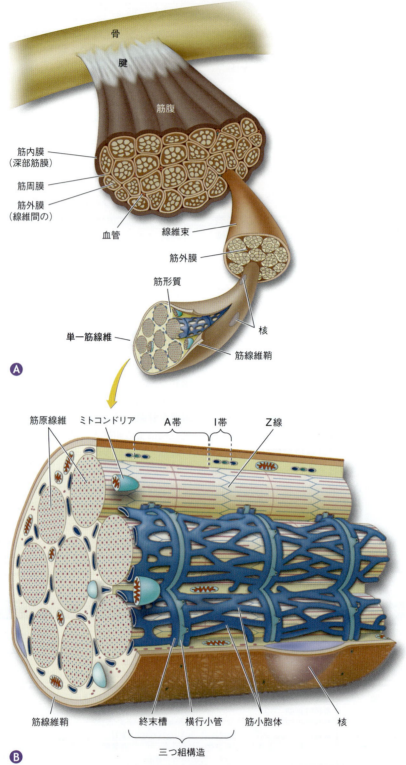

図 11-12　骨格筋構造の断面図と結合組織の配置。A．筋内膜は個々の線維を覆う。筋周膜は線維束と呼ばれる線維の集まりを取り囲み，筋外膜は結合組織でできた覆いで筋全体を包み込む。筋線維鞘は細い伸縮性のある膜で，各筋線維の表面を覆う。B．筋原線維を取り囲む筋小胞体と横行小管系の断面図。ミトコンドリアと細胞内膜・細胞内小器官とが密に接触していることに注意。

> **Q 質問とノート**
> ● 筋小胞体がなぜ重要なのか説明せよ。

続回路を含む。この高度に特殊化されたシステムは細胞の構造的統合機能を促進する。このシステムによって脱分極の波は線維の外表面から横行小管系を通じてその内部環境へとすばやく広がることができ，筋収縮を駆動する。筋小胞体は各筋線維を取り囲んでおり，Ca^{2+}を筋形質から取り込む生物学的なポンプを有する。これは，筋小胞体（Ca^{2+}濃度が高い）と筋原線維を囲む筋形質（Ca^{2+}濃度が低い）との間にCa^{2+}濃度勾配を生む。

化学的組成

骨格筋は約75％の水と20％のタンパク質からなり，残り5％は無機塩類と高エネルギーリン酸塩，尿素，乳酸，Ca^{2+}，マグネシウム，リン，酵素と色素，カリウムイオン，塩化物イオン，アミノ酸，脂質，炭水化物である。

血液供給

激しい動的な筋収縮はしばしば4000 mL/分を超える酸素摂取を必要とし，筋収縮により消費される酸素は安静時の少なくとも70倍の3400 mL/分にまで増加する。酸素需要の増加に対応するため，局所血管床は，渋滞を避けるための道案内をする交通警察のように，活動組織を通して血流供給の方法を変える。継続的で律動的なランニング，水泳，サイクリングでは，筋血流動態は揺れており，収縮期には減少し弛緩期には増加する。収縮と弛緩を交互に行うと，「ミルキングアクション milking action」が起こり，筋を経由して血液を心臓へと押し戻す。同時に，これまで休止状態にあった毛細血管の急速な膨張により，脈打つ血流を補充する。収縮筋の断面積にして1 mm^2当たり200〜500本の毛細血管が血液を運び，各線維には4本の毛細管が直接接続している。持久系種目のアスリートでは，5〜7本の毛細血管が各線維を囲んでいる。この適応により，必要に応じて，より多くの局所血流量および酸素を適切な組織に供給できる。

筋緊張型の活動，例えば相当重いものをもち上げるような活動では，少々異なる図式が描かれる。筋がその張力発生能力の約60％で収縮すると筋内部圧が段階的に生じ，筋の血液供給が制限される。最大等尺性収縮による筋内部の圧により血流が遅くなる。これによりエネルギーの原動力が変化し，貯蔵されていた筋内部のホスファゲンが枯渇するので無酸素性解糖反応によりエネルギーの流れが生成され，筋努力が維持される。

筋内毛細血管化

毛細血管における微小循環は活動組織からの熱や代謝副産物の除去に役立つ。これらの小さな交換血管は豊富に張りめぐらされており，代謝性産生熱に加え，体液，電解液，ガス，微小分子を交換するための広い表面領域が確保されている。筋が収縮する際には刺激直後に毛細血管で血流が増加し，毛細血管表面のいたる所に灌流する。運動トレーニングに関して，各々の筋における毛細血管の全数（筋組織mm^2当たりの毛細血管数）は持久性トレーニングを行っているアスリートで約40％多いことが電子顕微鏡によって明らかにされた。また，$\dot{V}O_2max$（最大酸素摂取量）と筋毛細血管の平均数との間には正の相関関係がある。毛細血管レベルでの血流増加は，高強度で定常的に有酸素性代謝が必要な運動中に特に有益である。

骨格筋の超微細構造

電子顕微鏡，レーザー回折解析，組織化学的な染色技術により，骨格筋の微細構造が明らかにされてきた（http://muscle.ucsd.edu/musintro/jump.shtml）。図11-13A〜Fは，骨格筋の細胞内超微細構造を示す。

各筋線維は，線維の長軸に平行に走る，より小さな機能的単位をもつ。**筋原線維**は直径約1 μmで，それよりもさらに細く，筋原線維の長軸に平行に走る**筋フィラメント**と呼ばれる下位単位からなる。筋フィラメントは主にタンパク質の**アクチン**と**ミオシン**からできており，これらで筋原線維複合体の84％を占める。

筋節（サルコメア）

光学顕微鏡下での低い拡大率では，骨格筋線維の長軸沿いに明るい部分と暗い部分が交互にあって，**横紋模様**にみえる。図11-14は，筋原線維の横紋パターンの構造的な詳細を示す。安静状態では各筋節の長さは平均で2.5 μmである。1つの筋原線維は端から端まで長さ15 mmで6000の筋節を含む。筋節の長さは筋の機能的特性を規定する。

I帯は明るい領域としてみえ，暗い領域は**A帯**である。**Z線**はI帯を2つに分け，筋鞘に結合して構造全体を安定化する。**筋節は2つのZ線の間の繰り返し単位で，筋細胞の機能的単位を構成する**。1つの筋節内のアクチンフィラメントとミオシンフィラメントは筋活動（収縮と弛緩）のための機械的仕組みとして働く。

筋節の細いアクチンタンパク質と太いミオシンタンパク質は位置に重なりがある。A帯の中心は**Hゾーン**を含んでおり，ここにはアクチンフィラメントがない

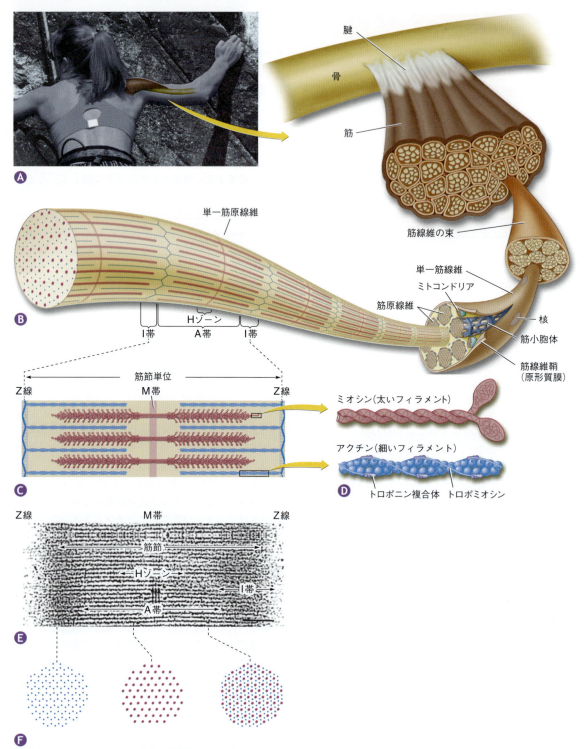

図11-13 骨格筋の概観と細胞内超微細構造。**A.** 個々の線維が筋全体を構成する。**B.** アクチンタンパク質フィラメントとミオシンタンパク質フィラメントからなる筋原線維を含む筋線維。**C〜F.** アクチンフィラメントとミオシンフィラメントを有する1つの筋節の詳細，筋節の微細構造（2本のZ線に囲まれた部分），フィラメントの断面図。

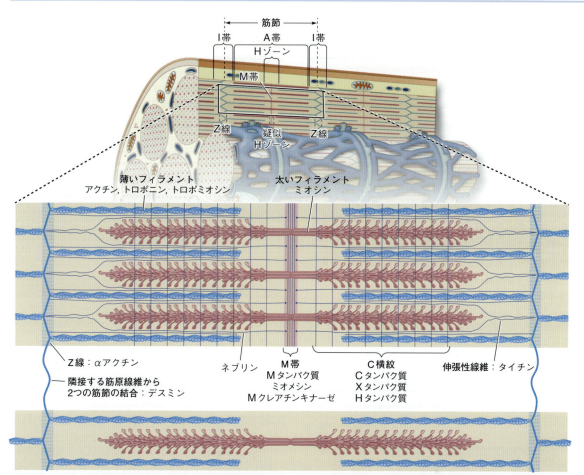

図11-14　上段．1筋節におけるフィラメントの構造的位置。Z線が両端で筋節を区分する。下段．ネブリンとタイチンを含む筋節の詳細。ネブリンは3つの下位単位をもつ力発揮の主要な調整器であり，Ca^{2+}がないときにミオシン結合部をブロックしているアクチンフィラメントの溝部分に存在する。タイチンはミオシン分子と密接な関係があり，ミオシン回路がアクチン回路に固定する働きがあるとされる。

Q 質問とノート

- 筋線維が横紋模様にみえるのは細胞のどの部分によるものか？
- 筋線維の機能的単位を示せ。
- 筋節にある収縮性タンパク質を2つあげよ。
- 細い筋フィラメントと太い筋フィラメントとの間の構造的連結について説明せよ。

ため光学的密度が低い領域となっている。**M線**はHゾーンを2つに区分し，筋節の中心を表す。M線はミオシンフィラメントの配置を支えるタンパク質構造を有する。

アクチン-ミオシン走向

　数千のミオシンフィラメントがアクチンフィラメントの線に沿って並んでいる。図11-15は，安静時長での筋節内のアクチン-ミオシン走向の超微細構造を示す。6つの細いアクチンフィラメントは，それぞれ直径50オングストローム（Å，1Å＝1億分の1cm），長さ1μmで，1本の太いミオシンフィラメント（直径150Å，長さ1.5μm）を取り囲む。例えば，直径1μmの筋原線維は筋節の中心部に450本の細いアクチンフィラメントを含み，それぞれの末端部に900本の太いミオシンフィラメントを含む。したがって，直径100μm，長さ1cmの1本の筋線維は，約8000本の筋原線維を含み，それぞれが4500の筋節をもつ。1本の筋線維に換算すると，これは160億本の太いミオシンフィラメントと640億本の細いアクチンフィラメントに相当する。

　図11-16は，収縮フィラメントを形成するさまざまなタンパク質の空間的向きを詳細に示している。突起

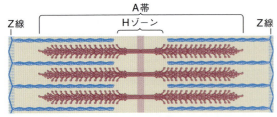

A 安静時筋節

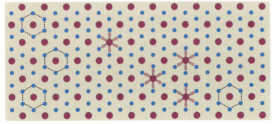

B 筋原線維の断面図

図 11-15 A. 安静時 1 筋節におけるアクチン-ミオシン走向の超微細構造。B. 単一筋線維における筋原線維の断面図の電子顕微鏡写真の模式図。細いアクチンと太いミオシンからなる六角形の走向に注意。1本の太いフィラメントから細いフィラメントへクロスブリッジが伸びている。

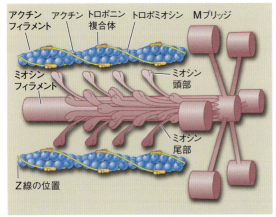

図 11-16 トロポミオシン，トロポニン複合体，M ブリッジを含む，太いタンパク質フィラメントと細いタンパク質フィラメントの詳細。ミオシンの球状頭部はミオシン ATP アーゼを含む。これらの「活性」頭部は ATP からエネルギーを放出し，筋活動に動力を供給する。

物すなわち**クロスブリッジ**は，アクチンフィラメントとミオシンフィラメントが重なり合っている部分でミオシンフィラメントに巻きついている。クロスブリッジはフィラメント沿いに 450Å おきに繰り返し存在する。この球形のロリポップのような頭部は，垂直に伸びて，二重にねじれた細いアクチンのらせん構造に引っかかるようなかたちで筋フィラメント間の構造的・機能的な連結を生む。ミオシンの 2 つの頭部は独特の特徴を有し，フィラメントの末端部では逆向きに影響する。ATP 加水分解により 2 つの頭部が活性化

> **インフォメーション**
>
> **筋収縮それとも筋活動？**
>
> この 50 年間，**筋収縮** muscular contraction という用語は筋の短縮に関連する筋張力の発生を含む過程を意味する語として用いられた。横紋筋では筋張力発生中に 3 種類の活動が起こる。すなわち，(1) 筋が短縮する（求心性活動），(2) 筋の長さが変わらない（静的活動），(3) 筋が伸長する（伸長性活動），である。このことから，**筋活動** muscular action という用語のほうが骨格筋での張力発生の呼び名として好ましいようである。本書では，「収縮 contraction」と「活動 action」という用語を同じ事象を扱うために相互利用可能なものとして扱う。

> **質問とノート**
>
> ● クロスブリッジの活動を活性化するものは何か？
>
> ● アクチンらせん構造の構成要素を 2 つあげよ。

し，それらを最適な向きに置き，アクチンの活性部位に結合する。これが細いアクチンフィラメントと筋節の Z 線を中央部に向かって引っ張る。

トロポミオシンと**トロポニン**はアクチンのらせん状構造の 2 つの最も重要な核となる構成成分で，筋活動中に筋フィラメント間の開閉接点を制御する。トロポミオシンは二重らせんにより形成される溝においてアクチンフィラメントの長軸沿いに分布している。トロポミオシンはアクチンとミオシンの結合作用を抑制し，それらの永久的な結合を防ぐ。トロポニンはアクチンらせん構造沿いにかなり規則的な間隔で並んでいて，Ca^{2+} に対して高親和性を示す。トロポニンは筋の機能と疲労に不可欠な役割を果たす。Ca^{2+} とトロポニンの活動が筋原線維を駆動し，互いに相互作用を起こして滑走する。トロポニン分子は筋線維の刺激中にトロポミオシンタンパク質らせん構造を引っ張るような構造的変化を起こす。すると，トロポミオシンは 2 つのアクチンらせん構造の間にある溝の深部に移動し，アクチンの活性部位が露出して筋収縮が進む。

M 線は横軸方向と縦軸方向を向いたタンパク質を含み，筋節内の太いミオシンフィラメントを適切な向きに保持する。垂直に向いた M ブリッジは，隣接する 6 本の太いミオシンフィラメントに六角形のパターンで接続している。

細胞内小管系

図 11-17 は，1 本の筋線維内の複雑な小管系の三次

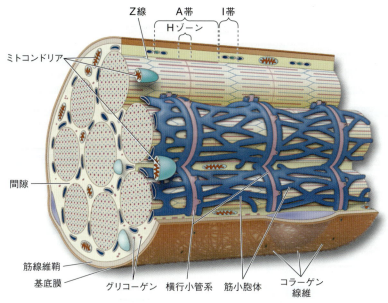

図 11-17 1本の筋線維内の筋小胞体と連動する網の目状の横行小管系の三次元構造。

元像を描いたものである。小管チャネルの相互接続からなる筋小胞体の複雑な回路網が筋原線維に平行に走っている。各小管の外側末端は Ca^{2+} を貯蔵している袋状の小囊に終止する。もう1つの小管系の回路は**横行小管**と呼ばれ，筋原線維に垂直に走っている。横行小管は2つの筋小胞体の最も外側部に存在する。これらの構造の小囊は横行小管に隣接する。各Z線の領域における2つの小囊と横行小管の繰り返しパターンは**三つ組構造**を形成する。各々の筋節は2つの三つ組構造からなり，このパターンは筋原線維全体で規則的に繰り返される。

横行小管は線維を貫通し，筋細胞の内部から外部に向かって開いている。**三つ組構造と横行小管系は，活動電位もしくは脱分極が線維の外膜から細胞の深部へと内向きに広がるための微小輸送または配電回路として働く**。三つ組構造の小囊は，脱分極中に Ca^{2+} を放出し，短い距離を拡散してアクチンフィラメントを活性化する。ミオシンフィラメントのクロスブリッジがアクチンフィラメントの活性部位と相互作用を起こすと収縮が起こる。電気的興奮が止まると，細胞質遊離 Ca^{2+} 濃度が低下し，筋は弛緩する。

筋収縮・弛緩中の化学的・機械的事象

滑走フィラメント説

同じ姓をもつ英国の生物学者 Huh Huxley（1924〜）と Andrew Fielding Huxley（1917〜）の2人は，1950年代，別々に仕事を進めていたが，1963年に神経細胞膜の末梢，中枢部における興奮と抑制に関与するイオン機構についての研究でノーベル医学生理学賞を受賞した。

この理論が提唱するところによると，筋フィラメント自体は長さを変えずに太い筋フィラメントと細い筋フィラメントが互いに滑り込むことにより筋線維が収縮する。ミオシンクロスブリッジは，ATP加水分解で生じるエネルギーを使ってアクチンフィラメントに循環的に結合，回転，分離し，線維の短縮を駆動する分子モーターとして働く（http://muscle.ucsd.edu/musintro/bridge.shtml）。筋収縮が起こると筋節のさまざまな領域と帯との相対的な幅が変わる。**図 11-18** は，筋収縮中に細いアクチン筋フィラメントがミオシン筋フィラメントに滑り込んでA帯の領域に入り込み，その後，弛緩して離れるときのアクチンフィラメントとミオシンフィラメントの構造的再配置の様子を示す。

筋収縮中の主要な構造的再配置はI帯の部分で起こる。Z帯が各筋節の中心に向かって引っ張られるとI帯の幅は顕著に減少する。アクチンフィラメントが筋節の中心で接触するときにはHゾーンは消失するが，A帯の幅は変化しない。等尺性筋収縮では張力は発生するが線維の長さはあまり変わらない。この種の収縮では，I帯とA帯の相対的空間配置は一定のままで，同じ分子群が互いに繰り返し相互作用を起こすことが可能である。伸張性収縮で筋が伸びながら力を発生するときにはA帯の幅は広がる。

クロスブリッジの機械的作用

ミオシンは，筋活動において酵素と構造としての2

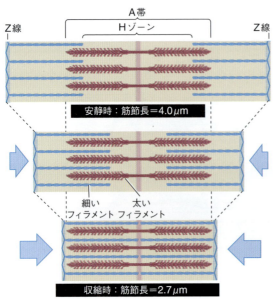

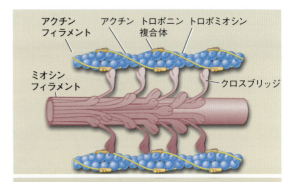

図11-18 安静時（筋節長4.0μm）と筋短縮中（筋節長2.7μm）のアクチンフィラメントとミオシンフィラメントの構造的再配置。

> ## Q 質問とノート
>
> ● 細胞内小管系の主な働きを説明せよ。
>
> ● 筋収縮中に形状の変化が起こる主な部分は筋節の何帯か？
>
> ● アクチンフィラメントとミオシンフィラメントが滑り込むための機械力学的作用をもたらす構造をあげよ。
>
> ● 筋収縮に関する滑走フィラメント説の重要なポイントを簡潔にまとめよ。

つの役割を果たす。ミオシンクロスブリッジの頭部は**アクチンフィラメントとミオシンフィラメントが互いに滑り込むための機械的な力強いこぎ動作をもたらす**。図11-19は、クロスブリッジが振り子のように前後運動を行う様子を表しており、これは水面でオールをこぐ動作に似ている。しかしオールこぎと異なるのは、クロスブリッジが同時には動かない点である。同時に動いたら、精密で円滑に調節された運動も筋出力も行えず、むらのある、ぎこちない運動が起こってしまうだろう。各クロスブリッジは筋収縮中に、反復性ではあるが独立したサイクルでアクチンへの結合と分離を繰り返す。1本のクロスブリッジはほんのわずかな距離だけ動き、何千回も結合、運動、分離し、筋節が短縮する。その過程は縄を伝って登るヒトの運動に似ている。腕と脚をクロスブリッジに置き換えてみる

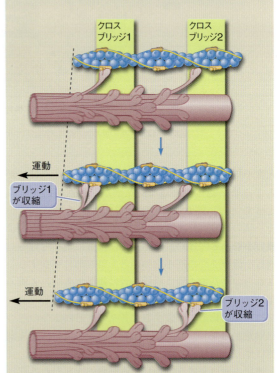

図11-19 上段．クロスブリッジの振り子のような前後運動中のアクチン・ミオシンフィラメントの相対的な位置取り。下段．各クロスブリッジの運動はわずかな移動を起こすのに貢献する。わかりやすく説明するために、ここでは1個のアクチン鎖のみで簡略化して示してある。

とわかりやすい。縄を伝って上に登るには、最初に縄まで手を伸ばし、それから掴んで、引っ張って、縄を手放す一方で脚を伸ばす。そしてこの手順を、あるポイントから次のポイントに登るまでの間、繰り返す。クロスブリッジの約50％のみが、アクチンフィラメントに接触して収縮タンパク質複合体**アクトミオシン**を形成する。残りのクロスブリッジは、振動サイクル中に他の位置を保持する。

アクチン，ミオシン，アデノシン三リン酸の連関

筋活動中のタンパク質フィラメント間に相互作用および運動が起こるには、ミオシンクロスブリッジがアクチンらせん沿いの新しい部位（または静的活動状態

では同じ部位）に結合，分離，再結合することにより継続的に振動する必要がある。1つのATP分子がアクトミオシン複合体に加わると，アクチンフィラメントからミオシンクロスブリッジが離脱する。この化学的反応はミオシンクロスブリッジをその本来の状態に戻して別のアクチン活性部位に結合することを可能としている。アクトミオシンの分解は次のように起こる。

アクトミオシン＋ATP→アクチン＋
ミオシンATPアーゼ＋力

ATPは筋活動において重要な働きを担う。ATPから末端リン酸塩を分離することにより，クロスブリッジ運動のためのエネルギーが産生される。ミオシンクロスブリッジの球状頭部の活性部位の1つがアクチンの活性部位の1つに結合する。その他のミオシン活性部位はアデノシン三リン酸加水分解酵素（**ミオシンATPアーゼ**）として働く。この酵素はATPを分解し力発揮のためのエネルギーを放出する。アクチンとミオシンが離れたままの場合ATPの分解速度は遅いが，それらが結合しているときはATPの分解速度は劇的に高まる。ATPから放出されたエネルギーはミオシンクロスブリッジの球状頭部の形状を変化させ，適切なアクチン分子と相互作用し振動する。

興奮収縮連関

興奮収縮連関は，筋での電気的発火が筋活動に不可欠な化学的事象を駆動するための生理学的機構である。

不活動状態にある筋のCa^{2+}濃度は比較的低い。筋が刺激を受容し，横行小管に活動電位が到達すると，筋小胞体の外側小嚢（終末槽）からCa^{2+}が放出され，細胞内Ca^{2+}濃度が劇的に増加する。アクチンフィラメントにおいてトロポニンにCa^{2+}がすばやく結合するとトロポニン抑制が解かれる。ある意味では，筋活動のためのスイッチが入るともいえる。

アクチンとミオシンの活性部位が結合すると，ミオシンATPアーゼはATPを分解する。ATP分解からのエネルギー変換はミオシンクロスブリッジを動かし，次のように筋張力が発生する。

アクチン＋ミオシンATPアーゼ→
アクトミオシンATPアーゼ

ATPがミオシンクロスブリッジに結合すると，ブリッジはアクチンから離れる。Ca^{2+}がトロポニン-トロポミオシン系を抑制するのに十分なレベルであり続ける限り，結合と分離は続く。筋へのインパルス入力が止まるとCa^{2+}は筋小胞体の外側小嚢に戻る。これによりトロポニン-トロポミオシンの抑制作用がもとに戻り，ATPの存在によってアクチンとミオシンは次のように離れたままの状態となる。

アクトミオシンATPアーゼ→
アクトミオシン＋ADP＋Pi＋エネルギー

図 11-20 は，骨格筋線維の安静状態・収縮状態におけるアクチンフィラメント，ミオシンフィラメント，Ca^{2+}，ATPとの間の相互作用を示す。収縮の大きさと持続時間はCa^{2+}の有無に直接的に関連する。Ca^{2+}が筋小胞体に戻ると，収縮は終わり弛緩が始まる。こうしてトロポニン-トロポミオシン複合体がミオシンとアクチンの相互作用を抑制する状態となる。

弛緩

筋へのインパルス入力が止まると，能動輸送機構によりCa^{2+}は筋小胞体に戻り，その外側小嚢に集中する。筋フィラメントタンパク質からのCa^{2+}の消失に

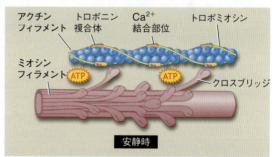
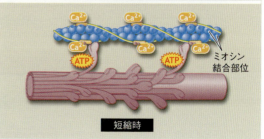

図 11-20 安静時と収縮時の筋におけるアクチンフィラメント，ミオシンフィラメント，Ca^{2+}，ATP間の相互作用。安静状態ではトロポニンとトロポミオシンはアクチンと相互作用しており，ミオシンクロスブリッジがアクチンに連結するのを妨げている。筋収縮中にはトロポニン-トロポミオシンとCa^{2+}との結合によりクロスブリッジはアクチンと連結する。

> **i インフォメーション**
>
> **加熱調理したバネのように**
>
> 筋収縮前には，伸張した柔軟なミオシンヘッドは，ちょうどバネのようにATP分子周辺を曲がり，加熱調理されるようになる。それからミオシンは隣接するアクチンフィラメントと相互作用を起こし，滑走運動が起こって筋が短縮し始める。

より，アクチンフィラメントの活性部位はオフになる。活性がオフになるのには，次の2つの目的がある。

1. ミオシンクロスブリッジとアクチンフィラメントとの間の，どのような機械的連結をも避ける。

2. ミオシンATPアーゼ活性を抑制し，ATP分解を抑える。

アクチンフィラメントとミオシンフィラメントが本来の位置に戻ると筋弛緩が起こる。

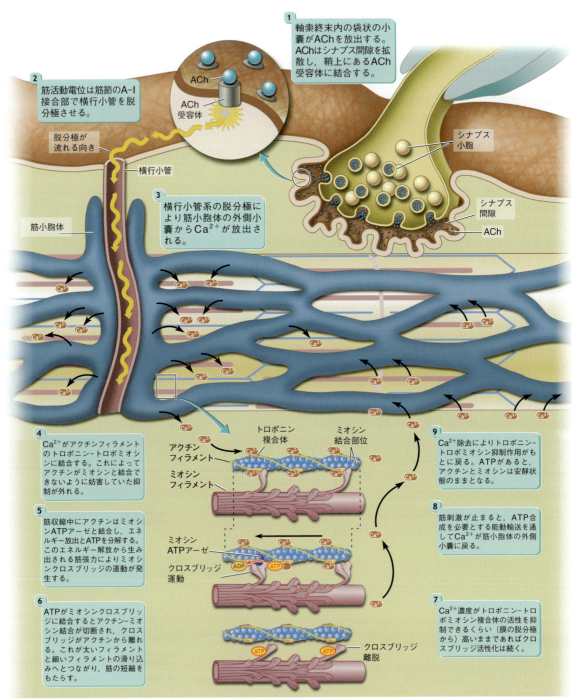

図11-21 筋収縮と弛緩における9つの主要な事象の概略図。数字は次ページで述べた9つのステップに相当する。軸索終末内の袋上の小嚢から放出された神経伝達物質アセチルコリン（ACh）は神経筋接合部での伝達を駆動する。ここで電気化学的信号はニューロンと筋線維との間にある0.05 μmの間隙をジャンプして伝達される。電気的インパルスは1 m/秒かそれ以上の速度で流れ，筋線維の構造的に見事な横行小管系を通して筋原線維内部にある収縮性の「機械装置」に広がる。

筋の興奮-収縮における事象の順序

図11-21は，筋収縮と弛緩における9つの重要なステップを示す。番号は図で示された9つのステップの順番に対応する。

ステップ1：運動ニューロンにおける活動電位の発生により，軸索終末にある袋状の小嚢からAChが放出される。AChはシナプス間隙を拡散し，筋鞘の特殊なACh受容体に結合する。シナプス後膜にあるACh受容体はAChのみを選択的に受容する。

ステップ2：筋に活動電位が広がり，筋節のA-I接合部で横行小管が脱分極する。

ステップ3：横行小管系の脱分極により筋小胞体の外側小嚢（終末槽）からCa^{2+}が放出される。

ステップ4：Ca^{2+}がアクチンフィラメントのトロポニン-トロポミオシンに結合する。すると，アクチンがミオシンと結合しないように働いていた抑制が解かれる。

ステップ5：筋収縮中，アクチンはミオシン-ATPと結合している。またアクチンはミオシンATPアーゼ酵素を活性化し，ATPを分解する。この反応のエネルギーによりミオシンクロスブリッジ運動が生じ，張力が発生する。

ステップ6：ATPがミオシンクロスブリッジに結合する。これによりアクチン-ミオシン結合が切り離され，クロスブリッジがアクチンから離れる。その後，太いミオシンフィラメントと細いアクチンフィラメントが互いに滑り込み，筋が短縮する。

ステップ7：Ca^{2+}濃度が高く，膜の脱分極がトロポニン-トロポミオシン系を抑制するのに十分であり続ける限り，クロスブリッジの活動は続く。

ステップ8：筋へのインパルス入力が止まると，ATP加水分解が必要な能動輸送を通してCa^{2+}が筋小胞体の外側小嚢に戻るため，細胞内Ca^{2+}濃度は急速に低下する。

ステップ9：Ca^{2+}の消失によりトロポニン-トロポミオシンがもとの抑制状態に戻る。ATPの存在下ではアクチンとミオシンは離れたままで弛緩状態にある。

筋線維タイプ

長い間，多くの研究者がさまざまな手法を用いて骨格筋線維のタイプを分類してきた（BOX 11-2参照）。今日にいたるまで，いわゆる代謝に基づく分類が，線維タイプと機能とを関連づけるうえで最も有用であることがわかってきた。さらに研究者によって用いた体系が異なることもあり，さまざまな区分がなされてきた。

一般に，2つの異なる線維タイプ，速筋線維と遅筋線維と呼ばれる分類がなされてきた。各タイプの比率は筋によっても個人によっても違う。表11-3にこれらの線維タイプの特性とその下位区分を羅列してある。また図11-22は外側広筋の生検（バイオプシー）により得られる断面で，タイプⅠ，タイプⅡa，タイプ

Q 質問とノート

- アクトミオシン分解の式を記せ。

- クロスブリッジ運動のためのエネルギーを与える物質をあげよ。

- 次の式の空白部分（右辺）を埋めよ。
  アクトミオシンATPアーゼ→

- 筋線維安静時における非活性化の意義を2つあげよ。

- 筋線維のタイプを2つあげよ。

表11-3 ヒトにおける骨格筋線維タイプの分類

線維タイプ	タイプⅠ線維	タイプⅡa線維	タイプⅡx線維	タイプⅡb線維
収縮時間	遅	中程度に速	速	非常に速
運動ニューロンサイズ	小	中	大	非常に大
疲労耐性	高	かなり高	中	低
活動の使用先	有酸素性	長時間の無酸素性	短時間の無酸素性	短時間の無酸素性
最大使用時間	数時間	30分以内	5分以内	1分以内
力発揮	低	中	高	非常に高
ミトコンドリア密度	高	高	中	低
毛細血管密度	高	中	低	低
酸化能	高	高	中	低
解糖能	低	高	高	高
主要な貯蔵燃料	トリアシルグリセロール	クレアチンリン酸グリコーゲン	クレアチンリン酸グリコーゲン	クレアチンリン酸グリコーゲン
ミオシン重鎖，遺伝子	MYH7[a]	MYH2	MYH1	MYH1

[a]MYH7はミオシンまたはミオシン重鎖4としても知られる。

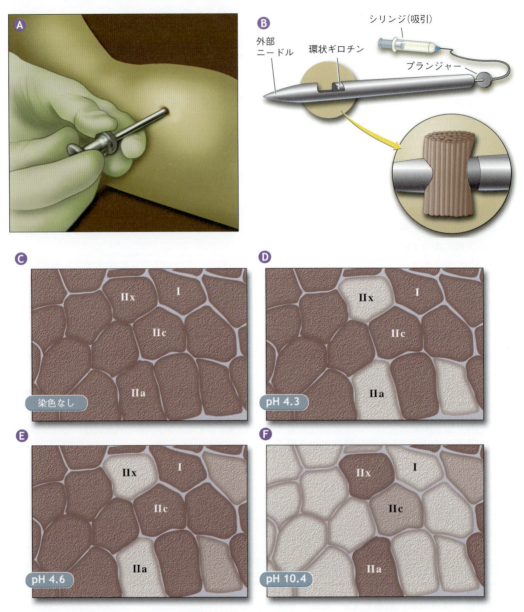

図11-22 ヒトの外側広筋（A, B）の筋生検で得られた断面図。タイプⅠ，タイプⅡa，タイプⅡx，タイプⅡc線維を示す。（C）太く，色の違いがない断面となっており（40～50μm），すべての線維が類似しているようにみえる。他の3つのパネルでは，ミオシンATPアーゼ活性により染色した同じ線維を示す（D：前培養 pH＝4.3，強酸性，E：前培養 pH＝4.6，中酸性，F：前培養 pH＝10.6，アルカリ性）。

Ⅱx，タイプⅡcなどの筋線維の下位区分が認められる。

速筋線維

速筋線維は次の4つの性質をもつ。

1. 活動電位をすばやく伝達する。
2. ミオシンATPアーゼ活性が強い。
3. 筋小胞体からのCa^{2+}放出と取り込みの速度が速い。
4. クロスブリッジの前後動作が急速である。

これら4つの性質は，速筋線維がすばやく力強く収縮するためにエネルギーをいかに急速に変換するのかに関係する。ミオシンATPアーゼがATPを分解し筋収縮（力発揮）のためのエネルギーを産生することを思い出してほしい。速筋線維の収縮速度は遅筋線維の2～3倍である。

速筋線維のエネルギー変換と力発揮はよく発達した短期的な代謝系に依存する。FG線維は，グリコーゲン分解が速いことを意味する。短期的で，高出力の活動と他の力強い筋活動は，ほとんど無酸素性代謝にエ

BOX 11-2

組織化学的染色分析により筋線維タイプを評価する

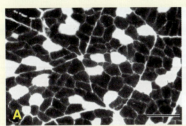 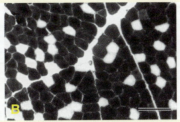 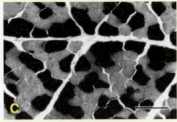

外側広筋（A），内側広筋（B），大腿直筋（C）の光学顕微鏡写真．写真はすべて同じ倍率で撮影した．速筋線維は暗く，遅筋線維は明るくみえる．スケールバーは100 μm．（Lieber R. L. *Skeletal Muscle Structure, Function, and Plasticity: The Physiological Basis of Rehabilitation*, 3rd ed. Baltimore: Lippincott Williams & Wilkins, 2010. より）

多くの体系により，骨格筋の組織化学的，生理学的，形態学的特性が区別される．関係の最も強い体系は生理学的，生化学的，組織化学的実験ならびに方法論によるものであり，これらを融合的に用いることによってヒトの骨格筋タイプの統合的理解が進む．

組織化学的 histochemical（hist=tissue）という用語は，化学的反応が試験管の中ではなく組織自体で起こることを意味する．主要な分析法に，ミオシン ATP アーゼ（mATP アーゼ）アッセイ，コハク酸脱水素酵素（SDH）アッセイ，α-グリセロリン酸デヒドロゲナーゼα-glycerophosphate dehydrogenase（α-GPD）アッセイの3種がある．これらのアッセイは，筋線維を慎重に生検して凍らせた薄い切片（6〜8 μm,〈1000 μm=1 mm〉）中の酵素が化学的に扱われると反応することにより酵素活性の程度を視覚化できるという前提に基づく．生化学的アッセイ法は次の基本的必要条件に依存する．

1. 解析に必要な多数の酵素の1つとして生物学的な栄養を導入する．
2. 酵素活性化のためにエネルギー源を加え，その物質と結合できるようにする．
3. 最終的な顕微鏡での評価のために，ある反応生成物の形成を別の生成物に結びつけて沈殿物を形成する．

組織化学的方法を用いると，筋線維は速と遅，酸化と非酸化，解糖と非解糖とに区別できる．1本の筋線維を染色し3つすべての性質を調べると，理論的には8種類（2^3）のタイプに区別できる．しかし，ヒトの筋の95%以上は，3つのカテゴリーのうちの1つに分類される．

組織化学的アッセイによるヒトの筋線維タイプの分類

筋線維タイプ	ATP アーゼ活性（速または遅）	SDH 活性	α-GPD 活性
速解糖型（FG）	高	低	高
速酸化解糖型（FOG）	高	高	高
遅酸化型（SO）	低	高	低

ネルギーを依存しており，速筋線維を賦活する．「ストップ・アンド・ゴー」や「チェンジ・オブ・ペース」が多いスポーツ，例えばバスケットボールやサッカー，ラグビー，ラクロス，フィールドホッケーなどは，速筋線維における無酸素性経路からの急速なエネルギーを必要とする．

速単収縮タイプ II

タイプ II 線維には3つの主要なサブタイプがある（タイプ II a, II x, II b）．最近の研究によると，ヒトの骨格筋はタイプ I, II a, そしてこれまでタイプ II b と呼ばれてきた II x 線維，新しいタイプ II b 線維を含んでいる．タイプ II a, II x と II b 線維はげっ歯類とネコの骨格筋で認められる．

タイプ II a 線維は短縮速度が速く，中程度によく発達した有酸素性源（コハク酸脱水素酵素 succinic dehy-

> **Q 質問とノート**
> - 速筋線維の特性を3つあげよ．
> - 速筋線維の下位区分を2つあげよ．

drogenase〈SDH〉）と無酸素性源（ホスホフルクトキナーゼ phosphofructokinase〈PFK〉）からのエネルギー変換能力を有する。この線維は**速酸化解糖型** fast-oxydative-glycolytic（FOG）**線維**である。**タイプⅡx 線維**は無酸素性能力が最も高く，短縮速度が最も速く，真の**速解糖型** fast-glycolytic（FG）**線維**である。**タイプⅡc 線維**は一般に稀で，未分化だが，再神経支配や運動単位変形に貢献するかもしれない。

遅筋線維

遅筋線維は主に有酸素性エネルギー変換によってATP再合成のためのエネルギーを産生する。この線維は速筋線維と比べてミオシンATPアーゼの活性レベルが低く，収縮速度が遅く，グリコーゲン代謝能が低い（**表11-3**）。遅筋線維は，数多くの大きなミトコンドリアと電子輸送鎖の鉄含有シトクロム（赤色に寄与）をもつ。高濃度のミトコンドリア酵素は有酸素性代謝機構の促進を支えている。したがって，遅筋線維は疲労や中・長時間の有酸素運動に耐性をもつ。これらの線維は**遅酸化型** slow-oxidative（SO）**線維**と呼ばれ，収縮速度が遅いこと，有酸素性代謝に依存することを意味する。

筋グリコーゲンの枯渇パターンの研究から，遅筋線維は主に長時間の中強度運動に動力を供給する。12時間の運動後でさえも，限られてはいるが使われていない速筋線維には利用可能なグリコーゲンが存在する。2種類の線維の酸化能力の違いにより運動中に筋組織を流れる血流容量が決まる。最大に近い有酸素・無酸素レベルでの運動，例えば中距離のランニングやスイミング，フィールドホッケー，ラクロス，バスケットボール，アイスホッケー，サッカーのようなスプリントスポーツは，どちらの筋線維タイプをも賦活する。

アスリート群による筋線維タイプの違い

筋線維タイプの個人差，スポーツ種目による差異，線維構成成分や代謝能力への特殊な運動トレーニング効果に関して，さまざまな興味深い観察がある。活動的でない小児と成人は平均で約50％の遅筋線維を有する。速筋線維の割合は下位区分ではおそらく等しいが，個人差はかなり大きい。一般に，ある人の筋線維

インフォメーション

死後硬直

筋は死後約3時間で硬くなり硬直する。この状況を死後硬直（rigor mortis，ラテン語 mors, mortis は「死の of death」の意）と呼ぶ。これは，ATPが筋小胞体の膜で機能しなくなりCa^{2+}を終末槽内へとポンプ輸送できなくなったために起こる。Ca^{2+}が終末槽と細胞外液の高濃度領域から筋節の低濃度領域へと拡散すると，トロポニンに結合し，アクチンタンパク質とミオシンタンパク質がクロスブリッジを形成する。ATPがなければミオシンクロスブリッジとアクチンは基本的には結合したままとなり，筋は安静状態に戻ることができない。

インフォメーション

筋線維のトレーニング特異性

トレーニングを積んだアスリートがさまざまな筋群を使う別のスポーツ種目に転向した場合，なぜその新たなスポーツ種目ではトレーニングを積んでいないと感じるのだろうか？　答えは簡単で，トレーニングで使用した線維だけがその種目特有の運動様式に，代謝的・生理学的に適応するからである。このようにして，水泳選手やカヌー選手は上肢の身体能力を陸上スポーツへと変換することは必ずしもできず，新たに陸上スポーツで必要とされる筋群を特異的にトレーニングしなければならない。

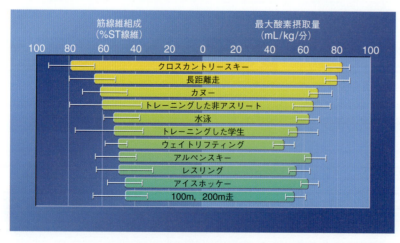

図11-23　さまざまなスポーツ種目のアスリートにおける筋線維組成（遅筋線維の％，**左側**）と最大酸素摂取量（**右側**）。外側の細い白棒はばらつきを意味する。（Bergh, U., et al.: Maximal oxygen uptake and muscle fiber types in trained and untrained humans. Med. Sci. Sports, 10: 151, 1978. より）

タイプの分布は主要な筋群では一貫している。

　エリートアスリートでは線維の分布パターンが異なる。例えば，持久系アスリートの場合，その種目でよく使う筋において遅筋線維が優位である。速筋線維はスプリントアスリートで優位である。図11-23は，北欧のトップアスリートの筋線維タイプにおけるスポーツ特有の傾向を示している。最も高い有酸素性能力と持久性能力を有する長距離ランナーとクロスカントリースキーヤーでは遅筋線維の割合が90％と高い。対照的に，ウェイトリフティングやアイスホッケー，短距離選手では速筋線維が多く，$\dot{V}O_2max$は比較的低い。予想どおり，中距離のトップ選手は男女とも2種類の筋線維タイプの割合がおよそ等しい。また投てき，ジャンプ，ハイジャンプの選手（パワー系アスリート）でも線維タイプの分布は等しい。

　パフォーマンスと筋線維組成との間の比較的明確な区別は，ある特定のスポーツ種目で卓越した成績を収めたエリートアスリートでのみ認められる。競技実績にかかわらず，筋線維組成は必ずしも成功を決定づけるわけではない。トレーニングを積んだ人とそうでない人においては，優位な線維タイプがわかったとしてもそれはパフォーマンスを予測するための限られた情報にすぎない。優れた成績をあげることができるかどうかは，多くの生理学的，生化学的，神経学的，生物機械的なシステムの融合によってもたらされるものであり，単に筋線維タイプのような1つの要因だけに起因するのではない。

まとめ

1. 骨格筋を取り囲む結合組織によって，最終的には骨に腱が付着，結合する。この結合組織があることで，筋は骨をテコがわりにしてATPの化学エネルギーを機械エネルギーと運動に変換できる。
2. 骨格筋は75％の水と20％のタンパク質からなり，残りの5％は無機塩類，酵素，ミネラル，色素，脂質，タンパク質，糖質である。
3. 高強度の有酸素運動は活動筋の酸素摂取を安静時レベルの70倍にまで高める。
4. 筋節は，収縮タンパク質であるアクチンとミオシンからなり，筋線維の機能的な単位である。平均的なサイズの筋線維1本には，4500の筋節，160億本の太いミオシンフィラメントと640億本の細いアクチンフィラメントがある。筋節内のアクチンフィラメントとミオシンフィラメントは筋収縮のための機械的機構をもたらす。
5. クロスブリッジ突起は細い収縮フィラメントと太い収縮フィラメントを連結する。ミオシンクロスブリッジの球状頭部は，アクチンフィラメントとミオシンフィラメントが互いに滑り込むための機械的な動力工程をもたらす。
6. 中核となる2つの筋原線維タンパク質であるトロポミオシンとトロポニンは，筋収縮中のフィラメント間の連結点を制御する。トロポミオシンはアクチンとミオシンの相互作用を抑制しているが，トロポニンがCa^{2+}をもつ筋原線維が相互作用を起こし滑り込む。
7. 三つ組構造と横行小管の微小輸送系回路は活動電位を線維の外膜から細胞のより深い部分へ伝える。
8. Ca^{2+}がアクチンを活性化するとミオシンクロスブリッジがアクチンフィラメントの活性部位に結合して筋収縮が起こる。Ca^{2+}濃度が低下すると筋は弛緩する。
9. 滑走フィラメント説は，タンパク質フィラメントが長さを変えずに互いに滑り込むことにより筋線維が短縮したり弛緩したりするという説である。興奮-収縮連関は，収縮のための化学的事象を駆動する電気的な発火を起こす。
10. 収縮特性と代謝特性に基づいて，筋線維は2つのタイプに区分される。（1）速筋線維（タイプⅡ）は主に無酸素性にエネルギーを産生し，すばやく力強い収縮をもたらす。（2）遅筋線維（タイプⅠ）は収縮速度が遅く，主に有酸素性代謝によりATP再合成のためのエネルギーを発生する。
11. 筋線維タイプの分布には個人差がある。優位な線維タイプは遺伝コードにより大部分決まる。
12. 特殊な運動トレーニングにより各々の筋線維タイプの代謝性能力が向上する。

問題

1. 神経筋運動生理学についての知識はどのようにアスリートの（1）筋力とパワー，（2）スポーツ技術を向上させるのか示せ。
2. 神経筋生理学の文脈において，ことわざ「習うより慣れろ practice makes perfect」の有用性を考察せよ。
3. 分子モーターの意味を考察し，筋フィラメントクロスブリッジがどのように筋線維収縮に寄与するか説明せよ。

第 12 章

ホルモン，運動，トレーニング

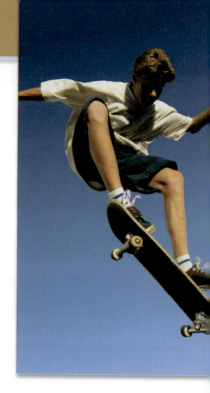

本章の目的

- 主要な内分泌腺が人体のどこに位置するか概略を示す。
- ホルモンがどのように特定の標的細胞の反応性を変えるか説明する。
- ホルモンや体液性因子，神経性因子がどのように内分泌線を刺激するか説明する。
- 下垂体前葉や後葉から分泌されるホルモンの一覧を示し，その分泌に対する急性および慢性的な運動効果を列挙する。
- 甲状腺ホルモンとその機能，さらにその分泌に対する急性および慢性的な運動効果を列挙する。
- 副腎髄質・皮質ホルモンとその機能，さらにその分泌に対する急性および慢性的な運動効果を列挙する。
- 膵臓α，β細胞のホルモンとその機能，さらにその分泌に対する急性および慢性的な運動効果を列挙する。
- 1型，2型糖尿病を定義し，これら2つの糖尿病の3つの違いをあげる。
- 2型糖尿病における5つのリスク因子を列挙する。
- 2型糖尿病に対する定期的な運動の利点を概説する。
- 内分泌機能に対する一般的な運動トレーニングの効果について説明する。
- オピオイドペプチドの機能，運動に対する応答性，「エクササイズハイ」への関与の可能性について述べる。

内分泌系（内分泌はホルモン分泌の意味）は，内分泌器官（腺）と微量な化学伝達物質（ホルモン），標的器官で構成される。この系は，身体機能を統合，調整し，内部環境を安定化する。内分泌腺で産生される**ホルモン**は，人体機能のあらゆる側面で影響を及ぼす。例えば，ホルモンは身体的・精神的ストレスに対する急性および慢性の反応性を高めたり，成長，代謝および生殖を調節する。また，ホルモンは生物学的な活動にエネルギーを供給するために電解質や酸塩基平衡，エネルギー代謝を調節し，体内の恒常性を維持する。

内分泌系は，ホルモンを全身に供給するために神経系と協働する。内分泌腺で産生されたホルモンは，血中で「化学伝達物質」として働き，神経系は「電気信号」として役割を果たす。神経系は即座に作用するが，その効果は一時的である。一方，内分泌系ホルモンはその作用は緩慢だが，長時間作用する。

本章では，内分泌系の特徴，特に安静・運動時の内分泌系の働きや急性・慢性の運動に対する分泌応答などを概説する。

内分泌系の概説

図 12-1 に，下垂体，甲状腺，上皮小体（副甲状腺），副腎，松果体，胸腺など主要な内分泌器官の位置を示す。いくつかの器官は複数の内分泌組織をもっており，そのような器官として脾臓や生殖腺（卵巣と精巣），そして神経系の主要なホルモン分泌器官である視床下部などが知られている。

表 12-1 に，さまざまな内分泌腺，あるいは腺をもたない内分泌細胞，それらの器官から分泌されるホルモンとその標的組織，そして主な身体への効果を示す。

内分泌系の器官

以下の3つの構成要素が内分泌系を特徴づける。

1. 内分泌腺
2. ホルモン
3. 標的（受容）細胞あるいは器官

腺は内分泌系，外分泌系のいずれか，もしくはその両方に分類される。**内分泌腺**は管をもたないため，ホルモンを細胞外液に直接分泌する。**図 12-2** に示すように，ホルモンは血液を介して，身体中の標的器官に作用する。神経筋の反応と同様に，多くのホルモン分泌は身体機能の変化に迅速に適応する。そのため，多くのホルモンは一定の割合というよりはパルス状に分泌される。

一方，汗腺や消化管上皮の分泌腺などの**外分泌腺**はホルモンを必要とする部位へ直接つながる分泌管をもち，これら外分泌腺のほとんどは神経系の制御を受ける。

化学物質をホルモンとなしうるものは何か？

ホルモン hormone は「刺激する impetus」を意味するギリシャ語に由来する。一般的な定義として，ホルモンは，低濃度で作用を発揮し，離れた標的器官に到達するため内分泌細胞から血中に分泌された化学物質（通常は，ペプチドあるいはステロイド）とされる。ところが最近の発見により，多くの非ホルモン物質が化学伝達物質として機能することが判明し，この定義があまりにも広すぎることが示唆されている。

ホルモンは離れた標的器官に運ばれなければならないか？

生理学者は，化学物質がホルモンとして分類されるために，遠く離れた標的細胞に運ばれる必要があるか

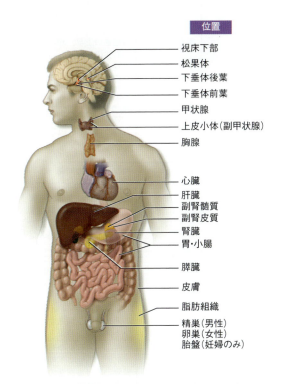

図 12-1 ホルモンを産生する内分泌腺の位置。

表 12-1 内分泌器官とその分泌

内分泌器官	内分泌形態（腺または細胞）	化学的分類	ホルモン	標的器官	主効果
脂肪組織	細胞	ペプチド	レプチン，アディポネクチン（レジスチン）	視床下部，その他の組織	摂食，代謝，生殖
副腎皮質	腺	ステロイド	鉱質コルチコイド（アルドステロン）	腎臓	Na^+再吸収とK^+排泄調節
			糖質コルチコイド（コルチゾール，コルチコステロン）	多くの器官	タンパク質，脂肪の異化作用促進，血糖値の上昇，ストレス適応
			アンドロゲン（アンドロステンジオン，デヒドロエピアンドロステロン〈DHEA〉，エストロン）	多くの器官	性欲増進
副腎髄質	腺	アミン	アドレナリン（エピネフリン），ノルアドレナリン（ノルエピネフリン）	多くの器官	交換神経活動の亢進，心拍出量の増加，血管の調節，グリコーゲン異化および脂肪酸放出の増加
胃腸管（胃や小腸）	細胞	ペプチド	ガストリン，コレシストキニン（CCK），セクレチン，グルコース依存性インスリン分泌刺激ポリペプチド（GIP）	胃腸管や膵臓	消化や栄養吸収の促進，胃腸管運動の調節
心臓	細胞	ペプチド	心房性ナトリウム利尿ペプチド（ANP）	腎尿細管	ナトリウム再吸収の抑制
視床下部	神経細胞群	ペプチド	視床下部ホルモン（放出および放出抑制ホルモン，副腎皮質刺激ホルモン放出ホルモン〈CRH〉，甲状腺刺激ホルモン放出ホルモン〈TRH〉，成長ホルモン放出ホルモン〈GHRH〉，生殖腺刺激ホルモン放出ホルモン〈GnRH〉）	下垂体前葉	下垂体前葉ホルモン放出または抑制
腎臓	細胞	ペプチド	エリスロポエチン（EPO）	骨髄	赤血球産生
		ステロイド	1,25-ジヒドロキシビタミンD_3（カルシフェロール）	腸管	カルシウム吸収の促進
肝臓	細胞	ペプチド	アンギオテンシノーゲン	副腎皮質，血管，脳	アルドステロン分泌，血圧上昇
			インスリン様成長因子（IGF-Ⅰ）	多くの器官	成長
筋	細胞	ペプチド	インスリン様成長因子（IGF-Ⅰ，IGF-Ⅱ），筋原性制御因子（MRF）	多くの器官	成長
膵臓	腺	ペプチド	インスリン	多くの器官	血糖値の低下，タンパク質，脂質，グリコーゲンの合成促進
			グルカゴン	多くの器官	血糖値の上昇，糖原分解や糖新生の促進
			ソマトスタチン（SS）	多くの器官	膵臓ホルモンの分泌抑制，胃腸による消化，栄養吸収の調節
上皮小体（副甲状腺）	腺	ペプチド	パラトルモン（PTH）	骨，腎臓	骨からCa^{2+}の放出，腸におけるCa^{2+}吸収や腎臓におけるCa^{2+}再吸収の促進，血中Ca^{2+}値の上昇，ビタミンD_3合成の促進
松果体	腺	アミン	メラトニン	不明	概日リズムの制御
下垂体前葉	腺	ペプチド	成長ホルモン（GH）	多くの器官	成長，骨や軟組織の発達促進，タンパク質・脂質・炭水化物代謝の調節
			副腎皮質刺激ホルモン（ACTH）	副腎皮質	糖質コルチコイド分泌の促進
			甲状腺刺激ホルモン（TSH）	甲状腺	甲状腺ホルモン分泌の促進
			プロラクチン	乳腺	泌乳
			卵胞刺激ホルモン（FSH）	性腺	女性：卵胞の発育発達やエストロゲン分泌の促進，男性：精巣における精子形成
			黄体形成ホルモン（LH）	性腺	女性：排卵やエストロゲン，プロゲステロン分泌の促進，男性：精巣からのテストステロン分泌
下垂体後葉	視床下部神経の軸索	ペプチド	オキシトシン（OT）	乳腺，子宮	女性：子宮収縮や乳腺からの射乳，男性：不明
			バソプレシン（アルギニン・バソプレシンまたは抗利尿ホルモン〈ADH〉）	腎臓	腎臓における尿量の減少，血管（細動脈）収縮の促進

（つづく）

表12-1 内分泌器官とその分泌（つづき）

内分泌器官	内分泌形態（腺または細胞）	化学的分類	ホルモン	標的器官	主効果
胎盤（妊婦）	腺	ステロイド ペプチド	エストロゲン，プロゲステロン 繊毛性乳腺刺激ホルモン（CS） 繊毛性性腺刺激ホルモン（CG）	多くの器官	胎児，母体の発育 代謝 ホルモン分泌
皮膚	細胞	ステロイド	ビタミンD_3	ホルモンの中間体	1,25-ジヒドロキシビタミンD_3前駆体
卵巣（女性）	腺	ステロイド	エストロゲン（エストラジオール） プロゲスチン（プロゲステロン）	多くの器官 子宮	卵形成，第二次性徴 妊娠のための子宮内膜発育促進
精巣（男性）	腺	ペプチド ステロイド ペプチド	卵巣インヒビン アンドロゲン インヒビン	下垂体前葉 多くの器官 下垂体前葉	FSH分泌の抑制 精子形成，第二次性徴 FSH分泌の抑制
胸腺	腺	ペプチド	サイモシン，サイモポエチン	リンパ細胞	T細胞の増殖や機能向上
甲状腺	腺	ヨウ素化アミン ペプチド	トリヨードサイロニン（T_3），サイロキシン（T_4） カルシトニン（CT）	多くの器官 骨	代謝率の増加，通常の身体発達 骨へのカルシウム沈着促進，血中カルシウム濃度降下作用

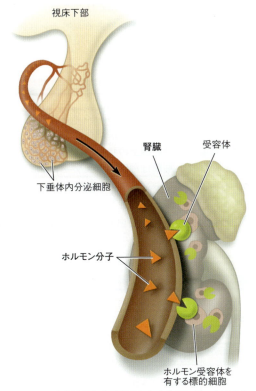

図12-2 内分泌腺から分泌されたホルモンは，血流を介して標的器官に作用する．

疑問に思っている．例えば，さまざまな視床下部調節ホルモン（放出および放出抑制因子を含む）や「成長因子」は血液循環による拡散はみられないが，その他のホルモンとして分類される資格は満たしている．

ホルモンは低濃度で作用を発揮する

新しい伝達物質や受容体の発見に伴い，ホルモンと非ホルモンの境界線が曖昧になっている．特に，ホル

> **Q 質問とノート**
> ● 内分泌系を構成する3つの要素をあげよ．

> **ⓘ インフォメーション**
>
> **小さいけど，重要**
> 　内分泌腺は他の器官と比較すると小さい．すべての内分泌腺を合わせてもわずか0.5 kg程度である．内分泌腺のホルモン分泌は微量で，測定するとその単位はマイクログラム（μg, $10^{-6}g$）やナノグラム（ng, $10^{-9}g$），ピコグラム（pg, $10^{-12}g$）となる．

モンの生理的有効濃度に関して定かでない．あるホルモンはナノモル濃度（$10^{-9}M$）からピコモル濃度（$10^{-12}M$）の範囲で作用するが，他の化学物質の中には高い濃度になると作用を発揮するものがある．例えば，サイトカイン（サイトカインは細胞の発達，分化，免疫反応を調節するペプチドグループ）は典型的なホルモンよりも高い濃度で標的細胞に作用する．エリスロポエチン（赤血球細胞の合成を制御する）はホルモンに分類されるが，機能的にサイトカインのように振る舞う．

● **ホルモンの受容体結合**　すべてのホルモンは標的細胞の受容体に結合し，生化学反応を開始する．この特性はホルモンの種類や作用する器官によって異なる．いくつかのホルモンは異なる経路を介して複数の器官に作用する一方，器官によっては作用しない．例えば，インスリン作用は標的器官によって異なる．筋や脂肪細胞において，インスリンはグルコースやタンパク質の輸送や酵素活性を変化させ，糖代謝を調節する．肝臓では，インスリンは酵素活性を調節するが，グル

コースやタンパク質輸送には影響せず，脳の糖代謝はインスリンを必要としない(これはまだ明確ではない)。

ホルモンの分類

ホルモンは，分泌器官，受容体の種類，化学構造などで分類することができる。最も一般的なのは化学構造による分類であり，以下の3つのホルモンに分類される。

1. ペプチドホルモン：ペプチド結合したアミノ酸から合成される。
2. ステロイドホルモン：コレステロールやアミンホルモンから合成される。
3. アミンホルモン：単一のアミノ酸から合成される。

表12-2に，ペプチド，ステロイド，アミンホルモンの貯蔵と合成，分泌機構，輸送方法，受容体局在，受容体-リガンド結合反応，標的器官の反応をまとめた。

ペプチドホルモン

ペプチドホルモンは，わずか3つのアミノ酸からなる低分子のペプチドから高分子のタンパク質や糖タンパク質に及ぶ。これら親水性ホルモンは溶けやすく，容易に体細胞外液に運ばれる。ペプチドホルモンの半減期は数分であるため，ホルモン作用が数分間以上要求される場合は，連続的にホルモンを分泌しなければならない。ほとんどのペプチドホルモンは細胞膜上の受容体と結合し，セカンドメッセンジャーを介して作用する。他のホルモンと比較して，ペプチドホルモンに対する組織の反応時間は速い。

ステロイドホルモン

すべてのステロイドホルモンはコレステロールから合成され，類似した化学構造をもつ。多様な組織で産生されるペプチドホルモンとは異なり，ステロイドホルモンを合成するのは副腎皮質，性腺，妊娠中の胎盤のみである。これらのホルモンは細胞膜を容易に通過するため，分泌細胞の外に放出されやすく，標的器官に到達しやすい。ステロイド分泌細胞はホルモンを貯蔵することができないので，必要に応じてホルモンを合成する。ステロイドホルモンは単純拡散により分泌される。ステロイドホルモンは血漿や他の体液における最小可溶成分であり，血中では担体タンパク質と結合する。標的器官では，ステロイドホルモンはそれらのタンパク質から解離し，作用する。

アミンホルモン

アミンホルモンは，1つもしくは2つのアミノ酸で合成される低分子のホルモンである。アミン性神経ホルモンであるカテコールアミン(アドレナリンやノルアドレナリン)は，ペプチドホルモン同様，細胞膜上の受容体に結合する。

ホルモンはどのように機能するのか

ほとんどのホルモンは，直接細胞活性に影響を及ぼすわけではなく，細胞膜上の特異的な受容体分子と結合する。その後，細胞は細胞内カスケードを開始するためにセカンドメッセンジャーを放出する。結合したホルモンはファーストメッセンジャーとして細胞膜上のアデニルシクラーゼと反応し，サイクリックAMP

表12-2 ペプチド，ステロイド，アミンホルモンの合成と貯蔵，分泌機構，輸送方法，受容体局在と受容体-リガンド結合反応，標的器官の反応

	ペプチドホルモン	ステロイドホルモン	アミンホルモン	
			カテコールアミン	甲状腺ホルモン
代表的なホルモン	インスリン，グルカゴン，レプチン，IGF-I	アンドロゲン，DHEA，コルチゾール	アドレナリン(エピネフリン)，ノルアドレナリン(ノルエピネフリン)	サイロキシン(T_4)
合成と貯蔵	事前に合成され，分泌小胞に貯蔵	需要に応じて前駆物質から合成	事前に合成され，分泌小胞に貯蔵	事前に合成され，分泌小胞に貯蔵
分泌機構	開口分泌[a]	単純拡散	開口分泌	単純拡散
輸送方法	血漿への溶解	担体タンパク質との結合	血漿への溶解	担体タンパク質との結合
寿命(半減期[b])	短期	長期	短期	長期
受容体の局在	細胞膜	細胞質または核，一部は細胞膜上	細胞膜	核
受容体-リガンド結合の反応[c]	セカンドメッセンジャー系の活性化(標的遺伝子の制御)	標的遺伝子の転写，翻訳促進，非遺伝子性の作用	セカンドメッセンジャー系の活性化	標的遺伝子の転写，翻訳促進
標的器官の一般的な反応	現存タンパク質の修飾と新規タンパク質合成の誘導	新規タンパク質合成の誘導	現存タンパク質の修飾	新規タンパク質合成の誘導

[a] 細胞内の小胞が細胞膜に融着し，細胞内物質を細胞外へ分泌する過程。
[b] ホルモン濃度が半分に減少する時間。
[c] リガンド(受容体に結合する分子)は膜タンパク質と結合し，エンドサイトーシス(細胞膜上に小胞を形成し，分子を細胞質へ取込む過程)を誘発する。

cyclic-AMP（cAMP）を形成する。この化合物は**セカンドメッセンジャー**として作用するか，標的細胞内の連続的な作用を惹起し，細胞機能に影響を及ぼす仲介因子として作用する。そのメカニズムは以下の4つのいずれかである。

1. 細胞内タンパク質合成率の変化
2. 酵素活性の変化
3. 細胞膜輸送の修飾
4. 分泌活動の誘導

　ホルモンに対する標的細胞の反応は，細胞膜上あるいは細胞内の特異的なタンパク質受容体に強く依存する。
　以下の3つの要因がホルモンの血漿濃度を決める。

1. 内分泌腺における合成と放出の合計
2. 受容組織の取り込み率
3. 肝臓や腎臓における血中からのホルモン除去率

　多くの場合，ホルモン除去率（通常は尿で測定される）は放出率と等しい。

酵素に対するホルモン作用

　酵素活性の変化や酵素を介した膜輸送は，ホルモン作用の主要なメカニズムである。ホルモンは，次の3つの方法のいずれかで酵素活性に影響を及ぼす。

> ### ❓ 質問とノート
>
> - ホルモンの種類を3つあげよ。
> - アミンホルモンの例を1つあげよ。
> - ホルモンが特異的な標的細胞に作用する4つの方法をあげよ。
> - ホルモンが酵素活性に影響を及ぼす2つの方法をあげよ。

> ### ⓘ インフォメーション
>
> **ホルモン-受容体結合**
> 　ホルモン-受容体結合は，ホルモンが作用を発揮するための第1段階である。ホルモンによる細胞活性化の程度は以下の3つの要因に依存する。
>
> 1. 血中ホルモン濃度
> 2. ホルモンに対する標的細胞の受容体数
> 3. ホルモンと受容体の感受性や結合力の強さ

1. 酵素合成の促進。
2. 酵素との結合。アロステリック修飾を介して酵素を変形し，基質との相互作用能力を増大あるいは減弱させる。
3. 総酵素活性の増加。活性を高めるため不活状態にある酵素を活性化する。

　酵素活性の変化に加えて，ホルモンは基質の細胞内輸送を促進もしくは抑制する。例えば，インスリンは細胞膜を通してグルコース取り込みを促進する。一方，アドレナリンは細胞のグルコース取り込みを抑制する。

ホルモン分泌の調節

　内分泌腺は，ホルモン性，体液性，神経性の3つの方法により刺激される。これらの刺激方法は単独もしくは併用により，反射反応のように機能し，最終的に特異的なホルモン分泌を誘導・調節している。これらの反射反応は類似しており，刺激，入力信号，信号の統合，出力信号そして反応から構成される。内分泌反射では，出力信号がホルモンや神経ホルモンを意味する。

　図12-3は，ホルモン分泌を抑制する負のフィードバックシステムを示す。例えば，食後の血糖値上昇はインスリン分泌を促す。その後，インスリンは血液を介して標的組織に運ばれ，糖取り込みや代謝を高め，血糖値を下げる。この血糖値の低下は負のフィードバック信号となり，インスリン分泌を抑え，収束させる。この図は，神経系の入力信号がインスリン分泌を促すことも示す。

ホルモン性刺激

　ホルモンは他のホルモン分泌に影響を及ぼす。例えば，視床下部放出あるいは抑制ホルモンのほとんどは下垂体前葉ホルモンの分泌を促す（**表12-1**参照）。次に，下垂体前葉ホルモンは他の「標的器官（腺）」を刺激し，血中にホルモンを分泌させる。これらホルモンの血中濃度の増加は下垂体前葉からのホルモン分泌を抑制するフィードバック機構として働き，標的器官（腺）におけるホルモン分泌を抑制する。

体液性刺激

　イオン，栄養素，胆汁の血中濃度変動はホルモン分泌を促す。**体液性刺激**は「分泌液由来」のホルモン刺激と区別して定義する。液性因子である血糖の上昇は膵臓からインスリン分泌を刺激する。インスリンはグルコース流入を促進し，血糖値を低下させ，体液性主導のインスリン分泌を終わらせる。

神経性刺激

　神経線維はホルモン分泌に影響を及ぼす。例えばス

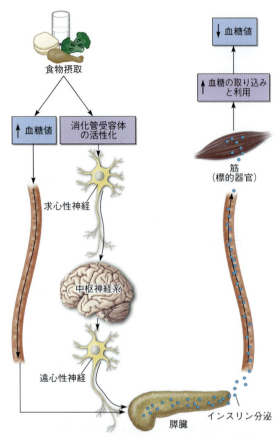

図12-3 インスリン分泌機構。インスリン分泌は血糖値の上昇，もしくは食事摂取に伴う神経系の活性化により促進される。

> **インフォメーション**
>
> **カフェインが脂肪分解を促す**
> カフェインは脂肪細胞のcAMPを活性化する。cAMPはリパーゼのホルモン感受性を高め，脂肪分解や遊離脂肪酸の血中放出を促す。血漿遊離脂肪酸値の上昇は脂質酸化を促す。その結果，肝臓や筋グリコーゲンが貯蔵される。

> **インフォメーション**
>
> **標的細胞の活性化**
> ホルモン-受容体の相互作用による標的細胞の活性化は，以下の3つの要因に依存する。
>
> 1. 特異的ホルモンの血中濃度
> 2. ホルモンに対する標的細胞の相対的な受容体数
> 3. ホルモン-受容体の親和性あるいは結合力の強さ

トレス時，副腎髄質の交感神経の活性化は，アドレナリンやノルアドレナリンの分泌を促す。この場合，神経系はホメオスタシスを維持するため，通常の内分泌系調節を増大する。

神経ホルモンは神経から血液中に分泌される化学信号としての役割を果たす。神経系から分泌されるホルモンは主に3つのグループに分類できる。

1. 副腎髄質の神経で合成されるカテコールアミン
2. 下垂体後葉から分泌される視床下部神経ホルモン
3. 下垂体前葉から分泌されるホルモンを制御する視床下部神経ホルモン

ホルモン-ホルモンの相互作用

多くのホルモンは同時に存在し，多くの細胞や組織を制御する。ホルモンの相互作用は以下の3つのタイプに分類できる。

1. **相乗作用**：特異的組織において，異なるホルモンが協働的に働き，作用を高めることがある。例えば，膵臓ホルモンであるグルカゴンはコルチゾールやノルアドレナリンと協働し，相乗的に血糖値を高める。2種類あるいはそれ以上のホルモンが相互作用を発揮する場合，その作用はそれぞれのホルモンが単独で作用するよりも効果的であることが多い。
2. **許容作用**：あるホルモンは，他のホルモン作用あるいは高濃度でなければ，その作用を完全に発揮することができない。例えば，甲状腺ホルモンは標的細胞におけるアドレナリン受容体数を増やし，アドレナリン作用を高める。
3. **拮抗作用**：いくつかのホルモンは他のホルモンと対立し，その作用を減弱する。例えば，グルカゴンや成長ホルモン growth hormone（GH）は，インスリンの血糖値低下作用に対抗し，血糖値を上昇させる。

ホルモン分泌パターン

多くのホルモンは末梢刺激に応答し，必要に応じて分泌されるが，いくつかのホルモンは24時間周期（日内変動）で一定間隔に分泌される。ホルモンによっては分泌周期が数週間に及ぶこともある。これらの周期パターンは前述したホルモン分類とは関係がない。

ホルモン分泌パターンの評価は，1回の血液採取では得ることができない情報を明らかにすることができる。ホルモン動態を知るうえで，分泌パターンや振幅，頻度の情報はあるタイミングのホルモン濃度を調べることよりも有益である。

安静時と運動誘発性の内分泌

この項では，安静時や運動時のホルモン機能およびトレーニングによるホルモン分泌応答の変化について概説する。

下垂体前葉ホルモン

図12-4に，下垂体と分泌ホルモン，その標的内分泌腺とそこから分泌されるホルモンを示す。下垂体は前葉と後葉からなり，それぞれ異なるホルモンを分泌する。下垂体後葉は視床下部によって神経支配されているため，下垂体は視床下部に付着したような形で存在する。下垂体を支配するその神経束（**下垂体茎**）は導管の役割を果たし，視床下部で合成されたホルモンを貯蔵するために下垂体へと運ぶ。脳基底部の真下に位置する**下垂体前葉**は少なくとも6つのペプチドホルモンを分泌し，他のホルモン分泌を制御する。

下垂体後葉は視床下部神経の軸索を通して，オキシトシンやバソプレシンを分泌する。オキシトシンは乳房や子宮に作用し，乳汁の産生や陣痛，出産を促す。バソプレシン（血圧上昇ホルモンで，アルギニン・バソプレシンとも呼ばれる。別名，**抗利尿ホルモン** antidiuretic hormone〈ADH〉）は腎臓に作用し，尿排出量を減少させ，体液バランスを調節する。

成長ホルモン

ヒト成長ホルモン hunman growth hormone（GH，または**ソマトトロピン**）は身体中の細胞分裂や増殖を促進する。このホルモンは以下の3つの機序でタンパク質合成を促す。

1. 細胞膜へのアミノ酸輸送の亢進
2. RNA形成の促進
3. タンパク質合成を担う，細胞内リボソームの活性化

GH分泌はエネルギー代謝において糖質利用を抑制する一方，脂質利用を高める。幼少期のGH分泌不足は骨格筋の発育を鈍らせて**小人症**を引き起こし，過剰分泌は過度な成長を促して**巨人症**を引き起こす。また，思春期後の過剰なGH分泌は軟組織成長や骨肥厚が継続し，**先端巨大症**をまねく。GHの成長促進作用の多くは，GHの直接的な作用というよりは標的器官における中間化学伝達物質の作用により生じる。肝臓で産生されるそのようなペプチド伝達物質として，**ソマトメジン**あるいはインスリンと類似構造をもつ**インスリン様成長因子** insulin-like growth factor（IGF）が存在する。IGFはIGF-IとIGF-IIの2つに分類され，

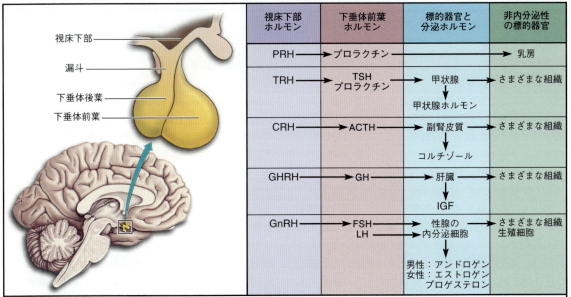

視床下部から分泌された放出もしくは抑制ホルモンは下垂体前葉の内分泌細胞に作用し，下垂体前葉から分泌される6つのホルモン分泌を制御する（左から2列目参照）。下垂体前葉ホルモンは他の内分泌腺や直接標的細胞に作用する。PRH（prolactin-releasing hormone）=プロラクチン放出ホルモン，TRH（thyrotropin-releasing hormone）=甲状腺刺激ホルモン放出ホルモン，CRH（corticotropin-releasing hormone）=副腎皮質刺激ホルモン放出ホルモン，GHRH（growth hormone-releasing hormone）=成長ホルモン放出ホルモン，GnRH（gonadotropin-releasing hormone）=性腺刺激ホルモン放出ホルモン，TSH（thyroid-stimulating hormone〈thyrotropin〉）=甲状腺刺激ホルモン，ACTH（adrenocorticotropic hormone〈corticotropin〉）=副腎皮質刺激ホルモン，GH（growth hormone）=成長ホルモン，FSH（follicle-stimulating hormone）=卵胞刺激ホルモン，LH（luteinizing hormone）=黄体形成ホルモン，IGF（insulin-like growth factor）=インスリン様成長因子

図12-4 下垂体ホルモンの分泌とその標的器官。

インフォメーション

内分泌腺の真の支配者

Galen（AD131〜201，ガレンまたはガレノスと呼ばれる）をはじめ古代のギリシャ人医師らは，健康や病気に関する多くの書物に下垂体について記載している。Galenは，下垂体の役割について脳から上咽頭へ痰を排出するものだと誤解していた。それから19世紀以上，下垂体が身体の内分泌腺を支配していると考えられてきたが，実際は視床下部が下垂体前葉を制御していることから，視床下部が内分泌腺の真の支配者といえるだろう。

質問とノート

- 「内分泌腺の真の支配者」の名前を示せ。
- ホルモン-受容体の相互作用による標的細胞の活性化に関わる3つの要因をあげよ。
- 放出ホルモンを分泌するための視床下部への神経入力を2つあげよ。
- 運動はTSH分泌を増加させるか，それとも減少させるか。

GHの刺激により，肝臓から直接放出される。これらのホルモンは運動単位において強力な末梢作用を発揮する。

視床下部からのGH放出ホルモンは下垂体前葉のGH産生を促し，**ソマトスタチンはGH分泌を抑制する。主要な下垂体ホルモンはそれぞれ，視床下部の放出因子の影響を受ける**。不安やストレス，運動は視床下部への神経入力を介して，放出ホルモンの分泌を促す。

●**運動，成長ホルモン，組織合成** GH分泌は運動開始の数分後から増加する。運動強度が高ければ，GH合成と分泌は高まり，その分泌は運動時間や量よりも最大運動強度と密接に関係する。運動時のGH分泌機構の詳細はいまだ不明であるが，神経因子が主要な制御因子とされる。

運動は直接GH分泌を促し，同化作用を亢進するという仮説がある。運動はGHパルスの頻度や振幅を倍増し，GH分泌を高める内因性オピオイド分泌も亢進する。オピオイドは肝臓に作用し，GH分泌を鈍らせるソマトスタチン産生を抑制することでGH分泌を促進する。

図12-5は，GHの作用と制御を示したものである。血漿GH濃度の上昇は脂肪組織からのトリアシルグリセロール分泌を促す一方，細胞の糖取り込みを抑制する（抗インスリン作用）。血糖値を維持し，糖質異化作用を抑制することは，長時間運動の持続につながる。同時に，骨や骨格筋を含むさまざまな組織において，GHはソマトメジンを介した同化作用を亢進する。上昇したGHやソマトメジンは視床下部からのGH抑制ホルモン分泌を促す。この機構はGH放出ホルモンの分泌を抑え，その結果，下垂体前葉からのGH分泌は減少する。

甲状腺刺激ホルモン

甲状腺刺激ホルモン thyroid-stimulating hormone（TSH）は発育や甲状腺細胞からのホルモン分泌を含む甲状腺の発達に関与する。甲状腺は細胞代謝を調節するうえでも重要な役割を担う。通常，運動は下垂体前葉からのTSH分泌を高める。

副腎皮質刺激ホルモン

視床下部は，副腎皮質刺激ホルモン放出ホルモンcorticotropin-releasing hormone（CRH）を視床下部-下垂体門脈系へ分泌する。下垂体前葉に輸送された**CRHは，副腎皮質刺激ホルモン** adrenocorticotropic hormone（ACTH）**の分泌を促す**。TSHが甲状腺ホルモン分泌を制御するのと同様に，ACTHは副腎皮質に作用し，コルチゾールの合成や分泌を亢進する。ACTHは直接，脂肪組織からのトリアシルグリセロール動員促進，糖新生率の増加，タンパク質の異化促進作用をもたらす。ACTH濃度は，有酸素性能力の25％を超える強度の運動で増加を始める。

性腺刺激ホルモン

性腺刺激ホルモンには，**卵胞刺激ホルモン** follicle-stimulating hormone（FSH）と**黄体形成ホルモン** luteinizing hormone（LH）がある。女性では，FSHが卵巣の卵胞成長を惹起し，卵巣のエストロゲン分泌を促す。LHとFSHは協働してエストロゲン分泌を促し，卵子が受精のため輸卵管を通過できるよう卵胞を破壊させる。男性では，FSHが精巣の胚上皮を刺激し，精子形成を促す。LHは精巣からのテストステロン分泌を促す。

性腺刺激ホルモンの分泌特性により，運動に伴うFSHやLH濃度変化の解釈は難しい。なぜなら，通常，LHはパルス状に分泌されるので，LHの濃度の変化が，運動特異的なのか通常の分泌パターンに由来するのか，区別するのが困難だからである。不安は「ストレス」ホルモンであるノルアドレナリン作用を介してLH濃度に影響を及ぼすので，運動に対する予備緊張時からLHは増加し，回復期にピークに達する。

プロラクチン

プロラクチン prolactin（PRL）は乳腺からの泌乳を

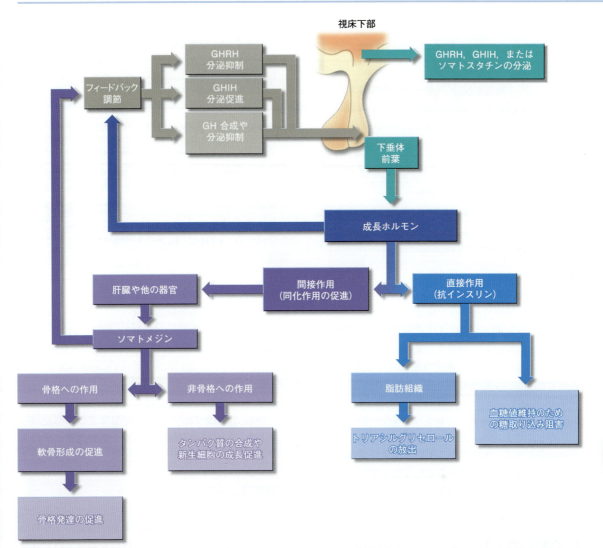

図12-5 成長ホルモン（GH）作用の概要。高血糖値を維持するために，GHは脂肪組織のトリアシルグリセロールを分解・放出し，細胞の糖取り込みを阻害する（抗インスリン作用）。ソマトメジンは間接的にGHの同化作用を仲介する。GHやソマトメジン濃度の増加はフィードバック機構を介して，成長ホルモン抑制ホルモン（GHIH）分泌促進や視床下部からの成長ホルモン放出ホルモン（GHRH）分泌を抑制する。この機構は，下垂体前葉からのGH分泌を強く抑制する。

支配する。PRL濃度は高強度運動で増加し，運動終了後から45分以内で基準値に戻る。PRLは女性機能にとって重要な役割を担う。女性アスリートでは，トレーニングに伴うPRL分泌の繰り返しが卵巣機能を抑制し，しばしば性周期異常を引き起こす。一方，男性では一過性の最大運動後にPRL濃度が上昇するが，その意義は不明である。

下垂体後葉ホルモン

図12-4は，視床下部の一部が延びて**下垂体後葉**が形成されていることを示す。下垂体後葉には**バソプレシン**（抗利尿ホルモンもしくはADH）と**オキシトシン**の2つのホルモンが貯蔵されている。下垂体後葉自体はこれらのホルモンを産生せず，視床下部からこれらのホルモンを受容し，神経刺激に伴い血液中に放出する。

ADHの主要な作用は腎臓からの尿量調節である。オキシトシンは子宮筋活動や授乳期の胸腺からの射乳を促すので，出生や授乳において重要な役割を果たす。

運動はADH分泌を強く促し，運動中あるいは運動後の尿細管における水分再吸収を高める。特に，脱水を伴う暑熱下運動時，発汗がADH分泌を刺激し，体液の減少を防ぐ。水分の過剰摂取はADH分泌を抑制し，それに比例して尿量は増加する。

甲状腺ホルモン

蝶形をした甲状腺の重量は15〜20g程度で，喉頭の両側頸部に位置する（図12-6）。この大きな内分泌腺

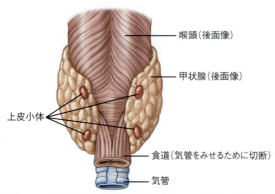

図12-6 甲状腺は喉頭の両側頸部に位置する。通常の状態では外からみることはできない。

は2つの異なる内分泌細胞を有し、カルシウム調節ホルモンであるカルシトニンとアミノ酸とヨウ素の結合物である甲状腺ホルモンを分泌する。甲状腺ホルモンにはチロキシン thyroxine (T_4) とトリヨードチロニン triiodothyronine (T_3) があり、主要な代謝ホルモンとして知られる。下垂体前葉から放出される TSH は甲状腺を刺激し、これらのホルモン分泌を促す。

甲状腺ホルモンは生活の質に影響する

甲状腺ホルモンは生命に不可欠ではないが、その質に影響を及ぼす。幼少期に必要な GH 分泌は、甲状腺活性に依存する。甲状腺ホルモンは正常な発育発達、特に神経組織の発達を促す不可欠な因子である。

甲状腺ホルモンの**分泌過多**は、次の4つの作用をもたらす。

1. 安静時の酸素摂取量と代謝熱産生の増加（熱不耐性はよくある病訴）。
2. タンパク質の異化作用の亢進に伴う、筋力低下や体重減少。
3. 反射活動の亢進、および精神的混乱（易刺激性、不眠症から精神病までを含む）の助長。
4. 異常な頻脈。

甲状腺ホルモンの**分泌過少**は、次の4つの作用を引き起こす。

1. 代謝率の減少に伴う、内部熱産生の減少および寒冷不耐症。
2. タンパク質合成の抑制に伴う、脆弱な爪、薄毛、乾燥・敏感肌。
3. 反射活動の抑制および訥弁や思考力の低下、疲労感。乳児期では知能低下を示すクレチン症（低身長症）の発症。
4. 異常な徐脈。

運動により深部体温は上昇し、T_4 を含むホルモンとタンパク質の結合率が低下する。そのため、運動中、血漿タンパク質と結合していない遊離 T_4 の血中濃度は増加するが、その一過性変化の意義についてはわかっていない。

パラトルモン

甲状腺内の**上皮小体**（副甲状腺）は、4つの小さな組織から構成される（図12-6 参照）。この腺は、血漿カルシウムイオン（Ca^{2+}）濃度を上昇させるカルシウム調節上皮小体ペプチドホルモン（**パラトルモン**もしくは**上皮小体ホルモン** parathyroid hormone〈PTH〉）を分泌する。PTH は、以下の3つのメカニズムで Ca^{2+} 濃度を高める。

1. 骨からの Ca^{2+} の動員。
2. 腎臓での Ca^{2+} 再吸収の促進。
3. ビタミン D_3 に作用し、間接的に腸管における Ca^{2+} 吸収を高める。

副腎ホルモン

副腎は、腎臓の真上に位置し、扁平で帽子状の形をしている（図12-7）。この内分泌腺は2つの部位から構成され、内側の**副腎髄質**と外側の**副腎皮質**に分けることができる。これらの内分泌腺は、それぞれ異なるホルモンを分泌する。

副腎髄質ホルモン

副腎髄質は交感神経の一部で、**カテコールアミン**と呼ばれる**アドレナリン**と**ノルアドレナリン**の2つのホルモンを分泌し、交感神経系の作用を持続、増大させる。視床下部からの直接的な神経出力が、副腎髄質のホルモン（80%はアドレナリン）の分泌を制御し、心臓、血管系、腺に影響を与える。しかしその作用は、交感神経による直接的な刺激より遅い。

運動強度は副腎髄質のホルモン分泌量に強く関係する。例えば、低強度から最大運動強度までの漸増負荷運動中、ノルアドレナリン濃度は2〜6倍に増加する。また、運動持続時間や走行距離も血漿アドレナリンや

> **ⓘ インフォメーション**
>
> **ホルモンを非難するな！**
> 甲状腺ホルモン産生能力の低下は基礎代謝量を低下させ、体重や体脂肪の増加をまねく。しかし、肥満者のうち、甲状腺機能異常を示すのは3%未満である。つまり、甲状腺機能の低下だけでは、米国成人の60%にみられる過剰な体脂肪の増加を説明することはできない。

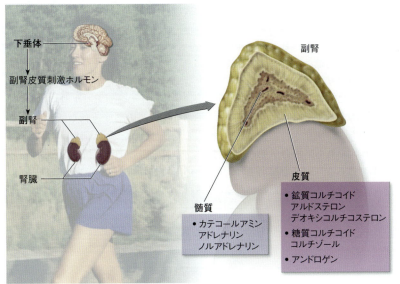

図12-7　副腎とその分泌ホルモン。

Q 質問とノート

- 2つの性腺刺激ホルモンの名前を示せ。
- 甲状腺ホルモンの分泌過多による影響を1つ示せ。
- 甲状腺ホルモンの分泌過少による影響を1つ示せ。
- 副腎を構成する2部位の名前を示せ。
- 副腎髄質の分泌量を支配する要因は何か？
- カテコールアミンを2つあげよ。

ノルアドレナリン濃度に直接的に影響を及ぼす。スプリント・パワートレーニングを行うアスリートは有酸素運動トレーニングを行う選手よりも最大運動中，交感神経副腎系の活性が高い。この違いは，最大運動出力エネルギーに対する無酸素性エネルギー代謝の寄与率と関係し，スプリント・パワー活動中のほうが無酸素性エネルギー代謝の寄与率が高い。運動に対するカテコールアミン応答を決定する他の因子には，年齢（絶対運動強度が同じ場合，カテコールアミン分泌は高齢者のほうが高い）や性別（相対的運動強度が同じでも，男性のほうが女性よりもアドレナリン分泌が高い）などがある。

副腎皮質ホルモン

副腎皮質は下垂体から分泌される **ACTH** 刺激に応答して**副腎皮質ホルモン**を分泌する。これらのステロイドホルモンは機能によって，**鉱質コルチコイド**，**糖質コルチコイド**，**アンドロゲン**の3つのグループに分類することができる。それぞれのホルモンは副腎皮質の異なる部位や層で産生される。

● **鉱質コルチコイド**　鉱質コルチコイドは細胞外液中の無機塩であるナトリウムとカリウムの濃度調節に関与する。**アルドステロン**は鉱質コルチコイドの95％を占め，生理学的に最も重要なホルモンである。

アルドステロンは腎臓の遠位尿細管におけるナトリウムの再吸収を制御している。アルドステロンは分泌が高まるとナトリウムイオンを体液から引き込み，ろ過して血液中に戻す。その結果，ナトリウムは尿中にほとんど排泄されない。ナトリウム再吸収に伴い血漿量は増加し，それに付随して，心拍出量や動脈圧が上昇する。対照的に，アルドステロン分泌が少なくなるとナトリウムや体液は尿中に流出される。

腎臓はカリウムあるいは水素イオンを，再吸収されたナトリウムと1対1で交換するので，アルドステロンは間接的に血清カリウムと体内pHの維持に寄与している。ミネラルバランスは神経伝達や筋機能を維持する。適切なナトリウムとカリウム調節が行われなければ，神経筋活動は止まってしまう。

運動中，交感神経からの出力により，腎臓の血管は収縮する。腎臓の血流量が低下すると，腎臓は血液中に**レニン**という酵素を放出する。レニンは**アンギオテンシン**の合成を促す。アンギオテンシンは強力な血管収縮作用をもち，副腎皮質からのアルドステロン分泌を促す。運動中，アルドステロン濃度は連続的に上昇し，その濃度は安静時の約6倍に達する。安静時，**レニン-アンギオテンシン系**は腎臓の輸入細動脈における血圧変化に基づいて，アルドステロン分泌を制御する。

●**糖質コルチコイド** 副腎皮質の主要なステロイドホルモンは，糖質コルチコイドである．図12-8に，糖質コルチコイドである**コルチゾール（ヒドロコルチゾン）**分泌に影響を及ぼす因子と標的器官への作用を示す．コルチゾールは強い概日リズムをもつ．通常，その分泌は朝方に高く，夜中に低くなる．コルチゾール分泌はストレスに伴い増加するので，「ストレスホルモン」と呼ばれることがある．異化ホルモンであるコルチゾールは抗低血糖作用をもち，生命活動の維持に不可欠なホルモンの1つである．副腎を摘出された動物は強力な環境ストレスにさらされると死にいたる．

コルチゾールはグルカゴンやカテコールアミンなどに対し，**許容作用**を発揮する．

コルチゾールの主要な6つの作用を以下に示す．

1. 肝臓における糖新生の促進
2. 糖新生の基質として骨格筋タンパク質の分解
3. 持続的中強度運動や低エネルギー摂取時の脂肪分解促進
4. 免疫系の抑制（抗炎症作用）
5. 負のカルシウムバランスの亢進（骨から尿中へカルシウム排出促進）

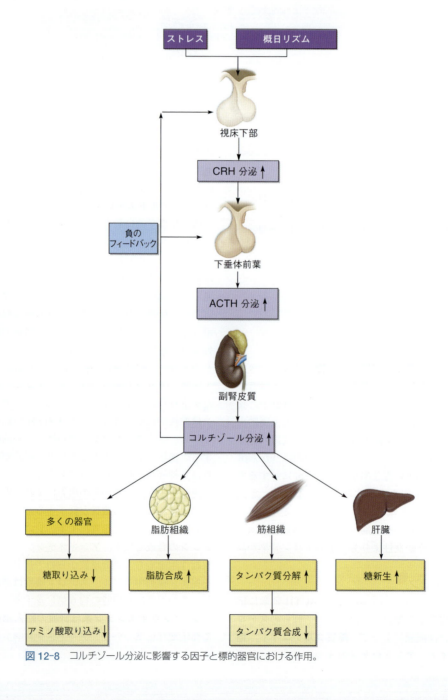

図12-8 コルチゾール分泌に影響する因子と標的器官における作用．

6. 気分，記憶，学習を含む脳機能への影響

　運動に伴うコルチゾール分泌応答は，運動強度，持続時間，健康状態，栄養状態，概日リズムに依存する。コルチゾール分泌は運動強度の増加に伴い亢進する。長時間のマラソン，自転車，ハイキングは，高コルチゾール血症を引き起こす。比較的強度の低い持続運動でも血漿コルチゾールは増加し，運動終了後，2時間程度は上昇したままである。

● **アンドロゲン**　副腎，卵巣（女性），精巣（男性）では，**アンドロゲン**と呼ばれる性ステロイドが合成される。これらの内分泌腺ホルモンは，性特異的な身体的特徴や生殖機能の発達を促進する。「男性」あるいは「女性」ホルモンと区別せず，性別でホルモン濃度が異なると考えるべきである。具体的にいうと，卵巣では**エストラジオール**（エストロゲン），黄体期には**プロゲステロン**が産生される。男女ともに，副腎では**デヒドロエピアンドロステロン** dehydroepiandrosterone（DHEA）やその硫酸体である DHEAS が合成される。**テストステロン**は精巣で産生されるが，卵巣でも微量ながら合成される。このテストステロンは末梢組織においてエストロゲンにも変換される。

　女性では，血漿テストステロン濃度が男性の1/10程度であるが，運動により増加する（エストラジオールやプロゲステロンも同様）。普段，トレーニングをしていない男性がレジスタンス運動や中強度の有酸素運動を行うと，15〜20分後に血清や遊離テストステロン濃度が上昇する。長時間の高強度有酸素運動では，テストステロン濃度は安静時よりも低下する。

膵臓ホルモン

　膵臓は長さ約 14 cm，重さ約 60 g で，胃の真下に位置する。**図 12-9** に，膵臓の位置とさまざまな内分泌細胞を示す。ドイツ人解剖学者で医師の Paul Langerhans（1847〜1888 年）は，彼の学位論文（1869 年）ではじめて膵臓の細胞群について記述した。細胞数がおよそ 100 万にも及ぶこの細胞群は，彼を讃えて**ランゲルハンス島**と名づけられた。ランゲルハンス島は 4 つの異なる細胞を有し，それぞれ異なるペプチドホルモンを分泌する。島細胞の 3/4 は β 細胞で，**インスリン**や**アミリン**を合成する。20％は α 細胞で，**グルカゴン**を分泌する。残りの細胞は**ソマトスタチン**を分泌する D 細胞や**膵臓ポリペプチド** pancreatic polypeptide（PP）を分泌する細胞である。

　インスリンとグルカゴンは拮抗的に作用し，血糖を調節する。どちらのホルモンも血液中に存在し，その濃度の比率で作用が決まる。

　食後，インスリンが支配的に作用し，身体における同化作用が維持される。摂取されたグルコースはエネルギー代謝の基質となる。過剰に摂取した場合，グルコースはグリコーゲンとして貯蔵されるか，脂質やタンパク質に合成される。一方，絶食状態では，**低血糖**を防ぐためグルカゴンが支配的に作用する。

インスリン分泌

　食後のインスリン分泌に影響を及ぼす要因は以下の 5 つである。

1. **血糖値の上昇**：血糖値が 100 mg/dL を超えるとインスリン分泌を刺激する。小腸から吸収されたグルコースは血液を介して膵臓の β 細胞に運ばれ，グルコース輸送担体 2 glucose transporter 2（GLUT2）がインスリン分泌を促す。
2. **血中アミノ酸濃度の上昇**：食事後，血漿アミノ酸濃度が上昇し，インスリン分泌を促す。
3. **胃腸ホルモン**：食事後，胃腸から血液中に分泌されたホルモンが β 細胞を刺激し，インスリン分泌を促す。主要な胃腸ホルモンとしてグルカゴン様ペプチド 1 glucagon-like peptide-1（GLP-1）とグルコー

インフォメーション

高血圧の原因

　異常な交感神経刺激が原因と思われる安静時の慢性的な腎血流量の減少は，レニン-アンギオテンシン系を活性化する。この機構の長期化は過剰なアルドステロン分泌を促し，その結果，高血圧をまねく。アルドステロン分泌増加に伴う高血圧症は 10 代の肥満者によくみられる。その原因として，以下の 3 つの要因が想定されている。

1. 食塩感受性の低下（水分保持率は増加）
2. ナトリウム吸収の増加
3. インスリン感受性の低下（高インスリン血症）

質問とノート

- 運動強度を低強度から最大まで漸増的に増加させた時のアドレナリン分泌動態について述べよ。

- 腎臓は腎血流量の低下に刺激され，＿＿＿＿＿という酵素を血液中に分泌する。

- コルチゾール分泌の影響を受ける組織を 3 つあげよ。

- コルチゾール分泌は＿＿＿＿＿によって増加する。

- コルチゾールの主要な作用を 3 つあげよ。

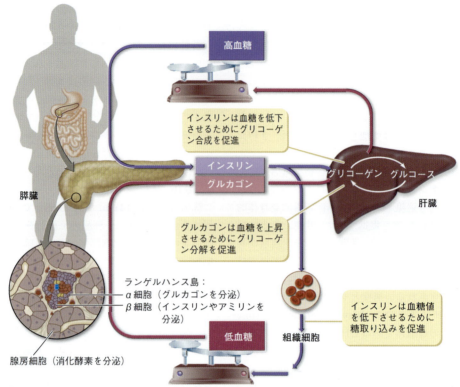

図12-9　膵臓からの分泌ホルモンとその作用。

ス依存性インスリン分泌刺激ポリペプチド glucose-dependent insulinotropic peptide（GIP）の2つがある。両方のホルモンとも，グルコースがβ細胞に到達する前にインスリン分泌を誘発する。

4. **副交感神経系の刺激**：食事中や食後，腸管や膵臓への副交感神経系の刺激が増加し，直接，インスリン分泌を促す。
5. **交感神経系の刺激**：交感神経活動はインスリン分泌を抑制する。ストレス時，交感神経系が膵臓を刺激し，インスリン分泌を抑制，糖新生を促す。その結果，神経系や筋系にグルコースが供給される。

インスリンの機能

インスリンの主な標的器官は，肝臓，脂肪組織，骨格筋である。

インスリンの主要な機能は，脳を除くすべての組織で細胞のグルコース取り込みを促進し，糖代謝を調節することである。インスリンは以下の4つの機序で糖代謝を制御する。

1. インスリン感受性細胞へのグルコース輸送の亢進。脂肪組織や安静時の骨格筋は糖を取り込むためにインスリンを必要とする。運動中，骨格筋はインスリン非依存的に糖を取り込む。筋が活性化すると，インスリンに関係なく，細胞内の GLUT 4 による糖取り込みが活性化する。その細胞内シグナルとして，Ca^{2+} や無機リン酸 inorganic phosphate（Pi）の関与が考えられる。
2. 細胞内のグルコース利用と貯蔵の増加。インスリンはグルコース利用（解糖）を促し，グリコーゲンや脂肪を合成（糖原形成や脂肪生成）する酵素を活性化する。同時に，インスリンはグリコーゲン分解（糖原分解），グルコース合成（糖新生），脂質分解を抑制し，代謝を同化作用へと傾ける。エネルギー代謝が必要とする以上のグルコースを取り込んだ場合，過剰分はグリコーゲンあるいは脂肪酸へと変換される。
3. アミノ酸利用の増加。インスリンはタンパク質合成を促進し，タンパク質分解を抑制する。
4. 脂質合成の促進。インスリンは脂肪酸のβ酸化を

> **Q 質問とノート**
>
> ● 膵臓から分泌されるホルモンを3つあげよ。
>
> ● 食後，インスリン分泌に影響を及ぼす要因を4つあげよ。
>
> ● インスリンの機能を3つあげよ。

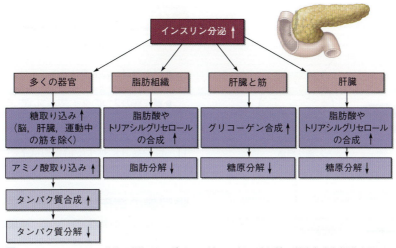

図12-10 インスリン分泌の増加は，グリコーゲン，タンパク質，脂肪合成を促進する．

抑制し，過剰なグルコースやアミノ酸のトリアシルグリセロール変換（脂質合成）を促進する．

図12-10は，インスリンの同化作用（グリコーゲン，タンパク質，脂質合成の促進）を示したものである．インスリンが欠乏するとグルカゴンの作用が優勢となり，細胞では異化作用が亢進する．

グルカゴン分泌

ランゲルハンス島のα細胞はグルカゴンを分泌し，抗インスリン作用を発揮する．インスリンとは対照的に，グルカゴンは血糖値を高め，肝臓の糖原分解，糖新生，脂質分解を促す．

血糖値はグルカゴン分泌を制御する．血糖値が100 mg/dLを下回るとα細胞からグルカゴンが分泌され，即座に肝臓のグルコースが放出される．グルカゴンは，血糖やグリコーゲン貯蔵が著しく減少する持久性運動や飢餓時の血糖制御に寄与する．

興味深いことに，血漿アミノ酸もグルカゴン分泌を促す．この機序はヒトがタンパク質を摂取した後の低血糖を防ぐ．食事が炭水化物を含まないタンパク質だけを摂る場合でも，アミノ酸がインスリンを分泌する．つまり，グルコースを摂取していなくても，インスリン誘発性の糖取り込みは増加し，血糖値は低下する．この低血糖を防ぐため，グルカゴンが同時に分泌され，肝臓からのグルコース放出を促す．そのため，アミノ酸を摂取すると，グルコースやアミノ酸が末梢組織で利用可能となる．

グルカゴンの機能

図12-11はグルカゴンの作用が支配的となり，細胞の異化作用が活性化したときを示す．肝臓はグルカゴンの代表的な標的器官であり，グルカゴンは肝臓の糖原分解や糖新生を促し，グルコース放出を促進する．

> **ⓘ インフォメーション**
>
> **グルコース-インスリンの相互作用**
>
> 膵臓内の血糖値が直接インスリン分泌を制御する．血糖値の上昇はインスリン分泌を促し，血糖値が低下するまでグルコースを細胞内へ誘導する．血糖値が基準値に近づくと，インスリン分泌の亢進は減弱する．一方，血糖値が基準値よりも低下すると，今度は血糖値を上昇させるために血中インスリン濃度が急激に減少する．このグルコースとインスリンの相互作用は，血糖値を限られた範囲で維持するフィードバック機構として有用である．血漿アミノ酸濃度の上昇もインスリン分泌を高める．

一晩の絶食中，肝臓でつくられるグルコースの75%がグリコーゲン由来であり，残りの25%は糖新生反応から産生される．グルカゴンは身体中の脂肪組織で異化作用を発揮する．

糖尿病

糖尿病はその病態により，4つのグループに分類することができる．

1. **1型糖尿病**：インスリン産生能力の欠損が原因．糖尿病をわずらっている米国人の5～10%が1型糖尿病である．
2. **2型糖尿病**：相対的にインスリン濃度が低く，高血糖．糖尿病をわずらう米国人の約90～95%がインスリン抵抗性を示す．
3. **妊娠糖尿病**：妊婦の4%が発症．米国では毎年135,000症例が報告されている．
4. **糖尿病前症**：血糖値が2型糖尿病ほど高くはない

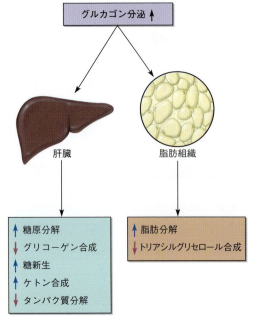

図 12-11 グルカゴン分泌と標的器官での作用。

が，健康な人よりは高い状態。

臨床医は，以前，**インスリン依存性糖尿病** insulin-dependent diabetes mellitus（IDDM，1 型）もしくは**インスリン非依存性糖尿病** noninsulin-dependent diabetes mellitus（NIDDM，2 型）という用語を使用していた。しかし，これらの病気は同様の処置を施すことが多く，2 型糖尿病の多くの患者がインスリン欠乏を外因性のインスリンで補うことから，用語が適切に病態を表しているとはいえず，使用されなくなった。

糖尿病の徴候と症状

糖尿病は自覚症状がほとんどないので，知らぬ間に進行する。糖尿病の徴候や症状を早期に発見，治療することで，より深刻な合併症を減らすことが重要である。

糖尿病の 12 の徴候と症状を以下に示す。

1. 血糖値上昇
2. 多尿症
3. 多飲症
4. 過食症
5. 過剰な脂質異化作用に伴う高ケトン血症
6. 予期しない体重減少
7. 疲労感の増加
8. 易刺激性
9. 視界不良
10. 四肢のしびれや刺痛

Q 質問とノート

- インスリン拮抗作用をもつホルモンの名前を示せ。
- グルカゴンの主要な機能を示せ。
- 糖尿病の 2 つのタイプについて，簡潔に説明せよ。

11. 傷や痛みに対する治癒力低下
12. 高頻度での感染症罹患

糖尿病の遺伝学

単純な遺伝的特性だけでは，糖尿病になるリスクを完全に説明することはできない。糖尿病の素因として，(1) 遺伝的要因，(2) その遺伝的要因を活性化する環境的要因の 2 つが考えられる。

1 型糖尿病

1 型糖尿病患者の大半は，両親から糖尿病のリスク因子を遺伝で受け継いでいる。その遺伝形質は，黒人やアジア人よりも白人に多い。糖尿病を発症する最も顕著な「環境的要因」は寒冷曝露（夏よりも冬，寒冷気候帯で発症率が高い）やウイルス感染，幼少期の食生活（母乳で育てられた人，早い段階で固形食を食べ始めた人は糖尿病になりにくい）である。1 型糖尿病の発症には数年かかるようである。

2 型糖尿病

2 型糖尿病は環境的要因もさることながら，1 型糖尿病と比較し，より強く遺伝的要因の影響を受ける。つまり，西洋式生活スタイル（高脂肪食の摂取，複合糖質や食物繊維の低摂取，運動不足）を好む人だけでなく，家族に 2 型糖尿病歴がある人もまた，糖尿病の最大のリスク因子をもっていることになる。過度な肥満はかなりの 2 型糖尿病のリスク因子である。米国で 2 型糖尿病を発症するリスクの高い民族集団は，アフリカ系米国人，メキシコ系米国人，先住民のピマ族の順である。2 型糖尿病において高血糖症を引き起こす要因は 3 つある。

1. 血糖を調節するためのインスリン分泌の不足（**相対的インスリン欠乏**）
2. 末梢組織，特に骨格筋におけるインスリン作用の低下（**インスリン抵抗性**）
3. 要因 1 と 2 の併発

2 型糖尿病におけるインスリン抵抗性は，骨格筋の糖分解や酸化能力の調節異常に関係する。この疾病は遺伝子と生活要因の相互作用の結果である。生活要因とは，不活動，体重増加（2 型糖尿病の約 80 ％が肥満

> ### インフォメーション
>
> **大流行する病気**
>
> 米国における糖尿病罹患率の統計調査は，驚愕的な結果を示している．2003～2006年にかけて，20歳以上の米国人の25.9%が糖尿病であり，そのうちの34%が60歳以上の高齢者であった．もう少し詳しくみると，20歳以上の全男性の約11.2%（1200万人），女性の10.2%（1150万人）が糖尿病であり，20歳以上の非ヒスパニック系白人の約9.8%（1500万人），黒人の14.7%（370万人）が糖尿病であった．2005～2007年にかけて，米国の糖尿病患者の総数はさらに300万人増加し，約2400万人となり，空腹時血糖値が100～125 mg/dLである糖尿病予備軍は5700万に到達した．新規患者の約1/3が16歳未満の子どもであり，臨床医は糖尿病を「小児病」の1つとして分類している．専門家は，2型糖尿病の約92%は食事や生活習慣によって改善すると推測している．以下のインターネットサイトを活用して，あなたの糖尿病リスクの計算が可能である．www.diabetes.org/risk-test.jsp
>
>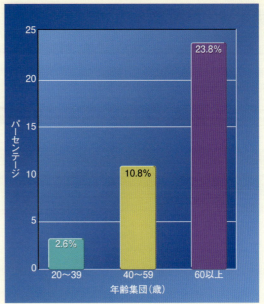
>
> 2007年における米国の20歳以上の糖尿病罹患率．20歳以上人口の10.7%（2350万人）が糖尿病であり，60歳以上人口の23.8%（1220万人）が糖尿病であった．（2004-2006 National Health Interview Survey estimates projected to the year 2007.より）

である），加齢，高脂肪食などをさす．20世紀末の10年間にみられた糖尿病罹患率の増加（30代で70%，米国全体で33%の増加）は，この生活要因が大きく関与していると考えられている．2型糖尿病におけるインスリン抵抗性の形成は，遺伝要因と強く関係する．糖尿病傾向にある人は細胞内グルコース輸送におけるインスリン作用を抑制する3つのマイトジェン活性化プロテインキナーゼ合成遺伝子をもつ．

糖尿病検査

糖尿病を診断する検査はいくつかある．米国糖尿病協会（www.diabetes.org/home.jsp）は，経口糖負荷試験よりも**空腹時血糖値試験** fasting plasma glucose（FPG）test を推奨している．前者はグルコース溶液の飲水2時間（以上）後の血糖値を評価する（BOX 12-1参照）．FPG試験は絶食8時間後の血漿グルコース濃度を測定する．

FPG試験において，糖尿病と診断される基準値はFPG＞126 mg/dLであり，以前の基準値である140 mg/dLよりも低く設定されている．FPGが基準値より低くても，無症状の細小血管障害をわずらっている可能性がある．この基準値を超えると，インスリンが作用しにくい，もしくは十分量のインスリンが分泌されていないことを意味する．糖尿病予備群の人は糖尿病を悪化させるリスクが高いので，注意深く観察する必要がある．

メタボリックシンドローム

メタボリックシンドロームは冠動脈疾患のリスクがある多面的な集団であり，**表12-3**に示した診断基準に3つ以上該当する人と定義される．この「現代病」は西洋の産業国において，数百万の成人（女性よりも男性に多い）に影響を及ぼしている．病気の発症は，遺伝，ホルモン，生活様式（肥満，身体活動，飽和・トランス脂肪酸の過剰摂取を含む栄養過剰）に関係する．インスリン抵抗性や高インスリン血症はメタボリックシンドロームの特徴である．これらの人は冠状動脈疾患のリスクが高く，特に注意して診断や治療を行うべきである．

心理社会的ストレス，社会経済的な損失や病的な精神特性もまたメタボリックシンドロームの発症に関連している．そのような因子は視床下部-下垂体-副腎軸を活性化し，中枢神経内分泌系に影響を及ぼす．

BOX 12-1

糖尿病の診断方法

糖尿病の合併症として，失明，腎不全，手足の切断，先天性欠損がある。また，アテローム性動脈硬化や高血圧も引き起こす。しかし，糖尿病患者の約半数が糖尿病と知りながら，治療をしていない。

1型，2型糖尿病の違い

状態	1型糖尿病	2型糖尿病
別称	1型-IDDM 小児型糖尿病 糖尿病性ケトーシス 不安定型糖尿病	2型-NIDDM 成人型糖尿病 ケトーシス抵抗性糖尿病 安定型糖尿病
発症年齢	<20歳（平均12歳） <40歳（場合によっては）	>40歳（若い世代の疾患率が増加している）
その他の様相	ウイルス感染	肥満
インスリンの必要性	必要	時々
インスリン受容体	正常	低い，または正常
症状	比較的重症	比較的軽症
糖尿病患者の罹患率	5〜10%	90〜95%

糖尿病診断のための血液検査

内容	正常値	診断基準
空腹時血糖値（FPG） 8時間の絶食後	<110 mg/dL	≦45 mg/dL：低血糖症 110〜125 mg/dL：境界型，前糖尿病状態 >126 mg/dL：糖尿病型
総コレステロール値	<200 mg/dL	>240 mg/dL：糖尿病患者では血漿コレステロール値が上昇
トリアシルグリセロール	男性：40〜160 mg/dL 女性：35〜135 mg/dL	>250 mg/dL：糖尿病患者では血漿トリアシルグリセロール値が上昇
経口糖負荷試験[a] 時間=0 時間=60分 時間=120分	正常上限値 115 mg/dL 200 mg/dL 140 mg/dL	糖尿病判断基準 >140 mg/dL >200 mg/dL >200 mg/dL

[a]以前，よく行われていたが，高価で，時間がかかり，不快感を伴う試験である。一定量のグルコースを摂取後，採血を行う。通常，血糖は初期に上昇し，その後正常値に戻る。糖尿病患者では，回復期間でも血糖値が上昇したままである。この試験は採血のタイミングや摂取するグルコース量など多くのバリエーションがある。現在は経口糖負荷試験よりも空腹時血糖値（FPG）が推奨されている。

表12-3 メタボリックシンドロームの診断基準

リスク因子	診断基準
内臓脂肪（腹囲）[a] 　男性 　女性	 >102 cm >88 cm
トリアシルグリセロール	≧150 mg/dL
高比重リポタンパク質（HDL） 　男性 　女性	 <40 mg/dL <50 mg/dL
血圧	≧130/≧85 mmHg
空腹時血糖値	≧110 mg/dL

[a]過体重や過剰な脂肪はインスリン抵抗性やメタボリックシンドロームと関係がある。しかし，異常な肥満は肥満指数 body mass index（BMI）よりもメタボリックシンドロームのリスク因子と高い相関関係を示す。そのため，メタボリックシンドローム診断には単純な腹囲測定を推奨する。

糖尿病と運動

運動中の低血糖は，1型糖尿病にみられる最も一般的なグルコース恒常性の破綻である。長時間の中強度運動中，肝臓のグルコース放出量は筋のグルコース利用量の増加に追いつかない。血糖値を正常に保つためにインスリン治療を1日中行っている患者にとって，血漿グルコース濃度の減少は深刻な問題である。座りがちの生活や過剰な体脂肪は血糖値の調節が難しい1型，2型糖尿病患者の運動耐容能を低下させる。

糖尿病患者の運動トレーニング

定期的な運動により末梢組織のインスリン感受性は向上するが，1型糖尿病患者に対する運動療法は複雑であり，運動する際には注意が必要である。なぜなら，インスリン感受性の向上や血流速度上昇に伴う投与されたインスリンの迅速な供給は急激に血糖値を低下させ，低血糖症や糖尿病性機能障害を引き起こすからである。

肥満や質の悪い食事の結果，過体重の男性や女性の多くはインスリン抵抗性に伴う耐糖能の低下に悩む。耐糖能の低下は膵臓からの過剰なインスリン分泌を促し，高インスリン血症をまねく。このような2型糖尿病患者に対し，運動は空腹時血漿インスリン濃度の低下やインスリン分泌の減少などインスリン感受性を向上させる効果がある。

2型糖尿病患者における運動効果

2型糖尿病患者にとって，運動は非薬理学的な療法として重要である。米国スポーツ医学会の指針（http://journals.lww.com/acsm-msse/pages/collectiondetails.aspx?TopicalCollectionId=1）によると，2型糖尿病のリスクの高い人（肥満，高血圧，家族歴，座りがちの生活）ほど，運動効果は大きい。2型糖尿病患者の定期的な運動実施は，血糖調節，循環機能，身体組成，

ⓘ インフォメーション

1型糖尿病患者に対する運動指針
1. 高強度運動30分ごとに15～30gの糖質を摂取。
2. 運動終了後，糖質の軽食を補食。
3. インスリン投与量の減量。
   a. 中間型インスリン：運動実施日の投与量を30～35%減少する。
   b. 中間型あるいは速効型インスリン：運動前の投与は避ける。
   c. 速効型インスリンの複数回投与：運動前の投与量を30%減らし，糖質を補食。
   d. インスリン皮下持続注入：食事のときのボーラス投与あるいは運動前後のインスリン濃度の増大を避ける。
4. インスリン注射後，1時間は運動を避ける。
5. 深夜の運動を避ける。

Ⓠ 質問とノート

- 1型糖尿病患者の素因となるリスク因子を2つあげよ。
- 2型糖尿病患者の素因となるリスク因子を2つあげよ。

ⓘ インフォメーション

糖尿病リスクを軽減する5つの健康的な生活習慣
1. 毎日30～60分の運動を行う。
2. アルコール摂取量を控えめにする。
3. 禁煙。
4. BMIを25以下に維持し，ウエストサイズを女性は88cm以下に，男性は92cm以下に保つ。
5. 平均以上の食物繊維摂取，多価不飽和脂肪酸と飽和脂肪酸やトランス脂肪酸の比率を考えた食事や比較的低グリセミック指数 glycemic index（GI）食の摂取。

非推奨食品	推奨食品
ソフトドリンク，果実飲料，果汁	水、無糖のコーヒーあるいは紅茶
飽和脂肪酸あるいはトランス脂肪酸（マーガリン，クリーム，パイ，ケーキ，フレンチフライ）	不飽和脂肪酸（植物油やナッツ）
加工された穀物や菓子	全粒穀物
赤身肉，特に加工肉（ベーコン，ソーセージ，ハム，ホットドッグ）	海産物，鶏肉，マメ，ダイズ食品

心理特性を改善し，さまざまな心臓病のリスクを軽減する。1型糖尿病患者でも定期的な運動実施による血糖調節の改善や1日のインスリン必要量の低下がみられるが，その効果は2型糖尿病患者と比較すると低い。限界はあるにせよ，1型，2型糖尿病患者ともに定期的な運動は十分有効である。

血糖調節

一過性のレジスタンストレーニングや持久性トレーニングは2型糖尿病患者の血糖値を急激に減少させる。1週間の運動時間を115分間から約50%増加させて170分間程度行うと，インスリン感受性は飛躍的に改善する。一過性運動により筋のインスリン感受性が向上し，その結果生じる血糖調節機能の改善は数時間から数日間持続する。身体をよく動かす糖尿病患者では，長期的な血糖調節機能の改善がみられる。これは一過性運動そのものによる変化というよりは，一過性運動の効果が蓄積した効果といえる。このように，高インスリン血症の患者は定期的な運動をすることで最大の恩恵を受けることができ，このことは運動がインスリン抵抗性を改善（インスリン感受性の向上など）するという考え方と一致する。定期的な運動によるインスリン感受性の改善は，2型糖尿病患者にインスリン必要量の低下という重要な治療効果をもたらす。定期的な運動によるグルコース恒常性の改善はトレーニング中断により急速にもとに戻り，中断後数週間で運動の効果は完全に消失する。

循環器系の作用

2型糖尿病における病状の悪化や死亡率の増加は，冠動脈心疾患，脳卒中，アテローム性動脈硬化や血糖値の上昇に関連した末梢血管および神経疾患によって生じる。定期的な運動は，血漿リポタンパク質，高インスリン血症，高血糖症，いくつかの血液凝固因子，局所の血管新生，血圧に対する改善効果がある。

体重減少

食事療法を実施しない場合，運動による2型糖尿病患者の体重はゆるやかに減少する。しかし，この体重減少を過小評価すべきではない。除脂肪体重の増加は体脂肪の低下を伴うことが多く，運動による体重減少が少なくても，全身の身体組成が好転している可能性がある。糖尿病の有無にかかわらず，体脂肪の減少には食事と運動療法の併用が最も効果的である。

心理的効果

糖尿病の有無にかかわらず，定期的な中強度運動は不安を減らし，気分や自尊心の向上，幸福感の増加，全体的な生活の質の向上をもたらす。

糖尿病患者に対する運動リスク

糖尿病患者にとって運動による潜在的な合併症は，運動プログラムを開始する前の適切な患者のスクリーニングや運動を注意深く監視することで未然に防ぐことができる。表12-4に，糖尿病患者における運動の潜在的な悪影響をまとめた。

表12-4　2型糖尿病患者が運動療法を開始するときの潜在的な身体的，心理的問題

系	潜在的問題
全身	・網膜出血 ・タンパク尿の増加 ・微小血管病変の加速
循環器系	・不整脈 ・虚血性心疾患（多くの場合，無症状） ・過剰な血圧上昇 ・運動後の起立性低血圧
代謝系	・高血糖の亢進 ・ケトーシスの亢進
筋骨格系	・足部潰瘍（神経障害がある場合） ・神経障害に関連した整形外科的傷害 ・変形性関節疾患の進行 ・眼損傷や網膜出血

ⓘ インフォメーション

メタボリックシンドロームの特徴
- インスリン抵抗性
- 耐糖性
- 脂質代謝異常（トリアシルグリセロールの増加，低比重リポタンパク質の低下，高比重リポタンパク質の増加）
- 脳卒中
- 上体肥満
- 2型糖尿病
- 高血圧
- 冠動脈疾患
- 血栓溶解能の低下

Q 質問とノート

- 1型糖尿病患者における空腹時血糖値の上限を示せ。

- 2型糖尿病患者における運動効果を3つあげよ。

- 1型糖尿病患者における潜在的な合併症を3つあげよ。

- 定期的な運動習慣のある2型糖尿病患者における潜在的な問題を3つあげよ。

持久性トレーニングと内分泌機能

運動の頻度，強度，期間の違いによるホルモン分泌応答の変化について系統的に評価した研究はほとんどない。運動トレーニングに伴うホルモン動態に関する研究の多くが，目的に対する二次的指標としてホルモン濃度を測定している。それにもかかわらず，特に体液バランス，エネルギー調節，血糖調節，循環系の変化，発育，発達に関して，運動トレーニングに対する各種ホルモンの統合的応答が示されている。表12-5は，定期的な運動に対する内分泌ホルモンの一般的な応答をまとめたものである。内分泌系と中枢神経系の間には複雑な相互作用があるので，複数のホルモン分泌や慢性的な運動適応に関する研究には限界がある。

一般的に，持久性トレーニングを行うと標準的な運動強度に対するホルモン応答は低下する。特に，トレーニングしている人はしていない人と比較して，絶対運動強度に対するホルモン分泌量は少ない。各自の最大運動能力に対して相対的運動強度が同一になるよう調節すれば，トレーニングによるホルモン分泌応答の違いを排除することができる。最大運動下では，トレーニングした人のカテコールアミンや下垂体ホルモン分泌はトレーニングしていない人と同じか，やや高い傾向にある。

下垂体前葉ホルモン
成長ホルモンと長期間運動トレーニング

GH研究の多くは1回の運動セッションに対するホルモン分泌応答の研究である。一方，少ないながらも，長期間運動トレーニング中のGH濃度について検証した研究も存在する。GH濃度と加齢・体重減少に伴う除脂肪量の維持には因果関係があるので，慢性的な運動に伴うGH分泌動態を理解することは重要である。

図12-12に，走運動トレーニングプログラムが健康かつ月経が正常な女性21人の血清GH濃度（24時間の総合値）に及ぼす作用を示す。この研究では，乳酸性作業閾値 lactate threshold（LT）強度群（@LT），LT以上群（＞LT），トレーニングしていない人（C）の群の3群を設けて実験を行った。

実験では，両運動群ともに週ごとに課された走行距離を完遂した。第1週の走行距離は8 km相当であり，その走行距離は週ごとに徐々に増加し，第20週目までに38.4 kmに到達した。それ以降は，第40週までこの距離を走行した。その後，走行距離は3週ごとに2 kmずつ増加し，最終的に対象者は週56～64 km走行した。

1年間の運動プログラムにより $\dot{V}O_2\max$ は@LT群で9.9％，＞LT群で11.8％増加した。さらに，@LT群はLT時の $\dot{V}O_2$（$\dot{V}O_2$-LT）が21.5％，＞LT群で28％増加した。トレーニングしていない群では，これらの値に変化はなかった。群間における体重，体脂肪率あるいは体脂肪量に有意差はなかったが，除脂肪量は両

表12-5　運動トレーニングに対するホルモン分泌応答

ホルモン	トレーニングによる分泌応答の変化
視床下部-下垂体ホルモン	
GH	安静時濃度の増加，運動時の分泌応答は微増
TSH	不明
ACTH	運動時の分泌応答亢進
PRL	安静時濃度の低下
FSH，LB，テストステロン	女性：トレーニングによるホルモン分泌の抑制
	男性：長期間の筋力トレーニングでテストステロン濃度が増加
下垂体後葉ホルモン	
バソプレシン（ADH）	運動負荷時にADHの微減
オキシトシン	臨床研究では限界がある
甲状腺ホルモン	
チロキシン（T_4）	安静時の総 T_3 濃度は減少し，遊離チロキシンが増加
トリヨードチロニン（T_3）	運動中の T_3，T_4 の代謝回転亢進
副腎ホルモン	
アルドステロン	有意な運動適応なし
コルチゾール	運動中の分泌応答は微増
アドレナリン	トレーニング後の安静時や同じ絶対運動強度の運動中の分泌応答は減少
ノルアドレナリン	
膵臓ホルモン	
インスリン	インスリン感受性の向上，運動中インスリン分泌応答は減弱するが，トレーニングによりさらに低下する
グルカゴン	絶対・相対運動強度にかかわらず，運動中，血糖値に応じて微増
腎臓ホルモン	
レニン（酵素）	顕著なトレーニング効果はなし
アンギオテンシン	

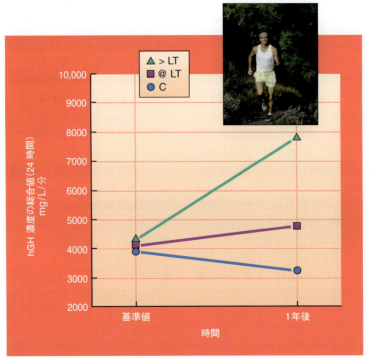

図12-12 ヒト成長ホルモン（hGH）濃度の総合値（24時間）。図は乳酸性作業閾値強度群（@LT），乳酸性作業閾値以上強度群（>LT）でトレーニングした対象者とトレーニングしていない人（C）のhGH濃度を示す。>LT群のhGH濃度は，@LT群やC群と比較して，有意に増加した（50%増）。（Weltman, A., et al.: Endurance training amplifies the pulsatile release of growth hormone: effects of training intensity. J. Appl. Physiol., 72: 2188, 1992. より）

運動群で増加した。

>LT群では，トレーニング後のGH濃度（安静24時間の総合値）が50%も増加した。一方，@LT群や対照群ではGH濃度に変化はなかった。この研究グループはLTを超える相対的に激しい運動がオピオイドやカテコールアミン作用を介してGHのパルス分泌を亢進し，同時にソマトスタチン放出を抑制するという仮説を提唱している。

副腎皮質刺激ホルモン

副腎皮質刺激ホルモンは副腎皮質を刺激し，エネルギー産生のため脂質を動員する。運動トレーニングは身体活動中のACTH分泌を高める。ACTHによる脂肪酸酸化促進は筋グリコーゲンを温存し，長時間の激しい運動パフォーマンスを可能とする。

プロラクチン

トレーニングによるPRL濃度変化は，交感神経活動あるいはさまざまなホルモンの相互作用を介すこと以外，明らかになっていない。安静時において，男性ランナーのPRL濃度はランナーではない人と比較して低値を示すことが知られている。

卵胞刺激ホルモン，黄体形成ホルモン，テストステロン

男女を問わず，定期的な運動は性ホルモン分泌を抑制する。運動歴のある女性は月経周期とは異なる時期にFSHやLH濃度が変化するため月経異常をまねきやすい。トレーニングしている女性では，卵胞期においてLHやプロゲステロン濃度が増加する一方，無排卵周期中はFSH濃度が減少する。一過性あるいは長期的運動以外の要因も，女性アスリートの生殖機能に影響を及ぼす。その要因とは，体重減少，食生活の変化，脂肪と除脂肪量比の変化，トレーニングや競技における情動ストレス，性ステロイドホルモン濃度の除去率の変化などである。

男性における持久性トレーニングは，テストステロンやPRL濃度を含む下垂体-性機能に影響を及ぼす。年齢，身長，体重が対応した46人の男性ランナー（週平均走行距離64 km）と18人のランナーではない男性のテストステロン，LH，FSH濃度を比較すると，LHやFSH濃度に差はみられないが，運動群のテストステロン濃度は非運動群よりも有意に低値を示した。女性同様，男性でも持久性トレーニングにより性ステロイド濃度が減少（除去率の増加と産生量の低下）する。

これは体脂肪量の低下と関連するとされる。LHやFSH濃度はトレーニングしている人としていない人の間で差はないので，下垂体前葉からの性腺刺激ホルモン分泌障害がトレーニングしている人のテストステロン濃度の減少をまねくとは考えにくい。一方，レジスタンストレーニングは違う様相を示し，レジスタンストレーニングを積んだ競技力の高い男性アスリートでは血清テストステロン，LH，FSH濃度が上昇している。

ある研究では，生理的濃度を超える外因性テストステロン投与が健康に及ぼす影響について調査している。実験では，トレーニングしていない男性をランダムに非運動＋プラセボ投与群，非運動＋テストステロン投与群，運動＋プラセボ投与群，運動＋テストステロン投与群の4つのグループに振り分けた。対象者は毎週テストステロン600 mgあるいはプラセボを投与され，それを10週間続けた。運動群は週3回，腕や脚の規格化されたウェイトリフティングを行った。実験の前後では，除脂肪量（水中での秤量），筋量（MRIによる計測），腕力・脚力（ベンチプレスとスクワット運動で測定）を測定した。テストステロンを投与された非運動群の男性は，プラセボ群よりも腕筋量が14％，腕力が9％増加した。下肢においても同様の結果がみられた。テストステロンと運動を併用した群では，非運動＋テストステロン投与群よりも腕・脚の筋量，除脂肪量がより増加した。トレーニング中，気分や行動の変化はみられなかった。これらのデータは健康な男性に超生理的な濃度のテストステロンを投与すると，除脂肪量や筋量，筋力が増加し，レジスタンストレーニングを併用するとその効果はより高まることを示している。

パラトルモン

若者，高齢者ともに，持久性トレーニングによりPTH濃度が上昇する。トレーニングで高まるPTH濃度と高齢者の骨保存量の関係については，今後，さらなる研究が待たれる。

下垂体後葉ホルモン
バソプレシン（抗利尿ホルモン〈ADH〉）

トレーニング経験の有無にかかわらず，相対的に同じ強度であれば，疲労困憊運動もしくは最大下の長時間運動によるADH分泌応答に差はみられない。同じ絶対強度かつ最大下運動であれば，ADH濃度はトレーニングにより減少する。

オキシトシン

最近の研究により，オキシトシン oxytocin（OT）とアルギニン・バソプレシン arginine vasopressin（AVP）が，長時間の高強度持久性運動時間を延長することが示された。これらのデータは運動中の水分バランス調節において，オキシトシンやおそらく脳性ナトリウム利尿ペプチド brain natriuetic peptide（BNP）がそれらの随伴ホルモンであるAVPや心房性ナトリウム利尿ペプチド atrial natriuetic peptide（ANP）作用を補助することを示唆する。

甲状腺ホルモン

運動トレーニングは，下垂体-甲状腺と協働して甲状腺ホルモンの代謝回転を高める。通常，代謝回転の増加は甲状腺機能亢進症をまねく可能性があるが，運動習慣のある人が甲状腺機能亢進症を発症するというエビデンスはない。基礎代謝率や安静時の深部体温はトレーニングをしても正常なままであることから，慢性的な運動に伴うT_4代謝回転の増加は通常のホルモン動態とは異なるメカニズムを介して生じると考えられる。

持久性トレーニングを行う女性を対象とした研究では，週48 kmの走行トレーニングにより甲状腺機能がやや低下し，T_3やT_4濃度が減少する一方，走行距離を週80 kmに増やすとこれらのホルモン濃度が増加することを報告しており，興味深い。女性において，トレーニング量の増加に伴う身体組成の変化は運動誘発性の甲状腺機能変化と矛盾するかもしれない。

副腎ホルモン
アルドステロン

レニン-アンギオテンシン-アルドステロン系は，体液量，電解質や血圧の恒常性調節に寄与する。しかし，運動トレーニングはこれらの安静時濃度あるいは運動に対するホルモン分泌応答に影響しない。

コルチゾール

同じ中強度（絶対強度）運動中，トレーニングして

Q 質問とノート

- 以下のホルモンに関し，運動トレーニングがホルモン応答性に及ぼす影響について簡潔に説明せよ。
  - 成長ホルモン
  - バソプレシン（抗利尿ホルモン）
  - インスリン
  - グルカゴン
  - チロキシン
  - コルチゾール
  - アドレナリン
- 持久性トレーニングとレジスタンストレーニングがテストステロン濃度に及ぼす影響の違いを簡単に述べよ。

いる人の血漿コルチゾール濃度の増加はトレーニングしていない人よりも少ない。トレーニングしていない人におけるコルチゾール分泌が高いのは，運動中に感じる心理的ストレスが一部関係しているかもしれない。増加したコルチゾールは脂肪酸やタンパク質の異化作用を促進し，エネルギー供給や運動後の組織修復の基質として利用される。

アドレナリンとノルアドレナリン

運動やトレーニングに対するカテコールアミン応答において重要なことは，典型的な副腎反応よりもむしろ**交感神経副腎反応**が分泌に関与する点である。図12-13は，一過性高強度運動に対するアドレナリンやノルアドレナリン分泌応答がトレーニングの最初の2週間で減少することを示す。最大下運動中の徐脈や血圧のわずかな上昇は，運動トレーニングに対する最もよく知られた交感神経副腎応答といえる。この両反応は運動や他のストレスに対する心筋酸素受容を抑える。カテコールアミン分泌の減少はおそらく定期的に身体活動をすることで，ストレスに強くなることを意味しているだろう。

相対的に等しい運動強度であれば，有酸素性トレーニング後により高い交感神経副腎反応が起こる。おそらくこの反応は，運動強度の増加に伴い交感神経系の亢進を必要とする以下の3つの要因を反映していると考えられる。

1. 糖原分解や脂質分解を介した基質利用の絶対的な増加
2. 心拍出量を介した循環応答の亢進
3. 活性化している筋量の増大

膵臓ホルモン

インスリンとグルカゴン

持久性トレーニングにより，運動中の血漿インスリンやグルカゴン濃度は安静時とほぼ同様の値で維持される。これは，トレーニングを積むことで，軽度からややきつい強度の運動のインスリン必要量が低下したことを意味する。この運動トレーニングに伴うホルモン分泌応答の減少は，以下の2つのメカニズムを介して生じる。

1. 筋や脂肪組織におけるインスリン感受性の増加。運動トレーニングによるインスリン感受性の向上は，おそらく筋線維や脂肪細胞のインスリン受容体結合能の改善によるものである。インスリン感受性向上の結果，血糖調節のためのインスリン必要量は低下する。肝臓細胞もまたインスリン感受性が増加する。
2. 最大運動中のエネルギー基質として脂肪異化作用の寄与率増加。糖代謝利用の減少に伴いインスリン必要量が低下する。

レジスタンストレーニングと内分泌機能

同様のレジスタンストレーニングプログラムでも，

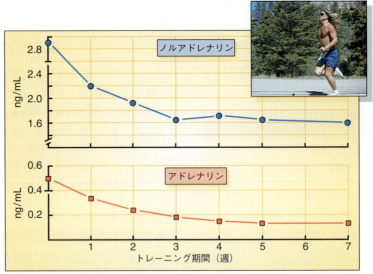

図12-13 一過性運動中の血漿カテコールアミン濃度変化。6人の男性被検者に5分間の一過性運動（負荷243W）を課したときの血漿カテコールアミン濃度変化を週ごとに示した。トレーニングは週6日間，ランニングと自転車トレーニングを行った。カテコールアミン濃度はトレーニング初期の段階で顕著に低下し，その後，徐々に低下した。
(Winder, W. W., et al.: Time course of sympathoadrenal adaptations to endurance exercise training in man. J. Apl. Physiol., 45: 370, 1978. より)

筋力の向上や筋肥大には大きな個人差がある。これは慢性的な過負荷運動に対する内分泌動態にかなりの個人差があることを意味する。レジスタンストレーニングに対する筋の再構築は，収縮タンパク質のDNA合成を促すホルモンと細胞受容体の相互作用を含む複雑な過程を反映している。そのホルモン応答の程度は遺伝的要素よりも運動刺激の内容（頻度，強度，量，様式など）に関連する。一般的に，レジスタンストレーニングはテストステロンやGH分泌の頻度や振幅を増加させ，筋肥大に寄与する。

レジスタンストレーニング適応に関連する主要なホルモンはテストステロンとGHの2つである。テストステロンはGH分泌を増大し，発揮筋力を高めるため神経系と相互に作用する。この機能は，テストステロンの筋の構造や機能に対する直接的な同化作用よりも重要かもしれない。一般的に，1回のレジスタンストレーニングセッションは短期的なテストステロン濃度の増加とコルチゾール濃度の減少を促し，その反応は女性よりも男性で大きい。同時に，副腎髄質からのカテコールアミン放出は高強度運動に伴う急性ストレスにより増加する。

男性におけるレジスタンストレーニングはテストステロンやGH分泌の頻度や振幅を高め，筋成長を育むために好ましいホルモン環境を整える。一方，女性では，レジスタンストレーニングによりテストステロンやGH濃度が増加するか否か証明されていない。レジスタンストレーニングに対するホルモン分泌の性差は，慢性的な過負荷運動に対する筋力や筋量の差異を説明できるかもしれない。

オピオイドペプチドと運動

1970年代，ある科学者らによってメチオニンとロイシンエンケファリン（エンケファリンはギリシャ語で「脳内」を意味する）の2つのオピオイドペンタペプチドが分離，精製された。これらの画期的な発見は内因性の物質が麻薬のような作用をもつことをはじめて明らかにした。1980年代初頭に，今では「エンドルフィン」と呼ばれる内因性オピオイドが発見された。定義によると，エンドルフィンという用語は内因性アヘンとその類似体の薬理作用を模倣する内因性ペプチドを意味する。オピオイドにはβ-リポトロフィン，β-エンドルフィン，そして最も強力なオピオイドペプチドであるダイノルフィンがある。エンドルフィンは月経の制御やGH，ACTH，PRL，カテコールアミン，コルチゾール分泌応答を調節する。

一般的に，β-エンドルフィンやβ-リポトロフィン濃度は運動で増加する。運動中，男女ともに血漿β-エンドルフィン濃度は安静時と比較して5倍以上に増加し，脳内ではより高濃度になっていると考えられる。まだ仮説ではあるが，最も有名なエンドルフィン作用は中強度から高強度に移行するときに得られる多幸感や高揚感といった，いわゆる**エクササイズハイ**を引き起こすことである。他にもエンドルフィンには疼痛耐性作用，食欲亢進作用，不安・緊張・怒り・困惑などの情動を緩和する効果があり，定期的な運動を行うことで，これらの効果を得ることができる。

エンドルフィン分泌応答に対する運動トレーニング効果に関しては議論の余地があるが，運動トレーニングにより個々のオピオイドに対する感受性が高まること，言い換えると，より少ないホルモン量でもその特異的な作用を発揮できるようになると考えられる。この意味で，定期的な運動を「よい意味での依存性」としてみることができるかもしれない。運動中に合成される体内オピオイドの血液での分解は，トレーニングしていない人よりもトレーニングしている人のほうが遅いかもしれない。分解効率の低下に伴いオピオイドの作用が増加し，その結果として，持続運動の耐久力向上につながっている可能性がある。

> **Q 質問とノート**
> - レジスタンストレーニング適応の影響を受けるホルモンを2つあげよ。
> - レジスタンストレーニングにより，成長ホルモン分泌は増加するか，それとも減少するか？
> - 一部の人にみられる「エクササイズハイ」を引き起こすとされるホルモンをあげよ。
> - オピオイド物質を3つあげよ。

まとめ

1. 内分泌系は，内分泌腺，ホルモン，標的組織あるいは受容組織からなる。ホルモンはステロイドあるいはアミノ酸（ポリペチド）誘導体として存在する。
2. ホルモンは酵素機能を促進，抑制するために特異的な受容体に作用し，細胞の反応性を変化させる。
3. 血中ホルモン濃度は，ホルモン合成量，放出量，標的器官での取り込み量，血中からの除去率に依存する。
4. 下垂体前葉は少なくとも6つのホルモンを分泌する。そのホルモンはPRL，性腺刺激ホルモンであるFSHとLH，ACTH，TSH，GHである。下垂体前葉はエン

ドルフィンも分泌する。
5. GH は細胞分裂や増殖を促す。TSH は甲状腺からのホルモン分泌量を調節する。ACTH は副腎皮質ホルモン分泌を制御する。PRL は生殖に影響を及ぼし，女性の第二次性徴を促す。FSH や LH はエストロゲンやプロゲステロン分泌（女性），テストステロン分泌を促す（男性）。
6. 下垂体後葉は，腎臓での水分排出を調節する ADH や泌乳に重要な役割を担うオキシトシンを分泌する。
7. チロキシンは細胞の代謝効率を高め，エネルギー代謝のために糖質，脂質分解を促す。
8. 副腎は内側の髄質と外側の皮質から構成され，2 つの異なるホルモンを分泌する。副腎髄質は，カテコールアミンであるアドレナリンとノルアドレナリンを分泌する。皮質は細胞外のナトリウム，カリウムを調節する鉱質コルチコイドや糖新生を促す糖質コルチコイドを分泌し，インスリン拮抗的に作用する。副腎皮質は第二次性徴を制御するアンドロゲンも分泌する。
9. 膵臓の β 細胞から分泌されるインスリンは，体内の糖代謝を調節するために細胞内へのグルコース輸送を促す。膵臓の α 細胞から分泌されるグルカゴンは，抗インスリン作用をもち，血糖値を高める。
10. 1 型糖尿病は膵臓の β 細胞が破壊されたことによるインスリン欠乏が原因である。2 型糖尿病は，過体重，座りがちの生活で，家族に 2 型糖尿病の罹患歴がある中高年が発症しやすい。インスリン抵抗性（血糖調節のため通常よりもインスリン必要量が多い状態）が主な原因であり，最終的に，大量のインスリンが分泌されたとしても適切に血糖を調節することができなくなる。
11. 世界的に子どもや大人の 2 型糖尿病患者が増加しており，新規患者の 1/3 以上が 16 歳未満の子どもである。
12. 運動トレーニングは，安静時や運動中のホルモン合成，分泌においてさまざまな作用を発揮する。トレーニングは運動中の ACTH やコルチゾール分泌を高め，GH，PRL，FSH，LH，テストステロン，ADH，T_4，インスリン分泌を抑制する。一方，トレーニングがアルドステロンやアンギオテンシン分泌にどのような影響を及ぼすのかはほとんどわかっていない。
13. 運動誘発性の β-エンドルフィン濃度の増加は多幸感，疼痛耐性，エクササイズハイをもたらし，場合によっては月経異常をまねく。

問題

1. 健康食品店を訪れ，運動パフォーマンスを高めるとされるサプリメントのリストを作成し，その成分や主張する効用を確認せよ。どのサプリメントがホルモン分泌を促すか，ホルモン調節や機能に関する知識に基づいて，どの商品がその効能について正しく主張しているか考えよ。
2. 身体を統合するためのメッセンジャーとして，ホルモンがどのように作用するか考察せよ。
3. ホルモンは身体の発育，発達や生理的機能において重要な役割を担うが，必ずしも量が多いことがよいとは限らない。その具体例をあげよ。

第 V 部

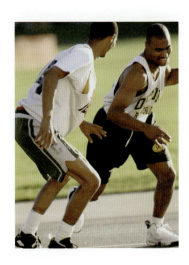

運動トレーニングと適応

第13章　有酸素性・無酸素性エネルギー系のトレーニング ……………… 365
第14章　骨格筋を鍛えて強くする ……………………………………………… 394
第15章　生理機能に影響を与える要因　環境とパフォーマンスを向上させる特別な要因
　　　　 ……………………………………………………………………………… 437

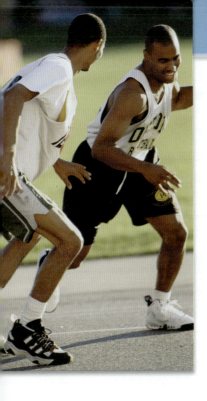

第13章

有酸素性・無酸素性エネルギー系のトレーニング

本章の目的

- 4つの運動トレーニングの原理(過負荷,特異性,個別性,可逆性)を定義する。
- 筋内の高エネルギーリン酸系および解糖系をトレーニングするための過負荷の原理について議論する。運動トレーニングによる各システムの特異的適応を概説する。
- 体力の初期値,遺伝的要因,トレーニングの頻度,持続時間,強度の5つの因子が有酸素性トレーニングの計画にどう影響するのかについて述べる。
- 有酸素性トレーニングに対する5つの心肺機能適応を列挙する。
- 運動時の心拍数に基づく有酸素性トレーニングに適切な運動強度の設定について説明する。
- 限界運動量を定義する。
- 有酸素性体力を向上させる典型的な運動トレーニングセッションを概説する。
- 水泳の限界運動量と別の上半身運動とを適合させる必要性を説明する。
- 最大心拍数および限界運動量に及ぼす加齢の影響を説明する。
- 持続的および断続的な有酸素運動トレーニングについて,それぞれの長所と短所を含めて比較する。
- 妊娠中に運動することの5つの潜在的利益とリスクを概説する。

トレーニングはエネルギー必要量に着目しなければならない

　身体活動の多くは身体の酸素運搬能をはるかに上回るエネルギーを要求しながら，すばやいパワー発揮を必要とする．酸素を利用可能な状況においてさえ，有酸素性反応系からの細胞内エネルギー伝達はエネルギー需要をすべて満たすには遅すぎる．これは，すばやい無酸素性エネルギー伝達能力によって，アメリカンフットボールの選手が他の選手をかき分けて進む，バレーボール選手がネットの向こう側にボールをスパイクする，ソフトボール選手が内野安打を打つなどが実現されることを意味している．長時間のバスケットボールやテニス，陸上ホッケー，ラクロス，アイスホッケー，サッカーなどの間でさえ，全力疾走，衝突，投球，切り返し動作などのためには短期的な無酸素性パワーが重要な役割を果たす．

　一方，持久性活動を成功させるためには，よくトレーニングされた有酸素性エネルギー系が必要となる．これには，より多くの血液をより長く活動組織に運搬するための心肺機能，ならびにアデノシン三リン酸 adenosine triphosphate（ATP）再合成に資する高い酸化能力をもつ筋系が要求される．

運動のためのエネルギー：何をトレーニングするかを知る

　特定の身体的課題のパフォーマンスを高める構造的・機能的な適応を刺激することは，運動トレーニングの主な目的の1つである．特定のスポーツや目標とするパフォーマンスのためのトレーニングは，その活動に必要となるエネルギーの構成を注意深く評価することが必要である．これは，特異的なトレーニング目的を達成するために適切なエネルギー伝達系を効率よく選択する基礎となる．

　3つのエネルギー系（ATP-クレアチンリン酸 phosphocreatine〈PCr〉系，乳酸〈解糖〉系，有酸素系）は同時に動いていることを思い出してほしい．全体のエネルギー必要量に対するこれらの寄与度は，運動の持続時間，強度，運動する人の体力レベルによって大きく変化する．

　全力で行うテニスのサーブ，ゴルフのスイング，体操競技の宙返り，短距離走（60 mまたは100 m）は即時のエネルギー伝達を必要とする．このときのエネルギーは，ほとんど筋内の高エネルギーリン酸化合物であるATPやPCrから無酸素性に生じる．持続時間が90秒以内の運動（スイミング〈100 m〉，ランニング〈440 m〉）では，まだ無酸素性エネルギー伝達反応が優先的である．この場合，初期の解糖系局面における糖質分解とそれに伴う乳酸の産生が主なエネルギー基質を供給する．個々の能力と乳酸蓄積耐性が無酸素性基質からのエネルギー産生の規模を決定する．無酸素性活動のためのトレーニングは，解糖系エネルギー伝達系を刺激するための十分な強度と持続時間に達しなければならない．

　レスリング，ボクシング，アイスホッケー，スイミング（200 m），ランニング（1500 m），フルコートのバスケットボールなどは，すべて有酸素性エネルギー代謝からの重要な寄与を伴うすばやい無酸素性エネルギー伝達を要求する．運動強度が減少し，持続時間が2〜4分になるような運動では，無酸素性代謝からのエネルギーへの依存度は低下し，酸素消費反応からのエネルギー放出が優性となる．4分を超えるような運動では，徐々に有酸素性代謝に依存するようになる．ほとんどパワーを必要としないマラソン，長距離スイミング，約40 kmの持続的な自転車運動などでは，有酸素性反応からエネルギーが供給される．

一般的なトレーニングの原理

　効果的な生理学的コンディショニングは，注意深く計画・実行された身体活動と密接な関係にある．したがって，適切な競走，頻度，期間，トレーニングの種類，スピード，強度，持続時間，活動の反復などの焦点に注意する必要がある．これらの因子は目標とするパフォーマンスにより変わる．いくつかの生理学的コンディショニングの一般的な原理の根底には，活動の強度や持続時間をもとにしたパフォーマンスの分類がある（図13-1）．生理学的コンディショニングに対する基本的なアプローチは，老若男女においてほとんど同様に応用でき，誰もが本質的に同じ方法のトレーニングに対して応答し適応する．

過負荷の原理

　特定の**運動過負荷**の正規適用は，トレーニング応答を生み出す生理機能を高める．通常よりも高い強度で運動することは，体をより効率よく動かすために必要な，多様で高度に特殊化した適応を引き起こす．適切な過負荷を達成するためには，運動の方法に着目したトレーニングの頻度，強度，持続時間の組み合わせが必要とされる．我々は，本章でこれらの因子について議論する．

　過負荷の概念は，アスリート，座りがちの生活の人，障害者，そして心臓病患者に対しても適用できる．後者に該当する多くの人がウォーキングやジョギングの

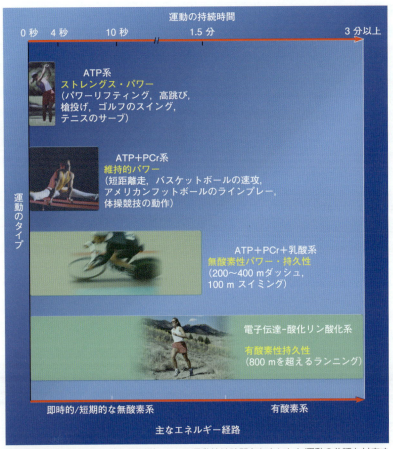

図 13-1 オールアウト（疲労困憊）までの運動持続時間をもとにした運動の分類と対応する主な細胞内エネルギー経路。

ための適切な運動リハビリテーションを行い，最終的にマラソンやウルトラマラソンなどのイベントに参加する人も増えている。

特異性の原理

　運動トレーニングの**特異性**とは，課された過負荷の種類や動員された筋量に依存した代謝・生理系の適応のことを意味する。広い意味で，ストレングス・パワートレーニングとしての運動ストレスは，ストレングス・パワーを特異的に発達させる。同様に，通常の有酸素運動は持久性トレーニングに特異的な適応を引き起こす。ストレングス・パワートレーニングと有酸素性トレーニングの間に，移行効果は本質的にない。また，特異性の原理は同一の代謝特性を伴う活動にも適用される。例えば，スイミング，自転車，ランニング，ボートなどのための有酸素性能力は，その運動に必要とされる筋をトレーニングしたときに，最も効率的に向上する。要するに，特定の運動は特定の適応を生み，課せられた要求への特定の適応という SAID 原理と呼ばれる特異的なトレーニング効果を形成する。

個別性の原理

　すべての人が与えられたトレーニング刺激に対して同一に反応するわけではない。トレーニングの開始時点における関連する体力のレベルなど，多くの要因がトレーニングに対する反応の個人差に寄与する。人はもともとの体力やコンディショニングプログラム開始時のトレーニング状態が異なることから，同一のトレーニング刺激に対して異なる応答を示す。同じチームであっても，あるいは同じトレーニング種目であっても，参加者が同一の方法や相対的・絶対的運動強度でトレーニングをすることは最適とはいえない。なぜなら，それはトレーニングに対する反応性の**個人差**を無視しているからである。むしろ，トレーニングプログラムは個人のニーズと能力に応じた内容でなければならない。指導者やトレーナーは，アスリートやトレーニングする人が与えられた運動刺激にどう応答するかを認識し，その反応をもとに運動処方を調整すべきである。

可逆性の原理

脱トレーニングに適用されるトレーニング効果の**可逆性**は，人が運動トレーニングを中止するとすばやく生じる．脱トレーニングのわずか1～2週間後に，生理的機能と運動能力の有意な低下が起こり，数カ月後にはトレーニングにより向上したものがすべて消失する．図13-2は，いくつかの研究により報告されたベッドレストを含む脱トレーニングに伴う生理学的・代謝的パラメータの減少率を示す．

その中の1つの研究では，5人の対象者を20日間ベッドに寝たままにさせておくと，最大酸素摂取量（$\dot{V}O_2max$）は25％減少し，同様に最大1回拍出量と心拍出量も減少した．この知見によると，生理学的機能が～1％/日の割合で減少していることになる．トレーニングされた筋内の毛細血管数も脱トレーニング期間に14～25％以上減少することが知られている．

上述の結果は，高いパフォーマンスをもつアスリートでさえ，トレーニングの有益な効果は一過的で可逆的であることを明確に強調している．このため，典型的なアスリートは試合期開始の数カ月前にリコンディショニングプログラムを始めるか，もしくは，スポーツ特異的運動の脱コンディショニングのスピードを遅らせるために，休息期に中強度の活動レベルを維持する．

> **Q 質問とノート**
>
> ● 3つのエネルギー系それぞれに頼る運動やスポーツイベントの例をあげよ．
> ATP-PCr系：
> 解糖系：
> 有酸素系：
>
> ● トレーニングの4つの原理をあげよ．
>
> ● 運動の過負荷を達成するために調整できる4つの変数をあげよ．
>
> ● 運動トレーニングの特異性の一例をあげよ．

BOX 13-1

運動トレーニングの特異性の一例

有酸素性トレーニングに関する我々の研究室の1つの実験では，最大心拍数の85～90％の心拍数で1時間，週3日，10週間のスイミングを行った．最大酸素摂取量はトレーニングの前と後にトレッドミルランニングとスイムミルを用いたスイミングで測定した．活発なスイミングトレーニングは運動中の高い心拍数に反映されるように中心循環に過負荷となるので，我々はスイミングトレーニングによる有酸素性パワーの向上の少なくともいくつかはランニングへ移行することを予想した．しかし，これは起こらなかった．スイミングトレーニングによる最大酸素摂取量の向上にはほとんど完璧な特異性があった．

図は，スイミングトレーニングがスイミング中に測定した場合の最大酸素摂取量を11％向上させたが，ランニング中に測定した場合にはわずか1.5％しか向上しなかったことを示している．トレッドミルランニングがス

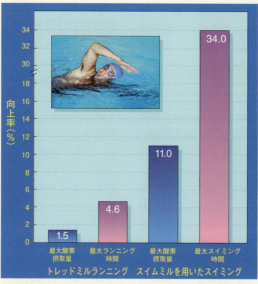

イミングトレーニングを評価するために用いられてきたとすれば，我々は誤ってトレーニング効果はなかったと結論づけただろう．測定中の最大パフォーマンスでは，対象者のオールアウトにいたるまでのスイミング時間は34％向上したが，トレッドミルでの測定時にはランニング時間の向上はわずか4.6％だけだった．

これらの知見と他の研究は，特異的な有酸素運動のためのトレーニングは適切な循環器系のストレスとその運動により必要となる筋特異的な過負荷を提供しなければならないことを強く示唆する．異なる運動によって有酸素性能力や運動パフォーマンスを測定した場合，小さな向上という結果になる．反対に，運動トレーニングと同じ運動で有酸素性適応を評価した場合には，かなりの向上が約束される．

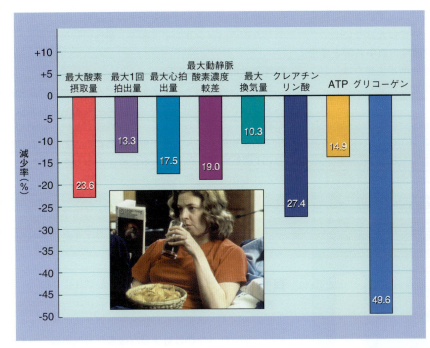

図13-2 異なる期間の脱トレーニングによる生理学的・代謝的変化の平均値。6つの研究のデータをもとにした。単位は以下のとおりである。最大酸素摂取量：L/分，1回拍出量：mL/拍，心拍出量：L/分，動静脈酸素濃度較差：mL/dL，最大換気量：L/分，クレアチンリン酸：mmol/g 筋湿重量，ATP：mmol/g 筋湿重量，グリコーゲン：mmol/g 筋湿重量。

Q 質問とノート

- 個別性の原理を説明せよ。
- 可逆性の原理を説明せよ。

運動トレーニングに対する適応

　一般的にトレーニング効果の個人差は，特に子どもと高齢者の間で例外というよりもむしろ法則として現れる。同一の運動トレーニングプログラムの個人間では，ある人が他の人よりも10倍以上よい効果を示すことがある。そのような結果の差異は普遍的なものである。つまり，何人かの人は同一のトレーニング刺激に対して他の人よりも容易に応答するのである。

　応答者と非応答者の概念は，一卵性双生児より得られたトレーニングのデータから提唱された。そのうちの1つの研究では，生まれたときから別々の環境で育てられた10組の一卵性双生児が20週間の持久性トレーニングプログラムを完遂した。その結果は，心肺機能および代謝的パラメータの向上のための強い遺伝的構成要素があることを示した。つまり，双子の一方が大きく向上した場合，もう片方もほとんど同様に向上するという，双子のメンバーの双方がほとんど同じトレーニングへの反応を示したのである。1960年代半ば，著名なスウェーデンの生理学者Åstrand（第1章参照）は，まだ調べられていなかった運動パフォーマンスにおける遺伝子の役割について，「オリンピック選手になるためには，両親を賢く選択しなければならない」と予言的に言及していた。未来の分子遺伝学研究はいつか，各々にとっての最適な統合的向上をはかり，応答者と非応答者を個別化したコンディショニングプログラムを確立するための実用的な意味を明らかにするかもしれない。

無酸素性代謝系の変化

　図13-3は，無酸素性エネルギー伝達系の過負荷が要求される，厳しい身体トレーニングに伴う無酸素性代謝機能の適応をまとめたものである。無酸素性パワーとその能力の変化は，有酸素性機能の付随的な増加とは無関係に生じる。スプリント・パワートレーニングによる適応は下記のとおりである。

1. **無酸素性基質濃度の増加**：レジスタンストレーニングの前後に採取された筋生検サンプルを調査したところ，筋力の向上に付随して，ATP，PCr，遊離クレアチン，グリコーゲンなどの安静時濃度がトレーニングされた筋内で増加していた。他の研究では，短距離走選手やトラック競技の自転車選手におけるトレーニングされた筋では，長距離走選手やロード競技の自転車選手と比べて，高い濃度のATPとクレアチンが観察されている。

2. **グルコース代謝の無酸素性局面を調節する酵素の量と活性の増加**：無酸素性酵素の機能と筋線維サイズの最も顕著な増加は速筋線維において生じる。こ

れらの変化は，有酸素性トレーニングによって得られる酸化的酵素の向上の大きさには及ばない。

3. オールアウト運動中の高い濃度の血中乳酸を産生する能力の増加：増強された乳酸産生能力は，おそらくトレーニングによって増加したグリコーゲンと解糖系酵素，そして疲労をまねく運動に対して向上したモチベーションと「痛み」耐性の結果である。

緩衝能力は高まるか？

無酸素性のトレーニングを積んだ人は，そうでない人よりも高い乳酸濃度と低いpH値に対する高い耐性を有する。これはおそらく，無酸素性トレーニングが化学的緩衝能やアルカリ予備能を高めることで，身体のpH調整能力を向上させるためであると想定されている。しかし，運動トレーニングが実際に緩衝能を増大させるかどうかについてはいまだ明らかになっていない。おそらく，モチベーションとなる因子がトレーニングにより高まる血液の酸性度に対する耐性を高めているのだろう。

有酸素系の変化

表13-1に，持久系アスリートとトレーニングを積んでいない人との重要な代謝的・生理学的差異をまとめた。トレーニングに対する有酸素性の適応は，一般的に性別や年齢とは無関係に生じる。さらに，がん，冠動脈疾患，糖尿病，高血圧，閉塞性肺疾患などの患者でも起こる（第17章参照）。

代謝の適応

有酸素性トレーニングは有酸素性にATPを産生する筋線維の能力を向上させる。

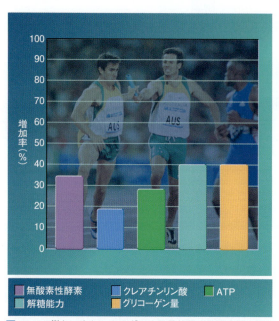

図13-3 激しいトレーニングによる骨格筋の無酸素性エネルギー代謝の向上に向けた一般的な潜在能力。

表13-1 持久性のトレーニングを積んだ健康な男性とトレーニングを積んでいない男性の典型的な代謝的・生理学的値[a]

変数	トレーニングを積んでいない男性	トレーニングを積んだ男性	差の割合[b]（%）
グリコーゲン（mmol/g 筋湿重量）	85.0	120	41
ミトコンドリア数（mmol）	0.59	11.20	103
ミトコンドリアの体積（筋細胞中の割合〈%〉）	2.15	8.00	272
安静時ATP（mmol/g 筋湿重量）	3.0	6.0	100
安静時クレアチンリン酸（mmol/g 筋湿重量）	11.0	18.0	64
安静時クレアチン（mmol/g 筋湿重量）	10.7	14.5	35
解糖系酵素			
ホスホフルクトキナーゼ（mmol/g 筋湿重量）	50.0	50.0	0
ホスホリラーゼ（mmol/g 筋湿重量）	4〜6	6〜9	60
有酸素性酵素			
コハク酸デヒドロゲナーゼ（mmol/kg 筋湿重量）	5〜10	15〜20	133
最高乳酸（mmol/kg 筋湿重量）	110	150	36
筋線維			
速筋線維（%）	50	20〜30	−50
遅筋線維（%）	50	60	20
最大1回拍出量（mL/拍）	120	180	50
最大心拍出量（L/分）	20	30〜40	75
安静時心拍数（拍/分）	70	40	−43
最大心拍数（拍/分）	190	180	−5
最大動静脈酸素濃度較差（mL/100 mL）	14.5	16.0	10
最大酸素摂取量（mL/kg/分）	30〜40	65〜80	107
心臓の容積（L）	7.5	9.5	27
血液量（L）	4.7	6.0	28
最大換気量（L/分）	110	190	73
体脂肪率（%）	15	11	−27

[a] いくつかはおよその値を載せた。トレーニングを積んだ男性のデータはすべて持久系アスリートのデータを示した。トレーニングを積んだ男性とそうでない男性の差の割合は，個人の遺伝的差異がこれらの因子におそらく強く影響しているので注意すべきである。
[b] トレーニングを積んだ男性の値とそうでない男性の対応する値の差を百分率として算出した。

●**代謝の仕組み**　有酸素性トレーニングを積んだ骨格筋におけるミトコンドリアの大きさと数の増加は，骨格筋の酸化的リン酸化によるATP産生能力を向上させる。

●**酵素**　有酸素性代謝系酵素の量や活性は2倍程度に増加するが，これはミトコンドリアの大きさと数の増加，それと同時に高まるミトコンドリアのATP産生能力を補完する減少である。これらの適応が，トレーニングを積んだ人にみられる，長時間運動中に血中乳酸を蓄積させることなく高い有酸素性能力を維持すること（すなわち，高い乳酸性作業閾値 lactate threshold 〈LT〉）を実現するとされる。

●**脂肪の異化**　通常の有酸素運動は，脂肪酸（特に，定常的な運動中の活動筋内に貯蔵されたトリアシルグリセロール）の酸化能力を大きく向上させる（図13-4）。脂肪分解は，トレーニングを積んだ筋内で増加した血流，ならびに脂肪細胞や筋線維内の脂肪代謝酵素量の増加によって高まる。これは，持久系アスリートのグリコーゲン枯渇による疲労を生じるまでの間の最大下運動の絶対量もトレーニングを積んでいない人に比べて高くしている。

●**糖質の異化**　有酸素性トレーニングを積んだ筋は高い糖質酸化能力を示す。したがって，かなりの量のピルビン酸が激しい持久性運動中に有酸素性エネルギー経路を通して代謝される。トレーニングを積んだ筋は高いミトコンドリアの酸化能力を有し，増加した糖質分解能力に寄与する多くのグリコーゲン貯蔵をもつ。激しい有酸素運動中に増加した糖質の異化は次の2つの重要な機能を備えている。

1. 脂肪分解よりも速く有酸素性エネルギー伝達に寄与する。
2. 脂肪と比べて，酸素消費量が約6%少なくてすむ。

●**筋線維のタイプと大きさ**　持久性トレーニングは両方の筋線維タイプにおける有酸素性代謝の適応を引き起こす。これは，それぞれの筋線維がもつ有酸素性能力およびLTを，筋線維タイプを変えることなく高める。また，選択的筋肥大もそれぞれの筋線維特異的な過負荷のトレーニングによって生じる。よくトレーニングを積んだ持久系アスリートは，同一の筋内に速筋線維よりも多くの遅筋線維をもっている。反対に，無酸素性パワーのトレーニングを積んだアスリートでは，同一の筋内でも速筋線維が多くを占める。予想どおり，高い有酸素性のATP産生能力をもつ遅筋線維は，ミトコンドリアへ酸素を運搬するミオグロビン（鉄を含む球状のタンパク質）を多く含んでいる。

循環器系の適応

図13-5に，有酸素運動トレーニングによる循環器系機能の重要な適応をまとめた。有酸素性経路と循環器系には密接な連関があるので，トレーニングは循環器系の形態的・機能的な適応を引き起こす。

●**心臓の大きさ**　長期間の有酸素性トレーニングは，

> **インフォメーション**
>
> **有酸素性作用に関する重要な貢献**
>
> 持久性トレーニングは，年齢や性別に関係なく安静時と運動時の心臓1回拍出量の増加を引き起こす。4つの因子がこの変化を生み出す。
>
> 1. トレーニングによる血漿量の増大の結果としての左心室容積の増加
> 2. 冠状動脈や他の主要な動脈の硬さの減少
> 3. 拡張期の充填時間の増加（トレーニングによる徐脈に起因）
> 4. おそらく向上する内因性の心臓収縮機能

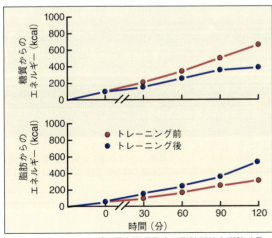

図13-4　トレーニングは最大下運動中の脂肪燃焼を増強する。この糖質節約は，脂肪組織からの脂肪酸放出の亢進と筋内脂肪量の増加，持久性トレーニングを積んだ筋におけるミトコンドリアの脂肪酸化能力の増強などの結果である。(Hurley, B. F., et al.: Muscle triglyceride utilization during exercise: Effect of training. J. Appl. Physiol., 60: 562, 1986. より)

> **質問とノート**
>
> ● 有酸素性トレーニングに対する5つの特異的な代謝適応をあげよ。
>
> ● 持久性パフォーマンスに対するトレーニング性脂肪分解増加の利点を説明せよ。
>
> ● 持久性トレーニングが最大下運動時の糖質分解を減少させる理由を2つあげよ。

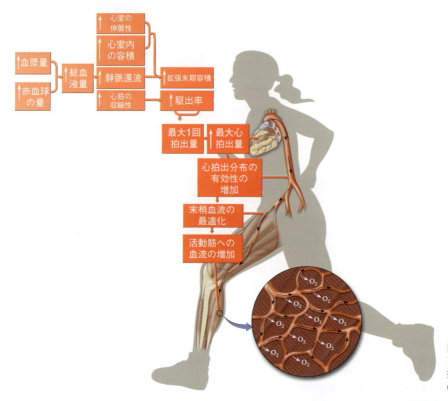

図13-5 有酸素運動トレーニングによる活動筋への酸素運搬を増加させる循環器系機能の適応。

心臓の質量と容積を増加させるとともに，安静時および運動時の左心室の拡張期の容積を拡大させる。心臓の拡大は，左心室腔の大きさの増大（遠心性肥大）と左心室壁のわずかな肥厚（求心性肥大）に特徴づけられ，心拍出量を向上させる。トレーニング強度を落としたり，トレーニングを中止したりした場合，心筋の構造はトレーニング前の状態に戻る。

心筋への過負荷刺激は細胞のタンパク質合成を高めると同時に，タンパク質分解を抑制する。タンパク質合成の促進はトレーニングを積んだ心筋のRNA量の増加によって生じる。筋原線維の肥厚と収縮性線維の数は同時発生的に増加する。

● **血液の量** 4セッションのみのトレーニングが血液の量を20％以上増加させる。この適応は循環と体温調節の機能を増強し，運動中の筋への酸素運搬を促進する。また，有酸素性トレーニングによる血液量のすばやい増加は，トレーニングによる遠心性肥大と同時に起こる心拍出量の増加に寄与している。

● **1回拍出量** 図13-6に，2グループの男性における直立姿勢での漸増負荷運動中の典型的な1回拍出量の反応を示した。1つ目のグループは数年間トレーニングを積んだ持久系アスリート，2つ目のグループは普段座りがちな生活をしている健康な成人で構成される。2つ目のグループでは，有酸素性体力を向上させるための2カ月間の段階的なトレッドミル運動を用い

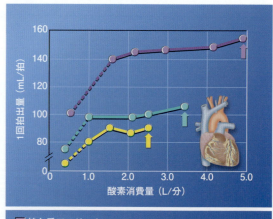

図13-6 持久系アスリートと座りがちな生活の成人の2カ月間の有酸素性トレーニング前後における直立姿勢での運動時の酸素摂取量に関連する1回拍出量の典型的な反応（矢印は最大値を示す）。

たトレーニングプログラムの前後の反応も評価した。

これらのデータは，下記のような重要で代表的な有酸素性トレーニング適応に関する知見を明らかにしている。

インフォメーション

アラスカの犬ぞり：ヒトの運動能力に対する生理学的挑戦

長時間運動のための最もすばらしい能力をもつアスリートの第1候補は，シベリアンハスキーの交雑によって飼育されたイヌ，つまり，アラスカ横断犬ぞりレースにおいてそりを引くイヌである。その能力は下記のように考えられる。

- 200 mL/kg/分の最大酸素摂取量（トレーニングを積んだ人の値は高くても80 mL/kg/分）。
- 50% $\dot{V}O_2max$ で1日約160 kmを8日間連続で走る能力。
- 約112 kmまでの間で1.6 km/4分のペースを維持する能力。
- 激しい持久性運動をしながら，胃腸や肝臓などの生命維持に重要な臓器への多くの血流を維持する能力。
- わずか数カ月の通常の運動に対する反応（心臓の大きさが50%増加する）。
- ヒトよりも70%近く多いミトコンドリアを有する筋細胞。
- 発汗メカニズムによる蒸散性冷却に頼ることのない舌，足，鼻などにより代謝性熱を放散する能力。これにより体液や生命維持に必要な電解質を温存する。
- 信頼性の高い体温冷却によってエネルギー密度の高い脂肪をエネルギー基質として利用するすばらしい脂肪燃焼「マシーン」（ヒトは限界のある血糖やグリコーゲン貯蔵に大きく依存する）。

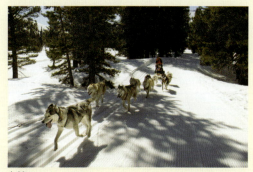

文献
McKenzie, E., et al.: Recovery of muscle glycogen concentrations in sled dogs during prolonged exercise. *Med Sci Sports Exer.*, 37：1307, 2005.
McKenzie, E., et al.: Hypogammaglobulinemia in racing Alaskan sled dogs. *J. Vet. Intern. Med.*, 24：97, 2010.

インフォメーション

運動による状態不安の心理学的恩恵
1. 状態不安（つまり，測定時点での不安レベル）の減少
2. 軽度〜中等度の抑うつ状態の減少
3. 神経症傾向の減少（長期運動の効果）
4. 深刻な抑うつ状態の専門的な治療のための補助
5. 気分，自尊感情，自己概念の向上
6. さまざまなストレス指標の低下

---

1. 持久系アスリートは同年齢のトレーニングを積んでいない人よりも，安静時および運動中の1回拍出量が大きい。
2. トレーニングを積んでいてもいなくても，直立姿勢の運動において1回拍出量の最も大きな増加は安静状態から中強度運動へ移行するときに生じる。運動強度のさらなる増加は1回拍出量を少しだけ増加させる。
3. 1回拍出量は最大酸素摂取量の40〜50%の運動強度でほぼ最大に達する。若年成人の場合，これは通常120〜140拍/分の心拍数の強度である。
4. トレーニングを積んでいない人では，安静状態から運動への移行時に1回拍出量の小さな増加が生じる。彼らの心臓では，心拍数の増加が心拍出量の増加を主に引き起こしている。トレーニングを積んだ持久系アスリートでは，心拍数と1回拍出量の両方が増大した心拍出量に寄与する。最大運動時の1回拍出量は安静時と比べて50〜60%増加する。
5. 前述のトレーニングを積んでいない人では，2カ月の有酸素性トレーニングが1回拍出量を増加させるが，その量はエリートアスリートの平均よりも低いままであった。この差についての詳細な理由はいまだ不明であるが，おそらく，長期間の激しいトレーニング，遺伝子，もしくはそれらの因子の組み合わせが影響しているのだろう。

● **心拍数** 最大下運動中の心拍数は，持久系エリートアスリートや有酸素性トレーニングを積んだ一般の人において，増加した1回拍出量に比例して減少する。図13-7は，持久系アスリートならびにトレーニング前後の一般の人における酸素消費量と心拍数の関係を示している。

一般的な運動中の酸素消費量と心拍数の関係は，両グループにおいて直線的になる。運動強度を上げていくと，アスリートの心拍数はトレーニングを積んでいない人よりも小さい範囲で増加していく（変化を表す直線の傾きや割合がかなり異なる）。したがって，運動時の効率的な循環器反応のみられるアスリートやトレーニングを積んだ成人は，トレーニングを積んでいない成人よりも特定の心拍数に達するまでの最大下運動時に効率のよい酸素摂取を実現していることがわかる。酸素摂取が2.0 L/分の時点では，アスリートの平均心拍数は70拍/分であり，トレーニングを積んでいないグループの心拍数よりも低いのである。2カ月間

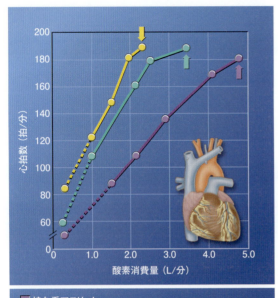

図13-7 持久系アスリートと座りがちな生活の成人の2カ月間の有酸素性トレーニング前後における，直立姿勢での運動時の酸素摂取量に関連する心拍数の典型的な反応（矢印は最大値を示す）。

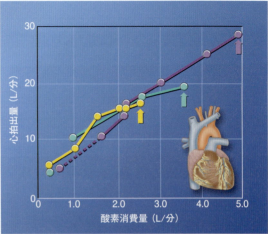

図13-8 持久系アスリートと座りがちな生活の成人の2カ月間の有酸素性トレーニング前後における，直立姿勢での運動時の酸素摂取量に関連する心拍出量の典型的な反応（矢印は最大値を示す）。

> **インフォメーション**
>
> **回復期間の延長**
> 　回復時間は激しい運動が深部体温の上昇，体内平衡の撹乱，血中乳酸の増加などを引き起こすことに伴って生じる。これらの理由から，無酸素性トレーニングの間隔は運動終了時点で適用されるべきである。さもないと，トレーニングによる疲労がもち越されたり，有酸素性トレーニングの結果得られた能力をじゃましたりするだろう。

> **インフォメーション**
>
> **1日10,000歩：座りがちな生活の米国人のための実用的な目標**
> 　ウォーキングは少しの出費と最低限の設備で行うことができる，「大きい筋」を使いながらも衝撃の低い運動であるといえる。典型的な米国人の1日の歩数は1000〜3000歩である。1日10,000歩のウォーキングの目標（およそ8 kmのウォーキングに相当する）は疾病のリスクを減らし，健康的な生活習慣の恩恵を得るために最も推奨される基準として同意されている。市販の歩数計を使えば，毎日の歩数を簡単に測定・記録することができる。積極的なフィードバックは，ウォーキングプログラムを継続するための動機づけを与える。体力向上のためには，「少しきつい」と感じるようなペースでの活発な2〜3分間隔の分散したウォーキングが勧められる。体重の減少を目的としたウォーキングプログラムの場合には，歩行スピードや1日の歩数を15,000歩まで段階的に増加させることが必要なカロリー燃焼を生み出すために必要である。

　トレーニングを積んだ成人では，最大下の心拍数が約40拍/分に減少した。それぞれの例において，心拍出量は同じままであった。この結果は，大きな1回拍出量が運動時の少ない心拍数につながることを示している。心臓が1回の拍動によって多くの血液を送り出すことができれば，活動筋が必要とする血液（酸素）の運搬を少ない心拍数で，しかも相対的に小さい1回拍出量で実現できるのである。

● **心拍出量**　最大心拍出量の増加は，有酸素性トレーニングによる循環器系機能の変化によって現れる（図13-8）。最大心拍数はトレーニングに伴ってわずかに減少するとされるが，それは1回拍出量の向上によって増加した心拍出量によるものである。
　最大心拍出量を向上させるような有酸素性トレーニ

ングは，中強度運動時の毎分拍出量を減少させる。1つの研究では，16週間の有酸素性トレーニングが若年男性における最大下運動時の平均心拍出量を1.1〜1.5 L/分減少させることが報告されている。おわかりのとおり，最大心拍出量は22.4 L/分から24.2 L/分に8％増加したということである。減少した最大下心拍出量に付随して，活動筋の酸素抽出（動静脈酸素濃度較差）

は運動時に必要な酸素量に関連して増加する。トレーニングによる最大下心拍出量は下記の2つの要因を反映する。

1. 効率的な血流の配分
2. トレーニングを積んだ筋で増加した低い酸素分圧下での有酸素性のATP産生能力

● **酸素の抽出**　有酸素性トレーニングは運動中の動脈血から抽出される最大酸素量を増加させる。筋収縮のための心拍出量の効率的な配分，ならびに増強された筋線維の酸素代謝能力は動静脈酸素濃度較差を増大させる。

図13-9で，トレーニングを積んだアスリートとトレーニングを積んでいない成人における運動強度と酸素抽出の関係を比較した。トレーニングを積んでいない成人では，動静脈酸素濃度較差が運動のはじめから最大の15 mL/dLになるまで着実に増加した。55日間のトレーニング後，彼らの最大酸素抽出は17 mL/dLに13%増加した。これは，激しい運動中に動脈血がもつ酸素量の約85%を放出するということである。実際

には，動静脈酸素濃度較差を測定するために採取された静脈血は混合されたものなので，活動筋はさらに多くの酸素を抽出していることになる。つまり，採取された静脈血は，皮膚，腎臓，非活動筋などの活動筋よりも酸素利用の少ない組織から戻ってきた血液を含んでいるということである。トレーニング後の成人における最大動静脈酸素濃度較差の値は持久系アスリートの値とほぼ同等である。成人の低い心拍出能力は$\dot{V}O_2max$の大きな差（アスリートとほとんどトレーニングしていない人の違い）で明白に説明される（図13-8参照）。

● **血流とその配分**　なぜ有酸素性トレーニングは最大運動時の筋血流の大きな増加を引き起こすかについては，下記の3つの要因で説明される。

1. 最大心拍出量の向上
2. 最大努力運動時に一時的に減少する非活動組織の血液の再配分
3. トレーニングを積んだ筋内での毛細血管の増加

● **血圧**　有酸素性トレーニングは安静時および最大下運動時の収縮期ならびに拡張期の血圧を減少させる。最も明白な効果は収縮期血圧に生じるが，それは特に高血圧者で顕著である。表13-2は，7人の冠動脈疾患をもつ中年男性患者の安静時収縮期血圧の平均が，4～6週間のインターバルトレーニング後に139 mmHgから133 mmHgに低下し，最大下運動時の収縮期血圧は173 mmHgから155 mmHgに低下し，拡張期血圧は92 mmHgから79 mmHgに低下したことを示す。幅広い年齢の座りがちな生活の成人男女にお

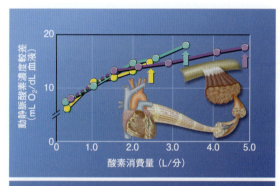

図13-9　持久系アスリートと座りがちな生活の成人の2カ月間の有酸素性トレーニング前後における，直立姿勢での運動時の酸素摂取に関連する動静脈酸素濃度較差の典型的な反応（矢印は最大値を示す）。

凡例：
- 持久系アスリート
- 座りがちな生活の大学生
- 座りがちな生活の大学生のトレーニング後

> **Q 質問とノート**
> ● 有酸素性トレーニングによる循環器系機能の最も重要な変化を説明せよ。
> ● 有酸素性トレーニング後の最大運動時の酸素抽出は増加するか，それとも減少するか？

表13-2　7人の冠動脈疾患をもつ中年男性患者における4～6週間の有酸素性トレーニング前後の安静および最大下運動時の血圧[a]

測定値[b]	安静時 平均値		変化率 (%)	最大下運動時 平均値		変化率 (%)
	トレーニング前	トレーニング後		トレーニング前	トレーニング後	
収縮期血圧 (mmHg)	139	133	−4.3	173	155	−10.4
拡張期血圧 (mmHg)	78	73	−6.4	92	79	−14.1
平均動脈血圧 (mmHg)	97	92	−5.2	127	109	−14.3

[a]Clausen, J. P., et al.: Physical training in the management of coronary artery disease. *Circulation*, 40: 143, 1969. より
[b]血圧は上腕の動脈に挿入した圧測定器により直接的に測定された。

いて，通常の有酸素運動は収縮期血圧を約6〜10 mmHg低下させる。

トレーニングによる自律神経系ホルモン（カテコールアミン）の減少は，おそらく血流に対する末梢の血管抵抗性を減少させることで，血圧を低下させる運動の効果に寄与する。また，運動トレーニングは腎臓のナトリウム除去を促進することで，体液量と血圧を低下させる。通常の有酸素運動は，高血圧基準の境界線上の人を管理するための治療プログラム時に，初期症状を予防するためによく用いられる。血圧がさらに激しく上昇した場合には，食事，体重減少，運動を組み合わせる必要があり，最終的には薬理学的な介入も必要となる。

肺の適応

有酸素性トレーニングは運動中の肺動力学を変化させる。この変化は身体活動のストレスに対する効率的な換気反応に寄与する。

- **最大運動** トレーニングによる最大酸素摂取の向上は最大運動時の毎分換気量を増加させる。この適応は生理学的に意味がある。なぜなら，向上した有酸素性能力は高まった酸素利用，ならびに肺胞性換気の増加によって増大した二酸化炭素の除去のための酸素需要を反映するからである。
- **最大下運動** 運動トレーニングは高いレベルの最大下換気を維持する能力を向上させる。例えば，20週間の走運動トレーニングは健康な成人男女の呼吸筋の持久性を16％増加させる。乳酸は最大下呼吸の運動時にはあまり蓄積しないが，これはおそらく呼吸筋の有酸素性酵素濃度の増加によるものだろう。呼吸の持久性の増加は，トレーニングを積んでいない人の長時間の最大下運動中の息切れや肺の不快感を感じる頻度を減少させる。

4週間のトレーニングは，最大下運動時の酸素摂取量当たりの換気量（$\dot{V}_E/\dot{V}O_2$）を減少させると考えられる。したがって，特定の強度の最大下酸素摂取時には呼吸する空気は少なくなる。これは運動に起因する呼吸の総酸素消費量の割合を減少させることにつながる。呼吸効率の増加は，下記の2つの方法で持久性パフォーマンスに寄与する。

1. 運動時の呼吸筋の疲労軽減
2. 活動筋（非呼吸筋）に対する呼吸筋からの遊離酸素の供給

トレーニング後に生じる最大下運動時の換気量減少は，その詳細な機構が未解明である。しかし，その減少は思春期にも成年期にも生じる。一般的に，換気量は増加し，呼吸数は減少し，呼吸間に肺に空気がとどまる時間が長くなる。ゆっくりとした呼吸は吸気量から肺胞が抽出する酸素量を増加させる。例えば，トレーニングを積んだ人において最大運動中の呼気に含まれる酸素は14〜15％しかないが，トレーニングを積んでいない人においては，同一強度の運動中の呼気に約17％の酸素が含まれる。これは，トレーニングを積んでいない人がトレーニングを積んだ人と同一の最大下酸素摂取を達成するためには，より多くの呼吸をしなければならないことを意味する。

血中乳酸濃度

図13-10は，持久性トレーニングが漸増負荷運動中の血中乳酸濃度を低下させ，血中乳酸の蓄積し始める点 onset of blood lactate accumulation（OBLA）を遅らせることを示す。この効果については，本章で論じたトレーニングに対する中枢および末梢の適応に関する下記の3つの可能性を中心に説明される。

1. 運動中の乳酸産生速度の減少
2. 運動中の乳酸除去速度の増加
3. 乳酸産生の減少と乳酸除去の増加との組み合わせ効果

高い確率で，すべての因子が複合的に影響する。

身体組成の変化

肥満や肥満の境界線上の人における通常の有酸素運動は，体重と体脂肪を減少させる。また，除脂肪体重は通常のレジスタンストレーニングによって増加する。運動のみ（もしくは，カロリー制限を伴う運動）は食事制限のみよりも体脂肪を大きく減少させる。これは，運動が除脂肪体重を維持するからである。

体温調節

十分に水分補給した状態の有酸素性トレーニングを

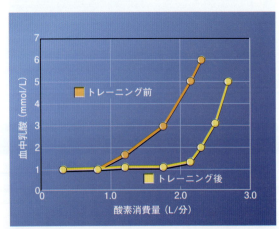

図13-10 トレーニングの前後における漸増負荷運動時の乳酸蓄積の一般的な反応（ミシガン大学応用生理学研究室のデータをもとに作成）。

Q 質問とノート

- なぜ有酸素性トレーニングが最大運動時の筋血流の大きな増加を引き起こすのか，3つの因子をあげて説明せよ。

- 安静時と最大下運動時の血圧に持久性トレーニングが及ぼす影響を簡潔に説明せよ。
  安静時：
  最大下運動時：

- 運動トレーニングによる主要な肺の適応を説明せよ。

- なぜ持久性運動が徐々に強度が増加する運動時の血中乳酸濃度を低下させるのか，2つの要因をあげて説明せよ。

- 有酸素性トレーニングによる身体組成の変化を1つあげよ。

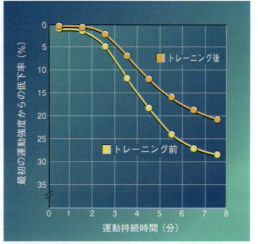

図 13-11　10週間の自転車トレーニング前後における最初の運動強度からの低下率（ミシガン大学応用生理学研究室のデータをもとに作成）。

1. 酸素運搬のための中心循環能力の向上
2. 酸素消費のための活動筋の能力の増加

積んだ人は，そうでない人よりも血液量が多く，体温調節機構の反応性が高いため暑熱環境においてもより心地よく運動できる。トレーニングを積んだ男女はそうでない人よりも効率よく熱を放散する。トレーニングを積んだ人では，運動によって産生された代謝性の熱は運動パフォーマンスや安全性に対してあまり影響を与えない。

持久性パフォーマンスの変化

持久性の向上はトレーニングによる生理学的な適応に付随して生じる。図 13-11 は，85% $\dot{V}O_2max$ 強度の自転車運動によるトレーニングを1日40〜60分間，週4日，10週間にわたり行わせた後の自転車パフォーマンスを示している。パフォーマンステストにおいて，対象者は265Wの負荷を8分間維持することが求められる。トレーニングを積んだ対象者では，8分間のパフォーマンステスト中のパワー出力の低下が小さい。

心理的な利点

有酸素性もしくはレジスタンス運動トレーニングなどの運動は，年齢に関係なく心理的なよい効果を及ぼす。その効果は運動によって改善した他の身体的な因子と同程度に生じることがよくある。

有酸素性トレーニング反応に影響する因子

有酸素性トレーニングの主な目標は下記の2点があげられる。

初期の循環器系体力，トレーニング頻度，トレーニングの持続時間，トレーニング強度などのいくつかの因子が有酸素性トレーニングの結果に影響する。BOX 13-2 に，米国スポーツ医学会 American College of Sports Medicine と米国心臓協会 American Heart Association が提示した，成人や高齢者のための身体活動の種類と量に関する最新のガイドラインを示す。

心肺系体力の初期レベル

心呼吸系体力の初期レベルはトレーニング効果の大きさに影響する。想定される向上は初期の体力レベルが低ければ大きいが，反対に，初期の体力レベルが例外的に高い場合には向上の余地が少ない場合もある。例えば，エリートアスリートにとっての生理学的機能の5％の向上は，トレーニングを積んでいない人にとっての25％の増加よりも意味があるといえる。一般的なガイドラインによれば，有酸素性体力は持久性トレーニングによって5〜25％の範囲で向上する。この向上のいくつかはトレーニングの最初の週で生じる。

トレーニング頻度

少なくとも週3日は運動することが適応的な有酸素系の変化を惹起する。いくつかの研究は週1回のみのトレーニングでも向上することを報告している。しかし，それらの対象者はそれまで座りがちな生活の人であったことから，どのような負荷でも機能の向上に十分な過負荷となったのだろう。一般的に，トレーニング応答は少なくとも週3回の運動を6週間行うことで

BOX 13-2

米国スポーツ医学会と米国心臓協会が，体力の指針と推奨を最新化した

　有酸素性トレーニングに関して，米国スポーツ医学会（ACSM, www.acsm.org）と米国心臓協会（AHA, www.aha.org）は18～65歳までの成人のための「幅の広いトレーニングプログラム」の指針を共同で公表した．これは，健康の維持・増進を目的とする成人に，過去に推奨された必要な身体活動の様式と量を明らかにして最新化するために行われた（表1）．例えば，有酸素性トレーニングとレジスタンストレーニングを組み合わせたプログラムは筋力と有酸素性パワーを増加させ，体脂肪を減らし，基礎代謝率を向上させる．反対に，レジスタンストレーニングだけ，もしくは有酸素性トレーニングだけといった1つに絞ったプログラムは1つの効果は大きいが全体的な効果は限定的である．高齢者の場合には，転倒による傷害のリスクを減らすためにバランスの向上と関節の柔軟性を高めるための運動に強調点がおかれている（表2）．

表1　18～65歳の健康な成人のための，米国スポーツ医学会と米国心臓協会による身体活動の推奨

1. 健康の維持・増進のために，18～65歳の成人は身体的に活発な生活習慣を維持すべきである．
2. 最低30分間の中強度有酸素（持久性）運動を週5日，もしくは最低20分間の高強度有酸素運動を週3日行うべきである．
3. この推奨に応じるため，中強度運動と高強度運動を組み合わせてもよい．例えば，ある人は30分間の活発なウォーキングを週2回と20分間のジョギングをその他の2日間行うことにより，推奨に応じることができる．
4. これらの中強度・高強度運動に加えて，日常生活でよく行われる低い強度の活動（例：自己管理，皿洗い，デスクワーク），ならびに非常に短い持続時間の活動（例：ゴミ出し，店や仕事場の駐車場までの歩行）がある．
5. 中強度の有酸素運動（心拍数の増加に気づくような活発な歩行）は小分けにした10分間程度の運動によって最低30分間行ってもよい．
6. 高強度運動はジョギングに代表され，呼吸を速め心拍数をかなり増加させる．
7. 加えて，成人は身体の主な筋を利用する運動を少なくとも週2回行うことで，その恩恵（筋力や持久性などの維持・増進）を受けるだろう．
8. 身体活動と健康の関係は用量反応であることから，さらなる体力向上を目指す人や慢性疾患や能力障害のリスク軽減を望む人，不健康な体重増加を予防したい人は，推奨された最低限の身体活動量を超えることにより，おそらく恩恵を受けることになるだろう．

Haskell W. L., et al.: Physical activity and public health: Updated recommendation for adults from the American College of Sports Medicine and the American Heart Association. *Med. Sci. Sports Exerc.*, 39: 1423, 2007. より

表2　高齢者（65歳より上）のための米国スポーツ医学会と米国心臓協会による身体活動の推奨

1. 健康の維持・増進のために，高齢者は身体的に活発な生活習慣を維持すべきである．
2. 最低30分間の中強度有酸素（持久性）運動を週5日，もしくは最低20分間の高強度有酸素運動を週3日行うべきである．中強度の有酸素運動とは，個人の有酸素性体力に関連した中程度の努力を意味する．座っているときを0，オールアウト運動時を10とする10段階で考えると，中強度運動は5～6にあたり，自覚できる心拍数や呼吸数の増加を引き起こす．同じ段階で考えると，高強度運動は7～8にあたり，心拍数や呼吸数の大きな増加を引き起こす．例えば，高齢者においては体力レベルの不均一性があるため，ある高齢者の中強度ウォーキングはゆっくりとした歩行だが，他の高齢者にとっての中強度ウォーキングは活発な歩行になる．
3. この推奨に応じるため，中強度運動と高強度運動を組み合わせてもよい．これらの中強度運動や高強度運動に加えて，日常生活でよく行われる軽い強度の活動（例：自己管理，皿洗いなど）や10分以下の中強度の活動（例：ゴミ出し，店や仕事場の駐車場までの歩行）などがある．
4. 加えて，高齢者は身体の主な筋を利用する筋のレジスタンス運動を少なくとも週2回行うことで筋力や筋持久力を高めることができる．このとき，大筋群を利用した8～10種類の運動を少なくとも週2日，連続しないで行うことが推奨される．筋力の発達を最大化するためには，それぞれの運動を10～15回繰り返すことができる重りを利用すべきである．レジスタンス運動の運動強度は中強度か高強度になるだろう．
5. 身体活動と健康の関係は用量反応であることから，さらなる体力向上を目指す高齢者や慢性疾患や能力障害のリスク軽減を望む高齢者，不健康な体重増加を予防したい高齢者は，推奨された最低限の身体活動量を超えることによりおそらく恩恵を受けることになるだろう．
6. 通常の身体活動性と日常生活のために重要な柔軟性を維持するために，高齢者は少なくとも週2日，各日少なくとも10分間の柔軟性を維持・増進させる運動を行うべきである．
7. 転倒による傷害のリスクを減らすために，転倒のリスクの高い高齢者はバランスを維持・増進させる運動を行うべきである．
8. 高齢者で病状を1つ以上もち，身体活動を健康維持目的で行う場合は，できるだけ効果的かつ安全な方法で症状に対処しながら行うべきである．
9. 高齢者は推奨された活動に取り組み，十分な身体活動を行うための計画をもつべきである．運動に関する慢性条件をもつ高齢者は，予防と治療を統合する1つの計画をもつべきである．推奨された水準よりも活発でない高齢者のための計画は時間をかけて身体活動を増加させるための段階的なアプローチが含まれるべきである．数ヵ月の推奨された水準よりも低い活動は，（低体力の）高齢者が段階的な方法で活動性を増加させるために最適となる．また，高齢者は普段から彼らの身体活動を自己評価し，彼らの健康状態の変化や能力向上の計画を再評価できるよう励ますべきである．

Nelson M. E. et al.: Physical activity and public health in older adults: Recommendation from the American College of Sports Medicine and the American Heart Association. *Med. Sci. Sports. Exerc.*, 39: 1435, 2006. より

インフォメーション

子どもと成人における一過性運動に対する生理学的な最大反応の差異

変数	反応
酸素摂取量（$\dot{V}O_2$/L/分）	低い
酸素摂取量（$\dot{V}O_2$/mL/kg/分）	高い
心拍数	高い
心拍出量	低い
1回拍出量	低い
収縮期血圧	低い
拡張期血圧	低い
呼吸数	高い
換気量	低い
毎分換気量（$\dot{V}E$）	低い
呼吸交換比	低い

ACSM's Guideline for Exercise Testing and Prescription, 8th ed. Philadelphia: Lippincott Williams & Wilkins, 2010. より

生じるとされる。興味深いことに，いくつかの研究は週4，5回のトレーニングが週3回のトレーニングに比べて生理学的機能をわずかに向上させたことを示している。一般的な人にとって，$\dot{V}O_2$max によって測定できるような生理学的機能の小さな向上は，1～2日分のトレーニングを余分に行う正当な理由にはならないかもしれない。反対に，毎日の運動によるカロリー消費の増加は，体重のコントロールを目的としてより頻度が高く持続時間の長い運動を行うことを正当化する。最大の健康効果を引き出すためには毎日運動すべきである。第17章では，通常の身体活動の健康効果について論じる。

トレーニングの持続時間

運動への参加についてのよくある質問に，毎日の運動の持続時間に関するものがある。例えば，「10分間のジョギングは5分間の2倍の効果があるか？」，「2～3分間のランニングを8～10セット繰り返すことは，20～30分間の持続的なランニングよりもよいトレーニングになるのか？」といったものである。これらの問いに対する正確な解答はまだ不確定なままである。なぜなら，有酸素性体力が向上するメカニズムの理解とそのような変化を評価するためのしっかりとした基準は，いまだ不完全であるからである。有酸素性能力は持続的な運動および激しい断続的な運動のどちらによっても向上する。一般的に，各セッションが少なくとも30分間の中程度ペースのオールアウトしないような運動が，普通の人のために推奨される現実的な運動持続時間である。反対に，激しく競争する持久系アスリートは有酸素性能力を向上させるために，各トレーニングセッションの数時間を当てている。

トレーニングの量に関しては，よい結果を出すために多くトレーニングすることが必要であるわけではない。大学生水泳選手の研究では，毎日1.5時間のトレーニングを行った群と1.5時間のトレーニングを1日に2セッション行った群を比較した。後者では，毎日のトレーニング量を2倍にしたにもかかわらず，スイミングパワー，持久性，競技タイムの向上には群間の差が認められなかった。毎日の約60分間の身体活動は最適な健康効果を促進し，体重減少を達成するための最低限の運動持続時間であるといえる。

トレーニングの強度

運動強度は有酸素性トレーニングの成功のために最も重要な因子である。一般的に，強度は単位時間当たりの活動のエネルギー必要量と個人のエネルギー産生能力に関連して活性化するエネルギー系を反映する。強度は下記の6つの方法で表現することができる。

1. 単位時間当たりの消費カロリー
2. 運動の負荷，もしくは出力パワー
3. 運動のレベルが LT より低いか，高いか，LT 付近か
4. $\dot{V}O_2$max の割合
5. 心拍数，もしくは最大心拍数 muximum heart rate（HRmax）の割合
6. メッツ（METs）と呼ばれる安静時を基準とした代謝の比率

運動時の心拍数測定は運動強度を評価するための飛び抜けて実用的な方法である。研究者はトレーニングプログラムを構築し，さまざまなトレーニング強度の有効性を調べるために，よく心拍数を用いる。大学生の年代の男女では，運動時の心拍数を少なくとも130～140拍/分まで上昇させなければならない。これは $\dot{V}O_2$max の 50～55％，HRmax の 70％ に相当する。一般的に，この運動強度は循環器系の向上のための**最低閾値刺激**と表現される。より強度の高い運動はより効果的である。反対に，強度が閾値のレベルに達していない場合には，長い持続時間の運動はトレーニングを積んでいない人の体力を向上させる。

過度に激しい運動は必要ない

70％ HRmax の運動は，不快感をほとんどもしくは全く伴わずに長時間続けることのできる中強度運動である。このトレーニング強度は **conversation exercise** と呼ばれ，運動中に会話できるような，激しすぎることのない，トレーニング効果を発現するために十分な強度である。

図 13-12 は，有酸素性体力の向上は最大下運動時の

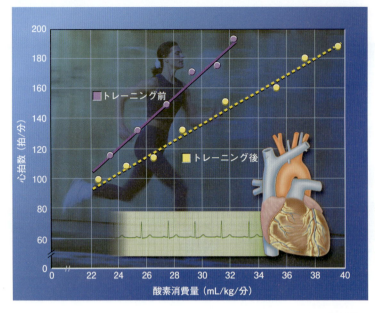

図13-12　有酸素性トレーニングによる酸素摂取量に対する心拍数反応の向上。トレーニングによる最大下運動時の心拍数の減少は通常，心臓の1回拍出量を反映する。

心拍数を減少させることを示している。したがって，絶対的運動強度（ランニングやスイミングのスピード，自転車エルゴメータの出力パワー）は目標とする心拍数を達成するため増加させなければならない。ゆっくりとしたウォーキングによるトレーニングを開始した人はより速く歩き，次に運動のセッションにジョギングを含める必要がある。最終的に標的とする心拍数を達成するためには持続的なランニングが必要となる。

　最小閾値強度はトレーニング効果が生じない強度よりも下にあるが，上限はそれ以上の向上を見込めないような運動強度よりも高いところに存在する。限界運動量 training-sensitive zone の範囲は参加者の年齢，当初の体力レベル，トレーニングの状況などによって変わる。高齢の男女を含む有酸素性体力が低い人にとって，トレーニング閾値は 60〜65% HRmax（約45% $\dot{V}O_2max$）であるが，より体力のある人は高い閾値が必要となる。90% HRmax がおそらくトレーニング強度の上限だとされるが，それは不明のままである。これよりも高い強度では，運動強度の増加が無酸素性エネルギー伝達系を主に刺激する。BOX 13-4 では，有酸素性トレーニングに適切な運動強度を確立するための心拍数を用いた方法を論じた。

どのくらいの期間で向上するか？

　トレーニングによる心肺機能や有酸素性能力のよい適応は，運動プログラムの開始後数週間以内に生じる。図13-13 は，週6日のトレーニングを10週間行った男性の $\dot{V}O_2max$ の相対的および絶対的な向上を示している。トレーニングは，週3日の30分間の自転車と残りの日の40分間までのランニングで構成される。このトレーニングは有酸素性能力の週ごとの持続的な向上を引き起こした。トレーニングに対する個人の適応反応は，最終的に遺伝的に決定された最大値に到達する。

トレーニングの可能性と遺伝子

　体力の発達の限界は遺伝的要因が密接に関連する。同一の運動プログラムを行った2人の参加者では，1人がもう片方の参加者よりも10倍の向上を示した。遺伝子研究は，筋の酵素の適応を含む，有酸素性トレーニングおよび無酸素性パワートレーニングに対する個人の感受性が遺伝子型に依存することを示した。遺伝子の構造はトレーニング反応性における主な役割を担う。したがって，与えられたトレーニング刺激に対する個人の反応を予測することは，ほとんど不可能である。

> **Q 質問とノート**
>
> - 有酸素性トレーニング反応の作用規模の要因を4つあげよ。
> - トレーニングによる $\dot{V}O_2max$ の増加パーセントに関して，通常予想される範囲を示せ。
> - 運動強度を表現するための方法を5つあげよ。
> - 身体活動の激しさを評価するための最も実用的な方法を説明せよ。

BOX 13-3

$\dot{V}O_2max$ を利用した循環器系体力の分類

$\dot{V}O_2max$ 測定は最もよく言及される心肺系体力の判断基準である。最近の診断は平均に準拠するよりもむしろ，**目標に準拠した基準**を評価する。目標に準拠した基準が確立した最小の $\dot{V}O_2max$ は，特定の一般的なデータセットの点数のパーセンタイル順位とは関係なく，血圧やコレステロールなどの健康の基準と一致する。表は，異なる年齢の男性と女性の $\dot{V}O_2max$ のための5段階分類を示している。各年齢層における貧弱カテゴリーはおそらく，循環器疾患リスクを増加させる心肺系体力の下限値を示している。

最も高い $\dot{V}O_2max$ 値は，長距離のランニング，スイミング，自転車，クロスカントリースキーなどを普段から行う人によって達成される。これらの人は座りがちな生活の人の約2倍の $\dot{V}O_2max$ を有する。

性別	年齢	貧弱	まずまず	平均的	よい	すばらしい
男性	≦29	≦24.9	25〜33.9	34〜43.9	44〜52.9	≧53
	30〜39	≦22.9	23〜30.9	31〜41.9	42〜49.9	≧50
	40〜49	≦19.9	20〜26.9	27〜38.9	39〜44.9	≧45
	50〜59	≦17.9	18〜24.9	25〜37.9	38〜42.9	≧43
	60〜69	≦15.9	16〜22.9	23〜35.9	36〜40.9	≧41
女性	≦29	≦23.9	24〜30.9	31〜38.9	39〜48.9	≧49
	30〜39	≦19.9	20〜27.9	28〜36.9	37〜44.9	≧45
	40〜49	≦16.9	17〜24.9	25〜34.9	35〜41.9	≧42
	50〜59	≦14.9	15〜21.9	22〜33.9	34〜39.9	≧40
	60〜69	≦12.9	13〜20.9	21〜32.9	33〜36.9	≧37

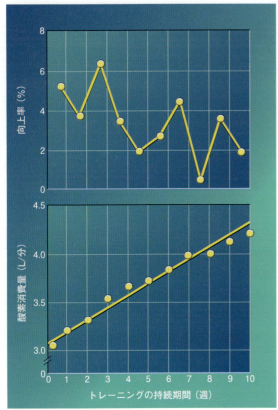

図13-13 10週間の激しい有酸素性トレーニング中の最大酸素摂取量の持続的な向上。(Hickson, R. C., et al: Linear increases in aerobic power induced by a program of endurance exercise. *J. Appl. Physiol.*, 42: 372, 1977. より)

増加した有酸素性体力の維持

トレーニングによる有酸素性体力の向上を維持するためには，最適な運動の頻度，持続時間，強度が関係する。1つの研究では，健康な若年成人の $\dot{V}O_2max$ は週6日の40分間のランニングや自転車運動による10週間のインターバルトレーニングで25%増加した。ここからさらに15週間同一の強度と持続時間で運動を続けるが，頻度を週4回にする群と週2回にする群に分けた。両グループとも頻度が多い場合は2/3減少しているにもかかわらず，増加した有酸素性能力は維持された。

有酸素性能力の向上のためには，その維持とはいくらか異なるトレーニングが要求される。強度を一定に保つ場合は，有酸素性体力を維持するために必要な運動の頻度と持続時間は，その向上のために必要なものよりも低くてよい。反対に，運動強度のわずかな低下は $\dot{V}O_2max$ を減少させる。これは，運動強度がトレーニングを通して増加した最大有酸素性パワーの維持において主要な役割を担っていることを示している。

$\dot{V}O_2max$ 以外の体力構成要素は，運動トレーニング量の減少によって $\dot{V}O_2max$ よりもすばやく低下する。週に6〜10時間のトレーニングを積んでいた持久系アスリートが1セッションを35分間に減少させても，彼らの $\dot{V}O_2max$ は4週間以上減少しなかった。しかし，75% $\dot{V}O_2max$ の運動時の持久性能力が減少し，そ

れには運動前のグリコーゲン貯蔵量の減少と運動中の脂質酸化の低下が関係している。これらの知見は，$\dot{V}O_2max$などの指標を1回測定するだけではトレーニングや脱トレーニングに対する適応に影響するすべての重要な因子を正確に評価することができないことを示している。

最大パフォーマンスのためのテーパリング

ほとんどの場合，試合期には，有酸素系の向上はほとんど起こらない。せいぜい，アスリートはこの時期に生理機能やパフォーマンスを低下させないように努力するだけである。主要な試合の前には，アスリートはしばしばトレーニングの強度や量，もしくはその両方を減少させる。これは**テーパリング**と呼ばれ，この調整が最大パフォーマンスを引き出すと信じられている。トレーニングにおけるテーパリングは競技種目によって異なる。

適切なトレーニング持続時間のテーパリングについての明確な解答は存在しない。生理学的展望によれば，4〜7日間で筋や肝臓のグリコーゲンの最大限の再補充，適切な栄養補給と回復，残存する筋の痛みの最小化，軽微なけがの治癒などがおそらく引き起こされるだろう。

有酸素性トレーニングプログラムの処方

この項では，有酸素性トレーニングを開始するための指針を示し，トレーニングの強度を測定し調節するための方法を記述する。また持続的および断続的な過程を通した有酸素性トレーニングの利点と限界を論じる。

一般的な指針

現在の生理学的体力に関係なく，研究と一般的な感覚をもとにした基本的な指針は，有酸素運動トレーニングプログラムを開始するときの重要な下記の点を提供する。

- **ゆっくりと開始する**：座りがちな生活を数年続けていた人が活発な運動を開始したときにけがが発生する。軽微な筋痛や関節痛は運動プログラム開始の後，特に伸張性筋収縮を伴う運動後に生じる（第14章参照）。激しい筋の違和感や過剰な循環器系の緊張はトレーニング効果を高めることはない。過剰な疲労は運動プログラムを続けようとする初心者をしばしば落胆させる。
- **ウォームアップを行う**：5〜10分間の軽いストレッチ運動や有酸素運動（例：その場でのランニング，トレッドミルでのジョギング，縄跳び，ボートこぎ，徒手体操，自転車エルゴメータによるサイクリング運動）は本格的な有酸素運動の直前の筋や循環器系の十分なウォームアップになる。50〜60％ HRmaxのリズミカルな中強度運動は，心筋の酸素化にとって，より都合のよいように冠血管系の血流を調節する。
- **クールダウンを行う**：トレーニングの運動の後には，代謝を安静レベルに戻すために停止する前に段階的に強度を落とす。さらに重要なのは，段階的なクールダウンが運動していた筋の大きな静脈に血液が蓄積するのを防止することである。静脈における血液の蓄積は血圧を低下させ，心臓や脳への血流を減少させる。これはめまいや吐き気，時には失神を引き起こす。心筋への血流の減少は破局的な心疾患の引き金になりうる不整脈をしばしば誘発する。

子どものための指針

子どもは小さい大人ではない。子どもの身体活動プログラムは成人のために作成されたものに比べて普遍的であるべきである。米国国立体育・スポーツ協会（www.aahperd.org/Naspe/）は下記のように推奨している。

1. 小学生の子どもの年齢や発達段階に最適な60分間〜数時間の活動を継続する。
2. 子どもによっては身体活動を15分以上持続できない場合があるので，短い休憩や回復時間をとりながらリズム性の活発な有酸素運動を断続的に行う。
3. 長い不活動期間は通常の健康な子どもにとってよくない。
4. 小学生の子どもは，さまざまな強度のさまざまな身体活動に参加すべきである。

Q 質問とノート

- トレーニングによる$\dot{V}O_2max$の増加を維持するための運動トレーニングの原理を示せ。
- 体力プログラムの開始のための一般的なガイドラインを3つあげよ。
- あなたは最適なテーパリングのためにどのくらいの期間を推奨するか？
- 子どもは運動トレーニングガイドラインに関連して単なる「小さい大人」であるか？　論じよ。

表13-3　10～17歳の子どもにおける1.6 km歩行-走行時間とVO₂max[a]のための健康体力範囲の基準

年齢	1.6 km 走行タイム（分：秒）		VO₂max（mL/kg/分）	
	少年[b]	少女[b]	少年[b]	少女[b]
10	11：30～9：00	12：30～9：30	42～52	39～47
11	11：00～8：30	12：00～9：00	42～52	38～46
12	10：30～8：00	12：00～9：00	42～52	37～45
13	10：00～7：30	11：30～9：00	42～52	36～44
14	9：30～7：00	11：00～8：30	42～52	35～43
15	9：00～7：00	10：30～8：30	42～52	35～43
16	8：30～7：00	10：00～8：00	42～52	35～43
17	8：30～7：00	10：00～8：00	42～52	35～43

[a] $\dot{V}O_2max$＝最大酸素摂取量
[b] 左の数字は健康体力範囲の低い側，右の数字は健康体力範囲の高い側である。
The Cooper Institute: *FITNESSGRAM/ACTIVITYGRAM Test Administration Manual* 4th ed., Champaign, IL: Human Kinetics, 2007. より

子どものための心肺機能の基準

子どもの心肺機能を評価するための妥当な方法は，1マイル（1.6 km）歩行-走行テストである。表13-3は，異なる年齢の子どもにとっての健康的な体力範囲と一致する$\dot{V}O_2max$と1.6 km到達までの時間の基準（上限と下限）を示している。

子どものための体力基準の設定には十分な注意が必要となる。mL/kg/分で表される$\dot{V}O_2max$は5歳から19歳にかけて変化しないか，少し低下する。しかし，歩行-走行テストの成績はこの期間中の発育発達や運動効率の増加などによって約2倍に向上する。実際，12歳の子どもは5歳の子どもよりも2倍速く1.6 kmを走る。また，子どもの$\dot{V}O_2max$は有酸素性トレーニングによって少しだけ向上するが，運動パフォーマンスは確実に増加する。これは，有酸素性能力や運動パフォーマンスは子どもの心肺機能とトレーニングによるその向上をよく反映しているのかどうかという疑問を生む。

歩行-走行テストをもとにした$\dot{V}O_2max$を予測するための単一方程式の適用は，子どものランニングの効率が持続的に上がっていることを踏まえると問題がある。運動効率の変化は，発育発達のすべての段階において有酸素性体力とランニングパフォーマンステストとの関係を変化させる。

トレーニング強度の確立

トレーニングしていない人にとっての有酸素運動ストレスはエリートアスリートのトレーニング強度よりも低くなると考えられる。したがって，運動強度は個人の有酸素性能力によって変化するストレスを念頭において評価されなければならない。この枠組みの中では，マラソンのベストタイムが2.5時間，3.0時間，4.0時間の人の生理学的ストレスはランニング速度には大きな違いがあるにもかかわらず同等であることを

> **インフォメーション**
>
> **通常の量の有酸素性トレーニングは肥満を撃退する**
>
> 毎日の60分間の中強度運動（衝撃の低いウォーキング，エアロビックダンス，スイミング，エアロバイクなど）はかなりの体脂肪を減少させる。運動は1日の合計が60分以上であれば，10分，20分，30分などに小分けしてもよい。体重約97 kgの人の場合，ゆっくりとしたウォーキング中のカロリー消費量は毎分7.8 kcal（毎時470 kcal）になる。1カ月間以上になると，運動による総消費カロリーが約1.8 kgの体脂肪に相当する14,100 kcal（470 kcal×30日）まで蓄積する。1年間，カロリー摂取量が一定なら，脂肪減少は食事制限なしでも約22.5 kg近くまでになるだろう。

忘れてはならない。

$\dot{V}O_2max$ の割合でトレーニングする

実験室で直接測定されたか，もしくは運動強度から推定された$\dot{V}O_2max$の割合は，トレーニングに用いられる。例えば，$\dot{V}O_2max$が60 mL/kg/分の人が時速8.8 kmで走った場合，33 mL/kg/分の酸素を摂取することになる。これは，その人の有酸素性能力の55%のストレスと表現できる。$\dot{V}O_2max$が40 mL/kg/分の人が同じ時速8.8 kmで走った場合，33 mL/kg/分の酸素を摂取することになるが，これは$\dot{V}O_2max$の83%にあたることになる。前者に$\dot{V}O_2max$の83%を負荷するためには，48 mL/kg/分の酸素を摂取する必要のある時速13.8 kmにスピードを上げなければならない。

最大心拍数の割合でトレーニングする

酸素摂取の直接測定による正確な運動強度の評価には実験室での測定が必要になる。より実用的な代替法としては，運動強度を分類するために心拍数を用い，

体力向上のためのペースを保つために有酸素運動を個別化することである。この方法は，よく確立された%$\dot{V}O_2max$と%HRmaxとの関係に基づいている。

HRmaxと$\dot{V}O_2max$の誤差はわずか±8%である。この関係によって，%$\dot{V}O_2max$を測定するためには運動時の心拍数のみを測定すればよい。%$\dot{V}O_2max$と%HRmaxの関係は健康な人における上肢運動と下肢運動，通常の体重の人と肥満の人，心臓病患者，脊髄損傷患者においても同一である。重要なのは，上肢運動中のHRmaxは下肢運動中よりも低くなることである。これは，異なる運動方法の運動処方を構成するときに考慮する必要がある（BOX 13-4 参照）。

%HRmaxでトレーニングするためには最大運動時の心拍数を知る必要がある。3～4分間のオールアウト

BOX 13-4

最大心拍数と限界運動量の予測

最大心拍数の割合（%HRmax）は運動強度（運動の相対的なエネルギー必要量）を予測する。

1分当たりの拍動（拍/分）における最大心拍数（HRmax）は，性別や身体活動状況などに関係なく，年齢により予測できる。脂肪の少ない男性や女性の場合，HRmaxは次のように予測する。

$$HRmax = 208 - 0.7 \times (年齢)$$

例

20歳の男性のHRmaxを計算する。

$$HRmax = 208 - 0.7 \times (年齢)$$
$$= 194 \text{ 拍/分}$$

30%以上の体脂肪を伴う男性と女性のためのHRmaxの予測

体脂肪が30%以上の脂肪が多い男性と女性の場合，HRmaxは次のように予測する。

$$HRmax = 200 - 0.5 \times (年齢)$$

例

32%の体脂肪率をもつ25歳の女性のHRmaxを計算する。

$$HRmax = 200 - 0.5 \times (年齢)$$
$$= 188 \text{ 拍/分}$$

トレーニング中の心拍数の上限と下限の計算

60歳未満の男性や女性の場合，循環器系向上のために目標とされる心拍数の下限値 lower-limit target threshold heart rate（LL$_{THR}$）は60～70% HRmax（50～60% $\dot{V}O_2max$）になる。目標とされる心拍数の上限値 upper-limit target threshold heart rate（UL$_{THR}$）は約90% HRmax（85～90% $\dot{V}O_2max$）に相当する。60歳よりも上の人の場合，LL$_{THR}$は60～70% HRmax，UL$_{THR}$は75% HRmaxに相当する。

方法1：割合法

この方法は，目標とされる心拍数の下限値と上限値を年齢から予測したHRmaxの割合として算出する。

1. LL$_{THR}$の算出は下記のとおりである。

   LL$_{THR}$＝推定したHRmax×年齢に応じた下限値の割合

ここでは，下限値の割合を60歳以下の男女の場合には70%，60歳より上の男女の場合には60%とする。

2. UL$_{THR}$の算出は下記のとおりである。

   UL$_{THR}$＝推定したHRmax×年齢に応じた上限値の割合

ここでは，上限値の割合を60歳以下の男女の場合には90%，60歳より上の男女の場合には80%とする。

例

データ：55歳の男性

1. 推定HRmaxを算出する。

   HRmax＝208－0.7×（年齢）＝170 拍/分
   LL$_{THR}$＝170×年齢に応じた下限値の割合
   ＝170×0.70
   ＝119 拍/分

2. UL$_{THR}$を算出する。

   UL$_{THR}$＝HRmax×年齢に応じた上限値の割合
   ＝170×0.90
   ＝153 拍/分

方法2：カルボーネン法（心拍予備能）

割合法にかわる効果的な方法は，**心拍予備能** heart rate reserve（HRR）と呼ばれる安静時心拍数（HRrest）とHRmaxの差の割合で心拍数の下限値と上限値を算出する。HRRはフィンランドの生理学者Karvonenが紹介したことから，**カルボーネン Karvonen 法**としてよく知られる。カルボーネン法はHRmaxの割合で算出した心拍数と比べて，価値の高いものを供給する。カルボーネン法はLL$_{THR}$としてHRRの50%，UL$_{THR}$としてHRRの85%を利用する。

1. 推定 HRmax を算出する。

    HRmax＝208－0.7×(年齢)

2. LL_{THR} を算出する。

    LL_{THR}＝{(HRmax－HRrest)×0.50}＋HRrest

3. UL_{THR} を算出する。

    UL_{THR}＝{(HRmax－HRrest)×0.85}＋HRrest

例
データ：55 歳の男性，HRrest＝60 拍/分
1. 推定 HRmax を算出する。

    HRmax＝208－0.7×(年齢)
    ＝170 拍/分

2. LL_{THR} を算出する。

    LL_{THR}＝{(HRmax－HRrest)×0.50}＋HRrest
    ＝{(170－60)×0.50}＋60
    ＝115 拍/分

3. UL_{THR} を算出する。

    UL_{THR}＝{(HRmax－HRrest)×0.85}＋HRrest
    ＝{(170－60)×0.85}＋60
    ＝154 拍/分

スイミングや他の上肢運動への適用

トレーニングを積んでいてもそうでなくても，スイミング時の HRmax はランニング中よりも平均して約 13 拍/分低い。スイミング時に活動する腕の筋量の小ささが，おそらくこの差異の原因となる。したがって，HRmax はスイミングや他の上肢運動のために下方修正しなければならない。スイミングのトレーニングに適した心拍数を算出するために年齢から推定した HRmax から 13 を引く。例えば，80% HRmax で泳ぎたい 25 歳の人は，約 142 拍/分（0.80×〈191－13〉）の運動時の心拍数（割合法）を生み出すようなスイミングの速度を選択すべきである。

方法 3：おそらく必要になる修正

9 年以上にわたり 132 人の 7 回の平均を測定した最近の縦断的研究は，広く利用される 220－年齢で推定する HRmax に偏りがあることを示している。この偏りは 40 歳未満の男女の測定を過大評価し，40 歳以上の人のそれを過小評価する（図参照）。この修正された（5～8 の標準偏差を伴う）式は，性別，体型指数 body mass index（BMI），安静時心拍数とは関係ない。

HRmax＝206.9－0.67×年齢

例えば，30 歳の男性または女性の HRmax を評価するために上記の式を用いると下記のようになる。

HRmax＝206.9－(0.67×30)
＝206.9－20.1
＝187 拍/分

誤差を伴うこれらの推定式は注意して利用すべきである。各推定式は大雑把には便利だが，特定の個人の HRmax を測定するわけではない。例えば，通常の誤差範囲で 220－年齢の式を利用すると，40 歳の男女の 95% HRmax（±2 の標準誤差）は 160～200 拍/分の広範囲に及ぶ。

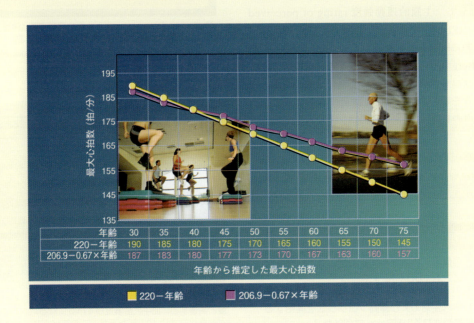

年齢	30	35	40	45	50	55	60	65	70	75
220－年齢	190	185	180	175	170	165	160	155	150	145
206.9－0.67×年齢	187	183	180	177	173	170	167	163	160	157

年齢から推定した最大心拍数

■ 220－年齢　　■ 206.9－0.67×年齢

にいたるランニングやスイミング運動により，最大心拍数が出現する。激しい運動はモチベーションを必要とするうえ，冠動脈疾患を引き起こす危険性がある。このことから，最大心拍数を予想することが一般的になっている。下記は最も一般的な最大心拍数を推定するための式である。

$$HRmax = 220 - 年齢$$

さらに最近の研究では，すべての人に応用しようとするとき，この方法の利用はかなり個人差が出てしまうことが示唆されている。最大心拍数を予測するための新たな方法は誤差を小さくする。BOX 13-4 に，個々のトレーニング強度を確立するための一般的な心拍数を用いた方法とその処方を示す。

低強度運動の有効性

一般的なガイドラインで推奨されている有酸素性能力向上のための 70% HRmax でのトレーニングは，有効であるが快適な運動強度ではない。70% HRmax での 20～30 分間の持続性運動はトレーニング効果を引き出す。より低い強度である 60～65% HRmax で 45 分間の運動も有効であることが証明されている。一般に，長い運動持続時間は，特に高齢者や低体力者において，低い運動強度を埋め合わせることができる。運動強度に関係なく，できる限り長くしようとはしないほうがよい。なぜなら，過剰な運動は，骨，関節，筋の傷害を持続させてしまうからである。

主観的努力感でトレーニングする

運動強度の指標として，酸素消費量，心拍数，血中乳酸に加えて，**主観的運動強度** rating of perceived exertion（RPE）が用いられる。RPE はこの評価システムを最初に開発した研究者である Gunnar Borg の名前から，Borg スケールと呼ばれることもある。この心理学的アプローチにより，運動中の努力度に関連する主観的感覚を数的データとして評価できるようになった。運動中の RPE の測定と評価は，個人の主観的努力感と同時に生じる客観的な生理的・代謝的指標（% HRmax，% $\dot{V}O_2max$，血中乳酸濃度）をもとにした運動処方のために有効である。運動強度が高まれば，エネルギー消費量や生理学的指標が増加するのと同時に RPE の数値も高まる。例えば，13～14 の RPE（「少しきつい」と感じる運動，図 13-14）は自転車エルゴメータやトレッドミルによる運動中の約 70% HRmax と一致し，11～12 の RPE はトレーニングを積んだ人でもそうでない人でも LT と一致する。運動する人は特定の RPE で運動することを早く学ぶべきである。その意味で「自分の身体に耳を傾けよ」という格言がふさわしい。

乳酸性作業閾値でトレーニングする

乳酸性作業閾値（LT）よりも少し高い強度での運動は，特にトレーニングを積んだ人にとって効果的な有酸素性トレーニングである。図 13-15 は，絶対的運動強度（走行速度など）と血中乳酸濃度をグラフ化する

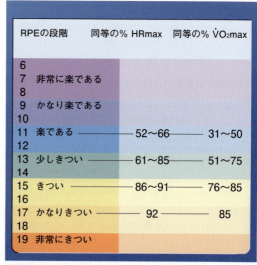

図 13-14　Borg スケールと主観的運動強度（RPE）を得るために付随する運動中の相対的運動強度の推定。(Borg, G. A.: Psychological basis of physical exertion. *Med. Sci. Sports Exer.*, 14: 377, 1982. より改変)

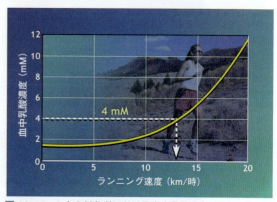

図 13-15　1 人の対象者における血中乳酸濃度はランニング速度と関連する。血中乳酸濃度が 4 mM になる時点では，ランニング速度が時速約 13 km だった。このスピードが対象者の初期のトレーニング強度を確立する。

> **Q 質問とノート**
> - 年齢から最大心拍数を予測するための公式を 2 つ示せ（ヒント：BOX 13-4 参照）。
> - 座りがちな生活の人が運動プログラムを開始するために推奨される % HRmax は何 % か？

BOX 13-5

乳酸性作業閾値による10,000 mランニングペースの決定

運動中の生理学的測定は，(1) 個人のパフォーマンスの能力と可能性についての長所と短所を特定すること，(2) 最も効果的な成果のためにトレーニング強度を最適化すること，の2つの点に役立つ。例えば，研究はアスリートが彼らのLTに相当するランニング速度よりも分速約5 m速いペースで10,000 mを走ることを示している。LTに相当する運動強度の知識は，運動に対する有酸素性代謝反応の個別化した評価をもとにした現実的なパフォーマンス予想をアスリートと指導者に提供する。この情報は，指導者とアスリートの「この試合でどのくらい速く走ればいいですか？」や「私にはどのくらいのトレーニングペースが最適ですか？」といった質問に回答するための生物学的展望を導入する。

測定

ステップ1：LTの測定（第9章参照。血中乳酸を直接的に測定できなければ，第9章で議論した換気性作業閾値の方法を利用する）。図1は漸増負荷トレッドミル運動中の酸素摂取量と血中乳酸濃度の関係を示しており，LTは矢印によって示されている。この実験では，LTは43.5 mL/kg/分の$\dot{V}O_2$で生じた。

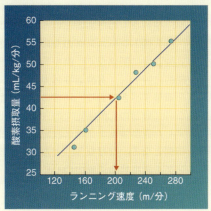

図2 ランニング速度を段階的に速くするトレッドミル運動中のランニング速度に関連する酸素摂取量。

ステップ3：図2に示した最適な直線を利用してLT時の$\dot{V}O_2$（43.5 mL/kg/分，図1）とランニング速度を変換する。y軸上の酸素摂取量の値から最適な直線に交わるまでの水平な直線を描く。この交点からx軸へ垂直な線を引くと，それがランニング速度を示す。矢印は相当する速度を分速204 mと示している。

予想されるパフォーマンスの算出

アスリートが10,000 m（およびその他の持久性種目）のトレーニング（試合）中にLTにあたるランニング速度を分速5 m上回ることを想定する。この人のために計画するランニング速度は分速209 m（分速204 m+5 m）に相当する。

10,000 mランニングのための計画レースタイムの決定

10,000 mレースの時間を推定するために図1，2のデータを利用する。

推定タイム＝距離÷速度
　　　　　＝10,000 m÷209 m/分
　　　　　＝47.85分（47分51秒）

このLT測定をもとにした解析は，アスリートが47分51秒で10,000 mを完走すべきであることを示す。また，パフォーマンスの目標を達成するために最適なトレーニング強度の推定が可能であることも意味する。

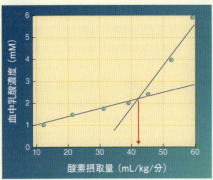

図1 漸増負荷トレッドミル運動中の$\dot{V}O_2$と血中乳酸濃度の測定によるLTの決定。

ステップ2：$\dot{V}O_2$（mL/kg/分，実測もしくは推定のいずれか）とランニング速度（m/分）の関係の測定。対象者は異なる6つの最大下速度で，それぞれ5分間トレッドミル上で走った。$\dot{V}O_2$とランニング速度の関係のグラフを作成する（図2）。プロットした点による最適な直線を引く。

ことでどのように適切な相対的運動強度を決定するかを示している。この例では，血中乳酸濃度が4mMになるような走行速度（OBLA）が推奨されるトレーニング強度である。多くの指導者は最適な有酸素性トレーニング強度として4mMの血中乳酸濃度を利用するが，これが理想的なものであるというエビデンスはいまだない。持久性トレーニングのために選択された特定の血中乳酸濃度に関係なく，血中乳酸と運動強度の関係は定期的に評価し，有酸素性体力の向上に応じて運動強度を調整すべきである。通常の血中乳酸測定が非現実的なら，最初の乳酸測定での運動時の心拍数が事前に測定した運動強度を正確に設定するための非常に便利な指標となる。なぜなら，どんなに系統だったトレーニングも漸増負荷運動中の心拍数と血中乳酸濃度の関係を変化させないからである。

運動強度を確定するための%HRmaxとLTの使用には，それぞれの方法が反映する生理学的動態の重要な差異がある。%HRmaxは中心循環（1回拍出量，心拍出量など）に過負荷な運動ストレスの強度を確定する。LTは定常状態の有酸素性代謝を維持するための末梢の脈管構造と活動筋の機能が強調される。

トレーニングの方法

パフォーマンスの向上は，毎年のほとんどすべての競技会において生じる。これらの進歩は一般的に出場機会の増加に関係する。おそらく，「才能」のある個人が特定のスポーツにさらされるからだろう。また，栄養・健康管理の向上，よい施設，運動トレーニングに対する系統的・科学的なアプローチは優れたパフォーマンスに寄与する。以下の項では，無酸素性・有酸素性トレーニングのための一般的なガイドラインを説明する。

無酸素性トレーニング

60秒以内のオールアウト運動を行うための能力は，短期的な無酸素性の代謝系によるATP産生に大きく依存する（図13-1参照）。

筋内の高エネルギーリン酸

サッカーやウェイトリフティング，その他のスプリント・パワー系スポーツの活動は，もっぱらATPやPCrなどの筋内の高エネルギーリン酸に由来するエネルギーに頼っている。特定の筋における5～10回繰り返す突発的な最大収縮は，PCrなどのホスファゲン貯蔵に過負荷となる。筋内の高エネルギーリン酸は短時間の激しい運動時にエネルギーを供給し，そのとき少しの乳酸を蓄積させ，その後すばやく回復する。運動は約30秒の休憩の後に再び開始することができる。休憩を含んだ短時間のオールアウト運動は，無酸素性コンディショニング向上のためにインターバルトレーニングとして応用される。

ATP-PCr系のエネルギー伝達能力を高めるために選択された運動は，アスリートが望む無酸素性パワー向上のための動作速度やパワー出力を特異的な筋において必要とする（**特異性の原理**）。特定のトレーニングを積んだ筋線維の代謝能力を向上させるだけでなく，動作における適切な運動単位の発火の増加や調節をも促進する。

乳酸産生能力

最大努力運動の持続時間が10秒を超えると，筋内の高エネルギーリン酸からの無酸素性エネルギーへの依存度は低下し，それに反比例して無酸素性解糖系からのエネルギー伝達が増加する。短期間の乳酸エネルギー系によるエネルギー伝達能力向上のためには，トレーニングは乳酸エネルギー系に過負荷とならなければならない。

無酸素性トレーニングには，極度の生理学的需要とかなりのモチベーションが必要になる。血中乳酸濃度が最大濃度付近まで増加する1分以内のオールアウト運動を繰り返し，オールアウトする30秒前で停止する1分以内の最大運動の繰り返しは，血中乳酸濃度を最大付近まで増加させる。3～5分間の休息の後，その運動を繰り返す。この運動の繰り返しでは，間に3～5分間の休憩を挟んだ。運動の反復は「乳酸の蓄積」を引き起こし，結果として1回のオールアウト運動よりも高い血中乳酸濃度を生じた。すべてのトレーニングはその運動に特異的な筋群の乳酸産生能力を向上させることが必要となる。背泳ぎ選手はバックストロークによるトレーニングをすべきであり，自転車選手は自転車運動，バスケットボール，ホッケー，サッカーの選手はそれぞれのスポーツで要求されるのと同じような動作と方向性のトレーニングを行うべきである。

有酸素性トレーニング：持続的方法と間欠的方法

有酸素性トレーニングには，持続的方法と間欠的方法（インターバルトレーニング）の2つの型がある。

持続的トレーニング

ロング・スロー・ディスタンス（ゆっくり長い距離を走る）long slow distance（LSD）による持続的なトレーニングには，安定した有酸素運動が必要となる。LSDは最大下運動であり，楽しみに関連することからかなり長い時間の持続が可能である。これは運動プログラムを開始する人，ならびに過剰な体脂肪を減少させるためにカロリー消費を増加させたい人にとって理想的である。健康に関連した運動の最も大きな恩恵

BOX 13-6

典型的な有酸素運動セッション

　図は50歳の女性のための典型的な有酸素運動セッションを示している。セッションは約120拍/分の心拍数を伴う軽〜中程度のウォーキングやジョギングによる5〜10分間のウォームアップで始まる。これは年齢から推定する最大心拍数の70〜85%以内の心拍数によるコンディショニング段階（30〜60分間）へ続く。5〜10分間のクールダウン段階に続いて，運動強度は指数関数的に安静時水準に向かって低下する。

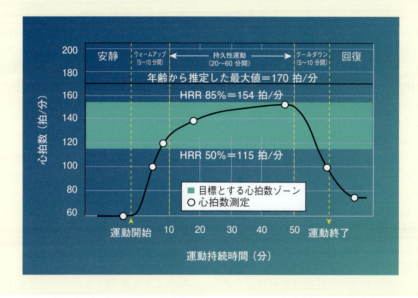

は，座りがちな生活の人が中強度の持続的な有酸素運動を取り入れた場合に出現する。LSDトレーニングは，一般的に快適な運動強度の閾値となる70% HRmaxで行われる。さらに高い85% HRmaxや90% HRmaxの強度でも効果的である。

　持久系アスリートは試合に近い強度の持続的運動トレーニングにより循環器系やエネルギー伝達系に過負荷となる。これは持続的な運動時に遅筋線維を特異的に活動させる。中距離走のチャンピオンになるような選手は約8kmを25分間で持続的に180拍/分の心拍数で走る。このペースはアスリートをオールアウトさせるわけではないが，レースの状況とほとんど同じである。また，アスリートは何回かのオールアウトスプリント運動により，レースでも特にゴール前のスパート時のパフォーマンスに寄与する短期の無酸素性エネルギー系（解糖系）をトレーニングしている。マラソン選手は試合の強度，距離，エネルギー必要量を想定して中距離走選手よりも少し遅いペースでトレーニングしている。

インターバルトレーニング

　激しい活動が中等度〜軽度のエネルギー消費とともに散在しているのは，多くのスポーツや日常生活の特徴である。**インターバルトレーニング**は，運動の間に休息を特定の間隔で挟むことでエネルギー伝達活性の変化を刺激する。このアプローチにより，持続的に行えばオールアウトしてしまうような非常に高い強度の運動トレーニングを最小の疲労で行うことができる。休息と運動の間隔は，過負荷となるエネルギー系により数秒から数分までさまざまである。間欠的トレーニングの処方には以下の4つの因子を組み立てる必要がある。

1. 運動の強度
2. 運動の持続時間
3. 休息の持続時間
4. 運動と休憩の反復数

　1.6kmを4分のペースで持続的に走った場合，急速に乳酸が蓄積するため，ほとんどの人は1分以内にオールアウトにいたる。しかし，このスピードで15秒間だけランニングし，その後30秒間の休息をとる場合には，このペースのランニングを達成できる。これでは4分間で1.6kmを走ることはできないが，運動と休息を合わせた11分30秒間に4分間で1.6kmを走

る運動が含まれていることになる。

- **インターバルトレーニングの原理** インターバルトレーニングの基礎はしっかりとした原理で構成されている。平均的な人による1.6km/4分のペースでの持続的なランニングでは，運動時の主なエネルギーは急速な乳酸の蓄積を伴う短期の無酸素性エネルギー系から供給される。この場合，60〜90秒でオールアウトにいたるのが一般的である。反対に，15秒間のこのペースでのランニングの繰り返し時には，若干の乳酸蓄積を伴う急速なエネルギー系（筋内のATP-PCr系）が主に動員される。インターバルトレーニングによる運動と休息の繰り返しは，最終的に有酸素性エネルギー系をかなり必要とする。

 インターバルトレーニングでは，他のトレーニングと同様に，それぞれの競技種目に特異的な筋活動のためのエネルギー系に過負荷となる運動強度を設定しなければならない。表13-4は，ランニングとスイミングにおけるインターバルトレーニングの運動強度決定のための実用的な方法を示している。

 有酸素性体力を向上させるために，持続的トレーニングとインターバルトレーニングのどちらが有効かを証明した研究はない。おそらくどちらの方法も互換的に応用することができるだろう。重要なのは，持続的なLSDトレーニングはレースの持続時間や強度と非常に近いため，循環器系や代謝系に持久系アスリートにとっての「課題特異的」な過負荷を可能にすることである。同様に，短距離・中距離のアスリートはインターバルトレーニングが活性化するような激しい代謝的需要，神経-筋連関，活動する筋線維タイプの恩恵を受ける。

運動処方：休息の持続時間について
運動の持続時間

- トレーニングのために運動をする人の「最高記録」に1.5〜5秒を加える運動持続時間を設定する場合の距離は，ランニングでは55〜200m，スイミングでは14〜50mが適している。初回の55mのランニングが8秒だった場合，その後のランニングの反復は8+1.5（9.5）秒以内に統一すべきである。ランニングの距離が100mの場合には最高記録に3秒加え，200mの場合には5秒加える。これは，無酸素性エネルギー系の構成要素である筋内の高エネルギーリン酸系を最も効率的にトレーニングする方法である。

- 400mのランニングや100mのスイミングでトレーニングする場合，運動のスピードは1.6km走の400m分，または400mスイミングの100m分の平均値から1〜4秒を差し引くことにより決定する。1.6kmを7分（平均105秒/400m）で走る人なら，104（105−1）秒から101（105−4）秒の範囲でそれぞれの400mのランニングを反復する。

- 400mのランニングや100mのスイミングでトレーニングする場合の休息時間は，1.6km走の400m分，または100mスイミングの100m分の平均値に3〜4秒を加える。800mのランニングトレーニングの場合は，1.6kmを7分で走る人ならそれぞれの休息時間は216秒（〈105+3〉×2=216）になる。

休息の持続時間

- 休息には消極的休息（安静状態での休息）と積極的休息（動きながらの休息）がある。休息時間は運動時間よりも多くなる。その割合を1：3にすることは即時型のエネルギー系に過負荷となる。短距離選

> **Q 質問とノート**
>
> - 有酸素性トレーニングの一般的な型を2つあげよ。
> - インターバルトレーニングの処方を作成するために利用される2つの因子をあげよ。
> - インターバルトレーニングの理論的根拠を説明せよ。
> - どのタイプのアスリートがインターバルトレーニングの恩恵を最も受ける見込みがあるか？

表13-4 異なる距離のランニングとスイミングにおけるインターバルトレーニングの運動強度決定のための指針[a]

インターバルトレーニングの距離（m）		休息と運動の繰り返しの割合
ランニング	スイミング	
50	14	1.5 ⎫
100	23	3.0 ⎬ 秒，ランニングとスイミングのそれぞれの距離の最速記録よりも遅く
200	50	5.0 ⎭
400	100	1〜4秒，1.6kmランニングや400mスイミングの記録，もしくは400mのランニングや100mスイミングの平均記録よりも速く
600〜1200	150〜291	3〜4秒，1.6kmランニングや400mスイミングの記録，もしくは400mのランニングや100mスイミングの平均記録よりも遅く

[a] Fox, E. L., Matthews, D. K.: *Interval Training*, Philadelphia: W. B. Saunders, 1974. より

手の場合，10秒間のランニングの後の休息時間は30秒となる。短期的な解糖系のトレーニングのためには休息時間は運動時間の2倍となる。この場合，1分間のランニングやスイミングの後に2分間の休息をとる。トレーニングのための運動と休息のこれらの特定の割合は，十分な高エネルギーリン酸の貯蔵と激運動時の乳酸除去能を高める。

- 長期の有酸素性エネルギー系のトレーニングでは，運動と休息の割合は通常1：1か1：1.5になる。例えば，60〜90秒間の運動中に酸素摂取量は高い水準まで急速に増加する。このような激しい運動中には乳酸が蓄積するものの，持続時間が短いため，オールアウトには至らない。1〜2分間の休息は酸素摂取量を運動前の水準に回復させ，運動の再開を可能にする。連続的な運動と休息の反復は循環器系反応や有酸素性代謝を最大値に近い水準で維持する。この運動強度で持続的に運動することは数分以内に人をオールアウトさせ，トレーニングを終了させるだろう。

ファルトレクトレーニング

ファルトレク Fartlek トレーニングは Gösta Holmér（1891〜1983）によって1937年に開発されたもので，「スピードプレイ speed play」を意味する。スウェーデンの陸上競技のナショナルコーチであった Holmér は，フィンランドの世界チャンピオンランナーであり，オリンピックでいくつもの金メダルを獲得した Paavo Nurmi（www.urheilumuseo.org/paavonurmi/pnhome.htm）のトレーニングシステムを手本とした。この時代でもかなり非科学的なインターバルトレーニングと持続的トレーニングを織り交ぜたこのトレーニング法を，屋外の地形を利用した実践的な運動法として1940年代前半の米国に紹介した。このトレーニングは，丘陵地での速いスピードと遅いスピードでのランニングを交互に繰り返す。

ファルトレクトレーニングはインターバルトレーニングと異なり，運動と休息の系統的な調整を必要としない。ファルトレクでは，トレーニングする人がそのとき「どう感じるか」をもとにトレーニング計画を決定する。これはRPEをもとに運動強度を測定することに似ている。適切に利用されれば，この方法はすべてのエネルギー系に過負荷となるだろう。ファルトレクトレーニングは一般的なコンディショニングやオフシーズンのトレーニングとして理想的であるが，インターバルトレーニングと持続的トレーニングの系統的に定量されたアプローチが欠如している。

オーバートレーニング症候群

10〜20％のアスリートが**オーバートレーニング**か「ステイルネス」を経験する。生物学的要因と心理学的要因の複合的な相互作用の結果，アスリートはトレーニングに耐えて適応することに失敗し，トレーニングからの完全な回復が困難になってパフォーマンスを悪化させる。エリートアスリートはたとえ1％以下でもパフォーマンスが悪化すれば試合での金メダリストの資格を失うことから，これは重大な問題となる。言い換えれば，パフォーマンスの1％の向上は金メダルか銀メダルか，それともメダルなしかの違いをつくり出す。

オーバートレーニングには，下記の2つのタイプがある。

1. 少ない症例である**交感神経型**は安静時の交感神経の活性化が特徴であり，一般的に過剰興奮性，焦燥感，運動パフォーマンスの低下が典型的に現れる。このオーバートレーニングの型は，トレーニング，試合，日常生活の責任などの相互作用による過剰な心理的もしくは情動的ストレスを反映するのかもしれない。

2. 多い症例である**副交感神経型**は，安静時や運動時の迷走神経活動の亢進が特徴である。10日以内の早期においては，さらに適切な名称として**オーバーリーチング**と呼ばれる。この症候群は完全な副交感神経型のオーバートレーニング症候群の症状と質的に似ているが，期間の短いものをさす。オーバーリーチングは，一般的に不十分な休息と回復に伴う過剰で長引く運動過負荷の結果である。はじめに，運動パフォーマンスの維持には大きな努力が必要となり，これが最終的にトレーニングや試合におけるパフォーマンスの悪化を引き起こす。数日〜数週間の短期間の休養は完全な機能を回復させる。処置されなかったオーバーリーチングは最終的にオーバートレーニング症候群へと進行する。

オーバートレーニングとステイルネスの症状

最も一般的なオーバートレーニングの特徴は下記の8つである。

1. 原因不明で長引く運動パフォーマンスの低下と高い疲労度
2. 典型的なトレーニングや試合からの長引く回復
3. 全身の疲労，無感情，抑うつ，易刺激性，闘争心の

欠如などに特徴づけられる気分状態
4. 持続的な筋の違和感や筋や関節の硬直感
5. 安静時脈拍数の増加，上気道感染症への易感染性（免疫系への影響），胃腸の障害
6. 不眠症
7. 食欲の低下，体重の減少，試合のための適正体重の維持困難
8. オーバーユース傷害

最も早い段階でのオーバートレーニングの診断は，複雑で難しい。最もよい指標は，免疫機能の変化よりもむしろ運動パフォーマンスの悪化と気分の変化である。

妊娠中の運動トレーニング

妊娠中には，ウォーキング，スイミング，エアロビックダンスなどが最も人気のある運動である。高齢の母親，複数の子どもをもつ女性，生殖系の病歴をもつ女性は，妊娠中に運動することは少ない。

運動のエネルギー消費と生理学的要求

妊娠中の運動時の循環器系反応は通常の場合とほぼ同様である。通常の妊娠は，体重の増加や胎児組織の負担により中強度運動中の母親に対する生理学的緊張を高める。妊娠中の体重増加は，体重負荷，歩行，ジョギング，階段昇降などにおける運動の労力をかなり高める。

胎児への血液供給

妊娠中の運動に関する懸念として，胎児への血液供給低下の可能性があげられる。さまざまな哺乳類における運動中の子宮血流に関する研究は，健康な哺乳類は妊娠中の中～高強度運動中に胎児の発達のために十分な酸素供給を維持することを示した。

運動時には活動筋に対する優先的な血流配分のために子宮や内臓から血液が減少するので，激しい運動は胎盤の血流を制限し子宮を危険にさらす可能性がある。加えて，妊娠中の深部体温の上昇は胎盤を通した胎児の熱放散を阻害する。妊娠中の高体温は，妊娠初期において胎児の発達に悪影響（例：神経管欠損のリスク増加）を及ぼす。暖かい気候では，運動は水分補給しながら短い間隔で涼しい時間に行うべきである。

最近の医学的見解では，妊娠前から活動的で健康なリスクの低い女性による妊娠中の30～40分間の有酸素性の中強度運動は胎児への酸素供給を阻害せず，酸塩基バランスやその他の母親や胎児に有害な反応を引き起こさないとされている。中強度運動は通常どおりに行えばトレーニングのよい効果を発現させ，循環器系の体力を維持する。

妊娠の経過と予後

これまで，通常の運動が妊娠の経過，出産・分娩，その予後によい影響を与えるかどうかについての全体で統一された見解はなかった。現在の研究データは，たとえ妊娠の最初の三半期の後でも，妊娠中の通常の中強度運動の推奨を支持している。いろいろな意味で，妊娠中の運動に対する生理学的な反応と適応は妊娠中の生理学的変化に有利に作用する。

妊娠中の有酸素運動は下記の3つを達成する。

1. 出生体重の減少
2. 出生体重のパーセンタイルの減少
3. 出生児の体脂肪率と体脂肪量の減少

子どもの追跡研究では，母親が妊娠の2番目と3番目の三半期に通常の運動をした場合，妊娠中に運動をしなかった母親の子どもと比べて，子どもの身長や頭部の周囲長は変化しないが，体重は軽く，腹部や上肢の皮下脂肪も有意に少ないことが観察されている。活動的な母親の子どもは知能テストの成績がよく，会話能力も高い。胎児の神経科学的な発達や精神的な能力の向上効果は，断続的なストレス，振動，音，動き，増加した心拍動などの妊娠中の運動に付随するよい効果を発現させるための「刺激」が関係する。どの分野の研究でも，**運動する女性の子どもに欠陥があることは示されていない**。これらの知見は活動的な女性が妊娠中に運動を継続することを再保証する。

妊娠中の運動の14の禁忌

1. 妊娠による高血圧
2. 早期の羊膜破裂
3. 妊娠中の重労働
4. 子宮頸部不全
5. 2～3番目の三半期における持続的な出血

Q 質問とノート

- ファルトレクトレーニングを簡潔に説明せよ。
- オーバートレーニングの2つの臨床型を示せ。
- オーバートレーニング症候群の一般的な症状を3つあげよ。
- 妊娠中の運動における3つの禁忌をあげよ。

6. 子宮内成長の遅滞
7. 1型糖尿病
8. 2回以上の自然発生的な流産経験
9. 多発性妊娠
10. 喫煙
11. 過剰なアルコール摂取
12. 早産の経験
13. 貧血
14. 過剰な肥満

まとめ

1. 運動時の特定のエネルギー伝達系の活性化は，さまざまな運動の分類を可能にする．それぞれの運動に関連するエネルギー伝達系に過負荷となるための適切な持続時間の設定が，効果的なトレーニングを実現する．
2. 運動の強度と持続時間が，運動時の有酸素性もしくは無酸素性エネルギー伝達の度合いを決定する．
3. スプリント・パワー系の運動中，主なエネルギー伝達は即時的・短期的なエネルギー系である．
4. 2分を超えるような運動では，長期的な有酸素系が徐々に重要になってくる．
5. 最適な運動トレーニングのためには，過負荷，特異性，個別性，可逆性の4原理を認識する必要がある．
6. 無酸素性トレーニングは安静時の筋内の無酸素性基質と重要な解糖系酵素を増加させ，それはオールアウトにいたるまでのスプリント・パワー運動パフォーマンスを高める．
7. 有酸素性トレーニングは，特定の筋の代謝能力と循環機能に過負荷にならなければならない．活動している末梢組織の適応は，運動パフォーマンスに対するかなりの恩恵をもたらす．
8. 初期の体力レベル，トレーニング頻度，運動の持続時間，運動強度の4つの主要な因子が有酸素性トレーニングによる機能向上に影響する．運動強度は最も大きな影響を及ぼす．
9. 有酸素性トレーニングは有酸素性にATPを産生するために，(1) ミトコンドリアの大きさと数の増加，(2) 有酸素性酵素活性の向上，(3) トレーニングした筋の毛細血管化の増加，(4) 最大下運動時の脂質酸化の増加，の適応を引き起こす．
10. (1) 安静時や最大下運動時の心拍数の低下，(2) 左心室洞の肥大，(3) 1回拍出量および心拍出量の増加，(4) 動静脈酸素濃度較差の増大，などの循環器系の機能的，体積的な変化は有酸素性トレーニングによって引き起こされる．
11. トレーニング強度を確立するためには，(1) 絶対的指標（標準となる運動負荷もしくは酸素摂取）と (2) 個人の生理学的反応をもとにした相対的指標（%$\dot{V}O_2max$ や%HRmax），がある．
12. 運動処方の最も効果的な方法は，(1) HRmaxの割合（年齢から予測した最大心拍数の65〜70%），(2) 心拍予備能の割合，(3) RPEなどを基準に行われる．
13. 上肢運動（上肢クランキングやスイミング）時の心拍数は，下肢運動（歩行，ランニング，自転車，階段上り）時のそれよりも平均で約13拍/分低い．
14. 週3日は，有酸素性トレーニングの効果発現のための最低頻度である．
15. 強度，持続時間，頻度が一定なら，行った運動の種類や評価テストに関係なく類似したトレーニング効果が発現する．
16. 運動強度を変えなければ，運動の頻度と持続時間を2/3に減らしても$\dot{V}O_2max$の増加は損なわれない．
17. 長時間の激しいトレーニングは，神経内分泌や免疫機能の変化を伴うオーバートレーニングやステイルネスを引き起こす可能性がある．この症候群には，慢性疲労，運動パフォーマンスの低下，頻繁な感染症の罹患，トレーニングへの興味の低下などが含まれる．
18. 妊娠前から活動的で健康なリスクの低い女性による正常な妊娠中の有酸素性の中強度運動は，胎児の健康を損ねたり，母親に悪影響を与えたりすることはない．

問題

1. 運動がトレーニング効果を刺激するために不十分でも，通常の運動のよい効果が発現するかどうか論じよ．
2. パーソナルトレーナーであるあなたは，顧客から「クロストレーニングはすべての運動に必要な有酸素性体力を向上させるのですか？」と質問された．クロストレーニングの有効性に関するあなたの意見を説明せよ．
3. 「運動プログラムを開始してからどのくらいの期間でやせることができますか？」という質問に答えよ．
4. 消防士，警察官，油田の労働者などに必要とされる特定の肉体労働パフォーマンスのための有酸素性能力の評価と，それらの向上に効果的なプログラムを開発するためにはどのような情報が必要か？

第 14 章

骨格筋を鍛えて強くする

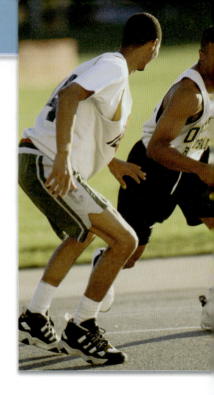

本章の目的

- 筋力を評価するための4つの方法論，ケーブル張力測定法，筋力測定法，最大反復回数（RM）法，コンピュータ制御によるアイソキネティック筋力測定法について解説する。
- 1-RMの評価方法について，ベンチプレスとレッグプレスを例に解説する。
- 筋力評価における測定方法の標準化と妥当性について説明する。
- 上半身および下半身の絶対/相対筋力について，男女の違いを比較する。
- コンセントリック，エキセントリック，およびアイソメトリック筋収縮の定義について，いくつか例をあげて説明する。
- レジスタンストレーニングを行う際の，適切な頻度，強度，反復回数やセット数を含むメニューをつくる。
- スポーツパフォーマンスを向上させる種々の筋力トレーニングについて，それぞれの特異性を説明する。
- レジスタンストレーニングの動作様式としての，動的運動，静的運動，およびアイソキネティック運動について比較する。
- プライオメトリックトレーニングによる筋力および筋パワー向上の原理について，実際の運動を例に説明する。
- 最大筋力を発揮させるための，筋生理学的・心理学的要因の影響について説明する。
- レジスタンストレーニングに伴う身体の生理的適応について概説する。
- 筋力と有酸素運動能力を同時に向上させるための効果的なサーキットトレーニングメニューをつくる。
- 腹部，胸部，肩部の筋持久性を評価する。
- 遅発性筋痛（DOMS）について，(1) 遅発性筋痛を引き起こしやすい運動様式，(2) トレーニングプログラム開始時にみられる遅発性筋痛の影響を最小限にする方法，(3) 細胞レベルからみた遅発性筋痛の誘発要因，を説明する。

パート1 筋力：その測定法と向上の手段

　重量物をもち上げるスポーツは，1840年代前半の米国やヨーロッパにおいて，巡回サーカスで屈強な男たちがその勇敢な様を披露する余興として始められた。当時の筋力トレーニング理論に関する科学的基礎の発展には，スウェーデン式体操の父として知られるPehr Henrik Ling（1813年に王立中央体操学校，現在のスウェーデンスポーツ健康科学大学を設立）と，その息子Hjalmar（1820～1886）の2人の貢献が非常に大きい。この2人による身体運動理論は，運動科学領域の教育および方法論の発展に大きな影響を与え，実際に彼らの弟子の多くがスウェーデンをはじめとするヨーロッパ諸国における体育教育の指導者となり，またその理論は英国，米国にまで広がっていった。この動きは，学校教育現場における体育教育だけでなく，軍隊での兵士教育やリハビリテーションといった方面にまで拡大されていく。

　Lingのスウェーデン式体操理論の影響を強く受けたスウェーデン人の外科医であるGustav Zander（1835～1920）によって普及されたストレングストレーニング機器の例を，図14-1に示す。Zanderは，柔軟体操やバランス運動，体幹や四肢の運動などの身体運動を，健康な人だけでなく有疾患者にも適用していた。これらの運動機器は，一般の健康な人における全身的な筋力の向上だけでなく，循環器疾患や神経疾患，呼吸器疾患，内臓系疾患，肥満，痛風，側彎症を含むリウマチ関節症などの患者の治療にも取り入れられ，大きな成果をあげていた。1890年代にZanderが始めた，トレーニング機器を用いた新たな療養法は，健康づくりやフィットネスの向上を目的とした身体運動トレーニングの可能性を開くきっかけになったといえる。また同時期の米国では，特に学校教育現場やリハビリテーションセンター，地域の体操/トレーニングセンターなどにおいて，運動能力や身体発育度を評価する指標として，筋力測定をすることが徐々に一般化していった。

　1897年の米国大学体操指導者協会の会議において，背筋，上/下肢筋力，体幹部筋力の測定によって身体全体の筋力を評価する新たな体力テストが提案された。この体力テストに最初に参加したのは，アマースト大学，コロンビア大学，ハーバード大学，ミネソタ大学，ディッキンソン大学，ウェスレイアン大学の6大学であり，その中で体力の成績1位はハーバード大学，僅差の2位がコロンビア大学であった。1900年代半ばまでは，身体文化表現者やボディビルダー，ウェイトリティング選手，フィールド競技のアスリート，レスリング選手などの多くは従来からのトレーニング方法を用いていたが，一方でマッサージや電気刺激を用いた受動的なトレーニング方法なども注目を集めていた。1950年代から1960年代初頭には，従来式の筋力増強トレーニング法が運動速度や関節可動域を減少させてしまうといった誤った認識が改善されることになった。ウェイトリフティング選手やボディビルダーなどは，通常であれば四肢の運動速度を損なうことなく関節のしなやかさを向上させており，またトレーニングを積んでいない一般の健康な人が高強度のレジスタンス運動を行えば，スポーツパフォーマンスを損なうことなくスピードや筋パワーを向上させることができる。

　次項では，筋力トレーニングによる身体適応の原理について，短期的および長期的な生理学的適応を含めて解説する。

筋力について学ぶための基礎

　身体能力を向上させるための筋力増強プログラムには古い歴史があり，特に古代ギリシャやローマ，中国，日本，インドなどでは，戦争準備のための兵士の訓練として筋力トレーニングが行われてきた。紀元前776年にはじめての古代オリンピックが行われた時代には，アスリートは年間を通じて訓練に励み，トレーニングプログラムの1つとして筋力増強運動を取り入れていた。

　アスリートのための筋力トレーニング科学の基礎は，紀元前3600年の古代中国にまでさかのぼることができる。周王朝時代（紀元前1122～249年）には，兵士は徴兵に際し，ウェイトリフティングのテストに合格する必要があった。ウェイトトレーニングは古代エジプトやインドにおいても行われており，彫刻や絵画には，重い岩石を担いでトレーニングをするアスリートの姿が記録されている。また女性もウェイトトレーニングを行っていたとされ，ローマ時代の建築物から復元された壁のモザイク画には，手のひらサイズの重りを用いてトレーニングをする若い女性の姿が描かれている。6世紀のいわゆる「ストレングスの時代」においては，兵士やアスリートの間で頻繁にウェイトリフティングコンテストが行われていた。高名なギリシャ人医師Galen（第1章参照）は，著書 *The Preservation of Health*（健康の維持）の中で，重りを使ったトレーニングの方法について論述している。

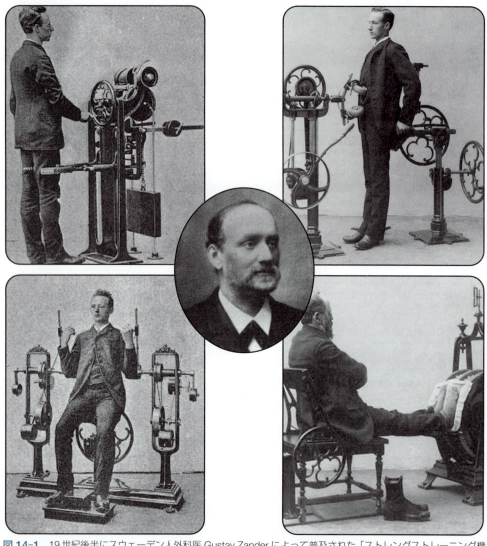

図14-1 19世紀後半にスウェーデン人外科医 Gustav Zander によって普及された「ストレングストレーニング機器」の4例。Zander は27種類に及ぶトレーニング機器を開発し，それらは現在世界中のフィットネスジムやトレーニングセンターで使用されている機器の原型となった。偶然か否かは不明だが，Nautilus 社製のトレーニング機器は，Zander の設計した機器のデザインに非常に酷似している（www.studioumanyc.com/zander.html）。Zander とそれに続く開発者たちは，重りやプーリーなど複雑な負荷装置を備えたトレーニング機器の開発が筋力の増強に寄与し，また当時行われていた逆症療法的な治療法（放血，下剤を使った排泄，苦行などの非医療的行為）にとってかわる，健康づくりのための有効な手段になると考えていた。Zander は，自ら開発した蒸気駆動式運動機器を「オフィスに閉じこもるような生活様式や運動不足による弊害を予防することができる」と宣伝して販売していた。20世紀に入ると，Zander 式のトレーニング機器は，マサチューセッツ総合病院外来部門（1904年設立）やニューヨークのセントラルパーク近くの私立病院など，米国東海岸の高級健康施設に陳列されるようになる。身体を機器に固定し，モーターの駆動により受動的に関節運動をさせるような機器であり，身体の部位ごとに設計された機器があった。Zander 式のトレーニング機器は，世界恐慌後の時期にはより小さくコンパクトな設計の機器にとってかわられることで姿を消し，その後の近代的なフィットネストレーニング機器の開発につながっていった。（写真：Levertin, A.: *Dr. G. Zanders Medico-Mechanical Gymnastics. It's Method, Importance and Application*. Stockholm: P. A. Norstead & Sonner, 1893. より）

レジスタンストレーニングの目的

　レジスタンストレーニングによる筋力増強の目的としては，理論的に，主に以下の6つがあげられる。

1. 競技としてのウェイトリフティングやパワーリフティングのため（誰がいちばん強いのかを決める）
2. ボディビルディングのため（審美的観点から最大限に筋を発達させる）
3. 全般的な筋力トレーニングのため（フィットネス運動や健康づくり）

4. 理学療法のため（傷害や疾患に対するリハビリテーション）
5. 競技特性に合わせたトレーニングのため（スポーツパフォーマンスを最大化させる）
6. 筋生理学研究のため（構造の理解や機能の解明）

レジスタンストレーニングに関する専門用語

研究論文や一般の啓発書の中で，レジスタンストレーニングに関連する専門用語が多く使用されている。主な用語を表 14-1 にまとめる。

筋収縮の種類

筋収縮には，主に以下の3つの様式が存在する。

1. **コンセントリック筋収縮**：最も一般的な筋収縮様式。動作中において，筋長が短縮しながら張力を生み出す。アームカールなど肘関節伸展位から屈曲位へのダンベル挙上運動などが一例としてあげられる（図 14-2A）。

表 14-1 レジスタンストレーニングに関する用語とその定義

	用語	定義
1.	チーティング［訳注：「ずるをする」という意味］	反動を使って運動時の正しいフォームを崩してしまうこと。例えばスタンディングアームカールの場合，本来は上体を垂直に保って行うべきであるが，挙上の際，背中をそらせるような動作で反動をつけると，より重い重量を挙げたり，反復回数を増やすことができる。適切な使い方をしないと，けがのリスクを増すことになる。
2.	サーキットレジスタンストレーニング (CRT)	休息をほとんど挟まず，異なる種目を連続して行うレジスタンストレーニングの組み合わせのこと。低負荷高反復回数（通常は 1-RM の 40～50%）でのサーキットレジスタンストレーニングは，有酸素性トレーニングのように循環器系機能の向上にも効果がある。
3.	コンセントリック（求心・短縮性）運動	張力を発揮しながら筋長が短縮する運動様式。
4.	ダイナミック・コンスタント・エクスターナル・レジスタンス (DCER) トレーニング	外的な抵抗や負荷量が変わらないレジスタンストレーニング様式。関節運動はレップごとに発生する。以前は「アイソトニック運動」と呼ばれているが，正確な表現ではない。
5.	エキセントリック（遠心・伸張性）運動	張力を発揮しながら筋長が伸長する運動様式。
6.	運動強度	最大発揮筋力に対する運動時の発揮筋力の割合。
7.	アイソキネティック（等速性）運動	関節運動の角速度が一定に保たれた運動様式。
8.	アイソメトリック（等尺性）運動	筋長が変化せず張力を発揮する運動様式。
9.	随意最大運動	1-RM の強度で発揮できる最大張力，もしくは最大下強度でオールアウト（疲労困憊）直前まで運動を反復させる運動様式。
10.	筋持久力	最大（もしくは最大下）張力発揮を持続させる能力。最大筋力に対する相対強度での最大運動反復回数で評価されることが多い。
11.	過負荷	通常では経験することのない高い負荷量での筋活動。
12.	ピリオダイゼーション	試験前の定められた期間において，トレーニング量や運動強度を調節すること。試合の本番に身体の生理学的能力をピークにもっていくための手法。
13.	プライオメトリック運動	エキセントリック収縮の直後にコンセントリック収縮を組み合わせたレジスタンストレーニング方法。筋の伸長反射を利用することで，最大発揮筋力を向上させることができる。
14.	パワー	仕事率（力×距離÷時間，もしくは力×速度で表される）。ウェイトリフティングの場合，ウェイトの重量に床からの垂直距離を掛け，動作にかかった時間で割ったものがパワーとなる。例えば 100 kg のウェイトを 1 秒かけて垂直距離で 3 m もち上げた場合，仕事率=100 kg×3 m÷1 秒（300 kg・m/秒）となる。
15.	漸増負荷	発揮筋力や持久性を高めるために，徐々に負荷量を高くしていくこと。
16.	可動域	関節運動の最大可動範囲。
17.	反復（レペティション，略してレップ，複数はレップス）	あるトレーニング動作（通常はコンセントリック運動またはエキセントリック運動，あるいはアイソメトリック収縮の場合もある）を 1 回完遂すること［訳注：「1 回を 1 レップ，2 回を 2 レップス」などと表現する］。
18.	最大反復回数 repetition maximum (RM) 法	1 回（1-RM）もしくは規定された回数（5-RM, 10-RM など）のみ反復可能な運動強度で規定される最大の力。
19.	セット	事前に規定しておいた反復運動の回数［訳注：「10 レップスを 1 セットとして，5 セット」などと表現する］。
20.	スティッキングポイント	レジスタンス運動の動作中で，最も苦手とする動作ポイント。
21.	ストレングス	筋（もしくは筋群）の最大張力発揮能力。
22.	サスペンショントレーニング	ロープやプーリー，スリング（つりバンド），バンジーロープなどを利用し，自分自身の体重を用いて行うつられた状態で行うトレーニング方法。
23.	トルク	ターンやひねり，回転など，回転軸回りの運動を起こすための力。関節軸に対する骨の動きなど。通常はニュートンメーター（Nm）で表される。
24.	トレーニング量	1 回のセッションのトレーニングで行われる総仕事量。
25.	可変式レジスタンストレーニング	レバーアームやカム，水圧システム，プーリーなどを用いた機器によるトレーニングのことで，筋への負荷を適切なところに自由に調節することが可能。

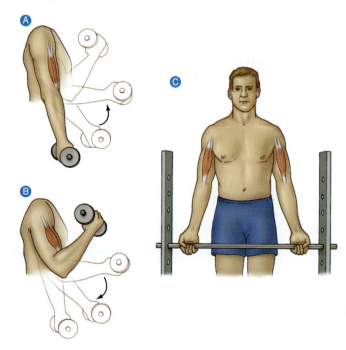

図 14-2　コンセントリック（A），エキセントリック（B）およびアイソメトリック（C）運動による筋張力の発揮。

2. **エキセントリック筋収縮**（プライオメトリック収縮とも呼ばれる［訳注：通常，プライオメトリックはエキセントリック収縮の直後にコンセントリック収縮を組み合わせたトレーニング方法を意味する］）：外部からの抵抗が発揮筋力を上回った結果，筋が伸長しながらも張力を発揮する収縮様式。重力に逆らいながら，ダンベルをゆっくりと下ろす動作などに観察される（図 14-2B）。このとき，動作中における活動筋の筋線維サルコメア長は引き伸ばされる。ウェイトリフティング競技などにおいては，ダンベルを次動作のためのスタートポジションまでゆっくりと戻すときなど，コンセントリック筋収縮と組み合わせて行われることが多い。この準備動作中におけるエキセントリック筋収縮も，スポーツ動作全体の仕事量に加算され，トレーニング効果に影響を与える。

　一方，等張性（アイソトニック isotonic，ギリシャ語の *isotonos* に由来，*iso* は「同じ」，「等しい」を，*tonos* は「張力」，「緊張」を意味する）という用語は，通常は実際の動作を伴う（筋の長さが変化する）コンセントリック収縮およびエキセントリック収縮を意味する。しかし，実際の発揮筋力は関節角度の変化に伴い常に変動していくため，関節運動に伴う筋収縮様式を表す用語としては正確性に欠ける表現であるといえる。

3. **アイソメトリック筋収縮**（等尺性・静的筋収縮）：筋は張力を発揮しながら短縮しようと試みるが，外部の抵抗に打ち勝つことができないような，みかけ上動きのない収縮様式。アイソメトリックバーを用いたトレーニングなど，固定された物体を動かそうと試みるような動作中に観察される（図 14-2C）。力学的観点からは，アイソメトリック筋収縮に伴う外部への仕事量は発生しない。また，アイソメトリック筋収縮に伴い相当量の張力は発揮されるが，みた目の筋長の変化や関節運動は観察されない。

　フリーウェイトを用いたトレーニングの現場においてはコンセントリック筋収縮とエキセントリック筋収縮を別々に行うことは難しく，1 レップの動作の中でこれらを繰り返すことになり，これを**ダイナミック・コンスタント・エクスターナル・レジスタンス** dynamic constant external resistance（DCER）という。外的抵抗や負荷は変わらないが，反復動作中にコンセントリック収縮およびエキセントリック収縮が存在する動作様式である。すなわち DCER では，一連の動作を通じて外的抵抗や負荷量が一定であることを意味している。

筋力の測定

単一の筋や筋群により発揮される最大筋力，張力，回転力など，アイソメトリック**筋力**やコンセントリックおよびエキセントリック**筋力**はさまざまな方法により測定することができる。

アイソメトリック筋力の測定

アイソメトリック収縮の筋力は，決められた関節角度で評価する。図 14-3 に，3 種類のアイソメトリッ

ク収縮による筋力の測定法について示す。図14-3Aは，ケーブルにかかる張力測定機器を用いて膝伸展動作でのアイソメトリック収縮力を測定する方法を示している。筋力がケーブルに伝わると，ケーブルを通している金属の突起部分が押しつぶされ，発揮された筋力が測定される。この筋力測定法は，元来，航空機のさまざまな部分を結ぶスチールケーブルにかかる張力を測定する目的で開発されたものだが，開発者もこのように応用されるとは考えていなかったであろう。

図14-3B，Cは，握力計，背筋力計を用いたアイソメトリック収縮力の測定法を示している。これらは圧縮により作動する測定器である。この測定器に外力がかかると金属のバネを押しつぶし，測定器のポインターが移動する。決められた力でポインターがどの程度動くのかを事前に把握しておけば，体力テストの際，実際にどの程度の力がこの測定器にかかったかを知ることができる。コンピュータ制御の測定器によっても静的筋力を測定することができる（p.401 参照）。

エキセントリックおよびコンセントリック筋力の測定

最大反復回数法

最大反復回数（1-RM）法は，エキセントリックおよびコンセントリック収縮による動的な筋力を測定する方法である。1-RM の測定は，最大挙上重量に近い負荷重量を選択するところから始まる（BOX 14-1 参照）。負荷重量は，最大挙上重量まで徐々に上げられる。増加する量は 1～5 kg ずつで，それは測定している筋（群）により調整する必要がある。この測定法では，試技の間に筋力が回復するのに十分な，1～5 分程度の休息を設ける必要がある。

図14-4 では，1-RM 法に加えて，発揮された筋力やパワーを評価する 2 つの最大下反復回数法と，その

> **Q 質問とノート**
>
> - レジスタンストレーニングの目的を 2 つあげよ。
>
> - 収縮の様式を 3 つあげよ。
>
> - 以下の用語を定義せよ。
>   エキセントリック
>   コンセントリック
>   筋持久力
>   トルク
>
> - 1-RM を定義せよ。

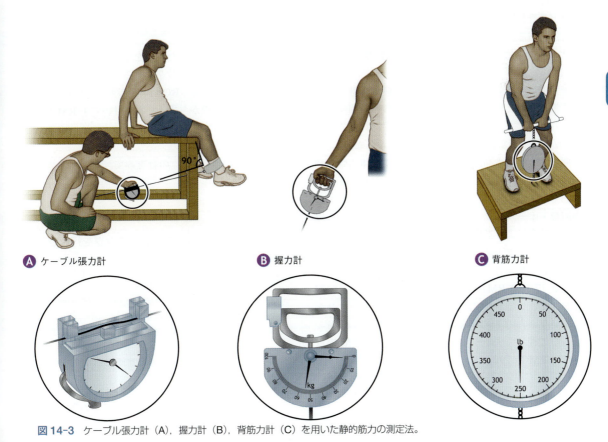

図14-3　ケーブル張力計（A），握力計（B），背筋力計（C）を用いた静的筋力の測定法。

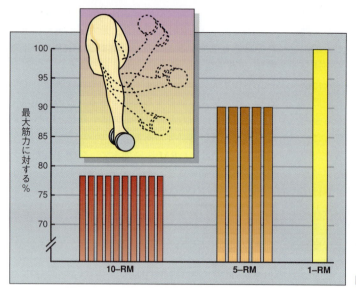

図14-4 3つの動的動作による筋力発揮。

2つの方法が最大筋力の何％に相当するかが示されている。これらのテストでは，5回もしくは10回挙上することのできる最も重い負荷重量を筋力として評価する。これらの方法で得られた負荷重量は，それぞれ5-RM（一般的に1-RMの90％に相当），10-RM（1-RMの78％に相当）として評価される。5-RM法もしくは10-RM法は，1-RMの測定がやりにくい子どもや高齢者などの身体的に制限のある人の筋力を評価する適切な方法である。

最大下反復回数・オールアウト法による1-RMの推定

最大下挙上重量でのオールアウト（疲労困憊）にいたる挙上回数と％1-RMとには強い負の相関関係が認められる。すなわち，扱うウエイトが重ければ重いほど，反復挙上回数は少なくなる（BOX 14-2参照）。思春期前の子どもや高齢者，循環器疾患や身体活動に制限がある人，健康状態が優れない人などは1-RMによる筋力の測定が妥当ではないので，1-RMは最大下反復回数・オールアウト法により算出された筋力から以下の計算式により推定することができる。トレーニングした人としていない人で用いる方程式が異なるのは，レジスタンストレーニングの経験は最大下挙上可能重量（7〜10-RM）と最大挙上重量（1-RM）との関係を変化させるからである。一般的に，トレーニングしていない人の7〜10-RMの重量は1-RMの68％であるのに対し，トレーニングした人の7〜10-RMの重量は1-RMの79％に相当する。

トレーニングしていない人：
　1-RM = 1.554×7〜10-RM 重量(kg) − 5.181
トレーニングした人：
　1-RM = 1.172×7〜10-RM 重量（kg）+ 7.704

例えば，10-RMの重量が70 kgのトレーニングした人の1-RMを推定した場合，以下のようになる。

　1-RM = 1.172×70 kg + 7.704 = 89.7 kg

●**評価方法**　負荷された重量をオールアウトにいたるまで挙上した最大の回数を数えることで，1-RMを推定することができる（BOX14-2参照）。負荷された重量と最大挙上回数から表14-2を用いて1-RMを3つのステップで推定する。

1. MAX REPS（RM）の行をみて，挙上できた回数の値を探す。

> **ⓘ インフォメーション**
>
> **子どもにレジスタンストレーニングを行わせる場合の5つの確認事項**
> 1. その子どもは，精神的にも身体的にもトレーニングの準備ができていますか？
> 2. その子どもは，それぞれのトレーニングの適切な挙上動作を理解していますか？
> 3. その子どもは，危険を回避する方法について理解していますか？
> 4. 用いる器具は子ども用に準備されたものですか？
> 5. その子どもは，（レジスタンストレーニングだけでなく）バランスのよい運動プログラムを行っていますか？

表14-2 最大下重量による反復可能回数からの1-RMの推定方法

この表は，次のように使用する．(1) MAX REPS (RM) の行をみて，反復できた回数を探す．(2) その列を下に読んでいき，負荷重量を探す．(3) その位置から左に移動し，いちばん左の1-RMの値を推定する．

MAX REPS (RM)	1	2	3	4	5	6	7	8	9	10	12	15
%1-RM	100	95	93	90	87	85	83	80	77	75	67	65
挙上できた重量 (kg)	4.5	4.5	4.1	4.1	4.1	4.1	3.6	3.6	3.6	3.6	3.2	3.2
	9.1	4.1	8.6	8.2	7.7	7.7	7.7	7.3	6.8	6.8	5.9	5.9
	13.6	4.1	12.7	12.2	11.8	11.8	11.3	11.0	10.4	10.4	9.1	9.1
	18.1	17.2	16.8	16.3	15.9	15.4	15.0	15.0	14.1	13.6	12.2	11.8
	22.7	21.8	21.3	20.4	20.0	19.5	19.1	18.0	17.7	17.2	15.4	15.0
	27.2	25.9	25.4	24.5	23.6	23.1	22.7	22.0	20.9	20.4	18.1	17.7
	31.8	30.4	29.5	28.6	27.7	27.2	26.3	25.0	24.5	24.0	21.3	20.9
	36.3	34.5	33.6	32.7	31.8	30.8	29.9	29.0	28.1	27.2	24.5	23.6
	40.8	39.0	38.1	36.7	35.4	34.9	34.0	32.7	31.3	30.8	27.2	26.8
	45.4	43.1	42.2	40.8	39.5	38.6	37.6	36.3	34.9	34.0	30.4	29.5
	49.9	47.6	46.3	44.9	43.5	42.6	41.3	39.9	38.6	37.6	33.6	32.7
	54.4	51.7	50.8	49.0	47.2	46.3	45.4	43.5	41.7	40.8	36.3	35.4
	59.0	56.2	54.9	53.1	51.3	50.3	49.0	47.2	45.4	44.5	39.5	38.6
	63.5	60.3	59.0	57.2	55.3	54.0	52.6	50.8	49.0	47.6	42.6	41.3
	68.0	64.9	63.5	61.2	59.4	58.1	56.7	54.4	52.6	51.3	45.8	44.5
	72.6	68.9	67.6	65.3	63.1	61.7	60.3	58.1	55.8	54.4	48.5	47.2
	77.1	73.5	71.7	69.4	67.1	65.8	64.0	61.7	59.4	58.1	51.7	50.3
	81.6	77.6	75.8	73.5	71.2	69.4	67.6	65.3	63.1	61.2	54.9	53.1
	86.2	82.1	80.3	77.6	74.8	73.5	71.7	68.9	66.2	64.9	57.6	56.2
	90.7	86.2	84.4	81.6	78.9	77.1	75.3	72.6	69.9	68.0	60.8	59.0
	95.3	90.7	88.5	85.7	83.0	81.2	79.0	76.2	73.5	71.7	64.0	62.1
	99.8	94.8	93.0	89.8	86.6	84.8	83.0	79.8	76.6	74.8	66.7	64.9
	104.3	99.3	97.1	93.9	90.7	88.9	86.6	83.5	80.3	78.5	69.9	68.0
	108.9	103.4	101.2	98.0	94.8	92.5	90.3	87.1	83.9	81.6	73.0	70.7
	113.4	108.0	105.7	102.1	98.9	96.6	94.3	90.7	87.5	85.3	76.2	73.9
	117.9	112.0	109.8	106.1	103.0	100.2	93.4	94.3	90.7	88.5	78.9	76.7
	122.5	116.6	113.9	110.2	107.1	104.3	101.6	98.0	94.3	92.1	82.1	79.8
	127.0	120.7	117.9	114.3	111.0	108.0	105.2	101.6	98.0	95.3	85.3	82.6
	131.5	125.2	122.5	118.4	114.0	112.0	109.3	105.2	101.2	98.9	88.0	85.7
	136.1	129.3	126.6	122.5	118.0	115.7	112.9	108.9	104.8	102.1	91.2	88.5
	140.6	133.8	130.6	126.6	123.0	119.8	116.6	112.5	108.4	105.7	94.3	91.6
	145.2	137.9	135.2	130.6	126.0	123.4	120.7	116.1	111.6	108.9	97.1	94.3
	149.7	142.4	139.3	134.7	130.0	127.5	124.3	119.8	115.2	112.5	100.2	97.5
	154.2	146.5	143.3	138.8	134.0	131.1	127.9	123.4	118.8	115.7	103.4	100.2
	158.8	151.0	147.9	142.9	138.0	135.2	132.0	127.0	122.5	119.3	106.6	103.4
	163.3	155.1	152.0	147.0	142.0	138.8	135.6	130.6	125.6	112.5	109.3	106.1
	167.8	159.7	156.0	151.0	146.0	142.9	139.3	134.3	129.3	126.1	112.5	109.3
	172.4	163.7	160.1	155.1	150.0	146.5	142.9	137.9	132.9	129.3	155.7	112.0
	176.9	168.3	164.7	159.2	154.0	150.6	147.0	141.5	136.1	132.9	118.4	155.2
	181.4	172.4	168.7	163.3	158.0	154.2	150.6	145.2	139.7	136.1	121.6	117.9

Baechle, T. R., et al.: Resistance Training. In: *Essentials of Strength Training and Conditioning*. 2nd Ed. Champaign, IL: Human Kinetics Press, 2000. より

2. その列を下に読んでいき，負荷した重量を探す．
3. その位置から左に行を移動し，いちばん左の推定1-RMを探す．

以下に，78.9 kgが何とか5回挙上できた (5-RMテスト) 人の例をあげる．

1. MAX REPS (RM) の行をみて，挙上できた回数である5を探す．
2. その列を下に読んでいき，負荷された重量 (78.9 kg) の値を探す．
3. その位置から左に行を移動し，いちばん左の1-RM (90.7 kg) を推定する．

表14-2は，1-RMの値から特定の%1-RM (もしくはトレーニーが希望している回数でオールアウトにいたるため) の重量を推定することもできる．例えば，1-RMの列から最大挙上重量を探す (例：54.4 kg)．その後，2行目にある推定したい%1-RMを探し(例：1-RMの80%，あるいはオールアウトにいたる回数＝8回を1行目で探し)，この2点が交差する点の負荷重量を見出す (例：43.5 kg)．

コンピュータ制御された機械によるアイソキネティック筋収縮の測定

マイクロプロセッサーつきの運動器具により，さまざまな動きにおける筋力やパワーを測定することがで

きるようになった．最新の器具は，さまざまな動きのパターンに対応し，身体の各部での力や加速度，速度を測定できる．床反力測定盤はジャンプ時における脚の力を測定する．他のデバイスは，自転車やボートこぎ，ベンチプレス，レッグプレス，さらに体幹や四肢を使ったその他の運動でのすべての動きに対応して発生した力を測定することができる．

スピードをコントロールできる有効なレジスタンス運動器具である**アイソキネティック筋力測定器**は，対象者本人の力の発揮にかかわらず，加えた力によりあらかじめ設定した一定の速度まで加速する．この速度が達成されると（等速性），可動範囲すべてを通して動きを継続しながら，筋によってつくられる力の変化を自動的に計測する．つまり，**発揮できる力があらかじめ設定された角速度において，すべてのレンジで測定される**．このことは，高速度（小さな力）条件から低速度（大きな力）条件へと連続したトレーニングや測定を行うことを可能とする．筋力計内のマイクロプロ

BOX 14-1

ベンチプレスとレッグプレスの 1-RM からあなたを評価する

正確な動作や姿勢により測定された 1-RM は，コンセントリックおよびエキセントリック収縮により発揮された最大筋力として評価する．1-RM の筋力は，以下の方法により測定される．2～3 分間の休息を挟んで 1 回のみ挙上する動作を，2～5 kg ずつ負荷重量を上げていき，挙上できた最大の負荷重量を 1-RM として評価する．

ベンチプレスによる 1-RM は，上半身の筋群による最大筋力を評価している．そして，レッグプレスによる 1-RM の値は，下半身の筋群による最大筋力を評価している．1-RM の値を体重で割ることで（1-RM/体重），相対的な筋力を算出することができ，下記の表から各年齢における筋力を評価できる．

体重で割ったベンチプレスとレッグプレスの 1-RM の評価表[a]

評価	年齢（歳）			
	20～29	30～39	40～49	50～59
男性				
よりよい				
ベンチプレス	>1.26	>1.08	>0.97	>0.86
レッグプレス	>2.08	>1.88	>1.76	>1.66
よい				
ベンチプレス	1.17～1.25	1.01～1.07	0.91～0.96	0.81～0.85
レッグプレス	2.00～2.07	1.80～1.87	1.70～1.75	1.60～1.65
平均				
ベンチプレス	0.97～1.16	0.86～1.00	0.78～0.90	0.70～0.80
レッグプレス	1.83～1.99	1.63～1.79	1.56～1.69	1.46～1.59
悪い				
ベンチプレス	0.88～0.96	0.79～0.85	0.72～0.77	0.65～0.69
レッグプレス	1.65～1.82	1.55～1.62	1.50～1.55	1.40～1.45
より悪い				
ベンチプレス	<0.87	<0.78	<0.71	<0.60
レッグプレス	<1.64	<1.54	<1.49	<1.39
女性				
よりよい				
ベンチプレス	>0.78	>0.66	>0.61	>0.54
レッグプレス	>1.63	>1.42	>1.32	>1.26
よい				
ベンチプレス	0.72～0.77	0.62～0.65	0.57～0.60	0.51～0.53
レッグプレス	1.54～1.62	1.35～1.41	1.26～1.31	1.13～1.25
平均				
ベンチプレス	0.59～0.71	0.53～0.61	0.48～0.56	0.43～0.50
レッグプレス	1.35～1.53	1.20～1.34	1.12～1.25	0.99～1.12
悪い				
ベンチプレス	0.53～0.58	0.49～0.52	0.44～0.47	0.40～0.42
レッグプレス	1.25～1.34	1.13～1.19	1.06～1.11	0.86～0.98
より悪い				
ベンチプレス	<0.52	<0.48	<0.43	<0.39
レッグプレス	<1.25	<1.12	<1.05	<0.85

Cooper Institute for Aerobics Research, 1997. より
[a]スコア＝1-RM/体重

ベンチプレスの方法

動員される筋群	用具	スタートの体勢	動作
肩の屈筋群と内転筋群（大胸筋を含む）および肘の伸筋群（上腕三頭筋を含む）	バーベルとベンチプレスのベンチもしくはベンチプレスマシーン	足を床に着けた状態で仰向けにベンチに横になる 回内位のオーバーハンドグリップでバーベルを肩幅より若干広く握る 補助者に対して，腕を伸展させた状態でバーベルを胸の真上まで移動させるように指示をする	下げるときの動作：胸に接触するまでバーベルを真下に下げる 上げるときの動作：肘が完全に伸展するまでバーベルを上げる。このときに身体をブリッジさせてはならない。補助者は完全に肘が伸展した後，バーベルをバーに戻すための補助をする。1-RMに近い重量のときは，補助者はバーベルから手を離してはならない。ただし，トレーニーからの合図があるまで，この動作を補助するような動作はしてはならない。

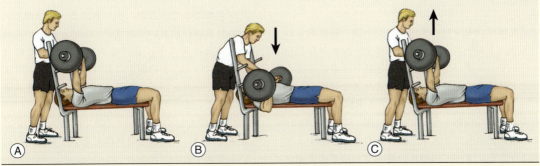

レッグプレスによる測定法

筋群	用具	スタートの体勢	動作
膝伸筋群（大腿四頭筋を含む）と殿部伸筋群（大殿筋を含む）	レッグプレスマシーン	1. レッグプレスマシーンに乗り，足を平行に足場に乗せる 2. 手はシートのハンドルをしっかり握る	1. 前方への蹴り出し：足場を足で前方に押す。伸展している途中で強引に膝をロックしてはならない 2. 後方への戻し：足場をゆっくりもとの位置まで戻す

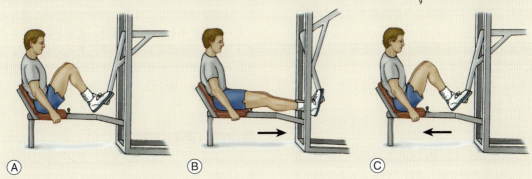

A＝はじめの体勢，B＝伸展したときの体勢，C＝もとに戻したときの体勢

> **質問とノート**
> - 筋力を定義せよ。
> - アイソメトリック筋力を評価する方法を2つあげよ。
> - 1-RM法による筋力の測定時における適切な負荷重量の増加方法を示せ。
> - 筋持久力と%1-RMの関係について説明せよ。

> **質問とノート**
> - トレーニングの主な目的を4つあげよ。
> - 最大筋力の向上を目的とした場合の推奨される反復回数をあげよ。
> - 筋力トレーニング時に考慮すべき重要な点を3つあげよ。
> - アイソキネティック筋力測定器とはどのようなものか。

セッサーは、加えられた力のレベルを連続的に監視する。モニターを備えた一連の電子積分器は、ほぼ即座にパフォーマンスに関するパラメータ（力、トルク、仕事量）の平均あるいはピークの力をいつでも表示できる。

マイクロプロセッサーテクノロジーは、評価あるいはテスト、トレーニング、リハビリテーションなどを行ううえで、スポーツ科学そして運動科学者に必要なデータを提供する。筋力のダイナミクスを評価する際のアイソキネティック筋力測定は、1-RMのデータよりもより多くの情報を含んでいる。例えば、等しい1-RMのスコアをもつ2人が、異なる力曲線を示すことも起こりうる。すべての動きの範囲で力のダイナミクス（例えば、最大張力発揮までの時間）における個人差は、1-RMでは評価できない全く異なった神経筋生理学的な要因に由来するものであるかもしれない。

筋力テストを行うときに考慮すべき事柄

測定方法にかかわらず、筋力測定テストを行ううえで以下に示す7つの重要な点を考慮すべきである。

1. テストの前に、筋力測定テストを行ううえでの注意点などを説明する。
2. ウォームアップの時間および強度が統一されていることを確認する。
3. 「テスト動作の学習効果」を最小化するため、十分な練習を行う。
4. テストに用いる装置における身体の位置や手足の角度が対象者間で統一されていることを確認する。
5. 筋力スコアの判定基準を設定するため、あらかじめ最小の試行数を決めておく。例えば、テストで5回の試行を繰り返して行う場合、各個人の筋力スコアはどのように表されるのだろうか？ 最も高い値を用いるのか、それとも平均値を用いるべきか。ほとんどのケースでは、1回目の測定よりも、後で行った試行の平均値がより信頼できる筋力スコアとなる。
6. スコアの再現性の高いテストを採用する。見逃されがちなことであるが、テストによっては繰り返し行われる試行において対象者の反応がばらつく可能性もある。テストにおけるスコアの一貫性の欠如（非信頼性）は、その測定における対象者のパフォーマンスや筋力を評価する際のスコアの変化をみえにくくしてしまう可能性がある。
7. 対象者間もしくはグループ間で筋力スコアを評価する際には、対象者の身体の大きさや身体組成の違いも考慮する。

骨格筋を強くするトレーニング

骨格筋は、最大能力に近いレベルでトレーニングを行ったときに強くなる。標準的なウェイトリフティングの器具やプーリー、スリング、バネ、固定したバー、抵抗バンド、さらに多くのアイソキネティックの、もしくは油圧式の器具は効率的に骨格筋に過負荷をかける。適切な運動方法により、的確で規則的な過負荷をもたらすのである。**漸増負荷ウェイトトレーニング、アイソメトリックトレーニング、アイソキネティックトレーニング**は、筋を強くする3つの代表的な運動システムである。筋を強くするためには、トレーニングの原理や特定の指針を遵守する必要がある。

過負荷（運動強度）

レジスタンストレーニングは、ダンベルやバーベルをはじめ、固定したバーやストラップ、プーリー、つりひもやバンジーロープ、バネ、空気圧および水圧、油圧式の器具などを用いて**過負荷の原理**を適用する。どれを用いても、筋は行った**運動形態**ではなく**負荷の強度（筋にかかった張力のレベル）** に対し反応する。負荷量は疲労していない筋の最大の力（1-RM）に

対する割合で表される。**随意的最大筋活動**を行うということは，ある筋がそのときの最大の力を発揮していることを意味する。たとえ部分的であっても，疲労した筋は疲労していない筋と同等の力を発揮することはできない。セットの最終局面で，動作が遂行できなくなることを「オールアウト」というが，オールアウトまで追い込むためには，以下の3つのアプローチのうちの1つ，もしくはその組み合わせが用いられる。

1. 負荷もしくは抵抗を増やす。
2. 反復回数を増やす。
3. 筋活動の速度を上げる。

しばしば「トレーニング強度」と呼ばれる筋への負荷の度合いは，筋力アップをはかるうえで最も重要な要因となる。トレーニングによる適応を有効に引き起こすには，そのための閾値を超えるレベルでトレーニングを行う必要がある。**例えば筋肥大を起こすためには，少なくとも1-RMの60～70％のトレーニング強度が必要である。**このことは，軽い負荷で反復回数を多くしても筋量の増加は期待できないことを意味する。

力と速度の関係

身体活動はそれぞれ，異なる量の力とパワーを必要とする。ある動きにおいてつくられるパワーの絶対量

BOX 14-2

トレーニングの目的に従って，負荷および反復回数を設定する

負荷と反復回数を決めることは，レジスタンストレーニングのプログラムをつくるうえで最も重要である。研究や経験によって，最大で6回もしくはそれ以下の反復回数となる負荷が最も大きな力および最大パワーの増加をもたらすことが示されている。10～15回もしくは20回以上の反復が可能な負荷は，筋の持久力の向上に大きく寄与する。望みどおりの筋の適応をもたらすためには，負荷と反復回数の組み合わせを吟味する必要がある。

トレーニングの目的を明確にする

トレーニングの目的に応じて組み上げるトレーニングメニューは，年齢，身体的成熟度，トレーニング歴，心理的そして身体的な耐久力を配慮する。トレーニングの目的は主に以下の4つである。

1. スポーツや仕事のパフォーマンスに関わる，ある特定の筋群における**力の向上**（例えば，上半身または下半身，腹部，背中）
2. 特定のスポーツのパフォーマンスに関わる**パワーの向上**（例えば，アメリカンフットボールにおけるランニングバック，バスケットボールにおけるリバウンド，走り高跳び，砲丸投げ）
3. 外見のため，もしくは体重増加のための筋肥大と，全体的な**筋の発揮力の向上**
4. 持久的な仕事もしくはスポーツのパフォーマンスに関わる**筋持久力の向上**

負荷と反復回数の設定

右上の表は，それぞれのトレーニング目的に対し，推奨される反復回数と最大挙上重量に対する負荷の割合を示す。

それぞれのトレーニングにおける負荷と反復回数を決定するための5つのステップは，**表14-2**のデータを活用する。

トレーニング目的に対応する負荷と反復回数

トレーニング目的	負荷 (%1-RM)	目標の反復回数
筋力	≥85	≤6
高パワー	80～90	1～2
低パワー	75～85	3～5
筋肥大	67～85	6～12
持久力	≤67	≥12

Baechle, T. R., et al.: Resistance Training. In: Baechle, T. R., Earle, R. W. (eds.). *Essentials of Strength Training and Conditioning*. 2nd Ed. Champaign, IL: Human Kinetics Press, 2000. より

1. 1-RMを決定する。
   a. 軽い負荷で5～7回のウォームアップを行う。
   b. 1～2分間のスローストレッチを含む休息をとる。
   c. ウォームアップでの負荷に対して，上半身の運動のためには4～9 kgもしくは8～10％増やし，下半身の運動のためには，14～18 kgもしくは10～20％増やす。3～10回のレペティションを行う。10回以上は行わない。
   d. 1～2分間のスローストレッチを含む休息をとる。
   e. 前述と同様に（ステップc）負荷を増やし，最大に近づけていく。つまり，可能な限りレペティションを繰り返す。何回目かのセットで，おそらく2～6回になるであろう。
   f. 2～3分間のスローストレッチを含む休息をとる。
   g. 前述と同様に（ステップe）負荷を増やし，最大に近づけていく。つまり，可能な限りレペティションを繰り返す。この負荷では，おそらく最大で1～4回であろう［訳注：2回以上できそうであれば，反復するのをやめて1回で次のステップに移る］。
   h. 2～3分間のスローストレッチを含む休息をとる。
   i. 前の負荷がすでに1-RMもしくはそれ以上であった場合，2～3分間の休息をとり，その間スローストレッチを行う。2～4 kgもしくは1～5％増やし，同

様の試行を繰り返す。前の負荷で一度も成功できなかった場合，上半身の運動では負荷を2〜4kgもしくは1〜5%減らし，下半身では，4〜9kg減らす。そして再度行い，1-RM達成を試みる［訳注：1-RM達成の前に疲労させないことが正しい測定のポイントと思われる。以下は後日に行うトレーニングの話］。
2. トレーニングの目的を決定する（例えば，筋力や筋パワー，筋肥大，筋持久力の向上）。
3. その目的を達成するために適した負荷と反復回数を決定する（表14-2参照）。
4. 1で決定した1-RMと，3で決定した負荷（%1-RM）と反復回数の交点を表14-2で探す。
5. 4の交点によりトレーニングの負荷（重量）を決定する。

例

筋肥大をトレーニングの目的として，1-RMは90.7kgとし，以下の5つのステップに従って，負荷と反復回数を決定する。

1. 1-RMを決定する。
   1-RM＝90.7kg
2. トレーニングの目的を決定する。
   筋肥大
3. トレーニングの目的を達成するために適した反復回数を決定する（表参照）。
   反復回数は6〜12であり，8を採用する。
4. 反復回数に対応する%1-RMを決定する（表14-2参照）。
   目標となる反復回数6〜12に対応する%1-RMは67〜85%であり，75%を採用する。
5. 1-RM＝90.7kgと反復回数8の交点より，トレーニングの負荷（重量）を決定する（72.6kg）。もしくは1-RMの値にトレーニングのために選択した%1-RMを乗ずる。
   トレーニングの負荷＝90.7×0.75＝68kg

この人物はトレーニングにおいて，68kgのウェイトを用い，8回のレペティションを行う。トレーニングによる能力の向上に合わせて適した負荷を課すため，2週間ごとに1-RMを再度測定する。

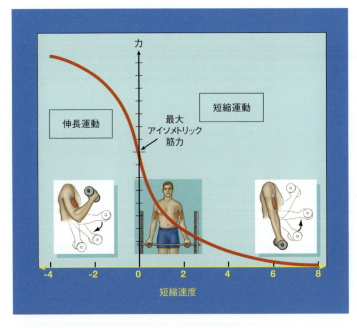

図14-5 筋の短縮および伸長における最大の力と速度の関係。急速な短縮速度では産生できる最大の力は小さくなる。曲線がy軸と交わるとき，短縮速度は0となる（最大アイソメトリック筋力）。力の産生は急速な速度での伸長時に最も大きくなる。

質問とノート

● 過負荷の原理を説明せよ。

もしくはピークは，筋の伸長および短縮速度に依存する。図14-5は，コンセントリックおよびエキセントリックの筋活動における**力-速度関係**を示している。

負荷に依存して，筋の最大短縮（および伸長）速度（図の横軸）は異なる。負荷が大きくなるに従い短縮速度は低下する。逆に，筋における力の産生（図の縦軸）は，収縮速度が上がるのに伴って急速に減少する。このことは，重いウェイトをすばやく動かすことの難しさを示している。

コンセントリックの筋活動は，負荷がその筋の最大アイソメトリック筋力（縦軸と力-速度曲線が交わる

ところ）を超えたときエキセントリックの筋活動となる。コンセントリックの筋活動とは異なり，急速なエキセントリックの筋活動は非常に大きな力を生み出す。このことは，エキセントリックの運動は，比較的大きな筋損傷や遅発性筋痛を伴う理由となる。短縮速度が 0 での力は，コンセントリックの筋活動によって産生される最も大きな力である。筋線維組成もまた力–速度関係に影響を及ぼす。速筋線維は遅筋線維よりも，速い速度での動きにおいてより大きな力を発揮する。なぜなら，速筋線維は高い ATP アーゼ活性をもつため，すばやく ATP を分解することができるからである。高い割合で速筋線維をもつアスリートは，パワー系の身体活動において顕著なパフォーマンスを示す。

パワーと速度の関係

図 14-6 は，コンセントリック筋活動における筋のパワー出力と角速度は逆 U 字型の関係にあることを示している。パワーは速度が増すにつれ**ピーク速度領域**まで急速に増加する。その後，パワー出力は，より速い動きでは力が小さくなることにより減少する。**各筋群には最大のパワーを発揮するための最適動作速度がある**。力–速度関係と同様に，いかなる運動速度においても，遅筋線維よりも速筋線維において，より大きなピークパワーが発生する。

負荷と反復回数の関係

筋活動によって達成された総仕事量は，筋にかかった負荷と反復回数に依存する。軽い負荷で多くの回数をこなすことができても，最大に近い負荷ではほんの数回しか行うことができない。図 14-7 は，1-RM に対するすべての割合におけるこのような関係を示している。1-RM の 60〜100％のエリアは**筋力トレーニングゾーン**を表し，筋力アップに最適なトレーニング刺激となる。

発揮筋力の性差

発揮筋力に性差が存在するかを検証するアプローチ法には以下の 2 つがある。

1. 絶対的な発揮筋力を評価する（トータルの発揮筋力）。
2. 相対的な発揮筋力を評価する（体重，除脂肪体重，筋横断面積と関連する発揮筋力）。

絶対的な発揮筋力

絶対的な値（例えば，ポンドや kg を用いた挙上重量）に基づく発揮筋力の比較では，すべての筋におい

> **Q 質問とノート**
>
> - レジスタンストレーニングで負荷を増やす方法を 3 つあげよ。
> - 力と速度の関係を説明せよ。
> - パワーと速度の関係を説明せよ。
> - 負荷と反復回数の関係を説明せよ。

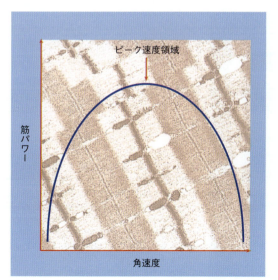

図 14-6　速度とパワーは逆 U 字型の関係を示す。パワーは運動速度に応じてピーク速度領域まで急速に増加する。その後，パワーは，角速度のさらなる増加に伴って減少する。

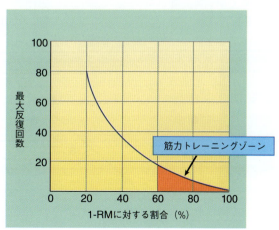

図 14-7　最大の反復回数と％1-RM との関係。(Siff, M.C., Verkhoshansky, Y.V.: *Supertraining: Special Strength Training for Sporting Excellence*. Perry, OH: Strength Coach, Inc., 1997. より)

て男性が相当高いことが示されている。女性の値は男性と比較し，上肢ではおよそ50％，下肢では30％低い。この性差は測定機器とは関係なく，ほぼ男女の筋量の違いに一致している。例外は，数年間トレーニングを行っている女性の陸上競技アスリートとボディビルダーなどである。

表14-3に，異なる筋群の発揮筋力の割合を示す（女性の値/男性の値）。これらのデータは過去の文献に基づく男女のコンセントリックもしくはエキセントリック収縮による張力の平均を示している。女性の全身の発揮筋力は男性の64％，上肢の筋は56％，下肢の筋は72％であった。

相対的な発揮筋力

in vitro（生体外）でヒトの骨格筋は，性別に関係なく**筋横断面積** muscle cross-sectional area（MCSA）1 cm²当たり16～30 Nの力を発揮することができる。*in vivo*（生体内）では，力の発揮能力は四肢の配置や筋の構造により変化する。

図14-8は，男女の腕の屈曲張力とMCSAの強い正の相関関係（r＝0.95）を示しており，MCSAが大きいほど発揮筋力が大きく，MCSAが小さいほど発揮筋力は小さくなる。挿入されたグラフは，単位MCSA当たりの腕の屈曲張力が男女の間で等しいことを示している。BOX 14-3を参照されたい。

相対的な発揮筋力は以下の3つの値のうち，1つを用いて算出する。

1. 体重（張力〈kg〉÷体重〈kg〉）
2. 体節もしくは全身の除脂肪体重（張力〈kg〉÷除脂肪体重〈kg〉）
3. MCSA（張力〈kg〉÷MCSA）

2人の張力のパフォーマンス（もしくは同一人物でトレーニング前，トレーニング中，トレーニング後もしくは減量プログラム前後）を比較するとき，この相対値は役に立つ。

表14-3　異なる筋群[a]における発揮筋力の男女比

筋群	張力比（女性/男性）
肘屈曲	0.55
肘伸展	0.48
膝屈曲	0.69
膝伸展	0.68
肩屈曲	0.55
体幹の伸展，屈曲	0.60
殿部の伸展，屈曲	0.80
指の屈曲	0.60

[a]データはこれまでの文献で報告された女性/男性のデータの平均値を表している。男女比はそれぞれの筋群の男女の平均発揮筋力から得ている。これらのデータは，（1）男性に対する女性のパフォーマンスを評価する，（2）男性のデータに基づき女性に最適な負荷を求める，（3）逆に女性のデータが利用できるなら，男性の最適負荷を求めるために使うことができる。

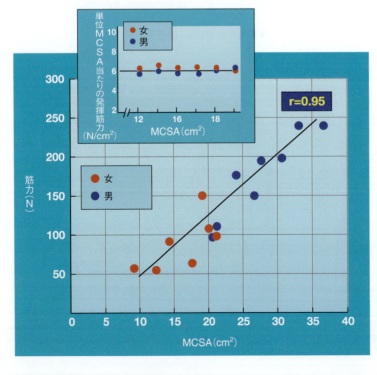

図14-8　横軸に筋横断面積（MCSA, cm²），縦軸に発揮筋力（ニュートン，N）をプロットした。データは肘の屈曲のものである。挿入した図は単位MCSA当たりの発揮筋力を示している。（Miller, J. D., et al.: Gender differences in strength and muscle fiber characteristics. *Eur. J. Appl. Physiol.*, 66: 254, 1992 および Ikai, M., Fukunaga, R.: Calculation of muscle strength per unit cross-sectional area of human muscle by means of ultrasonic measurements. *Arbeitsphysiologie*, 26: 26, 1968. より）

子どもに対するレジスタンストレーニング

子どもに対するレジスタンストレーニングはこの20年で一般的に行われるようになった。しかし，子どもに対するレジスタンストレーニングの恩恵と生殖機能に関するリスクについてはさらなる研究が必要である。幼児期や思春期の未成熟な身体に筋への過負荷を与えると，骨や関節に傷害が起こる可能性がある。幼児期のレジスタンストレーニングが発揮筋力を向上させるかは疑わしい。なぜならこの時期に，成長に必要なホルモン，とりわけ組織を構築するホルモンであるテストステロンや成長ホルモンの分泌は盛んになるからである。これまでに行われた研究は，反復回数が多く，負荷の低いコンセントリック収縮のみを用いたレジスタンストレーニングは，骨や筋に対して悪影響なしに子どもの発揮筋力に改善があったことを示唆している。表14-4は，異なる年代の子どもに対するレジスタンス運動の基本的なガイドラインを示している。

レジスタンストレーニングの方法

これまで過去数世紀にわたり，多くの「筋力トレーニング」の方法が開発されてきた。筋を発達させる方法としてまず思いつくのが，バーベルなどのフリーウェイトを用いたものである。歴史的にみると，p.395で言及されているようにLingのシステムが全身の筋を強化する運動のシステムとして考案された。図14-9 上に示してあるスリングトレーニングは，1840年代はじめにスウェーデンで始められた。図14-9 中に示したスリングトレーニングの写真は，1914〜1918年に英国内の病院やリハビリテーション施設で勤務していた理学療法士が第一次世界大戦中から戦後にかけて開発した。ノルウェーのスリングトレーニングは1990年代はじめに発達し（図14-9 下），理学療法への応用，筋力の発達，一般的もしくは特異的なフィットネストレーニングをサポートしている。スリングトレーニングは，懸架する位置の変化，スリングの高さ，つるす位置に対する身体の配置を変化させることで自体重による負荷を増減させることができる。

以下の6つトレーニング方法が互いに関係しながら筋の発揮筋力をアップさせる。

1. アイソメトリックトレーニング
2. DCERトレーニング
3. 可変性のレジスタンストレーニング
4. アイソキネティックトレーニング
5. プライオメトリックトレーニング
6. 自体重負荷のトレーニング

表14-4 子どもに対するレジスタンストレーニングの指針[a]

年齢（歳）	指針
5〜7	負荷なし，もしくは軽量の負荷で基本的な運動を子どもに紹介する。トレーニングセッションや運動技能の概念を教える。準備運動やパートナーとの運動，軽い負荷のものから始める。活動量は低くする。
8〜10	徐々に運動の種類を増やす。すべての挙上系の運動技能を練習する。少しずつ負荷を上げることを始める。シンプルな運動を続けることを学ばせる。ゆっくりと運動量を増やす。運動によるストレスがかかっていないか，注意深く観察する。
11〜13	すべての基本的な運動技能を教える。それぞれの運動に負荷を増やしていく。運動テクニックの大切さを強調する。負荷なし，もしくは軽量の負荷で行う応用的な運動を紹介する。
14〜15	より高度のレジスタンス運動のプログラムを行わせる。専門とする運動種目に特異的な要素を加える。運動技能を強調し，運動量を増やす。
16以上	すべての運動のバックグラウンドを理解したら，成人用のプログラムに移行する。

[a]注：特定の年齢層の子どもが以前に運動の経験がないときは，その前の年齢層から始めなければならない。そして運動耐性，技能，理解度に合わせて徐々に上のレベルへ移るようにする。Kraemer, W. J., Fleck S. J.: *Designing Resistance Training Programs*. Champaign, IL: human Kinetics, 1997. より

Q 質問とノート

- 男女による筋力の違いを検証する2つのアプローチ法をあげよ。

- 女性の絶対筋力は男性のそれと比べどのくらいの割合か，上半身と下半身に分けて答えよ。
  上半身：
  下半身：

- 相対筋力を表す3つの方法をあげよ。

- 筋力と筋横断面積の関係を説明せよ。

- 7〜10歳の子どもにレジスタンストレーニングを行わせる際の指針を説明せよ。

アイソメトリック（静的）トレーニング

アイソメトリックトレーニングは1955〜1965年に人気を博した。この時代にドイツで行われた研究では1日に1度，6秒間の最大アイソメトリック収縮の2/3の強度で行うことによってアイソメトリックな発揮筋力が1週間当たり5%増加した。この運動を5〜10回繰り返すとアイソメトリックな発揮筋力が増加する。発揮筋力はこのシンプルな運動で想像以上に増加し，その後の研究はアイソメトリックな筋力の獲得はゆっくりとしたペースで進むことを実証した。その研究で

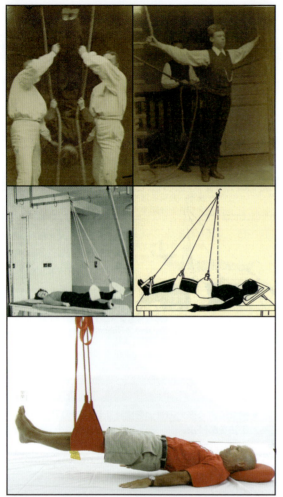

図14-9 全身の筋力強化が期待されるスリング懸垂のさまざまな方法。上：1840年にスウェーデンで始まったロープとスリングを用いた運動プログラム。中：1920年代から1950年代にブリテン島で Olive Frances Guthrie Smith（1883〜1956）と共著者である A. E. Porritt（Smith, O. F. G. S., Porritt, A. E.: A method of exciting incipient movement in weakened and paralyzed muscles. *Br. Med. J.* 1: 54, 1931）が提唱したスリングとプーリーを用いたトレーニング法　下：1990年代に不安定性，クローズド運動連鎖が強調されたノルウェー式の懸垂トレーニング。懸垂トレーニングは，プーリー，カム（プーリーやロープやスリング，ゴムひもの高さを変化させる）と自体重を利用するエクササイズでウェイトは使わない。

は発揮筋力の獲得は筋収縮の回数や時間，トレーニング頻度に関係することも示唆された。

1965年以降の研究は，アイソメトリックトレーニングに関する以下のことを明らかにした。

1. 最大のアイソメトリック収縮で行うトレーニングは，最大下収縮で行うトレーニングよりも効果が大きい。
2. 筋が収縮している時間が直接アイソメトリックな発揮筋力を増加させる。
3. 1日1度だけのアイソメトリック収縮では，繰り返し収縮させたときと同じようにはアイソメトリックな発揮筋力を増加させない。
4. 最適なアイソメトリックトレーニングは，日々のアイソメトリック収縮の繰り返しからなる。
5. アイソメトリックトレーニングは，筋肥大を導くための有効な刺激とはならない。
6. アイソメトリックの発揮筋力の効果は，主にトレーニングで用いたと同じ関節角度で起こる。

● **アイソメトリックの限界**　アイソメトリックトレーニングの欠点は，トレーニングの運動強度や結果をモニターすることが難しいことである。なぜなら，アイソメトリック収縮は動きがないため，トレーニング前に比べてどれぐらい向上したのか，あるいはトレーニング時に適切な負荷を加えられているのかを客観的に決定することが難しいからである。

● **アイソメトリックトレーニングの利点**　アイソメトリックトレーニングは特定の筋もしくは筋群に対して，関節可動域の4〜5カ所の角度で実行すれば発揮筋力を効果的に改善する。アイソメトリックトレーニングは整形外科や理学療法の現場でリハビリテーションとしてよく行われている。まずアイソメトリックな発揮筋力の弱い部位を特定してから，そこを重点的にトレーニングをすることで，その関節角度での発揮筋力を強化することができる。

ダイナミック・コンスタント・エクスターナル・レジスタンストレーニング

ダイナミック・コンスタント・エクスターナル・レジスタンス dynamic constant external resistance（DCER）トレーニングは，コンセントリック収縮とエキセントリック収縮を含むフリーウェイト（バーベルやダンベル）やトレーニングマシンを使った一般的に行われているトレーニング法のことである。

漸増レジスタンス運動

第二次世界大戦後のリハビリテーションでは，レジスタンストレーニングを患者の筋力発揮のポテンシャル改善のために用いた。彼らの方法では3セットを行った。各セットで運動を連続して10回繰り返した。1セット目の負荷は10回反復可能な最大挙上重量の1/2とした（10-RM の 1/2）。2セット目では10-RMの3/4の負荷，3セット目では10-RMの負荷とした。患者の筋力が増加したら，それに応じて負荷を上げた。これを**漸増レジスタンス運動** progressive resistance exercise（PRE）といい，過負荷の原理の実践的方法であり，最も一般的なレジスタンストレーニングである。

●**漸増レジスタンス運動の種類** 以下に，効率よく漸増レジスタンス運動トレーニングで筋力アップするための最適なセット数，頻度，負荷の設定について，13の留意点を記す。

1. 初級者は8〜12-RM，中級者は1〜12-RMの強度が効果的な負荷である。トレーニングを積むことで，さらに1〜6-RMへと強度を上げることが可能である。
2. 動作はゆっくりとし（短縮時，伸長時とも1〜2秒），セット間は3分間休む。
3. 反復可能な数が1〜2回増えたら，負荷を2〜10%増やす。
4. レクリエーションで行う1セットのみのトレーニングでは，2〜3セット行う場合に比べ，ほんのわずかな筋力増加しか望めない。筋力を最大限高めたい人や筋を大きくしたい人はトレーニング量を増やし，6〜12-RMの負荷でゆっくりとした動作で，セット間の休みは1〜2分間とする。
5. 一般に，異なる筋をターゲットとした複数の種目を合わせたプログラムを行う場合，たとえ1セットずつでも複数セットのプログラムでの健康面，フィットネス面での利点のほとんどを得ることができる。少ないトレーニング量でのプログラムは続けやすく，ジム通いの時間もコストも軽減する。
6. 初級者と中級者は週に2〜3回，上級者は週に3〜4回あるいはより多くトレーニングしているかもしれない。このような傾向は，欠点がないわけではない。高頻度でのトレーニングは炎症性シグナル伝達カスケードの一時的な活性化を引き伸ばし，さらに，タンパク質の同化反応の重要なメディエーターを持続的に抑制する可能性があるため，トレーニング効果を鈍らせることがある。
7. 1日おきに2倍のトレーニングをしたほうが，毎日トレーニングするのに比べ全体的に優れた効果がある。これは筋中のグリコーゲン濃度の低下により，運動による適応を促す遺伝子が発現するためだと考えられる。
8. トレーニングが複数の運動を含むのなら，週に4〜5日するよりも週に2〜3日のほうが効果的な可能性がある。なぜなら筋が十分に休み，回復するからである［訳注：通常，上級者は「分割法」によりトレーニング部位を3〜4グループに分け，それぞれを別の曜日にトレーニングすることで，毎日トレーニングルームに行っても交替で筋を休めている］。
9. 与えられた負荷に対してより速い動作は，遅い動作に比べて筋力の増強効果がある。フリーウェイト（バーベル，ウェイトプレート，ダンベル）でもトレーニングマシンでも，筋力の発達には同様の効果がある。
10. 運動は，練習の質を最適化するために，疲労による集中力の低下を考慮して大きな筋群から小さな筋群へ，複数の関節を動員する運動から1つの関節を動員する運動へ，高い強度の運動から低い強度の運動へと連続して行うべきである。
11. 筋の強さと線維のサイズを増強するために，コンセントリックとエキセントリックな運動を組み合わせたレジスタンストレーニングはより効果的である。1関節の運動と多関節の運動を組み合わせるのもよい方法である。
12. エキセントリックな運動を含むトレーニングは，鍛錬期において，コンセントリックな運動のみのトレーニングに比べ，筋力増強効果がある。
13. パワートレーニングでは比較的軽い負荷（1-RMの30〜60%）での速い動作を心がけるべきである。セット間では2〜3分間の休息を挟む。多関節をまたいだ運動により，多くの筋群を動員することが望ましい。

米国スポーツ医学会American College of Sports Medicine（ACSM）は，健康な成人のためのレジスタンストレーニングのモデルを作成し，無料でダウンロードできるようにしている（http://journals.lww.com/acsm-msse/Fulltext/2009/03000/Progression_Models_in_Resistance_Training_for.26.aspx）。

DCERトレーニングの男女による反応の違い

図14-10は，DCERトレーニングによる男性と女性の違いを示している。これらのデータは12人の対象者の平均値である。女性は男性よりも高いトレーニング効果が現れた。これらの結果は，男女の短い期間での相対的なトレーナビリティの違いを示すものである。

> **Q 質問とノート**
>
> ●筋力アップに有効な，6つのトレーニング様式をあげよ。
>
> ●アイソメトリックトレーニングのよい点を2つあげよ。
>
> ●コンセントリック動作とエキセントリック動作の両方に重点を置いているトレーニング様式は何か？
>
> ●漸増レジスタンストレーニングについて説明せよ。

BOX 14-3

上腕の筋と脂肪の測定

腕回りは，皮下脂肪で囲まれた多くの筋組織と骨からなる（図1）。このうち，筋は最大の構成要素であるため（肥満の人や年配者を除く），腕回りはおおむねその人がどれほど筋肉質であるかを示す。四肢の筋量の見積もりは，四肢を円柱とし，皮下脂肪がその円柱を均等に取り囲んでいると想定する（図1）。

測定方法

以下のように行う。

1. 上腕回り（上腕三頭筋を弛緩させて）の力を抜いたまま伸ばす（もしくは外転させ水平位置にする）。肘と肩の中間地点で周長を計測する（図2）。
2. 上腕の皮下脂肪。上腕三頭筋の上部を緊張しない程度に垂直につまみ，デシメートル単位（dm，mm×100）で計測する（図3）。

例

データ

上腕回り（G_{arm}）30 cm，上腕三頭筋の皮下脂肪（Sf_{tri}）25 mm

計算

1. 皮下脂肪を除いた上腕回り＝$G_{arm} - (\pi Sf_{tri})$
   ＝30.0 cm－（π0.25dm）
   ＝30.0－7.854
   ＝22.1 cm
2. 上腕の筋横断面積＝$[G_{arm} - (\pi Sf_{tri})] \div 4\pi$
   ＝$[(30.0\,cm) - (\pi 0.25dm)]^2 \div 4\pi$
   ＝488.4÷12.566
   ＝38.9 cm^2
3. 上腕横断面積＝$(G_{arm})^2 \div 4\pi$
   ＝(30.0 cm)^2÷4π
   ＝900÷12.566
   ＝71.6 cm^2

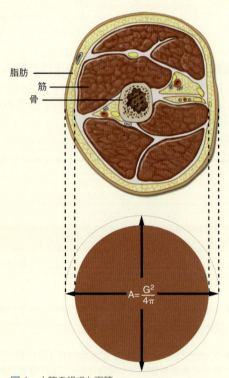

図1 上腕の組成と面積。

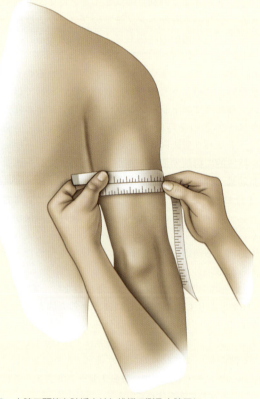

図2 上腕三頭筋を弛緩させた状態で測る上腕回り。

（つづく）

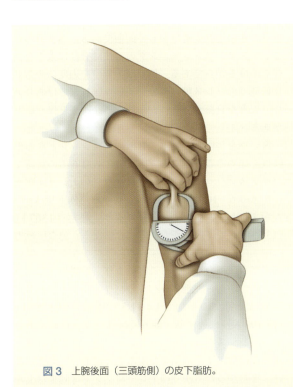

4. 上腕脂肪面積＝上腕横断面積－上腕の筋横断面積
   $= 71.6\ cm^2 - 38.9\ cm^2$
   $= 32.7\ cm^2$
5. 上腕脂肪率＝(上腕脂肪面積÷上腕横断面積)×100
   $= (32.7\ cm^2 ÷ 71.6\ cm^2) × 100$
   $= 45.7\%$

図3　上腕後面（三頭筋側）の皮下脂肪。

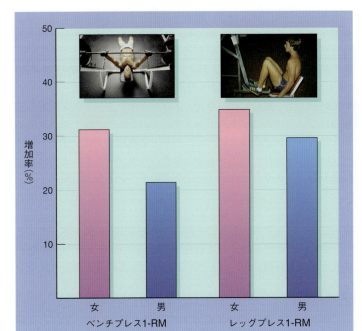

図14-10　レジスタンストレーニングによる男女のベンチプレスとレッグプレス1-RMの増加率。値は12人の対象者にDCERトレーニングを9週間，週3回，各セッションで2セット以上行った平均を示している。

可変抵抗レジスタンストレーニング

　静的な運動では作用・反作用の法則により厳密な意味で最大筋力を発揮できるのに対して，ダイナミックな運動であるDCERにおいては，全可動範囲（フルレンジ）で最大筋力を発揮させ続けることはきわめて難しいといえよう。しかし，できる限りそれを実現させるために，DCERではレバーアーム，不規則形状の金属カム，空気圧，水圧やプーリーを使った**可変抵抗レジスタンストレーニング機器**によって関節角度に応じた負荷を調整することができる。この調節は一般的な

身体特性に基づいており，全可動範囲において理論的な最大値に近い負荷を課せられるのでトレーニング効果を高めてくれる。

しかし，バイオメカニクス研究によれば単一カムの機器ではすべての動作中において個人差を補正しきれないことがわかっている。個人差とはすなわち，四肢の長さ，骨格への筋のつき方，身体のサイズ，可動範囲での関節角度と最大の筋力を発揮するポイントなどの影響である。これを加味したうえで，可変抵抗負荷は他の機器に比べ負荷をより改善することができるといえる。

下背部の筋骨格系と腰痛

骨と関節の10年間モニタープロジェクトと世界保健機関（WHO，www.ota.org/downloads/bjdExecSum.pdf）によると，米国では筋骨格系に関連した病気に年間2500億ドルを超える費用が使われている。直接使われる費用はこのうち887億ドルであり，その内訳は38％は直接病院で，21％は在宅看護に，17％は訪問医療に，5％は行政費用に費やされる。間接的には全体の58％にあたる1262億ドルが費やされ，失業手当や早死に対する手当も含まれる。筋骨格系で痛みや炎症を伴う病気，症候群はおおよそ150ほどある。

米国労働統計局（www.bls.gov）によると，仕事中のけがの1/4は腰痛傷害に関連したもので，全費用の1/3にあたる年間900億ドルの医療費を政府は支払っている。仕事中のけがは，男性では特に小売業で最もリスクが高く，建築関係で最も症例が多い。女性では，看護師や個人介護などの病院勤務が最も症例が多い。男性も女性も，食料雑貨販売業，農業関連は腰痛になりやすい仕事トップ10に入る。米国では最低でも3200万人が腰痛を経験していると見積もられており，それによりまず職場での仕事（ゴミ収集，手作業や物をもち上げる作業も含まれる）が遂行できなくなる。

特に腹部や腰のあたりの筋力の低下，脊椎の不安定性や腰や脚の関節の柔軟性の低さは，腰痛の原因になりやすい。

腰痛の予防とリハビリテーションには筋力強化や関節の柔軟性を高める運動がよい。日々の生活で通常の活動を続けることは，寝たきりで休むよりも早い回復を促す。痛みを発症してから特別な時間をとって背中を使う運動をするよりも，通常の活動を続けることのほうが回復効果が高い。負荷をかけたトレーニングは慎重に行い，全可動範囲で脊柱を支える腹部と背中の伸筋を使うように心がける。腰痛患者で背中の伸筋や骨盤を支える筋を強化したときの短期と長期での影響をみた実験では，筋力と持久力が改善され，可動範囲が広がった。

腰痛患者にとって，レジスタンストレーニングを行うときの運動姿勢は難しい問題である。通常行われるレジスタンストレーニングの方法は脊柱に大きな負荷をかけるからである。例えば，背中を過度にそらせた状態でのプレス動作やカール動作は日常ではありえない大きな負荷が背骨にかかるため，腰痛を伴うことがある。

重い物を挙げる運動は，脊椎のクッションとなる椎間板を痛めることがある。体重の0.8〜1.6倍の負荷でハーフスクワットをするときは，脊柱のL3〜L4腰椎に体重の6〜10倍の圧縮負荷がかかる。体重90 kgの人が144 kgでスクワットをすると，最大で1367 kg（13,334 N）の圧縮力がかかることになる。急な圧縮力の増加は，椎間板が前にずれることにつながる。低い強度でも圧縮力を支えることにより，椎間板には大きな負担がかかる。世界レベルのパワーリフティング選手では，男女の平均でL4〜L5で圧縮力が1757 kg（17,192 N）に達する。練習で行うフリーウェイトを使ったレジスタンストレーニングでは，無理な負荷，無理な回数による危険を生ずることがあってはならない。まちがった方法でのトレーニングでは効果は上がらない。正しくない姿勢や異なる筋を使用すると，手術が必要なほどの傷害を引き起こすことになる。これらの事実から，腹部や背中のコアにある筋を強くすることが薬や手術に頼らず腰痛による痛みから解放する手段として推奨される。

ウェイトリフティングベルトは腹腔内の圧を高めることで，腰への負担を減少する

比較的硬いウェイトリフティングベルトを着用してスクワット，デッドリフト，ジャークなどのリフティング動作を行うと，ベルトを着用せずにリフティングを行ったときよりも腹腔内の圧が高まる。オリンピックやパワーリフティングのイベントなどの関連するトレーニングにおいても，リフティングベルトを着用することで，最大限の重さのリフティングを行うときに背骨の椎間板にかかる害のある圧力を減少させることができる。ある研究で，9人のウェイトリフティング経験者が，(1) ベルト着用とともに息を吸った状態で行う，(2) ベルトを着用せず息を吸った状態で行う，(3) ベルト着用で息を吐いた状態で行う，という3つの条件下で体重の75％までのバーベルを挙げる実験を行った。そして，椎間板にかかる圧力，体幹筋の筋電図検査 electromyography（EMG），床反力を運動学的に測定した。その結果，ベルトは対象者がリフティング前に息を吸ったときのみ背骨への圧力を約10％減少させることが明らかとなったのである。つまり，しっかりとした硬いリフティングベルトを着用し，息を吸った状態でリフトするとリフト時の背骨への負担

を軽減することができるのである。

ベルトを普段から着用してトレーニングしている人は，ベルトを着用せずにリフティングすることは控えるべきである。逆に，腹部の深部と骨盤を支える筋を強化するためには，ベルトを着用せず最大限のレジスタンストレーニングを行うべきである。それは，ベルト着用時に生み出される高い腹腔の圧力で支えられていた筋にも刺激が届くからである。仕事場における腰の損傷を改善する目的で，バックベルトはバイオメカニクス的にはその効果は期待できないようである。米国の30州で約14,000人の荷物を扱う業者を対象とした2年にわたる研究において，腰を痛めた作業員の報告を減らすためには，バックベルトの着用が有効であるという見解が示されたものの，頻繁なバックベルトの着用（1週間に1，2回，たいてい1日に1回）が腰の痛みの報告を減らすことはできないことが示されている。世界中の研究者は，腰痛のメカニズムやその激痛を緩和させる方法，さらにその発症を減らす方法を探究し続けている。

一般的な背中の運動

図14-11は，明確な腰や脊椎の損傷がない人に対して腹部，骨盤部，ハムストリングや腰の柔軟性を改善する12の運動を示している。症状の徴候がある人（アスリートを含む）は，特別な背中の運動が必要である。

> **Q 質問とノート**
>
> - 骨と関節の10年間モニタープロジェクトで明らかになったことを3つあげよ。
> - DCERトレーニングの限界を説明せよ。
> - どのようなレジスタンス運動が特に腰痛を引き起こしやすいか？
> - ウェイトリフティングベルトを使うメリットは何か？

アイソキネティック運動

アイソキネティックレジスタンス運動は，アイソメトリック，DCERやさまざまなレジスタンス運動とは明らかに異なるものである。アイソキネティック運動は，一定の角速度で行われる運動である。ダイナミックなレジスタンス運動とは異なり，アイソキネティック運動に初動負荷はなく，運動途中の角速度はアイソキネティック装置が規定する。筋はそれぞれの角速度で最大限の力を使うのである。アイソキネティック運動の支持者は，最大限の関節可動域をくまなく使うことで筋力を最大限に発達させると主張する。また，収縮のみの動きは筋や関節の損傷や痛みを最小限にする。

アイソキネティック運動に関わる実験

アイソキネティック運動を用いて，種々の運動での力と速さの関係を調べたところ，筋線維タイプの組成とこれらの関連が明らかとなった。図14-12は，運動特性や筋線維組成が異なる2つのグループで，膝の伸筋の角速度-トルク曲線を示したものである。パワーアスリート（スウェーデン人のトラックフィールドのエリートスプリンターやジャンパー）は，180度/秒の動きにおいて，競歩やクロスカントリー走者（持久系アスリート）より高い体重当たりの回転力を示した。この角速度での回転力は最大のトルク（0度/秒）の約55％に匹敵した。筋線維組成の異なるアスリートによる出力発揮の違いは，図14-12において2つの曲線で明確に認められた。角速度0（アイソメトリック運動）でのトルク（体重当たりの）は，速筋線維の割合の高いパワー系アスリートと割合の低い持久系アスリートで同じであった。運動速度を上げることで，速筋線維

> **Q 質問とノート**
>
> - アイソキネティックトレーニングとは何か？
> - アイソキネティックトレーニングとDCERとの大きな違いは何か？

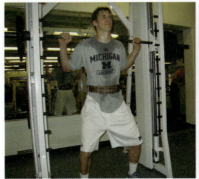
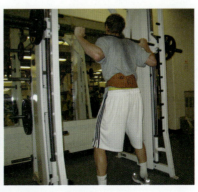

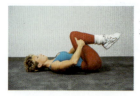
（A）膝と胸を近づけるストレッチ：仰向けになり，腰を床につけ平らにして膝を胸に引き寄せる。

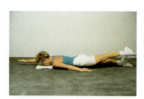
（G）陸上での水泳：うつ伏せになり，骨盤を伸ばす。交互に逆側の腕と脚をもち上げる。

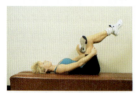
（B）足を交差するストレッチ：座った女性のように足を交差し，膝を90度に曲げ胸に引き寄せる。

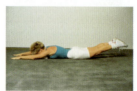
（H）両足を上げる：うつ伏せになり骨盤を伸ばす。床に頭をつけたまま，両脚を同時にもち上げる。

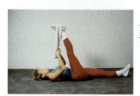
（C）ハムストリングのストレッチ：足をストラップで包み，腰を平らに保つ。脚を頭の上に向かって引き寄せる。

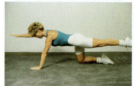
（I）ポインター（鳥狩猟用のイヌ）：はじめは手と膝を床につく。腕と逆側の脚を胴の高さに上げて維持する。それを交互に行う。体幹は動かさない。

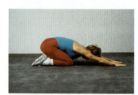
（D）アラーストレッチ：両かかとの上に尻を乗せる。手を可能な限り床の遠い所に動かす。

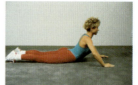
（J）上に身体をそらす：うつ伏せの状態で骨盤を伸ばし，腕を広げながら上体を上げる。このとき，足は床につけたまま。

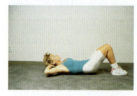
（E）膝を曲げた腹筋運動：手を首の下か胸の上で交差させ頭の位置は肩の上にする。ゆっくり曲げ，へそをのぞき込むようにする。肩を床から10〜15cm上げる。

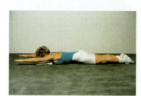
（K）腹臥位コブラの腕立て伏せ：腕を上げて床の上に骨盤を置き，下背部を伸ばす。

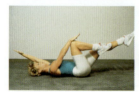
（F）じたばたする虫：床上に腰を平らにして，骨盤を伸ばす。片側は伸ばした腕を曲げた膝の上に置き，反対側はまっすぐにした腕を頭の上に伸ばし，まっすぐにした足を下に伸ばす。骨盤は動かさず，左右の腕と脚の動きを交替する。

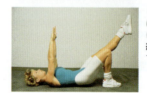
（L）脚のポインター：床に仰向けになり，腰を平らにする。膝を伸ばして45度の角度で片方の脚を維持しながら，反対側の腕はまっすぐ上に伸ばす。

図14-11　腹部と下背部を強化し，ハムストリングと下背部の柔軟性を上げる12の運動の例。（写真：Bob Swanson, Santa Barbara Back and Neck Care Center. Santa Barbara, CA. による）

の割合が高いアスリートほど高い回転力を発生する。速筋線維は速い運動速度での回転力を発生するパワー系のパフォーマンスに向いていることが決定づけられた。

プライオメトリックトレーニング

フットボール，バレーボール，短距離走，走り高跳び，走り幅跳び，バスケットボールなど，パワーと推進力を必要とするスポーツのアスリートは，**プライオメトリック**，もしくは**爆発的ジャンプトレーニング**という独特なトレーニングを行う。プライオメトリック運動では，地面から跳び上がるさまざまなジャンプや定められた位置から落下するリバウンドジャンプを行う。こうした動作はストレッチによる筋伸長反射を起こす。

プライオメトリック運動は筋の急速なストレッチに引き続いて起こる収縮反射を利用している。プライオメトリックな動きにより筋に大きな負荷がかかり，筋力とパワーの増大をもたらす。プライオメトリックトレーニングにはリバウンドジャンプや，0.3〜1.8 mの高さのボックスへの跳び上がり・跳び降りを片脚で行うなどさまざまな様式がある。プライオメトリック運動の例を，図14-13に示す。ジャンプやプライオメトリック運動の基本的な原理は，ジャンプのショックを

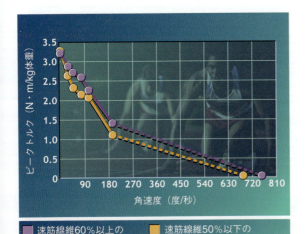

図14-12 角速度と体重当たりの回転トルクを示す曲線は，筋組成の違うアスリートでは異なる．速度-トルク曲線の延長部分（破線）により，膝伸展における最大角速度を予想することができる．(Throstensson, A.: Muscle strength, fiber types, and enzyme activities in man. Acta. Physiol. Scand., (suppl): 443, 1976. より)

凡例：
- 速筋線維60%以上のパワー系アスリート
- 速筋線維50%以下の持久系アスリート

> **インフォメーション**
>
> **ストレッチは気をつけて！**
> 身体のモーメントを利用するような，速くて反動をつけたストレッチは筋を痛めたり断裂させる．また，こうした動きは筋の伸長に抵抗するような反射作用を引き起こす．

腕や脚で吸収して，即座に筋を収縮させることである．例えば，スクワットジャンプは，着地してから可能な限り速く，宙に再び跳ぶことを重視する．このとき，できればかかとで地面を押して身体をもち上げるとよい．より速いジャンプがより大きな負荷を筋にかける．また，速いプライオメトリック運動は神経の反応を速め，筋が速く活動できるようにする．

どのような速い動作をしていても関節可動域の限界に近づくと，動きが大きく減速してしまう．プライオメトリックトレーニングはこうした欠点をカバーし，最大のパワーを生み出す．最大筋力を出す普通のベンチプレスの動きとバーベルを手で投げて発揮するパワーを大きくしようとするバリスティックベンチスローの違いを図14-14に示す．ベンチプレスでは，筋を収縮させながらもち上げ，バーの高さが最高到達点の60％に達すると減速が始まる（紫線）．それに比べて，ベンチスロー中の動きの速度（黄線）は，関節可動域を通して常に増加し続け，動作が始まった瞬間からバーがどの高さにきても初速度より高く維持される．これによって，力，パワー，最大パワーの平均値がより大きくなる．関節可動域のどの部分でも，平均速度と最大速度が普通のベンチプレスよりも速いことで，一般的なウェイトリフティング運動よりも，大きなパワーが発揮され，筋が活性化する（EMGでの測定による）．ベンチスロー動作は大胸筋，前部三角筋，上腕三頭筋，上腕二頭筋の活動量を，それぞれ＋19％，＋34％，＋44％，＋27％大きくするという報告がある．

こうして，動作の最後により大きな力を発揮することで，ボールを投げる，何かの動作を始める，最大の力を発揮しながらのジャンプ動作や物体を打つインパクトへつなげる過程の動作が身につく．このようなトレーニングは**バリスティックレジスタンストレーニング**と呼ばれ，投動作で球などを手から離す直前で最大の力を発揮させるために，もっている球を可能な限り速く動かす．具体例としては，陸上の投てき，サッカーのスローイン動作，槍投げ，円盤投げ，棒高跳びの棒を離す瞬間，バレーボールのスパイクへの踏み切り，バスケットボールのリバウンドのためのポジショニングやジャンプ動作，ボクシングのパンチ動作，走り高跳びの踏み切り動作などがある．

プライオメトリック運動は，アイソメトリック収縮運動やコンセントリック収縮運動直前に，強制的な速いストレッチを行わせるような負荷を筋にかける．**伸長収縮サイクル** stretch-shortening cycle（SSC）は，通常の歩行運動において骨格筋がどのように効率よく機能するかを表している．腓腹筋の筋紡錘（伸長受容器）に刺激が入ると，（運動神経を活性化させるために）脊髄に刺激を送り，伸長反射を引き起こす（第11章参照）．この伸長反射の起こるタイミングは，動作によって決まっている（例えば，走運動においては足が着地したときに起こる）．この反射は，足を地面から離すときの力を高める原動力となっている．多くのスポーツの場面で，SSCの一段階である筋を伸ばす動きは，その後に起こる動きをより力強くする．

実践的観点からいえば，プライオメトリックのトレーニング法は筋に備わっている伸長反射作用を活性化する．このために，SSCの一段階である動作直前の急速な伸長動作に体重と重力を利用する．伸長がはじめに起こることで，その後に起こる筋の収縮力が増大する．プライオメトリックな動きの例としては，垂直跳びの前に強制的に腕を振り下げ，大腿四頭筋類を大きく伸長させる動作があげられる．下半身のプライオメトリックトレーニングには，片脚もしくは両脚で，1mくらいの高さから飛び降りる運動などさまざまなやり方がある．プライオメトリックな動きは，特定の筋が発揮する力やジャンプなどにみられる，そのスポーツ特有の発揮パワーを増大させるための神経-筋連関トレーニングであるといわれている．National

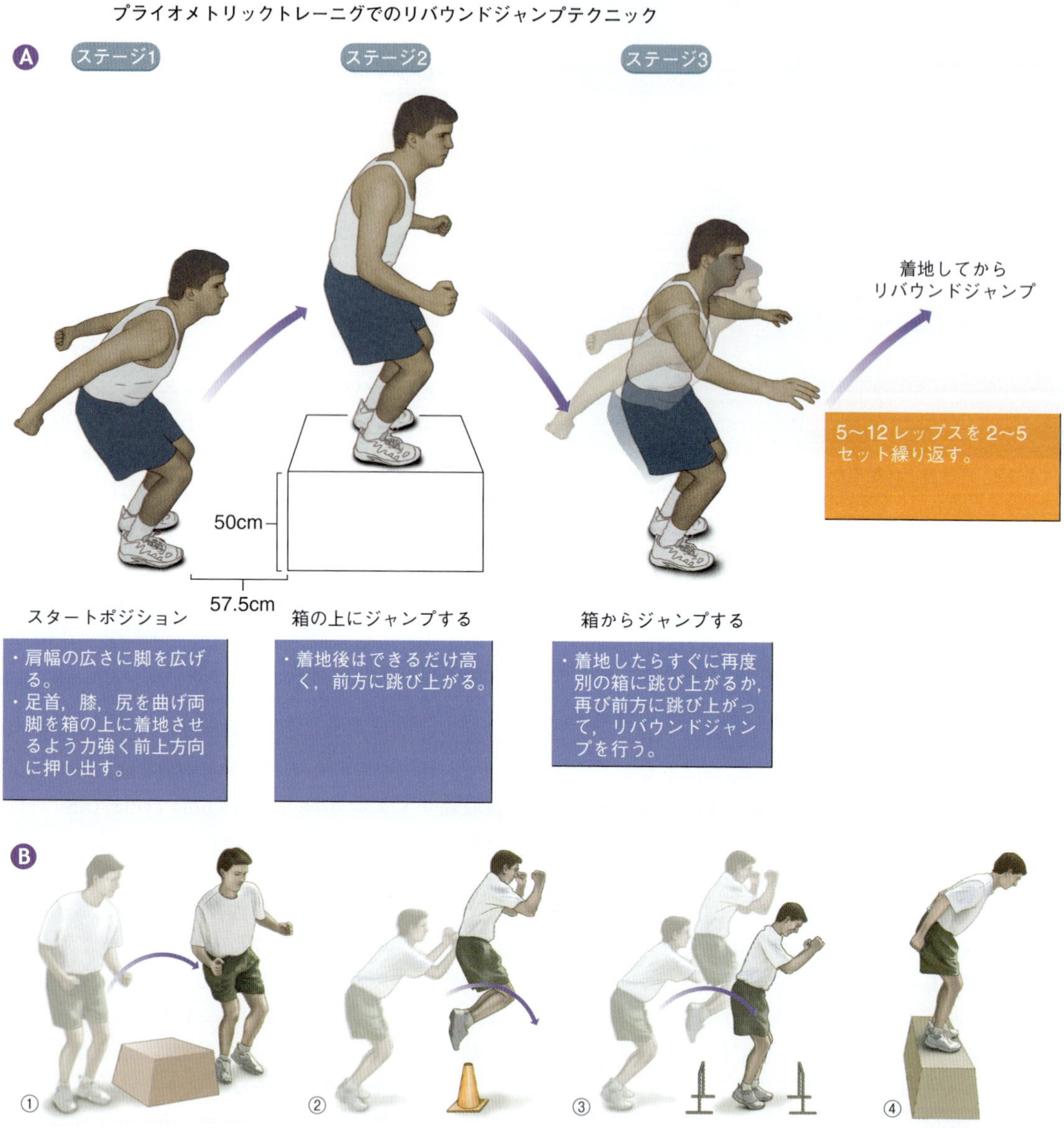

プライオメトリックトレーニングでのリバウンドジャンプテクニック

A

ステージ1 — スタートポジション
- 肩幅の広さに脚を広げる。
- 足首，膝，尻を曲げ両脚を箱の上に着地させるよう力強く前上方向に押し出す。

ステージ2 — 箱の上にジャンプする（50cm / 57.5cm）
- 着地後はできるだけ高く，前方に跳び上がる。

ステージ3 — 箱からジャンプする
- 着地したらすぐに再度別の箱に跳び上がるか，再び前方に跳び上がって，リバウンドジャンプを行う。

着地してからリバウンドジャンプ

5〜12レップスを2〜5セット繰り返す。

B ① ② ③ ④

図14-13 （A）プライオメトリックトレーニングのリバウンドジャンプテクニック。（B）4つのプライオメトリック練習の例：1. ボックスジャンプ，2. コーン跳び，3. ハードル跳び，4. 箱からの幅跳び。

Strength and Conditioning Association（www.nsca-lift.org）の解説書によると，高い強度のプライオメトリックトレーニングを行う前は，アスリートは自分の体重の1.5倍の負荷をもってスクワットするとよいとされている。しかし，このガイドラインの根拠については科学的に検証する必要がある。

自体重トレーニング

スポーツパフォーマンスを向上する目的で行われる**自体重トレーニング**または連鎖運動 closed kinetc chain exercise の研究成果が，職業のスキルアップや妊娠後の骨盤痛の治療法に用いられるなど，幅広い分野で注目されている。

体重だけを利用した腕立て伏せでは（図14-15），床に手を置くのではなく，スリングを利用して自分の体重をもち上げる。このように，スリングを用いることで関節の主導筋と拮抗筋が動員され，運動に使われるすべての筋が利用される。**スリングトレーニング**は

> **Q 質問とノート**
> - プライオメトリックトレーニングを説明せよ。
> - プライオメトリックトレーニングの短所は何か。

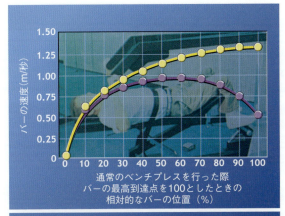

図14-14　ベンチスローと一般的なベンチプレスが速く行われた場合のバーの速度の平均値。(Newton, R. U., et al.: Kinematics, kinetics, and muscle activation during explosive upper body movements. J. Appl.Biochem., 12: 31, 1996. より)

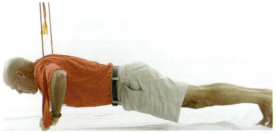

図14-15　ノルウェーで用いられているスリングを使った腕立て伏せ。ロープによって不安定性を強いられる中で，体幹を上げ下げする。床に手を着いて行う腕立て伏せと比較して，腕立て伏せ中の安定性とバランスの向上を目的とする。足を1つのバランスクッションもしくは片足ずつ別々のバランスクッションに乗せることで，さらに動作中の不安定性が増す。(写真：Redcord, Inc. Staubø, Norway による)

不安定な中でトレーニングを行うため，体幹と背中の骨格筋の神経-筋連関をより鍛えることができる。こうした動きの中で起こる不安定さが，人の複雑な動きを制御するよいトレーニングとなる。

最近では，サッカーやゴルフ，ハンドボール，ソフトボールでスリングを用いた自体重トレーニングを行うと，四肢やゴルフクラブのヘッドの動きの速度が3〜5％増加し，その結果，球の飛距離が伸び，動的，静的なバランスと肩の安定性が増すという研究結果が報告されている。

コアトレーニングのコンセプト

ここ10年間で，**コアトレーニング**が再び注目を浴びるようになってきている。コアトレーニングは，腰部安定，体幹強化，動的安定性，脊柱安定，体幹安定，腹部強化，コアピラートレーニングまたはコアの機能強化トレーニングともいわれる。

コアとは，体前面の腹筋，後面の脊柱まわりと殿部の筋，上面の横隔膜，下面の骨盤底と下肢帯（寛骨）を裏打ちする筋の，四面の筋に囲まれた構造をさす。雑誌の広告などに書かれているように，割れた腹筋を構成する腹直筋のみが「コア」というわけではない。身体のコアには29対の筋があり，ほとんどの動きにおいて使われる脊椎，骨盤，胸部などの骨格のバランスを保ち，体幹の安定性に寄与している。脊椎のまわりの構造を適切な「強度とバランス」で保つことができないと，力学的に不安定になる。正常に機能している体幹は着地時に地面からの力を吸収する場合のように，筋骨軸に最適な制御と動きをすることで，適切に力を分配する。また，運動中の関節にかかる過度の圧縮や，一定方向のずり応力の分配も行い，体重を支えられるようにしている。

ストレングストレーニングの特異性

アイソメトリックトレーニングで鍛えられた筋は，アイソメトリック筋力の測定を行うときにその強さを発揮する。これと同じように，ダイナミックな運動で鍛えられた筋は動きを含むレジスタンス運動においてその力を発揮する。関節を一定の角度に保った状態で生み出された等尺的な力は，たとえ同じ筋を利用するにしても，別の体勢や別の関節角度ではうまく力を発揮できない。これに比べて，一定範囲の関節可動域での動作によって鍛えられた筋は，その関節可動域で測定したときに最も向上がみられる。すなわち，あるボディポジションにおいて利用される筋の種類には特異性が存在する。立った状態で足関節の背屈を行う筋や底屈を行う筋は使われるが，仰向けに寝た状態では使われない。筋力の向上においては，以下の2つの要因が適応に関与することからレジスタンストレーニングの特異性が生じる。

1. 筋線維と結合組織との接合部の適応
2. 随意運動をコントロールする神経シナプスと運動単位の興奮の適応

最大筋力は，筋線維タイプと筋横断面積のみに影響されるのではない。動員される神経系とそれに応じて活動する運動単位も大きく関わっている。

若い成人男性と女性を対象者とした3カ月の実験で，効果的に適応を引き起こすレジスタンストレーニングの方法があることが明らかになった。1つの実験群は毎日，手の母指内転筋を1分間に5秒間，アイソメトリック収縮させるトレーニングを10セット行った。もう1つの実験群は，同じ筋を使って，毎日，最

大運動強度の1/3に設定した負荷のウェイトの上げ下ろしを10回×10セット行った。対照群としては，トレーニングしていない状態の筋を用いた。心理的要因や中枢神経系 central nervous system（CNS）の適応によるトレーニングへの影響を排除するために，運動神経に最大の電気刺激を与え，トレーニングした筋の最大筋力を測定した。結果は明らかだった。両方の実験群で最大負荷と発力の最大値が増加したが，アイソメトリック収縮のトレーニングをした群が，ウェイトを用いた動的なトレーニングを行った群の2倍も最大筋力を向上させた。それとは対照的に，力を発揮するまでのスピードは動的なトレーニングをした群のほうが等尺的収縮トレーニング群よりも約70％高かった。こうした研究結果は，レジスタンストレーニング自体がすべての筋の構造や機能の適応を引き起こすわけではないことを明らかにした。最大筋力や収縮速度，発揮筋力などの筋の収縮に関与する要因は，トレーニング中の筋の動きに応じて向上することが明らかとなった。静的，動的なトレーニング法はどちらも筋力を向上させるが，どちらか一方だけがより大きく筋機能を向上したり，より正確に筋機能を測定できるということはない。こうしたことを考慮することで，強化したい部分に対するトレーニング様式が変わってくる。

実際のトレーニング計画の際に考慮すべきこと

神経と筋の複雑な相互連関を理解すると，スクワットや深く膝を曲げることで強まる脚の筋力が，なぜジャンプや膝の伸展運動における発揮筋力を向上させないかがわかる。静的な膝の伸展運動を行っている筋力とダイナミックな垂直跳びの高さの関係性は低い。動的なレジスタンストレーニングによって鍛えられた結果肥大した筋が発揮する力は，等尺的運動によって測定するか，等速的運動を用いて測定するかで結果が異なる。このようにして，特定のスポーツや職業的な動作（ゴルフ，テニス，ボート，水泳，アメリカンフットボール，消火活動，引っ越し作業など）のために筋力を向上させるには，それぞれの動きの中で特定の筋に負荷をかけるということが必要となる。また，向上する筋力を必要とする特異的な動作における神経筋連関のトレーニングも必要と思われる。このようなトレーニングは，**機能的能力トレーニング**または**機能的レジスタンス動作トレーニング**と呼ばれる。一般的なウェイトリフティングを用いて脚の「筋力」を向上することが，さまざまな種類の連続的な脚の動きのパフォーマンス向上につながることもある。新しく身につけた**筋力**は，たとえ同じ筋力を使う動作であっても，鍛えた方法と異なる動作に利用されることは少な

> **Q 質問とノート**
> - 伸長収縮サイクルについて説明せよ。
> - 自体重トレーニングと一般的なレジスタンストレーニングの違いを説明せよ。
> - 身体の「コア」とは何か。
> - ストレングストレーニングの特異性について説明せよ。

い。膝の伸展運動のウェイトトレーニングは，膝の伸展力を227％増加させる。しかし，伸展運動中にアイソキネティックダイナモメーターでピークトルクを測定すると，10～17％の向上しか検出されない。レジスタンストレーニングによって特異的な動きのパフォーマンスを向上させるには，少なくともその動きに似せた動作で筋を鍛えることが重要である。特定の関節や筋を鍛えるよりも，筋力，速さ，発揮パワーを重視してトレーニングするほうがよい。ある特定の筋や筋群のトレーニングをするには，まず，コーチや選手がどの筋群を用いてその動作を行っているか検証すべきである。槍投げの動作やゴルフのスウィング動作には上腕三頭筋を使うが，ウェイトをもった上腕三頭筋伸展のトレーニングは，こうした動作で使われる上腕の筋のトレーニングには適していない。トレーニングでは，動きのパターンとスピードを実際のスポーツパフォーマンスに似せて，関節可動域を通して最大の力を発揮できる能力を向上させるとよい。アイソメトリックトレーニングでは，腕や脚を動かさないためにこうした目標は達成できない。等速的な動作ではダイナモメーターで測定すると，400度/秒に達するスピードで動くことができることから，さまざまな速度で最大の負荷をかけることができる。しかし，こうした速いスピードで動いていても，脚や腕の動くスピードが2000度/秒で動くようなスポーツの動作速度を疑似することはできない。例えば，野球の投球動作における腕の肘関節のまわりの動きは，600～700度/秒を超える。そして，アメリカンフットボール，ラグビー，サッカーにおけるキック動作における脚の速度は，「筋力」トレーニングの道具や最速の測定機の限界スピードの2倍近くもの速度になる。

ピリオダイゼーション（期分け）

1972年，ロシア人科学者 Leonid Matveyev は筋力トレーニングに**ピリオダイゼーション**という概念を導入した。それ以来，この概念は運動初心者からトップア

スリートまで多くの人に受け入れられている。ピリオダイゼーションとは，アスリートのパフォーマンスのピークを重要な大会の開催時期に合わせるためにトレーニングの強度と量を変化させるという考え方である。ピリオダイゼーションは，レジスタンストレーニング期間をマクロサイクル，これをさらに短く分けた期間（メソサイクル），週単位で区切りをつけたマイクロサイクルに細分化することである。本質的には，骨格筋の強度とパワーを向上させたい期間の間で徐々にトレーニングの量を減らし，強度を上げていくトレーニングモデルのことである。マクロサイクルを細分化するのは，トレーニングの強度，量，頻度，セット数，レップ数，そして休息の時間を調整することによってオーバートレーニングを避けるためである。さらに，トレーニングに変化をつける方法の1つでもある。ピリオダイゼーションで変化をつけることでオーバートレーニングや「マンネリ」といった負の影響を減らすことができるため，アスリートのパフォーマンスのピークを大会に合わせることができる。図14-16（上）は，一般的なピリオダイゼーションと典型的なマクロサイクルの4つの期間を表している。大会が近づくにつれトレーニングの量を次第に減らしていき，それと同時に強度を上げていく。ピリオダイゼーションの4つの期間には以下がある。

1. **準備期**：量を多く，低強度にしてゆるやかな強さでトレーニングを行う（1-RMの50～80％で8～12レップスを3～5セット。さらに，柔軟運動，有酸素運動と無酸素運動）。
2. **一次移行期**：適度な量と適度な強度で行う（1-RMの80～90％で5～6レップスを3～5セット。さらに，柔軟運動と有酸素性インターバルトレーニング）。
3. **大会期**：ピークを大会に合わせなくてはならない。少ない量，高強度でトレーニングし（1-RMの90～95％で2～4レップスを3～5セット），さらに，それぞれの競技種目に特有の運動をインターバルトレーニングとして取り入れる。
4. **二次移行期（積極的な回復）**：専門種目とは異なる運動様式を取り入れた，気ばらしの運動と低強度の

> **Q 質問とノート**
>
> ● 機能強化について説明せよ。
>
> ● ピリオダイゼーションの4つの期間をあげよ。
>
> ● 大会期間中のトレーニングの量と強度の関係について説明せよ。

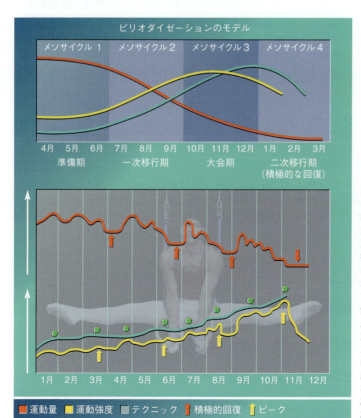

図14-16　上：ピリオダイゼーションのマクロサイクルはいくつかのメソサイクルに分けられる。同様に，メソサイクルは週単位のマイクロサイクルに区分できる。メソサイクルは，(1) 準備期，(2) 一次移行期，(3) 大会期，(4) 二次移行期あるいは積極的な回復を行う期間の4つに区切ることができる。下：例として，エリートアスリート（体操選手）がピリオダイゼーションによって大会までどう調整するかを示す。年間のトレーニング計画の合間に大会が行われるため，それぞれのマクロサイクルの終点にパフォーマンスのピークをもってくることとした。ピリオダイゼーションを行う際には筋力トレーニングの強度，継続期間，頻度について考えなくてはならない。これは，大会にピークを合わせる途中段階でのオーバートレーニング（あるいはマンネリ）を避けるため，けがの可能性を最小限にするため，あるいはトレーニングが単調になるのを防ぐためである。

トレーニングを行う．次の大会まで，アスリートはこのピリオダイゼーションサイクルを繰り返す．

ピリオダイゼーションを組み立てる際，大会期間を通じてトレーニングの量と強度との間には逆相関の関係を成り立たせる．しかし，二次移行期（回復期）ではそのどちらをも減らすこととなる．大会が近づくにつれて技術的なトレーニングにあてる時間が増えていくが，その時点がピリオダイゼーションサイクルの中で最もトレーニングの量が少なくなることに注意する．図14-16（下）は特定のスポーツ競技者に対する，メソサイクルにおけるトレーニングの量と強度がどのような相互関係にあるのかを表したものである．

スポーツによって要求される**筋力**，**パワー**，**持久力**，さらには代謝，技術は異なり，このことをピリオダイゼーション計画の際は考慮すべきである．

競技種目に特化したトレーニング原理

競技種目に特化したトレーニングの原理はコーチやアスリートがトレーニング計画を立てるのに役に立つ．また，その種目の代謝あるいは技術について細かく分析することもトレーニングを考えるうえで必要なことである．ただし，ピリオダイゼーションという概念はいまだ感覚的なものになってしまうのが現状である．その原因として，アスリートによってトレーニングの強度や量が異なるという点があげられる．ピリオダイゼーションを取り入れた筋力トレーニングは，それを取り入れずに行ったトレーニングよりも骨格筋の強度，体重，除脂肪体重，筋量，そして体脂肪量の調節に非常に大きな効果をもたらしてくれる．

レジスタンストレーニングを始めるにあたっての実践的な手ほどき

1. レジスタンストレーニングを始めたばかりの段階では，もち上げることのできる最大の重さを扱うことは避ける．過度な負荷は筋力増大に与える効果が小さいだけでなく，骨格筋や関節の損傷を引き起こすリスクがあるからである．発揮できる最大の筋力の60～80％の重量で行っても，十分に筋力は増加する．それぞれの動きは10回で完了するように調整するのが一般的である．
2. トレーニング開始時よりも軽い負荷で，反復回数を増やす．初心者は12～15レップスとなるように調整すべきである．早い段階で過度な負荷をかけるのは避け，12レップスの反復が軽いと感じるようなら，より負荷を上げて行うようにする．12レップスできないような重さは，重すぎると判断したほうがよい．この試行錯誤の過程が，ウェイトトレーニングを正しく行うためには必要である．
3. トレーニングを開始して数週間で正しい動きができるようになり，骨格筋も慣れてきたなら，6～8レップスになるような負荷に上げる．
4. 反復回数が目標の回数にまで到達したら，さらに負荷を上げることで筋力の増大をはかる．
5. 小さな骨格筋をトレーニング中に疲弊させないために，大きな骨格筋を刺激した後で，小さな骨格筋を刺激する流れで行う．

座りがちな生活の人，高齢者，心臓病をわずらっている人のためのレジスタンストレーニング方法

近年，ACSM（www.acsm.org），米国心臓協会（www.aha.org），米国疾病対策予防センター（www.cdc.gov），米国呼吸循環リハビリテーション協会（www.aacvpr.org），米国公衆衛生局（www.surgeongeneral.gov）は健康増進のために，日常的にレジスタンストレーニングを行うことを推奨している．アスリートにとってレジスタンストレーニングは，1～6-RMの負荷（高強度）で行い，骨格筋の強化やパワーの増強，骨格筋の肥大をねらったものであるが，ほとんどの中高年世代は，骨格筋や骨の量，筋力，あるいは筋持久力の維持（可能であれば増進）に焦点を置き，健康を維持することを目標としている．ただし，トレーニングによるけがを未然に防ぐように，安全性を確保することを第1として考えなくてはならない．

中高年者には，若いアスリートが行うような高強度レジスタンストレーニングを多くのセット行うのではなく，異なる種類の運動を8～15-RMの負荷で1セットずつ，最低でも週2回行う方法で中程度のトレーニングを組み立てることを推奨する．

レジスタンストレーニングと持久性トレーニングを組み合わせると効果が薄れる

レジスタンストレーニングと持久性トレーニングを同時に行うと，レジスタンストレーニングを単独で行ったときよりも効果が薄れてしまう．これが，パワー系のアスリートやボディビルダーが持久性トレーニングを避ける理由の1つでもある．おそらく，激しい持久性トレーニングによりエネルギーの要求が高まり，そのことが骨格筋の成長に使われるタンパク質を消費してしまうからであろう．また，短い時間であっても高強度の持久性運動を行った後に続けて筋力トレーニングを行うと，パフォーマンスが低下してしまうこともある．

まとめ

1. 筋力を測るうえでよく使われる4つの方法は，張力測定法，動力測定法，ウェイトを用いた最大反復回数法，コンピュータにより制御されたアイソキネティック筋収縮測定装置による力と仕事量の測定である。
2. 筋力テストを含む一般的な体力測定で特別な運動技能の完成度をチェックすることは難しい。
3. ヒトの骨格筋が出しうる理論上の最大の力は，性別に関係なく，筋横断面積 1 cm^2 当たり 16〜30 N である。
4. 筋力テストでは，筋量がより多い男性のほうが女性よりも優れた成績を残す。この差異は特に上半身でみられる。
5. 負荷を増やす，筋を動かす速度を上げる，あるいはそのどちらも増加させるなどの過負荷トレーニングを行うことで骨格筋は強靭なものになる。
6. 筋が発揮できる最大筋力の少なくとも 60〜80%の負荷でトレーニングを行うと筋力の増加が見込まれる。
7. 子どもにとって，中程度レベルのコンセントリック運動を取り入れたレジスタンストレーニングは，骨や骨格筋に悪影響をもたらすことなく筋力を増加させることができる。
8. 筋力増加のための3つの主要なトレーニング様式は，DCERトレーニング，アイソメトリックトレーニング，アイソキネティックトレーニングである。実行したトレーニングの様式に合った適応が生じる。
9. ベンチプレスを行う際，挙上時の過度なブリッジなど背中の過度な伸展は，下背部痛の原因となるため注意が必要である。
10. アイソキネティックトレーニングは，全可動範囲の動作に対して最大の力を発揮することを可能にする。このトレーニング法は，競技種目特有のパフォーマンスを向上させるレジスタンストレーニングとして応用できる。
11. プライオメトリックトレーニングは，骨格筋がエキセントリックな収縮を行った直後にコンセントリックな収縮に切り替えることで筋力増強をねらう方法である。
12. 自体重を使ったスリングトレーニングは，関節を動かす主動筋と拮抗筋はもとより，主動筋に関わる協働筋にも効果がある。
13. スリングを使ったトレーニングは，不安定な状態をつくることで体幹と背中の神経筋制御を活性化する。
14. ピリオダイゼーションにおいて，レジスタンストレーニングのマクロサイクルはいくつかのメソサイクルに区分することができ，さらに週単位で考えるマイクロサイクルにまで細分化できる。これは，トレーニングのマンネリ化やオーバートレーニングの危険を最小限にし，パフォーマンスのピークを大会に合わせるために行う。
15. アスリートにとってレジスタンストレーニングは，骨格筋の筋力・パワーの増加，筋肥大をもたらすものである。
16. スリングなど自体重を利用したトレーニングには特有の効果がある。
17. 中高年者にとってレジスタンストレーニングを行う目的は，筋量と持久力の穏やかな向上，筋量や骨量の維持をはかることで，身体の健康や調子を整えることにある。
18. 一般的に行われているパフォーマンステストの結果と，生理学的な測定やそれに基づいて予想される応答性は，食い違うことがある。
19. 特定の競技のためのレジスタンストレーニングは，実際の動作と同程度の速さ・レンジで行うことが望ましい。
20. 筋力トレーニングと持久性トレーニングとを同時に行うと，筋力トレーニングのみを行った場合と比べ，筋力増加の効果が小さくなってしまう。

問題

1. ベンチプレスを行う初期段階でサポートする必要がある理由について説明せよ。
2. 性に関連した筋力の差異について，あなたのもつ知識をもとにして男女間でのパフォーマンスの違いを，（1）最小限，あるいは（2）最大限にするためのパフォーマンステストを考えよ。
3. 同年齢，同体重，上腕と肩の筋横断面積が一致した男女がいると仮定し，1-RM のプレス動作を行ったときにより高いスコアを出せるのはどちらか。
4. 「これだけやれば何にでも効くというレジスタンストレーニング法はない」という点について議論せよ。

パート2　レジスタンストレーニングによる適応

レジスタンストレーニングによって，一過性の反応および慢性的な適応が起こる。**一過性の反応**とは，単回の運動中また運動後に起こる筋やその他の細胞，組織，身体制御の急速な変化のことである。例えば，筋活動への応答として起こるエネルギー源の消費や循環器活動の変化のことである。頻繁に刺激を受けると，一過性の反応が蓄積し，より長く続く変化が起こる（例：一定の強度の運動による細胞の乱れ〈筋へのダメージ〉）。**適応**とは，繰り返される（慢性的な）刺激に身体が順応することである。

レジスタンストレーニングに対する一過性および慢

性的な応答について知ることは，運動処方や運動プログラムづくりの際の手助けになる。繰り返される筋への過負荷に対する適応が，最終的に運動プログラムの効果を決めるのである。適応の時間経過は人によって異なり，以前，同じ運動をしたときの適応の仕方や大きさと近似する。さらに，レジスタンストレーニングのプログラムづくりの際には，鍛える筋によっても適応（トレーニング反応性）の違いが出ることを考慮しなければならない。

レジスタンストレーニングに対する適応は，細胞レベルから全身レベルにわたって起こる。図14-17は，筋量の増加や維持に大きな影響を与える因子を表している。おそらく，遺伝的な因子は，他の因子がトレーニングの成果に与える効果に強く影響する。適切な栄養がないと，レジスタンストレーニングによる組織の成長は抑えられてしまう。同様に，トレーニングの成果は神経機能の活性化様式やホルモンの分泌パターンにも依存する。それぞれの因子は筋量や筋力の増加に対して，筋への過負荷なしには，相乗的に作用することはない。

神経の適応

過負荷トレーニングは，細胞レベルあるいは全身レベルの構造に変化を及ぼすことが知られている。図14-18は，レジスタンストレーニングによる筋力の向上において，神経と筋の適応がどのように関与しているのかを相対的に示したものである。神経の適応は，トレーニングの早い段階で起こることがわかる。一方，筋の肥大適応はより長いトレーニング期間を必要とし，やがてプラトーに達する。この事実により，トレーニングだけではさらなる筋の発達が見込めないと

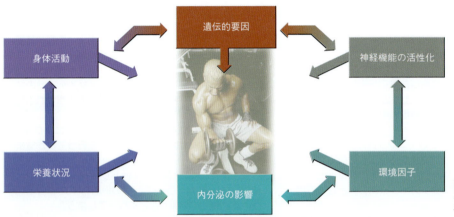

図14-17 筋量を増加あるいは維持する6つの因子の相互作用。

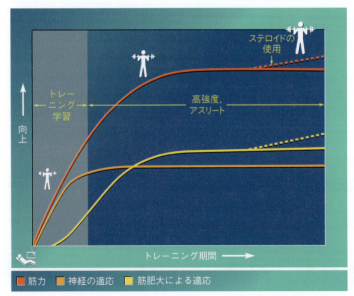

図14-18 レジスタンストレーニングによる筋力アップの過程で生ずる神経と筋の適応。神経の適応はトレーニングを始めて早い段階で起こるが，筋肥大による適用はより長くトレーニングを続けることでプラトーに達する。この事実は，トレーニングだけではさらなる筋の発達が見込めない多くのアスリートに対して，筋を連続的に肥大させるためにアナボリックステロイドや成長ホルモンの使用は大きな誘惑となる（破線）。(Sale, D. G.: Neural adaptation to resistance training. *Med. Sci. Sports Exerc.*, 20: 135, 1988. より)

> **インフォメーション**
>
> **神経の適応は重要である**
> レジスタンストレーニングによって3つの要素が神経の適応を高める。
>
> 1. 中枢神経機能の活性化
> 2. 運動単位の動員数増加
> 3. 神経的な抑制の減弱

考える多くのアスリートは，筋を連続的に肥大させるためにアナボリックステロイドや成長ホルモンが魅力的に思えることだろう（破線）。

ある実験において，人が筋力を発揮するには心理的な要因が重要であることが示されている。この実験では，大学生を対象者として以下の5つの状況下での腕力を測定した。5つの状況とは，(1) 通常状態，(2) 騒音を聞いた後すぐに，(3) 大声で叫びながら，(4) アルコールとアンフェタミン（興奮剤）が効いている状態，(5) 催眠状態（自分がすごい筋力をもっていてけがも怖くないと思い込まされている），である。その結果，通常状態と比べてどの条件でも筋力を増加させ，特に最も心理的要因が関わる催眠状態で最も高い値を示した。

この実験を行った研究者は，さまざまな状況下での筋力の増大は中枢神経機能の一時的な変化によるものであると説明した。彼らは，ほとんどの人が潜在的な筋力発揮を抑える反射機能を介して，神経的な抑制がかかった状態で活動していると主張した。筋横断面積，筋線維タイプ，骨と筋の力学的な配置の3つの要因が，潜在的な筋力には関係している。

神経による筋力発揮の抑制は，不快な運動経験や過保護な家庭環境，けがに対するおびえなどに起因しうる。わけもなく，潜在的な筋力を最大限に発揮することはできない。神経的な覚醒の増大が，緊迫した非常事態や救助の現場での「説明のしようがない」筋力やパワーの発揮（例：非力にみえる人がけがをした人の上に乗っている非常に重いものをどかすこと）の要因であるかもしれない。運動競技においても，激しい競争における興奮や脱抑制剤および催眠暗示の影響が，神経抑制の減少や最適な運動ニューロン動員を通して，「超最大」のパフォーマンスを生み出すこともありうる。筋力トレーニングを始めて最初の数週間に起こる急速な筋力の向上は，初心者がその筋力活動を練習したこと（例：ベンチプレスやスクワットの正しいフォーム）による学習的側面や，怖さや心理的な抑制の軽減によってもたらされる。

熟練したアスリートは，試合の前に極度に集中し，「精神統一」することで，よく自己催眠状態をつくり出す。筋活動が直接パフォーマンスにつながるように，外からの刺激（例：観衆の騒音）を精神を集中することで完全に「遮断」するには数年のトレーニングを要することもある。この練習は，筋の最大張力の発揮と正確に調和する動きが求められるパワーリフティングの世界では完成されている。覚醒レベルの向上とそれに付随する神経活動の亢進が，筋群を最大限に活性化しうるのである。

運動単位の活性化：サイズの原理

発揮される筋力は動員する運動単位の数によって決まる。また，その運動単位が発火する頻度が増えることでも発揮筋力は増加する。この，運動単位の動員とその発火頻度の増加という2つの因子が，筋からの随意的な力発揮を持続させるのである。

タイプIIの運動単位は高い収縮力をもち，著しい力が必要な活動を行う際に活性化する。それとは対照的に，タイプIの運動単位は比較的小さな力が求められるときに活性化する。激しい身体活動をしない人は，タイプIIの運動単位すべてを動員させることはおそらくないだろう。したがって，彼らは筋の潜在能力を最大限に引き出すことはできないであろう。レジスタンストレーニングに対する適応が起こると，トレーニングされていない人は最大の筋活動を行うために必要な運動単位をより多く動員できるようになる。トレーニングによって同調して発火する運動単位が増加することで，発揮筋力をさらに増大させることを可能にする。

熟練したウエイトリフティング選手においても，神経的要因が筋力の向上に寄与している。ある研究では，2年間のトレーニングで筋の大きさは全く変わらなかったが，絶対的な筋力と筋パワーは向上したことが報告されている。筋電図を用いた解析でも，トレーニング期間を通して筋の随意的活性が高まることが明らかになっている。これは，神経的要因が筋力の向上に寄与していることを示している。

筋の適応

前述のように，心理的な抑制や学習効果も発揮筋力に大きく影響するが，基本的に筋力の上限は筋の解剖学的・生理学的要因によって規定される。長期にわたるレジスタンストレーニングによる全身的・細胞レベルでの変化は，筋力や筋パワーの向上につながる。筋サイズの増大は，最もわかりやすいレジスタンストレーニングによって引き起こされる適応である。**筋線維の肥大**（筋線維サイズの増大）により筋サイズの増大はうまく説明できるが，筋線維数の増加が起こるか起こらないかについてはいまだ議論がある。

筋線維の肥大

トレーニングによって筋の張力が増大すると，骨格筋の成長や肥大をもたらすプロセスを開始する刺激となる。筋サイズの変化は3週間ほどのトレーニングでわかるようになり［訳注：人種の違いによるのか，日本人ではこれほど早くの効果は出にくいといわれている］，筋構造の再構築は筋横断面積の拡大より先に起こる。レジスタンストレーニングに伴う筋肥大は，基本的には生物学的な適応現象である。ウェイトリフティング選手やボディビルダーの異常にボリュームアップした筋やくっきりとしたディフィニションは，主に収縮速度の速いタイプⅡ線維の増大によるものである。筋の発達は以下の4つの適応によって起こる。

1. 収縮タンパク（アクチンおよびミオシン）量の増大
2. 筋線維当たりの筋原線維数の増大
3. 結合組織や腱組織，靭帯組織量の増加
4. 酵素タンパク質や貯蔵栄養（グリコーゲン）の貯蓄

すべての筋がレジスタンストレーニングによって，同程度肥大するわけではない。**筋の発達は筋線維タイプとそれらの動員パターンによる**。先に議論したように，筋力や筋パワーが向上する初期には神経要因が重要であり，筋線維の肥大は必ずしも起こらない。その後，引き続いて起こる筋力の増大は，筋線維内の分子構造の変化と同時に起こる。トレーニングを続けると，筋線維横断面積の増大に伴って収縮タンパク質も増加する。**過負荷トレーニングは筋線維を肥大させ，筋の発達を促す**。ウェイトリフティング選手の速筋線維の割合は，一般人や持久系アスリートに比べておよそ45％多い。筋肥大のプロセスは単核細胞（筋衛星細胞）数の増加や収縮タンパク質（ミオシンやアクチン）など細胞構成成分の合成と直接関連している。骨格筋はその内部構造を変化させることによりその形を**再構築する**のである。表14-5に，レジスタンストレーニングに対する重要な細胞学的，生理学的な筋の適応を示す。

重要な代謝の適応が起こる

競技でエリートレベルの結果を残すためには，特別な筋線維組成が必要となる。筋線維タイプごとに異なる特有の性質は，卓越した世界レベルのパフォーマンスにつながる遺伝的な素質となる。特化したトレーニングによってそれぞれの筋線維タイプの無酸素性もしくは有酸素性エネルギー代謝が高まることから，骨格筋は高い可塑性をもつことがわかる。持久性トレーニングを行った速筋線維は，トレーニングをしていない遅筋線維と同等の有酸素性代謝能力をもつ。筋線維のトレーニング適応に年齢は関係ない。十分なトレーニングを行うことで，高齢者の骨格筋線維サイズや毛細血管，解糖系酵素や有酸素性代謝系酵素は若年者と同様に適応を起こす。

持久性トレーニングは，タイプⅡ線維の収縮様式や神経支配といった特性に変化をもたらす。ミトコンドリア容量の増大やクエン酸回路や電子伝達系酵素の増加は，これら線維の微細構造の適応と同時に起こる。しかし，ただ特異的なトレーニングだけを行った筋線維は，その運動にだけ適応する。十分に鍛え上げられたアスリートであっても，全く異なる筋や同じ筋の異なる部分を使うような運動に乗り変えた場合には，その新しい運動に対して不慣れな感じがするのはそのためである。非常に鍛えられた上半身の筋をもつ水泳選手やカヌー選手はその上半身の適応を，特異的に鍛えられた線維タイプ分布をもつ下半身の筋を必要とする

ⓘ インフォメーション

筋力を決定する神経的および筋的要因

レジスタンストレーニングによる筋力増加の応答曲線は，神経（橙色）と筋（黄色）の両方の因子によって生じる。8週間のトレーニング期間において，最初の2週間は筋力の増大の90％に神経要因が寄与している。その後の2週間も，40～50％は神経機能の適応が関与している。その後は，筋線維の肥大が徐々に重要になってくる。この種の研究結果は，主にトレーニングを行った筋群の積算表面筋電図や神経発火パターンからの評価に基づいている。

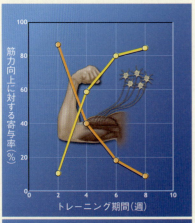

Q 質問とノート

- 筋量の増加や維持に影響を与える4つの要素をあげよ。

- 筋力を決定する2つの要素をあげよ。

表14-5 レジスタンストレーニングに対する生理学的適応

機能/変数	応答
筋線維	
数	議論中
サイズ	増大
タイプ	不明
毛細血管密度	
ボディビルダー	変化なし
パワーリフティング選手	減少
ミトコンドリア	
容量	減少
密度	減少
筋収縮時間	
酵素	減少
クレアチンホスホキナーゼ	増加
ミオキナーゼ	増加
解糖酵素	
ホスホフルクトキナーゼ	増加
乳酸デヒドロゲナーゼ	変化なし
有酸素性代謝基質	
炭水化物	増加
脂質	不明
筋内エネルギー貯蔵	
アデノシン三リン酸	増加
クレアチンリン酸	増加
グリコーゲン	増加
脂質	不明
最大酸素摂取量	
サーキットレジスタンストレーニング	増加
高強度レジスタンストレーニング	変化なし
結合組織	
靱帯強度	増大
腱強度	増大
筋内コラーゲン含量	変化なし
骨	
ミネラル含量	増加
横断面積	変化なし
骨折抵抗	増大

Fleck, S. J., and Kramer, W. J.: Resistance training: Physiological responses and adaptations (Part 2 of 4). Phys. Sports Med., 16: 108, 1988. より改変

走運動に転換することは難しいのである。

筋のリモデリング：筋線維タイプは変化しうるのか？

　骨格筋はダイナミックな組織であり，一生を通じて細胞数が固定することはない．むしろ，レジスタンストレーニングや持久性トレーニングのようなさまざまな機能的要求に応じて，筋線維は再生を行い，形質を変える．一定の様式と強度を伴った長期間のトレーニングによる筋の活性化は，筋線維基底膜下に存在する休止状態の筋幹細胞（**筋衛星細胞**）を刺激し，新しい線維を形成するための分裂増殖と分化を促す．筋衛星細胞同士の融合と既存の筋線維への組み込みは，筋原線維を形成するためのより多くのタンパク質合成を可能にしていると考えられる．このことが長期間にわたる運動により引き起こされる筋肥大に最も直接的に貢献し，筋線維タイプの転換を刺激するのかもしれな

インフォメーション

アスリートは身体トレーニングを形成する5つの重要な要素をどのように統合し，爆発的パワー発揮を実現するのだろうか．

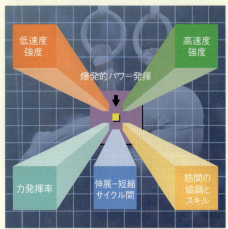

(Kraemer, W. J., Newton, R. U.: Training for muscular power. Phys. Med. Rehabil. Clin., 11: 341, 2000. より改変)

質問とノート

- 運動単位動員におけるサイズの原理を簡単に示せ．

- 筋の発達に影響する筋の適応を3つあげよ．

- 以下の項目について，レジスタンストレーニングに対する生理学的適応を上向きもしくは下向き矢印で示せ．
  筋線維サイズ
  ミトコンドリア量
  ミトコンドリア密度
  筋収縮時間
  結合組織靱帯強度
  骨ミネラル含量

- 筋肥大のメカニズムについて説明せよ．

- レジスタンストレーニングは筋をリモデリングさせるか説明せよ．

い．さまざまな細胞外シグナル分子（インスリン様成長因子 insulin-like growth factor〈IGF〉，線維芽細胞成長因子 fibroblast growth factor〈FGF〉，トランスフォーミング成長因子 transforming growth factor〈TGF〉，肝細胞成長因子 hepatocyte growth factor〈HGF〉）は，筋衛星細胞の活性化と運動による筋線維の増殖と分化を支配している．

　ヒトと動物を用いた研究は，骨格筋が機能的要求に

対して適応することを裏づけている。**筋線維タイプの転換は特定の運動トレーニングに伴って起こりうる。**ある研究で，4人のアスリートが18週間の有酸素性トレーニングの後に11週間の無酸素性トレーニングを行った。無酸素性トレーニングにより，タイプⅡ線維の割合が増加し，タイプⅠ線維の割合が減少した。有酸素性トレーニング期では逆の適応が起こった。同様に，4～6週間のスプリントトレーニングにより，タイプⅠ線維の割合の減少に伴ってタイプⅡ線維の割合が増加した。日々のトレーニング期間の増加もまた，ラット後肢筋におけるミオシン重鎖の表現型を速筋型から遅筋型への移行を増加させる。逆に不活動により，タイプⅠ線維からタイプⅡ線維と速筋化する方向に変化する。**遺伝情報は線維タイプの分化に最も大きな影響を及ぼしうる。**基本的な筋線維組成は，出生前もしくは生まれて数年以内にほぼ決まる。

中高年者でみられる有益な反応

筋と腱は非常に可塑性に富む組織であり，年齢や性差に関係なく習慣的な変化に対してうまく適応する。したがって，男女ともに加齢の影響を受けることなく，レジスタンストレーニングに伴ってかなりの生理学的・力学的適応が期待できる。5人の高齢で健康な男性（平均年齢68歳）を対象者とした研究では，中高年者がもつ骨格筋の可塑性を明確に示している。彼らは高負荷運動，アイソキネティック運動，フリーウェイト運動を用いて12週間のトレーニングを行った。トレーニングにより上腕二頭筋と上腕筋の筋量と筋横断面積はそれぞれ14％と26％ずつ増加し，筋肥大はタイプⅡ筋線維で37.2％増加した。最大トルクの46.0％の増加と全仕事量の29％の増加は，上記の細胞レベルでの適応と一致した（**図14-19**）。

同様な優れたトレーニング反応は高齢者にも起こる。100人の介護施設利用者（平均年齢87.1歳）が10週間の高強度レジスタンストレーニングを行った。参加した63人の女性と37人の男性の筋力は平均して113％増加した。また，筋力の増加は機能向上を伴っていた。11.8％の通常歩行速度の増加，28.4％の階段上り速度の増加，約3％の大腿筋の筋横断面積の増加は，このことを反映している。他の研究も，**日常生活動作を向上するための筋力トレーニングの有用性**を実証している。この日常生活動作の向上は，高齢者の転倒がもたらす深刻な問題を回避しやすくする。

レジスタンストレーニングによって
引き起こされる筋線維タイプ組成の変化

レジスタンストレーニングが筋線維の大きさと組成に対してどのような効果をもたらすのか，膝の伸筋を対象に実験を行った。外側広筋の生検サンプルでは，レジスタンストレーニング前後において速筋線維と遅

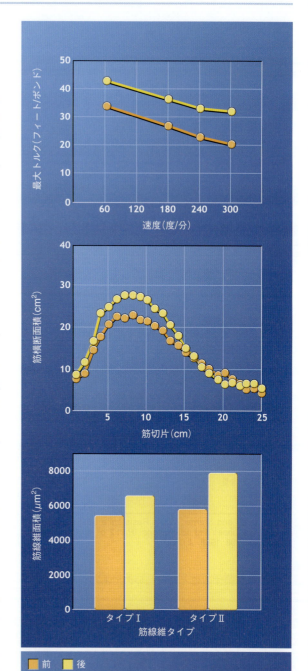

図14-19 高齢者の筋の可塑性。データは高齢男性5人からのものであり，12週間のレジスタンストレーニングの前（橙色）と後（黄色）を示す。上：肘屈筋の最大トルク。中：筋の近位部（右）から遠位部（左）にかけてのMRI装置の計算による屈筋横断面積のプロット。下：タイプⅠ線維とタイプⅡ線維の平均面積。（Roman, W. J., et al.: Adaptations in the elbow flexors of elderly males after heavy-resistance training. *J. Appl. Physiol.*, 74: 750, 1993. より）

筋線維の比率に変化がなかったことが筋線維のミオシンATPアーゼ活性染色を使った組織学的研究で明らかにされた。

筋の代謝的特性と線維組成は，4～8週間のレジスタ

ンストレーニングで変化した。同じ速筋線維（タイプⅡ）であるタイプⅡbからタイプⅡa線維のサブタイプのリモデリングは，より顕著で早期に起こるレジスタンストレーニングへの適応であると考えられている。

●**筋線維の肥大とテストステロン**　代表的な男性ホルモンであるテストステロンがレジスタンストレーニングに伴う筋肥大を促進する，という定説がある。テストステロンレベルの変動は，レジスタンストレーニングに伴う個人間の肥大率の違いと同様，筋負荷に対する女性での小さな肥大反応を説明する根拠となる。しかし，基本的に男女において，血中テストステロンレベルと身体組成と筋力の間には相関は存在しない。高い筋力または除脂肪量をもつ人でもテストステロン量はさまざまなのである。性ホルモンの急激な増加は単回の最大レジスタンストレーニング（または何かしらの最大努力運動）の後に起こり，その効果は一時的なもので，おそらく筋発達やトレーニング反応性にはほぼ関与しないと考える人もいる。

●**男女における筋肥大の違い**　筋横断面積を評価するCTスキャンにより，レジスタンストレーニングに対して男女ともに同様な筋肥大が起こることが示された。男性はもとから筋量が多いため特筆すべき筋の増加を達成するが，同様なトレーニングを行った女性と比較すると筋の肥大率に差はなかったのである。

優秀な男女ボディビルダー間での比較も，この結果を支持している。短期間の研究による限定データによると，男性と同様に女性も筋力と筋サイズを増加させるために従来のレジスタンストレーニングの方法を用いることができるとされている。

筋線維の分裂増殖

レジスタンストレーニングによる筋の肥大は，筋線維の肥大によるものなのか，それとも筋線維数が増加するのかについては古くから議論されてきた。筋線維数の増加が起こるのであれば，それがどの程度筋肥大に寄与するのだろうか。さまざまな動物種において，骨格筋に対する長期的な過負荷は新しい筋線維を生み出し，これは基底膜と細胞膜の間にある筋衛星細胞の分裂を促す。ストレス，神経筋疾患，筋損傷といった状況下で，通常は休止状態にある筋衛星細胞が新しい筋線維へと分化する。比較的大きな筋線維は，2個またはそれ以上の小さな娘線維へと枝分かれする。このような線維はそれらのもととなった太い筋線維よりも効率的に機能する。

動物とヒトでの研究から得られた発見はある問題を提示している。レジスタンストレーニングに伴って生じるヒトでの筋線維の肥大は，多くの動物では起こらないのである。例えばネコでは，筋線維の過負荷に対

> **Q 質問とノート**
>
> ● レジスタンストレーニングによる筋肥大を引き起こすテストステロンの役割を簡潔に述べよ。
>
> ● 筋線維の分裂増殖について述べよ。
>
> ● 女性はレジスタンストレーニングに対して，男性と同様な反応を示すか？

> **i インフォメーション**
>
> **筋力と思春期**
> 思春期まで，少年は少女よりも約10%多く筋力を維持する。12歳以降，少年の筋力は増加し続けるが，少女ではプラトーに達する。性差に関連した身体組成の変化はほとんどが筋力の違いからなる。

する初期の反応は筋線維の分裂増殖である。

ヒトでも筋線維の分裂増殖が起こることを裏づけるエビデンスもある。事故で亡くなった健康な男性の剖検データが示すところによると，より大きく強いほうの脚（利き手の反対脚）は小さいほうの脚より10%多くの筋線維数を含んでいた。大腿部の大きな筋量を誇るボディビルダーの組織学的な研究は，彼らがもつ個々の筋線維が一般的な大きさ以上であったということを示せなかった。可能性として，一部のボディビルダーはもとから細い筋線維を多くもつことを遺伝的に受け継いでおり，レジスタンストレーニングに伴ってそれらが通常の太さまで「肥大した」ということがあるのかもしれない。筋線維は，ボディビルダーが行う高強度で高頻度のトレーニングからパワー系のアスリートが行う少回数で高重量のものまで，異なった適応を示しうる。たとえヒトを用いた他の研究がトレーニングによる分裂増殖肥大を実証し，それが筋の適応に寄与していたとしても，ヒトのトレーニングによる筋肥大に大きく寄与しているのはやはり筋線維の肥大だと考えられる。

結合組織と骨の適応

靭帯，腱，そして骨は，筋力と筋サイズの増加に応じて強くなる。一般的に，靭帯と腱の強度の増加は筋線維の適応の程度に準ずる。反対に，骨の変化はよりゆっくりとしたものであり，おそらく6〜12カ月にも及ぶ。骨格筋の結合組織は個々の筋線維の周囲で厚く，そして強くなるために増殖する。レジスタンストレーニングによるこのような適応は，けがから筋と関

節を守るため，また予防とリハビリテーションのためにレジスタンス運動を行う根拠となる。さらにレジスタンストレーニングは，若者の骨に対して力学的に有益な影響をもたらす。例えば，14〜17歳の優秀なジュニアオリンピックのウェイトリフティング選手の殿部と大腿部での骨密度は，同年代もしくは成人の対照群よりも高い値を示す。

循環器系の適応

レジスタンストレーニングの量と頻度は循環器系の適応も引き起こす（表14-6）。

レジスタンストレーニングによる心肥大（**生理的肥大**）と慢性的な高血圧による心肥大（**病的肥大**）の間には重要な違いが存在する。病的状態では，心室壁の肥厚は年齢や性別を問わず正常範囲を超えて増加する。のちに心疾患へといたる慢性的な高血圧に対してよくみられる反応である左心室の膨張と衰弱は，レジスタンストレーニングに伴ってみられるような心筋壁厚の増加とは別のものである。トレーニングを積んだアスリートの心臓はたいてい，トレーニングを積んでいない人の心臓のサイズを上回る。一般的に心臓の大きさは身体の大きさまたは心機能に関係し，アスリートの場合には，とりうる正常値の上限に位置する。

レジスタンス運動では低強度の運動よりも急速に血圧が上昇するが，安静時における血圧の上昇は引き起こさない。おそらく高血圧のウェイトリフティング選手とボディビルダーは，以前から高血圧であったり（医学的根拠はない），慢性的なオーバートレーニング症候群を経験していたり，タンパク質同化ステロイドを使用していたり，または望まない体脂肪量やトレーニングコミュニティーにて形成された食習慣など，他の高血圧リスクによって生まれたものと思われる。

レジスタンストレーニングの代謝的ストレス

有酸素運動や減量などが有効とされる循環器疾患であるが，伝統的なレジスタンストレーニングはそのリスク因子を改善する手段としてはほとんど役に立たないことを，代謝および循環器系の研究結果は示している。アイソメトリック運動と典型的なウェイトリフティング運動の両方を使ったプログラムを実施したところ，参加者はかなりの筋ストレスを感じていたにもかかわらず，酸素取り込みは，エネルギー消費において「軽度から中程度」であると分類された。1時間のトレーニングで，ある人は15〜20種目の異なったレジスタンス運動を行えるが，運動に費やした正味の合計時間はたいてい6〜7分程度である。このことは相対的に活動時間が短い（中程度のエネルギー消費しか伴わない）伝統的なレジスタンストレーニングプログラムでは，サッカーや野球のような走る要素が大半を占める競技と比較して，持久性能力は向上しないということを強く裏づけている。レジスタンストレーニングはまた，上記のように相対的に低いエネルギー消費のため，減量に対しては大きな成果は期待できない。

サーキットレジスタンストレーニング：増加するエネルギー消費

大きな負荷を一度にかける通常のレジスタンストレーニングを，軽い重量の反復を重視するように変えることは，運動カロリー消費と練習量を増加させ，体力の別な側面を向上させる。**サーキットレジスタンストレーニング** circuit resistance training（CRT）はエネルギーコストと心肺需要に焦点を当てている。CRTでは，あらかじめ決められた運動と休息のプログラムに従う。CRTではたいてい8〜15種目の異なった運動種目があり，それぞれ15〜20レップスずつ行う。運動強度は1-RMの40〜50％に設定する。15〜30秒の休息後，サーキットを完遂するために参加者は次の運動種目へと移動する。図14-20では，複数のレベルからなる5〜12種目のサーキットの一連の行程の概要を示している。

ある実験では，全運動期間を通した合計消費エネルギー（安静時代謝を除く）は男性では129 kcal，女性

表14-6 レジスタンストレーニングへの循環器系の適応

変数	適応
安静時	
心拍数	変化なし
血圧	
拡張期血圧	減少もしくは変化なし
収縮期血圧	減少もしくは変化なし
ダブルプロダクト（心拍数×収縮期血圧）	減少もしくは変化なし
1回拍出量	増加もしくは変化なし
心機能	増加もしくは変化なし
左心室壁肥厚	増加
右心室壁肥厚	変化なし
左心室腔体積	変化なし
右心室腔体積	変化なし
左心室重量	増加
脂質分析結果	
総コレステロール	減少
HDL-C	増加もしくは変化なし
LDL-C	減少もしくは変化なし
運動時	
心拍数	変化なし
血圧	
拡張期血圧	減少
収縮期血圧	減少
ダブルプロダクト	減少
1回拍出量	増加もしくは変化なし
心拍出量	増加もしくは変化なし
VO2 peak	増加もしくは変化なし

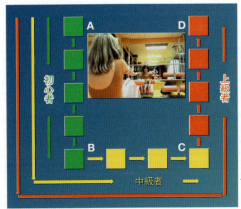

図14-20 基本的な複数運動サーキットトレーニング。初心者は1セッションにAからBへのサーキットを2回行うことができる。数週間後，彼らはこのサーキットの強度を3倍に増やす。最終的に，種目に依存してサーキットの回転数は6回転まで進む。中級ではいくつかの種目が追加され，AからCへのサーキットを通じて，参加者は3～6回行う。種目数（AからD）の増加もしくは運動負荷，反復回数，そして1種目に費やす時間の増加によってサーキットトレーニング強度を増すことができる。

では95 kcal に相当した。心拍数の平均は男性では142回/分（最大心拍数の72％，最大酸素摂取量の40％），女性では158回/分（最大心拍数の82％，最大酸素摂取量の45％）であった。

CRTは，筋力と有酸素性能力の両方，すなわち全身調節トレーニングを望む健康に熱心な人に対しては，よい手段となりうる。またそれは，高レベルの筋力，パワー，持久性を必要とするアスリートのオフシーズンの健康プログラムとしても活用することが可能である。

表14-7は，徒歩と比較した異なった種類のレジスタンス運動でのエネルギー消費を示している。アイソキネティックCRTは最高のエネルギー消費を生み出した。

身体組成の適応

表14-8に，さまざまな種類のDCERトレーニングによる身体組成の変化を示す。ほとんどのトレーニングで，体脂肪は少し減少し，全身の体重と除脂肪体重は少し増加している。除脂肪体重の最も大きい増加は，男性，女性の結果でともに10週間以上で約3 kg であり，毎週約0.3 kg である。日々のカロリー摂取を減らすことは確実に体重の減少を早める。他のdynamic strength training システムを用いても身体組成の変化は同様な結果を示す。レジスタンストレーニングが身体組成の劇的な変化を導くことは証明されていない。

表14-7 徒歩と比較した異なる形式のレジスタンス運動におけるエネルギー消費[a]

形式	性別	kJ/分	kcal/分
ノーチラスマシン，サーキット	男性	29.7	7.1
	女性	24.3	5.8
ノーチラスマシン，サーキット	男性	22.6	5.4
ユニバーサルマシン，サーキット	男性	33.1	7.9
	女性	28.5	6.8
アイソキネティック，遅い	男性	40.2	9.6
アイソキネティック，速い	男性	41.4	9.9
アイソメトリックとフリーウェイト	男性	25.1	6.0
水中フィットネス，サーキット	男性	37.7	9.0
徒歩	男性	22.6	5.4

[a] 68 kg の体重に基づいている
Katch, F. I., et al.: Evaluation of acute cardiorespiratory responses to hydraulic resistance exercise. *Med. Sci. Exerc.*, 17: 168, 1985. より

Q 質問とノート

- レジスタンストレーニングの結果としての循環器系の適応を3つあげよ。
- 生理的心肥大と病的心肥大の違いを説明せよ。
- サーキットレジスタンストレーニングの基本を説明せよ。
- 最大のエネルギー消費を生み出すのは，どのような種類のCRTプログラムか？

筋痛と筋のこわばり

多くの人は，長期的に運動をしていなかった期間をおいての運動により，関節痛，筋痛，筋のこわばりを経験したことがある。不慣れな運動の後にはすぐ数時間の筋痛が続くかもしれないが，さらに**遅発性筋痛** delayed-onset muscle soreness（DOMS）が現れ，3～4日間続くことがありうる。以下の7項目がDOMSの原因となる。

1. 微細な筋形質膜や収縮装置の損傷は，クレアチンキナーゼ，ミオグロビン，トロポニンⅠを細胞外に放出する（筋特異的タンパク質が血中で検出されることが筋損傷の指標となる）。
2. 周囲の組織において液体維持を原因とする浸透圧の上昇。
3. 骨格筋の痙攣。
4. 筋内結合組織の伸ばしすぎや断裂。
5. 急性の炎症。
6. 細胞の機能低下によるカルシウム代謝異常。
7. 以上の原因の組み合わせ。

表 14-8　レジスタンストレーニングで変化する身体の構成[a]

性別	トレーニング期間（週）	種目数	身体の構成の変化		
			体重（kg）	除脂肪体重（kg）	体脂肪率
女性	10	10	0.1	1.3	−1.8
男性	20	10	0.7	1.7	−1.5
男性	9	5	0.5	1.4	−1.0
女性	24	4	−0.04	1.0	−2.1
女性	9	11	0.4	1.5	−1.3
男性	8	10	1.0	3.1	−2.9
男性	10	11	1.7	2.4	−9.1
女性	10	8	−0.1	1.1	−1.9
男性	10	8	0.3	1.2	−1.3
男性	20	10	0.5	1.8	−1.7

[a]データは別の研究より

BOX 14-4

筋持久力の測定法

　筋持久力とは，筋や筋群が与えられた時間の中で最大下強度の運動を何度繰り返せるかということである。もしくは，一定の負荷の運動（動的でも静的でもかまわない）をどれほどの時間持続できるかということで表すことができる。与えられた時間内の筋活動の繰り返しの合計の数（例えば，1分間の決められたリズムによるカールアップ，シットアップ，プッシュアップの回数）は，筋持久力を表す共通の基準となる。筋持久力は全身有酸素性能力の指標である心肺のフィットネスと違い，むしろ最大筋力に依存する。フリーウェイトを用いて筋持久力を測るとき，挙上重量は体重（表1）や1-RMに対する割合として表され，通常は15〜20-RMの強度である。

　2つの一般的に行われている筋持久力を測るテストは，ウェイトを用いない腹部カールアップや上体プッシュアップである。

カールアップ筋持久力テスト
スタートポジション
　対象者は，尻から約1足分離して足をつき，膝を曲げ，仰向けに横になる。腕は前に伸ばし，手のひらはふとももの上に置き，膝のほうに向ける（図1A）。検者は，対象者の後ろにひざまずき，手をカップのように丸め（床から約5cm），対象者の頭を下からもち上げる。

動作
　対象者はゆっくりカールアップし，膝蓋骨（膝頭，図1B）に指先が触れるまで脚の上のほうに指を滑らせていく。続いて，検者の手に後頭部が触れる最初の体勢にゆっくり戻す。腰への負荷を減らすために，大腿直筋への関与を最小限にし，腹部の筋を使うようにする。補助として脚を支えたり，抑えることはすべきではない。

このテストの標準値
　必要なカールアップの割合は1分間に20回の繰り返しである（1レップ3秒，メトロノームで1分間に40拍打つようにセットし，2拍に合わせてカールアップとリカバリーを行う）。テストを受ける者は最大75回の中でペースを崩さず，できるだけ多くのカールアップを行う。表2にカールアップテストにおける標準値を示す。

表1　筋持久力を評価するため，それぞれの運動様式で使用するウェイト（負荷）を体重に対する割合で表した

運動	体重の割合	
	男性	女性
アームカール	0.33	0.25
ベンチプレス	0.66	0.50
ラテラルプルダウン	0.66	0.50
トライセップスエクステンション	0.33	0.33
レッグエクステンション	0.50	0.50
レッグカール	0.33	0.33

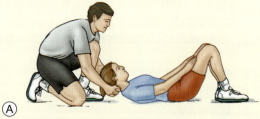 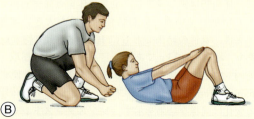

図1　カールアップテストのスタートポジション（A）とフィニッシュポジション（B）。

プッシュアップ筋持久力テスト

プッシュアップ筋持久力テストには，(1) 全身プッシュアップと (2) 腕，胸，肩にかかる体重を減らすための改良プッシュアップの2とおりの方法がある。男性と比べて女性は上半身の筋がかなり弱いため，特に上半身が弱い女性に対しては改良プッシュアップを適用すべきである。

スタートポジション

全身プッシュアップ：うつぶせで頭から足首までを一直線にし，肩幅に手をついて，腕を伸ばす姿勢をとる（図2A）。

改良プッシュアップ：膝を地面についた姿勢で腰を軸にして肩，首を下に動かす（図2B）。

動作

全身プッシュアップと改良プッシュアップ：肘が90度に曲がるまで身体を落とす。腕がすべて伸びるまで身体を押し上げて戻す。身体をもち上げる動きは曲げ−伸ばしの動きの間で休みなしに連続して行うべきである。

このテストの標準値

表3は全身プッシュアップ（男性）と改良プッシュアップ（女性）テストの標準的な成績を示したものである。

表2　カールアップテストの成績標準値

	決められたペースで連続してカールアップを行える回数		
	年齢（歳）		
評価	<35	35～44	>45
大変よい			
男性	60	50	40
女性	50	40	30
よい			
男性	45	40	25
女性	40	25	15
芳しくない			
男性	30	25	15
女性	25	15	10
悪い			
男性	15	10	5
女性	10	6	4

Faulkner, R. A., et al.: A partial curl-up protocol for adults based on an analysis of two procedures. Can. J. Sport Sci., 14: 135, 1989 and Sparling, P. B., et al.: Development of a cadence curl-up for college students. Res. Q. Exerc. Sport., 68: 309, 1997. より

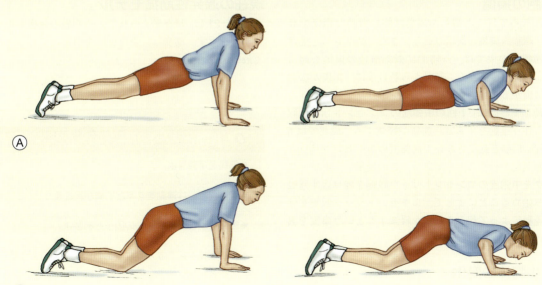

図2　全身プッシュアップ（A）と改良プッシュアップ（B）のスタートポジションとフィニッシュポジションの姿勢。

表3 プッシュアップテストの成績標準値（男性は全身プッシュアップ，女性は改良プッシュアップを用いて）

評価	決められたペースで連続してプッシュアップを行える回数 年齢（歳）				
	20～29	30～39	40～49	50～59	60以上
全身プッシュアップ					
大変よい	>54	>44	>39	>34	>29
よい	45～54	35～44	30～39	25～34	20～29
平均	35～44	25～34	20～29	15～24	10～19
芳しくない	20～34	15～24	12～19	8～14	5～9
悪い	<20	<15	<12	<8	<5
改良プッシュアップ					
大変よい	>48	>39	>34	>29	>19
よい	34～48	25～39	20～34	15～29	5～19
平均	17～33	12～24	8～19	6～14	3～4
芳しくない	6～16	4～11	3～7	2～5	1～2
悪い	<6	<4	<3	<2	<1

Pollock, M. L., et al.: *Health and Fitness Through Physical Activity.* New York: John Wiley & Sons, 1984. より

エキセントリック筋活動は筋痛を引き起こす

筋痛の詳しい原因はいまだよくわかっていない。筋の不快感や傷害の程度は，運動の種類，強度，持続性に依存する。筋線維にかけられる強い力により筋損傷や筋痛が引き起こされる。特にエキセントリック筋活動は運動後の筋痛を起こしやすく，高齢者ではさらにこの傾向が強まる。前回のトレーニングによって生じた筋痛を引きずった状態でさらにトレーニングを行うと，それをより悪化させる結果となることがある。

細胞の損傷

はじめて行う不慣れな運動は筋に微細な損傷を与え，細胞内環境を崩壊させる。また，ストレスを受けた筋線維の中では，一時的に微細構造の損傷も起こる。運動直後よりも，運動から数日後に，損傷が広範囲に広がる。高い強度でエキセントリック収縮を伴う運動をする前に，1回の中強度のコンセントリック収縮を伴う運動をすると，筋痛が軽減する。最長では6週間も筋痛を起こさないで高強度のエキセントリック収縮運動を行うこともできる。この結果は，トレーニングを中強度のコンセントリック収縮を繰り返す運動から始めることによって，エキセントリック収縮を伴う運動によって起こる筋痛が軽減するという事実を裏づけている。

筋小胞体の変化

不慣れな運動によって筋小胞体の構造・機能を変化させる4つの因子を以下に示す。

1. pHの変化
2. 筋内の高エネルギーリン酸化合物の変化
3. イオンバランスの変化
4. 温度変化

これらの因子は，筋小胞体でのCa^{2+}の再吸収を低下させ，遊離Ca^{2+}の濃度を上昇させる。このとき，ミネラル分も傷ついた筋線維の細胞質にすばやく浸透する。細胞内のCa^{2+}が過剰になると，傷ついた筋線維の自己分解が起こり，筋の収縮装置などの構造が崩れる。

現在の遅発性筋痛モデル

図14-21に，現在考えられている筋痛の発症するステップを示す。筋痛は，炎症反応を引き起こし，そして最後には回復する。

Q 質問とノート

- 筋痛を定義せよ。
- 通常，どんな運動をすると筋痛が起こるか？
- 筋痛を引き起こす4つの因子をあげよ。
- 強い筋痛を起こすような筋の負荷にはどのようなタイプのものがあるか，あげよ。
- DCERトレーニングによる身体の構成の変化は女性と男性で同じか？

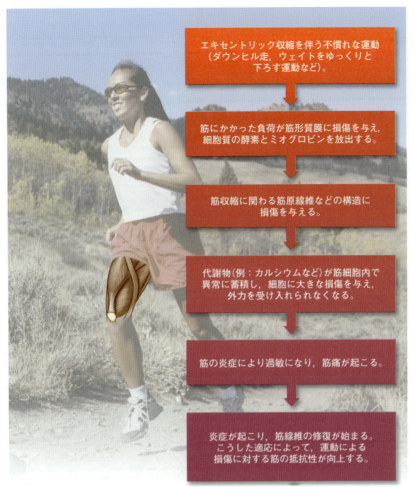

図 14-21　不慣れな運動をしたときに，遅発性筋痛が起こるプロセス。クールダウンなどの短期間の運動によって細胞が適応し，その後のダメージと痛みが軽減する。

まとめ

1. 遺伝子，運動，栄養，ホルモン，環境，神経活動による影響が，筋の大きさと筋力の発揮を制御する。
2. 筋線維のサイズ，タイプと，てこの原理を成立させるような筋と骨の配置が，個人の発揮する筋力の強さを決定する究極的な要素である。中枢神経系は骨格系に直接信号を出して収縮を引き起こすため，個人が発揮できる力に大きく影響する。
3. レジスタンストレーニングによって，神経筋連関の活性能力が向上し，筋線維の収縮要素が変化することで筋力は増大する。
4. 大きな負荷をかけた筋は強くなり，筋線維は太くなる（肥大する）。筋の総体積が増加する過程には，筋線維の収縮に関わるタンパク質合成の増加と，腱を太く，強くする細胞の適応が関わっている。
5. 筋線維の肥大は，個々の筋線維，特に速筋線維の筋収縮メカニズムに関わる構造変化を伴う。また，筋内の解糖系代謝を亢進する。
6. 高強度のレジスタンストレーニングでは，有酸素性代謝を亢進するような適応は起こらない。
7. レジスタンストレーニングでは，女性も男性もほぼ同等の割合で筋肥大が起こる。
8. 一般的に行われているレジスタンストレーニングでは，循環器系機能の向上はあまり起こらない。また，食事コントロールを伴わないレジスタンストレーニングは，エネルギー消費が低いため，体脂肪の減少にはつながらない。
9. 低負荷で何度も繰り返すサーキットレジスタンストレーニング（CRT）は，骨格筋のレジスタンストレーニングの利点と高強度持久性トレーニングがもたらす循環器系機能の向上，消費エネルギーの増大という利点を組み合わせた効果をもたらす。
10. 筋のエキセントリック収縮は，コンセントリック収縮，アイソメトリック収縮よりも高い遅発性筋痛（DOMS）をもたらす。
11. 炎症を引き起こすような筋の断裂や結合組織の破壊がDOMSをもたらす。

問 題

1. 競技特性を考えたとき，(1) 特異性の原理はあなたの筋力テストの結果にどのように影響したのか？(2) アメリカンフットボールのラインマンの筋パフォーマンスはどのようになると予想されるか？
2. 座りがちな生活の人，中年の男性，女性向けのレジスタンストレーニングのプログラムを作成するステップについて述べよ。
3. 消防士に必要とされる力，発揮パワーを最もうまく評価できる筋パフォーマンステストの概要を示せ。
4. 「私はいつも，負荷をかけないで走ったり，トレーニングをしている。でも，毎年，春に庭仕事をすると1日か2日後に筋痛になる」といっている友だちに，その理由を説明せよ。

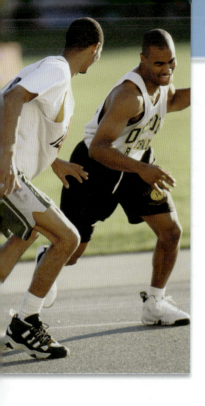

第15章

生理機能に影響を与える要因
環境とパフォーマンスを向上させる特別な要因

本章の目的

- 次の文章を説明する——視床下部は体温バランスを調整するのに最も重要な役割を担う。
- 安静時と運動時の熱交換に寄与する4つの身体要因をあげる。
- 循環器系が体温調節のためにどのように役立つかを説明する。
- 寒冷あるいは暑熱下の気候で運動をするときの望ましい服装の特徴を示す。
- 暑熱ストレスの環境下で，心拍出量，心拍数，1回心拍出量が最大下や最大運動時にどのように応答するか説明する。
- 暑熱下の運動で血圧を維持する循環適応について説明する。
- 暑熱下運動での水分喪失を定量化する。
- 脱水の生理事象を明らかにする。
- 馴化，トレーニング，年齢，性別，体脂肪が運動中の熱耐性をどのように変化させるか説明する。
- 熱ストレス指標を構成する要因を明らかにする。
- 体感温度指数の目的を説明する。
- 寒冷ストレスへの生理応答を説明する。
- 漸増的に高度を高くすることが次のことに与える効果を概説する。
  (1) 外気中の酸素分圧
  (2) 肺毛細血管中の酸素ヘモグロビン濃度
  (3) 最大酸素摂取量（最大酸素消費量）
- 高地への滞在で生じる即時的および長期的な生理適応を説明する。
- アスリートが馴化の反応を促進するために十分な時間を費やすことができるよう，平地で高地環境をつくり出すための3つのアプローチを概説する。
- 赤血球が再構築される典型的な時間経過と，それが持久的なパフォーマンスや有酸素性能力にもたらす人為的効果を説明する。
- エリスロポエチンの医学における使用方法と，健康なアスリートへの使用に潜在する危険性を説明する。
- 一般的なウォームアップと競技に特化したウォームアップを対比する。
- 極度の身体的努力を要する運動の直前に中等度のウォームアップをすることが，心肺機能に及ぼす可能性のある利点を明らかにする。
- 運動パフォーマンスを強化するために高濃度混合酸素ガスを吸入することの合理性を示し，組織が酸素利用を促進させるための潜在性を定量化する。

本章では，暑熱環境下，寒冷環境下あるいは標高の高い場所で運動するときに遭遇する特異的な問題について論じる。我々はこの情報を，即時的な生理的適応および極度な環境の変化に対して体内を恒常的に維持しようと奮闘して生じる長期的な適応のフレームワークの範囲で提示する。また，生理機能，運動許容量，競技パフォーマンスを改善するために行われる3つの一般的かつ人為的介入（血液ドーピング，ウォームアップ，高〈濃度〉酸素ガス）についても言及する。

パート1 体温調節のメカニズム

体温調節

通常，体温は1日の中で数回，身体活動，感情，外気温のパターンに応じて変動する。直腸温に比べて口腔内の体温は平均して0.56℃ほど低い。また，体温は日内変動を示す。体温は睡眠中にいちばん低くなるが，起きている間は，たとえベッドに入ってリラックスしているときでも，やや高い状態が続く。

体温調節はヒトの恒常性機能の維持において重要な役割を担っている。その結果，失敗はしばしば死という代償を負うことになる。ヒトは深部温度が10℃下降しても耐えることができるが，わずか5℃の上昇に耐えることができない。過去30年以上にわたって，100人以上のフットボール選手や大学のレスリング選手が，練習中や試合の間に過度な高温ストレスが原因で死にいたっている。また熱中症は，産業（鉱山労働者）や農業（季節労働者）で起こるのと同様に，一般的に軍隊のトレーニングや作戦行動中，あるいは長時間の競技中に生じる。

体温調節や体温のコントロールメカニズムを支える最も有効な方法を理解することで，高温に関係する事故を劇的に減少させることができる。コーチ，アスリート，競技団体や競技運営者は高温や脱水を引き起こす要因を少なくしなければならない。パフォーマンスや安全性にマイナス効果を与える可能性をもつ要因を払拭するために，イベントの計画を慎重に行うなど，最も効果的な行動アプローチに焦点を当てるべきである。具体的には，馴化，適切な衣服の着用，練習前・間・後の水分と電解質の補給が含まれる。

体温のバランス

図15-1に，身体の恒温状態を維持しようとするときの熱産生と熱喪失に関わる要因を示す。体温のバランスは，以下のメカニズムを統合した結果から生じている。

1. 末梢（表層）への熱移動の変化
2. 蒸発による冷却作用
3. 熱産生率の変化

深部の組織や体内中心の温度は，温かい環境下で激しい運動を実践している間に熱産生が熱喪失を超えると，急激に上昇する。対照的に，寒冷環境下では熱喪失が熱産生を超えるとはじめて，深部温度は急落する。

体温測定

身体には，身体の温度が最も高い深部の点（T_{core}）と温度が最も低い表層の点（T_{skin}）を結ぶ温度勾配が存在する。平均体温（$\bar{T}_{body}$）は表層（皮膚）と深部（体内中心）の体温の平均を示している。平均深部体温（$\bar{T}_{core}$）を推定するための計測部位としては，直腸（直腸温），鼓膜（鼓膜温），そして食道（食道温）がある。T_{skin}を推定するのに，皮膚のさまざまな部位にある温度センサー（サーミスター）が利用される。平均皮膚表面温度（$\bar{T}_{skin}$）は，各部位を代表する身体表面で計測された異なる温度を重みづけした平均値で示される。$\bar{T}_{body}$は次の式で表される。

$$\bar{T}_{body} = (0.6 \times \bar{T}_{core}) + (0.4 \times \bar{T}_{skin})$$

身体の平均体温の相対的な比は，深部では0.6（60％）に近く，皮膚では0.4（40％）に等しい。

視床下部による体温の調節

視床下部は，体温調節のための中央制御センターの役割を兼ねている。脳床に存在するこの特別な神経グループは，37±1℃という狭い範囲内で体温を注意深く調節するためのサーモスタットとして役立っている。しかし，家庭用のサーモスタットと異なって，視床下部は熱を遮断することができない。身体を保護しようとする反応は，深部体温が熱産生あるいは熱喪失によってその「正常値」から変化したときにのみ始まる。体温調節メカニズムは2つの方法で活性化される。

1. 皮膚に存在する熱受容器が末梢からの信号入力を視床下部の中枢コントロールセンターへ送る。

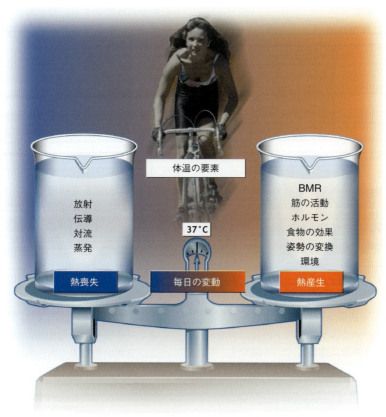

図15-1 身体が深部体温を約37℃に維持する際に熱産生と熱喪失に関わる要因。

質問とノート

- 口腔内と直腸の平均体温の差はどのくらいか示せ。
- 熱産生に寄与する要因を3つあげよ。
- 熱喪失を生じる要因を3つあげよ。
- 平均体温を説明せよ。
- 体温調節のための中央制御センターは何か。

インフォメーション

口腔内体温で体内深部温度は測定できない

口腔内体温は高強度運動後の（身体）深部体温を正確に計測できるわけではない。例えば，大きなそして一貫した相違として，熱帯性気候での14マイル（約22.4 km）レースで口腔内と直腸の温度差が生じる。直腸温は平均して39.7℃であるのに対して，口腔内温度は，通常の37℃のままであった。この差は，強度の高い運動中や運動後すぐに，比較的高い換気量によって口や気道で起こる蒸発による冷却から一部生じている。

2. 視床下部を灌流する血液の温度変化が直接視床下部の中枢コントロールセンターを刺激する。

視床下部の制御センターは，体温バランスを維持するために最も重要な役割を担っている。前視床下部にある細胞は，末梢からの入力信号を受信するのに加えて，血液の温度変化を直接感知している。そして細胞は，熱を蓄積するために組織的な反応を開始し，後視床下部を活性化するか，熱を放出するために前視床下部を活性化する。皮膚にある末梢受容器が最初に寒さを感知する。視床下部がこのエリアを灌流する血液の温度で身体の温度をモニターしている。表15-1 に，体温を調節するメカニズムをまとめる。それぞれ体温調節の必要性に応じて増減させる段階的な方法で反応する。

寒冷環境下あるいは暑熱環境下での体温調節

寒冷ストレス

極度の寒冷環境では，安静時に過度な熱喪失が生じている。この環境では，深部体温が低下しないように生理的適応が生じ，熱喪失のスピードを減少させ，身

体の熱産生を増加させる。

寒冷環境下では，体温は次の3つの要因が統合され，コントロールされている。

1. **血管の適応**：循環器系の適応によって，体温は「微調整」される。皮下にある冷受容器の刺激が末梢血管を収縮させる。血管攣縮がすぐに生じて温かい血液が冷たい体表に流れ，それが頭蓋腔，胸腔，腹腔，そして筋実質を含む身体の中心部分に還流される。続いて，隔壁となる皮膚や皮下脂肪の利点を最適化するため，皮膚温は環境温度まで下がる。
2. **筋の活動**：震えは代謝熱（安静時代謝の最大3～5倍）を産生するが，寒さに対する防御としては身体活動が最も大きく寄与する。運動時のエネルギー代謝によって，気温が−30℃に下がったとしても，温かい衣服を着用することなく一定の深部体温を維持することができる。
3. **ホルモン分泌**：副腎髄質から「熱産生」ホルモンであるエピネフリンやノルエピネフリンの放出が増加することによって，寒冷に曝露している間でも，熱産生が当然増加する。持続的な寒冷ストレスは安静時代謝を上昇させるために，甲状腺からのチロキシンの放出を増加させる。

暑熱ストレス

体温調節メカニズムの役割は，主に過熱状態からの保護である。過剰な体熱の産生を阻止することは，重要となる。持続的な高強度の運動の間，代謝率は安静レベルの20～25倍増加する。その熱産生によって深部体温は5分ごとに1℃ずつ上昇するであろう。ここで大筋群への血流量を維持しようとするメカニズムと体温調節をしようとするメカニズムの間に競合が起こる。次のような4つの運動中の熱交換の方法を図15-2に示す。

1. **放射**：物体は連続的に電磁熱を放射する。通常，体温は環境温度よりも高いので，放射熱エネルギーの純交換が，その環境の中では空気を介して，身体から硬くて温度の低い物体へと生じていく。人は，氷点下にもかかわらず，直接太陽から，あるいは雪，

表15-1 体温調節のメカニズム

冷却によって促進	メカニズム
熱喪失の減少	皮膚血管の攣縮，外気に触れる体表面積の減少（身体を丸める）
熱産生の増加	震えと自発的活動の増加，チロキシンとエピネフリンの分泌増加
熱産生によって増加	
熱喪失の増加	皮下血管の弛緩，発汗
熱産生の減少	筋緊張および自発的活動の減少，チロキシンとエピネフリンの分泌減少

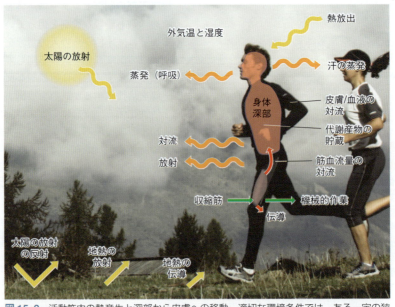

図15-2 活動筋内の熱産生と深部から皮膚への移動。適切な環境条件では，ある一定の狭い範囲に深部体温を調節するために過剰な体温は環境へ放出される。(Gisolfi, C. V., Wenger, C. B.: Temperature regulation during exercise: old concepts, new ideas. *Exerc. Sport Sci. Rev.*, 12: 339, 1984. より改変)

砂，水の反射から十分な放射熱エネルギーを吸収することによって，温かさを維持できる。その環境の中にある物体の温度が皮膚温を超えたときに，蒸発による冷却のみを熱喪失の経路にして，人は放射熱エネルギーを吸収する。

2. **伝導**：伝導による熱喪失は，1つの分子から別の分子へ液体，固体，気体の状態で熱が直接移動することで生じる。大部分の身体の熱は循環によって表層に運ばれるが，少量は温かい身体深部から温度の低い表層への伝導によってたえず移動する。それから伝導による熱喪失は，皮膚に触れた温度の低い物の表面や空気分子を温める。伝導による熱喪失率は，皮膚と表層周辺にある介在物の温度やその物体の温度の質による。例えば，暑熱下で屋外ハイキングをしているときに，日陰にある冷たい岩に横たわることで，いくらかは放出することができる。温度の低い岩の表面とハイカーの温かい体表の間の伝導力は，岩が体温と同じになるまで身体の熱喪失を促進する。

3. **対流**：対流による熱喪失の効果は，体温が上昇したときに，いかに速く周辺の空気と熱交換が行われるかにポイントがある。空気の動きがほんのわずかあるいは全くない（対流のない）状態では，皮膚に接する空気が温まり，さらに伝導による熱喪失が最小限となるように，断熱ゾーンとして機能する。逆に，低い温度の空気が身体周辺の温まった空気と継続的に置き換わるとすると，対流による流れが熱を運び去るので，微風の日，扇風機が動いている部屋，あるいはランニングしている間のように，対流による熱喪失が促進される。例えば，6.4 km/時の空気の対流は，1.6 km/時で動く空気の流れの2倍涼しくする効果がある。

4. **蒸発**：**蒸発は，過熱した状態に与えられる主要な生理的な防御手段である**。気道や皮膚表面からの水分の蒸発によって，外気へ持続的に熱を移動し続ける。熱ストレスへの反応では，身体の200～400万の汗腺がかなりの量の低張な生理食塩水を分泌する（0.2～0.4％の塩化ナトリウム）。汗が皮膚まで達して，水分が蒸発すると冷却が生じる。その後，冷却された皮膚が内部から表面に通過してきた血液をさらに冷却する。汗を介した熱喪失に限っては，毎日約350 mLの水分が皮膚を介してしみ出し（不感蒸泄），外気へ蒸発している。また，毎日300 mLの水分が，湿潤な粘膜をもつ気道を介して蒸発していく。寒い気候での気道からの蒸発は，白い息として見える。

高い外気温での蒸発による熱喪失

外気温が上昇すると，伝導，対流，放射による熱喪失の効果は弱くなる。外気温が体温を超えた場合には，これら3つの体温伝達のメカニズムは，実際には熱の獲得に寄与してしまう。これが生じると，あるいは伝導，対流，放射が適切に大きな代謝熱の負荷を放散できないときに，発汗蒸発と気道からの水蒸発だけが蓄積された熱を放散する通り道となる。湿度の高い暑い日に静かに過ごしている状態で，必要な水分量は通常1日当たり2 Lであるが，蒸発による水分の喪失によって，2倍あるいは3倍にもなる。

高い湿度の中での熱喪失

皮膚からの汗の蒸発は以下の3つの要因に左右される。

1. 外気にさらされている体表面積
2. 外気温と相対湿度
3. そのときの身体周囲の空気の対流

相対湿度は蒸発による熱喪失の効果に最も大きな影響を与える。相対湿度はある特定の気温における湿気の許容量で，外気中の水分の割合と説明することができ，パーセンテージで表される。例えば，40％の相対湿度は，ある特定の気温において外気が総許容量の40％の水分を保持していることを意味している。

湿度が高い場合，外気中の蒸気圧は潤いのある皮膚の蒸気圧に近づく（～40 mmHg）。これが起こると，皮膚上に汗のしずくが多量にあっても，蒸発が少なくなり，ついには流れ出す。この反応は，過熱と脱水を引き起こし，無駄に水分を失っていることを示している。汗が蒸発する前にたえずタオルで皮膚をふいて乾燥させることも蒸発による冷却を妨げる。**汗自体は皮膚を冷却しない**。むしろ皮膚の冷却は汗が蒸発するときに生じる。湿度が低い状態では，競技者は，比較的高い環境温度に耐えることができる。こうした理由から，乾燥した砂漠気候では，それよりは涼しいがより

Q 質問とノート

- 寒冷環境下での，体温調節をする要因を3つあげよ。

- 身体が熱を失う4つの方法を示せ。

- 皮膚からの蒸発が影響するファクターを3つあげよ。

- 蒸発による熱喪失の大きさに影響する主要な環境要因をあげよ。

湿度の高い熱帯に比べて，熱的には「快適」なのである。

熱の放散メカニズムの統合

熱の放散は，循環，蒸発，ホルモン応答の3つの生理学的メカニズムの統合によって生じる。

循環

循環器系は体温バランス調整の「牽引役」として働く。暑熱下の安静状態では，心拍数と心拍出量は増加し，温かい血液が温度の低い外表面部分に流れ込むように体表の動静脈血管は拡張する。暑い日や激しい運動時には，末梢の血管拡張は顔面の紅潮を生じさせる。過度の熱ストレスに伴って，心拍出量の15〜25％は皮膚を通過し，末梢組織の熱伝導性は最大限に増加する。これが環境への放射による熱喪失に有利に働く。多くは，手，額，前腕，耳，前脛から生じる。

蒸発

発汗は激しい運動の開始後2，3秒で始まる。約30分後には運動の負荷に応じて安定する。通常，蒸発による冷却と皮下血流量の増大が組み合わさって，効果的な体温調整が行われる。末梢で冷却された血流は，心臓に戻る途中で再び熱を獲得するように深部組織へと戻っていく。

ホルモン応答

熱ストレスによって汗で失われた身体の塩分（電解質）や水分を保全するために，ホルモン応答が生じる。体温の上昇に応じて下垂体が**バソプレシン（抗利尿ホルモン〈ADH〉）** を放出する。ADHは，**熱ストレスが生じている間，腎臓の尿細管から水分の再吸収を促進させ，濃縮された尿を形成する**。暑熱下ではたとえ1回の単独運動であっても，繰り返し何日間も行われる運動でも，ナトリウムを保全するホルモンである**アルドステロン**が副腎皮質から放出され，腎臓の尿細管でナトリウムの再吸収を増加させる。またさらに電解質を保全するために，アルドステロンは汗の浸透圧を減少させるよう汗腺に作用する。

体温調節における衣服の影響

衣服は周囲環境から身体を隔絶してくれる。そして暑熱環境下では放射熱の獲得を抑制し，寒冷環境下では伝導と対流による熱喪失を制限する。

寒冷気候時の衣服

衣服の繊維のメッシュ構造は，寒さを遮断し，空気を逃さずに温める。これにより，衣服と空気はともに熱を十分に伝導するわけではないので，熱喪失を防ぎ，バリアを形成する。皮膚に隣接する厚い空気層によって，遮蔽効果がより大きくなる。いくつもの空気層を保有できる機能をもつ人工繊維や，動物の毛皮や羽毛で縫製された衣服，重ね着する軽い衣服では，大きなふくらみが1つできる冬の衣服よりも遮蔽が可能である。

寒く乾燥した気候における理想的な冬の衣服は，空気の流れを遮断するが，続いて起こる蒸発に対しては，汗の水蒸気が衣服を通り抜けることも可能にするものである。十分な遮断や速乾性をもつウールやポリプロピレンのような合成繊維またはそこから派生した「クールマックス」や「ドライライン」のような「ウィキング繊維」はこの目的に役立つ。衣服がぬれたときには，外の湿度あるいは汗の凝縮によって，遮断する機能の90％近くが失われる。ぬれた衣服は身体から熱を奪い取ることを促進する。なぜなら，水分は空気よりも速く熱を伝導するからである。

冷気の中で仕事や運動をするときに，遮断の適切性はほとんど問題にならない。むしろ，鍵を握る要因は厚い空気と衣服のバリアを通り抜けて，代謝熱や汗の放散が生じることにある。クロスカントリースキーの選手は，身体が温まってくると何枚かの衣服を脱ぐことによってこのジレンマを軽減している。これは，蒸発による冷却に頼ることなく深部温度を維持している。

暑熱気候下の衣服

たとえどんなに軽くても，乾いた衣服はずぶぬれになった衣服以上に熱交換を阻害する。暑熱下で汗びっしょりにぬれた衣服からテニスやバスケットボール，フットボールの乾いたユニホームに着替えるというあたり前の行為は，体温調節という面からは理解しがたい。なぜなら，蒸発による熱喪失は衣服がぬれている状態になっているときにだけ生じるからである。乾いたユニホームは発汗から蒸発による熱喪失とその冷却効果の間の時間を単に長くするだけである。

素材が異なると，水分の吸収率も異なる。例えば，綿や麻は湿気をよく吸収する。反対に，重いスウェッ

Q 質問とノート

- 温度の変化に反応して，下垂体から放出されるホルモンは何か。

- 寒く乾燥した冬の天候に理想的な服を説明せよ。

トシャツやゴムあるいはビニールでできた衣服は皮膚表面に近いところで相対湿度が高くなる。そして汗の蒸発や冷却を阻害する。皮膚からの蒸発を促進するために，選手は皮膚と外界の間に十分な空気の対流を可能にする余裕のあるゆったりとした衣服を身に着けるべきである。湿気を吸収し水分を逃がす機能をもった繊維は，とりわけ暑熱下で強度の高い運動をしている最中に，皮膚から外気へ熱や湿気を適切に移動させるために皮膚に密着する。こうした繊維は，皮膚からの湿気を吸収して外に逃がす。またそれらは寒冷環境下で運動をする際の利点にもなっている。なぜなら，乾いた衣服（汗でびしょぬれの衣服とは対照的に）は低体温のリスクを著しく減少させるからである。また，色は重要な役割をもつ。暗い色は光線を吸収し，さらに放射熱を確保するが，より明るい色の衣服は熱線を反射する。

アメリカンフットボールのユニホーム

スポーツで使用するユニホームや用具の中で，アメリカンフットボールのユニホームとパッドとヘルメットは熱の放散には最大のバリアとなっている。気温が比較的高くなる人工芝のグラウンドで，6〜7kgある防具を装着すると，代謝負荷量がさらに加わる。

運動中にフットボールの用具を身に着けると，他の運動や回復をしている最中の状態よりも直腸温や皮膚温がさらに高くなる。パッドの直下の皮膚温は直腸温よりも平均してわずか1℃低いだけである。こうした部位の皮下血液は，外気に直接さらされている皮膚のそばを通る血液と比べて1/5程度冷やされているにすぎない。直腸温は，ユニホームを身に着けて回復している最中では上昇したままである。選手がユニホームを脱がないのであれば，通常の体温状態に戻すために，制限はあるが，休息期間をつくる価値はある。

まとめ

1. 人間は深部体温のほんのわずかな相対的変化にしか耐えられない。寒さや暑さにさらされると体温調節反応が機能し，環境温度が低いときには熱を産生あるいは維持し，高いときには熱を放散する。
2. 視床下部は体温調節において「サーモスタット」として働く。この調節センターは皮膚にある末梢の温度受容器から調節性の適応を始め，視床下部の血中温度に変化を与える。
3. 寒冷ストレスの中での体温維持は，冷たい末梢の組織から体内中心のより温かい深部組織へ血液を短絡するという血管の調節によって生じる。これが効果的でないときは，震えることによって代謝熱を増加させる。安静時代謝では少ない発熱性のホルモンがさらに持続的に増加し始める。
4. 暑熱ストレスは，温まった血液を身体の中心から表層へ流れさせる。熱喪失は，放射，伝導，対流，蒸発によって生じる。蒸発は，運動中や外気温が高いときに体温が高くなりすぎないための大きな生理学的防衛策となる。
5. 多湿環境下では，蒸発による熱喪失の効果は劇的に減少する。身体活動量の多い人では，とりわけ危険な脱水やうなぎ上りに深部体温が上昇する状態になりやすい。
6. 温暖な気候時の理想的な衣服は，軽量でフィット感の少ない明るい色の生地がよい。たとえ理想的な衣服を着用していたときでも，熱喪失は蒸発による冷却が適切なレベルに達するまでゆっくりと進む。
7. 重ね着した軽量な衣服では，皮膚に近い部位で空気を取り込む厚いゾーンができ，厚い1枚の衣服よりもさらに効果的な遮蔽が可能である。ぬれた衣服は，身体から熱が放散する流れをたやすくするので，遮蔽作用を減少する。

問題

1. 高温多湿環境下において，運動耐用能が向上し，有酸素性持久力を改善するメカニズムを説明せよ。
2. 生命力の見地から，なぜ寒冷環境下よりも暑熱環境下で体温を一定にするための身体の生理学に目が向けられているか論じよ。
3. 暑熱ストレスの中で運動による熱中症を最小限にする理想的な身体的かつ生理学的特徴を説明せよ。
4. 26.7℃の屋外でパドルテニスを90分プレーする選手の服装はどのようにすべきか。

パート2　運動，環境と体温調節

暑熱環境下での運動

循環器調節と気化冷却は，特に暑熱環境下での運動中の代謝性の放熱を促進する。トレードオフが生じるのは，体温調節（発汗）時の体液喪失により，しばしば相対的な脱水状態がつくり出されることに原因があ

る。多汗は，血漿量を減少させ，より深刻な体液喪失につながる。極端な場合，致命的なレベルまで深部体温が上昇し，循環障害を引き起こす結果をまねく。

循環の適応

暑熱環境下において運動するときには，2つの競合的な循環器系の機能が必要とされる。

1. 運動時のエネルギー代謝を維持するために，活動筋への酸素運搬が増加しなければならない。
2. 運動による代謝熱を運搬し，身体の表面から放散するために，末梢の皮膚血流は増加させる必要がある。しかし，この血流を活動筋で利用することはもはやできない状態となっている。

暑熱環境下と寒冷環境下での最大下運動中の心拍出量は同じであるが，1回拍出量は暑熱環境下の運動時のほうが少ない。実際に，1回拍出量は運動中に起こる水分の喪失に比例して減少する。この結果，最大下レベルの運動時にはいつでも，心拍数が高くなる状態が生じる。暑熱環境下の運動中では，心拍数の代償増加が1回拍出量の減少を補えずに，最大心拍出量と有酸素性能力が低下する。

血管攣縮と拡張

暑熱ストレス下では，皮膚や筋への十分な血流を確保するために，他の組織への血流供給を一時的に犠牲にしている。例えば，内臓血管床と腎臓組織の攣縮は代償性に生じるが，これは急速な皮下血管の拡張に対応して起こる。内臓組織への長期的な血流の減少は，肝臓と腎臓の合併症の誘因となる。それらは，労作性熱ストレスによって気づくことがある。

血圧の維持

暑熱環境下での運動中の動脈血圧は，安定した状態を保ち続ける。それは，内臓の血管攣縮が総血管抵抗を増加させ，必要な領域に血液を再配分するからである。脱水を伴うような最大に近い運動では，熱放散のための末梢領域への血液は比較的少なくなるように転換する。これは，発汗が誘因となって生じる血漿量の減少に対して，心拍出量を維持しようと身体が反応していることを示す。つまり，循環調節と筋血流量の維持は，深部体温の急上昇とそれに伴う健康リスクを犠牲にして，体温調節よりも先に行われる。

運動中の深部体温

活動筋が産生する熱は，外部からの熱ストレスが人の能力を低下させるのと同様の熱レベルまで，深部体温を上昇させることが可能である。長距離走優勝のランナーは，3マイルレース（約4.8 km）の最終で直腸温が41℃と記録されていても，全く悪影響を示さない。

限度範囲内であれば，深部体温が運動に伴って上昇することは，熱放散システムの破綻を反映しているのではない。それどころか，この規則正しい反応は寒冷環境下での運動中にも起こっているのである。図15-3は，体力レベルの異なる男女の運動中の酸素摂取量（$\dot{V}O_2max$の割合で表現）と食道温（深部体温）の関係を示している。深部体温は，運動強度に比例して上昇する。おそらく，適度な深部体温の増加は，生理学的および代謝的機能に対して最適な熱環境を生み，体内で好ましい調節が起こっていることを反映しているのだろう。

暑熱環境下での体液喪失

暑熱環境下での数時間の高強度運動は脱水症状を誘発し，熱放散を妨げ，運動能力と循環器機能を損ない，重症レベルにいたらしめる。図15-4は，さまざまな気温下で，成人が安静，軽運動および中程度の身体活動をした際の1時間ごとの平均発汗量を示す。

運動中の体液喪失

馴化した人でも暑熱環境下で数時間の高強度運動をすると，ピーク時の体液喪失量は約3 L/時に達し，1日では平均12 L近くになる。大量の汗をかくと数時間後には深部体温調節を阻害する汗腺疲労を誘発する。エリートマラソンランナーは競技会中にしばしば5 Lの体液を発汗で失うが，これは体重の6〜10％に相当する。スローペースのマラソンもしくはウルトラマラソンでは，平均体液喪失が500 mL/時を超えることはめったにない。通常環境下でもサッカーのような高強

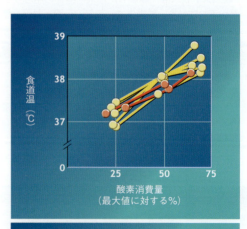

図15-3 $\dot{V}O_2max$の割合として表現される酸素摂取量と食道温の関係。（データは，Saltin, B., Hermansen, L.: Esophageal, rectal, and muscle temperature during exercise. J. Appl. Physiol., 21: 1757, 1966. より）

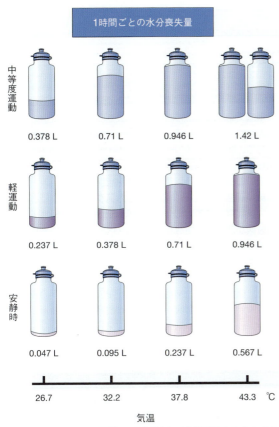

図15-4 安静時，軽運動および中等度の身体活動中のさまざまな気温における発汗によって生じる，成人の1時間ごとの平均水分喪失量。

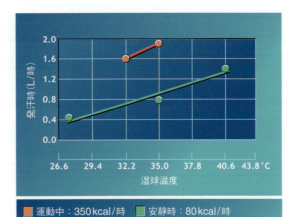

図15-5 暑熱環境下における運動中と安静時の発汗率に対する湿度の影響（湿球温度）。外気温（乾球）を43.3℃とした。（データは，Iampietro, P. F.: Exercise in hot environments. In: *Frontiers of Fitness.* Shephard, R. J.(ed.). Springfield, IL: Charles C. Thomas, 1971. より）

度運動であれば，約10℃の気温で90分の試合を行うと約2Lの体液を失う。

高温多湿環境は，大気の蒸気圧が高いために気化冷却の効果を妨げ，そして大量の体液喪失を助長する。図15-5に，空気中の湿気と運動中および安静時の発汗率の直線関係を示す（湿球温度についてはBOX 15-3参照）。皮肉にも，多湿環境では蒸発がわずかなので，冷却は小さく，過度の発汗をしてもほとんど寄与しない。この点に関して，汗の早期蒸発を遅延させる衣服は，脱水と過熱が助長される皮膚表面で非常に多湿の局所気候をつくり出している。

脱水の結果

脱水の程度がどうであれ，その状態は生理学的機能と体温調節機能の働きを阻害する。脱水が進行し血漿量が減少すると，末梢血流量と発汗量は減少し，体温調節は次第に困難になる。通常の脱水と比較して，血漿量が減少し，心拍数，主観的努力度，深部体温が増加することで早期に疲労が生じる。運動を行って完全な脱水が起こった状態と比べると，体重のわずか1%相当の体液喪失によって深部体温が上昇する。通常の脱水と比較して，体重の5%相当の脱水によって，深部体温・心拍数が増加し，発汗率，$\dot{V}O_2max$，運動能力は低下する。

発汗によって失われる大部分の水分を，血漿が供給している。したがって，発汗が進むにつれて，心拍出量の維持に問題が生じてくる。次の場合に，血漿量が減少する。

1. 血圧を維持するために全身の血管抵抗が増加を始めた場合。
2. 皮膚血流量が減少した場合。これは，熱放散の主要な経路が妨害されることによる。**脱水は，循環および体温調節能力を運動中の代謝や体温調節需要に見合うように抑制する。**

質問とノート

- 暑熱下で運動している間に，血圧にはどのようなことが生じているだろうか？

- 暑熱下で高強度の運動をしている間に1時間当たり失われる汗の平均ピーク値を示せ。

- どの程度の脱水症状になると生理学的機能と体温調節を障害するか示せ。

- 脱水によってネガティブな影響を受ける3つの身体機能の名称をあげよ。

- 暑熱下で運動をする際に，深部体温に何が起こっているのか説明せよ。

BOX 15-1

暑熱関連障害の徴候と症状の認識と治療

ヒトの熱放散は以下のことによって起こる．

1. 深部細胞組織から末梢への血液の再分布
2. 皮膚の表面や呼吸軌道からの発汗と蒸発によって生じる冷却メカニズムの活性化

熱ストレスが生じている間，何が起こっているのだろうか？

安静時に熱ストレスが生じると，心拍出量が増加し，血管の攣縮と拡張によって中枢に近い血液が皮膚に向かって動かされる．また休眠状態であった何千もの毛細血管が，皮膚の上層を通り抜けて，血流に適応して広がる．冷たい皮膚の表面で温かい血液から奪う熱の伝導は，身体の熱を低下させる機能に過度の負荷をかけることなく成し遂げられる．対照的に，身体活動中の熱産生は，しばしば熱を下げるメカニズムに，特に外気温が高く湿度が高いときに負担となる．

暑熱関連障害の徴候と症状

米国では過度な熱ストレスによって毎年 400 人近くの人が亡くなっている．その約半分は 65 歳以上の男女である．熱ストレスの一般的な徴候（喉の渇き，疲労感，ふらつき，視覚障害）が無視されると，循環器系の代償作用の破綻が始まる．これは，熱中症と呼ばれる集合的な機能障害をもたらす合併症のカスケードを生じさせる．重症度が増すのに伴って**熱痙攣**，**熱失神**，**熱疲労**，**熱射病**が熱中症の主な構成要素になる．これらの疾病の明確な境界線はない．なぜなら症状が重複しているからである．万が一，重症の熱中症が生じたときにただちに行うことは，熱ストレスを減らし，医療支援が到着するまで，傷病者の水分補給を続けることである．下の表には，原因，徴候と症状，そして予防法を熱中症の 4 つのカテゴリーごとにリストアップしてある．

熱中症の原因，徴候と症状および予防法

状態	原因	徴候と症状	予防法
熱痙攣	暑熱環境下での長時間運動	圧迫，痙攣，活動筋のスパズム，低血漿 Na^+	運動中止，水分補給
熱失神	末梢血管拡張と静脈血貯留，低血圧と水分不足	めまい，失神（大半は運動間の安静時の立位時），顔面蒼白，直腸温が高い	水分補給と馴化を確保する，暑熱下での活動を減らす
熱疲労	累積的な水分バランス不良	極度の疲労，水分不足，皮膚の紅潮，極度の脱水症による失神で発汗が減少する，直腸温が高い	運動前の適切な水分補給と運動中の馴化を確実に行う
熱射病	極度の高体温が体温調節機能障害を引き起こし，脱水症により悪化する	超高熱（直腸温が>41℃）など医学的な緊急事態，発汗の欠乏と神経障害（見当識障害，痙攣，発作，昏睡）	馴化を確実に行う，リスクを個々で識別し除外する，活動を気候の制約に適合させる

運動強度，運動時間，気温，日射，風速，相対湿度，衣類の7つの要因が脱水に影響を与える．表 15-2 に，日射の有無にかかわらず，気温と相対湿度の違いによる理論上必要な水分量を示す．気温 37.8℃では安静時の必要水分量は 50〜60％に増加する．身体活動や放射熱が加わると，さらに必要量が増す．35.6℃またはそれより高い気温（相対湿度≧20%）で，8 時間屋外で活発な身体作業をすると，必要な総水分量は 15 L に増加する．これほどの水分の交換は，1 日を通して定期的な飲水を必要とする．1990〜1991 年，イラクとクウェートの砂漠で最初に始められ，現在もアフガニスタンとイラクで続けられている戦争において，米国軍は仕事前・中・後の計画された飲水プログラムを通して強制的に水分補給を課した．それぞれの兵士には，図 15-6 に示されているものと類似した個人用の 2.5 L のパック水分システムが装備された．

冬季環境下での体液喪失

脱水は，寒冷環境下で運動をしている際中にも深刻なリスクとなる．例えば，特に高い標高での冷気は，温暖な気温における空気よりも水分が少ない．呼吸器では冷たく乾燥した空気を加湿して体温を高めるため，体液喪失が増加する（毎日 1 L 分の体液が喪失する）．さらに，寒冷ストレスの増加は尿産生を増加させ，体水分量喪失をもたらす．皮肉にも，多くの人は冬季の屋外活動で厚着をする．運動による熱産生が熱放散を上回ると発汗が始まる．それぞれの人が寒冷環境下での激しい運動の前や運動中，運動後の水分補給を重要視しなければ，この差は大きくなる．

利尿薬の使用

急速に体水分量と体重を減少させるために利尿剤を飲むアスリートは，血漿量が減少する．これは，体温調節機能や循環器系機能に悪影響を及ぼす．運動によって利尿薬と同程度の水分喪失が起こったときは，

表15-2 暑熱環境下で，安静時あるいはさまざまな強度の仕事時に必要とされる水分量(L/時)。多様な気温と相対湿度ごとに屋内・屋外別に表示

気温(℃)と相対湿度	屋内(太陽光なし)				屋外(晴天)			
	安静	軽運動	中等度	重労働	安静	軽運動	中等度	重労働
29.4 @ 50%	0.2	0.5	1.0	1.5	0.5	0.9	1.3	1.8
35.6 @ 30%	0.3	0.9	1.3	1.9	0.8	1.2	1.7	2.0
40.6 @ 30%	0.6	1.0	1.5	2.0	0.9	1.3	1.9	2.0
46.1 @ 20%	0.8	1.2	1.7	2.0	1.1	1.5	2.0	2.0
48.9 @ 20%	0.9	1.3	1.9	2.0	1.3	1.7	2.0	2.0

Askew, E. C.: Nutrition and performance in hot, cold, and high altitude environments. In: *Nutrition in Exercise and Sport.* 3rd Ed., Wolinsky, I.,(ed.). Boca Raton, FL: CRC Press, 1997. より

インフォメーション

持久系パフォーマンスへの甚大な影響

マラソンのパフォーマンスは湿球黒球温度指数（WBGT）が上昇するにつれて次第に低下していく。グラフは，WBGTが10～25℃の範囲で上昇するにつれて，男女ともにマラソンパフォーマンスが低下することを示しているが，遅いランナーほどその負の影響がより強くなっている。(Ely, M. R., et al.: Impact of weather on marathon running performance. *Med. Sci. Sports Exerc.,* 39：487, 2007. より)

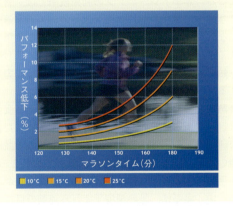

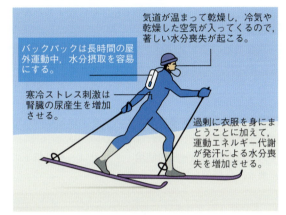

図15-6 バックパックは長時間の屋外運動中，水分摂取を容易にする。

質問とノート

- 暑熱に関連した疾病名を4つあげよ。

- WBGTが漸増的に上昇することがマラソンのパフォーマンスに与える影響を説明せよ（ヒント：左のインフォメーション参照）。

神経筋機能が損なわれる。体重を減らすために嘔吐したり，下剤を使用するアスリートは，脱水になるだけでなくミネラルも失う。これらが習慣化すると，骨格筋が弱化し，運動機能が損なわれる。

水分補給と補水

適切な水分補給は馴化した人の気化冷却を維持する。水分補給を適切に計画することで血漿量が維持されるため，発汗と循環が最適化していく。しかし，コーチやアスリートの中には，水分消費量が運動パフォーマンスを妨げるという誤った概念に固執している人もいるので，「いうはやすし行うはかたし」であるかもしれない。多くのアスリートは運動中失われる水分の約半分しか自発的にとっていない（<500 mL/時）。

体重を減らすための慢性的な脱水は，容姿を維持するバレエダンサーから軽重量カテゴリーで競われるパワー系アスリートまで，多くのアスリートにとっての「生き方」になる。賢明なコーチと運動専門家は，運動パフォーマンスおよび安全性に対する影響と個々のアスリートの水分補給状態に気を配り続けなければならない。初心者からチャンピオンまで，スポーツやレクリエーション活動に関係するすべての人は，定期的に水分を補給しなければならない！

冷却療法（例えば，運動中に前腕や腹部へ冷たいタオルを周期的に当てることや，または暑熱環境下における運動前の冷水シャワー）は，皮膚をぬらさない同等の運動と比較して身体表面における熱伝導を促進するために，せいぜい最小の利益をもたらすだけである。十分な水分補給は，体液喪失と水分摂取のバランスを保ち，熱ストレスに対して最も効果的な防衛を提供する。頭部または身体には水をかけてはならない。

水分補給状態の良いアスリートは，脱水しているアスリートよりも常に高い生理学的およびパフォーマンスレベルで機能する。

水分補給の割合と量を決定する

表15-3に，運動中の体液喪失量とその率を決定するための計算例を示す。標題の下にあるA〜Hのデータは，90分間（G）の運動をした人に対して，運動後に行う体重測定（A, B, C）の前に計測した尿量（mL, E）から発汗率（H）を算出している。1152 mL/時の発汗率では，活動中の総体液喪失は15分間隔で250 mLの割合なので，毎時間1000 mLを摂取する必要がある。

水分補給のインターバルを10〜15分間にすることで，水分摂取と体液喪失の適切なバランスや最適な胃液量を確保できる。競技や練習中に自由に水分が入手できるよう備える。口渇メカニズムによって不規則な間隔で水を必要とするので，アスリートは定期的に計画して水分補給をしなければならない。

● **外因性グリセロールの使用** グリセロールは以下の重要な生体機能を提供する。

1. トリアシルグリセロール分子の成分
2. 糖新生基質
3. 細胞のリン脂質細胞膜の重要な成分
4. 浸透圧活性天然代謝産物

高濃度のグリセロール混合水（現在，世界アンチドーピング機関〈WADA〉で許可されている）の摂取は水分量を増やし，水分過剰状態をつくり出す。

通常勧められる運動前のグリセロール投与量は，1〜2 Lの水分中に体重kg当たり1 gのグリセロールであり，最大6時間持続する。グリセロール法は，腸からの吸水や主に血管内での細胞外水分貯留を促進する。グリセロール補充がもたらす水分過剰の効果によって発汗率が増加し，運動中の全体的な熱ストレスの減少につながることが提言されている。これは運動中の心拍数や体温を下げて，熱ストレス下での持久系パフォーマンスの向上や運動参加者の安全性を高める。

しかし，運動前に真水で過剰な水分を蓄えること以上に，グリセロールによる水分過剰な状態のほうが体温調節機能や運動パフォーマンスにメリットがあることを示している研究ばかりではない。その使用の利点は，高強度持久運動中により顕著になるかもしれない。グリセロールの副作用には，吐き気，めまい，腹部膨満感，軽度の頭痛がある。この領域に関してはさらなる研究を必要とする。

耐暑性に影響する因子

暑熱環境ストレス下の生理学的適応と運動耐容能の影響およびその両方に関連する因子には，馴化，運動トレーニング，年齢，性別，身体組成がある。

馴化

春でも初夏の陽気の日には，涼しい気候であれば容易に行える比較的軽い運動でも，骨の折れるような運動になる。春季トレーニングの初期段階では，暑熱環境と運動の二重の負荷に体温調節メカニズムが適応していないことがよくある。その結果，危険な熱傷害を生じることがある。暑熱環境下で運動を繰り返し行うと，熱ストレス中の不快感を低下させ，運動能力が改善する。

暑熱馴化は，耐暑性を改善する生理学的適応変化をさす言葉である。図15-7は1960年代に行われた古典的な研究で，9日間にわたる暑熱馴化期間の体温調節機能の適応を示している。暑熱環境下で毎日2〜4時間の運動をすると，10日後に実質的に馴化を完全に引き起こす。実際に，暑熱環境下で行う運動の最初の数セッションおよび最後の約15〜20分の強度は軽くなるはずである。その後に行う運動セッションは，通常のトレーニングに達するまで期間と強度に応じて段階的に増やすことができる。

表15-3 運動中の汗の喪失量と発汗率を計算する

A	：運動前の体重	61.7 kg
B	：運動後の体重	60.3 kg
C	：運動前後の差（A－B）	1400 g
D	：飲水量	420 mL
E	：尿排出量	90 mL[a]
F	：汗の喪失量（C＋D－E）	1730 mL
G	：運動時間	90 分（1.5 時間）
H	：発汗率（F÷G）	19.2 mL/分（1152 mL/時）[b]

[a]尿の重さは，運動後の体重測定の前に排尿があれば，その分が差し引かれているはずである。
[b]1152 mL/時：この例では，十分に体内の水分量が保たれるように，1時間活動するごとに約1000 mLの水分を摂取している（15分ごとに250 mL）。
90分間の運動（G）をして420 mLの水分を消費（D）した人の発汗率（H）の計算例。
BM：体重，DBM：運動前後の体重差（C），尿量（mL, E）は運動後の体重測定前に測定。
Gatorade Sports Science Institute, Vol. 9, No. 4(suppl 63), 1996. より改変

BOX 15-2

運動のための適度な水分補給の方法

運動前の過剰な水分摂取

　暑熱下で運動前に「過剰に」飲水することにより，水分不足が遅れ，運動中の発汗が増し，深部体温の上昇が抑制され，熱ストレスから保護される。

　急激な過剰水分摂取は，(1) 暑熱下で運動する前日の夜寝る前に少なくとも 500 mL の水を，(2) 起床時にさらに 500 mL，そして (3) 運動の約 20 分前に 400〜600 mL の冷水を，摂取することで行う。運動前のこの最終的な摂取は水分を供給して，胃の容量を増し，胃内容排出を最適化する。運動前の過剰な水分摂取の追加（1 日当たり 4.5 L を，暑熱下にさらされる数日前から開始）は，体内水分量を増加し，体温調整を改善する。

　暑熱下での高強度運動の間，水分喪失と水分摂取の量が一致することは実質的には不可能である。なぜなら，1 時間ごとに 800〜1000 mL の液体が胃を空にするからである。この胃内容排出率は，平均すると 1 時間当たりおよそ 2000 L となる水分喪失量とは一致しない。こうした状況では，運動前の過剰水分摂取は有益であることがわかるであろう。

補水の適切性

　体重の変化は，水分喪失と補水の適切性を示す。においが強く少量の濃い黄色の尿の排泄も不適切な補水を質的に示唆するものである。十分に補水されている人は，典型的には量が多く強いにおいを発しない尿を生成する。

　体重 0.45 kg の減少は 450 mL の脱水を示す。

　活動中，水分補給のための小休止を定期的に行うことで水分の枯渇を防ぐことができる（米国スポーツ医学会が明らかにした水分補給のための指標〈www.acsm-msse.org/〉を参照）。アルコールを含む飲料は，特にアルコールの含有量が 4％を超える場合，一般的に水分バランスの回復を妨げる。

電解質の補給

　運動後に摂取する水分量は，水分バランスを回復するために，運動で失われた汗の 25〜50％を超えなければならない。その理由は，水分量の状態に関係なく，腎臓では引き続き尿が生成されているからである。ナトリウ

適切な補水

運動前

- 活動する 2〜3 時間前におおよそ 510〜600 mL を飲みましょう。
- ウォームアップ後（運動の 10〜15 分前）に 210〜300 mL さらに摂取しましょう。

運動中

- 運動 1 時間ごとにおおよそ 840〜1200 mL（10〜15 分間隔では 210〜300 mL）を飲みましょう。
- 回復を加速するために失われた体内水分（汗と尿）を活動後 2 時間以内に，急いで補充しましょう。発汗による体重減少 0.45 kg 当たり 300〜420 mL の摂水をしましょう。

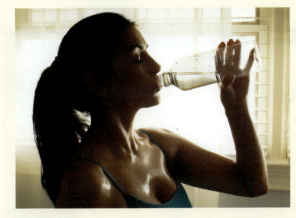

ムを十分に含んだ飲料でなければ，追加の水分摂取をしても補水の利点がなく，単に尿量を増加するだけである。摂取する水分にナトリウムを加えることによって，ナトリウム濃度のかなり高い血漿を維持することが渇き感を保持し，摂取した水分の貯留（排尿量より少ない量）が促され，より急速に失われた血漿量の回復を促す。米国スポーツ医学会は，1 時間以上継続して行う運動中に摂取する水分として 1 L 当たり 0.5〜0.7 g のナトリウムを含むスポーツ飲料を推奨している。味の良い飲料は，運動中や回復中に，個人が意識して水分補給をすることに寄与する。

　暑熱下で長時間運動をすると，汗の喪失によって 1 日に一般的な消費量よりも 8 g 程度多い 13〜17 g の身体内の塩分（汗 1 L 当たり 2.3〜3.4 g）が使い果たされる。大量の汗をかいた場合には，柑橘系の果物やバナナのようなカリウムを多く含んだ食べ物の摂取を増やすことで，失われたカリウムをもとに戻すことができる。グラス 1 杯のオレンジジュースや野菜ジュースは 3 L の汗で排泄されたカリウム，カルシウム，そしてマグネシウムのほとんどすべてを補充することができる。

表15-4 に，暑熱馴化中の主要な生理学的適応をまとめる。**最適な馴化には適切な摂水が必要である**。馴化が徐々に進むと，皮膚血管からのより大量の血液輸送に比例して，表層部から深部への熱交換が促進する。より効果的な心拍出量分配は，運動中の血圧を維持する。発汗に対して閾値が下がること（早期開始）が，循環器系の馴化を補完する。深部温度が増加する前に，これらの応答は冷却を開始する。10日間の暑熱曝露後，発汗能は通常2倍近くになる。そして，低濃度の汗（電解質喪失が少ない）や皮膚表面でより多くの冷却を促進する。馴化した人は，発汗量が増加するので，運動中および後の補水の必要性が高まる。暑熱馴化した人は，循環器機能や気化冷却の適応により，馴化していない人に比べて皮膚および深部温度や心拍数が低下する。残念ながら，暑熱環境馴化の主要な利点は，さらに高い温度気候に戻ると2～3週以内に消失する。

運動トレーニング

寒冷環境下で行う高強度の身体活動から生じる通常の「内的な」熱ストレスは，暑い外気温へ馴化するように「慣れた」似通った方法で末梢循環や蒸発によって調節される。これは，座りがちな生活の人よりも十分にトレーニングを積んだ男女が厳しい熱ストレスに効果的に反応することを可能にする。

運動トレーニングのみが発汗反応の感受性や許容量を増加させ，低い深部温度で発汗が始まるようにする。また，より希釈された汗をより大量につくり出す。これらの有益な反応は，持久性トレーニングの早期に生じ，血漿量の増加に関係する。血漿量の増加は暑熱ストレスの間の汗腺の機能を助け，運動で筋や皮膚が必要とする血流量をサポートするために適切な血漿量を維持する。トレーニングした人はトレーニングしていない人に比べて，運動の早期ではほとんど熱を蓄積することはなく，深部体温が低い状態ですぐに体温が

> ### Q 質問とノート
> - 0.45 kgの体重減少は＿＿＿＿mLの脱水を示す（ヒント：BOX 15-2 参照）。
> - 補水の飲料水に少量の電解質を加える理由を2つあげよ。
> - 身体水分量を増加させることができるトリアシルグリセロール分子の成分名をあげよ。
> - 熱耐性に影響する5つの因子をあげよ。

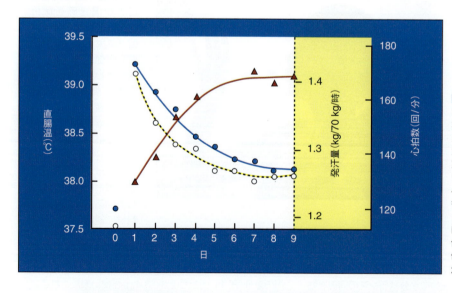

図15-7 9日間連続の暑熱運動曝露（100分/日）中の平均直腸温度（○），心拍数（●），発汗量（▲）。0日目，男性は涼しい気候で300kcal時の運動強度でトレッドミル上を歩いている。その後，彼は48.9℃（湿球温26.7℃）下で毎日同じ運動を行った。（データは，Lind, A. R., Bass, D. E.: Optimal exposure time for development of acclimatization to heat. *Fed. Proc.*, 22：704, 1963. より）

表15-4 暑熱馴化で生じる生理学的適応

馴化への応答	影響
・皮下血流の改善	・深部組織から身体表面へ代謝熱を運搬する
・心拍出量を効率的に配分	・代謝と体温調節に見合うように皮膚と筋への循環を適切化する
・発汗の開始閾値低下	・運動開始早期に蒸発冷却する
・皮膚表面へ効率的な発汗配分の効率化	・蒸発冷却に対して効果的な表面を適切に使用する
・発汗量の増加	・蒸発による冷却を最大限にする
・汗に含まれる塩分の濃度低下	・汗に含有された電解質を細胞外液中で薄める

> **インフォメーション**
>
> **運動時の水分摂取の最適な目標**
> ・運動前の水分補給の目標：自由飲水下かつ血漿電解質が通常レベルの状態で活動を開始する。これには少なくとも水分の吸収が可能で，尿量が通常レベルに戻るために，必要とされる活動の数時間前に開始されるべきである。
> ・運動中の水分摂取の目標：過剰な脱水（水分喪失を起因とする体重減少が2%を超える状態）を予防する。また，パフォーマンスや健康に対する妥協を避けるために，電解質バランスの過度な変化を防ぐ。運動中に電解質や糖質を含んだ飲料を飲むことは，水を飲むよりも利点がある。
> American College of Sports Medicine position stand. Exercise and fluid replacement. *Med. Sci. Sports Exerc.*, 39: 377, 2007.

一定になる。体温調節に対するトレーニングの利点は，運動の間その人が十分に摂水されているときにのみ生じる。

寒冷な気候の中で行う「暑熱に対する調節」を目的とした運動は，暑熱下で同様の運動をして生じる馴化よりもあまり効果がないことがわかっている。**十分な暑熱馴化は，環境による暑熱ストレスへの曝露なしでは生じない**。暑熱の気候でトレーニングや競技をするアスリートは，涼しい気候でトレーニングし定期的に暑熱の気候で競技するアスリートよりも明らかに体温調節に利点がある。

年齢

身体の大きさや組成，有酸素性体力レベル，摂水レベルそして馴化の程度を考慮した研究は，体温調節の許容量や暑熱ストレスに対する馴化への年齢による影響はほとんどないことを示している。例えば，青年と壮年の競技選手を比較すると，マラソン競技の間，年齢に関連した体温調節能力の低下は出現しなかった。同様に，身体トレーニングを積んだ50歳の男性では，若い男性と比較しても体温調節に機能的な障害はなかった。

反面，高齢者では喉の渇きに対する応答の低下によって青年ほどすぐに脱水状態から回復しない。これは高齢者に，体温調節のダイナミクスを妨げる可能性のある慢性的な水分補給不足状態（適切な血漿量以下で）をまねく。喉の渇きに対するメカニズムを変化させ体内の水分量と組成をコントロールする作動点をシフトさせることで，高齢者の全血液量を減少できる。

子ども

思春期直前の子どもは，熱を感知して作動する単位面積当たりの皮膚の汗腺の数が多いにもかかわらず，青少年や成人に比べ，暑熱ストレスの間に発汗率の低下と深部体温の上昇を示す。極度な暑熱環境ストレスにさらされている間を除き，体温調整の差は，運動の許容量を制限することはないが，思春期を通して続くだろう。汗の成分も子どもと大人で異なる。子どもは，ナトリウムと塩素濃度は高いが，乳酸，水素イオン，カリウム濃度は低い。また，青少年と比べて熱に対する馴化に時間がかかる。**実務と健康の観点から，環境による暑熱ストレスに曝露される子どもは，強度を下げた運動を行ったり，年齢の高い競技者よりも馴化に余分な時間をかけるべきである**。

性別

女性も男性も，**体力と馴化レベルが一緒である場合には，運動が及ぼす生理学的かつ熱ストレスへの耐性は同様である**。性差は次の4つの体温調節メカニズムに対して生じる。

1. **発汗**：女性は皮膚の単位当たりの面積にある熱活性化の汗腺の数が男性よりも多い。男性と比較して，たとえ馴化していても女性は高い皮膚温・深部体温で発汗が始まる。また，同じ気温で同様の負荷運動をしても汗の分泌が少ない。

2. **蒸発による冷却と循環による冷却**：女性は汗の分泌量が少ないにもかかわらず，同じ運動レベルで同様の有酸素性体力をもつ男性と同じような熱耐性能力を示す。女性が熱放散を循環メカニズムに頼っているのに対して，男性は蒸発による冷却によるところが大きい。体温バランスを維持するためにあまり汗をかかない女性は，高温環境下で運動をしている間に脱水を経験することは少ない。

3. **身体の表面積と体重の比**：女性は体重に対する身体の表面積の比率が大きく，熱を放散するために好ましい特徴をもつ。暑熱にさらされた同じ条件では，女性のほうが男性よりも少ない体重で比較的大きな身体の表面積を介して，速く冷却される。この点に関しては，子どももまた大人と比べて体重当たりの体表面積が男子女子ともに大きいので，暑熱環境下では「幾何学的に」有利である。

4. **月経**：黄体期は，発汗を開始するのに深部体温の閾値が高いことが必要とされている。体温調節の感度の変化は，暑熱環境下で激しい身体作業や運動をする能力には影響しない。

過剰な体脂肪

過剰な体脂肪は，暑熱環境下で行う運動にマイナスに影響する。脂肪の特異的な熱は筋細胞の熱を超え，

BOX 15-3

環境温度の質を評価する。どの程度暑いと暑すぎるのか？

環境温度によって強いられる生理的緊張を決定する重要な要素が7つある。

1. 気温と相対湿度
2. 身体のサイズと脂肪量
3. トレーニングの状態
4. 馴化の程度
5. 空気の対流や放射熱の獲得のような環境の影響
6. 運動の強度
7. 衣服の量，種類や色

気温は23.9℃以下だが相対湿度が95%を超える状況で起こった熱中症を起因とするフットボール選手の死亡が，数例散見される。予防は，熱中症を効果的にコントロールすることがベストである。最も重要なのは，馴化が熱中症の可能性を最小限にするということである。さらに考慮すべきことは，WBGT指標を使用して，潜在的な熱中症を評価することである。軍隊で開発されたこの熱ストレス環境の指標は，全米大学体育協会（NCAA）に，熱中症のリスクが増加するまたは運動パフォーマンスが低下する閾値を設定するための情報を提供している。WBGT指標は，以下の式に関連する外気温，相対湿度，放射熱で決定される。

WBGT＝0.1×DBT＋0.7×WBT＋0.2×GT

DBTは，一般的な水銀温度計によって記録される乾球温度（気温）を示す。そしてWBTは，ぬれた布が水銀球を包んでいる点を除けば，同様の温度計によって記録される湿球温度と同じである（図1）。

相対湿度が高いと，蒸発による冷却が湿球からほとんど生じることなく，この温度計の温度は乾球の温度と同じままである。乾燥した日はかなりの蒸発が湿球から起こり，2つの温度計の値の差が最大になる。温度計の読み取り値の差が小さいと相対湿度が高いことを示す一方で，値の大きな差は空気中の湿度が少なく，急激に蒸発することを示している。GTは，その電球を取り囲んでいる黒い金属でできた球形状の温度計によって記録されるグローブ温度である。この黒いグローブは周囲からの放射エネルギーを吸収して，この物体が獲得した温度を計測する。多くの企業が，比較的安価なこの温度計を販売している。図1に，WBGT計測装置の一例を示す。

米国スポーツ医学会は，連続して運動を行う際（例えば，持久性のランニングやサイクリング）には，熱中症に対するリスクに関してWBGTをもとにした以下の推奨を提言している。

- きわめて高い：28℃以上─運動延期
- 高い：23〜28℃─熱の影響を受けやすい人は運動を控える（例えば，肥満者，低体力者，馴化していない人，脱水を起こしている人，心臓の既往のある人）。
- 中程度：18〜23℃
- 低い：18℃以下

WBTがなくとも相対湿度を知ること（地方気象台や報道機関の情報）で**熱ストレス指標**（図2）により相対的な熱ストレスを評価できる。この指標は，イベント会場から距離のある気象データに潜む誤差を取り除くために，実際のスポーツ会場に近いデータに基づくべきである。

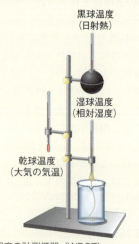

図1 湿球黒球温度の計測機器（WBGT）。

相対湿度	気温（℃)										
	21.1	23.9	26.7	29.4	32.2	35	37.8	40.6	43.3	46.1	48.9
	熱感覚（℃）										
0%	17.8	20.6	22.8	25.6	28.3	30.6	32.8	35.0	37.2	39.4	41.7
10%	18.3	21.1	23.9	26.7	29.4	32.2	35.0	37.8	40.6	43.9	46.7
20%	18.9	22.2	25.0	27.8	30.6	33.9	37.2	40.6	44.4	48.9	54.4
30%	19.4	22.8	25.6	28.9	32.2	35.6	40.0	45.0	50.6	57.2	64.4
40%	20.0	23.3	26.1	30.0	33.9	38.3	43.3	50.6	58.3	66.1	
50%	20.6	23.9	27.2	31.1	35.6	41.7	48.9	57.2	65.6		
60%	21.1	24.4	27.8	32.2	37.8	45.6	55.6	65.0			
70%	21.1	25.0	29.4	33.9	41.1	51.1	62.2				
80%	21.7	25.6	30.0	36.1	45.0	57.8					
90%	21.7	26.1	31.1	38.9	50.0						
100%	22.2	26.7	32.8	42.2							

- ■ 32.2〜40.6℃　熱痙攣の可能性
- ■ 40.6〜54.4℃　熱痙攣または熱疲労の傾向 熱失神の可能性
- ■ 54.4℃以上　熱失神のリスクが高い

図2 熱ストレス指標。

さらに引き続き末梢への熱伝導を防げて身体表面の外層から遮断する。極度の過脂肪の人も，やせて小さな人と比べると，汗の蒸発のための体重に対する体表面積の割合が小さい。過剰な体脂肪はまた，活動への荷重によってエネルギーの消費を直接負荷する。こうした蒸発を遅らせる特徴，スポーツ用具（例えば，フットボールのユニホームやパッド）による重量の追加，集中的な競技などの要因が混ざり合ったとき，暑く湿度の高い環境下の過脂肪のアスリートは自分の体温を調節することにかなりの困難を感じる。致命的な熱中症は，太っている若年の人ではやせている人に比べて3.5倍の頻度で生じる。

寒冷環境下における運動

ヒトは極寒環境にさらされると，生理学的にも心理学的にも大きな問題が生じる。寒さは地球上のさまざまな環境ストレスの中で，上位のランクにある。というのも致命的な結果となる潜在性をもつからである。寒冷ストレス中の深部体温のコントロールは，慢性の労作性疲労や睡眠不足，不適切な栄養状態，組織の熱遮断能の低下，そして震えによる熱産生が抑制されている際には，さらに危険な状態となる。表15-5に，軽度～重度の低体温症に伴う生理的な変化を示す。

水は，寒さへの生理的適応を学習するうえで優れた媒体である。例えば身体の熱は，冷たい水中では同じ温度の空気中と比べて約2～4倍速く熱が失われる。

🅘 インフォメーション

年齢に応じた体温調節の違いは存在する

暑熱ストレス下では，深部体温を調節するための若年者と高齢者の適応は同等であるものの，年齢に関連するいくつかの要因が体温調節変動に影響する。加齢は，以下の3つの要因のいずれかにより，発汗徴候を遅らせて，発汗反応の大きさを鈍くさせる。

1. 温度感覚受容器の感受性の低下
2. 汗腺からの発汗の制限
3. 不十分な水分補給による発汗の制限に伴う脱水

加齢はまた，皮膚や脈管の内的構造と機能，および皮膚の脈管拡張を調節するメカニズムを阻害する血管構造を変える。こうした変化は，脈管拡張反応を減弱させる。

皮膚の脈管拡張を阻害する末梢血管の感受性の低下など加齢に伴う血管変化は，以下の2つの要因による。

1. 血管運動緊張の解放が小さくなる。
2. 発汗時の血管拡張運動が少なくなる。

🅠 質問とノート

- 思春期前の子どもは，青少年や成人と比べて熱ストレスの間，発汗率の_____と深部体温の_____を示す。

- 体温調節機構における性差を3つあげよ。

- 湿球温度（WBGT）が依存する3つの要因を示せ。

表15-5 深部体温とその低下に伴って生じる生理的変化：深部体温の程度によって個々の反応は異なる

ステージ	深部体温（℃）	生理的変化
通常体温	37.0	
軽度の低体温	35.0	最大の震え，血圧の上昇
	34.0	傾眠，言語障害，判断力低下，行動変化
	33.0	運動失調，無感情
中等度の低体温	32.0	昏睡
	31.0	震え消失，瞳孔散大
	30.0	不整脈，心拍出量低下
	29.0	意識消失
重度の低体温	28.0	心室細動傾向，呼吸低下
	27.0	反射と随意運動の消失
	26.0	酸塩基障害，痛みに対する無反応
	25.0	脳血流量の低下
	24.0	低緊張，徐脈，肺浮腫
	23.0	角膜反射消失，無反射
	19.0	脳波消失
	18.0	心停止
	15.2	偶発的低体温からの救命限界（子ども）
	13.7	偶発的低体温からの救命限界（成人）

American College of Sports Medicine position stand. Prevention of cold injuries during exercise. Med. Sci. Sports Exerc., 38: 2012, 2007. より

筋活動によって産生される代謝熱は寒冷ストレス中の体温調整に寄与する。人がプールや海の環境の中で動かない状態のままでいると，伝導による大きな熱の喪失のために，しばしば震えが起こる結果となる。最大下ペースで水温18℃の水中を泳ぐと，26℃で同様に泳いだ場合よりも約500 mL/分の酸素を余分に必要とする。身体が熱を失うことに抵抗しようとして，震えのエネルギーコストに直接関係する余分な酸素が追加されるのである。この時点で，深部体温は下降する。震えと運動によって加えられた代謝熱が，大きな熱喪失に対抗することができないからである。

体脂肪の含有量が個人によって異なることが，寒冷環境の中で安静や運動をする最中の生理機能にかなり影響を及ぼす。海で上手に泳ぐ水泳選手は，他の持久系の競技者よりも皮下脂肪が多い。末梢の血液は冷たい水につかると身体の中心部へ集まるように移動するので，冷たい水中を泳ぐ間，余分な脂肪が効果的な絶縁体となるからである。こうした水泳競技者は，水への熱の喪失を抑制できないやせた水泳競技者と比べて，氷のように冷たい海水の中を深部体温を低下させることなく何時間も頻回に泳ぐことができる。最もすばらしい海での持久水泳選手の1人，Benoit Lecomteは，容赦ない波がくる水温4〜10℃の海を2時間おきに1日6〜8時間，6919 kmにわたって泳ぎ，マサチューセッツ州ケープコッドからフランスのキブロンまで，大西洋を72日間で横断した。

寒さに対する馴化

ヒトは一定した寒さの環境よりも長期にわたる暑い環境に対してうまく適応する。寒さを避けたり，寒さの影響を最小限にすることは，エスキモーや，シベリアやグリーンランドに居住する人の基本的な対応である。こうした寒い気候環境の住人の衣服は熱帯に近い微小気候をつくり出す。

寒さへの順応は海女の研究から示されている。海女は韓国や日本で素潜りをする女性で，彼女たちはしばしば妊娠している間も，出産の直前まで潜る。彼女たちは，貝，海藻やその他の水産食品を採るために，10℃の冷たい水の中に毎日長時間潜る。寒さへの耐性は，明らかな心理的な屈強さに加えて，安静時の代謝が25％高いことに起因する。興味深いことに，海女さんの体脂肪レベルは海に潜らない一般の人と同じである。

通常，寒さへの適応は，長期間冷たい空気にさらされた後で生じる。熱の産生が増加しても，身体の熱の喪失は伴わない。ヒトは寒さの中で深部体温を低い状態でコントロールする。末梢の適応の中には，厳しい局所的な寒冷ストレスに馴化するような形式もある。

> **ℹ インフォメーション**
>
> **凍傷の3段階**
> 1. **ステージ1**：皮膚の色が黄色または白色で，時折わずかな火傷のような感覚が伴う。比較的軽い段階で，患部をゆるやかに温めることで回復することができる。
> 2. **ステージ2**：皮膚の赤色と腫脹を伴い，痛みが消失している状態。治療により水疱が生じることがあり，皮膜を剥がすこともある。
> 3. **ステージ3**：皮膚は蠟のように固まっている。この段階では，血流不足で皮膚は浮腫や壊死を起こしているかもしれない。
>
> ステージ3では，早期の治療がなければ酸欠による神経障害を伴い，皮膚の傷は永続的に残存する。凍傷部位は，はじめは紫色，すぐに黒色に変色していく。神経障害は，凍傷部位の感覚消失をもたらす。受傷部位の感覚がなければ，患部皮膚を破る，切除するなどの処置のための確認が必要となる。開創された皮膚の感染は壊疽にいたり，切断が必要となる。

両手あるいは両足が繰り返し寒さにさらされると，例えば，寒い中で魚や魚網を扱う漁師に起こるような血流量の増加が，これらの領域に寒冷ストレスが起こっている間，もたらされる。このような局所的な適応は実際問題，局所の熱喪失を促進する。なぜなら激しい血流が局所の低体温凍傷（しもやけ）として知られる細胞のダメージを防御しようとして生じるからである。凍傷は，心臓から遠い部位（手指，足趾，鼻，耳）や，広く露出した部位で生じる。

寒冷ストレス環境の評価

冬季の屋外での活動への参加が増えると，寒さに過剰にさらされることによる寒冷傷害が増える。厳しい寒冷環境にいると，著しい末梢血管の攣縮が四肢の皮膚温度を危険なレベルに低下させていく。**寒さによる寒冷傷害の早期にみられる警告徴候には，手指や足趾に生じるピリピリ感やしびれたような感覚，あるいは鼻や耳の熱く焼けるような感覚などがある。**そして，過剰な曝露を示すこれらの徴候に気がつかないと，凍傷につながる。凍傷によって不可逆的な変化が生じたときは，外科的な手術で組織を除去しなければならない。

体感温度指数

図15-8に示す**体感温度指数**は，1973年から全国気象サービス（www.nws.noaa.gov）によって使用され，2001年に改訂された。科学，技術，コンピュータの進

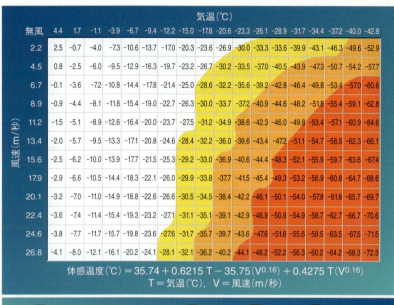

図15-8 体感温度指数。環境の「寒さ」を評価するための適切な方法である。図は，顔面の皮膚が凍るまでの推定時間と凍傷の相対リスクに対する体感温度を示している。風にさらされぬれている皮膚は一層速く冷たくなり，皮膚がぬれて風にさらされると，体感温度指数表に使用される外気温は実際の外気温より10℃低くなるだろう。(American College of Sports Medicine position stand. Prevention of cold injuries during exercise. *Med. Sci. Sports Exerc.*, 38: 2012, 2006. より)

Q 質問とノート

- 凍傷の前駆症状を2つあげよ。
- 過剰な体脂肪が運動能力に悪影響をもたらす理由を3つあげよ。
- 優れたオープンウォーター水泳選手は，他の持久系アスリートよりも体脂肪は多いか，少ないか？

歩に基づいて，2001年の改訂版は，冬期の風と凍結温度の危険性を理解するためにより正確で使いやすい方法を提案し，凍傷の生じる閾値を提示している。例えば，11.1 m/秒の風が吹いている外気温－1.1℃の読み取り値は－12.8℃の環境と等しく，同じ風速での－12.2℃は－23.9℃と等しい。風の中でランニング，スキー，スケートをすると，向かい風で直接冷却効果が増加する。5.3 m/秒の向かい風の中を12.8 km/時でランニングすると，8.9 m/秒と同等の風速が生じる。逆に5.3 m/秒の追い風を背中に受けて12.8 km/時で走ると相対的には1.8 m/秒の風速が生じるだけである。図の左側の白の範囲は，適切な衣服を着用している人にとっては寒さによる寒冷傷害の危険性が比較的低いことを示している。対照的に黄色，オレンジ，赤のゾーンは，凍傷の生じる閾値を示している。身体（肉体）が寒冷にさらされると，特に耳，鼻，指などの危険性は，チャートの右側に移動すると増加する。赤く塗りつぶされたゾーンでは，同様の体感温度は，数分以内に肉体が凍結にさらされる重大なリスクをもつ。

寒冷気候下で行う運動時の気道

冷たい外気は気道を損傷しない。極寒の中でさえ，吸気は気管支に届いたときに27～32℃に温められている。吸気した冷たい空気を温めることは，湿度を保つための許容量を非常に増大する。このように吸気する冷たい空気の湿潤化は気道から水分と熱の喪失を促す。特に高強度の運動の間に大量の換気がされる場合にはなおさらである。これは，口の渇きや喉が焼けるような感覚，気道が刺激される感覚，一般的な脱水を引き起こす。鼻や口を覆ったり，呼気中の水分をとどめたり（さらに，次の吸気した空気を温め潤したり）するためにスカーフやマスクの形状をしたバラクラバ（目出し帽）を身に着けることは，呼吸器の不快な症状を減少させる。

まとめ

1. 暑熱気候の中で運動をしている間，皮下や筋の血流量は増加する一方で，他の組織は一時的に血液供給が損なわれる。

2. 通常，深部体温は運動の間上昇する。運動の相対的なストレスが上昇の程度を決定する。

3. 過剰な発汗によって，体内水分が喪失し，相対的に

脱水状態がつくり出される。水分補給なしで発汗が続くと，血漿量が減少し，深部体温は急激に上昇し，危険な状態となる。
4. 高温多湿の環境で運動をすることは体温調節に問題が生じる。なぜなら，多湿の環境の中で大量に汗をかいても，蒸発を利用した冷却にはほとんど寄与することがないからである。
5. 少しの脱水でも熱の放散を妨げ，循環器機能を損ない，運動能力を減少させる。
6. 適切な水分補給は，血漿量を保ち，循環と発汗を最適なレベルに維持する。運動中の理想的な水分補給は，摂取量と喪失量がつり合うことである。
7. 補水用のドリンクに電解質を加えると，真水よりも効果的に水分補給ができる。
8. 高温のストレスが繰り返されると体温調節機構が作動し，運動能力が改善され，その後の暑熱状態に対する不快感が減少する（発汗能力を増大させる一方で心拍出量の再配分が起こる）。一般的に，十分な馴化には約10日間の暑熱環境への曝露を必要とする。
9. 身体の大きさや組成，有酸素性能力，脱水のレベル，馴化の程度を検討する研究で，中等度の暑熱と運動のストレス時に生じる体温調整能力の低下や暑熱ストレスへの適応能力には，年齢がほとんど無関係であることが示されている。
10. 体力や馴化のレベルを等しくすると，女性も男性も運動中の体温調節への影響はほぼ等しいことが示されている。しかし，同じ深部体温であっても女性は男性より汗をかきにくい。
11. 暑熱ストレス指数は，大気の温度と相対湿度を利用している。それは，運動をする人に，環境に潜む熱の問題を評価する目的で使用される。
12. 水は大気より約25倍の熱を伝導する。したがって，28〜30℃の水温に浸されるとかなりの寒冷ストレスを受けることになる。この状況では，体温を維持するために急速に体温調節・適応が始まる。
13. 皮下脂肪は寒冷ストレスに対して最高の絶縁体となる。それは，代謝熱の大きな割合を保持するために，血管運動性適応の効果を増大させる。
14. 体脂肪の絶縁の効果が大きいことは冷たい水の中で明らかになる。そこでは，やせている人に比べて脂肪量の多い人は，体温や循環器系の負担は小さく，運動に対する耐性は大きい。
15. 適切な衣服によって，ヒトは地球上の極寒気候に耐えることが可能である。
16. 外気温と風速が環境の「寒さ」を正確に決める。体感温度指標は，外気温と風速の相互作用によって，寒さにさらされるヒトへの影響を決定している。
17. 外気温の空気を吸入する限り，気道に危険性をもたらすことはない。寒冷気候の中で運動をすると，呼吸経路からかなりの水分が蒸発し，体内水分の喪失を拡大する。

問題

1. 極寒環境にさらされている際にどのような情報がヒトの生存時間の予測に貢献するか？
2. フロリダでこの夏に予定されているマラソン競技会のスタート時間を決めるにあたって，過去のどのような気象情報が最も有益であるか，その理由とともに示せ。
3. マラソンランナーが走っている際中に全身に水をかけるべきか否か説明せよ。
4. あなたは砂漠の中（海抜0 m，気温46.1℃，相対湿度20%）を8時間かけて，バックパックのみを担いでジョギングをしなければならない。どのような携行品を持っていくか？　それはなぜか？

パート3　高地での運動

標高5000 mを超えるアンデスやヒマラヤに生まれ育ち，暮らしている人がいる。一方，この標高に慣れていない人がこの環境に持続的にさらされると，周辺の空気が正常以下の酸素圧であることから，たとえその人が全く活動しないでいたとしても死にいたる。これは**低酸素症**といわれる。この生理学的な問題は，酸素分圧の低下に慣れていないはじめての来訪者に，たとえ中間の標高であっても身体活動をすることで，如実に現れる。

標高のストレス

図15-9に，さまざまな地理的高度における気圧，呼吸ガス分圧そしてヘモグロビン飽和度（％）を示す。空気の密度は海抜から上昇するに従って減少する。例えば，海抜レベルで気圧が760 mmHgとすると，標高3048 mでは気圧510 mmHg，5486 mの高さだと，海抜レベルでの気圧の約半分を示すことになる。周囲に存在する乾いた空気は，海抜レベルであろうと高地であろうと20.9％の酸素を含んでいる。より標高の高い場所に登ると，酸素分圧（P_{O_2}，酸素分子の密度）は気圧の減少に比例して減少していく（$P_{O_2} = 0.209 \times$ 気圧）。海抜レベルの外気の酸素分圧は平均すると150 mmHgであるが，3048 mでは平均するとわずか107 mmHgである。酸素分圧の減少や動脈低酸素症を伴うことで，すばやい生理学的適応や長い期間にわたる気

候馴化が促される。

高地での酸素ローディング

酸化ヘモグロビンの解離曲線特有の性質（第9章参照）によって，約3048 mまではP_{O_2}の減少とともにヘモグロビン飽和度がわずかながら変化する。例えば1981 mの肺胞気酸素分圧は，海抜レベルの100 mmHgから78 mmHgに低くなるが，ヘモグロビンはまだ酸素を90%飽和させたままである。血液によって運ばれる酸素を相対的にみると，わずかな減少は，安静にしている人や軽度に活動する人には大きく影響しないが，より高強度の持久性のパフォーマンスをする人に対しては大きな効果をもたらす。

中腹より高い場所への移動では，肺胞（動脈）酸素分圧の値は酸化ヘモグロビンの解離曲線の傾きの大きいところにある。これはヘモグロビンの酸素化を劇的に減少させ，中等度の有酸素運動に逆の衝撃を与える。例えば，急に4300 mにさらされると，海抜レベルと比べて32%有酸素性能力が低下することになる。5182 mを超えると，永住することはほぼ困難になり，登山でも通常は酸素装置の助けを借りて進んでいくことになる。しかし気候馴化した登山家は外気だけで呼吸をして6706 mの高度で数週間滞在している。エベレスト山を目指した2つのスイス遠征隊のメンバーは，酸素器具を使用することなく2時間頂上にいた（衝撃的なこの偉業では，動脈血の酸素飽和度は58%に相当し，動脈血酸素分圧は28 mmHgであったと考えられる）。このような状況下では，慣れていない人は30秒以内に意識を失うであろう。こうしたパフォーマンスは例外であることを明示しておくが，彼らは，自分以外の力を借りることなく極限の標高で活動したり生き残るために，人間に巨大な適応能力があることを証明している。

> **Q 質問とノート**
> ● 低酸素症を定義せよ。

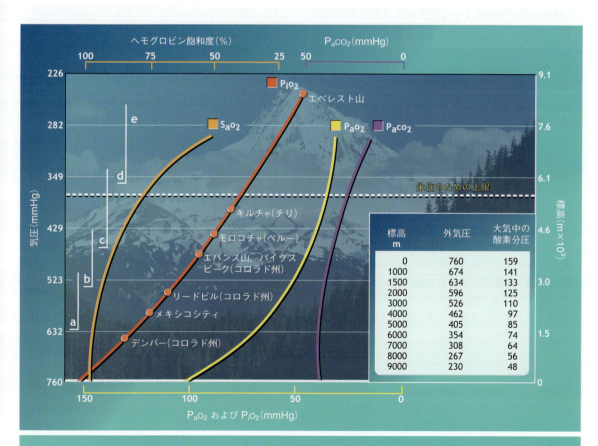

図 15-9　高度が段階的に上昇するに伴って変化する環境および生理学的要因。P_aO_2：動脈血酸素分圧，P_aCO_2：動脈血炭酸ガス分圧，P_iO_2：肺胞気酸素分圧，S_aO_2：ヘモグロビン酸素飽和度。

馴化

高度馴化は，生理学や代謝学の中では，標高による低酸素症への耐性を改善する適応反応と広義に説明できる．馴化適応はさまざまな高度で徐々に進行し，完全な馴化には時間が必要とされる．一般的なガイドラインでは，2300 m へ適応するために約 2 週間かかる．その後，4572 m に達するまでは，十分に適応するために，高度が 610 m 増加するのに応じて，1 週間ずつ必要とされている．表 15-6 にまとめるように，高度に対する代償反応は，ほとんどすぐに生じるが，数週間あるいは数カ月かかるものもある．

即時的な適応

海抜 2300 m を超える高地では，急速な生理学的適応によって，薄い空気や肺胞気酸素分圧の低下を補っている．これらの反応で最も重要とされるのは以下のものである．

1. **呼吸応答の促進によって引き起こされる過換気**：高地環境下では，過換気が最初の防御ラインであることが示されている．大動脈弓に存在する化学受容器と頸部の頸動脈の分岐にある化学受容器が動脈血酸素分圧の低下を検出する．化学受容器の刺激が，肺胞酸素濃度を外気のレベルにまで上昇させながら，呼吸を促進する．過換気を伴う肺胞酸素分圧の増加は，肺での酸素負荷を促進する．
2. **安静時または最大下運動時の血流量（心拍出量）の増加**：最大下心拍数と心拍出量は，高度馴化の初期段階では海抜レベルの値の 50% を超えて増加する．しかし，1 回心拍出量は本質的に変化がないままである．海抜レベルと高地でのトレーニングの酸素摂取は同じであるが，高地で最大下運動時に増加した血流が，低下した動脈血酸素の含有量を補う．対照的に，最大運動時に急激に高地環境に身をおくと，低下した動脈血の酸素含有量を循環の適応によって補償することができずに，最大酸素摂取量やトレーニング量が劇的に減少する．

水分の消失

高地での気がめいるような喉の渇いた感覚は，身体の水分バランスにマイナスに影響する．山沿いの地域の冷たく乾いた空気は，空気が温まるとそうなるように，身体の水分を大きく蒸発させ，呼吸気道を潤す．呼吸による水分喪失は，しばしば中等度の脱水を引き起こし，唇，口，喉の渇きといった症状を伴う．特に身体的に活動的な人では，毎日比較的大きな肺換気が行われ，運動に関連した汗の喪失を伴う．このような活動的な人では，体重を頻繁に計測すべきである．脱水を防ぐために，無制限に水分を利用できるように増大すべきである．

長期間にわたる適応

過換気と最大下心拍出量の増大は，急激な高度上昇に適応するためのすばやい効果的な一撃となる．その他，ゆるやかに作用する生理学的適応は，持続的に高地に滞在する間に始まる．最も重要な長期間に及ぶ適応には，3つのものがある．

1. **酸化をベースにした適応**：高地での過換気は肺胞酸素濃度を好ましい状態に増加させ，炭酸ガス濃度を減少させる．外気は本質的に炭酸ガスを含まないので，高地で肺胞換気が増加すると，肺胞内の炭酸ガスを減少させていくことになる．肺の中の炭酸ガスを血液中に拡散させるために，通常の肺胞と血液の酸素分圧の勾配よりも大きくなる．そうすると動脈血炭酸ガスは減少し，持続的に高地で生活する間に，海抜の値 40 mmHg と比較して，肺胞内炭酸ガス分圧は 10 mmHg まで減少する．体液からの炭酸ガスの喪失は血液がよりアルカリ性に傾くような pH の増加を引き起こす．炭酸は体内の炭酸ガスの最大量を運んでいるという第 10 章の記述を思い出されたい．過換気によって生じる呼吸性アルカローシスのコントロールは腎臓で行われる．尿細管を通ってゆっくりと塩基（HCO_3^-）を排泄する．馴化に伴う酸塩基平衡の確立は，保持されているアルカリが失われることで起こる．高度それ自体が無酸素性代謝の経路に影響を与えることはないが，乳酸のような酸化代謝物質の蓄積が生じる限界値まで，酸化に対する血液の緩衝能力は次第に減少する．
2. **血液学的変化**：血液の酸素運搬能力の増大は，長

ℹ️ インフォメーション

山頂の酸素は多くない

エベレスト山頂（8848 m）の平均大気圧は 250 mmHg である．それに伴って，肺胞酸素分圧は 25 mmHG となり，海抜レベルで利用可能な酸素の約 30%となる．

この標高における最大酸素摂取量は，海抜レベルにおける平均年齢 80 歳の高齢者の値まで下降する．エベレスト山で急激にやってくる，残存酸素の重要性に関して，ある経験豊富な登山家の 1 人は次のようにコメントしている．「ここは，人がもち運ぶ重量を軽くするため，自分の歯ブラシを 2 つに折る場所である」．

表 15-6 高地での低酸素症に対する即時的および長期的適応

系統	即時的	長期的
肺の酸塩基系	過換気 過換気によって CO_2 (H_2CO_3) が減少し，体内水分はよりアルカリ性になる	過換気 アルカリの貯蔵が減少し，腎臓を通じて HCO_3^- を排泄
循環器系	最大下心拍数の増加 最大下心拍出量の増加 1回拍出量は同じかわずかに減少 最大心拍出量は同じかわずかに減少	最大下心拍数は増加したまま 最大下心拍出量は減少，または海抜レベルの値以下 1回拍出量は減少 最大心拍出量は減少
血液学系		血漿量の減少 ヘマトクリット上昇 ヘモグロビン濃度の増加 赤血球の総数が増加 骨格筋の毛細血管の増加の可能性
局所		赤血球 2,3-DPG の増加 ミトコンドリアの増加 有酸素性酵素の増加

期にわたる高地への適応を示す最も重要なものである。この適応には2つの要因が考えられている。

a. 初期に起こる血漿量減少
b. 赤血球とヘモグロビンの結合能の増大

　血漿量の急激な減少によって，高地での最初の数日間に，赤血球濃度が増加する。この反応は，高地へ短時間で登った際に観察される値より高く，動脈血酸素濃度を増加させる。動脈血酸素分圧の減少により赤血球サイズの増大が同時に起こる。これは酸素を運搬するために血液の許容量を直接増大する**赤血球増大症**と呼ばれる反応である。腎臓は，赤血球刺激ホルモンの**エリスロポエチン**を高地到着後15時間以内に放出する。その後数週間で，長管骨の骨髄における赤血球の産生が増加・上昇したままになる。例えば，ペルーの高地に住むペルー人の血液の酸素運搬能力は海抜レベルに住む人より平均して28％増加している。十分に馴化した登山者では，100 mL 当たりの酸素運搬能力（海抜レベルの酸素分圧で）は，平地に住んでいる人の約 20 mL に比べ，25〜31 mL である。高地ではヘモグロビン酸素飽和度の低下が生じるとしても，高地にいる上級登山者の動脈血中の実際の酸素の量は，海抜レベルの値とほとんど変わらない。図15-10 は，パイクスピークの頂上4267 mで10週間生活し仕事をしたミズーリ大学（標高213 m）の8名の若年女性が高地馴化する間のヘモグロビンとヘマトクリットの増加の一般的な傾向を示したものである。パイクスピークに到達したときに，赤血球の濃度は最初の24時間に血漿量が減少したため急速に増加した。その後1カ月を過ぎて，ヘモグロビン濃度とヘマトクリットは増加し続け，残りの滞在期間は安定した。ミズーリに戻った後2週間で，ヘモグロビンとヘマトクリットのレベルは高地馴化の前の値に戻った。

> **Q 質問とノート**
>
> - 2250 m の高度に十分に馴化するためには，およそどのくらいの期間かかるか？
> - 高地における低酸素症に対する長期的な生理学的適応を2つ示せ。

3. **細胞の適応**：長い期間の馴化は有酸素性代謝を促進する末梢の変化をもたらす。以下のような3つの重要な適応変化がある。
   a. 骨格筋の毛細血管密度の増加。これにより血管と組織の間で起こる酸素の拡散距離が近くなる。
   b. 余分なミトコンドリアの形成と有酸素性酵素濃度の増加。
   c. ミオグロビンの増加によって特異的な筋線維内の酸素貯蔵が増大。それが細胞内の酸素供給と利用を，特に酸素分圧の低い細胞組織で促進する。

高地に関連する医学的問題

　高地に住んだり働いたりしている現地の人や高地に移動してきたばかりの人は，外気の酸素分圧が減少することによって医学的問題にぶつかる。登山の速度と曝露の程度によるが，中には数時間あるいは数日以内に消失する軽度な問題もあれば，より重症であったり健康や安全を全般的に脅かす医学的に複雑な他の問題もある。高地にいることで4つの医学的な症状が伴う。

1. **急性高山病 acute mountain sickness（AMS）** は高地に着いた最初の数時間に運動をすることによってひどくなる状態であるが，比較的良性である。これは，低地からゆっくりと漸増的に馴化することの利

点を生かすことなく，高地（3000 m 以上）へ急速に登ってきた人に最も頻繁に生じる．症状は高地に到着後 4～12 時間以内に始まり，1 週間以内に消失する．治療は通常，安静およびゆっくりと馴化することである．

2. **高地肺水腫** high-altitude pulmonary edema（HAPE）は生命を脅かすような状態で，脳と肺に体内の水分が集積する．これを予見させる要因には，高地，単位時間当たりの登山率，個々の感受性がある．通常，高地に到達後の症状は急速に現れ，24～96 時間の間に拡大していく．重度の障害や死を免れるには，ストレッチャーで高度の低い場所や飛行機によって安全な場所に，すぐに降りて行くことが必要である．どのような身体活動でも合併症を伴う可能性がある．下山する際には補助的に酸素を使用するとよい．

3. **高地脳浮腫** high-altitude cerebral edema（HACE）は AMS の人の中で数時間から数日以内に急速に進行する可能性のある致命的な神経症状である．通常 2700 m を超える標高にいる人に生じる．脳浮腫は脳血管攣縮や毛細血管の静水圧上昇で生じる．血液脳関門を通過する血管類から体液やタンパク質の動態から生じる．初期の症状は AMS や HAPE の症状に似ているが，頭痛，重度の疲労，心理状態の変化が含まれる．補助的な酸素吸入をしながら低い高度へすぐに降りることが必要である．

4. **高地網膜出血** high-altitude retinal hemorrhage（HARH）は不可逆的な視野欠損にいたる眼の網膜黄斑の出血である．網膜出血は，脳血流量の増加から，眼の中の血管の膨張をまねいたり，破裂させるような運動を伴った際の血圧の波動が，おそらく原因である．補助的な酸素吸入をしながら高度の低い場所にすぐに降りるか，高気圧室の使用が必須の治療である．

高地における運動能力

高地のストレスは，運動許容量や生理学的機能に有意な制限を強いる．平地に近いところでも，身体の新環境への馴化や適応は，酸素圧の低下や運動パフォーマンスの低下を十分に代償しきれない．

有酸素性能力

図 15-11 は最大酸素摂取量（$\dot{V}O_2max$，海抜レベルを基準にした%）の減少と，標高の上昇あるいは模擬的な曝露の増大との関係を示している．この研究は多様な一般人や兵士を対象とした報告である．標高 589 m では，最大酸素摂取量のわずかな減少がはっきりと目立つようになる．その後，動脈血の不飽和化によって，6300 m までは，1000 m 標高が高くなるごとに 7～9% ずつ最大酸素摂取量が減少する．その標高では有酸素性能力は，より急速にかつ非直線的な割合で減少していく．例えば，4000 m での有酸素性能力は，平均すると海抜レベルの値の 75% である．7000 m では，最大酸素摂取量は平均して海抜レベルの半分である．エベレスト山の頂上では比較的適応した男性の最大酸素摂取量は平均して 1 分間当たり約 1000 mL である．これは自転車エルゴメータで最大運動時のパワー出力のほんの 50 W に相当するにすぎない．

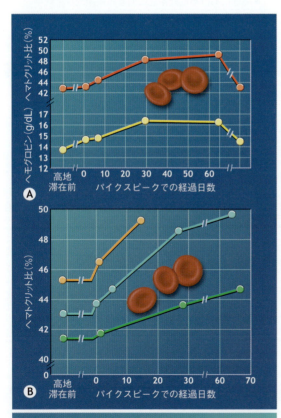

図 15-10　8 人の若年女性の，標高 4267 m に滞在する前，滞在中，滞在後 2 週間における，高地によりヘモグロビンやヘマトクリットの値に及ぼされた効果．(Hannon, J. P., et al.: Effects of altitude acclimatization on blood composition of women. *J. Appl. Physiol*, 26: 540, 1969. より)

> **Q 質問とノート**
>
> ● 長期間にわたる高地への生理学的馴化の中で最も重要な 3 つを示せ．
>
> ● 高地に滞在することに伴って起こる 4 つの医学的な問題を示せ．

第 15 章 生理機能に影響を与える要因　461

循環要因

　有酸素性能力は数カ月の馴化にかかわらず海抜レベルの値以下のままである。中等度～高強度の運動における循環の効果の減少は馴化の利点を相殺する。急速な標高変化に対する反応によって最大下運動での血流が増加する。その標高での滞在が進むにつれて心臓の1回拍出量は減少する。そして当然のごとく，心拍出量は減少するであろう。最大運動では，最大心拍出量の減少が3048 m以上に約1週間滞在した後に生じ，そこにとどまる間は持続する。最大運動時の血流量の減少は，最大心拍数の減少と最大心拍出量の減少が組み合わさった効果から生じる。

運動パフォーマンス

　図15-12は，アスリートが主として競技をする際，標高が異なることによって運動パフォーマンスが低下する一般的な傾向を示したものである。高地であることは2分以内のイベントであれば悪い影響をもたらさない。より長い時間のイベントでは，低下を起こす閾値は，約1600 mの高度で2～5分間のイベントで現れるようである。しかしわずか600～700 mの標高でも20分を超えるイベントではパフォーマンスの低下が生じる。1マイル（1.6 km）走や3マイル（4.8 km）走を中程度の高度（2300 m）で行うと，2～13％のパフォーマンスの低下がみられる。かなりトレーニングを積んだ中距離ランナーで，2マイル（3.2 km）のタイムが7.2％短縮されたが，これは偶然であろう。馴化の29日後でも，3マイル（4.8 km）走のタイムは，

> **ⓘ インフォメーション**
>
> **高地では酸素コストは同じでもストレスは大きい**
>
> 　海抜レベルでも高地でも，自転車エルゴメータを100 Wの負荷で最大下運動をした際の酸素コストは約2.0 L/分で変化はみられない。しかし，高地ではかなり熱心に努力をすることが劇的に増える。この図では，海抜レベルで50％を示している最大下運動は，4300 mでの最大酸素摂取量の70％の運動に等しい。

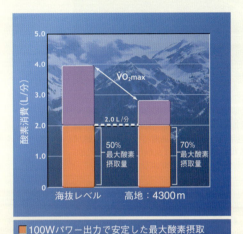

海抜レベルおよび高地での最大下運動時の酸素コストと相対的努力度の比較

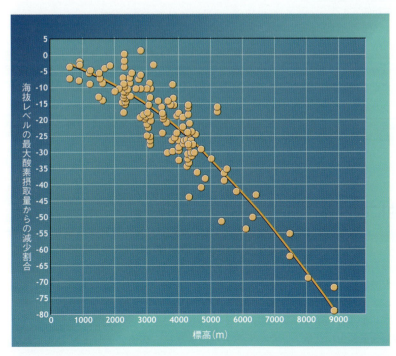

図15-11　標高と最大酸素摂取量の減少割合の関連。580～8848 mの標高で行われた67の異なる一般人や兵士の調査から146の平均データポイントを選択し，海抜レベルを基準にした比率を使用。(Fulco, C. S., et al.: Maximal and submaximal exercise performance at altitude. *Aviat. Space Environ. Med.*, 69: 793, 1998. より改変)

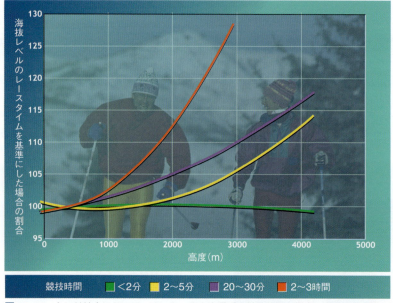

図15-12 主に競技会において，ランナーや水泳選手の競技時間と高度に関連する運動パフォーマンスの低下の一般的な傾向。(Fulco, C. S., et al.: Maximal and submaximal exercise performance at altitude. *Aviat. Space Environ. Med.*, 69: 793, 1998. より改変)

インフォメーション

高地で体重を維持することの難しさ
　長期にわたる高地での滞在は，高度の上昇に直接的に関連して起こる体重減少を伴って，除脂肪体重（筋線維の20％までの萎縮による）と体脂肪を減少させる。この減少は高度によってエネルギー摂取が減少することにより生じる。高地に滞在している際中の食欲不振や食事摂取の低下に加えて，体重の維持の難しさが相まって消化吸収の効率が低下する。

質問とノート

- 滞在する標高と最大酸素摂取量の減少割合の関連を説明せよ。
- 最大運動時の血流量の増加に責任のある要因を2つあげよ。

海抜レベルと比較しても高い標高では遅かった。馴化の期間に高地でみられる持久力のわずかな改善は，おそらく以下のことに関連しているだろう。

1. 分時換気量の増加（肺の馴化）
2. 動脈血酸素飽和度の増加
3. 運動時の緩やかな乳酸上昇

高地トレーニングと平地におけるパフォーマンス

　高地馴化は，人が高地で運動する能力を改善する。しかし，高地にいることの影響や最大酸素摂取量や持久性パフォーマンスへの高地トレーニングの効果は，平地にいるときと同様にすぐに戻ってしまう。局所循環や細胞機能の高地適応や血液の酸素運搬能力の代償的増加は，理論的には平地での運動パフォーマンスを向上するはずである。残念ながら，高地での運動の研究は適切にこの可能性を評価していなかった。しばしば対象者の身体活動レベルのコントロールが不十分で，それが平地での最大酸素摂取量の改善や高地から戻った際のパフォーマンススコアがトレーニングの効果，高地の効果，高地とトレーニング効果の間の相乗作用のどれを示しているのか決めることを困難にしている。

平地に戻った際の最大酸素摂取量

　一般的に，平地での有酸素性能力は高地での生活後に改善することはない。高地へ行く前の測定と比較すると，3100 m で 18 日間過ごした後に平地に戻った若年男性の最大酸素摂取量は変化しなかった。高地の環境を再現したチャンバーの中でのトレーニングは，平地で同様のトレーニングを行った場合と比較して平地でのパフォーマンスになんら利点をもたらさなかった。予想されたように，高地でトレーニングしたグ

ループは，平地で行ったグループと比較して，標高を高く設定した実験環境では身体パフォーマンスがよくなったことが示された。

持続的に高地に滞在する間に生じた生理学的変化の中には，平地に戻った際の運動パフォーマンスを改善するだろうと思われた適応が実際には無効になったものがあった。持続的な高地での滞在によって観察される筋量の減少，心拍数や心拍出量の減少といった他の影響は，平地に戻った際の運動パフォーマンスを即時的には強化しないであろう。最大心拍出量の減少は，血液がもつより大きな酸素運搬能力から引き出される利点を，高地で滞在する間に相殺するであろう。

平地でのトレーニングを高地で継続できるか？

2300 m 以上の高地にいると，アスリートが平地で行う強度と同じトレーニングをすることはほぼ不可能である。例えば，ランナーは平地では最大酸素摂取量の80％でできるトレーニングが，4000 m の標高では，平地の最大酸素摂取量の40％の強度でしかトレーニングすることができない。この標高の高さに関連する絶対トレーニング強度の減少は，アスリートがコンディションのピークを維持することを困難にする。

高地トレーニング vs 平地でのトレーニング

高地での運動トレーニングの効果を評価するため，中距離ランナーが平地で最大酸素摂取量の75％の強度で3週間トレーニングをした。もう1つの6人のグループは，同じ距離を2300 m で計測された最大酸素摂取量を基準に同じ割合の強度でトレーニングした。それから，2つのグループはトレーニング条件を入れ替えて，別のグループが行ったのと同じトレーニングを3週間続けた。最初に，2マイル（3.2 km）のランニングタイムが平地と比べて高地では7.2％減少した。高地トレーニング後にはその時間は2つのグループともに約2.0％改善したが，平地へ戻ったときの高地後パフォーマンスは，高地前の平地での記録と比較すると，変化がないままであった。高地では両方のグループの最大酸素摂取量は最初約17％減少した。そして高地トレーニングの20日後にほんのわずかであるが改善した。ランナーが平地に戻ってきたとき，有酸素性能力は高地前の平地での値より平均して2.8％下回った。こうしたよくコンディションの整えられたランナーに対して，中程度の標高でかなり高強度の有酸素性トレーニングをした際に，同様の高強度トレーニングを平地で行った場合と比べ，明らかな相乗効果は起こらなかった。

高地で生活し，低地でトレーニング

高地で平地トレーニングの絶対的パワーの出力維持に失敗すると，脱トレーニング効果が起こるかもしれない。こうした理由によってエリート長距離アスリートは，高地に滞在する手間やマイナス効果を気にせずヘマトクリットやヘモグロビン濃度を増加させるために血液ドーピングやエリスロポエチンの注射という禁止された危険な手段に助けを求める。

高地馴化と平地でのトレーニング強度の維持を組み合わせた戦略は，平地での持久性パフォーマンスに対して**相乗効果**をもたらす。平地付近の環境での通常のトレーニングでは，高地トレーニング中に典型的に観察される拡張期機能の障害（例えば，最大1回拍出量と心拍出量の減少）を防ぐことができる。2500 m で生活しトレーニングをするために1250 m に定期的に戻るアスリート，すなわち高地で生活，平地でトレーニングしたアスリートは，2500 m で生活とトレーニングしたアスリートあるいは平地で生活とトレーニングをしたアスリートと比較して，5000 m 走でパフォーマンスの大きな改善を示した。高地馴化と平地トレーニング強度の維持は，平地での持久力に重要な補助的利点をもたらす。

自宅での馴化

高地の医学的救命措置（次項参照）に使用される減圧チャンバーがない場合には，平地に「高地」環境をつくる新しいアプローチがある。平地に住むアスリート，登山家，自転車競技選手，長距離ランナーあるいは熱気球操縦者は，高地馴化の反応を刺激するために，この環境で1日のほとんどの時間を過ごしている。海抜レベルの大気と減圧チャンバーの中で低下した気圧との間に差が生じるが，その差に耐える収納装置を作成する必要性をなくすために，収納装置の中の空気中の窒素を増加させることで，海抜レベルで高地の環境を模擬的につくることができる。窒素の割合を増やすと空気中の酸素の割合が減少する。こうして吸気の酸素分圧を低下させる。ノルディック競技のスキー選手はこの技術を適応して，通常20.9％である酸素濃度に対して15.3％しか供給されない特別につくられた家の中で3〜4週間生活する。このシステムは，窒素ガスが必要であると同時に，混合空気の注意深いモニタリングを必要とする。

「高地で生活し，低地でトレーニング」の目的に見合った比較的新しく，実践的な機器がある。**Hypoxico低酸素テント**はスーツケースの大きさで，当初英国の元オリンピック自転車競技選手であった Shaun Wallace によって開発された。それは，標高2500 m の環境を持続して再現するために，やはり酸素15％と同等の含有量をもつ空気を供給する。重さは全体で約31.5

kgで，一般的なベッドをぴったり覆う携帯用テントと，高度に応じた低酸素空気を続けて送り込むために，機内もち込みが可能な大きさのスーツケースに格納されている低酸素発生器から構成されている。テントの中の酸素含有量15％を維持するために，多孔性であるテントの素材が，テント外への酸素の拡散率を制限している。テントの環境を酸素15％レベルで均一にするには，約90分を必要とする。

赤血球生成と有酸素性能力に高地が有益な効果を及ぼすには，どちらかといえば短期間，低酸素症の状態に陥ることが求められるという観察結果が，自宅で馴化を行う方法に利用されている。エリート登山家では，標高4000～5500mを想定して，毎日3～5時間を9日間にわたって減圧チャンバーの中で間欠的に過ごすことで，赤血球数，ヘモグロビン濃度，持久性パフォーマンスが増加した。

高山病の医学的治療

減圧チャンバーの別の用途として，重症な高山病の状態にある人の医学的治療のために，高地環境をつくり出すことがある。**ガモフバッグ低圧チャンバー**（発明者であるコロラド大学のRustem Igor Gamowにちなんで名づけられた。彼は有名な自然科学者George Gamow〈1904～1968〉の息子でもある）は，高山病治療のために使用されるもち運び可能なチャンバーである。このバッグは低地環境をつくり出すことによって多くの登山家の命を救ってきた。その他のもち運び可能なシステムも医学的救命の努力の成果に向けて開発されてきた（www.high-altitude-medicine.com/hyperbaric.html）。小さいチャンバーの中で人が休息をとり，眠ることができる。チャンバーの総空気圧を低下させることで，設定された標高の気圧を再現する。気圧の上昇に比例して，吸い込む大気の酸素分圧の上昇が起こる。

Q 質問とノート

- 「高地で生活し，低地でトレーニング」という言葉を説明せよ。

まとめ

1. 高地へ登ることで，大気中の酸素分圧（P_{O_2}）の減少はヘモグロビンの不適切な酸素化を引き起こす。これが，2000mあるいはそれ以上の標高では有酸素性の身体活動に顕著なパフォーマンスの低下を生じさせる。
2. 高地における動脈血酸素分圧の低下とそれに伴う細胞組織の低酸素症が，安静時や運動時の高地に対する耐性を改善するといういくつかの生理学的な反応をただちに刺激する。これには，過換気や心拍数の増加を通じて起こる最大下心拍出量の増加が含まれる。
3. 長期にわたる馴化は，高地の低酸素症への耐性を大いに改善する生理学的な適応を伴う。この適応には主に3つのことが含まれる。(a)体液の酸塩基平衡の再構築，(b)ヘモグロビンと赤血球の統合促進，そして(c)局所の循環と細胞の代謝機能の強化，である。(b)と(c)の適応では，酸素の運搬，供給，そして利用が促進される。
4. 高地のレベルが，馴化の割合と大きさを規定する。数日以内に著明な改善が生じるが，大きな適応は約2週間を要する。高地へのほぼ完全な馴化には4～6週間かかる。
5. エベレスト山頂に登頂するのと同様の標高にいる人にとって，酸素分圧は25mmHgに等しい。これは$\dot{V}O_2max$を70％まで減少する。この標高に馴化していない人は，30秒以内に意識を失う。
6. 馴化は標高によるストレスを完全に補償するわけではない。馴化した後でも，$\dot{V}O_2max$は，1500m以上（の標高）では300mごとに約2％減少する。一般的に，持久性パフォーマンスの障害は有酸素性能力の低下と並行して生じる。
7. 標高に関係して生じる最大心拍数や心拍出量の低下は，馴化の効果の有効性を相殺する。これはある標高では海抜レベルで最大酸素摂取量を達成することができないことを部分的に説明している。
8. 海抜レベルでの最大酸素摂取量と持久性パフォーマンスは，高地馴化の後では改善しない。それどころか，運動時，場合によっては脱トレーニング時の循環への効果の減弱や，筋量の減少が，馴化の利点を相殺する。
9. 高地でのトレーニングは，海抜レベルで同じトレーニングした場合と比較して，運動パフォーマンスに大きな影響をもつわけではない。
10. 特別なチャンバーで，大気中にある窒素の割合を増加させることで高地と同じ環境をつくり，シミュレーションすることができる。窒素の割合が増加することで，大気中の酸素の割合を減少させる。
11. もち運び可能な減圧チャンバーは，医学的な緊急処置の間，傷病者を低地へ運ぶ際に平地を模擬的につくることによって，多くの登山家の命を救ってきた。

問題

1. エベレスト山を登るために，エリート登山家は 4216 m，4953 m，5410 m，6096 m，そして最終登山に向かう直前の 6604 m にベースキャンプを設置し，3 カ月を費やした。この登頂に向けた「段階的登山」に対する生理学的な合理性を説明せよ。
2. 高地馴化が，高地における持久性運動のパフォーマンスを改善するとすれば，海抜レベルに戻った際にすぐに同様のパフォーマンスを改善しないのはなぜか？
3. 海抜レベルでの運動中に定期的な息こらえをすることが，高地でトレーニングするのと同様の適応をもたらすかどうか説明せよ。
4. 持久系競技会のために，高地で 2 カ月にわたるトレーニングを計画しているアスリートにどのようなアドバイスをしたらよいだろうか？

パート4　運動パフォーマンスをさらに高める生理学的手段

パフォーマンスを高めたり，運動に対する生理学的な反応をさらに高めるために，栄養や薬物によらない一般的な方法が 4 つある。

1. 赤血球の自己輸血
2. エリスロポエチンホルモンの使用
3. トレーニング前のウォームアップ
4. 高濃度酸素混合ガスの吸入

赤血球の自己輸血

赤血球の自己輸血は，しばしば**誘発性赤血球増加 induced erythrocythemia**，**血液ブースティング blood boosting**，あるいは**血液ドーピング blood doping** と呼ばれているが，1972 年のミュンヘンオリンピックの際に，可能なエルゴジェニックな 1 つのテクニックとして，世に有名になった。そのとき，陸上 5000 m と 10,000 m の 2 つの種目で金メダルを獲得した選手が用いた方法だった。

どのように作用するのか？

赤血球の自己輸血には，ヒトの血液を 1～4 単位（1 単位＝450 mL）採取する必要がある。血漿は取り除いてすぐに（体内へ）戻され，パック詰めされた赤血球は冷凍保存される。血液細胞濃度の減少を防止するために，単位血液の採取は 3～8 週間の間隔で行われる。なぜなら，赤血球が通常のレベルに戻るためにこの期間を要するからである。保存された赤血球の自己輸血（これを**自己血輸血 autologous transfusion** という）は，持久系競技の 7 日前までに行う（**同属種輸血**では，血液型の一致したドナーの血液を注入する）。こうしてヘマトクリットとヘモグロビン量が 8～20％増加し，ヘモグロビンの平均濃度は，男性の場合 1 dL の血液量当たり正常範囲の 15 g から 19 g へと増加する。

理論上は，この追加された血液量が最大心拍出量を増加させ，増量したヘマトクリットが血液の酸素運搬能力を増大させ，結果的に収縮する筋が利用できる酸素が増加する。この効果は持久系アスリート，とりわけ長距離ランナーにとっては大きい。というのも，しばしばランナーの酸素運搬能力が運動能力を限定してしまうからである。

あらかじめ冷凍保存された自己血液を 900～1800 mL 注入することでエルゴジェニックな利益を得ることができる。総血液量に対して注入血液量が 500 mL 増えるごとに，あるいはこれにほぼ等しい赤血球 275 mL ごとに，血液の酸素運搬能力に約 100 mL の酸素が加わることになる。これは，通常，総血液量のうち 1 dL ごとに約 20 mL の酸素運搬が可能であることからも思い起こせる。持久系アスリートの総血液量は高強度運動においては 1 分間で体内を 5 周する。自己輸血された自己血液 1 単位当たりで細胞組織が「余分に」利用できそうな酸素は 500 mL（5×100 mL 中の酸素量）に相当する。

血液ドーピングは，意図された効果と正反対の効果を与えることもある。大量の赤血球の注入（と細胞の濃度が結果的に異常に上昇すること）は血液の粘性（厚み）を増加させ，心拍出量を低下させるだろう。この影響で，有酸素性能力は減少するだろう。血液の粘性が上がると疾患により狭くなった冠血管の血流が悪くなる。

本当に作用するのか？

一般的に，研究は赤血球の自己輸血による生理学的な改善やパフォーマンスの改善を確認するものである。さまざまな研究がある中で，結果の違いは血液の保存方法に原因がある。細胞が喪失することなく 6 週間超にわたって冷凍保存した赤血球と（初期の研究で使用されていた）4℃で保存した従来の方法を比較したところ，4℃で保存した場合に相当な量の溶血（破壊）がわずか 3 週間後に生じた。全血液の 2 単位分の採取の後では，血液細胞が充足されるには通常約 6 週間かかるのでこれは重要である（図 15-13）。

赤血球の自己輸血は，男性と女性の血液学上の特性

を高める。この効果は有酸素性能力を5～8％上昇させ，標準的な運動に対して最大下心拍数と血中乳酸を低下させ，平地や高地での持久力を改善した。表15-7は，男性を対象に赤血球を比較的量の多い750 mL注入し，最大下と最大での運動を行った際の，注入前とその24時間後の血液学的，生理学的，そしてパフォーマンスの応答を示している。こうした応答パターンは一般的にこの研究領域の最近の結果を反映している。

ホルモン・血液ブースティング

血液ドーピングがいく分扱いにくくまた長いプロセスである点を取り除くために，最近では腎臓で生成されるホルモンの**エリスロポエチン**を利用する持久系アスリートも現れてきた。このホルモンは骨髄を刺激して赤血球の生成を促す。医学的観点では，エリスロポエチンは，重度の腎臓病患者の貧血状態に奏効する。通常，ヘマトクリットが低値であったり，重度の肺疾患によってあるいは高地に登ったことによって，動脈血酸素分圧が低いときに，エリスロポエチンは赤血球生成促進物質を放出する。これが，コントロールやモニタリングすることなく（つまり，ホルモン注射を簡単にすることが血液ドーピングの手順のような賢明さを求められることなく），体外から行われるのであれば，ヘマトクリット値は60％の基準を超えた危険なレベルに達するだろう。血中ホルモン濃度が過剰になると，血液の粘性が上昇し運動によって生じる収縮期血圧の上昇をさらに増大させる。これは，脳卒中，心臓発作，心不全，肺塞栓や死にいたるような可能性を予見させる。

国際サイクリング協会（www.uci.ch）は，ヘマトクリットの基準限界値を男性50％，女性47％に設定した。国際スキー連盟（www.fis-ski.com）は，失格基準としてヘモグロビン濃度18.5 g/dLを採用している。ヘマトクリットのカットオフ値である男性52％，女性48％（平均から3 SDを超える範囲）は異常に高い～きわめて高い値を示す。

ウォームアップ

どの競技レベルでも，コーチ，トレーナー，そしてアスリートは，激しい運動を行う前にある種の適度な

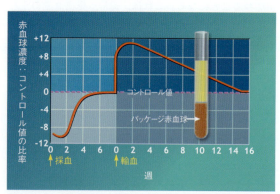

図 15-13　血液900 mLの採取と冷凍保存して輸血した後の血液指標の経時的変化。（データは，Gledhill, N.: Blood doping and related issues: a brief review. Med. Sci. Sports Exerc., 14: 183, 1982. より）

> **Q 質問とノート**
>
> - 「赤血球の自己輸血」を示す他の言葉を提示せよ。
> - 血液ブースティングがどのように作用するのか簡潔に説明せよ。
> - 血液ドーピング陰性に影響をもたらす可能性のあるものを2つあげよ。
> - 一般的に，血液ドーピングを行った場合に最大酸素摂取量の増加がみられるが，平均してどの程度の増加か提示せよ。

表15-7　750 mLの赤血球をパックに詰めて自己輸血する前および24時間後の生理学的，パフォーマンス的，血液学的な特徴

指標	輸血前	輸血後	前後差	前後差（％）
ヘモグロビン（g/100 mL）	13.8	17.6	3.8[b]	+27.5[b]
ヘマトクリット（％）[a]	43.3	54.8	11.5[b]	+26.5[b]
最大下摂取量（L/分）	1.6	1.5	−0.01	−0.6
最大下心拍数（拍/分）	127.4	109.2	18.2	−14.3[b]
最大酸素摂取量（L/分）	3.3	3.7	0.4[b]	+12.8[b]
最大心拍数（拍/分）	181.6	180.0	−1.6	−0.9
トレッドミルランニング時間（秒）	793.0	918.0	125.0[b]	+15.8

[a] ヘマトクリットは，全血液のうちの100 mL中に占められている赤血球の割合（％）として提示されている。
[b] 統計学的に有意差あり。
Robertson, R.J., et al.: Effect of induced erythrocytemia on hypoxia tolerance during physical exercise. J. Appl Physiol, 53: 490, 1982. より

身体活動（ウォームアップ）が必要であると信じている。彼らはウォームアップによって競技者がある活動を行うことに対して，(1)生理学的あるいは心理学的に準備をすることが可能になる，(2)関節や筋の外傷の可能性を減少させることができると受け止めている。動物にとって，「寒い」環境にさらされた筋に比べて損傷にいたりにくい「ウォームアップした」筋が損傷するには，より大きな力が生じるか，より筋が引き伸ばされる状態となることが必要である。ウォームアップは筋腱ユニットを伸長し，ある一定の負荷を与えたときに筋長が増し，筋にかかる張力が減少するという説明が以前からされている。

かなり重複するが，ウォームアップを2つのカテゴリーに分けることができる。

1. **全体的なウォームアップ**は，徒手体操，ストレッチング，そして一般的な身体運動や「柔軟運動」を含む。それらはこれから行うパフォーマンスに関連するような神経筋協調性を求める活動を含まない。
2. **特異的なウォームアップ**は，実際の活動に対するスキルのリハーサルとなる。例えば，ゴルフクラブをスウィングする，野球やフットボールの球を投げる，テニスやバスケットボールの練習をする，ハイジャンプや棒高飛びの導入準備などがある。

心理的問題

どのようなレベルの競技者でも確信していることは，ある準備活動が競技に対する心理的な準備を与えるということである。それを行うことで，今から行われる競技パフォーマンスの発揮に集中することができる。ある活動に関連する特異的なウォームアップが，その競技に求められるスキルや協調性パターンを改善するということをエビデンスが支持している。正確性，タイミング，正確な動きを必要とするスポーツのアスリートには，特異的で形式的な準備運動が有効である。

また，準備運動が，特にかなりの努力を要する前に行う場合，けがを恐れずに「十分に力を出し切る」ために，競技者をゆっくりと準備させると信じられている。野球のピッチャーの儀式的なウォームアップがよい例である。先発ピッチャーにしろリリーフピッチャーにしろ，事前のウォームアップなしでは実際の投球スピードで試合には決して入らないだろう。どのようなエリートアスリートでもある特定の形式，強度，時間のウォームアップを最初に行うことなく，試合を始めるだろうか？　ウォームアップが実際にその後のパフォーマンスを改善したり，けがの可能性を低下させたりするかどうかを解決するために，一流のアスリートを対象とした研究を計画することは，こうしたアスリートがウォームアップを信頼しているので，ほとんど不可能である。

ある場合には，ウォームアップの時間なしで，プレーが始まるとともにパフォーマンスをピークにする。控えのプレーヤーが最後の数分に試合に入る場合には，事前のストレッチングや汗をかくほどの柔軟体操，試し打ちの時間がないこともある。その競技者は試合前やハーフタイム/ピリオド間に行われるウォームアップ以外に，ウォームアップすることなしで十分に力を出し切らなければならない。

運動パフォーマンスへの影響

ウォームアップがその後の運動パフォーマンスをただちに改善するというエビデンスはほとんどない。こうした科学的な正当性の欠如があるからといって，ウォームアップをする必要はないということにつながるわけではない。ウォームアップの強力な心理的側面や潜在的な身体的有効性のため，受動的（マッサージ，温熱，ジアテルミー）であろうと，全身的（柔軟体操，ジョギング）であろうと，特異的（実際の動作の練習）であろうと，我々はそうした方法を続けることを勧めている。しっかりしたエビデンスが有効性を否定しない限り，短いウォームアップは徐々に強度の高い運動へつながる十分な手段である。漸増的なウォームアップは，疲労を生じさせたり，貯蔵エネルギーを急激に減少させることなく，筋温や深部体温を上昇させられる。こうした考えをもとに，ウォームアップはかなり個別的に行われる。例えば，オリンピックの水泳選手が行うウォームアップでは，レクリエーションレベルの水泳選手は疲労困憊してしまう。競技会や競技活動はウォームアップ終了後，数分以内に始められるべきである。また，特定の筋をターゲットとして，これから行われる活動様式に近い方法，十分な関節可動域が得られる方法を取り入れるべきである。

ウォームアップと急激な高強度運動

急激な高強度運動に対する循環器系の反応に，準備運動が与える影響を評価した研究がいくつかある。こうした知見は，成人の体力づくりプログラムや心臓リハビリテーションプログラム，あるいは急激に爆発的な強度の高い運動が求められるような職業やスポーツごとに，ウォームアップを正当化するような異なる生理学的フレームワークを与えている。

我々は，明らかな冠動脈疾患の症状のない男性44人に，事前のウォームアップなしで10〜15秒間トレッドミル上にて，高強度の上り走をする研究を行った。運動後の心電図の評価では，対象者の70%が心筋

> **ⓘ インフォメーション**
>
> **ウォームアップ：生理学的考察**
> 　次の5つの生理学的メカニズムは，ウォームアップがどのようにパフォーマンスを改善するかについて示している。
>
> 1. 筋の収縮スピードと温まった筋のリラクゼーションを増加させる。
> 2. 温まった筋内の粘性抵抗が低下することによる動きの経済性の拡大。
> 3. より筋温が高くなることによって，ヘモグロビンが酸素を解離しやすくなり，酸素の利用が促される。
> 4. 筋温が高くなると神経の伝達や筋の代謝が促進される。特に競技に特化したウォームアップはそれに続く全力の身体活動に求められる運動単位の動員を促進する。
> 5. 局所の血管床が拡張することで活動的な筋を通じて血流が増加，代謝と筋温を増大する。

の酸素供給が不適切になる程度の異常な変化を示した。こうした変化は，年齢や体力レベルに関係していなかった。ウォームアップを評価するために，22人の男性にトレッドミルランニングの前に心拍数145拍/分の中強度で2分間トレッドミル上にてジョギングをさせた。トレッドミルでの異常心電図反応を事前に示していた10人の男性は，ウォームアップによって正常な波形を示した。そして10人は心電図の結果が改善し，わずか2人の対象者がウォームアップ後に虚血性の変化（酸素供給の不足）を示した。また，ウォームアップは血圧応答も改善した。ウォームアップをしなかった7人の対象者のトレッドミル走直後の収縮期血圧は平均して168 mmHgであった。これは2分間のウォームアップで140 mmHgへ低下した。

　急激な高強度運動に対して冠動脈の血流量は瞬時には生じないし，一時的な心筋の虚血は明らかに健康で運動に適した人にも起こりうる。運動前のウォームアップ（2分以内のジョギング）の心電図上や血圧への好影響は，心筋酸素供給と需要の間のより好ましい関係を示している。

　高強度運動に先んじて行われるウォームアップは，おそらくどのような人にも有益であろう。また，伸筋への酸素供給が不足している人には最も大きな効果が生じる。運動前の短いウォームアップ運動は，血圧やホルモン調整をその後の高強度運動の開始時に適切にする。また，以下の2つの重要な目的に役立つ。

1. 心筋の仕事量や酸素の必要量を減少させること
2. 心筋への酸素供給を増加させるために冠動脈中の血流を増大すること

高酸素ガスの吸入

　アスリートはしばしば，酸素を多く含んだあるいは混合させた高酸素ガスをタイムアウト，ハーフタイム，あるいは海抜レベルでの高強度の運動後に吸入している。彼らはこうすることで血液の酸素運搬能力が増強すると信じており，運動からの回復を促進している。健康な人が海抜レベルの大気を吸入するときには，肺から送られる動脈血のヘモグロビンは，最大限とされる酸素量のほぼ98％を含んでいる。これは生理学的な観点から以下のような意味がある。

1. 海抜レベルで通常の酸素濃度よりも高い酸素（高酸素の混合）を吸入することは，ヘモグロビンの酸素運搬を，血液1000 mL当たりわずか10 mLの余分な酸素であるが，増加させる。
2. 海抜レベルで高酸素の混合ガスを吸入する際に，血漿中に混入している酸素は，血液1000 mL当たりその通常量である3 mLから約7 mLに増加している。

　海抜レベルで高酸素ガスを吸入すると，酸素運搬能力は血液1000 ml当たり14 mLまで増加する。つまり，10 mLはヘモグロビンに余分に吸着し，4 mLは血漿中に混入する。

運動前

　血液量は，70 kgの人でおおよそ5000 mLである。それゆえ，高酸素の混合ガスの呼吸によって，総血液量の中へ酸素約70 mLが溶けこんでいる可能性がある（血液5000 mL×血液1000 mL当たりの過剰な酸素14.0 mL＝酸素70 mL）。運動前の高酸素の吸入はパフォーマンスに役立つと信じているアスリートに対する潜在的かつ心理的な利点に限らず，少量の過剰な酸素（70 mL）によって，ほんのわずかではあるがパフォーマンスへの利点も示されている。どのような利点も，高酸素吸入後すぐに運動が引き続き行われる場合のみに生じる。これは，高酸素の吸入と運動の間のインターバルに，アスリートが外気を呼吸できないことを意味する。（事前に吸入した高酸素混合ガスよりもかなり低い酸素分圧である）外気を吸うことは，身体からもとの外環境へ酸素の動きを促進する。試合へ戻る前にサイドラインで酸素を吸入するハーフバックや（外気を吸いながら）スタートのアナウンスにしたがってスタートブロックに移動する前に数回酸素深呼吸して取り込んだ水泳選手は，生理学的な利点から競

技を優勢にすることはない。これは特にアメリカンフットボールでは皮肉的である。各プレーでパワーを発揮するためのエネルギーは，ほとんど完全に酸素を必要としない代謝反応から生じているからである。

解離を促進する。それは運動早期により急速な酸素利用を行っていると考えられる。高酸素混合ガスの吸入はある種の運動に生理学的利点をもたらすが，混合ガ

運動中

最大下あるいは最大有酸素運動の間に高酸素ガスを吸入することは，持久性パフォーマンスを高める。最大下有酸素運動の間に酸素を吸入すると，血中乳酸，心拍数，肺気量は低下し，最大酸素摂取量は増加する。

ある研究で，自転車エルゴメータに乗って，室内空気あるいは100%酸素を吸入しながら，最大酸素摂取量の115%に相当する運動を6.5分間行わせた。対象者は空気と酸素のどちらも，混合ガスを吸入しているということが認識できないように，それを特定することのできないタンクから吸入した。

図15-14Aは，自転車運動時の詳細を示している。高酸素での運動ではペダル回転数が低下しにくく，持久性に長けていることがわかる。図15-14Bでは，酸素あるいは室内空気のどちらかを吸入して自転車をこいでいる間の酸素摂取量の推移が示されている。100%の酸素を吸入している場合には，運動開始から早い段階で酸素摂取量に対応してより速い増加で，酸素摂取量が増加している。エリートの持久系アスリートでは，高酸素吸入時のヘモグロビン飽和度のわずかな増加と血漿中に溶け込んでいる過剰な酸素が，総血液量が1分間に7回循環する間に最大運動時の酸素利用を増加させている。量としては高酸素吸入時（1分間に7回循環），総血液量の中で過剰な酸素70mLが高強度の有酸素運動時では1分ごとに490mLの酸素を供給する。また高酸素吸入により酸素分圧が増加し，毛細血管と組織膜を通じてミトコンドリアの酸素

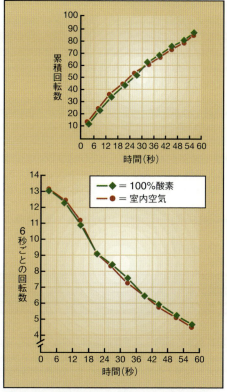

図15-15 累積ペダリング数（上）と絶対ペダリング数（下）。自転車エルゴメータにて1分間の最大運動を連続して行った。最初の最大運動実施後に回復として純粋酸素か大気のどちらかを吸入。（データは，Weltman, A., et al.: Exercise recovery, lactate removal, and subsequent high intensity exercise performance. *Res. Q.*, 48: 786, 1977. より）

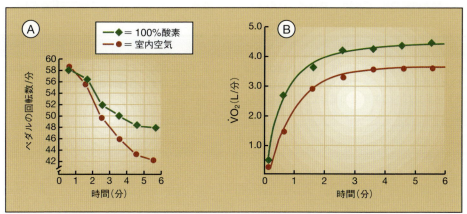

図15-14 A. 海抜レベルの大気を吸入したときと純粋な酸素を吸入したときの持久力（毎分のペダリング）の優位性の比較。B. 持久性ペダリング中の酸素摂取カーブは，純粋な酸素を呼吸したときの増加を示している。（データは，Weltman, A., et al.: Effects of increasing oxygen availability on bicycle ergometer endurance performance. *Ergonomics*, 21: 427, 1978. より）

スのスポーツへの適応は限界のようにみえる。適切な呼吸機能をさらに重視することは人間工学的な利点を無効にするだろう。また，競技中にこのシステムを継続的に利用することは，ルール上認められそうにはないであろう。

回復中

図 15-15 は，連続して行う高強度自転車運動の間の回復期間に高酸素を吸入した場合の効果を示している。1 分間の全力での自転車エルゴメータ運動の後，対象者は安静（座位）またはアクティブ（ペダリングの軽運動）により回復した。アクティブでは室内空気と 100％酸素のどちらかを 10 分あるいは 20 分間吸入した。回復に室内空気あるいは 100％酸素を吸入した後，1 分間自転車をこいでも，6 秒ごとの回転数や累積回転数の差が広がることはなかった。10 分間と 20 分間の回復による血中乳酸レベルの比較では，両条件の間に差は生じなかった。これは，酸素吸入は乳酸除去を率先して変化させるわけではないことを示唆している。その後の研究もこれらの見解をサポートしている。最大下あるいは最大運動後の短時間に行う高濃度酸素の吸入は，分時換気量，心拍数，血清乳酸，あるいは連続して行う運動パフォーマンスのレベルを変化させることはない。

> ### 質問とノート
> - 海抜レベルで 100％の酸素を吸入することによって生じる 2 つの影響を示せ。
> - 高強度の運動前にウォームアップをする重要な目的を 2 つ示せ。
> - サイドラインにおいて，あるいはプレーの合間に 100％酸素を吸入するアスリートは，生理学的利点によって競争の優位も得られるか否か説明せよ。
> - 高強度運動を行う間に 100％酸素を吸入することで，エルゴジェニックな利点がもたらされるかどうか説明せよ。

まとめ

1. 赤血球の自己輸血（血液ドーピング）は，数週間後に使用する目的で高濃度赤血球の採取，保存，自己輸血を行う。追加された血液量と赤血球濃度は理論上より大きな最大心拍出量を生み，血液の酸素運搬能力を増大させる。両方の因子は最大酸素摂取量を増加させる。
2. 研究は，有酸素運動パフォーマンスと体温調節に対する赤血球自己輸血によるエルゴジェニックの利点を支持している。
3. 多様な生理学的合理性がエルゴジェニックな目的や傷害予防に対するウォームアップを正当化している。これらは，筋の収縮スピードや効率，組織のコンプライアンス，酸素供給や利用の増大，神経インパルスの伝導の促進など，潜在的な有効性を含んでいる。心理的な要因についての潜在的なポジティブ効果よりもウォームアップのパフォーマンスに対する利点を支持する研究は限られている。
4. 急激な高強度運動の前に行う中等度の循環器系のウォームアップは，高強度の身体活動の開始時に一時的な心筋の虚血を抑制することによって，心臓の仕事負荷を軽減し，冠血流量を増加させる。
5. 海抜レベルで運動する間，100％酸素を吸入することは酸素摂取を増加させ，血中乳酸を減少させ，肺換気量を低下させることによって持久性を拡大する。海抜レベルでの運動の前後で高濃度混合酸素ガスを吸入することは，エルゴジェニックな利点をもたらさない。

問題

1. バスケットボールのコーチとして，あなたはゲーム前にどのようなウォームアップの方法を勧めるか。
2. コロラド州デンバーの中程度の高地で行われるフットボールの試合の間，サイドラインで酸素の吸入を行うことに対する合理性を説明せよ。

第 VI 部

身体組成の最適化，サクセスフルエイジング，運動による恩恵

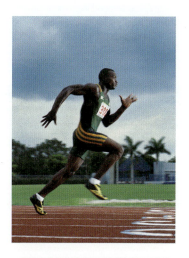

第16章　身体組成，肥満，ウェイトコントロール……………………………… 473
第17章　身体活動，運動，サクセスフルエイジング，疾病予防………………… 526
第18章　運動生理学の臨床応用 …………………………………………………… 557

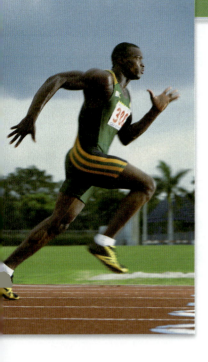

第16章

身体組成，肥満，ウェイトコントロール

本章の目的

- 「標準的な男女」における身体組成の特徴を概説する。
- LBM（除脂肪量 lean body mass），FFM（除脂肪量 fat-free body mass），最低体量について定義する。
- 人体の体積測定におけるアルキメデスの原理の応用について説明する。
- 体密度から体脂肪率を算出する際の前提条件を示す。
- 人種別の皮下脂肪厚および周囲長を用いた体脂肪の推定について説明する。
- 体重および体脂肪，疾患のリスクを評価するうえでの BMI の長所と短所を示す。
- 米国の成人および小児における過体重，肥満について，実情を説明する。
- 肥満に起因する8つの明らかな健康リスクを示す。
- 肥満の判定基準について説明する。
- 脂肪細胞の肥大・増殖について定義し，その影響について説明する。
- エネルギー出納の不均衡が体重へ与える影響について説明する。
- 減量プログラムに身体活動を含めることの根拠を説明する。
- 不活動な過体重者における運動習慣が食事摂取量およびエネルギー消費量に与える影響を説明する。
- 脂肪減少に特化した運動の根拠と有効性について説明する。
- スポーツ競技力向上のための体重増加に関する食事および運動実践についてのアドバイスを示す。

本章では，人体を構成する2つの基本的な要素（脂肪量，除脂肪量）を測定する直接および間接的な方法を含め，ヒトの身体組成について説明する。また，個人の身体組成を推定する非侵襲的な方法を紹介し，最適な身体組成の実現および健康状態の改善のための運動実践や食習慣の重要な役割について議論する。

パート1　ヒトの身体組成

身体組成を測定する方法については，75年以上も前から，数えきれないほど多くの検討がなされてきた。最も多い方法論は人体を異なる2つの構成要素（脂肪量，除脂肪量）に分けることである。小型哺乳類において，均質化された除脂肪組織片の密度は37℃で1.100 g/cm^{3}で，脂肪細胞中に蓄えられた脂肪の密度は37℃で0.900 g/cm^{3}である。のちの身体組成研究は3つ（水分，タンパク質，脂肪）もしくは4つ（水分，タンパク質，骨塩質，脂肪）のはっきりと異なる生物学的要素から説明することで，これまでの2成分モデルをさらに発展させた。当然のことながら，男性と女性では身体組成上の各組織の絶対量が異なる。したがって，性を考慮した基準は，標準的な身体組成を評価するために必要である。

身体組成の多重構成モデル

図16-1に，人体を評価する5段階のモデルを示した。各段階のモデル（原子レベル，分子レベル，細胞レベル，組織レベル，全身レベル）は，物理および化学評価技術の進歩に従って，生物学的組織の複雑さが増し，より精巧なものとなっている。さらに5段階の各モデルには下位区分があることに注意されたい。モデルは各段階のさまざまな構成要素において，まず最初にそれらの要素を特定しようと試み，さらにそれらを定量化している。基本的な特徴としては，直接的もしくは間接的に測定可能な特性をもつ独立した個別のレベルが示されている。

身体組成分析は，方法論的な点や実務的な点の限界から，しばしば組織レベルや全身レベルに焦点が当てられている。身体組成を構成する要素の男女差のいくつかは，1960年代にAlbert Behnke（1898～1993，米国スポーツ医学会名誉賞受賞，海軍医師で身体組成に関する先駆的研究者）が開発した**標準的な男女**と呼ばれる身体組成を理解するための便利な構成概念によって説明される。

Behnkeの「標準的な男女モデル」

図16-2に，Behnkeが開発した標準的な男性と標準的な女性の身体組成を示した。図は，全身を除脂肪量 lean body mass（LBM）と脂肪量 fat mass（FM）に分け，さらにLBMは筋と骨，FMは貯蔵脂肪と必須脂肪に分けられることを示している。このモデルは，実験室において身体組織の細部の構成や構造から得られたデータをまとめたものであり，何千人もの一般人や軍人を対象とした大規模調査から成り立っている。

標準的な男性は標準的な女性と比較して，背が高く，体重や骨量は多い。さらに，筋量が多く，脂肪量は少ない。全身に対する脂肪，筋，骨の割合についても同様に違いがみられる。ただし，体脂肪における性差がどれほど生物学的および環境的要因（生活様式の違いもあるかもしれない）と関連しているのかは，はっきりとはわかっていない。しかし，高い確率で，内分泌機能の違いが重要な役割として関わっていると考えられている。標準のモデルは，個人や集団の多様なデータを統計学的に比較および説明するために，今日でもまだ有用であると示されている。

必須脂肪と貯蔵脂肪

標準モデルにおいて，全身の脂肪は2種類の部位に存在する（**必須脂肪と貯蔵脂肪**）。必須脂肪は，心臓，肺，肝臓，脾臓，腎臓，腸，筋および中枢神経系や骨髄の脂肪が豊富な組織に存在する。この脂肪は通常の生理的機能に必要とされる。例えば，死体から解剖して取り出した心臓の脂肪組織は，男性の場合349 gの全重量に対して脂肪は18.4 g（5.3%）であり，女性の場合256 gの全重量に対して脂肪は22.7 g（8.6%）であった。女性において，必須脂肪には**女性特有の脂肪**が含まれている。

貯蔵脂肪は，主に脂肪細胞中にある脂質（中性脂肪）を含んでいる。エネルギー貯蔵庫としての脂肪細胞は約83%の脂肪，2%のタンパク質，15%の水分およびそれらを構成する物質からできている。貯蔵脂肪は，胸郭および腹腔内の臓器周辺に存在する内臓脂肪と**皮下脂肪**と呼ばれる皮下に付着している大きな脂肪組織を含んでいる。相対値でみると貯蔵脂肪では男女差がほとんどないが（男性12%，女性15%），必須脂肪では女性は男性の4倍である。おそらく，女性にとって必須脂肪は出産やホルモンが関連している機能に重要な役割を果たすからである。標準的な身体におよそ8.5 kgの脂肪が存在しているとすれば，そのエネルギーは理論上63,500 kcalに相当し，ランニングに置き換えれば5.6分/kmのペースで114時間も走り続ける

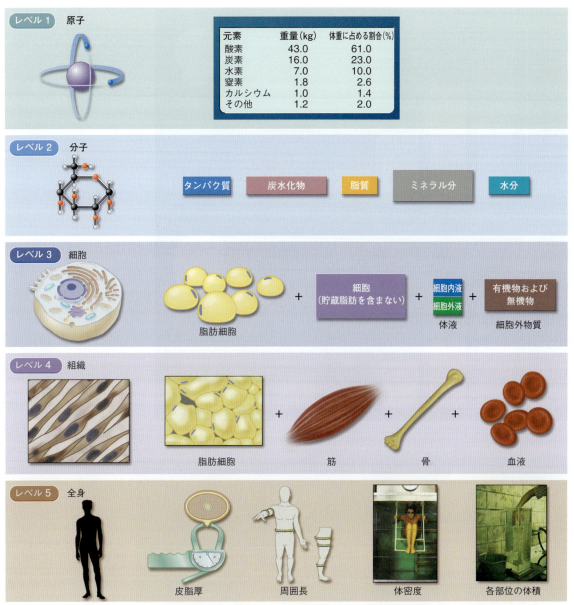

図16-1 身体組成を評価・解明するための5段階モデル。レベルは生物学的組織の複雑さで上がっていく。(Wang, Z. M., et al.: The five-level model. A new approach to organizing body composition research. *Am. J. Clin. Nutr.*, 56: 19, 1992. より改変)

ことができ，フルマラソンを29回も連続で走ることができるエネルギーに相当する。

図16-3は標準的な女性における脂肪の分布を示したものである。5～9％が女性特有の脂肪であり，体脂肪率が14～35％である女性において，乳房の脂肪は体重の4％未満である。このことは，骨盤まわりや殿部，大腿部などにも女性特有の脂肪が存在することを意味していると考えられる。

FFMとLBM

FFM（除脂肪量 fat-free body mass）とLBM（除脂肪量 lean body mass）はそれぞれ意味が異なる。これらの言葉はしばしば区別せず用いられるにもかかわらず，両者の違いはわずかではあるが確実に存在する。（理論上の）LBMには数％の性差によらない必須脂肪（中枢神経系や骨髄，内臓に存在する）が含まれ，全体重の4～7％に相当する。対照的に，FFMは全体重から全脂肪を引いたものである（FFM＝体重−体脂肪量）。Behnkeは，FFMは実験室的（*in vitro*）なもので死体の分析という点では適当な言葉であるとしている。また，LBMは一般的（*in vivo*）なもので，水分，内臓，ミネラルなどに関していえば人の一生を通して比較的一定であると考えている。一般的に，健康な成人におけるFFMとLBMの差は必須脂肪を含むか否か

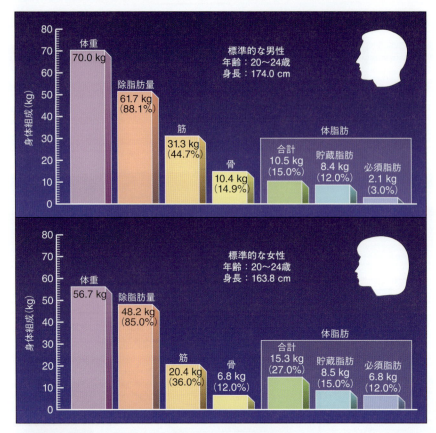

図16-2 Behnke の標準的な男性と女性の身体組成。

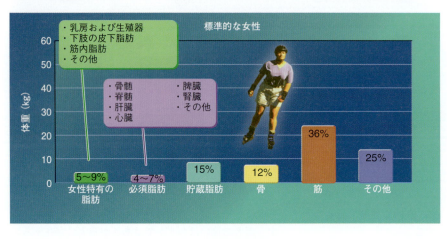

図16-3 標準的な女性（体重 56.7 kg，身長 163.8 cm，体脂肪率 27%）における脂肪分布の理論モデル。(Katch, V. L., et al.: Contribution of breast volume and weight to body fat distribution in females. Am. J. Phys. Anthropol., 53: 93, 1980. より)

である。

図16-2 に示すように，男性の LBM と女性の**最低体重**は主に必須脂肪（加えて，女性では女性特有の脂肪），筋，水および骨からなっている。貯蔵脂肪が 12%，必須脂肪が 3% の標準的な男性の全身の体密度は 1.070 g/cm³ であり，FFM の密度は 1.094 g/cm³ である。標準的な男性の全脂肪量が 15% であるとすると，理論上の FFM の密度は上限値の 1.100 g/cm³ となる。

全脂肪量が 27%（うち 12% が必須脂肪）の標準的な女性では，全身の体密度は 1.040 g/cm³ である。最低体重の 48.5 kg では体密度は 1.072 g/cm³ となる。実際には，全身の体密度において，女性で 1.068 g/cm³（体脂肪率 14.8%）を，男性で 1.088 g/cm³（体脂肪率 5%）を上回ることは，若年のやせたアスリートを除いて稀である。

表16-1 は，男性および女性のアスリートの各種目における体脂肪率を示している。それぞれのスポーツ

Q 質問とノート

- 必須脂肪と貯蔵脂肪の違いを説明せよ。
- 必須脂肪が存在する部位を3つあげよ。
- 貯蔵脂肪の主な役割について説明せよ。
- 以下の公式を完成させよ。
  FFM＝
- FFMの推定密度とは何か？
- 標準的な男女における全身の体密度をあげよ。
  男性：
  女性：

表16-1　男女アスリートの体脂肪率

スポーツ種目	体脂肪率 男性	体脂肪率 女性
バレエ	8～14	13～20
野球/ソフトボール	12～15	12～18
バスケットボール	6～12	20～27
ボディビルディング	5～8	10～15
カヌー/カヤック	6～12	10～16
自転車競技	5～15	15～20
フットボール		
バックス	9～12	
ラインバッカー	13～14	
ラインマン	15～19	
クォーターバック	12～14	
体操競技	5～12	10～16
競馬（騎手）	8～12	10～16
アイス/フィールドホッケー	8～15	12～18
オリエンテーリング	5～12	12～24
ラケットボール	8～13	15～22
ロッククライミング	5～10	13～18
ローイング（手こぎボート）	6～14	12～18
ラグビー		10～17
スキー		
アルペン	7～14	18～24
クロスカントリー	7～12	16～22
ジャンプ	10～15	12～18
スピードスケート	10～14	15～24
シンクロナイズドスイミング		12～24
水泳	9～12	14～24
テニス	12～16	16～24
陸上競技		
円盤投げ	14～18	22～27
跳躍	7～12	10～18
長距離	6～13	12～20
砲丸投げ	16～20	20～28
短距離	8～10	12～20
混成競技	8～10	
トライアスロン	5～12	10～15
バレーボール	11～14	16～25
ウェイトリフティング	9～16	
レスリング	5～16	

データは研究文献よりまとめた。

における体脂肪率の変動の幅も含め，スポーツ種目間に明らかな差が存在する。

痩身の下限

生物学的に考えて，その限度を超えると健康状態や身体機能に害を及ぼす体重の下限値があると考えられる。男女における栄養失調に伴う消耗性疾患，とりわけ，複雑な摂食障害はこのカテゴリーに分類される。

男性

最低体重（例えば，LBM）は，体重から貯蔵脂肪を引くことで推定される。標準的な男性においては，61.7 kgのLBMにおよそ3％（2.1 kg）の必須脂肪が含まれている。これを下回ると健康や運動能力を損なう可能性がある。

体脂肪量の低値は，世界レベルの長距離選手や体脂肪を減らすために極端なダイエットを行った人にみられる（en.wikipedia.org/wiki/Minnesota_Starvation_Experiment）。マラソンランナーの1～8％という低い体脂肪率は，長距離を走るための厳しいトレーニングに対する適応である。相対的に低い体脂肪率は自重負荷のかかる運動時のエネルギーコストを低下させる。そして，継続した，高強度の運動時にすばやく代謝性の熱へ移行する。

女性

男性の痩身の下限値である必須脂肪が3％の状態とは対照的に，女性においては下限値の状態でも必須脂肪は約12％である。標準的な女性の体重の下限値（理論上）は48.5 kgである。一般的に最もやせている女性でも体脂肪率は10～12％を下回ることはなく，おそらくこれは健康的な女性の体脂肪率の下限値である。Behnkeの概念における女性の最低体重におけるLBM中の必須脂肪は12％程度であり，男性では3％程度である。女性の最低体重（12％の必須脂肪を含む）は男性のLBMに相当する（男性では3％）。

低体重とやせ

低体重とやせは必ずしも同じではない。我々の研究室における測定では，「一見して」やせているようにみえる女性の形態的特徴に焦点を当てて研究を進めている。対象者をまず主観的に「やせている」あるいは「かなりやせている」に振り分ける。26人の対象者（女性）に対し，皮脂厚，腹囲，骨幅，そして水中体重法による体脂肪率とFFMの測定を行った（パート2参照）。

その結果は予想に反して，体脂肪率の平均は18.2％であり，若年女性の平均値とされる25～27％よりも7～9％低いだけであった。さらに骨幅は，体脂肪率が平均25.6％の174人の集団や体脂肪率31.4％の31人

の集団と比較しても差が認められなかった。したがって，(Behnkeによる体重の下限値や必須脂肪の存在が示すように) 外見的に (かなり) やせてみえる女性が骨格が小さいとか体脂肪が少ないとはいい切れない。

低体重の女性の基準は以下の3つである。

1. 骨幅から算出した最低体重よりも軽い体重
2. 身長-年齢表における基準の下位20パーセンタイルより軽い体重
3. 体脂肪率が17%未満

痩身，運動習慣，月経不順

活動的な女性，特に「軽体重」や「身体を見せる (魅せる)」ことが要求されるスポーツ (例えば，長距離走，ボディビルディング，フィギュアスケート，ダイビング，バレエ，体操競技など) を行っている女性は，以下の3つのうちの1つがみられる可能性が高まる。

1. 月経の遅れ
2. 不規則な月経周期 (稀発月経)
3. 月経の停止 (無月経)

月経異常は，視床下部から分泌される性腺刺激ホルモン放出ホルモンによって調節される黄体形成ホルモンの下垂体からの規則的な分泌が変化することによって生じる。

無月経は，一般的に妊娠可能年齢の女性の2～5％に生じるが，アスリートでは種目によっては40％にも達するとされる。バレエダンサーは一般人と比べて，やせており，月経不順や摂食障害の発症率が高く，また初経年齢も遅い。女性長距離ランナーの1/3～1/2が不規則な月経周期であるとされている。閉経前女性において，稀発月経もしくは無月経の状態は，骨量の低下や骨格筋の損傷の可能性を高め (例えば，疲労骨折など)，トレーニングの中断につながる。

高強度の慢性的な運動によるストレスは，仮説によると，「視床下部-下垂体-副腎」軸を乱れさせ，不規則月経を引き起こすように性腺刺激ホルモン放出ホルモンの分泌を変化させる。これは**運動ストレス仮説**と呼ばれている。この仮説は，妊娠のためにはエネルギー貯蔵が不十分であることで排卵が停止されるという説明を支持するものである (**エネルギー仮説**)。この「エネルギー不足」に関する説明は，運動自体はエネルギー消費を増やして負のエネルギーバランスを生み出す以外には生殖機能に対して有害な影響はもたらさない。

月経が開始するには少なくとも17％の体脂肪率が

Q 質問とノート

● 低体重とやせの表現の違いについて考察せよ。

i インフォメーション

モデルが理想ではない
1967年，プロのファッションモデルと平均的な米国人女性の体重差はおよそ8％しかなかった。現在，モデルの平均は一般人と比べて23％も低い。20年前，体操選手の体重は現在と比べて9kgも重かった。つまり，異常な食行動や現実的でない目標体重がすべての年代の女性に広くみられるようになったのである。

必要であり，正常な周期で月経が行われるには22％の体脂肪率が必要であると主張している研究者がいる。彼らは，それらの体脂肪率を下回ることが，月経に影響を与えるホルモンや代謝系に障害を引き起こすと説明している。動物実験により，体脂肪レベルや食欲調節に関連するホルモンである**レプチン**は成熟期を開始させる主要な物質であるとされている。したがって，性成熟の開始に関するホルモン調節と体脂肪の蓄積を反映するエネルギー貯蔵のレベルの間にある一定の関係が存在する。

LBM/体脂肪比は正常な月経周期の鍵となる役割を果たしているかもしれない。これは，末梢の脂肪におけるアンドロゲンからエストロゲンの変換を通じて，もしくは脂肪細胞からのレプチン産生を通じて起こりうる。他の要因も作用しているかもしれない。基準である17％の体脂肪率を下回る活動的な女性の多くは，生理学的および運動的許容量の高いレベルを損なわずに正常な月経周期を維持している。一方，女性の平均的体脂肪レベルを維持している無月経アスリートも存在する。不規則月経の考えられる要因は，身体，栄養，遺伝，ホルモン，局所的な脂肪蓄積，心理，環境が複雑に関係している。高強度の運動は一連のホルモンの放出を促し，それらのホルモンのいくらかは正常な生殖機能を崩壊させうる。

すべての可能性において，13～17％の体脂肪率はおそらく通常の月経と関連する最小の範囲を示している。生殖機能に及ぼす継続的な無月経の影響とリスクについては不明な点が残っている。月経不全や月経周期の中断については，婦人科学者もしくは内分泌学者によって調査されるべきである。というのも，月経異常は下垂体や甲状腺の機能不全，もしくは早期閉経といった医学的な状態を反映しているかもしれないからである。

まとめ

1. 体脂肪は必須脂肪と貯蔵脂肪に分類される。必須脂肪は骨髄，神経組織および臓器に存在し，それはエネルギー貯蔵としてではなく，正常な生物学的機能を果たす重要な構成要素である。エネルギー貯蔵としての貯蔵脂肪は，主に皮下および腹腔内に存在する脂肪組織に蓄積している。
2. 貯蔵脂肪は，若年男性で体重の12%，女性で15%存在する。
3. 真の性差は必須脂肪にみられる。必須脂肪は男性で体重の3%，女性で12%である。女性における大きな必須脂肪の割合は，おそらく出産やホルモン機能と関連している（すなわち，女性特有の脂肪）。
4. おそらく，良好な健康状態と望ましい運動能力を保ったまま必須脂肪のレベル以下に脂肪を落とすことはできない。
5. 月経不順は，ハードなトレーニングや，食事制限，低い体脂肪率を保っている女性アスリートに起こる。トレーニングや競技会，ホルモンバランス，食事摂取，体脂肪の生理的および心理的ストレスと月経不順との間にある正確な相互作用については研究の余地がある。

問題

体脂肪に本当の性差はないという立場に対し，身体活動およびエネルギー摂取のパターンによる違いの他に，どのような意見が成り立つか？

パート2　身体のサイズと身体組成の評価法

身体組成（脂肪とそれ以外）を測定するためには，一般的に2つの方法がある。

1. 化学分析や解剖による直接法
2. 水中体重法や形態測定および簡易的な測定による間接法

直接法

身体組成を直接測定するには2つの方法がある。1つは，化学物質を身体に溶けこませる方法である。もう1つは，解剖によって脂肪，貯蔵脂肪以外の脂肪組織，筋，骨に分ける方法である。この分析には膨大な時間，各部への細心の注意，そして特殊な研究環境が要求され，倫理的問題と研究のための献体提供に関わる法的な問題が課せられる。それらが完遂された研究成果が1984年に発表された。図16-4は，55～94歳の25献体の分析結果である。そのうち12体（男性6体，女性6体）は防腐処理され，13体（男性6体，女性7体）は防腐処理がされていなかった。それぞれの献体の分析では，骨格筋と主要な臓器（脳，心臓，肺，肝臓，腎臓，脾臓）が取り除かれ，骨は関節位で分けられ，筋や脂肪の表面から分けるためにばらばらにされた。筋には靱帯も含まれ，骨には関節部位の軟骨が含まれた。それらすべての組織（破片も）は密閉されたプラスチック製の容器に保存された。組織は0.1g単位で計量され，密度も求められた。完璧な解剖は10～12人の解剖学者とキネシオロジストによっておよそ15時間かけて行われた。全身に占める脂肪組織の量は女性で40.5%，男性で28.1%であった（図16-4）。研究者は，全身からすべての脂肪組織を除いた後の除脂肪体重 adipose tissue-free weight（ATFW）の概念を提唱している。筋は男性でATFWの52%，女性で48.1%を占め，骨量は男性でATFWの19.9%，女性で21.3%を占めている。男女を合わせると，ATFWのうち8.5%を皮膚が，50%を筋が，20.6%を骨が占めている。

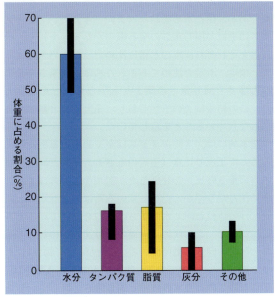

図16-4　解剖に基づく成人男女の人体を構成する要素（体重当たりの割合）。(Clarys, J. P., et al.: Gross tissue weights in the human body by cadaver dissection. Hum. Biol., 56: 459, 1984. より)

間接法

身体組成を測定する間接法は多く存在する。アルキメデスの原理は，**体密度**から体脂肪率を算出する**水中体重法**に応用されている。その他の方法としては，皮脂厚法や周囲径測定法，X線法，生体電気抵抗法，近赤外線分光法，超音波法，CT，MRI，二重エネルギーX線吸収測定法（DXA法）があげられる。

水中体重法（アルキメデスの原理）

ギリシャの数学者アルキメデス（BC 287～212年）は，身体組成測定の基礎となる物理的法則を発見した。

シラクサのヒエロン王は，自身の純金の王冠が金から銀へ置き換えられているのではないかと疑っていた。ヒエロン王は，アルキメデスに王冠が金であるかどうかを壊さずに確かめる方法を考え出すよう要求した。アルキメデスはいく週にもわたり，考えに考えたがよい方法を思いつかなかった。そんなある日，彼は満水になった風呂に入り，そして水があふれるのをみた。あふれた水について少し考え，狂喜し，風呂から飛び出して裸のままシラクサの通りを駆け抜けて，「Eureka!」「Eureka!」と叫んだ［訳注：Eurekaとはギリシャ語で「わかった！」の意］。私は王冠の謎を解く方法をみつけた，と。

アルキメデスは，金はその重さに見合う体積をもっており，複雑な形をした物の体積を測るときは水に沈めてあふれ出た水を集めればよいと考えた。アルキメデスは王冠と同じ重さの金と銀のかたまりを持ち，それらをそれぞれ満水の水槽に沈めた。ひらめきによって，彼は，王冠を沈めてあふれた水は同じ重さの金よりも多く，同じ重さの銀よりも少ないことを発見した。この結果は王の予想どおり，王冠は金と銀の両方からできていることを示していた。

基本的には，アルキメデスは金や銀の比重と比較することで王冠の比重（王冠の重さと，王冠と同じ体積の水の重さの比）を評価した。アルキメデスはまた，水に沈んだり浮かんだりしている物は，それが入った分だけの体積と同じ水の重さの反力を受けているとも結論づけた。この反力（＝浮力）は沈む物に対して重力と反対の向きに働いている。したがって，物体は「水中で重さを失う」のである。**物体が水中で失う重さは，それが押しのけた水の体積と同じ重さと等しい**。したがって，**比重とは，物体の空気中での重さを水中で失った重さで割ったものである**。水中で失う重さは空気中の重さから水中での重さを引いたものである。

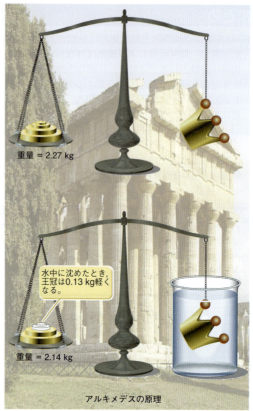

図 16-5 王冠の体積と比重を求めるためのアルキメデスの原理。

比重＝空気中の重さ÷水中で失う重さ

具体的にいうと，空気中では2.27 kgの王冠は水中では0.13 kg軽くなる（**図 16-5**）。王冠の重さ（2.27 kg）を水中で失った重さ（0.13 kg）で割ると17.5という比重が得られる。金の比重（19.3）と明らかに異なるため，「わかった！ この王冠は偽物に間違いない！」と結論づけることができるのである。

アルキメデスの原理は，身体の体積を間接的に計測し，そこから体密度と体脂肪率を算出するための水中体重法の応用につながっている。

体密度の計測

例をあげて説明すると，50 kgの女性は水中では2 kgである。アルキメデスの原理に従うと，水中で失った48 kgの重さは，押しのけられた水の重さと等しい。温度によって水の密度は決定されるので，押しのけられた水の体積を計算するのはやさしい。例えば，48 kgの水は48 Lあるいは48,000 cm³（水温4℃において，水1 g＝1 cm³）である。女性を4℃という冷たい水で計測できたなら，補正の必要はない。実際は，温水を使い，水温によって密度の補正を行っている。その女性の体密度は体重÷体積，すなわち50,000 g÷48,000 cm³ = 1.0417 g/cm³ となる。

体脂肪率，脂肪量，除脂肪量（FFM）の算出

体脂肪率を算出する公式は，以下の3つの前提により導き出される。

1. 脂肪（体内の脂肪組織から抽出できるすべての脂肪分）とFFM（水分を含む，脂肪以外の組織）の密度はそれぞれ0.90 g/cm³と1.10 g/cm³であり，不変の密度である。
2. 体温37℃におけるFFMの構成要素の密度は，それぞれ水分が0.9937 g/cm³（FFMの73.8％），ミネラルが3.038 g/cm³（FFMの6.8％），タンパク質が1.340 g/cm³（FFMの19.4％）である。
3. 標準的な身体との違いは，体脂肪率のみ比較できる（標準的な身体は73.8％の水分と19.4％のタンパク質，そして6.8％のミネラルからなる）。

バークレーの物理学者William Siri（1926〜2004）によって示された以下の公式は，体密度から体脂肪率を算出するものである。

●Siriの公式

体脂肪率（％）＝ 495 ÷ 体密度 − 450

前述した3つの前提に基づいて，体密度が1.0417 g/cm³だと仮定すると，Siriの公式による体脂肪率の推定値は以下のようになる。

体脂肪率（％）＝ 495 ÷ 体密度 − 450
　　　　　　 ＝ 495 ÷ 1.0417 − 450
　　　　　　 ＝ 25.2％

体脂肪量は体重に体脂肪率を掛けることで求まる。

体脂肪量（kg）＝ 体重（kg）×（体脂肪率 ÷ 100）
　　　　　　　＝ 50 kg × 0.252
　　　　　　　＝ 12.6 kg

体重から体脂肪量を引いたものがFFMである。

FFM（kg）＝ 体重（kg）− 体脂肪量（kg）
　　　　 ＝ 50 kg − 12.6 kg
　　　　 ＝ 37.4 kg

この例では，50 kgの体重のうち，25.2％（12.6 kg）が脂肪であり，残りの37.4 kgがFFMである。

●水中体重法の限界と誤差

除脂肪組織1.10 g/cm³，および脂肪組織の密度0.90 g/cm³は，若年および中年成人の平均値である。特に体密度やFFMの構成要素においては，これらは多くの集団にあてはまるとされる。これらの変数は全身の体密度から体脂肪率を推定する際に影響を与えうる。例えば，アフリカ系米国人

> **Q 質問とノート**
>
> - 身体組成の評価法について異なる4種類の間接法をあげよ。
> - 水中体重法のその他の名称をあげよ。
> - 密度と浮力の違いについて詳細に説明せよ。
> - アルキメデスの原理について説明せよ。

やヒスパニックは，白人と比較してFFMの密度が高い（アフリカ系米国人：1.113 g/cm³，ヒスパニック：1.105 g/cm³）。その結果として，彼らに一般式を適用した場合，FFMを**過大評価**し，体脂肪率を**過小評価**することになる。アフリカ系米国人に適用可能なSiriの修正式は以下のとおりである。

●アフリカ系米国人のための修正式

体脂肪率（％）＝ 437.4 ÷ 体密度 − 392.8

身体組成を測定する際に，種々の組織の密度を一定として，成長期の子どもや，筋量や骨量が低下している高齢者に適用するのは不正確である。例えば，成長期にはFFMに占める水分やミネラル分の割合が変化するし，加齢に伴う骨粗しょう症によるミネラル分の減少も起こる。成長期の子どもや高齢者の骨密度の低下によって，FFMの密度は1.10 g/cm³を下回る。したがって，体脂肪率を過大評価してしまう。この理由によって，多くの研究者は子どもや高齢者において，体密度から体脂肪を算出することはしない。他の研究者は発育期の子どもにおいて，体密度から体脂肪率を算出する際に他の要素で調整することで計算する方法を適用している。**表16-2**は，7〜17歳の男女における成熟レベルごとの体密度から体脂肪率を算出する式を示している。

表16-3は，それぞれ人種が異なる男女の集団におけるFFMの密度や，体脂肪率の算出式を示している。これらは，体内のタンパク質，ミネラル，水分の割合や体密度に基づいている。あたり前であるが，体密度から体脂肪率を算出するためのそれぞれの異なる式は，それぞれの仮定に基づいた異なる値を示す。この変数は水中体重法におけるもともとの誤差は反映しない。むしろ，体積を評価するための水中体重は1％以下のテクニカルエラーしか生じない。

体積の測定

図16-6は，水中体重法による体積の測定例を示す。まず最初に，±50 gの精度の体重計で空気中における体重を量る。体密度の低い（太っている）対象者には

表16-3 除脂肪体密度の推定値の違いに基づいた体密度により求められる体脂肪率の推定式

年齢（歳）	推定式	除脂肪体密度[a]
男性		
白人		
7～12	体脂肪率＝5.08/体密度－4.89	1.084
13～16	体脂肪率＝5.07/体密度－4.64	1.094
17～19	体脂肪率＝4.99/体密度－4.55	1.098
20～80	体脂肪率＝4.95/体密度－4.50	1.100
アフリカ系米国人		
18～22	体脂肪率＝4.37/体密度－3.93	1.113
日本人		
18～48	体脂肪率＝4.97/体密度－4.52	1.099
61～78	体脂肪率＝4.87/体密度－4.41	1.105
女性		
白人		
7～12	体脂肪率＝5.35/体密度－4.95	1.082
13～16	体脂肪率＝5.10/体密度－4.66	1.093
17～19	体脂肪率＝5.05/体密度－4.62	1.095
20～80	体脂肪率＝5.01/体密度－4.57	1.097
米国先住民		
18～60	体脂肪率＝4.81/体密度－4.34	1.108
アフリカ系米国人		
24～79	体脂肪率＝4.85/体密度－4.39	1.106
ヒスパニック		
20～40	体脂肪率＝4.87/体密度－4.41	1.105
日本人		
18～48	体脂肪率＝4.76/体密度－4.28	1.111
61～78	体脂肪率＝4.95/体密度－4.50	1.100
拒食症患者		
15～30	体脂肪率＝5.26/体密度－4.83	1.087
肥満者		
17～62	体脂肪率＝5.00/体密度－4.56	1.098

推定式は研究文献より．
[a]除脂肪密度の推定値は，タンパク質，ミネラルおよび水分の割合がわずかに異なる値を用いている．

表16-2 児童・青年期における体密度を用いた性・年齢別の推定式から算出される体脂肪率

年齢（歳）	男	女
7～9	体脂肪率＝(5.38/体密度－4.97)×100	体脂肪率＝(5.43/体密度－5.03)×100
9～11	体脂肪率＝(5.30/体密度－4.86)×100	体脂肪率＝(5.35/体密度－4.95)×100
11～13	体脂肪率＝(5.23/体密度－4.81)×100	体脂肪率＝(5.25/体密度－4.84)×100
13～15	体脂肪率＝(5.08/体密度－4.64)×100	体脂肪率＝(5.12/体密度－4.69)×100
15～17	体脂肪率＝(5.03/体密度－4.59)×100	体脂肪率＝(5.07/体密度－4.64)×100

Lohman, T. Applicability of body composition techniques and constants for children and youth. *Exerc. Sports Sci., Rev.*, 14: 325, 1986. より

Q 質問とノート

- 体脂肪率を推定するための「Siriの公式」を示せ．

- 体密度が1.0399 g/cm^3 の場合の体脂肪率を計算せよ．

- 体密度が1.0417 g/cm^3 のヒスパニック女性の体脂肪率を計算せよ．

- 体密度が1.0611 g/cm^3 のアフリカ系米国人男性の体脂肪率を計算せよ．

- 体密度が1.0444 g/cm^3 の15歳男子の体脂肪率を計算せよ．

- 異なる人種における除脂肪密度の違いはどこにあるか説明せよ．

ダイバー用のベルトを腰に巻き，水中に潜った際に浮き上がらないようにする．水中から頭部のみを出した状態で座り，その後水面から頭が出ないよう潜る．その間，最大限に息を吐ききる．水中での体重を計測している間は数秒息を止める必要がある．求めている数値を出すまでには，これをおよそ8～12回ほど繰り返す．最大限に息を吐き出したとき，肺の中には最小限の空気しか残っていない．それを**残気量**という．したがって，体積の測定には残気量による浮力の影響を引かなければならない．

- **残気量について**　水中体重法を用いた体積の測定における最も大きな誤差は，残気量の測定誤差によるものである．残気量の測定には特殊な機器と熟練した測定者が必要とされる．高い研究レベルの精度を求められない場合（一般のスクリーニングや体力測定，研究指導など），残気量は年齢，身長，体重，あるいは肺活量に基づく推定式によって求められる（BOX 16-1 参照）．

- **空気置換法（BOD POD）による体積の測定**　水中体重法の他にも体積を確実に量ることが可能である．

図16-7 に，**BOD POD** と呼ばれる体積を測定する機器を示す．基本的に，全身の体積はチャンバーの中に入ったときの出された空気の体積と等しい．対象者はすでに体積のわかっている2つのチャンバーのうちの1つに着席する．2つのチャンバーはガラス繊維でできており，前後に分かれて前で測定を，後ろで基準値の測定（リファレンス）を行う．体積変動計は2つのチャンバーをつないでいる．2つのチャンバーの圧力差は計器の振動板を揺らし，チャンバー内の気圧の変化が直接反映される．対象者は呼吸を空気回路を通じて行い，肺体積を測定する．体密度は「体重÷体積（BOD POD による測定）」を用いて計算される．Siri の式は体密度を体脂肪率に変換するものである．

皮脂厚法

簡単な形態計測によって体脂肪を推定することができる．最も一般的な方法として，**皮下脂肪厚**を使うも

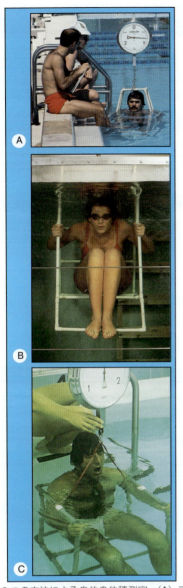

図16-6 3つの方法による身体の体積測定。(A) スイミングプール，(B) 研究室のステンレス製タンク，(C) プロフットボールチームの施設内にある治療用プールでの水中体重測定。

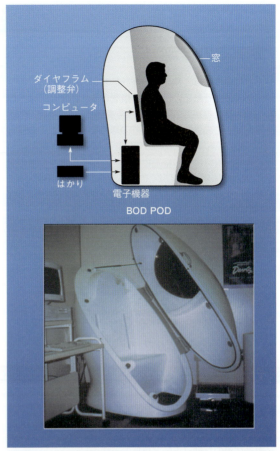

図16-7 (上) BOD PODの主なシステム配置。(下) 空気置換法による身体の体積測定のためのチャンバー。(写真提供：Life Sciences Instruments, Concord, CA.)

Q 質問とノート

- 体重79 kg，身長185.4 cmの22歳男性における残気量を計算せよ。

のがある。皮下脂肪厚測定の理論的根拠は，皮膚の下に貯蔵されている脂肪および体内の脂肪と体密度の関係を基本としている。体脂肪の推定に皮脂厚を用いる根拠は，(1) 皮下脂肪は皮膚の真下に存在，(2) 体内の脂肪貯蔵器官，(3) 人体の体密度の3つの要素の関連より成り立っている。

キャリパー

1930年頃，皮下脂肪測定にピンチ型の特製キャリパーが用いられた。キャリパーは，マイクロメーターと同様の原理で2つのポイント間の距離を測定するものである。皮下脂肪を指でつまみ，$10\,g/mm^2$の圧力によってmm単位で皮下脂肪の厚さを測定する。

図16-8に，3つの異なる種類のキャリパーを示す。最も高価なキャリパー (ハーペンデンおよびランゲ) と比べ，安価なモデルは正確性に劣り，測定中の圧力のかかり方が一定ではなく，多くはスケールが小さいものであり (<60 mm)，経験の浅い人が計測すると同じ場所を測っても数値が一致しない。

測定に際して，親指と人差し指で皮膚と皮下脂肪を筋組織から引き離すようにしっかりとつまむ。キャリパーの力が皮膚にかかって2秒以内に目盛りを読む。時間の制限は皮下脂肪が圧縮されるのを防ぐためである (BOX 16-2参照)。研究目的で測定する場合，測定者はある程度の経験を積んでおかなくてはならず，同じ対象者において，同じ箇所を同日または異なる日に

BOX 16-1

残気量の推定

水中体重法は，身体組成を評価するのに妥当で信頼性のある方法である．全身の体積を正確に測定し，体密度を求めることができる（体重÷全身の体積）．全身の体積は，陸上での体重から水中での体重を引いたものと等しく（肺の残気量と胃腸内の空気を減算する），水温に応じた水の密度によって補正される．胃腸内のわずかなガス（100 mL 未満）は無視できる．対照的に，肺の残気量は多く，全身の体積を求める際には必ず考慮しなければならない．

肺の残気量を測る研究室レベルの方法には，ヘリウム希釈法，窒素ガスウォッシュアウト法，酸素希釈法がある．それぞれの方法は複雑であり，高価な設備が要求される．そのかわりとして，妥当性は高くないものの，年齢，身長，体重をもとにした残気量の推定式が用いられる．推定残気量の推定標準誤差は±325〜500 mL であり，これは体脂肪率の推定誤差が±2.5%を超えるのと対応している．

残気量の推定式

普通体重の男性：

$$残気量(L) = (0.022 \times 年齢) + (0.0198 \times 身長) - (0.015 \times 体重) - 1.54$$

普通体重の女性（年齢と身長のみ使用）：

$$残気量(L) = (0.007 \times 年齢) + (0.0268 \times 身長) - 3.42$$

肥満男女（男性：体脂肪率25%以上，女性：体脂肪率30%以上）：

$$残気量(L) = (0.0167 \times 年齢) + (0.0130 \times 体重) + (0.0185 \times 身長) - 3.3413$$

例

男性，21歳，80 kg，182.9 cm：

$$\begin{aligned}残気量(L) &= (0.022 \times 21) + (0.0198 \times 182.9) \\ &\quad - (0.015 \times 80) - 1.54 \\ &= 0.462 + 3.621 - 1.2 - 1.54 \\ &= 1.34 \text{ L}\end{aligned}$$

女性，19歳，160.0 cm：

$$\begin{aligned}残気量(L) &= (0.007 \times 19) + (0.0268 \times 160.0) - 3.42 \\ &= 0.133 + 4.288 - 3.42 \\ &= 1.00 \text{ L}\end{aligned}$$

肥満男性，35歳，104 kg，179.5 cm：

$$\begin{aligned}残気量(L) &= (0.0167 \times 35) + (0.0130 \times 104) \\ &\quad + (0.0185 \times 179.5) - 3.3413 \\ &= 0.5845 + 1.352 + 3.321 - 3.3413 \\ &= 1.39 \text{ L}\end{aligned}$$

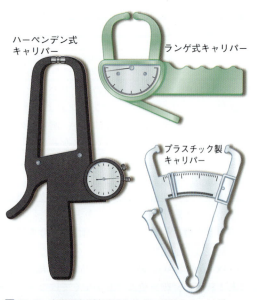

図 16-8 皮脂厚を測定するための一般的なキャリパー．

測定しても同様の数値を得なければならない．よい練習方法は，およそ50人の「やせ」から「肥満」までの対象者を複数回測定することである．「実際」の測定を行う前に，細部に細心の注意を払うことが，測定の再現性を確保することにつながる．

● **皮下脂肪の測定部位** 最も一般的な測定部位は，上腕三頭筋部，肩甲骨下部，腸骨上端部，腹部，大腿部である．立位にて対象者の右側を測定し，それぞれを2,3回測定した平均値をとる．肩甲骨下部と腸骨上端部を除き，垂直方向につまんで測定する（他は斜め方向に測定する）．図16-9 の右下は，キャリパーと測定の際につまむ皮膚およびその下の組織を示しており，以下にあげる5つの測定部位についても示している．

1. **上腕三頭筋部**：弛緩した状態で肩峰点と橈骨点の中間，上腕の中央線を垂直につまむ．
2. **肩甲骨下部**：肩甲骨の下部を斜めにつまむ．

BOX 16-2

皮脂厚はいつ数字を読むべきか?

しばしば質問されるのが,キャリパーの数値はどのタイミングで読むのがよいかということである。あなたはいつまでキャリパーをそのままにしておくべきか。1秒,3秒,5秒,それとも動かなくなるまで?

研究のためのキャリパーは,平均で10 g/mm^{2}の圧力がかかるようになっている。これは,キャリパーが常に皮膚と脂肪の厚さに同じ圧力がかかることを意味している。皮脂厚の測定部位を定めた後,キャリパーはそれ自体がもつ圧力とつり合うまで皮下脂肪下の水分や結合組織,脂肪を押しのけ続ける。

図は,男性18人と女性18人の上腕背部の皮脂厚の圧力を示している。測定中に,皮脂厚の数値が刻々と変化していることがわかる。キャリパーを当てた後の最初の4秒間に,皮膚とその下の脂肪の圧縮の70%以上が生じている。したがっ

て,圧縮されていない数値を記録するためには,キャリパーから皮膚へ力が加わってから1〜2秒以内に数値を読むべきである。それ以上の遅れは,実際の皮脂厚よりも過小評価することになる。

60秒以上にわたる皮脂厚の変化は0.3〜4.5 mmにもなる。大きな変化量ではないが,この誤差は,皮脂厚法を用いた際に体脂肪率の正確性に影響を及ぼす。例えば,最初の圧縮されていない数値と圧縮された数値(60秒後)を比べると,体脂肪率の推定値は2〜8%違ってくる。この大きな誤差は見逃すことはできない。どのタイミングで数値を読んだのかは,皮脂厚法を用いている研究のほぼすべてで明記されていない。キャリパーを皮膚に当てた直後に読まれた圧縮されていない数値であることを,ただ推測しているだけである。

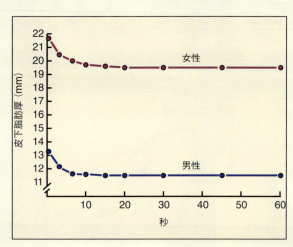

Q 質問とノート

- キャリパーの目盛りを読む前に,皮脂厚をつまんだ後,どのくらいの時間待つべきか?
- 代表的な皮脂厚の測定部位を5つあげよ。
- 皮脂厚データの実用的な使用方法を2つあげよ。

---

3. **腸骨上端部**:腸骨の真上をわずかに斜めにつまむ。
4. **腹部**:臍の2〜3 cm右を垂直につまむ。
5. **大腿部**:膝蓋骨から殿部までのおよそ2/3,大腿の中央部を垂直につまむ。

時に以下の2つも測定する。

1. **胸部(男性のみ)**:乳首から腋窩の直線上,腋窩に近い場所を斜めにつまむ。
2. **上腕二頭筋部**:上腕部の後部中央を垂直につまむ。

皮脂厚データの使用

皮脂厚は体脂肪やそれらの分布についての意味ある情報を提供してくれる。研究においては,2つの実用的な方法が存在する。

1. 皮脂厚の数値の合計値。「皮脂厚値の合計(Σskf)」は個人間における相対的な肥満度を示すことができ,トレーニングやダイエット前後の肥満度の絶対的な変化も反映する。
2. 皮脂厚の数値やΣskfを用いた,体密度や体脂肪率

を推定するための公式。これらの公式は対象者による特性があり,年齢や性,トレーニング状況,肥満度,人種など推定式をつくった対象者と同様である必要がある。

若年者において,体脂肪のおよそ半分は皮下脂肪であり,残りは内臓脂肪と臓器に関連する脂肪組織である。加齢とともに,皮下脂肪よりも内臓などについている脂肪の割合が多くなる。したがって,同じ皮脂厚でも年齢が高いと体脂肪は多くなる。この理由のため,皮脂厚からの体脂肪率の**推定式**には男女とも年齢の補正が必要となる(BOX 16-3参照)。我々は,体脂

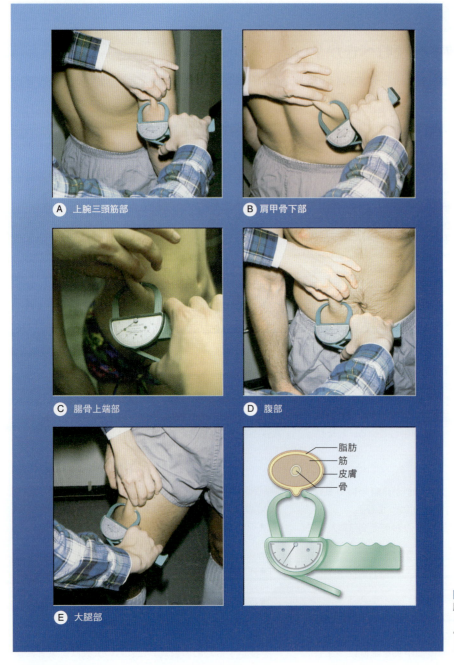

図 16-9　一般的な5つの皮脂厚の解剖学的測定部位。(A) 上腕三頭筋部, (B) 肩甲骨下部, (C) 腸骨上端部, (D) 腹部, (E) 大腿部。

肪量や脂肪分布をより正確に推定するのに最良な代替案として, Σskf の方法や体密度や体脂肪率を推定するための公式を推奨する。

熟練した皮脂厚の測定者となるためには, 以下の9つの事項を忠実に実行しなければならない。

1. 測定「前」に各測定部位の解剖学的場所を正確にマーキングする。
2. キャリパーの目盛りは, 皮下脂肪をつまんでから1〜2秒以内に半目盛り (例:0.5 mm) まで読む。
3. 2回の計測値のうち, 小さいほうの値を皮脂厚スコアに用いる。
4. 皮膚と皮下脂肪を圧迫することの影響を防ぐため, 同じ箇所を複数回連続して測定するよりも, 複数の測定部位についてローテーションを組んで複数回測定すべきである。
5. 体液が皮膚側へ移動し, 誤った値を測定してしまうため, 運動直後には測定しない。
6. 経験を積むために, 最低でも50人以上の対象者における複数箇所の皮脂厚の測定を練習する。

7. 熟練者とトレーニングを受ける人との比較が可能であるため，熟練した測定者からトレーニングを受ける。
8. 測定部位は乾燥させ，ローションフリーな状態にしておく。
9. 可能であれば，身体組成評価に関する講習会に参加する。いくつかの継続した講習会に出席することで，身体組成計測に関する手続きの完了証などが交

BOX 16-3

多様な人種の体脂肪率を推測するための公式

皮脂厚から体密度や体脂肪率を推定するための公式は100以上もある。同質の集団より作成された公式は，2～7カ所の測定部位の数値を組み合わせて体密度を推定し，人種（集団）に特化した公式を適用して体脂肪率を算出する。異なる公式は，水中体重法で評価した体脂肪率と比べて±3～5％の誤差を生じさせる。

推定式について

表中に，異なる対象者（人種など）における皮脂厚を用いた推定式を示している。使用されている略語は以下のとおりである。Σskf＝皮脂厚，tri＝上腕三頭筋部，calf＝ふくらはぎ，scap＝肩甲骨下部，midax＝腋窩，iliac＝脇腹，abdo＝腹部，thigh＝大腿部，Db＝体密度（g/cm^3），BF＝体脂肪，age＝年齢。

皮脂厚を用いた体脂肪率の推定

対象者	年齢(歳)	変数名	推定式	備考
子ども				
男児	6～10	tri+calf	%BF=0.735（Σ2skf）+1.0	
		tri+scap	%BF=0.783（Σ2skf）+1.6	Σskf>35 mm のとき使用
女児	6～10	tri+calf	%BF=0.610（Σ2skf）+5.1	
		tri+scap	%BF=0.546（Σ2skf）+9.7	Σskf>35 mm のとき使用
米国先住民				
女性	18～60	tri+midax+iliac	Db=1.061−0.000385（Σ3skf）−0.000204（age）	%BF=[（4.81÷Db）−4.34] 100
アフリカ系米国人				
女性	18～55	chest+abdo+thigh+tri+scap+iliac+midax	Db=1.0970−0.00046971（Σ7skf）+0.00000056（Σ7skf）^{2}−0.00012828（age）	%BF=[（4.85÷Db）−4.39] 100
男性	8～61	chest+abdo+thigh+tri+scap+iliac+midax	Db=1.1120−0.00043499（Σ7skf）+0.00000055（Σ7skf）^{2}−0.00028826（age）	%BF=[（4.37÷Db）−3.93] 100
ヒスパニック				
女性	20～40	chest+abdo+thigh+tri+scap+iliac+midax	Db=1.10970−0.00046971（Σ7skf）+0.00000056（Σ7skf）^{2}−0.00012828（age）	%BF=[（4.87÷Db）−4.41] 100
日本人				
女性	18～23	tri+scap	Db=1.0897−0.00133（Σ2skf）	%BF=[（4.76÷Db）−4.28] 100
男性	18～27	tri+scap	Db=1.0913−0.00116（Σ2skf）	%BF=[（4.97÷Db）−4.52] 100
白人				
女性	18～55	tri+iliac+thigh	Db=1.0994921−0.0009929（Σ3skf）+0.00000023（Σ3skf）^{2}−0.0001392（age）	%BF=[（5.01÷Db）−4.57] 100
男性	18～55	chest+abdo+thigh	Db=1.109380−0.0008267（Σ3skf）+0.00000016（Σ3skf）^{2}−0.0002574（age）	%BF=[（4.95÷Db）−4.50] 100
アスリート（全種目）				
男性	18～29	tri+iliac+abdo+thigh	Db=1.112−0.00043499（Σ7skf）+0.00000055（Σ7skf）^{2}−0.00028826（age）	%BF=[（5.01÷Db）−4.57] 100
女性	18～29	chest+midax+tri+scap+abdo+iliac+thigh	Db=1.096095−0.0006952（Σ4skf）+0.0000011（Σ4skf）^{2}−0.0000714（age）	%BF=[（4.95÷Db）−4.50] 100

付される場合がある（www.sportsnutritionsociety.org/certificates.aspx）。

周囲径の測定

図16-10は，最も有名な6つの周囲径の測定部位を示している。周囲径は容易かつ妥当に皮下脂肪を測定可能である。測定に際しては，麻もしくはプラスチック製の巻尺を軽く皮膚に当て，きつく締めすぎることなく，巻尺を張るようにする。そのとき，皮膚を圧迫しないようにする。それぞれの計測部位は2回測定し，平均値を算出する。

周囲径測定の実用性

若年および老年の男女の体脂肪率を推定する計算式は，実測値と比較して±2.5～4.0%の誤差がある。個々の形態的特徴は，妥当性を検証したグループと似ている場合，適用される。比較的小さな推定誤差は，研究施設を利用できない人にとって，有用な公式をつくることにも貢献する。これらの公式は極度にやせている人や太っている人，かなり激しいスポーツや筋力トレーニングを行っていて皮下脂肪がないのに周囲径が長いような人の体脂肪の推定には使うべきではない。周径囲は体脂肪の分布や減量や体重増加による体脂肪分布の変化を分析することもできる。

生体電気抵抗法

除脂肪組織は電解質を多く含み，電気抵抗も少ないため，脂肪や骨組織と比較して，微弱な交流電流が通り抜けやすい。その結果，電気抵抗値は体水分量や，さらには除脂肪量，体密度，体脂肪率と関連する。

生体電気抵抗法 bioelectrical impedance analysis（BIA）は，コンディションを一定（標準化）にできる測定者が求められる。具体的には，電極の場所，対象

> **Q 質問とノート**
>
> - 熟練した皮脂厚の測定者となるにあたって，押さえておくべき重要な事項を3つあげよ。
>
> - 上腕三頭筋の皮脂厚が20 mm，肩甲骨下部が18 mmの10歳女児の体脂肪率を推定せよ。
>
> - 体密度が1.04225 g/cm³の女性アスリートの体脂肪率を計算せよ。
>
> - 周囲径の主な6つの測定部位をあげよ。

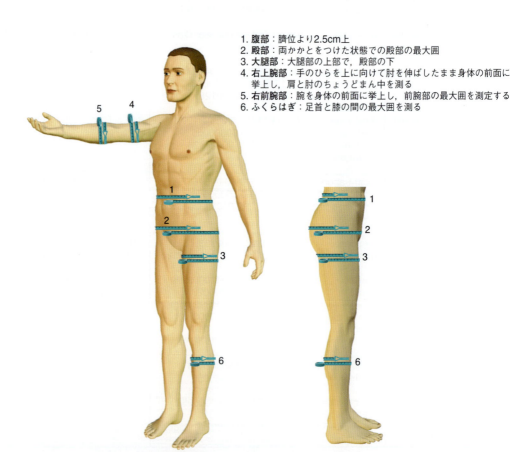

1. 腹部：臍位より2.5cm上
2. 殿部：両かかとをつけた状態での殿部の最大囲
3. 大腿部：大腿部の上部で，殿部の下
4. 右上腕部：手のひらを上に向けて肘を伸ばしたまま身体の前面に挙上し，肩と肘のちょうどまん中を測る
5. 右前腕部：腕を身体の前面に挙上し，前腕部の最大囲を測定する
6. ふくらはぎ：足首と膝の間の最大囲を測る

図16-10　6つの一般的な周囲径の測定部位（図中の説明を参照）。

者の体位，体水分の状況，事前の飲食，皮膚温度，直近の身体活動状況である．図16-11に示すように，対象者は凹凸のない非伝導性のベッドの上に水平に寝る．電流を流すための電極は足と手首の背部に貼りつけ，電流を受信する電極は橈骨と尺骨の間と，足首の内果と外果の間に貼りつける．図16-11 Cのイラストは，右腕部，体幹部，右脚部への電流と電圧の流れを図示したものである．

微弱な電流のため，対象者に痛みを与えることなく，抵抗値を測定することができる．得られた抵抗値からの体密度の計算は，体重や身長，性，年齢，人種，肥満度，いくつかの周囲径を計算式に加えることで行われる．その後，Siriの公式などを用いて，体脂肪率が算出される．

体水分レベルは生体電気抵抗法の精度に影響を与える

体水分量の過不足は体内の電解質濃度を変化させ，これは実際の身体組成の変化と関係なく，電流の流れを変化させる．例えば，運動などによる発汗や水分摂取の制限による体水分の減少は抵抗値を低下させる．この現象により，体脂肪量を低く見積もってしまい，逆に水分量が多いと過大評価してしまう．

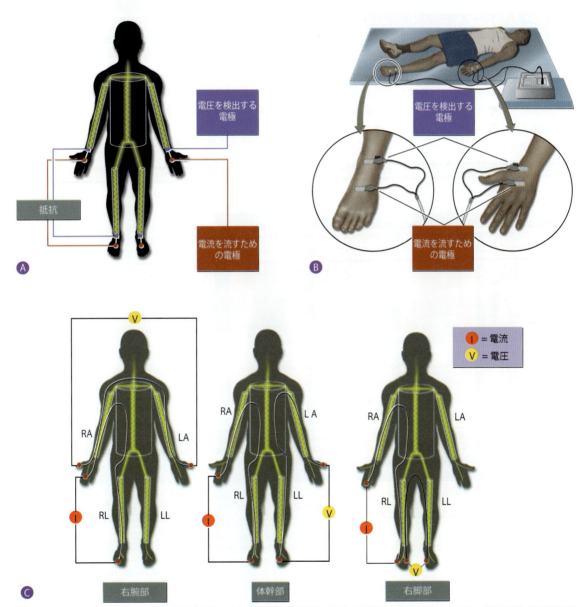

図16-11 生体電気抵抗法による身体組成評価．(A) 4カ所の表面電極（全身の抵抗値を測定する場合）は，遠位電極（電流印加電極）より電流を流し，近位電極（電圧計測電極）においてそれぞれのセグメントでの電位差（電圧）を測定する．(B) 生体電気抵抗法で身体組成測定を行う際の電極の貼りつけ場所と姿勢．(C) 右腕部，体幹部，右脚部の電流（I）と電圧（V）を測定する際の仕組みを図示したもの．

皮膚温度もまた，全身の抵抗値やその後の生体電気抵抗法による体脂肪の推定に影響を及ぼす。冷たいときと比べて，温かいときのほうが（抵抗値が下がるため），体脂肪を低めに評価してしまいやすい。

適正な体水分量および環境温であっても，体脂肪の推定は水中体重法と比べると疑問点があるかもしれない。生体電気抵抗法はやせ型の対象者やアスリートの場合に体脂肪を過大評価する傾向にあり，肥満者の場合は過小評価してしまう。さらに，減量中やその他の影響による身体組成のわずかな変化を検出できるかどうかについても議論が分かれているところである。

二重エネルギーX線吸収測定法（DXA法）

図16-12に示す骨粗しょう症患者のスクリーニングのための骨塩量を評価する機器に用いられている**二重エネルギーX線吸収測定法（DXA法）**は，骨以外の組織である体脂肪や除脂肪除骨量を測定することが可能である。身体組成の評価に使用する場合，DXA法は水中体重法と比べて脂肪や除脂肪組織の生物学的恒常性が必要とされない。

2つの異なる低出力のX線を，骨と軟部組織のおよそ30cmの深さまで短い時間に照射する。その後，特殊なコンピュータソフトウェアにより，照射した組織を画面上に再現する。そして，骨塩量や体脂肪量，除脂肪除骨量が算出される。DXA法では，全身の特定の部位を指定して，さらなる分析をすることも可能である。

体格指数（BMI）

臨床医や研究者は**体格指数** body mass index（BMI）を用いることが多い。BMIは身長と体重の関係から各々の体重が「正常であるか」を評価する。

$$BMI = 体重(kg) \div 身長^2(m^2)$$

例
　身長175.3 cm，体重97.1 kgの男性の場合は以下の

> **Q 質問とノート**
>
> ● BIAの結果に影響を与える要因を2つあげよ。
>
> ● BIAに使用される電極の数はいくつか？
>
> ● DXA法は主に何に用いられるか？

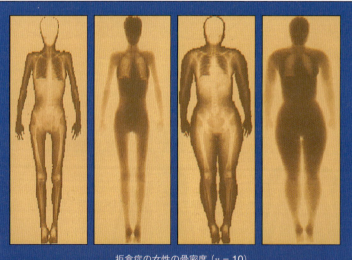

図16-12　二重エネルギーX線吸収測定法（DXA法）。例として，拒食症の女性（左の2枚）と標準的な体型（体重56.7 kgで体脂肪率が25％）の女性（右の2枚）を示している。拒食症の女性の平均体重は44.4 kgで，DXA法で測定した体脂肪率は7.5％であった。表中の右列は20〜40歳の標準体型の女性287人の平均値と比較した拒食症女性の骨塩量 bone mineral density（BMD）の値である。（写真提供：R. B. Mazess, Department of Medical Physics, University of Wisconsin, Madison, WI, and the Lunar Radiation Corporation, Madison, WI. データは，Mazess, R.B., et al.: *Skeletal and Body Composition Effects of Anorexia Nervosa*. Paper presented at the International Symposium on In Vivo Body Composition Studies, June 20-23, 1989, Toronto, Ontario, Canada. より）

拒食症の女性の骨密度（n = 10）

	骨密度 (g/cm²)		標準的な女性に対する比	
	平均	標準偏差	平均	標準偏差
頭部	1.97	0.26	—	
腕部	0.74	0.04	99.5	5.9
脚部	1.03	0.09	94.1	8.2
体幹部	0.77	0.05	76.8	4.6
脊椎	0.83	0.06	72.8	5.1
全身	0.99	0.06	90.3	5.0
腰椎2〜4番	0.99	0.08	78.5	6.6
頚部	0.87	0.09	86.9	9.8

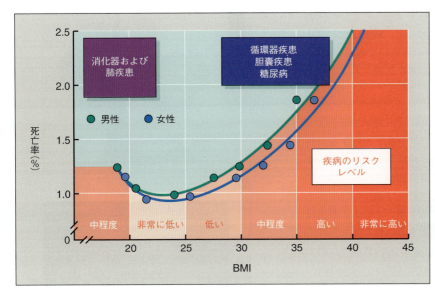

図16-13 米国がん学会の総死亡率とBMIのデータに基づく曲線関係。極端にBMIが低い場合、消化器系および呼吸器系の疾患が増え、BMIが高い場合、循環器系や胆嚢、2型糖尿病のリスクが高まる。(Bray, G. A.: Pathophysiology of obesity. *Am. J. Clin. Nutr.*, 55 (Suppl): 4885, 1992. より改変)

ようになる。

$$BMI = 97.1 \text{ kg} \div (1.753 \text{ m} \times 1.753 \text{ m})$$
$$= 97.1 \div 3.073$$
$$= 31.6$$

簡便かつ定着しているこの指数の重要な点は、図16-13に示すとおり、全死亡とU字カーブの関連がみられることである。つまり、BMIが大きくなるほど、高血圧や糖尿病、ある種のがん、腎疾患を含む循環器疾患のリスクが増加する。図の下に疾患リスクのレベルがBMIの違いごとに5段階にわたって示されている。最もリスクの低いBMIカテゴリーは20～25であり、最もリスクの高いカテゴリーは40以上である。女性の場合、21.3～22.1が望ましい範囲であり、男性の場合は21.9～22.4が望ましい範囲である。疾患の発症リスクの増加は男性で27.8、女性で27.3より高いときに生じる。

BMIの分類はNational Heart, Lung and Blood Institute（NHLBI）によって、25～29.9が**過体重**、30以上が**肥満**と定義されている。

アスリートに対するBMIの限界

身長と体重から導き出されるBMIでは、脂肪とそれ以外の組織の区別をすることはできない。特に、体脂肪の過剰蓄積以外の要素（例えば、運動トレーニングが影響を与える骨や骨格筋、血漿量の増加）もBMIに影響を与えるからである。高いBMIであることは、運動トレーニングなどでBMIが増加したときなどに、やせ型の人が体脂肪を多くつけたのではないかという誤った解釈を導き出してしまう可能性がある。

BMIを用いた場合に過体重であると誤って定義してしまう例として、投てき選手やボディビルダー、ウェイトリフティング選手、重量級のレスリング選手やプロのアメリカンフットボール選手などがあげられる。例えば、NFL（米国のプロアメリカンフットボールリーグ）のスーパーボウルチームのディフェンスラインの選手の平均BMIは31.9（全選手の平均は28.7）であり、これらのアスリートは過体重および肥満として分類され、中程度の死亡リスクをもっているということになる。彼らの体脂肪率は、ディフェンスラインの選手で18.0％、チームの全選手の平均は12.1％であり、BMIを用いた際の「過体重〜肥満」の区分は誤っていることがわかる。

プロのアメリカンフットボール選手の例とは対照的に、NBA（米国のプロバスケットボールリーグ）の選手のBMIは25以下であった。この相対的に低いBMIは死亡率に関しては低リスクに位置し、過体重と区分される域ではないことがわかる。

身体組成を推定するためのその他の機器

近赤外線分光法

近赤外線分光法 near-infrared interactance（NIR）は、家畜の身体組成や穀物の脂質含有量を調べるために、米国農務省で開発された技術である。NIRの商用版は、ヒトの身体組成を測るのに、安全、もち運びが容易、小型、トレーニングをほとんど要しない、非侵襲的であるなどの理由で用いられることがある。このような面から、NIRはフィットネスクラブや病院、減量支援センターなどでの身体組成評価に用いられる。しかし残念ながら、ヒトを対象とした臨床研究においては、水中体重法や皮脂厚法と比べて妥当性があると

はいえない．NIR はさまざまな肥満度の対象者の体脂肪量を正確に推定することができず，精度は皮脂厚法に劣る．また，やせ型の対象者の体脂肪を過大評価し，肥満度の高い対象者においては過小評価することが知られている．

超音波法

超音波法は，異なる組織（脂肪と筋）の厚さを評価することができ，さらに，筋の横断面の画像を確認することができる．これは，皮膚表面から内部組織へ照射した高周波の音波の反射をプローブ面で受け取った際のエネルギーを変換する方法を用いている．音波は脂肪組織を通り抜け，筋も通過する．骨表面からの音波の反射の後に脂肪と筋の境界面からの音波の反射が起こり，プローブ面でその反射を受ける．その反射の時間差およびプローブの距離から，脂肪組織と筋の厚さを算出する．超音波法は，さまざまな部位での皮下脂肪厚の測定について，同一日や異なる日，臥位や立位での再現性が高い．この技術は全身や特定の部位ごとの皮下脂肪量の算出に応用される．異なる身体部位での筋や脂肪の厚さを特定するための超音波法の使用は，全身の身体組成の評価を補助するような，脂肪断面積の定量化に役立つ．入院患者にとっては，筋や脂肪の厚さの評価は，減量中もしくは体重増加中の栄養評価に有用である．

コンピュータ断層撮影（CT）と核磁気共鳴画像法（MRI）

CT

コンピュータ断層撮影 computed tomography（CT）は，電離放射線である X 線を密度の異なる組織に透過させて二次元の横断画像を生成する．CT スキャンは，全組織面積，全脂肪・筋組織の面積，各器官を含めた組織の厚さや量の画像化や定量化を行うことができる．

図 16-14A，B は，50 週間にわたって米国の 50 の州を歩き通した（計 17,920 km 歩いた）人の大腿部の CT スキャンによる横断画像である．全横断面および筋の横断面はこの撮影後に増加し，皮下脂肪は減少した（データは未公表）．CT スキャンは腹部の皮下脂肪厚と周囲径との関係を明らかにし，1 枚もしくは複数枚の「スライス」による全身の体脂肪量の測定をも可能にした．L4～L5 部位の単一のスライスは被曝量を最小に抑えつつ，腹部の皮下脂肪および内臓脂肪を推定するのに最良の方法として用いられている．

MRI

核磁気共鳴画像法 magnetic resonance imaging（MRI）は，身体組織の区分けを行う際に有用かつ非侵襲的な方法として用いられる．図 16-15 は，30 歳の

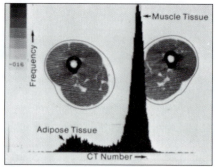

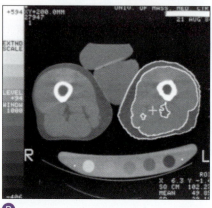

図 16-14 CT 画像．（A）大腿部の横断画像における脂肪組織と筋の領域を示している．（B）同様に大腿部の横断画像．（写真提供：Steven Heymsfeld, Obesity Research Center, St. Luke's-Roosevelt Hospital, Columbia University, College of Physicians and Surgeons, New York.）

Q 質問とノート

- あなたの BMI を計算せよ．
  身長＝
  体重＝
  BMI＝

- 体重 75 kg，身長 176.5 cm の男性の BMI を求めよ．

- BMI が 32 の人は BMI のどの分類になるか．

- 死亡リスクである循環器疾患の発症リスクはどの程度の BMI で上昇し始めるか．

- 身体組成の測定法としてみた場合，超音波法とは何か？

- 身体組成の測定法としてみた場合，CT スキャン法とは何か？

る。MRIは，個人の体脂肪量の程度を全身もしくは皮下脂肪などから，効果的に定量化する。

身体組成の平均値

表16-4に，米国のいくつかの異なる地域から抽出した男女の体脂肪率の平均値を示す。表の上段にある「68％の変動限界」は，体脂肪率の範囲の1標準偏差を示しており，つまり，100人中68人がその範囲に入ることを意味している。例えば，ニューヨーク地区の若年男性の体脂肪率の平均が15.0％であり，68％の変動限界が8.9（下限値）〜21.1％（上限値）であったとする。そのような場合，統計学上，100人を測定した際は68人が8.9〜21.1％の体脂肪率に収まることになる。残りの32人については半数の16人で体脂肪率が21.1％よりも上であり，残りの半数（16人）で体脂肪率が8.9％よりも下となる。ちなみに，若年者の体脂肪率の平均値は男性で12〜15％の間であり，女性で25〜28％の間となる。

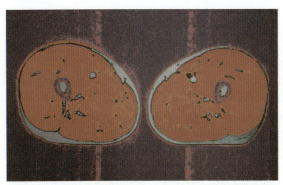

図16-15 30歳の中距離ランナーのMRIによる大腿部横断画像。（写真提供：J. Staab, Department of the Army, USARIEM, Natick, MA.）

中距離ランナー（男性）の大腿部のMRIによる横断画像である。コンピュータソフトウェアにより筋の断面（赤く塗られた部分）を算出するために，脂肪および骨組織（灰色に塗られた部分）を除いている。MRIを使うことで，強力な電場において電磁波（CTのような電離放射線ではない）が発生し，体内の水分や脂質の核が共鳴を起こす。核から発生したコンピュータにより検出可能な波長により，身体の各組織は視覚化される

表16-4 若年および年長男女の平均体脂肪率

報告例	年齢の範囲（歳）	身長（cm）	体重（kg）	体脂肪率（%）	1標準偏差の範囲
若年女性					
ノースカロライナ, 1962	17〜25	165.0	55.5	22.9	17.5〜28.5
ニューヨーク, 1962	16〜30	167.5	59.0	28.7	24.6〜32.9
カリフォルニア, 1968	19〜23	165.9	58.4	21.9	17.0〜26.9
カリフォルニア, 1970	17〜29	164.9	58.6	25.5	21.0〜30.1
空軍, 1972	17〜22	164.1	55.8	28.7	22.3〜35.3
ニューヨーク, 1973	17〜26	160.4	59.0	26.2	23.4〜33.3
ノースカロライナ, 1975		166.1	57.5	24.6	—
陸軍（新兵），1986	17〜25	162.0	58.6	28.4	23.9〜32.9
マサチューセッツ, 1994	17〜30	165.3	57.7	21.8	16.7〜27.8
年長女性					
ミネソタ, 1953	31〜45	163.3	60.7	28.9	25.1〜32.8
	43〜68	160.0	60.9	34.2	28.0〜40.5
ニューヨーク, 1963	30〜40	164.9	59.6	28.6	22.1〜35.3
	40〜50	163.1	56.4	34.4	29.5〜39.5
ノースカロライナ, 1975	33〜50	—	—	29.7	23.1〜36.5
マサチューセッツ, 1993	31〜50	165.2	58.9	25.2	19.2〜31.2
若年男性					
ミネソタ, 1951	17〜26	177.8	69.1	11.8	5.9〜11.8
コロラド, 1956	17〜25	172.4	68.3	13.5	8.2〜18.8
インディアナ, 1966	18〜23	180.1	75.5	12.6	8.7〜16.5
カリフォルニア, 1968	16〜31	175.7	74.1	15.2	6.3〜24.2
ニューヨーク, 1973	17〜26	176.4	71.4	15.0	8.9〜21.1
テキサス, 1977	18〜24	179.9	74.6	13.4	7.4〜19.4
陸軍（新兵），1986	17〜25	174.7	70.5	15.6	10.0〜21.2
マサチューセッツ, 1994	17〜30	178.2	76.3	12.9	7.8〜18.9
年長男性					
インディアナ, 1966	24〜38	179.0	76.6	17.8	11.3〜24.3
	40〜48	177.0	80.5	22.3	16.3〜28.3
ノースカロライナ, 1976	27〜50	—	—	23.7	17.9〜30.1
テキサス, 1977	27〜59	180.0	85.3	27.1	23.7〜30.5
マサチューセッツ, 1993	31〜50	177.1	77.5	19.9	13.2〜26.5

理想体重の決定

体脂肪や体重の個人における最適値は誰もわからない。遺伝的要素は体脂肪分布に非常に大きく影響を与え、身体のサイズを決めるのに重要な働きをし、さらに加齢による疾患のリスクにも影響を与える。若年者の体脂肪率の平均値は、男性でおよそ15%、女性で25%である。運動習慣があったり、競技会に出るようなトレーニングをしている男女は、同年代の不活動な男女と比べて体脂肪レベルは低い。接触を伴うようなスポーツや筋力が要求されるような活動においては、良好なパフォーマンスのために大きな身体（体重）とともに平均以下の体脂肪率が求められる。一方で、体重のかかる持久的活動における最良のパフォーマンス発揮には、より軽い体重と最小レベルの体脂肪率が要求される。

体重ではなく、身体組成の適切な評価は、個人の理想的な体重を決定するであろう。「理想的な」体重は、必要とする体脂肪率を用いて以下のように算出する。

理想体重 = 除脂肪量 ÷ (1.00 − 必要な体脂肪率)

例えば、23歳で体重が120 kg、体脂肪率24%の大柄な男性が、体脂肪率15%（若年男性の平均値）まで到達するためにどれくらいの体脂肪量の減量が必要かを知りたがっているとしよう。その場合、以下の計算式により、必要な情報を提供できる。

体脂肪量 = 体重(kg) × 体脂肪率
= 120 kg × 0.24
= 28.8 kg

除脂肪量 = 体重(kg) − 体脂肪量(kg)
= 120 kg − 28.8 kg
= 91.2 kg

理想体重 = 除脂肪量(kg) ÷ (1.00 − 体脂肪率)
= 91.2 kg ÷ (1.00 − 0.15)
= 91.2 kg ÷ 0.85
= 107.3 kg

必要な体脂肪減少量 = 現在の体重(kg) − 理想体重(kg)
= 120 kg − 107.3 kg
= 12.7 kg

この人物が12.7 kgの体脂肪を減らせば、彼の91.2 kgの体重のうち15%が体脂肪である、ということになる。これらの計算は、体重減少中に除脂肪量が変化しないことを仮定にしている。中程度のカロリー制限に、日常のエネルギー消費量の増加を併せることで体脂肪は減少する（それ以外の組織量は維持したままで）。本章のパート4では、体脂肪の減らし方の実用的かつ効果的な方法について議論する。

インフォメーション

理想的な体重のための望ましい範囲

実際、単純に1つの体重を示すよりも、「望ましい体重の範囲」を示すほうがよい。この範囲は「理想体重」の約±0.9 kgであるべきである。例えば、理想体重を60.8 kgとした場合、59.9〜61.7 kgの範囲になるよう努力すべきであるということになる。

質問とノート

- 体重75 kg、体脂肪率32%の24歳女性における理想的な体重を計算せよ。

- 体重70.5 kg、体脂肪率29%の22歳女性において、理想的な減量幅を計算せよ。

まとめ

1. 身体組成の直接的な評価には2つの方法がある。1つは人体に化学物質を取り込ませ、脂肪と除脂肪組織を識別する方法である。もう1つは、解剖して脂肪、筋、骨、それ以外の組織に分ける方法である。
2. 水中体重法は、身体の体積を測定し、その後体密度と体脂肪率を算出する。それらの算出については、身体組成のうち脂肪組織と除脂肪組織の密度が、それぞれある一定の値であると仮定している。体重から脂肪量を引いた値が除脂肪量である。
3. 全身の体密度から体脂肪量を推定する際の、内在する誤差の1つとして、脂肪組織や除脂肪組織の密度を一定であると仮定している点があげられる。これらの密度の中でも特に除脂肪組織においては、人種差、性差、運動歴による差があるとされている。
4. 空気置換法（BOD POD）は、管理が容易であることや全身の体積の測定に信頼性が高いこと、水中体重法と比較しても高い妥当性を示すことから、身体組成評価の代替法として用いられる。
5. 一般集団の身体組成を評価するための方法として、皮脂厚や周囲径と体密度や体脂肪率との関連からつくられた公式を用いる。これらの公式は、公式を作成した際に用いた対象者と特性を似せることで、より精度を増す。
6. BMIは単なる体重や身長よりも、より体脂肪や健康

リスクと関連する。しかし，BMIは身体組成までは考慮していない。
7. 生体電気抵抗法は，体水分や除脂肪組織，細胞外液が脂肪と比べてより電気が通りやすいことを利用している。電気抵抗は体脂肪量と直接的に関連する。
8. 近赤外線分光法は，身体組成の評価には注意をして使用すべきである。この方法は，現在のところ，妥当性の確認がなされていない。
9. 超音波法，CT，MRI，DXA法は間接的に身体組成を評価する。ヒトの身体組成を評価するにあたり，それぞれ，優れた特長もあるが，限界もある。
10. 健康な若年男性の平均体脂肪率は15％であり，若年女性は25％である。これらの数値は一般集団の「平均値」であり，アスリートや特定のアスリートの集団の体脂肪率は平均値の標準偏差から評価する。
11. 理想体重は，除脂肪量÷（1.00−体脂肪率）で求められる。
12. 男女の長距離トップランナーは，除脂肪量と脂肪量の比がより小さい値を示す。

問題

1. 最適な身体組成を推定するために，形態測定のデータをどのように用いればよいか？
2. 男女間の身体組成の違いが，体力やパフォーマンスの個々の要素を評価するために標準化された性特異的な基準を正当化するかどうかを議論せよ。
3. ある人が，3カ所のフィットネスセンターで皮脂厚法により算出した体脂肪率の値がそれぞれ19％，25％，31％とばらばらであったことを訴えている。これらの不一致について，あなたはどのように説明するか？

パート3　過脂肪と肥満

肥満者の増加についての見識を得るために，米国在住の約11万人の成人を対象にした無作為抽出による電話調査が行われた。その調査から，約70％の人が体重減少または現在の体重を維持することに苦心していることがわかった。58％が体重減少を望んでおり，36％がなんらかのダイエットを実行している。その中でも，脂肪，炭水化物，タンパク質，エネルギー摂取量を厳密に記録しているのは19％未満である。体重減少を試みている5000万〜6500万人の米国人のうち，少ないカロリーの食事をすること，少なくとも週に150分の余暇中における身体活動を行うことという推奨される組み合わせを実践しているのはわずか20％である。それらの体重減少を試みている人は，体重減少に関する製品やサービスに対して年間約600億ドルを費やしており，賢明な体重減少の方法を無視しながら，しばしば害のあるダイエット法や医薬品を取り入れている。およそ200万人の米国人は，テレビやラジオの販売促進，郵便での注文，インターネット販売はいうまでもなく，ドラッグストアや健康食品店，フィットネスセンター，スーパーマーケットの棚などに並ぶ食欲抑制のダイエット錠剤に1.4億ドル以上を支払っている。体重減少への試みの急増にもかかわらず，米国人は1世代前よりも大幅に過体重であり，米国のどの地方においても過体重がさらに増加する傾向にある。

米国疾病予防管理センターCenters for Disease Control and Prevention（CDC）のBehavioral Risk Factor Surveillance Survey（BRFSS, www.cdc.gov/nccdphp/dnpa/obesity/trend/maps/）による2008年の最新データでは，米国の州ごとの肥満者の割合が示された（図16-16）。このデータはCDCのBRFSSを通して集められた。年ごとに州の健康課が米国の成人に対して月々の電話調査を行い，定められた方法でデータを収集した。ミシシッピ州は他の州と比較して最も肥満者の割合が高く（32.8％），次にアラバマ州（31.4％），ウェストバージニア州（31.2％），テネシー州（30.6％）と続いた。ミシシッピ州における成人肥満の割合は3年連続で増えていた。2008年において，成人肥満の割合は23の州で増加し，減少した州は1つもなかった。過去最高の成人肥満の割合を記録した10州のうち8州は南部にあった。コロラド州のみ20％以下であったが，これまでの年ごとの傾向が続けば，その割合はすぐに20％を超えるであろう。過去最高の成人肥満の割合を記録した州は，2型糖尿病の割合も過去最高であった。

Trust for Americans Health（healthyamericans.org/reports/obesity2009/）による2009年の報告である「肥満政策はどれだけ失敗しているか」において，肥満の

インフォメーション

米国の驚くべき実態

この20年間に及ぶ米国人肥満者の急激な増加は，遺伝学的な大きな変化では説明がつかない。米国の人口の60％以上が過体重であり，25％が肥満である。米国の肥満化の原因は，ほとんどの場合，不活動な生活習慣と高脂肪高カロリーの食事である。

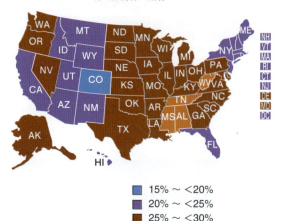
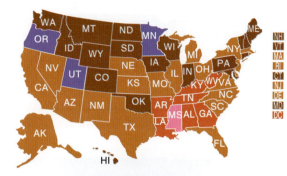

順位	小児期における肥満率のランキング	肥満者の割合
1.	ミシシッピ	32.8%
2.	アラバマ	31.4%
3.	ウェストバージニア	31.2%
4.	テネシー	30.6%
5.	サウスカロライナ	29.7%
6.	オクラホマ	29.5%
7.	ケンタッキー	29.0%
8.	ルイジアナ	28.9%
9.	ミシガン	28.8%
10.	アーカンソー, オハイオ	28.6%

備考：ランキングの1位は，つまり成人肥満者の割合が最も多い州である。ランキングのデータは，米国疾病予防管理センターの行動危険要因調査システムから安定したデータを得るために2006～2008年のものを使用している。この方法は，米国疾病予防管理センターの推奨する方法であり，それぞれの年や州における抽出集団の例外や一般的な変化を安定させることができる。方法に関する詳しい情報や数値の信頼区間については，以下のサイトを参照されたい。http://healthyamericans.org/reports/obesity2009/。BMI 30以上の成人を肥満とする。

図 16-16　2006～2008年の米国における成人（左）および子ども（右）の肥満者の割合。(Trust for America's Health, F as in Fat 2009: *How Obesity Policies Are Failing America*. Available at http://healthyamericans.org/reports/obesity2009/. より改変)

増加に関するさらに憂慮すべきデータとそれらについての戦略(学校における栄養と身体活動の政策を含む)が示された。2018年までに，肥満と分類される米国人の成人が1億800万人となり，体重増加による健康管理の費用が3440億ドルに急増すると見積もられている。累積する成人のデータに加えて，図 16-16 右に子どもの肥満の割合がつけ加えられている。ミシシッピ州は過体重の子ども（10～17歳）の割合が44.4%と全米で1位であり，子どもの肥満と過体重の割合が30%以上であったのは30州であった。この危機は子どもだけに限らず，少数民族にもあてはまる。2008年のデータでは黒人は肥満の割合が白人と比較して51%も高く，ヒスパニックにおいても21%も高かった。

定義：過体重，過脂肪，肥満

身体組成に適用される用語である**過体重**，**過脂肪**，**肥満**の正確な意味に関して混乱が存在する。それぞれの用語は状況や背景によってしばしば違う意味で用いられる。医学文献では**過体重**という用語を，体脂肪を測ることなく，他の同年代もしくは同身長の個人と比べた過脂肪状態の1つと示している。そこでは，肥満を極端な過脂肪の連続として言及している。このような枠組みの文献は体脂肪の範囲をBMIで示している（p.490 参照）。

多様な専門分野における研究や同時代の論争においては，用語の使い方の一貫性と翻訳を正確なものにするために，過体重，過脂肪，肥満を区別することの必要性が強調される。正しくは，過体重状態とは体重が身長や年齢，多くは標準偏差の単位，もしくはパーセンテージに基づいた基準平均を上回ることをいう。過体重状態の多くは体脂肪の増加によってもたらされるが，常にそうではない（例：男性のパワー系アスリート）。また，過体重は耐糖能異常，インスリン抵抗性，脂質異常症，高血圧の合併症によってももたらされうる。

体脂肪が測定可能なとき，体重とは独立した個人の体脂肪の水準を低水準から高水準まで連続して示すことが可能になる。その場合，過脂肪はある年齢もしくは性においてあらかじめ設定された適切な平均値を超えた状態を意味するであろう。多くの場合，過脂肪は個人もしくはグループの体脂肪の水準を表す用語となる。

肥満という用語は，次に示す1つまたはすべてを含む，肥満による慢性疾患の罹患を伴う過脂肪の状態である。それらは，耐糖能異常，インスリン抵抗性，脂質異常症，2型糖尿病，高血圧，血漿レプチン濃度の上昇，内臓脂肪の増加，心疾患やがんのリスクの増加があげられる。過体重もしくは過脂肪である場合，まだ肥満による慢性疾患の構成因子を合併していない可能性がある。我々は，体重が超過しているすべての場合に肥満という用語を使うことに気をつける必要がある。我々はしばしば，過体重，過脂肪，肥満という用語を混同して使用している。

肥満：世界的な増加

世界保健機関（WHO，www.who.int）によると，肥満はすべての年齢，社会経済上の集団に影響を与える社会的，心理的範囲における複合的な場面に現れ，先進国，発展途上国ともに深刻な問題となっている。

WHOによる2005年以降の最新の世界的データは，次のような統計を示している。

1. 15歳以上のおよそ16億人が過体重であった。
2. 少なくとも4億人が肥満であった。
3. 2015年までにおよそ23億人が過体重になり，7億人以上が肥満になる。
4. 5歳未満の子どもの少なくとも2000万人が過体重であった。

WHOは，1980年以降，北米の他，西欧諸国，中東，太平洋諸国，オーストラリア，そして特に中国（世界における過体重もしくは肥満の人10億人のうちおよそ1/5が中国人である。www.bmj.com/cgi/content/full/333/7564/362）などの地域において，糖質と飽和脂肪酸を多く含んだよりエネルギー密度が高く，栄養価の低い食物の消費増加と身体不活動の組み合わせが肥満の割合を3倍以上に導いたと断定した。総じて，これらは地球上の4人に1人を過脂肪にさせたとしている。現在，世界の多くの地域で飢餓が存在するにもかかわらず，体重不足の人よりも過脂肪の人が多くいると予測される。

表16-5は，BMI，腹囲，関連する疾患リスクによる過体重や肥満の分類を示している。このBMIによる肥満の分類体系は当初WHOの肥満対策本部によって作成され，その後米国国立衛生研究所のNHLBIに採択された。

米国の成人における過体重と肥満の増加は，1億3400万人（20歳以上の成人の66%で，35%の大学生を含む）に上る。最近では，400万人以上が約136kgを超えており，50万人以上（ほとんどが男性）が約181kgを超えている。加えて，女性の平均体重は前例のない約75kgである。

研究者は，このような傾向が続けば2020年までに米国の成人人口の70〜75%が過体重もしくは肥満の状態になると予想している。そうなると，本質的にはすべての成人が3世代以内に過体重になってしまうで

質問とノート
- 過体重，肥満，過脂肪の違いについて説明せよ。

インフォメーション
米国人児童の5人に1人が肥満である

米国内における2001年生まれの未就学児童を対象にした最新の調査によると，4歳児のおよそ5人に1人が肥満であることが判明した。しかもそのうちの1/3が米国先住民の子どもであった。肥満はヒスパニックや黒人だけでなく，米国先住民においても数が増加しており，白人の2倍である。統計によると，肥満児童の内訳は，アジア人で13%，白人で16%，黒人で21%，ヒスパニックで22%，米国先住民で31%である。

表16-5 BMI，腹囲，疾患リスクの程度による過体重および肥満の分類

分類	BMI（kg/m²）	肥満度	疾患リスク[a]（普通体重および腹囲[b]と比べたリスク）	
			男性：≤102 cm 女性：≤88 cm	男性：>102 cm 女性：>88 cm
やせ	<18.5			
普通[c]	18.5〜24.9			
過体重	25.0〜29.9		リスク増加	ハイリスク
肥満	30.0〜34.9	I	ハイリスク	超ハイリスク
	35.0〜39.9	II	超ハイリスク	超ハイリスク
	≥40.0	III	深刻なハイリスク	深刻なハイリスク

[a] ここでの疾患リスクとは，2型糖尿病，高血圧，冠動脈疾患をさす。
[b] 腹囲は，一般的な測定方法を用いて，最も大きな周囲長を測定している。
[c] 標準体重でも，腹囲の増加は疾患リスクの高まりを示すマーカーとなりうる。

Aronne, L.J.: Classification of obesity and assessment of obesity-related health risks. *Obesity Res.*, 10: 105, 2002. より

あろう．

肥満の原因

肥満は，多くの場合小児期から始まる．そのような子どもにとって，成人期に肥満となる可能性は標準体重の子どもと比較して3倍である．単純にいえば，その子どもが肥満にならずに成長することはほとんどない．世代ごとに体重を追ってみると，肥満の親からは過体重になる子どもが生まれやすく，さらにその子どももしばしば過体重になる．この傾向は世代から世代へと受け継がれる．

脂肪の超過も青年期を通してゆっくりと進行し，ほとんどの体重増加が25～44歳の間に生じる．典型的な米国人男性は30歳以降，女性は27歳以降，60歳まで1年間に0.2～0.8 kgずつ体重が増加していく．この計算によると，20歳の大学生のほとんどが60歳までに平均で約18 kg体重が増加する．加齢を反映した，青年期に徐々に悪化する肥満の程度はいまだ明らかではない．

過食とその他の原因となる因子

ヒトの肥満は，遺伝子，環境，代謝，生理，行動，社会，そしておそらく人種を含むさまざまな影響因子による相互作用の複合的結果である．「食習慣や食事環境」，「食事の包装，体型のイメージ，不活動時における代謝速度の多様性」，「食事誘発性熱産生，自発的活動の程度」，「基礎体温」，「ウイルス性感染症への易感染性」，「細胞内のATP，リポタンパク質リパーゼ，その他の代謝酵素」，「代謝的に活性な褐色脂肪組織」など，ヒトを極端に体重増加させやすくする特定の因子は個人によって差がある．

肥満の特定の原因とそれらの相互作用を踏まえなければ，よくある介入の方法（食習慣改善，外科手術，医薬品，心理的方法，運動実践などの1つまたは複数の組み合わせ）は長期的にみた場合，失敗し続けてしまう．よって，研究者はこのような悲劇的な結末を防ぎ，治療するための戦略を考案し続けている．

世界的な食習慣の変化が及ぼす影響

しばしば**栄養の変遷**といわれる仕事や余暇の習慣を通した食習慣の変化とエネルギー消費量の減少は，世界的な肥満の増加に大きく影響している．さらに，これらの変化のスピードは特に低・中所得の国において加速し続けている．栄養の変遷と特徴づけられる食習慣の変化は，量とともに質的な変化も含んでいる．その不都合な変化は，エネルギーが凝縮され，砂糖が加えられ，ほとんどが動物由来である飽和脂肪酸が多く，炭水化物や食物繊維の複合物が少なく，野菜や果物の少ない食事の構成である．これらの食物消費の傾向は肥満の割合が増加した原因とされている．

1人1日当たりのkcalとして表されるエネルギー摂取量は，エネルギー蓄積の測定や評価のための重要な変数である．世界的な分析データは1人1日当たりのkcalが1960年代中頃から1990年代後半にかけて堅実に増加していることを示しており，世界的には約450 kcal，発展途上国では600 kcal以上増加している（**表16-6**）．これらのデータは，世界のすべての国の人々のエネルギー消費量の減少と相まって，肥満の世界的増加が進行していることを表している．

思春期におけるファストフードと肥満の関係

米国における思春期（12～18歳）の人の約75％がファストフードを1週間に1回以上食べている．このファストフード消費の増加は肥満の増加と並行しており，原因としての関連性が高まっている．エネルギー摂取量超過や肥満をもたらすファストフードの特徴は，ポーションサイズが大きいこと，高いエネルギー凝縮，嗜好性，精製されたデンプン質や糖質が多く含まれること，脂肪が多く含まれること，食物繊維が少ないことである．研究によって，ファストフードの消費は総エネルギー摂取量および食事の質に直接悪影響を及ぼすことが明らかになった．そのうえ，ファストフードと思春期の体重（主として過体重や肥満の人）との間には正の相関関係が存在する．

表16-6 世界および地域における1人当たりの食事摂取量（1日1人当たりのkcal）

地域	1964～1966	1974～1976	1984～1986	1997～1999	2015	2030
全体	2358	2435	2655	2803	2940	3050
発展途上国	2054	2152	2450	2681	2850	2980
東部および北部アフリカ	2290	2591	2953	3006	3090	3170
サハラ砂漠以南のアフリカ地域（南アフリカを除く）	2058	2079	2057	2195	2360	2540
ラテンアメリカおよびカリブ地域	2393	2546	2689	2824	2980	3140
東アジア	1957	2105	2559	2992	3060	3190
南アジア	2017	1986	2205	2403	2700	2900
先進国	2947	3065	3206	3380	3440	3500

Diet, Nutrition and The Prevention of Chronic Diseases. WHO Technical Report Series #916. Report of a Joint WHO/FAO Expert Consultation. Geneva, Switzerland: World Health Organization, 2003. より

遺伝子の役割

現代科学の時代において，分子遺伝子学者は肥満に関連する細胞レベルの機能の秘密を解明することに傾倒しており，簡単にも思える質問に答えを出そうとしている。つまり，「なぜ，これほど多くの人が，こんなにも太ってしまうのだろう？ そしてその問題を解決するためには何ができるのだろう？」ということである。2009年12月に英国の研究者は，高カロリーな食事と運動不足の生活習慣に偏っている現代において，なぜある人が体重増加しやすいかを説明する生理学的メカニズムを発表した。その実験では肥満や過体重になる個人のリスクに影響を与える，タンパク質コーディング遺伝子 *FTO* にスポットライトを当てた。その *FTO* 遺伝子は2種類存在し，すべてのヒトはその遺伝子の2つのコピーを受け継ぐ。ある型の2つのコピーを受け継いだ子どもはもう1つの型の2つのコピーを

BOX 16-4

BMI から体脂肪率を推定する

多くの医師は BMI をみて25以上であれば過体重，30以上であれば肥満であるとみなす。健康的な BMI の下限値は18.5であるとされている。この BMI のガイドラインに基づく基本的な仮定は，体脂肪や疾病の罹患率，死亡率との密接な関連により支持されている。この指標は，単に身長や体重から推測されるものよりも，体脂肪率や疾患リスクといく分高く関連する。いくつかの式はBMI から体脂肪率を推定でき，BMI 単独よりも健康リスクをより反映する。

変数

体脂肪率を推定するための変数は以下のとおりである。

1. BMI
2. 年齢
3. 性（男性，女性）
4. 人種（白人，アフリカ系米国人，アジア人）

BMI の計算式

BMI の計算には以下の式を用いる。

$$BMI(kg/m^2) = 体重(kg) \div 身長(m) \div 身長(m)$$

体脂肪率の推定式

体脂肪率(%) = 63.7 − 864 × (1÷BMI) − 12.1 × 性 + 0.12 × 年齢 + 129 × アジア人 × (1÷BMI) − 0.091 × アジア人 × 年齢 − 0.030 × アフリカ系米国人 × 年齢

※性は男性=1，女性=0，人種に該当する項目は，該当すれば1，非該当であれば0。

例

1. **アフリカ系米国人男性，30歳，BMI=25**
   体脂肪率 = 63.7 − 864 × (1÷25) − 12.1 × 1 + 0.12 × 30 + 129 × 0 × (1÷25) − 0.091 × 0 × 30 − 0.030 × 1 × 30
   = 63.7 − 34.56 − 12.1 + 3.6 + 0 − 0 − 0.9
   = 19.7%

2. **アジア人女性，50歳，BMI=30**
   体脂肪率 = 63.7 − 864 × (1÷30) − 12.1 × 0 + 0.12 × 50 + 129 × 1 × (1÷30) − 0.091 × 1 × 50 − 0.030 × 0 × 50
   = 63.7 − 28.80 − 0 + 6.0 + 4.295 − 4.55 − 0
   = 40.7%

3. **アジア人男性，70歳，BMI=28**
   体脂肪率 = 63.7 − 864 × (1÷28) − 12.1 × 1 + 0.12 × 70 + 129 × 1 × (1÷28) − 0.091 × 1 × 70 − 0.030 × 0 × 70
   = 63.7 − 30.853 − 12.1 + 8.4 + 4.61 − 6.37 − 0
   = 25.4%

4. **白人男性，55歳，BMI=24.5**
   体脂肪率 = 63.7 − 864 × (1÷24.5) − 12.1 × 1 + 0.12 × 55 + 129 × 0 × (1÷24.5) − 0.091 × 0 × 55 − 0.030 × 0 × 55
   = 63.7 − 35.25 − 12.1 + 6.6 + 0 − 0 − 0
   = 22.9%

正確性

上記の式で推定した体脂肪率と4コンポーネントモデルを用いて推定した体脂肪率との相関係数は0.89であり，推定標準誤差は±3.9%である。これは，皮脂厚や周径囲を用いる推定式と比べても遜色がないといえる。

主な BMI での推定体脂肪率

表では異なる人種の男女における BMI から推定した体脂肪率を示している。これらのデータは，BMI のガイドラインに基づいた健康的な体脂肪率を目指すためのアプローチを提供するであろう。

健康的な体重のガイドラインに示されるBMIに基づく性・人種別の体脂肪率の推定値

年齢およびBMI	女性			男性		
	アフリカ系米国人	アジア人	白人	アフリカ系米国人	アジア人	白人
20～39歳						
BMI<18.5	20%	25%	21%	8%	13%	8%
BMI≧25	32%	35%	33%	20%	23%	21%
BMI≧30	38%	40%	39%	26%	28%	26%
40～59歳						
BMI<18.5	21%	25%	23%	23%	13%	11%
BMI≧25	34%	36%	35%	35%	24%	23%
BMI≧30	39%	41%	42%	41%	29%	29%
60～79歳						
BMI<18.5	23%	26%	25%	11%	14%	13%
BMI≧25	35%	36%	38%	23%	24%	25%
BMI≧30	41%	41%	43%	29%	29%	31%

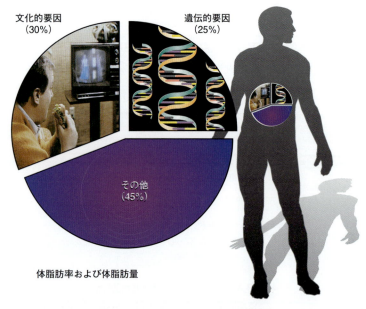

図16-17 体脂肪に影響する要因。体脂肪および体脂肪率は水中体重法で測定した。(Bouchard, C., et al.: Inheritance of the amount and distribution of human body fat. *Int. J. Obes.*, 12: 205, 1988. より)

質問とノート

● 身長162.5 cm，BMIが30の29歳白人女性の体脂肪率を推定せよ。

受け継いだ子どもよりも70%肥満になりやすかった。FTOの型の1つずつのコピーを受け継いだ50%の子どもは，肥満になるリスクが30%高かった。この研究の画期的な部分は，対象となった76人の子どもが10日間にわたって代謝をモニターされ，特別な試験食を学校で食べていたことだ。その食事は，対象者がどれだけの量を食べたかを測定するために用いられた。結果として，FTOの型は代謝を落ち込ませないが，試験食の中でもより高カロリーの食事をとる傾向があること

を示した。それぞれの場合において，増加した体重はすべてが体脂肪によって説明され，筋量の増加や身長が高くなったというような形態の違いではなかった。

遺伝子の性質が肥満の原因となるとは限らないが，肥満の発症の閾値を低くすることは確かである。実際，遺伝子は同じだけカロリー超過があっても，体重増加に違いを及ぼす。図16-17は多くの人数を対象とし，その人々の背景を9つのタイプに分けた研究結果を要約している。遺伝子的要因は体脂肪や総脂肪量をパーセンテージで表した場合，約25%を決定しており，最も大きな要因は文化的影響である。座りがちでストレスが多く，カロリーの高い食べ物を手に入れやすく，遺伝的に感受性の高いと特徴づけられるような環境にいる人は体重が増えやすいといえる。

質問とノート

- ヒトの肥満を引き起こす要因を5つあげよ。
- 「栄養の変遷」について説明せよ。
- 1960年代中頃から1990年代後半にかけてのエネルギー摂取量の傾向について説明せよ（表16-6参照）。

インフォメーション

良い脂肪と悪い脂肪

著名な医学雑誌である New England Journal of Medicine に掲載された，ボストンやフィンランド，オランダの研究者による3つの研究報告によって，成人に褐色脂肪細胞（つまり，これが良い脂肪で，体温産生のためのエネルギー燃焼を誘発する）が存在することが明らかとなった。この，エネルギーを産生する脂肪組織は多くが首回りや鎖骨の下に存在し，一方でエネルギーをため込む白色（黄色）脂肪細胞は腹部周辺に存在する。白色脂肪細胞は代謝をコントロールしたり，インスリンの分泌や反応に関わる物質を産生することでも知られている。これまでの研究により，以下の3つのことが知られている。

1. やせの人は過体重の人に比べて褐色脂肪細胞が多い。
2. 褐色脂肪細胞は寒冷環境においてエネルギー産生をより活発にする。
3. 女性は男性と比べてより大きく，かつ多くの褐色脂肪細胞をもつ傾向にある。

褐色脂肪細胞をより活性化できることが可能になれば，おそらくそれは肥満治療の最良の方法となる可能性があるだろう。

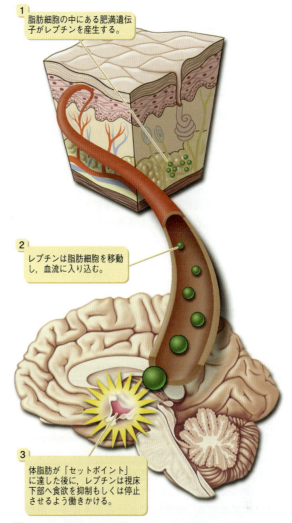

図16-18 肥満の遺伝学的モデル。飽食遺伝子の機能不全は飽食ホルモンであるレプチンの産生に影響を与える。レプチンの産生不足は，視床下部（ステップ3）における体脂肪の調節をつかさどる機能を阻害する。（ニューヨーク，ロックフェラー大学での研究に基づくモデル）

突然変異遺伝子とレプチン

近年の研究者は肥満と突然変異遺伝子を結びつけて考えている。英国のケンブリッジ大学の研究では，体重を調節する2つの遺伝子における特定の欠陥が発見された。英国在住パキスタン人家族の2人のいとこは，レプチンを合成する遺伝子の欠陥をもって生まれた。レプチンは脂肪細胞で産生され，血中に放たれて視床下部に働きかける，きわめて重要な体重調整のホルモンである。レプチンの先天的な欠陥は，子どもの継続的な空腹や著しい肥満を生み出した。ある英国人の患者にみられた第2の遺伝子の欠陥は，レプチンの「信号」に対する身体の反応に影響を与えるものであった。その引き金となる信号は，人がどれだけ食べるか，どれだけのエネルギーを消費するか，最終的にはどれだけの体重になるかを決定している。

図16-18 に示した遺伝子のモデルは，ob 遺伝子が脂肪細胞の中で，おそらく筋組織の中でも活性化することを表している。そして，ob 遺伝子は **ob タンパク質** もしくは **レプチン** と呼ばれるホルモン様タンパク質を産生し，さらに血中へ入る。その後，食欲や代謝を調節し，生後すぐに発達する基底正中の視床下部にある専門化したニューロンの集合である弓状核に向かう。通常，レプチンは，理想的な脂肪蓄積を維持するために，食欲を鈍らせる。レプチンは，視床下部にある特定のニューロンに影響を与える可能性がある。そのニューロンは食欲を満たしたり，食欲を刺激したりする神経化学物質のレベルを減少させる化学物質の産生と関連している。このようなメカニズムは，どのよう

に脂肪が脳への生理学的経路を通じてエネルギーバランスを調整するためにつながっているかを明らかにしている．つまり，レプチン有効性，もしくはその欠乏は，食欲に関する神経と成人期の肥満に影響を与えうる，脳の働きに影響すると考えられる．

性，ホルモン，薬理学的作用，身体の要求するエネルギー摂取量も，レプチンの産生に影響を与える．総脂肪組織量において，短期的，長期的な運動のどちらも，意味のある影響を与えない．

肥満につながる遺伝子と分子の異常は，研究者に過脂肪を心理的欠陥ではなく病気として検討させやすくする．個人の肥満に関する遺伝的体質の早期発見は，脂肪減少がきわめて困難になる前の食習慣改善や運動実践介入を可能にする．医薬品会社は満腹感を与えたり，安静時の脂肪異化作用に影響を与える化合物を開発する可能性がある．これらの化学物質はエネルギー摂取量を減らしつつ，型にはまった減量プログラムにありがちな空腹感や欠乏感を感じにくい体重減少を実現する．レプチン単独では肥満は決定されず，同じエネルギー摂取量で過脂肪になる人がいる一方で，なぜある人は食べたい物を何でも食べてもほとんど体重が増加しないのかを説明することはできない．

人種の影響

文化的態度を含む，人種による食べ物や運動習慣の違いは，黒人女性（50％近く）が白人女性（33％）に比べて肥満の割合がより大きいことを説明している．肥満女性を対象にした研究では，人種によって異なるLBMに関係する，安静時におけるエネルギー消費量 resting energy expenditure（REE）の違いの大きさが人種による肥満の違いに寄与していることを示している．子どもや思春期の人にもみられる，この「人種」による影響が黒人女性の体重を増加しやすくし，減量後も再増加しやすくさせている．平均的に，黒人女性のREEは白人女性よりも1日当たり100 kcal少ない．そのREEの低さは，体重や身体組成で調整した後も同じである．日々の代謝における100 kcalの減少は，1ヵ月につき約0.45 kgの体脂肪が増加することを意味する．黒人女性の1日当たりの総エネルギー消費量 total daily energy expenditure（TDEE）は，REEが5％，身体活動によるエネルギー消費量が19％低いために，白人と比べて平均で10％低い．加えて，黒人肥満女性は白人女性と比較した場合にエネルギー制限や減量後のREEがより大きな低下を示した．REEの初期値の低さと減量におけるREEのより大きな低下は，アスリートを含む黒人女性が過体重の白人女性よりも目標体重の達成と維持において大きな困難を経験することを示唆している．

Q 質問とノート

- ファストフードの摂取がどのように総エネルギー摂取量に対して直接的に関連し，また食事の質を悪化させるのか説明せよ．

- 体脂肪率や体脂肪量を決定する遺伝的要因について説明せよ．

- レプチンが体脂肪に対して影響を与える2つの経路について説明せよ．

i インフォメーション

過体重や肥満についてのBMIのカットオフ値に関する世界基準に気をつけよう：人種や民族によるバイアスの存在

例えば，同じ年齢，同じBMIであった場合，アフリカ系米国人の男女やインド系アジア人の男女，ヒスパニックやアジア人の女性の体脂肪率は白人の男女とは明らかに異なる．BMIのカットオフ値で過体重や肥満を判別した場合，アフリカ系米国人男女の肥満率を過大評価し，インド系アジア人男女やアジア人女性，ヒスパニックの女性の肥満率を過小評価する．

文献
Jackson AJ, et al.: Body mass index bias in defining obesity of diverse young adults. The Training Intervention and Genetics of Exercise Response（TIGER）Study. *Br. J. Nutr.*, 102: 1084, 2009.

人種による身体組成の特徴や，その健康や身体能力への密接な関係の違いといわれるものを精査する場合，このような違いを詳しく調査するための方法を慎重に判断しなければならない．例えば，民族間や人種間における体格，身体組成，体脂肪量とその分布の違いはBMIによって割り出される体脂肪の本当の違いを隠している可能性がある．画一の一般化されたBMIによる健康のリスクモデルは，違いのある母集団における潜在的な慢性疾患のリスクを曖昧にしているかもしれない．

身体不活動：脂肪蓄積の重要な構成要因

余暇や仕事を通した定期的な身体活動は体重増加や身体組成の悪化を抑制する．適正な体重を長期間維持できる人は体重が再増加する人と比較して筋力がより高く，より多くの身体活動を行っている．身体活動の変化は単独で，増加した体重の75％以上を説明している．このような研究結果は，定期的な身体活動を増加させる政策を立案し，促進する必要性を示している．2008年に米国保健福祉省によって発表されたガイド

ライン（www.health.gov/paguidelines/guidelines/default.aspx）では，1日当たり60分以上の中強度身体活動を行うことを推奨しており，米国における肥満の増加を食い止めるために，日常生活活動に加えて1日当たり80～90分，1週間当たり6～7日の身体活動を行うことを勧めている。

活動的なライフスタイルは青年期における通常の体脂肪増加を抑制する。定期的に運動を行っている若年または中年男性にとって，身体活動に費やす時間は体脂肪率と逆の関係がある。中年の長距離ランナーは座りがちな人と比較して，やせた状態であり続ける。驚くことに，ランナーの体脂肪レベルと摂取エネルギーの間には関連がない。おそらく，中年ランナーの中でも比較的体脂肪の多い人は，摂取エネルギーの多さではなく，トレーニング強度が高くないことが要因であろう。

生後3カ月から1歳までの期間で，のちに過体重になる幼児の総エネルギー消費量は，通常の体重増加をする幼児と比較して平均で21％低い。6～9歳の男児において，体脂肪率は身体活動レベルと逆の関連がある。思春期前と思春期における肥満の子どもは標準体重の子どもと比較して一般的に身体活動時間が少なく，低強度の身体活動が中心である。9～10歳と15～16歳の女子において，身体活動時間は黒人で100％近く，白人で64％減少している。16歳においては，56％の黒人女子と31％の白人女子が余暇時間の身体活動が全くないと報告されている。

加齢とともにエネルギー消費を増加させることの利点

定期的で着実なレベルの持久性運動を含むライフスタイルを維持することは，中年において余分な体重増加を抑制させるが，未然に防ぐことはない。運動不足の男女が運動に取り組み始めた場合に，運動不足のままの男女に比べて体重や体脂肪が減少する。運動をやめてしまえば，活動的なままでいる人よりも相対的に体重が増加する。そのうえ，体重の変化量は運動の変化に比例的に関係する。図16-19は，すべての年齢層における長距離走とBMI，腹囲の逆相関の関係を示している。活動的な男性は運動不足の男性と比較して細身であり，1週間当たりの走行距離がより長い男性は，距離の短い男性と比較して体重が少ない。一定の距離を継続して走っている男性は，中年期を通して，走る距離にかかわらず体重が1.5 kg増加し，腹囲は約1.9 cm増加する。このような研究結果は，一定のレベルの身体活動を維持しているにもかかわらず，50歳までに何十年か前に体重を量ったときと比較して4.5 kgの体重増加が予想されうること，もしくは5 cm以上腹

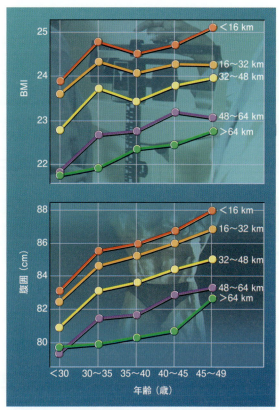

図16-19 ある程度の距離を習慣的にランニングしている男性のBMI（上）および腹囲（下）と年齢の関係。ランニング距離を毎年2.24 km/週ずつ増加させることで，中年期の体重増加を防ぐことができる。（Williams, P. T.: Evidence for the incompatibility of age-neutral overweight and age-neutral physical activity standards from runners. *Am. J. Clin. Nutr.*, 65: 1391, 1997. より）

囲が大きくなることを示唆している。中年期における体重増加を抑制するためには，1週間当たりの運動を30歳から1年ごとに2.3 km程度徐々に増やしていくべきであると考えている。

肥満による健康へのリスク

肥満は，喫煙，高血圧，高コレステロール，身体不活動とともに米国心臓学会の主要な冠動脈疾患リスク要因のリストにあがっている（www.americanheart.org/presenter.jhtml?identifier=4639）。肥満と，高血圧，2型糖尿病，脳血管疾患リスク，脂肪酸代謝，アテローム性動脈硬化を含む脂質異常症には，明らかな関連が存在する。肥満による10の主要な健康問題は以下のとおりである。

1. 循環器疾患
2. 2型糖尿病
3. 高血圧

4. 脂質異常症
5. 脳卒中（虚血性）
6. 睡眠時無呼吸症候群
7. 変形性関節疾患
8. ある種のがん
9. 胆石
10. 生殖障害

　成人の肥満に関連する医療費は年間1470億ドル以上であり，米国の健康管理に関する国家予算の10％近くであると見積もられる．米国人の体型が今の調子で大きくなり続ければ，2020年までに中年の米国人に支払われる健康管理資金の1/5が肥満によるものになるであろう．

過度の体脂肪の基準：どの程度の脂肪が過脂肪なのか？

　個人の体脂肪状態は，以下の3つの適切な方法によって評価できる．

1. 体脂肪率
2. 脂肪分布
3. 脂肪細胞の大きさと数

体脂肪率

　何を「標準の」体脂肪レベルと考え，どの時点で肥満といい始めるのかといった境界は，しばしば恣意的になる．本章のパート1では，成人男女における「標準の」体脂肪の範囲を平均値から正および負の方向への1単位の変化（標準偏差）によって定めている．その変化の単位は17～50歳の男女において5％の体脂肪と同等である．このような統計学的境界の中では，年齢および性別における平均値＋5％以上のどのような体脂肪率の値も過脂肪に該当する．体脂肪率が平均15％の若年男性にとって，肥満の境界線となる体脂肪率は20％である．より高齢の男性では，平均体脂肪率が約25％である．よって，このグループにおいては体脂肪率が30％を超過した場合，過脂肪を意味する．若年女性において，肥満は体脂肪率が30％以上に該当するが，より高齢の女性においては体脂肪率37％以上が肥満に該当する．

　年齢別の肥満の階級づけでは，男女ともに加齢とともに太っていくとみなされる．しかし，これは活動的な高齢の男女には必ずしも起こるわけではない．ライフスタイルが青年期における最も大きな体脂肪増加の原因となるならば，過脂肪の基準は若年の男女においてこそ正当に示されるであろう．

> **Q 質問とノート**
>
> ●肥満の健康リスクを5つあげよ．
>
> ●体脂肪蓄積の状態を評価する基準を3つあげよ．
>
> ●成人男女において，過脂肪と判断する体脂肪率のカットオフ値を示せ．
> 男性：
> 女性：

> **ⓘ インフォメーション**
>
> **肥満関連疾患**
>
> 　米国において，肥満が原因で亡くなる人が年間10万人以上にも上ることが，米国がん研究機関（www.aicr.org）の最近の調査で明らかとなった．子宮内膜がんの1/2，食道がんの1/3は体脂肪の蓄積が原因で起こるともいわれる．米国人が普通体型（BMI 25以下）を維持すれば，子宮内膜がんは49％，食道がんは35％，膵臓がんは28％，腎臓がんは24％，胆嚢がんは21％，乳がんは17％，大腸がんは9％，それぞれ減少する．肥満関連疾患は米国の全医療費の10％近くを占め，実に年間1470億ドルを超えるとも推計されている．

　肥満は平均値の上限（男性で体脂肪率20％，女性で30％）から50％，極端に太っている人の理論的最大値である体重の約70％まで連続的に存在すると考えられる．後者のグループの体重は170～250kg以上に分布する．このような状態は体脂肪量がLBMを超える可能性があるため，生命にとって危険な状態となりうる．

脂肪の局所分布

　体脂肪量とは独立して，身体への脂肪のつき方は小児期，思春期，成人期における健康へのリスクを変化させる．図16-20は，2種類の脂肪の局所分布を示している．腹部への脂肪沈着による健康へのリスクの増加（**上半身型**もしくは**男性型肥満**，BOX 16-5参照），特に内臓への脂肪沈着は，カテコールアミン刺激による脂肪分解の亢進が原因かもしれない．この部分に蓄積された脂肪は，殿部および大腿部に蓄積された脂肪（**下半身型**もしくは**女性型肥満**）よりも強い代謝反応を示す．身体の中央部へ容易に脂肪が増加することは心疾患の発症を後押しする．男性において，腹腔内脂肪もしくは内臓脂肪組織と呼ばれる内臓に沈着する脂肪の総量は女性の2倍である．男性において，内臓脂肪量のパーセンテージは年齢とともに徐々に増加する．女性においては，内臓への脂肪蓄積は閉経とともに始

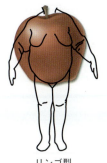
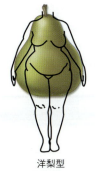

リンゴ型
（男性型）　　　　洋梨型
（女性型）

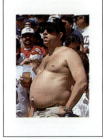
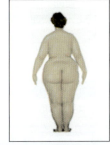

ウエスト/ヒップ比

- 腹囲（臍位）は立位でリラックスした状態で測る。
- 殿囲は，周囲長が最も大きいところを測る。
- ウエスト/ヒップ比は，腹囲を殿囲で割った値である。

健康へ影響を与える数値
男性：≧ 0.95
女性：≧ 0.80

図 16-20 健康リスクに対するウエスト/ヒップ比の閾値を含む，男性と女性の体脂肪のつき方。

えたウエスト/ヒップ比 waist-to-hip ratio（WHR）において，BMI で調整した後でも，死亡リスクが高まる。WHR のもつ限界の 1 つは，周囲尺度における特定の影響をほとんどとらえていないことである。腹囲または殿囲は身体組成や脂肪分布の異なる側面を反映する。それぞれは独立しており，循環器系疾患のリスクに対して正反対の影響をもつことが多い。腹囲の増大は，内臓脂肪型肥満と特徴づけられる悪性の肥満である。この部分の脂肪蓄積は，腹腔内における内臓脂肪蓄積の合理的な指標となる。よって，腹囲は代謝性および健康のリスクと肥満の悪化による死亡率を示す実用的な尺度として臨床現場で用いられる重要な尺度となっている。

BMI の大小にかかわらず，腹囲が大きい男女は，腹囲が小さい人や下半身型肥満の人と比較して循環器疾患，2 型糖尿病，がん，認知症，白内障（世界における失明の最たる要因）の相対的リスクが高い。腹囲が男性で 91 cm 以上，女性で 82 cm 以上で，さらに血中インスリンレベルの高い人はそうでない人と比べ，結腸直腸がんのリスクが約 2 倍となる。図 16-21 は，3 つの BMI 区分と腹囲が男性で 102 cm，女性で 88 cm 以上の人とそれ以下の人で，健康問題へのリスクはどこが最も低く，どこが高いかを示している。

脂肪細胞の大きさと数

脂肪細胞の大きさと数は，体脂肪の構造，形，体積に関して正常か異常かの情報を与えてくれる。脂肪組織の増加は 2 つの様態で起こる。

1. **脂肪細胞肥大**と呼ばれ，すでに存在する脂肪細胞がさらに大きくなる。
2. **脂肪細胞過形成**と呼ばれ，脂肪細胞の総数が増加する。

脂肪細胞の大きさと数を測定するには，通常，上背部，殿部，腹部，上腕背部の脂肪沈着部分における生体組織吸引検査法（バイオプシー法）によって皮下組織の破片を吸い取る方法がある（図 16-22）。生体検査サンプルの化学的処理によって，脂肪細胞を分離し，数えることが可能となる。水中体重法のような基準法によって全身脂肪量を割り出すことで，全身の脂肪細胞数をなんとか見積もることができる。例えば，体重が 88 kg で体脂肪率が 13% の人は，総脂肪量が 11.4 kg（0.13×88 kg）である。11.4 kg を 1 つの脂肪細胞ごとの平均脂肪容量で割ることで総脂肪細胞数を見積もることができる。平均脂肪細胞容量が 0.60 μg であれば，この人の身体には 190 億個（11.4 kg÷0.60 μg）の脂肪細胞が含まれていることになる。

まる。

身体中心部への脂肪蓄積は，代謝の変化を反映する。代謝の変化は少なくとも 8 つの異常な状態を反映する。

1. 高インスリン血症（インスリン抵抗性）
2. 耐糖能異常
3. 2 型糖尿病
4. 子宮内膜がん
5. 高トリグリセリド血症（中性脂肪高値）
6. 高コレステロール血症またはリポタンパク質プロファイルの悪化
7. 高血圧
8. アテローム性動脈硬化症

一般的な方針として，女性で 0.80，男性で 0.95 を超

総脂肪細胞数＝総体脂肪量÷細胞ごとの脂肪容量

肥満者と非肥満者における細胞の質の違い

図16-23左のデータは，肥満者の総脂肪量と脂肪細胞数の強い相関関係を表している．体脂肪量の最も少ない人は脂肪細胞数が最も少なく，一方で最も体脂肪量の多い人は明らかに脂肪細胞数が多い．対照的に，右に示されたデータは肥満者の総脂肪量と平均脂肪細

BOX 16-5

ウエスト/ヒップ比の計算と解釈

ウエスト/ヒップ比（WHR）は，成人における脂肪のつき方や疾患リスクを示すといわれる（表参照）．高いWHRは内臓脂肪がより多く存在することを示しており，同時に高インスリン血症，インスリン抵抗性，2型糖尿病，子宮内膜がん，高コレステロール血症，高血圧，動脈硬化のリスクを高める．

WHRは，腹囲÷殿囲で算出され，腹囲は腹部の最も細いところとし，殿囲は殿部の最も大きいところとする（図参照）．

ウエスト/ヒップ比と疾患リスク

	年齢（歳）	リスクレベル			
		低い	中程度	高い	非常に高い
男性	20～29	<0.83	0.83～0.88	0.89～0.94	>0.94
	30～39	<0.84	0.84～0.91	0.92～0.96	>0.96
	40～49	<0.88	0.88～0.95	0.96～1.00	>1.00
	50～59	<0.90	0.90～0.96	0.97～1.02	>1.02
	60～69	<0.91	0.91～0.98	0.99～1.03	>1.03
女性	20～29	<0.71	0.71～0.77	0.78～0.82	>0.82
	30～39	<0.72	0.72～0.78	0.79～0.84	>0.84
	40～49	<0.73	0.73～0.79	0.80～0.87	>0.87
	50～59	<0.74	0.74～0.81	0.82～0.88	>0.88
	60～69	<0.76	0.76～0.83	0.84～0.90	>0.90

WHRの計算

例1.
男性，21歳，腹囲101.6 cm，殿囲93.5 cm

　　WHR＝腹囲÷殿囲
　　　　＝101.6÷93.5
　　　　＝1.08（かなり高リスク）

例2.
女性，41歳，腹囲83.2 cm，殿囲101 cm

　　WHR＝腹囲÷殿囲
　　　　＝83.2÷101
　　　　＝0.82（高リスク）

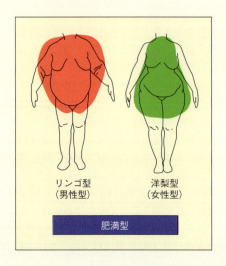

リンゴ型（男性型）　洋梨型（女性型）
肥満型

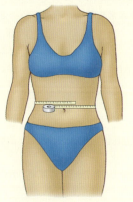
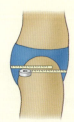

腹囲: 両踵をそろえて立ち，最小の周囲長を測定する．　　殿囲: 両足を閉じて立ち，殿部の最大の周囲長を測定する．

BMIの分類

腹囲	普通体型 18.5～24.9	過体重 25.0～29.9	肥満1度 30.0～34.9
男性：＜ 102 cm 女性：＜ 88 cm	リスク最小	リスク増加	ハイリスク
男性：≧ 102 cm 女性：≧ 88 cm	リスク増加	ハイリスク	超ハイリスク

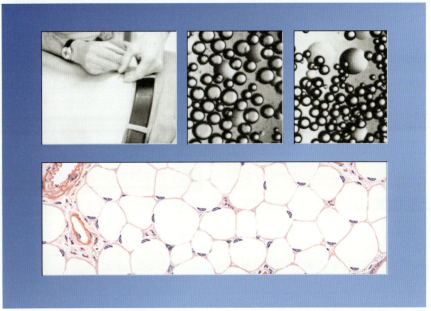

図 16-21　成人男女の健康および長寿のリスクに関する BMI と腹囲の適用表。男性の場合 102 cm 以上で，女性の場合 88 cm 以上で高いリスクとなる。（Douketis, J.D.：Body weight classification. *CMAJ.*, 172：995, 2005. などより）

図 16-22　**上**：殿部上側の脂肪細胞の生検図。生検の際，部位を滅菌および麻酔し，生検用のニードルは皮膚の真下に差し込む。差し込んだ部位より，シリンジが小さな組織片を吸引する。2 枚の顕微写真は 6 カ月間にわたるマラソントレーニングの前（**上中**），後（**上右**）の生検により摘出された脂肪細胞である。脂肪細胞の平均直径はトレーニング後に 8.6 %縮小する。個々の脂肪細胞の体積は 18.2 %縮小する。背景にみえる大きな粒は，細胞内の脂肪滴である（写真提供：P. M. Clarkson, Muscle Biology and Imaging Laboratory, University of Massachusetts, Amherst, MA.）。**下**：ヒトの脂肪細胞の 396 倍断面図。（Geneser, F.：*Color Atlas of Histology*. Philadelphia：Lea & Febiger, 1985. より）

胞サイズの間にはほとんど関連がないことを示している。これは，脂肪細胞のサイズには生物学的上限が存在することを示唆している。サイズの上限に達した後は，おそらく脂肪細胞数が極度な肥満を決定する主要な要因になるであろう。通常の脂肪細胞サイズが 2 倍になったとしても，肥満者と非肥満者の脂肪構成の大きな違いの主要因にはならないであろう。したがって，深刻な肥満における過度な脂肪組織の増大は，脂肪細胞の過形成によって起こると結論づけるのが適当である。

Q 質問とノート

- 成人男女において，内臓脂肪の過剰蓄積を示すウエスト/ヒップ比のカットオフ値をあげよ。
  男性：
  女性：
- 内臓脂肪の蓄積によって悪化する病態を 2 つあげよ。
- 内臓脂肪組織の増加経路を 2 つあげよ。

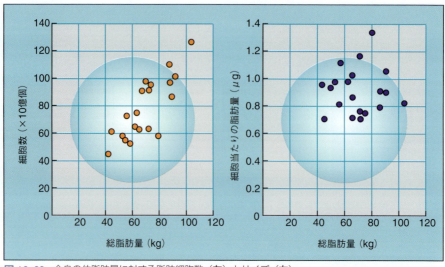

図 16-23　全身の体脂肪量に対する脂肪細胞数（左）とサイズ（右）。

表 16-7　肥満者，非肥満者における，体重，体脂肪量，脂肪細胞サイズ・数の比較

体重	体脂肪量	脂肪細胞サイズ	脂肪細胞数
肥満者の体重は平均，非肥満者の2倍以上	肥満者の体脂肪量は非肥満者の3倍近く	肥満者では平均，50%近く大きい	肥満者では約3倍

参加者25人中，肥満は20人。

ⓘ インフォメーション

高いBMIと大きな腹囲は心疾患リスクを正確に予測する

　オランダ人研究者による最近の研究によって，20〜65歳の男女20,500人のBMIと腹囲を測定し，以後10年間の循環器疾患発症との関連が検討された。致命的な心疾患の50％以上と非致命的な心疾患の25％は，肥満者における高いBMIや大きな腹囲によって予測された。過体重はBMIが25〜30で，肥満はBMIが30以上で判定される。腹囲の基準では，男性では，過体重は94.0〜101.9 cm，肥満は102.1 cm以上，女性では，過体重は80.0〜87.9 cm，肥満は88.1 cm以上で判定される。

文献
Van Dis I et al.: Body mass index and waist circumference predict both 10-year nonfatal and fatal cardiovascular disease risk: study conducted in 20,000 Dutch men and women aged 20-65 years. Eur. F. Cardiiovasc. Prev. Rehabil. 16: 729, 2009.

Ⓠ 質問とノート

- 脂肪細胞数と体脂肪との関連について説明せよ。

- 肥満者と非肥満者における脂肪組織量の最も重要な構造的な違いは，脂肪細胞数と細胞サイズのどちらであるか？

　脂肪細胞のサイズと数量に関する先行研究によると，体重，総脂肪量，脂肪細胞が対象者25人の中で比較され，20人は臨床的に肥満と分類された（BMI〜40.0）。肥満者の体重の平均は非肥満者の2倍以上で，体脂肪量は3倍近くあった。脂肪細胞においては，肥満者の脂肪細胞サイズは平均で50％大きく，脂肪細胞数は約3倍であった（750億個対270億個）。**深刻な肥満者と非肥満者の大きな違いは，脂肪細胞数であることがわかる**（表16-7）。

　参照値として，ヒトは平均で250〜300億個の脂肪細胞をもっている。中程度肥満の人は600〜1000億個，非常に重度の肥満の人においては3600億個以上に増加する。胃を小さくする，例えば食事摂取量を制限するために胃をバンドで縛って縮小する外科手術をした，十分な体重減少の後でさえ，脂肪細胞数は減少しなかった。

まとめ

1. 極度の体脂肪の蓄積状態と定義される過脂肪は，エネルギーバランスを体重増加に傾けるような相互に関連し合う因子を含む複雑な状態を表す。
2. 過去25年間を通して，米国の成人の平均体重は明らかに増加した。最近では，成人の30%（5900万人）が肥満（BMI≧30）に分類され，65%近く（1億3000万人）が過体重か肥満のどちらか（BMI≧25）である。
3. 遺伝的要因は，過剰な脂肪蓄積の25～30%を説明する。遺伝子の性質は肥満の必要条件ではないが，適当な環境を与えられれば，遺伝子的に感度が高い場合に体脂肪が増加する。
4. 米国の小児のおよそ15～20%と思春期の子どもの12%（1976～1980年に7.6%上昇した）が過体重に分類される。子どもにとって最もありふれた慢性疾患である過剰な体脂肪の蓄積は，特に貧困層と少数民族に多い。
5. 肥満は，過脂肪および脂質異常症や高血圧，インスリン抵抗性，耐糖能異常などその他の状態を含む医学的状態を示す。
6. 米国人の男女に加齢によって起こる体脂肪の増加を説明できる理由はない。したがって，成人男女における過脂肪の閾値を表す体脂肪の基準は，若年の成人の値のみ妥当であると考えられる。そして，それは男性において20%，女性において30%である。
7. 脂肪細胞の分布は健康に関連した重要な情報を与えてくれる。腹腔および内臓に分布した脂肪（男性型肥満）は大腿部，殿部，腰部に蓄積した脂肪（女性型肥満）と比較して健康へのより大きなリスクを伴う。
8. 腹囲は，健康関連リスクを評価する場合における肥満の特徴を示す。腹囲の大きい男女は小さい人と比較して，循環器疾患，2型糖尿病，がん，白内障の大きな相対的リスクを所有している。
9. 脂肪細胞のサイズと数は異なる肥満の分類法を示している。成人になる前に，個々の脂肪細胞が拡大すること（脂肪細胞肥大）に加えて，脂肪細胞の総数が増加すること（脂肪細胞過形成）によって体脂肪量が増加する。

問題

1. 子どもおよび成人において，過度の食物摂取によって過剰な体脂肪蓄積が起こらない可能性について説明せよ。
2. 世界中でみられる体脂肪の急激な増加の理由を明らかにするとすれば，それはなんだろうか？
3. あなたの考えでは，小児肥満の主な原因は何か？
4. それぞれの年代において，なぜ異なる体脂肪の基準が適応されるべきなのか，または異なる基準が適応されるべきかどうかについて説明せよ。

パート4　食事と運動を通して最適な身体組成を得ること

ペンシルベニア大学の肥満専門家であるAlbert Stunkard（1922～）による以下の声明は，肥満者における長期間の減量の可能性について，現実的な見解を示している。

> 肥満者において，治療（介入）状態であり続ける人はほとんどいない。介入を受けている人の大半は体重が減らず，体重が減った人のほとんどはもとの体重に戻ってしまう。

この，40年前に呈された見通しの暗さが，「減量当初の体重減少は長期的な減量成功にはほとんど関係ない」ことを示す多くの後続研究を支持している。減量プログラム指導を継続する肥満者は，もとの体重の10%を減量している。

一般的に，長期的減量の維持が成功する可能性は，最初の肥満度に逆相関する（図16-24）。多くの人において，最初の減量成功は長期的成功にはほとんど関係しない。減量プログラム（薬理療法や行動療法）の介入を受けている肥満者は，一般的にもとの体重の8～12%を減量する。しかし残念ながら，1/3～2/3の人が1年以内にもとの体重に戻り，5年以内にはほとんどの人がもとの体重に戻ってしまう。

図16-25は，減量した121人を7.3年間にわたって

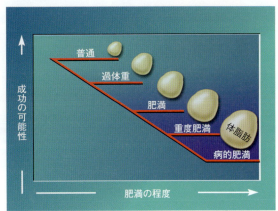

図16-24　減量効果の長期間維持の成功率は，減量介入開始時における肥満の度合いと関連する。

フォローした結果を示している。そのうち50%は2～3年のうちにもとの体重に戻っており，最終的に減量後の体重を維持できたのはわずか7人だった。これらの残念ではあるが確かな統計は，低エネルギーダイエットの長期にわたる維持の難しさを示している。それはおそらく，各々が食べ物に容易に手を伸ばすことができる雰囲気と気分的なサポートが少ないことが影響しているのであろう。

エネルギーバランス：体重コントロールの鍵

エネルギー保存の法則とも呼ばれる熱力学第一法則では，エネルギーはさまざまなかたちである状態から別の状態に変換されるが，新たにつくり出されたり消滅したりはしないと仮定している。ヒトにおいてこれは，エネルギーバランスが均衡しているときは体重が一定に保たれていることを意味する。図16-26は，エネルギー出納の慢性的な不均衡が体重を変化させることを示している。

体重減少を引き起こすための，エネルギーバランスを不均衡にする方法は以下の3つである。

1. 1日当たりのエネルギー消費量を下回るまで，エネルギー摂取量を減らす。
2. エネルギー摂取量を保持したまま，さらなる身体活動により1日当たりのエネルギー消費量を増加させる。
3. エネルギー摂取量を減らし，1日当たりのエネルギー消費量を増加させる。

エネルギーバランス方程式の感度を考慮した場合，1日当たり「わずか」100 kcalだけエネルギー摂取量が消費量を上回ったとした場合，1年で吸収される余分なエネルギーは36,500 kcal（365日×100 kcal）に相当する。体脂肪0.45 kgは3500 kcalのエネルギーを含んでいるため（脂肪細胞450 gの86%が脂肪を含む，または，450 g当たり390×9 kcal/g＝3510 kcal），このエネルギー余剰分は，1年間で約4.7 kgの体脂肪

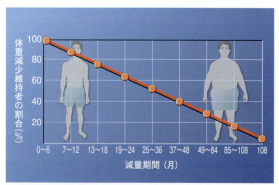

図16-25　減量達成以降，一定期間の経過時において減量幅を維持している肥満者の割合の一般的な傾向。

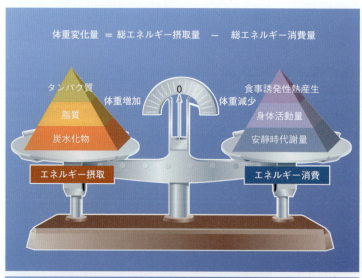

図16-26　エネルギーバランスの公式とエネルギーバランスを減量に結びつけるための介入方法およびその標的。

増加を引き起こす。対照的に，毎日のエネルギー摂取量を100 kcalだけ減らし，エネルギー消費量を100 kcal増やすこと（例えば，ウォーキングもしくはジョギングを1日に1.6 km増やす）で，年間のエネルギー不足分は体脂肪9.5 kgに相当する。

エネルギーバランスを不均衡にする

エネルギー摂取およびエネルギー消費の客観的評価は，体重や身体組成を改善させるために，エネルギーバランスを不均衡にする枠組みを提供する。

エネルギー摂取

毎日の食事摂取量の記録によってエネルギー摂取量の評価をすると，たいてい，エネルギー消費量の±10％の範囲内に含まれる。例えば，ある人の1日当たりの食事摂取量の推定エネルギー値は，平均2130 kcalである。3日間の入念な食事記録に基づいた結果では，1日当たりのカロリー摂取量は1920〜2350 kcalの間であると推定される。

食事摂取量を入念に記録し続けることで，減量中の人に対して「当て推量」ではない，摂取された食事の客観的な内容を提供し，現在の食習慣や好みへの気づきといった体重をコントロールする過程で重要となる行動を引き起こす。

エネルギー消費

活動的なライフスタイルは長期的な減量成功のためにきわめて重要なものとなる。これは，テニスを年に2回行う，夏の期間だけ週末に泳ぎにいく，または車を修理に出しているときだけ歩いて買い物に行くといったような，かたちだけの運動を意味するものではない。むしろ，個人的な運動習慣を修正することで，定期的に中高強度の身体活動を含むように日々の生活習慣を変える重大な義務をもたらすことになる。BOX 16-6には，体重管理・減量のために，1日当たりのエネルギー（kcal）消費量（運動を含む）を計算する方法が示されている。

エネルギーバランスを変える

減量プログラムの目的は，過去10年間で劇的に変化した。以前のプログラムでは，身長と体重に基づく「理想的な体重」を目標としていた。目標体重に達することが，減量プログラムの成功を意味していた。近年，WHO（www.who.int）や全米科学アカデミー医学研究所Institute of Medicine of the National Academy of Sciences（IOM, www.iom.edu），NHLBI（www.nhlbi.nih.gov/）では，肥満者に対して，現在の体重の5〜15％を減らすことを推奨している。**この現実的な減量は，高血圧や2型糖尿病，脂質異常症など，体重に関**連する併存疾患や合併症を軽減させ，しばしば社会的・生理的な合併症に対しても前向きな影響を及ぼす。現在の介入方法を考慮した場合，5〜15％の推奨範囲を超える減量目標を定めてしまうと，肥満者にとって非現実的で達成困難な目標となってしまう。

多くの人は，食事中の脂肪によるエネルギーのみが体脂肪を増加させると考えている。ある人は，体脂肪を減らすために脂質の摂取を減らす（通常ではいい方法である）が，多くの場合，炭水化物やタンパク質に偏ってこれらの摂取量を増やしてしまう。その結果，カロリー摂取量の合計は変化しない，さらにいえば増加してしまう場合もある。体重を減らすための食事療法による良識的なアプローチの方法では，バランスのよい食事をとりながら，エネルギー摂取量を1日のエネルギー消費量よりも500〜1000 kcal程度少なくなるように減らすことでエネルギーバランスを不均衡にする。除脂肪組織の減少を増大させるような厳しいエネルギー制限と比較すると，ゆるやかな食事摂取量の減少は，大きな脂肪減少効果をもたらすことができる。

ほとんどの人は，長期にわたって毎日1000 kcal以上のエネルギー制限をがまんすることはできない。さらに極端な半飢餓になると，栄養不良状態に陥る可能性，グリコーゲン貯蔵の枯渇，そして除脂肪組織の減少などの問題が生じる。エネルギーバランス（いわゆる，熱力学第一法則）を変えることによる減量の成功を語るうえで，不変の真実として，食事療法においては三大栄養素の配分に関係なく，エネルギー消費がエネルギー摂取を上回る場合は必ず体重減少が生じることは決定的である。

実用的な説明

1日当たり2800 kcalを摂取する体重79.4 kgの肥満した女子大学生が，食事療法を用いたエネルギー制限によって減量を望んでいると仮定しよう。彼女はいつもどおりの身体活動量を維持したまま，エネルギー摂取量を1800 kcalに減らすことで毎日1000 kcalのエネルギー欠損をつくり出す。7日間のエネルギー欠損は

> **Q 質問とノート**
>
> ● 長期的な減量の成功ともともとの肥満度との間にある関係を説明せよ。
>
> ● 減量を始めた人が成功するのは，全体の何％であるか？
>
> ● エネルギーバランスを不均衡にさせる方法を3つあげよ。

BOX 16-6

体重管理や減量のために必要とされるエネルギー摂取量の算出

減量の成功のためには負のエネルギーバランス，すなわちエネルギー摂取量よりもエネルギー消費量が上回る状態であることが求められる。食事摂取は代謝機能によって生じた身体が必要とするエネルギーを供給する。1日の総エネルギー消費量（TDEE）は以下を含む。

1. 一般的なエネルギー消費量（睡眠や通常の日常生活を含む）
2. 身体活動によるエネルギー消費量（通常の日常生活よりも高いエネルギー消費量）

体重維持はエネルギー摂取とTDEEがつり合って起こる。食事摂取の変化や身体活動によって算出されるTDEEの決定は，体重維持や減量に不可欠である。

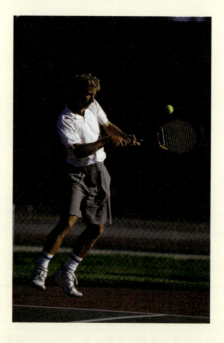

体重維持のためのTDEEの算出

表1に，減量を達成するための，身体活動によるエネルギー消費を含むTDEEの決定に関する手順が示されている。

算出例

以下に，体重72 kgで中程度の日常的な身体活動を行っている24歳男性の例を示す（表1参照）。

ステップ1．現在の体重・・・・・・・・・・・・・・・・・・・・・・・72 kg
ステップ2．体重1 kg当たりの必要エネルギー（表2参照）・・・・・・・・・・・・・・・・・・・・・・・・・・・・・・・・・・・・33.1
ステップ3．身体活動量を除いた，総エネルギー消費量（ステップ1にステップ2を掛ける）・・・・・・・・2383 kcal
ステップ4．身体活動を選ぶ（表3参照：行っている活動が2つ以上ある場合は，それぞれの平均的な消費エネルギーを算出する「ステップ4～11を繰り返し」，最後にステップ12で合算する）・・・・・・・・・・・ジョギング
ステップ5．週に何回行うか・・・・・・・・・・・・・・・・・・・・・4 回
ステップ6．1回の時間は何分か・・・・・・・・・・・・・・・・60 分
ステップ7．1週間の合計時間は（ステップ5にステップ6を掛ける）・・・・・・・・・・・・・・・・・・・・・・・・・・・240 分
ステップ8．1日当たりの平均値を算出する（ステップ7を7で割る，分単位で四捨五入）・・・・・・・・・・・・・34 分
ステップ9．選択した身体活動に対応する1分，1 kg当たりの消費エネルギー（表3参照）・・・・・・・・・・0.198
ステップ10．身体活動中の1分当たりのエネルギー消費量（ステップ1にステップ9を掛ける）・・・・・・・・・・・・・・・・・・・・・・・・・・・・・・・・・・・・14.3 kcal/分
ステップ11．1日当たりの身体活動による消費エネルギーを算出する（ステップ8にステップ10を掛ける）・・・・・・・・・・・・・・・・・・・・・・・・・・・・・・・・486 kcal
ステップ12．現在の体重を維持するときのエネルギー消費量（TDEE，ステップ3にステップ11を足す）・・・・・・・・・・・・・・・・・・・・・・・・・・・・・・・・・・2869 kcal

減量のための目標エネルギー摂取量

上記の手順によって，体重維持時のTDEEは2890 kcalであることが示された。したがって，減量のためにはエネルギー摂取量を負のエネルギーバランスにするために，この値を下回らなければならない。エネルギー摂取量の減少は，女性で1200 kcal/日，男性で1500 kcal/日を下回るべきではない。このエネルギー摂取量のレベルだとタンパク質やビタミン，ミネラルを確保することが可能である。TDEEが3000 kcal以下であれば500 kcal/日を減らし，TDEEが3000 kcalよりも高ければ1000 kcal/日を減らすのが賢明である。

減量のための目標となるエネルギー摂取量は，以下のように算出する。

ステップ13．負のエネルギーバランスを達成するために必要なエネルギー減少量（ステップ12が3000 kcal以下であれば500 kcal/日を減らし，3000 kcalよりも高ければ1000 kcal/日を減らす）・・・・・・・・500 kcal
ステップ14．減量のための目標エネルギー摂取量を算出する（ステップ12からステップ13を引く）・・・・・・・・・・・・・・・・・・・・・・・・・・・・・・・・・・・・2369 kcal

表1 体重減少のための1日当たりの必要食事摂取量および目標食事摂取量の計算

1. 現在の体重
2. 体重1kg当たりの必要エネルギー（表2参照）
3. 身体活動量を除いた，総エネルギー消費量（ステップ1にステップ2を掛ける）
4. 身体活動を選ぶ（表3参照：行っている活動が2つ以上ある場合は，それぞれの平均的な消費エネルギーを算出する「ステップ4〜11を繰り返し」，最後にステップ12で合算する）
5. 週に何回行うか
6. 1回の時間は何分か
7. 1週間の合計時間は（ステップ5にステップ6を掛ける）
8. 1日当たりの平均値を算出する（ステップ7を7で割る，分単位で四捨五入）
9. 選択した身体活動に対応する1分，1kg当たりの消費エネルギー（表3参照）
10. 身体活動中の1分当たりのエネルギー消費量（ステップ1にステップ9を掛ける）
11. 1日当たりの身体活動による消費エネルギーを算出する（ステップ8にステップ10を掛ける）
12. 現在の体重を維持するときのエネルギー消費量（TDEE，ステップ3にステップ11を足す）
13. 負のエネルギーバランスを達成するために必要なエネルギー減少量を算出する（ステップ12が3000 kcal以下であれば500 kcal/日を減らし，3000 kcalよりも高ければ1000 kcal/日を減らす）
14. 減量のための目標エネルギー摂取量を算出する（ステップ12からステップ13を引く）

表2 男女における異なる身体活動レベルに基づいた体重当たりの24時間エネルギー消費量[a]

身体活動レベル	kcal/kg[b]	
	男性	女性
不活動レベル（仕事以外での身体活動はない）	28.7	26.5
中レベル（仕事以外で，低〜中強度の身体活動を週に2〜3日行っている）	33.1	29.7
高レベル（仕事以外で，高強度の身体活動を週に4〜6日行っている）	37.5	33.1

[a] 妊娠中および授乳中の女性は6.6 kcal/kgを追加する。
[b] 例えば，体重が72 kgの不活動な男性のエネルギー消費量は2066 kcalである。

表3 参考：活動別消費エネルギー（kcal/kg/分）

活動種目	kcal/kg/分	活動種目	kcal/kg/分	活動種目	kcal/kg/分
バスケットボール	0.137	縄跳び		バレーボール	0.051
サーキットウェイトトレーニング		70回/分	0.165	ウォーキング	
		80回/分	0.176	7.2 km/時	0.099
ノーチラス	0.093	ラケットボール	0.176	芝生で	0.082
登山	0.121	ランニング		浅瀬のプールで	0.198
サイクリング		18分30秒/km	0.137	水泳	
8.9 km/時	0.071	14分30秒/km	0.192	ゆっくりのクロール	0.128
16.1 km/時	0.110	13分/km	0.223	速いクロール	0.157
20.9 km/時	0.155	11分15秒/km	0.2491	背泳ぎ	0.170
エアロビックダンス		9分40秒/km	0.2714	平泳ぎ	0.163
中強度	0.104	スキー（レジャー）	0.097	横泳ぎ	0.123
高強度	0.134	スキー（中程度のスピード）	0.119	カヌー	
ゴルフ	0.087			レジャー	0.042
体操競技	0.066			競争（レース）	0.108

7000 kcalで体脂肪0.9 kg分に等しい。実際には，最初の1週間で彼女は0.9 kgよりも大幅に体重が減少する。それは，体内のグリコーゲンも減少するためである。貯蔵されたグリコーゲンは脂肪と比べてg当たりのエネルギーが少なく，水分も多く含んでいる。この理由により，短期間のエネルギー制限では水分や炭水化物の減少が高い割合を占め，少量の体脂肪しか減少していないにもかかわらず，減量を行う人の励みになる。体重減少が続くと，体脂肪によってエネルギー欠損が生み出されるようになる。さらに1.4 kgの体脂肪を減らすためには，減量を行う人は，さらに10.5日間はエネルギー摂取量を1800 kcalに抑えた状態を維持しなければならない。この時点で，理論上は3.5日ごとに0.45 kgの体脂肪が減少することになる。

常に予想どおりの結果ではない

エネルギー制限による減量計算は単純に思えるが，結果は常にこれに従うわけではない。例えば，減量期

> **Q 質問とノート**
>
> - エネルギーバランス方程式を説明せよ。
> - 総エネルギー消費量の要素を3つあげよ。
> - 450 gの体脂肪にはどれほどのエネルギー（kcal）が含まれるか？
> - 肥満者に対する合理的な減量方法とは何か？
> - 自身のエネルギー摂取量を100 kcal/日ずつ上回るエネルギー消費を毎日続けた場合，1年間で生じる減量幅はどれほどか？

間を通してずっと1日当たりのエネルギー消費が相対的に変化していない場合がある。エネルギー制限は体内のグリコーゲン貯蔵を枯渇させ，これは実際に日々のエネルギー消費を減少させてしまうことから，倦怠感を感じる人もいる。さらに，減量するに従い，身体活動のためのエネルギーコストが減少することがあげられる。これは同時に，エネルギーバランスにおけるエネルギー消費分を縮小させてしまう。減量がエネルギー制限に比例して進むとしたら，漸進的な体重減少はもっぱらエネルギー抑制の程度に依存するということである。エネルギー制限を行っている間には，代謝も変化しており，これは減量効果の鈍化につながる。

安静時代謝の低下

ダイエットによって体重減少がもたらされたとき，しばしば安静時代謝の減少が引き起こされる。安静時代謝の減少は，体重や除脂肪量の減少が原因となり，促進される。過酷なエネルギー制限は，安静時代謝を45％まで低下させてしまうのである。代謝が鈍くなるのは，脂肪か除脂肪組織かお構いなしに減量を試みる人に特徴的である。代謝が減少することによってエネルギー消費を節約し，これが原因で，エネルギー摂取量が少ないにもかかわらず，次第に減量効果がなくなっていく。体重減少の停滞やその後のさらなる体重減少は，計算どおりにいかず，比較的遅くなる。

体重設定値（セットポイント）理論：ダイエットの限界

短期間だけ単純に食べるのをやめるだけで，大量の体重減少を起こす人もいる。残念ながら，その成功は短期間しか持続しない。最終的に食欲が勝り，体重は戻ってしまう。これに関して，減量を行う人の意思とは異なる，遺伝的に決定づけられた体重や体脂肪の「設定値」に失敗の理由があるのではないかと主張する研究者もいる。**設定値理論**の提案者は，太っている人もやせている人も，すべての人には，温度調節機能のように上手に管理された体内の体重制御装置があるとしている。それは脳の外側視床下部に位置し，体重や体脂肪，その両方についての各人に設定されたレベルを，小さな範囲で比較的容易に保持していると主張している。実践的な感覚からいうと，これはエネルギーの摂取および消費を考慮していない場合の体重について表している。通常の運動，食事，そして（抗肥満薬として認められた）薬物投与などは，その人の設定値を低くするかもしれないが，ダイエットはおそらく影響を与えないだろう。ある人の体重が，あらかじめ設定された設定値よりも減少したときは，必ず摂食行動や熱発生制御に働く体内の調節機構がその変化に対抗し，体脂肪の消費を節約したり，または補充したりする。例えば，安静時代謝が低下すると，その人は食べ物のことが頭から離れなくなり，食欲をコントロールすることができなくなるのである。たとえ食べすぎてしまって，いつもより体重が増えたとしても，身体は安静時代謝を増加させることでその人の食に対する興味を減退させ，この体重変化に対抗する。

設定値理論においては，設定値が高すぎるレベルに「調律された」人にとっては望ましくない情報を提供している。このような人にとっては，習慣的な運動が設定値を低くすることが励みとなるだろう。同時に，習慣的な運動は除脂肪量を保持，さらには増加させ，除脂肪量が増加すると安静時代謝も増加する。これにより，脂肪分解を促進する代謝の変化が引き起こされる。この健康的な適応により，減量効果が高まる。活動的なライフスタイルが現実となり体脂肪が減少すると，体重を安定させるために，エネルギー摂取量と1日当たりのエネルギー必要量がより低い水準でつり合うようになる。

減量後の脂肪細胞サイズと数

図16-27は，減量中の2つのステージにおける成人肥満者の脂肪細胞の細胞質に変化に与える減量効果に関する先行研究の主要部分を示している。最初149 kgあった19人の肥満者が45.8 kg減量し，実験の第1段階の終了時には103 kgとなった。減量前は，脂肪細胞数は平均750億個であり，この数は体重減少後も同じであった。対照的に，脂肪細胞1個当たりのサイズの平均は，0.9 μgから標準的な値である0.6 μgまで減少し，減少率は33％であった。対象者は，さらに28 kg減量し，標準的な体重を達成した。再び脂肪細胞の測定を行ったときは，脂肪細胞数に変化はなかったが，脂肪細胞はさらに約1/3まで収縮し続けており，非肥満者における標準的なサイズとなった。この研究結果は，幼児や成人を対象とした他の研究からも裏づけられている。

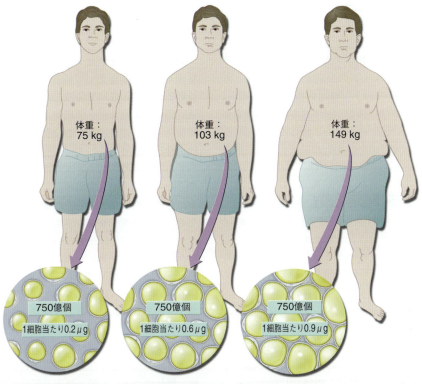

図16-27 肥満者における減量に伴う脂肪細胞の変化。(データは，Hirsch, J.: Adipose cellularity in relation to human obesity. In: Stollerman GH, ed. *Advances in Internal Medicine*, Vol 17. Chicago: Year-Book, 1971. より)

質問とノート

- 体重72 kgの人が，以下に示す運動を行った場合，1分間当たりのエネルギー消費量を答えよ（ヒント：BOX 16-6）。
  激しいエアロビックダンス：
  ゴルフ：
  ランニング（1.6 km当たり7分ペース）：
  水泳（ゆっくりのクロール）：

- ダイエット中においては，安静時代謝量は増えるか，あるいは減るか？

減量により，平均値近くまで体重，体脂肪を減らした元肥満者でも，少なくとも脂肪細胞数からみると肥満が「完治」したわけではない。減量した肥満者における比較的小さなサイズの，しかし大量の脂肪細胞は，なんらかのかたちで食欲抑制に働きかけ，これが食べ物を欲するようになり，食べすぎをまねき，結果として減少した分の体重（体脂肪）がもとに戻ってしまうかもしれない。これは，満腹中枢に作用する体脂肪ホルモン（レプチン）の仕組みにおいて確かに筋が通っている。

脂肪細胞数は，一般的に以下に示す3つの時期において増加すると言われている。

1. 妊娠期の最後の3カ月間
2. 生後の最初の1年
3. 思春期の成長加速期

おそらく，脂肪細胞の合計数は，成人期のいかなる段階においても変えることはできないと考えられている。米国美容外科学会（www.plasticsurgery.org）によると，身体の特定部位に沈着した脂肪を外科的に切除する方法（いわゆる脂肪吸引）が，米国では3番目に人気のある美容処置法である（2000年に比べると30%減少したが，2008年においても245,000例あった）。脂肪吸引は個人の代謝特性（すなわちレプチン濃度，血中コレステロール，中性脂肪，血圧，血糖値など）を変化させない。重度肥満女性の腹部から約9 kgの脂肪を切除しても心疾患の重要なリスクファクターは改善しなかった。将来的には，単なる「つまむことのできる」皮下脂肪の吸引よりも内臓脂肪・貯蔵脂肪を除去することのほうが健康への成果を期待できるならば，その方法を検討することが必要である。

脂肪細胞は新たに産生される

成人期に始まった重度肥満の場合，その人がさらに太るにつれて，既存の細胞の肥大に加えて新しい脂肪細胞が生み出される。これは，液状の脂肪細胞にはそれぞれ1.0 μgというサイズの上限があるためだと考えられる。体脂肪60％以上（標準体重の170％相当）の超肥満者においては，ほとんどすべての脂肪細胞が肥大サイズの上限に達しており，これらの人に脂肪をさらに加えるためには前脂肪細胞から新しい脂肪細胞を増加させるしかない。

ダイエットプランの選び方

ダイエットの最も困難な点は，1日当たりのメニューの中に，どの食材を含めるかを決めることである。よって，何百とおりものダイエットプランが存在する。例えば，水ダイエット，酒を飲む人向けのダイエット，ゾーンダイエット，野菜・果物ダイエット，ファストフードダイエット，食べるダイエットなどのダイエットがある。また，ダイエットには地域名がつけられる場合（South Beach, Scarsdale, Hollywood, Beverly Hills）や，人の名前がつけられる場合（Atkins, Jenny Craig, Ornish, Pritikin, Richard Simmons, Perricone, Suzanne Somers）がある。中には，高脂肪，低炭水化物，液体タンパク質などの長期的な実現可能性を考えた場合に危険なダイエットも含まれている。合計エネルギー摂取量は考えるべきではなく，食事の選択が重要であるとする人もいる。余分な体重を減らそうと必死になっている人にとって，主流メディア（インターネットやテレビ）から得られるおびただしい数の誤った情報が，間違った食行動を促し，失敗を繰り返させる原因となる。

低炭水化物ケトン式ダイエット

ケトン式ダイエットでは，合計カロリーやコレステロール，飽和脂肪酸含有量を無視し，炭水化物の制限を強調している。のちに「ダイエット革命者」などと呼ばれたRobert C. Atkins（1930～2003）によると，このダイエットは1800年代後半にはじめて広まり，そこからさまざまな種類が派生したとされている。医学界から長らく軽んじられてきたことについて，提唱者は，最初の2週間で1日当たりの炭水化物摂取を20g以下に制限し，その後はある程度自由に食事をすると，身体がエネルギーとして多量の脂肪を動員するように変化をもたらす。これは余分に血中ケトン体を生み出すもので，不完全な糖質異化作用に基づく不完全な脂肪分解の副産物で，食欲を抑えるといわれている。理論上は，尿中で失われたケトンは，さらなる減量を促進するものと考えられ，未使用のエネルギーのことを意味している。提唱者の中には，減量を行う人が炭水化物制限さえ行っていれば好きなものを食べることができるために尿からのエネルギー損失が大きくなると主張する人もいる。

低炭水化物ダイエットの流行における特徴は，減量を行う人は脂質が余っているうちはエネルギー摂取量を考える必要がないと主張しているにもかかわらず，最終的にはエネルギー摂取量を減らす点にあるかもしれない。最初の体重減少のほとんどは，水の排泄を増加させる腎臓の働きによって引き起こされた脱水の結果である可能性がある。水分の損失は，体脂肪を減少させない。低炭水化物摂取では，身体が血糖を保持するために，糖新生を通して筋からアミノ酸を要求するため，除脂肪細胞を減少させる準備までしてしまう。これは，体脂肪の減少を誘導するためにデザインされたダイエットの好ましくない側面である。

3つの臨床試験によって，低炭水化物ダイエット（Atkinsタイプ）と，昔から行われている低脂肪ダイエットのそれぞれにおける体重減少を比較した。低炭水化物ダイエットは，重度肥満症の人に対して適度の体重減少を達成する際により効果的であった。低炭水化物ダイエットを1年間続けた人においては，脂質状態，糖代謝など，心臓の健康を反映する測定値もいくつか改善していた。このような研究結果は，低炭水化物ダイエットにある一定の信頼性の評価をもたらし，これまでいわれてきた高脂肪食摂取の危険性に対して異議を唱えるものであるといえる。

重要なことは，Atkinsタイプ，高脂肪，低炭水化物ダイエットは，安全で効果的（特に血中脂質プロファイルに関係して）であることを示すために，体系立てられた長期的な評価（5年以上）が必要である。摂取する肉や脂質，卵，チーズに制限を設けないダイエットは，9つの健康に関する懸念を生じさせる。

1. 尿酸値を上げる。
2. 腎結石を促進する。
3. 不整脈につながる電解質濃度を変化させる。
4. アシドーシスを引き起こす。
5. 腎臓ろ過に余分な負荷がかかり，現在保持している腎臓の問題を悪化させる。
6. グリコーゲン貯蔵を枯渇させ，疲労状態の一因となる。
7. カルシウム平衡が低下し，骨減少のリスクを増加させる。
8. 脱水を引き起こす。
9. 不十分な炭水化物摂取により，妊娠期における胎児の発達を遅れさせる。

最大努力の70％以上でトレーニングを行うような，

高いパフォーマンスをもつ持久系アスリートにとって，高脂肪ダイエットに切り替えることは，不健康なアドバイスとなる。それは，適切な血糖値，および活動中の筋内や肝臓貯蔵庫に貯蔵されているグリコーゲンの量を保持する必要があるためである。60分以上の運動中における疲労感は，アスリートが高炭水化物食を摂取している場合よりも，高脂肪食を摂取している場合により急速に現れる。

高タンパク質ダイエット

低炭水化物，高タンパク質ダイエットは短期間で体重を減らすかもしれない。しかし，その長期的な効果には疑問があり，さらに健康上のリスクをもたらす可能性もある。これらのダイエットは，肥満者に対して「ラストチャンスダイエット」として紹介されてきた。液体のタンパク質からなる初期のバージョンは，「奇跡の液体」と宣伝された。液体タンパク質混合物は，消費者が知らないところで，培養液の中で酵素と軟化剤を使用して動物の蹄や角と豚の皮を混ぜ，「消化しやすいように」つくられることもあった。加水分解ゼラチンから少量の必須アミノ酸を補充してつくられたコラーゲンベースの混合物は，質の高いアミノ酸を含んでおらず，ビタミンやミネラル，特に銅が不足していた。銅の摂取バランスが悪いと，心電図異常と頻脈が同時に起こってしまう。高タンパク質な食事では，しばしば高レベルの飽和脂肪酸を含んでおり，これにより心疾患や2型糖尿病のリスクが高まる。動物性脂肪が過剰に多い食べ物は尿からのシュウ酸塩排出を増加させる。シュウ酸塩は，腎結石の原因となり，カルシウムと最初に結合する合成物である。多量の炭水化物，必須脂肪酸，微量栄養素とともに質の高いタンパク質を含んでいることで，その食べ物の安全性は改善される。

極度に高いタンパク質摂取は，脂肪の利用やその後のケトン体産生を通して食欲を抑えると主張する人もいる。バランスのとれた食事と比較すると，食事性タンパク質のもつ高い熱産生効果は，摂取したタンパク質から利用できる正味カロリーを減少させる。それは，特に植物性タンパク質における消化率係数が比較的低いためである。この主張には妥当な点もあるが，理に叶った減量プログラムを説明する際には，別の要因も考えなければならない。身体活動量の多い人については特にそうである。高タンパク質ダイエットは，以下の4つの有害な結果をもたらす可能性がある。

1. 肝臓・腎臓へのストレス，およびそれに伴う脱水症状
2. 電解質不均衡
3. グリコーゲン枯渇
4. 除脂肪組織の減少

半飢餓ダイエット

治療学的な断食や**超低カロリーダイエット** very low calorie diet（VLCD）は，体脂肪率が40～50％を超えた重度肥満者に対して効果的であろう。このダイエット法では，通常の食事を良質のタンパク質食や流動食に置き換え，毎日400～800 kcal分食べるよう指示される。この食事療法は通常，最大3カ月間継続する。しかし，これは病的な肥満者のためのさらなる医療的介入を受ける前の，単なる「最終報告」にすぎない。医療的介入とは，通称，肥満症治療手術と呼ばれるような外科的手術などが含まれる。胃の大きさを小さくする手術や小さな腸を再構成する外科治療は持続的な減量をもたらすが，これらは一般的に，肥満に加えて他の肥満に関連する病状を併せもっているBMI 35～40以上の患者が対象である。

VLCDによるダイエットは，通常，病院において綿密な管理を必要とする。厳しい食事制限は，今までの食習慣を壊し，これによりダイエット成功のための長期間にわたる見通しが改善される。また，これらのダイエットでは，食事制限を守らせるために食欲も減退させる可能性がある。VLCDダイエットに付随する日常の治療法には，吐き気に対する炭酸カルシウム，体液濃度を保持させるための塩化カリウムや重炭酸ソーダ，口臭（脂肪酸異化による高レベルのケトン体によるもの）に対する口内洗浄液や無糖チューインガム，そして乾燥肌に対するバスオイルなどが含まれる。ほとんどの人にとって，**半飢餓は体重管理のための「究極で」適切な方法ではない**。なぜならVLCDダイエットは，炭水化物の供給不足をまねき，肝臓内および筋内のグリコーゲン貯蔵を急速に枯渇させるためである。これは，持続した有酸素性能力や，短時間の無酸素性パワーの発揮を要求する身体パフォーマンスを損なわせる。断食と体重減少による持続的な窒素の減少は，深刻化した除脂肪組織の減少を反映し，これは，

質問とノート

- 脂肪細胞の数が増加する時期を3つあげよ。

- 成人において，新たな脂肪細胞産生が起こる条件を説明せよ。

- ケトン式ダイエットについて説明せよ。

- 高タンパク質低炭水化物ダイエットによって起こると考えられる健康リスクを3つあげよ。

心臓のような重要な臓器から始まる。長期にわたる断食においても，成功する可能性は高くない。

減量効果を高める方法

体水分状態や減量期間は，体重減少の量やその内容に影響を与える。

早期の体重減少は，ほとんどが水である

図16-28では，4週間のダイエットにおける，体重減少の構成割合の一般的な傾向を示している。最初の1週間における負のエネルギー収支によって得られた体重減少は，そのおよそ70％が水分の減少による。その後，体水分量の減少は徐々に少なくなっていき，2～3週間目においては体重減少のうちの20％になることが示されている。同時に，体脂肪の減少も25％だったものが70％まで加速している。4週間のダイエット期間中においては，水分量減少を除き，体脂肪の減少は体重減少の85％ほどを占める。体重減少に対するタンパク質減少の影響は，最初の5％から，4週後には15％まで増加する。実際の問題として，体重減少のためのカウンセリングの成果として，最初の期間において体重減少が成功した場合は，主に脂肪ではなく水分であること，そして，脂肪減少が望ましいかたちになるまでには約4週間かかることを強調すべきである。

体水分状態

カロリー不足の最初の数日における水分制限は，体内の水分量の減少割合を増加させ，脂肪減少割合を低下させる。日々の水分摂取を制限することでより体重減少が生じるが，脱水が進むにつれて，さらなる体重減少ももっぱら水分によるものとなる。ダイエットを行う人は，水分摂取レベルに関係なく，同じ量の体脂肪が減少することを知っておく必要がある。

長期間の負のエネルギー収支は体脂肪減少を促進する

図16-29では，エネルギー制限の期間が進むにつれて，体重減少におけるエネルギー相当量が増加するという一般的な考えを強く説明している。ダイエット開始から2カ月後には，体重減少に相当するエネルギー量は最初の1週間目の2倍を上回っている。これは，継続期間を延長するほど，エネルギー不足を持続させることの重要性を指摘している。短期間のエネルギー制限は，体重減少において水分および炭水化物の減少割合が大きく，体脂肪の減少はごく小さい。

運動はエネルギーバランスの転機をつくり出す

過度なエネルギー摂取や身体不活動の，体脂肪増加への寄与に関する議論をよそに，運動不足のライフスタイルは，子どもや青年，成人の体重増加の重要な因子として常にあがってくる。

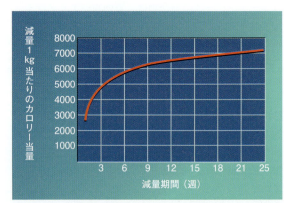

図16-29 食事制限の期間と体重減少に必要なエネルギー制限量の関連。エネルギー制限の期間が続くに従って，同じ重さの体重を減少させるために必要なエネルギー制限量は増加し，減量開始20週目には，およそ7000 kcal/kgに達する。減量初期には，体水分（エネルギーをもっていない）の減少が主だからである。

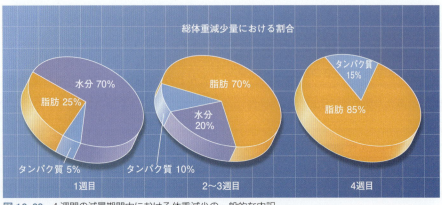

図16-28 4週間の減量期間中における体重減少の一般的な内訳。

活動的な男女は，通常，望ましい身体組成を維持している。食事制限と併用して，普段の身体活動レベルを増加させると，長期間のエネルギー制限のみを行う場合よりも，さらに効果的に体重減少を持続することができる。子どもも大人も，ライフスタイルにおける活動的な動作または運動プログラムを通じたエネルギー消費の増加によってもたらされた負のエネルギー収支は，エネルギーバランスを体重減少の方向へとシフトさせ，健康や健康上のリスク因子を改善し，身体組成や体脂肪分布を改善する。定期的な運動は，加齢による内臓脂肪の蓄積を抑える。過体重の女性において，運動量と長期間の体重減少の用量反応関係が示されている。肥満青年および成人において，中強度運動，または循環器の健康を改善させるような高強度運動の両方で身体組成および内臓脂肪分布が改善され，運動強度が高いほどより効果的であった。定期的な運動のさらなる効果には，加齢による筋量減少の抑制，成人期における肥満発症の防止，肥満関連合併症の改善，死亡率の減少，そして慢性疾患に有益な改善効果を与えることなどが含まれている。

運動に関する2つの誤解

体重減少のために身体活動を増加させるという方法に対して，2つの議論により反論がなされている。1つ目に，運動をすることによって，必然的に食欲が増加し，それにつり合った分だけ食事摂取量の増加を引き起こし，結果的に身体活動量の増加によってもたらされたエネルギー不足を無効にするという意見がある。2つ目に，普通の運動トレーニングによる比較的小さなエネルギー燃焼効果は，食事制限ほど効果的に，体脂肪を減少させることはできないという。

誤解1：身体活動量の増加と食事摂取

不活動な人は，多くの場合，エネルギー摂取とエネルギー消費のバランスを保っていない。機械化され，技術の発展した社会は，エネルギーバランスにおける身体活動のスペクトラムが低い状態となりバランスを正確に調整できず，「徐々に忍び寄る肥満」の原因となる。対照的に，定期的な運動を行うことによって，食事摂取量が1日当たりのエネルギー消費量に適合するように，ただちに食欲が増進する方向に保持される。

運動が食欲や食事摂取量に与える効果について考慮する場合，我々は運動のタイプおよび期間，そして対象者の体脂肪率を区別しなければならない。木こりや農業労働者，そして有酸素運動アスリートは，不活動な人の2倍のカロリーを日々消費している。さらに具体的にいうと，マラソン選手，クロスカントリースキー選手，そして自転車競技選手は，全集団の中で最もやせている人であるにもかかわらず，1日に約4000〜5000 kcalも摂取している。当然，彼らの大きなエネルギー摂取量はトレーニングのエネルギー必要量に対応しており，同時にやせた身体組成を維持しているのである。

過体重者または肥満者にとって，身体活動量の増加のために必要とされる余分なエネルギーは，適度な運動がもたらすわずかな食欲促進効果を相殺する量よりも上回ってしまう。ある程度，肥満者は大きなエネルギー貯蔵があることで，体重減少や運動に対して，細い人に典型的にみられるようなお決まりのエネルギー摂取量の増加がなくてもこれに耐えやすくなっている。過体重の男女において16カ月の介入を行ったところ，中強度運動トレーニングを行った人と不活動なままの対象群との間に，脂肪，炭水化物，タンパク質の摂取量，および総エネルギー摂取量に違いはみられなかった。実質的には，運動によって引き起こされた短期間のエネルギー不足と，エネルギー摂取の間には弱い関係がみられた。過体重の不活動な人における身体活動量の増加は，付加的なエネルギー消費とバランスをとるために，食事摂取に対する生理的欲求を必ずしも変えず，食事摂取に対する無意識の代償性増加をもたらさない。

誤解2：身体活動の低カロリーストレス（身体活動の食欲増進説）

2つ目の誤解は，運動によって消費されたエネルギーが体重減少へ与える寄与はごくわずかである点である。中には，わずか0.45 kgの体脂肪を落とすためにも，短期間の過度な運動が必要であると主張している人もいる。例えば，木を10時間切り続ける，ゴルフを20時間，軽い健康体操を22時間，卓球を28時間，またはバレーボールを32時間行うほどの運動である。それゆえ，肥満者における2，3カ月の運動療

> **Q 質問とノート**
>
> - VLCD（超低カロリーダイエット）の計画を進める際の条件について説明せよ。
>
> - 低カロリーダイエットによる減量の効果を決めるのは，総エネルギー摂取量または三大栄養素の消費のどちらであるか？
>
> - 減量の最初の1週間において減るのは体内の水分か，それとも脂肪か？
>
> - 体重のもつエネルギー相当量が増加していくことの決定要因は何か？
>
> - 運動が食欲へ影響するかどうか考察せよ。

法は，ほんの小さな脂肪減少しか生じさせないのである．異なる視点からみると，ある人がゴルフを1日2時間（350 kcal），これを週2日（700 kcal）の頻度でカートを使用せずにプレーした場合，0.45 kgの体脂肪を減少させるのには5週間必要となる．その人が1年を通してプレーすると仮定した場合，食事摂取量が一定のままに保たれているという条件で，週2日の頻度でゴルフを行うと1年で4.5 kgの体脂肪減少を生み出す．ガムを噛むのと同じくらい当たり障りのない活動でも1時間ごとに11 kcal燃焼しており，これは安静時代謝の20％以上の増加に相当する．端的にいうと，身体活動量の増加によるエネルギー消費の効果はつじつまが合う．3500 kcalのエネルギー不足は，不足が急速に生じるか体系的に時間をかけて生じるかにかかわらず，体脂肪0.45 kgの減少と等しくなる．

定期的な運動の有効性

減量プログラムに身体活動を加えることで，体重減少の中身をよくする．すなわち，体脂肪減少がより大きくなり，運動能力が維持，もしくは高まる．この定期的な運動による筋量を減らさない効果は図16-30で明確に示されている．これは，50～60歳の男女を対象に，12カ月以上にわたる約4.5 kgの体重減少効果について，エネルギー制限のみを行った群と運動のみを行った群でMRI測定による大腿部の筋量を比較したものである．エネルギー制限群において，大腿部筋量が6.8％，膝屈曲力が7.2％，さらに$\dot{V}O_2$ maxが6.8％減少したが，運動群では$\dot{V}O_2$ maxが15.5％増加した．12カ月のカロリー制限による体重減少への反応として筋量，筋力，および有酸素性能力が低下したが，運動によって同じように体重減少した場合には，そのような反応はみられなかった．

体重減少に対する定期的な身体活動の有効性は，過剰な体脂肪レベルと密接に関係している．一般的に，標準的な体重の人と比べて，肥満者は身体活動の増加によって，体重や脂肪がより容易に減少する．それに加えて，有酸素運動やレジスタンストレーニングは，たとえ食事制限がないとしても，体重減少効果に対して肯定的な副次効果をもたらす．これらの運動は，過体重の子ども，青年，成人，閉経後の女性，心臓病患者，身体の不自由な人などに対して，身体組成を好ましい方向（除脂肪量の小さな増加とともに体脂肪が減少する）に変化させる．定期的な運動とそれに伴う有酸素性能力の改善により，末梢の脂肪蓄積よりも，内臓脂肪の過剰蓄積を改善する．このことは，インスリン抵抗性や，2型糖尿病への移行を抑制する．表16-8は，6人の不活動な若年肥満男性において，90分のウォーキングを週5日の頻度で16週間行ったときの，減量に対する定期的な運動の有効性を示している．対

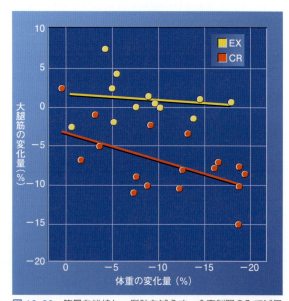

図16-30 筋量を維持し，脂肪を減らす．食事制限のみで減量を行った場合（CR）もしくは運動のみで減量を行った場合（EX）の，体重減少の大きさと大腿部の筋量（左右脚の合計）との関連．(Weiss, E.P., et al.: Lower extremity muscle size and strength and aerobic capacity decrease with caloric restriction but not with exercise-induced weight loss. J. Appl. Physiol., 102: 634, 2007. より)

表16-8 6人の若年肥満男性における16週間のウォーキングプログラムが身体組成および血清脂質に与える影響

変数	トレーニング前[a]	トレーニング後[a]	変化量
体重（kg）	99.1	93.4	−5.7[b]
体密度（g/mL）	1.044	1.056	+0.012[b]
体脂肪率（％）	23.5	18.6	−4.9[b]
脂肪量（kg）	23.3	17.4	−5.9[b]
除脂肪量（kg）	75.8	76.0	+0.2
皮脂厚の合計値（mm）	142.9	104.8	−38.1[b]
HDLコレステロール（mg/dL）	32.0	37.0	5.0[b]
HDL/LDL比	0.27	0.34	+0.07[b]

[a]数値は平均値で示す．
[b]統計学的に有意な変化があることを示す．
Leon A.S. et al.: Effects of a vigorous walking program on body composition, and carbohydrate and lipid metabolism of obese young men. Am. J. Clin. Nutr. 33: 1776, 1979. より

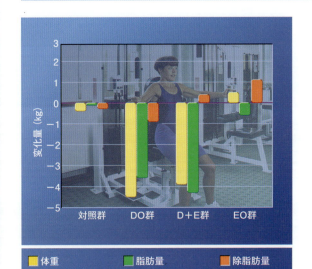

図 16-31 肥満女性におけるレジスタンス運動単独，食事制限単独，およびそれらの併用が身体組成の変化に与える影響．DO：食事制限のみ，D+E：食事制限+レジスタンス運動，EO：レジスタンス運動のみ．(Ballor, D.L., et al.: Resistance weight training during caloric restriction enhances lean body weight. Am. J. Clin. Nutr., 47: 19, 1988. より)

象者は，体脂肪が 6 kg 近く減少し，体脂肪率も 23.5%から 18.6% に減少した．運動能力の改善によって，HDL コレステロールが 15.6%，HDL/LDL コレステロール比が 25.9%，改善された．

　肥満者において，定期的な運動に伴う健康に関連した代謝改善のほとんどは，全身持久力よりもむしろ，総運動量と体脂肪の減少量に関係している．理想的な運動として，継続的で，カロリー消費が中等度（または高く）で，大きな筋の活動を伴うサーキットレジスタンストレーニングのような運動や，ウォーキング，ランニング，縄跳び，階段昇降，サイクリング，水泳などがあげられる．1 日当たり 300 kcal を余分に消費すること（例えば，30 分のジョギングなど）は，約 12 日で 0.45 kg の脂肪減少をもたらす．つまり，1 年間では 13.6 kg の体脂肪に含まれるエネルギー分の喪失と等しくなる．

　図 16-31 は，肥満女性 40 人を 4 つの群に分け，身体組成を示したものである．各群はそれぞれ，(1) 対象群，運動および食事制限ともに行わない，(2) 運動は行わず，食事制限のみ diet only (DO) 群，(3) 食事制限+レジスタンス運動 diet plus resistance exercise (D+E) 群，(4) 食事制限は行わず，レジスタンス運動のみ exercise only (EO) 群，とした．対象女性に対し，週 3 日の介入を 8 週間行った．また，運動については 8 つの筋力運動を 3 セット（1 セット 10 回）行った．体重は DO 群（−4.5 kg）および D+E 群（−3.9 kg）において，EO 群（+0.5 kg）および対象群（−0.4 kg）よりも減少した．重要な点は，EO 群においては除脂肪量が増加（+1.0 kg）しているのに対して，その一方で DO 群は除脂肪量が 0.9 kg 減少しているという点である．著者らは，レジスタンス運動によってエネルギー制限プログラムを補強することで，食事制限単独のものよりも除脂肪量を維持したと考察している．

用量反応関係

　身体活動により消費された総エネルギーは，体重減少に与える運動の効果について用量反応関係を示している．妥当な目標としては，中等度運動を毎日 60～90 分，または週に 2100～2800 kcal 燃焼するまで徐々に増加させるのが望ましい．

　ゆっくりとしたウォーキングなど，軽い運動から始める肥満者は，運動継続時間を伸ばすだけで多くのエネルギー消費を生み出すことができる．この運動継続時間に焦点をおくと，不活動な肥満者により激しい運動を始めさせることの不適切さを相殺できる．自重負荷運動のエネルギーコストは体重に直接的に関係しており，過体重の人はこのような運動によって平均的な体重の人と比べてより大幅にエネルギーを消費することが可能である．

運動頻度

　体重減少における適切な運動頻度を決定するために，対象者に対して，ランニングまたはウォーキングによる 30～47 分の運動を 20 週間，最大心拍数の 80～95% 程度の強度で行った．週に 2 回トレーニングを行った場合，体重や皮下脂肪，体脂肪率に変化はみられなかったが，週に 3～4 回行った場合は，これらの項目に変化がみられた．週に 4 回トレーニングを行った対象者は，週 3 回トレーニングを行った人よりも体重および皮下脂肪がより多く減少した．体脂肪率は，両群において同程度減少した．これらの結果から，身体組成を好ましく変化させるためには，運動は**最低でも**週に 3 回行うことが推奨されることが示唆された．より高い頻度で運動を行い，さらなるエネルギー消費を得ることで，身体組成の変化もよりよい結果が引き起こされる．おそらく，体重減少のための運動エネルギー消費閾値は，きわめて個別化されている．それぞれの運動セッションにおけるカロリー燃焼効果は，それがいつであれ，最終的に少なくとも 300 kcal に及ぶべきである．これは，一般的に 30 分の中程度から高強度のランニング，水泳，自転車運動，サーキットレジスタンストレーニング，または 60 分の速歩によって生じるエネルギー燃焼である．

エネルギー消費の自己選択：運動の種類

　体重，体脂肪，皮下脂肪，そして腹囲などの周囲径を望みどおりに減少させるための，有酸素運動（大き

質問とノート

- 減量にとってより重要なのは，運動の量か，それとも強度か？

- 通常の身体活動によって最も影響を受けるのは，身体組成のどの要素か？

- 減量を企図した一般的な身体活動の効果について2つ例をあげよ．

- 減量期間中に身体組成をよりよくしていくために有酸素運動にレジスタンス運動を加えたほうが望ましいのはなぜか？

- インスリン抵抗性に対し，減量効果とは独立して運動が及ぼす効果とは何か？

- 減量を促進させるための運動頻度とは？

表16-9 減量のための食事制限に運動実践を加えることの8つの利益

1. 負のエネルギーバランスを大きくすることができる．
2. 特に内臓脂肪からの脂質動員や酸化が促進される．
3. 除脂肪量を維持しつつ，脂肪量の減少が進む．
4. 体重減少に伴う安静時代謝の減少が，除脂肪量の増加により抑制される．
5. 負のエネルギーバランスにするための食事制限への負担が軽くなる．
6. 長期間に及ぶ減量の成功に寄与する．
7. 明らかな健康利益を得ることができる．
8. 体重減少に伴ってしばしば起こりうる免疫機能の低下を食い止める．

インフォメーション

過剰なエネルギー摂取は脂肪を蓄積させる

0.45 kgの脂肪組織には，純粋な脂肪が87%含まれ，3500 kcal（395 g×9 kcal/g）のエネルギーを有していることになる．3500 kcalの過剰なエネルギー摂取は0.45 kgの脂肪を蓄積させる．魔法の薬や変わったダイエット法，特殊なフォーミュラ食では，この決まりを覆すことはできない．

な筋を使った）の種類で顕著な差はないが，それでも他の相違点は現れてくるだろう．身体活動に制限がない人にとって，強度を自己選択して継続的な運動を行い，その運動持続時間におけるエネルギー消費を最大にするためには，ランニングは通常最も適切な運動方法である．

減量に成功するための理想的な組み合わせ：エネルギー制限と運動の併用

身体活動の増加とエネルギー制限の組み合わせは，運動単独または食事単独と比べて，負のエネルギーバランスをより大きくする．ライフスタイルの変化を通した食事制限と身体活動量の増加の組み合わせは，食事制限と高強度の運動プログラムの組み合わせと同じような健康的な体重減少効果をもたらす．減量プログラムに運動を加えることは，食事制限または運動実践に完全に頼った場合に比べて，脂肪減少が長期にわたって持続する．表16-9は，減量プログラムにおける運動がもつ8つの長所を示している．

目標体重の維持

人気のある科学情報（テレビのドキュメンタリー番組を含む）では，栄養面，運動面，行動面のアプローチを盛り込んだ，さまざまな介入によって大幅な体重減少を達成した人のサクセスストーリーにあふれている．

減量に関する米国のレジストリ（NWCR）の成功

National Weight Control Registry（NWCR, www.nwcr.ws）のプロジェクトでは784人の男女（女性629人，男性155人）のデータを集めており，これは，長期にわたる体重減少に成功した者の最も大きなデータベースである．NWCR登録者の基準は18歳以上で，かつ13.6 kgの減量を1年以上維持していることである．登録者は平均して30 kg，そのうちの14%は45.4 kgの減量をしている．登録者は，平均5.5年間にわたり必須条件の最低13.6 kgの減量を維持しており，その16%は10年以上体重を維持している．ほとんどの登録者は子ども時代から過体重であり，50%近くの人は片親が過体重で，25%以上の人については両親ともに過体重である．遺伝的背景はこれらの人を肥満にさせやすくするかもしれないが，すばらしい体重減少およびその維持は，遺伝のみが運命づけるわけではないことを証明している．

NWCR登録者の約55%は，体重を減らすために正規のプログラムまたは専門家の支援を利用しており，残りの人は自分自身で続けていた．減量方法を考慮すると，89%の人が，目標とする体重減少を達成するために，食事摂取量を改善し，比較的高い身体活動水準（1週間当たり平均2800 kcal）を維持していた．多くの人は，1日当たり早歩きを少なくとも1時間は行った．約92%は家で運動を行い，1/3の人は定期的に友人と運動した．女性は主としてウォーキング，エアロ

ビックダンスを行ったのに対して，男性は競技スポーツやレジスタンストレーニングを選択した．食事療法のみに頼っている人はわずか10%しかおらず，運動だけを行う人は1%であった．登録者の90%近くにおける食事療法戦略は，食事の種類や，食事の量を制限するというものであった．44%はカロリー計算を行い，33%が脂質摂取「割合」を制限し，25%は脂質摂取「量」を制限した．44%の人が，普段食べていた食事と同じ食事をとり，その食べる量を減らす方法をとっていた（表16-10）．

2008年に行われた追跡研究では，1993～2004年にNWCRに登録した男女における1週間当たりのエネルギー消費のパターンのさらなる詳細について調査している．興味深いことに，登録者は身体活動によって1週間当たり平均2621 kcal消費していたが，消費の幅（2252 kcal/週）も平均と同程度に大きかった．およそ25.3%の人が，身体活動による消費エネルギーは1週間当たり1000 kcal未満と回答し，34.9%の人は3000 kcal未満であると回答した．身体活動の量は，男性については時間がたつとともに減少していったが，女性では変化はみられなかった．「減量成功者」のエネルギー消費において，大きな個人差があることで，どの程度の身体活動量が減量を維持するのに最適であるかを正確に示すことがきわめて困難になっている．

運動は部分やせを可能とするか？

部分やせの概念は，筋の代謝活動が増加することにより，活動中の筋に近い場所で脂肪細胞からの脂肪動員を刺激・促進するという意見に始まる．このように，特定の部位の「形をかえる」ためにその部位を運動させると，同程度の代謝強度で異なる筋群を運動させるよりも，その部位の脂肪をより選択的に多く減少させる．部分やせの提唱者は，腹部および殿部の過度の脂肪を減少させるためには，多くの腹筋運動や側屈運動を行うことを推奨している．美学的思考，健康危機の観点からみると，運動による部分やせは魅力的にみえる．しかし，残念ながら，研究成果が評価された結果，部分やせは支持されていない．

部分やせに関する問題を検討するために，研究者は，熟練したテニスプレーヤーを対象に，右前腕と左前腕の周囲径と皮下の脂肪蓄積を比較した．予想どおり，周囲径については，利き腕もしくはプレーをする側の腕が反対の腕を上回っていた．これは，テニスの過負荷運動による少量の筋肥大のためである．しかし，皮下脂肪の計測においては，習慣的に長期にわたって行ったテニス運動は，利き腕の脂肪を減少させなかったという結果を明確に示していた．他の研究で，腹部，肩甲骨下部，および殿部における脂肪の生検標本について，27日間の腹筋運動トレーニング前後で評価したものがある．腹筋の回数は，最初の1週間の終わりには140回だったものが，27日目には336回にまで増えた．相当な量の局所的な運動を行っているにもかかわらず，腹部脂肪細胞はトレーニングをしていない殿部や肩甲骨下部といったコントロール部位よりも小さくならなかった．

定期的な運動によってつくり出された負のエネルギーバランスは，総体脂肪の減少に寄与していることは疑いようがない．世間一般の通念では，運動は，貯蔵脂肪に作用するホルモンや酵素を通して脂肪酸の動員を促進するが，これは単純に活動中の筋に近い部位だけで起こるのではなく，体全体で起こるということを主張している．これに関連して，近年の皮下脂肪組織 subcutaneous adipose tissue（SCAT）の微小侵食測定の進歩によって，局所的な運動による局所的な脂肪分解ができるかどうか調べることを可能にしている．ある研究では，最大負荷の25%の強度で片足の膝伸展運動を行い，収縮または弛緩している筋に隣接した大腿部のSCATにおける血流と脂肪分解を推定した．血流と脂肪分解は，運動強度とは独立して，弛緩している筋と比べて収縮している筋においてより高かった．これが，ある特定部位において蓄積された脂肪の減少

表16-10 NWCRの対象者の減量を成功させるための戦略（上）と生活の様相に及ぼす減量の効果（下）

戦略	女性	割合 男性	割合 全体
食の種類などの一部分を制限する（摂取しない）	87.8	86.7	87.6
食の内容は制限しないが，量を控える	47.2	32.0	44.2
カロリー計算をする	44.8	39.3	43.7
脂肪分の摂取制限をする	31.1	36.7	33.1
脂肪分の重さを計算する	25.7	21.3	25.2
置き換えダイエットをする	25.2	11.3	22.5
（液体の）フォーミュラ食を使う	19.1	26.0	20.4
1，2種類の食材のみにする	5.1	6.7	5.5

生活の様相	改善した	割合 変化なし	割合 悪化した
生活の質	95.3	4.3	0.4
活力	92.4	6.7	0.9
（身体的な）移動能力	92.3	7.1	0.6
気分	91.4	6.9	1.6
自信	90.9	9.0	0.1
身体的健康	85.8	12.9	1.3
他者との交流：			
異性と	65.2	32.9	0.9
同性と	50.2	46.8	0.4
見知らぬ人と	69.5	30.4	0.1
仕事のパフォーマンス	54.5	45.0	0.6
趣味	49.1	36.7	0.4
配偶者との関わり	56.3	37.3	5.9

Klem MI, et al.: A descriptive study of individuals successful at longterm maintenance of substantial weight loss. Am. J. Clin. Nutr. 66: 239, 1997. より

につながったかどうかは不明のままであり，さらなる検討が望まれる．

体重増加

多くの人にとって，身体組成を変えようとする際には，体脂肪の減少や，健康度の改善，および容姿改善のための減量が第1となる．多くの人は，筋力やパワーを要するスポーツや運動において，身体組成およびパフォーマンスを改善させるために体重増加を望む．こうした目標は，簡単に解決できない独特なジレンマを引き起こす．体重増加は本来，身体のエネルギーバランスをよりカロリー摂取が優勢になるように傾けることで，非常に簡単に引き起こされる．不活動な人において，3500 kcal 分の過剰摂取が積み重なると，0.45 kg の体脂肪増加をもたらす．これは，脂肪細胞が余分なエネルギーを蓄積するためである．アスリートにおける体重増加は，理想的には除脂肪量，特に筋量およびこれに伴う結合組織のかたちをとって生じるべきである．一般的に，この体重増加はエネルギー摂取の増加（エネルギーのための十分な炭水化物，組織合成に必要なタンパク質）が適切なトレーニング計画と組み合わさることにより生じる．筋量を増加させようと試みる多くのアスリートは，「高タンパク質で筋組織を増やす」物質を売り込む健康食品，栄養補助食品メーカーに助けを求めてしまう．その中にはクロム，ホウ素，硫酸バナジル，β-ヒドロキシメチル酪酸，そしてさまざまなタンパク質やアミノ酸の混合物などが含まれているが，どれもすべて確実に筋量を増加させるものではない．

体脂肪量ではなく除脂肪量を増加させる

持久性トレーニングは，通常，除脂肪量をほんのわずかに増加させるが，この運動様式がもつカロリー燃焼効果，食欲減退効果により脂肪が減少するため，全体的な効果をみると体重減少が引き起こされる．対照的に，適切なエネルギー，およびタンパク質摂取（十分な回復を伴う）に裏づけられたレジスタンストレーニングによる筋負荷運動は，筋量そして筋力を増加させる．適切なエネルギー摂取を行うと，エネルギー欠損があったとしても，筋成長に利用されるタンパク質の異化を全く生じさせない．それゆえ，筋量を増加させるためには，高強度の有酸素性トレーニングをレジスタンストレーニングと同時に行うべきではない．ほとんどの場合，追加されたエネルギー（おそらくタンパク質も）は，レジスタンストレーニングによる筋成長や筋の反応性の制限を強いる．レジスタンストレーニングと有酸素運動トレーニングの同時進行を要求する．さらに，分子レベルでは，有酸素運動トレーニングは，レジスタンストレーニングへの適応反応にネガティブな影響を与える骨格筋タンパク質合成への信号を抑制する可能性がある．良識的なアドバイスとして，レジスタンストレーニングを行う期間については，日々のタンパク質摂取を体重1 kg あたり 1.6 g に増加することが推奨されている．さらに，タンパク質摂取については，植物性，動物性タンパク質をバランスよく摂取すべきである．飽和脂肪酸やコレステロールを多く含む動物性タンパク質だけを摂取すると，将来的に心疾患リスクを高めてしまう．

レジスタンストレーニングで要求されるエネルギーを超えて摂取するすべてのカロリーが筋成長を持続させたとしたら，2000〜2500 kcal ほどの余計なカロリーは，それぞれ 0.5 kg 以上の除脂肪組織を増加させる．実際の問題として，バランスのよい日々の食事に 700〜1000 kcal 追加すると，1週間で 0.5〜1.0 kg 以上の除脂肪量の増加をサポートし，トレーニングのためのさらなるエネルギーが必要となる．

体重増加への期待はどの程度か

若年者にとっての1年間の高強度レジスタンストレーニングは，男性アスリートでは体重を20%ほど増加させ，そのほとんどが除脂肪組織である．除脂肪組織増加の割合はトレーニングが最初の1年を超えると急速に頭打ちになる．女性アスリートについては，もともと女性はより小さく細い体格であるため，最初の1年における除脂肪組織の増加は男性の絶対値の平均 50〜75% 程度である．1日に体タンパク質に取り込まれる窒素および筋に取り込まれるタンパク質の個人差は，レジスタンストレーニングによる筋量増加を限定し，その個人差を説明している．

アンドロゲン/エストロゲン比が比較的高い人，速筋線維の割合が高い人は，おそらくより大きく除脂肪

> **Q 質問とノート**
>
> ● 減量中に筋を増やし，同時に脂肪を減らすことは可能であるか？　説明せよ．
>
> ● 減量のために食事制限に運動実践を加えることの利点を4つあげよ．
>
> ● 部分やせを達成するための特別な運動の効果について説明せよ．
>
> ● 体重を増やしたいとき，どのような種類の運動が最も効果的か？

組織を増加させるだろう。身長と体脂肪で補正した除脂肪量でみた場合，筋量はトレーニング開始時において最も大きく増加する。定期的に体重と体脂肪を測定すると，トレーニングと食事摂取の組み合わせが体脂肪ではなく除脂肪量を増加するかどうかを検証することができる。これは，トレーニング期間全体を通して，定期的な身体組成の評価が正確になされる必要がある。

まとめ

1. 体重減少をもたらすために，エネルギーバランスを不均衡にする3つの方法がある。すなわち，（1）1日のエネルギー摂取量をエネルギー消費量より少なくする，（2）エネルギー摂取量を維持したまま，エネルギー消費量を増やす，（3）両方を組み合わせ，エネルギー摂取量を減らし，エネルギー消費量を増やす，である。
2. 食事制限によって長期間の体重減少の維持に成功するのは，20％以下である。典型的な例として，1/3〜2/3の人は1年以内に減らした体重の分をリバウンドし，5年以内にはほとんどの人がリバウンドする。
3. 運動や食事によってつくり出された3500 kcalのエネルギー欠損は，0.45 kgの体脂肪分に相当する。
4. 成人期の前に極度の半飢餓ダイエットを行うデメリットとして，除脂肪量の減少，疲労感，栄養不良や代謝異常の可能性，基礎代謝の減少などがある。
5. 脂肪細胞の数は成人期以前のある時点から一定に保たれる。その後の体重増減は，通常，脂肪細胞の大きさの変化によるものである。重度肥満者においては，脂肪細胞の肥大の限界値に達した後に細胞の数が増加することがある。
6. 脂肪細胞数の増加は，一般的に（1）妊娠期の最後の3カ月，（2）生後1年目，（3）思春期の成長加速期，の3つの期間と関係している。
7. 運動によって消費されるカロリーは積み上げられていく。わずかな運動でも，習慣的に行うことで，時間とともにエネルギー燃焼効果を生み出す。
8. 以前から不活動な肥満の男女については，身体活動の穏やかな増加は，必ずしもそれに比例して食事摂取量を増加させない。ほとんどの人はカロリー消費とつり合うだけの適切なカロリーを摂取している。
9. 運動とカロリー制限の組み合わせは，体重コントロールにおいて柔軟かつ効果的な手段である。運動は脂肪動員やエネルギー利用を促進し，インスリン感受性を改善させ，除脂肪量の減少を遅らせる。
10. エネルギー欠損による最初の数日間の急速な体重減少は，ほとんどが体水分の減少とグリコーゲン枯渇によるものである。継続的な体重減少は，体重減少1 kg当たりにおいて，より高い割合で脂肪減少をもたらす。
11. 一般的に，減量に成功した人は目標体重に達するために食事摂取と身体活動の両方に取り組んでいる。このような人にとって，体重維持のための身体活動量の増加は重要な要素である。
12. 減量の成功には，きっかけとなる出来事（気分的，生活習慣，体重増加，思いつきなど）や疾患の発症が先立って起こることが多い。減量の成功のためには，介入の方法とともに「準備段階の考慮」が必要である。
13. 部分やせは「局所的な運動」によって生じない。
14. 脂肪密度の高い場所，もしくは脂肪動員酵素の活性が高まっているところでは，より多くのエネルギーを供給している。
15. アスリートは，除脂肪体重を増やすべきである。この増加は，エネルギー摂取量の増加と同時に，計画されたレジスタンストレーニングを行うことで生じる。

問題

1. 減量を試みても長期的な体重減少を達成したことがない人に対して，あなたはどのような戦略，助言，そして励ましの言葉を提供できるか？
2. 「体重を減少させる唯一の方法は食べないことである。こんな単純なことはない！」というコメントにどう答えるか？
3. 医師に9 kgの減量を勧められた中年女性に対する良識的かつ効果的な体重減少計画について，要点をまとめて説明せよ。また，あなたの提案それぞれについて理由を述べよ。

第 17 章

身体活動，運動，サクセスフルエイジング，疾病予防

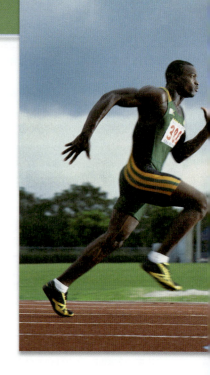

2007 年に米国で生まれた乳児の，最低でも半数は 104 歳まで生きるだろう！

(*Lancet* 374，2009 年 10 月)

本章の目的

- 健康寿命という用語の意味を解説する。
- 伝統的な加齢の考え方と比較して，サクセスフルエイジングの概念を説明する。
- 運動 exercise と身体活動 physical activity という用語を区別する。
- 身体活動ピラミッドについて説明する。
- 運動の安全性に対する質問に答える。
- ヘルシーピープル 2010 の目的について解説する。
- SeDS の概念と重要性を説明する。
- 筋力，関節の柔軟性，神経系の機能，循環器系機能，肺機能，内分泌系機能，身体組成における重要な加齢関連の変化を示す。
- 身体の柔軟性を評価するための 5 つのフィールドテストについて解説する。
- 規則的な身体活動による疾病予防と，寿命延長の研究について解説する。
- 米国における 3 大死因を示す。
- 4 つの冠動脈心疾患（CHD）のリスク因子を示す。
- CHD の二次的，および新たなリスク因子を示す。
- 血中脂質の構成要素をあげ，それぞれの目標値を示す。
- リポタンパク質コレステロールへの影響因子について解説する。
- 定期的な身体活動による CHD の予防効果を説明する。
- 子どもにおける CHD のリスク因子を説明する。
- CHD のリスク因子間の相互作用について説明する。

米国の高齢化

高齢者人口は，米国社会において急速に増加している。40 年前は，65 歳という年齢は「老齢」の始まりを示し，多くの男性の平均的な退職年齢を表していた。老年学者たちは現在，85 歳を**超高齢者**，そして 75 歳を**後期高齢者**と考えている。現在，12％近く，約 3500 万人の米国人が 65 歳を超えている。2030 年までに 7000 万人の米国人が 85 歳を超えると予測されている。20 世紀末頃に先進国で生まれた少女の 1/2 と少年の 1/3 は，3 世紀にわたって（100 歳を超えて）生きることになるだろうと予測している人口統計学者もいる。最新の研究は，2007 年に米国で生まれた新生児の少なくとも 1/2 は 104 歳まで生きるだろうと報告している。平均余命の年成長率が今後も（21 世紀以降も）続くなら，長命の国では 2000 年以降に生まれた新生児の多くが，100 歳の誕生日を祝うことになるといわれている（**表 17-1**）。

短期的には，疾病予防，ヘルスケアの改善，加齢に伴う心臓病や骨粗しょう症に対する効果的な治療が，長命の一助となるだろう。現在，感染性の幼児疾患で死亡する人は少なくなっており，また，遺伝的素因をもった人は長命化している。さらに，遺伝療法の飛躍的な進歩によって，個々の細胞の加齢を遅らせることができるようになるかもしれない。細胞の損傷は以下の 2 点から生じるといわれている。すなわち，(1) けがや酸化ストレスからの劣化によるミトコンドリア DNA 変異の蓄積，(2) 細胞を分割している染色体の端で，テロメルスという保護的カバーを防御しているテロメラーゼ合成酵素を弱める遺伝子の変化，である。遺伝子治療は，医療の改善や死にいたる病の根絶よりも確実に，人間の寿命を延ばすことができるだろうと考えられている。

図 17-1A は，米国の 100 歳以上の高齢者人口が，他のグループと比較して最も急速に増加していることを示している。その数は，20 世紀初頭にはほとんど 0 人，そして 1980 年におよそ 1 万 5000 人であったものから，現在は 3 万～5 万人にまで及んでいる。もはやそれは偶然ではなく，1 万人に 1 人の米国人が 100 歳を生きる時代となった。今世紀半ばまでに，80 万人以上の米国人が 100 歳を超え，その多くは比較的良い健康状態であるだろうと人口統計学者は予測している。高齢による死亡率は減少傾向にあるようにみえる。なぜなら，死亡率（特定の年齢グループの 100 人当たりの数）は，90 歳の年齢層で安定しており（およそ 100 人につき 11 人），また 100 歳以降では 100 人につき 8 人にまで減少しているからである。

図 17-1B は，65 歳の人がある年齢まで生存する割合を示している。現在の 65 歳の人の中で 95.5％が 70 歳まで，63.3％が 85 歳まで，そして約 10％が 100 歳まで生きるであろうとされている。2007 年に生まれた子どもは 100 歳，もしくはそれ以上生きると考えられる。疾病対策予防センター Centers for Disease Control and Prevention（CDC, www.cdc.gov/nchs）の最新の統計によると，米国の平均余命は，過去 10 年で 1.4 歳ほど上昇傾向にある（1997 年の 76.5 歳から 2007 年の 77.9 歳）。

喫煙，BMI の増加，脂肪過多，そして身体活動の減少は，その後の罹患率と死亡率の予測因子となる。活動的なライフスタイルへ変化させることは，死亡率を低下させ，循環器や筋機能，生活の質（QOL），自立した生活機能を大いに増進させる。どの年齢においても，身体活動を活発化させること，禁煙，体重や血圧の管理などの行動変容が，それぞれ独立して死をもたらす要因を減らし，寿命を延ばすことにつながる。より健康的なライフスタイルを送る人は，長命に伴う障害リスクを減らして長生きすることができる。

新しい老年学：サクセスフルエイジング

多くの老年学者は，加齢に関する研究は，単に寿命を延ばすことではなく，**健康寿命**（人が良い健康状態

表 17-1　先進国 8 カ国における最高年齢（少なくとも 50％が生存する出生コホート）

国	出生年							
	2000	2001	2002	2003	2004	2005	2006	2007
カナダ	102	102	103	103	103	104	104	104
デンマーク	99	99	100	100	101	101	101	101
フランス	102	102	103	103	103	104	104	104
ドイツ	99	100	100	100	101	101	101	102
イタリア	102	102	102	103	103	103	104	104
日本	104	105	105	105	106	106	106	107
英国	100	101	101	101	102	102	103	103
米国	101	102	102	103	103	103	104	104

死亡データベース。http://www.mortality.org/cgi-bin/hmd/hmd_download.php. より

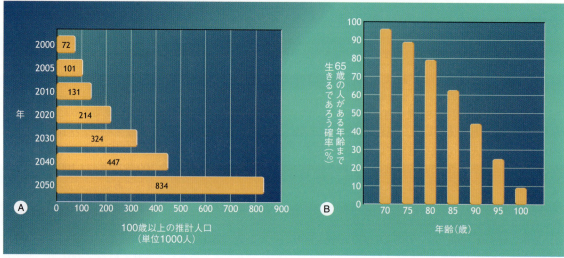

図17-1 米国の高齢化。(A) 米国の100歳以上人口の増加。(B) 現在65歳の人がある年齢まで生きるであろう確率。(米国国勢調査局，国立健康統計センター，疾病対策予防センターのデータ：ワシントンDC，保険会社からの保険数理表)

のままでいられる期間）を改善することに焦点を当てるべきであると主張している。**新しい老年学**は，年齢関連の疾病とそれらの予防を超えた分野に取り組んでいる。そしてサクセスフルエイジングには，高い生理学的な機能や体力の維持が必要であるとしている。「正常な老化」と以前は考えられていた生理的退化の多くは，血圧，骨量，身体組成，体脂肪分布，インスリン感受性，ホモシステイン濃度などにおける有害な変化である。これらの病気は，多くの健康リスク，機能障害や疾病をもたらす。疾病にいたるかどうかは，適切な食事と活動的な生活への大幅なライフスタイルの修正と環境の影響によるところが大きい。高齢者にとって，低筋力，冠動脈機能の低下，関節可動域の低下，睡眠障害は，病気の状態にかかわらず，機能制限に直接に関係する。老年学者は，サクセスフルエイジングには以下の4つの構成要素があると考えている。

1. 身体の健康
2. 高い精神性
3. 感情的，教育的健康
4. 社会的満足

健康寿命：新しい概念

寿命の予測は，加齢において生活の質を考慮しない，死亡率のデータに基づく総合的な寿命の長さであると考えられている。生きている間のある時点で，ある水準の障害は生活の質を低下させる。例えば，疾病対策予防センター（CDC，www.cdc.gov/nchs/fastats/life-expectancy.htm）は，70歳以上の米国人高齢者の10人中ほぼ1人が入浴などの日常生活に介助を必要と

ⓘ インフォメーション

高齢者に向けた身体活動の勧め

高齢者に推奨される身体活動は，健康な成人向けの米国スポーツ医学会 American College of Sports Medicine，米国心臓学会 American Heart Association (AHA) の推薦と類似しているが，重要な相違点がいくつかみられる。例えば，運動強度のレベルは，高齢者の比較的低い有酸素性能力を考慮している。推奨される活動は，転倒のリスクを減らすために，関節の柔軟性やバランスにも焦点を当てている。この年代に対する身体活動では，有酸素性運動や筋力運動，活動的でない習慣を減らすこと，ライフスタイルのリスク因子を管理することなどを重視している。(Nelson M. E., et al.: Physical activity and public health in older adults: recommendation from the American College of Sports Medicine and the American Heart Association. *Med. Sci. Sports Exerc.*, 39: 1435, 2006. より)

Q 質問とノート

- 人がどのくらい生きるかという予測を何と呼ぶか？

- 「新しい老年学」について説明せよ。

し，そして10人中4人が歩行器や補聴器のような補助器具を使用していると報告している。70歳以上の男性の1/2，女性の2/3が関節炎をわずらい，この年齢層の米国人の1/3が高血圧，そして11％が糖尿病に罹患している。85歳以上の女性は，日常生活での介護を

最も必要とし，23％が少なくとも1つの基本的な活動（着衣やトイレなど）で介護を必要としている。

健康長寿を評価するにあたり，WHOは**健康寿命** healthy life expectancy（HALE）という概念を導入した。それは，十分健康である状態で人が生きられる予測年数のことである。健康寿命は，健康的に過ごせる期間を計算するために，予想される寿命全体から不健康な年月を減じたものと考えられる。健康寿命の評価は，191カ国中，24カ国で70歳，半分以上の国で60歳であった。また32カ国では40歳未満という低さであった。これらの国の多くは，AIDSおよびその他の死亡や障害の原因となる感染症の影響を受けている。

図17-2は，寿命は低下の傾向がなく，大部分の先進国で直線的に延びていることを示している。事実，人生を有意義に過ごせる期間は，1840年以来，1年につき3カ月延び続け，短縮することはない。日本では，女性の寿命は2007年に86歳に達し，寿命の上限と考えられていた85歳を超えている。日本よりも寿命の低い国であっても，たいていの先進国では1950年以来，同様の寿命の伸びを示している。寿命が直線的に延びたとしても，170歳以上が人間の寿命の限界を示すということにはならない。たとえ寿命がその限界に近づきつつあるにしても，寿命の伸びを減速させる要因が生じるだろうと考えられている。現在の寿命の延びを考えると，我々は限界近くにはいず，さらなる上昇がありそうに思われる。

非西洋社会での，寿命を短縮させる6つの主な要因を重要な順に並べると，それらは，病気の発生と環境の悪化に関係する要因を含んでいることがわかる。

1. 低出生体重
2. ビタミンとミネラルの不足（特にビタミンAと鉄）
3. 安全でない水と不衛生な処置
4. HIVを含む安全でない性交渉
5. 発がん物質の伝播
6. 仕事に関連した危険

南北アメリカおよびヨーロッパにおいて，健康寿命の短縮に寄与する6つの主な要因は，以下に示すライフスタイルと関係している。

1. 喫煙
2. 高血圧
3. 血清コレステロールの増加
4. 肥満
5. 低レベルの身体活動
6. 果物と野菜の摂取量の不足

身体活動の疫学

疫学は，一般住民において疾病のパターンをよりよく理解し，それを抑制または制御するために，その発生に影響を与える定量的要因を対象としている。**身体活動疫学**という分野は，身体活動を疾病やその他の結果に結びつく健康関連の行動として身体活動を研究するため，疫学の一般的な研究手法を用いる。

専門用語

身体活動の疫学は，調査グループの行動パターンと結果を特徴づけるために，特定の定義を用いる。以下にそれらを示す。

- **身体活動**：エネルギー消費を増加させるような筋活動により生み出される身体の動き。
- **運動**：計画され，構成され，繰り返される，目的をもった身体活動。
- **体力**：人がどれくらいうまく身体活動を行えるかということに関連する特徴。
- **健康**：単に病気がないというだけでなく，肉体的，精神的，社会的に幸福であること。
- **健康関連体力**：健康と疾病予防のある面に関連した体力の構成要素（**図17-3**）。
- **寿命**：命の長さ。

この枠組みの範囲内で，**身体活動**は運動そのものの主要な要素の属名となっている。同様に，**健康**の定義は，全く健康でない（死に近い）状態から，生理機能の最も高いレベルまでの広範囲に焦点を当てている。このような定義は，しばしば健康と身体活動を客観的に計測し，定量化する。それを可能にできるかどうかは我々の能力にかかっている。しかし，それらの定義は，健康と疾病における身体活動の役割を研究するうえで，我々に幅広い視点を与えてくれるものである。

過去40年間の体力評価は，運動能力や運動競技関連体力（スピード，パワー，バランス，敏捷性）にあ

Q 質問とノート

- 健康寿命の概念を説明せよ。
- 非西洋社会で寿命を短縮させる要因を3つあげよ。
- 欧米社会で寿命を短縮させる要因を3つあげよ。
- 身体活動と運動の違いを説明せよ。

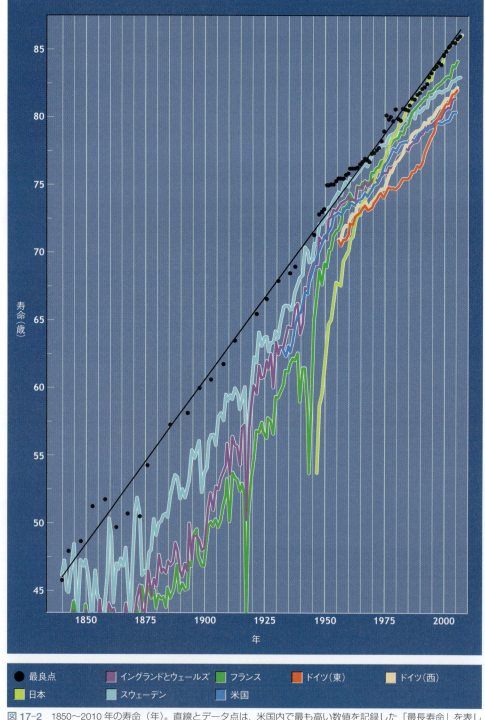

図17-2　1850〜2010年の寿命（年）。直線とデータ点は，米国内で最も高い数値を記録した「最長寿命」を表している。1840年以来，寿命は1年間に3カ月延びている。有色の線は各国の平均寿命を示している。

まり重きをおいてこなかった。最近は，全体的な良い健康と疾病予防に関連した機能的能力の評価に焦点を当てている。**健康関連体力**の最も一般的な構成要素は，有酸素性のもしくは循環器の健康（体力），身体組成，腹部の筋力・持久力，腰部とハムストリングの柔軟性，の4つである（BOX 17-1参照）。

身体活動の実施

身体活動は，30種類以上の異なる方法で評価することができる。評価方法には，直接的または間接的な熱

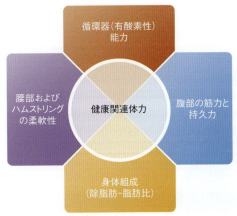

図17-3　健康関連体力の要素。

量測定，自己報告やアンケート，職階，生理学的指標，一般行動，機械や電子モニター，活動調査などがある。それぞれの方法には，状況や集団によって特有のメリットとデメリットがある。このような研究では，日常的な活動の自己報告よりも，直接監視または客観的測定が必要なため，大規模な集団で身体活動の妥当な評価を得るのは難しい。また，身体活動を行わない状況が世界的に起こっている。米国では，下記のような統計が明らかにされ，成人の身体活動の実施状況は依然として低いままである。

- 余暇に，週3回，最低30分間定期的，積極的に身体活動を行うのは約15％のみである。
- 60％以上は定期的に身体活動を行っていない。
- 約25％が運動不足がちの生活を送っている。
- ウォーキング，ガーデニング，畑仕事は最も人気のある余暇活動である。
- 約22％が余暇に軽度〜中度の身体活動を定期的に行っている（週に5回，最低30分）。
- 男性よりも女性，白人よりも黒人・ヒスパニック系，若年者よりも高齢者，裕福な人よりも低所得者が，高い頻度で運動不足である。
- 体力増進活動は年齢とともに減少する。概して高齢者は機能的能力が低く，いすやベッドからの立ち上がり，トイレまでの歩行，階段の昇降を手すりなしに行うことができない。

同様に，子どもや10代でもネガティブなデータが出ている。

- 12〜21歳の半数近くは性別に関係なく，積極的に定期的な運動をしない。
- 約14％が最近身体活動をしていない。この傾向は，女性（特に黒人女性）で顕著である。

> **ⓘ インフォメーション**
>
> **Let's move―小児肥満と戦うための新しい戦略**
>
> 2010年2月，オバマ大統領夫人は，米国政府の支援とともに，小児肥満に対する国家的な戦略，「Let's move」（身体を動かそう）を公表した。大統領夫人の影響力の大きいリーダーシップに伴い，そのプロジェクトは10年間，連邦政府の基金で年間10億ドルの投資を受けて進められる。それは，保健福祉省，農務省，教育省からのメンバーとともに，小児肥満の蔓延を解決するための最初の国家プロジェクトであった。
>
> その戦略は，よりよい栄養情報，身体活動の増加，健康的な食べ物への容易なアクセス，個人的な責任の4つの中心的な柱からなっている。この活動は，食品表示，学校の食物の質，子どもへの運動の推奨，医師による体格のモニターといった内容を中心に展開された。
>
> このキャンペーンは，公的部門と民間部門の資源を動員する，効果的な対策に基づいて進める包括的なものである。Let's moveは，子どもの健康に影響を与えるすべての部門に関わり，子どもたちをより活動的にし，健康に良い食事を，そしてより健康的にするためのツールを学校，家庭，地域社会にもたらすことができる。子どもの健康基金であるLet's moveをサポートすることは，新しい独立した基金をともに創造することとなる。つまり，**健康的な米国のためのパートナーシップ** Partnership for a Healthier Americaは，小児肥満解消という国家的な目標への努力を加速させることになるだろう。

- 約25％が軽度〜中度の身体活動（ウォーキングやサイクリングなど）をほぼ毎日行っている。
- 年齢と学年が上がるにつれ，すべてのタイプの身体活動への参加が著しく減少している。
- 女児よりも男児のほうが活発で強い身体活動やウォーキング，サイクリングを行っている。

米国人への運動の勧め

1996年7月11日，米国の公衆衛生局長官によって**身体活動と健康に関する公衆衛生局長官報告，第1版** First Surgeon General's Report on Physical Activity and Health（www.cdc.gov/NCCDPHP/sgr/ataglan.htm）という画期的な発表が国民になされ，身体活動の重要性が一般的に知られることとなった。この包括的な報告は，疾病予防における定期的な身体活動の恩恵ついて要約している。公衆衛生局長官は，国の一般的に低いエネルギー消費量と関連した慢性的な疾病と闘うために，身体的に活動的なライフスタイルを身につけ，維持することを奨励する国家的目標を国に提案した。この報告では，すべての年齢の男女が定期的な身体活動

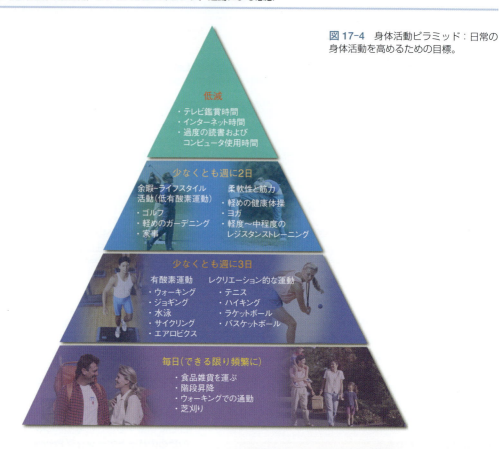

図17-4 身体活動ピラミッド：日常の身体活動を高めるための目標。

から恩恵を受けることができると述べられている。政府は，全国民に30分間の速歩または芝刈り，15分間のランニング，45分間のバレーボールを行うなど，すべてではなくとも，これらの適度な身体活動をほぼ毎日行うことを奨励している。

身体活動ピラミッド（図17-4）は，一般市民が定期的な身体活動レベルを上げるための主要な目標を示している。このピラミッドはさまざまな行動様式とライフスタイルの選択肢を示している。

ヘルシーピープル2010

ヘルシーピープル2010（www.healthypeople.gov）の構想は，2000年1月25日に発表され，21世紀の最初の10年で国民の健康を改善するための手段として，20年前の構想に基づいて進められた。ヘルシーピープル2010は，全米国国民における健康増進と疾病，機能障害，早期死亡の予防の計画として，全国的な健康増進および疾病予防に関する内容を総合的に説明したものである。

ヘルシーピープル2010は，次に示す2つを主な目標としている。

1. 健康寿命と質の増加
2. 健康格差の撲滅

Q 質問とノート

- 健康関連体力の要素を4つあげよ。
- 身体活動の測定方法を4つあげよ。
- ヘルシーピープル2010の主要な目的を2つあげよ。

ヘルシーピープル2010の進歩は，28の主要領域の467の目的においてみられることになるだろう。ヘルシーピープル2010の主な目的は，定期的な身体活動レベルの向上であり，特に個人と社会における疾病，障害，早期死亡の減少，もしくは撲滅のために計画された内容に焦点が当てられている。他の目標は，医療機関へのアクセスの向上，公衆衛生サービスの強化，健康関連情報の入手しやすさの向上や普及といった広範囲の問題に焦点を当てている。それぞれの目標には，2010年までに達成すると公言した目標の達成方法に関して，明確な改善点と方針がある。

運動の安全性

運動中の突然死に関して報告されたレポートは，運動の安全性に関する問題点を指摘している。運動中の

BOX 17-1

関節の柔軟性の測定方法

柔軟性には，(1) 静的：特定の関節の全関節可動域 range of motion（ROM），(2) 動的：関節可動域を通じる関節の動きとしてのトルクや抵抗の力の2つのタイプがある。脊柱の不適切な配列は，腰部と骨盤帯の配列の弱化の80%以上を説明する。これは腰部，体幹部，殿部，大腿後部（ランナーに共通している），弱い腹筋，脊柱起立筋における柔軟性が乏しいことに起因する。

特異性と柔軟性

関節可動域は，関節の構造によってかなりの特異性が存在する。殿部と肩の三軸性関節（球関節）は，単軸性関節や二軸性関節（手首，膝，肘，足首）よりも可動域が広い。関節包と筋の軟部組織構造の「緊張」とその筋膜，腱，靱帯や表皮は，静的柔軟性と動的柔軟性に影響を与える主因子となる。他の影響因子としては，隣接した体節のよく発達した筋組織と過剰な脂肪組織がある。柔軟性は加齢とともに徐々に低下し，それは主に軟部組織の伸展性の減少によるものである。実年齢や活動的でないライフスタイルによる「不使用」が，いかに柔軟性の低下に影響するかは，いまだに不確かなままである。平均して，どの年代においても女性は男性よりも柔軟性が高い。

静的柔軟性の5つのフィールドテスト

フィールドテストは，関節可動域の直線的測定によって静的柔軟性を間接的に評価する。最低でも3つの試験を，準備運動の後に行わなければならない。

テスト1：殿部と体幹の柔軟性（長座位体前屈）

開始位置：背中と頭を壁につけ，足を完全に伸ばし，足の裏を長座位体前屈テストボックスにつけた状態で床に座る。両手をボックスの上に置き，頭と背中を壁につけたままの状態で腕を前に伸ばす（図A）。指の先端から箱の角までの距離を物差しで計測する。これが0 cm，もしくはスタートポイントとなる。

動作：ゆっくり曲げ，できる限り前に伸ばし（頭と背中は壁から離す），指を物差しと平行にスライドさせる。最終位置で2秒間停止する（図B）。

スコア：総距離は約2.5 cmの1/10まで計測する。

テスト2：肩，手首の柔軟性（肩と手首の挙上テスト）

開始位置：腕を完全に伸ばした状態で，床にうつぶせになる。両手を肩幅に開いて，手で物差しをしっかり掴む。

動作：スティックを可能な限り高く上げる。

1. 床から物差しを上げ，垂直距離を計測する。
2. 肩峰突起から最も長く伸びた指の先までの，腕の長さを計測する。
3. 腕の長さから最高垂直得点を引く。

スコア：腕の長さ－最高垂直得点

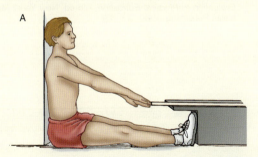
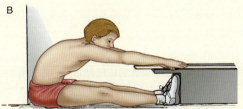

年齢ごとの長座位体前屈

パフォーマンス評価	男性		女性	
	年齢＜35歳	年齢36〜49歳	年齢＜35歳	年齢36〜49歳
すばらしい	＞17.9	＞16.1	＞17.9	＞17.4
よい	17.0〜17.9	14.6〜16.1	16.7〜17.9	16.2〜17.4
平均的	15.8〜17.0	13.9〜14.6	16.2〜16.7	15.2〜16.2
やや劣る	15.0〜15.8	13.4〜13.9	15.8〜16.2	14.5〜15.2
劣る	＜15.0	＜13.4	＜15.8	＜14.5

Johnson, B. L., Nelson, J. K.: *Practical Measurements for Evaluation in Physical Education*, 4th ed. New York: Macmillan Publishing, 1986. より改変

肩と手首の挙上

パフォーマンス評価	男性	女性
すばらしい	≧12.75	≧12.00
よい	12.50〜11.75	11.75〜11.0
平均的	11.50〜8.50	10.75〜7.75
やや劣る	8.25〜6.25	7.50〜5.75
劣る	≦6.00	≦5.50

Johnson, B. L., Nelson, J. K.: *Practical Measurements for Evaluation in Physical Education*, 4th ed. New York: Macmillan Publishing, 1986. より改変

テスト3：体幹と首の柔軟性（上体反らし）

開始位置：頭の後ろで手を組み，床にうつぶせになる。
動作：うつぶせの状態から，可能な限り胴体を高く上げる。補助者は両足を押さえる。
スコア：鼻の先から床までの垂直距離を計測する。

上体反らし

パフォーマンス評価	男性	女性
すばらしい	≧10.25	≧10.00
よい	10.00〜8.25	9.75〜8.00
平均的	8.00〜6.25	7.75〜6.00
やや劣る	6.00〜3.25	5.75〜2.25
劣る	≦3.00	≦2.00

Johnson, B. L., Nelson, J. K.: *Practical Measurements for Evaluation in Physical Education*, 4th ed. New York: Macmillan Publishing, 1986. より改変

テスト4：肩の柔軟性（肩の回旋テスト）

開始位置：左手でロープの端を握り，10 cm 離したところで，右手でロープを握る。
動作：胸の前で両腕を伸ばし，頭上と背中の後ろで腕を回す。抵抗があるときは，ロープが背中に接触するまで，ロープに沿って右手を左手からより遠くにスライドさせる。

1. 背中に接触させたロープを頭上で回した後，それぞれの親指間のロープの距離を計測する。
2. 肩幅（三角筋から三角筋まで）を測り，肩幅からロープの距離を引く。

スコア：肩幅−ロープの距離

肩の回旋

パフォーマンス評価	男性	女性
すばらしい	≧20.00	≧18.00
よい	19.75〜14.75	17.75〜13.25
平均的	14.50〜11.75	13.00〜10.00
やや劣る	11.50〜7.25	9.75〜5.25
劣る	≦7.00	≦5.00

Johnson, B. L., Nelson, J. K.: *Practical Measurements for Evaluation in Physical Education*, 4th ed. New York: Macmillan Publishing, 1986. より改変

テスト5：足首の柔軟性（足首屈曲テスト）

開始位置：壁のほうを向いて立つ。足を床にぴったりとつけ，壁にもたれる。
動作：足を床にぴったりとつけたまま，壁から可能な限り遠くへゆっくりと後退し，身体と足首を十分に伸ばして，胸を壁につける。
スコア：つま先から壁までの距離。

足首屈曲

パフォーマンス評価	男性	女性
すばらしい	≧35.50	≧32.00
よい	35.25〜32.75	31.75〜30.50
平均的	32.50〜29.75	30.25〜26.75
やや劣る	29.50〜26.75	26.50〜24.50
劣る	≦26.50	≦24.25

Johnson, B. L., Nelson, J. K.: *Practical Measurements for Evaluation in Physical Education*, 4th ed. New York: Macmillan Publishing, 1986. より改変

死亡率は，運動実施率が全体的に増加しているにもかかわらず，過去25年間を通じて減少している。65カ月にわたる循環器系の事故の発生に関しての報告では，2935人の運動者の，272万6272 km のランニングまたはウォーキングを含む，37万4798時間の運動が記録されている。この間に死亡した人はおらず，わずかに2人が致命的ではない循環器系の合併症を起こしただけであった。10万時間の運動につき，女性は2例，男性は3例の合併症を起こした。

非アスリートに対するアスリートの突然死の相対リスクは，男性で1.95，女性で2.00であった。アスリートの突然死リスクは，先天性冠動脈奇形や，催不整脈性右室心筋症，若年性冠動脈疾患のような根本的な循環器疾患と強く関連している。興味深いことに，運動競技への参加が死亡率を高めることはない。しかしそのかわり，アスリートの突然死は，運動中の心室性不整脈など生死に関わる素因である循環器の状態に影響される。

特に，突然死の遺伝性素因を有する活動的でない人においては，休息時と比較し，活動時において激しい身体活動による突然死のリスクが少ない（発生は151万人に1人）。前向き疫学研究は，7725人の低リスク群（明らかに健康的な体力をもつ参加者）に対し，臨床的に重要な事象と救急事故を評価した。2年半にわたって，15例の臨床的に重要な事象（参加者の1000時間につき0.048人）と2例の医学的緊急事項（どち

らも参加者の1000時間につき0.0063人に減少）がみられた。監視型のフィットネス施設での、きわめて低い医療事故の割合は、参加者のリスクよりも健康関連体力の恩恵のほうがはるかに大きいということを示している。

　米国におけるスポーツおよびレクリエーション関連のけがの特性を示す，全米電子傷害サーベイランスシステム National Electronic Injury Surveillance System All Injury Program（www.cpsc.gov/LIBRARY/neiss.html）による2007年の最新の報告は，10万人につき11.2人の負傷者という全体的な割合を明らかにしている。15〜24歳の傷害の割合は，10万人につき30人で，すべての年齢層のグループ中での最高記録であった。自転車は10万人につき171人の負傷者，バスケットボールは10万人につき159人で，10万人につき150人の負傷者を出したフットボールがその後に続いている。最も多かった傷害の診断は，捻挫，骨折，打撲，擦り傷，裂傷であった。最も傷害の多かった身体の部位は，足首，指，顔，頭，膝であった。

セデンタリシンドローム（運動不足症候群）

　過去60年の文献レビューは，運動不足が最終的には早期死亡をもたらすと結論づけている。セデンタリシンドローム（運動不足症候群）sedentary death syndrome（SeDS，hac.missouri.edu）は，身体不活動によって直接引き起こされる，または悪化する疾患の集合体を意味する状態とされている。SeDSは米国だけでも10人に1人を早期死亡させる原因になり，今後250万人の死者が出ると報告されている。また，次の10年間に1.5兆ドル以上のコストがかかることが予想されている。下記はSeDSに関する要約である。

- SeDSは，250万人の米国人の死期を10年以上早める原因となる
- 米国では，次の10年でSeDSに対するヘルスケアコストが1.5兆ドルかかると予想されている
- 運動不足が原因で慢性疾患が増加している。米国では，2型糖尿病が1958年以来9倍，肥満は1980年以来2倍増加しており，心疾患は主な死因の1つになり続けている
- 今日の子どもはSeDS関連の疾病を経験している。米国の子どもはますます過体重となり，動脈に脂肪線条が現れ，2型糖尿病が驚くべき速さで増加している。
- SeDSは，狭心症，心臓発作，冠動脈疾患，関節炎，不整脈，乳がん，結腸がん，うっ血性心不全，うつ病，消化管異常，胆石，逆流性食道炎，高血中トリアシルグリセロール，高血中コレステロール，高血圧，低認知機能，血中の低い高比重リポタンパク質コレステロール high density lipoprotein cholesterol（HDL-C），低い生活の質，更年期障害，骨粗しょう症，膵臓がん，末梢血管疾患，身体的虚弱，早期死亡，前立腺がん，呼吸器疾患，睡眠時無呼吸症候群，脳卒中，2型糖尿病など，26の疾病状態と関連している。

　運動不足が不健康な遺伝子発現を促進させるという，医学を基礎にしたエビデンスを世界の人に確信させる必要がある。我々は，通常の活力にあふれた身体活動が，すべての人にとってさらに重要な役割を担うべきであると真摯に考えている。

加齢と身体機能

　図17-5は，身体機能は幼少時代に急速に向上し，約30歳で最大に達するということを示している（その後，機能的能力は減退する）。生理学的機能は，それぞれの年代の活動的でない人と比較し，活動的な人では平均約25％高い（活動的な50歳の男女は，しばしば30歳の機能レベルを維持している）。すべての生理学指標は最終的には年齢とともに低下していくが，すべて同じ割合で低下するわけではない。

　例えば，神経伝導速度は30〜80歳の間に10〜15％減少するだけだが，安静時心拍指標（体表面積への心拍出量の割合）や関節の柔軟性は20〜30％減少する。また，80歳時の最大換気量は，平均すると30歳の人の値の40％になる。脳細胞は60歳まで一定の速度で死滅する。しかし，肝臓と腎臓は30〜70歳の間にそれらの機能の40〜50％を失う。70歳になるまでに，男性の骨量が15％減少する一方で，女性のそれは平均30％減にもなる。

加齢と筋力

　男性と女性の筋力が最も強いのは20〜30歳で，筋断面積が最大サイズに達するときである。その後，ほとんどの筋群で筋力は低下する。70歳までに全体的に「一般的な」筋力は30％減少してしまう。

筋量の減少

　加齢に伴う除脂肪量 fat-free body mass（FFM），筋力の減少をサルコペニア（筋肉減弱症）と呼ぶ。高齢者では筋量が少ないが，これは運動不足，老化，もしくはそれらの複合効果により引き起こされる総筋タンパク質の減少を反映している。筋線維数の減少もまた加齢に伴い生じる。例えば，新生児の二頭筋には約50

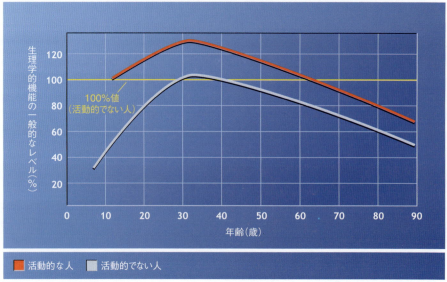

図17-5 生理学的機能の加齢変化曲線。20〜30歳の活動的でない人によって達成された100%値に対する比較。

> **Q 質問とノート**
>
> - 運動による最も多い合併症について述べよ。
> - SeDSは何の略か？
> - SeDSに関連する医学的状態（疾患，病状など）を10あげよ。

万の線維が含まれるのに対し，80歳男性の二頭筋には約30万の線維しか含まれていないか，あるいは40%少ない。

中高齢者における筋のトレーナビリティー

定期的な運動は，体タンパク質を保持し，加齢に伴う筋量と筋力の減少を弱める。60〜72歳の健康な男性が12週間の標準的なレジスタンストレーニングプログラムを行った結果を示す。図17-6は，男性の筋力がそのプログラムを通して徐々に増加した（それぞれの運動セッションで平均約5%）ことを示している（トレーニングの反応は若者と類似）。運動の専門家は，筋力の改善は筋量を効果的に保ち，モビリティ（移動能力）を向上させ，けがの発生を減らすと主張している。

加齢と関節の柔軟性

加齢に伴い，結合組織（軟骨，靱帯，腱）は硬化，硬直し，関節の柔軟性を減少させる。これらの変化が生物学的老化や，活動的でない生活による慢性的な廃用状態の影響，もしくは関節の特異な変性組織疾患から生じるのか否かは不明である。この要因にもかかわらず，すべての年代，そして男女ともに適切な運動によって関節の柔軟性は20〜50%増加する。

加齢に伴う内分泌系の変化

加齢に伴い，内分泌機能（特に下垂体，膵臓，副腎，甲状腺）は変化する。65〜75歳の約40%と80歳以上の約50%が，最も一般的な糖尿病である2型糖尿病にいたる耐糖能異常を有している。2型糖尿病において高血糖をもたらす糖代謝異常は，下記の3つの要因から生じる。

1. 末梢組織におけるインスリン効果の減少（**インスリン抵抗性**）
2. 血糖コントロールのための膵臓でのインスリン産生の不足（**相対的インスリン欠乏**）
3. インスリン抵抗性と相対的インスリン欠乏の複合効果

遺伝性要因を除けば，2型糖尿病の広まりは，偏った食事，運動不足，体脂肪の増加（特に腹部内臓脂肪）のような「制御可能な」要因と大きく関連している。

下垂体の甲状腺刺激ホルモンの放出の低下（および甲状腺からのサイロキシン放出の減少）による甲状腺機能異常は，一般的に高齢者で生じる。甲状腺機能異常は，グルコース代謝とタンパク質合成の低下を含む代謝機能に影響を及ぼす。

図17-7は，加齢に伴うの3つの付加的なホルモン系の変化を示している。例えば，視床下部-下垂体-性

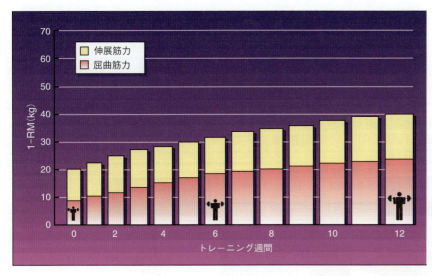

図17-6 60～72歳男性の12週間にわたるレジスタンストレーニングにおける左足の膝伸展筋力（黄）と屈曲筋力（赤）（1-RM）の測定結果.（Frontera, W. R., et al.: Strength conditioning in older men: Skeletal muscle hypertrophy and improved function. J. Appl. Physiol., 64: 1038, 1988. のデータより）

腺軸，副腎皮質，成長ホルモン growth hormone（GH），インスリン様成長因子-1 insulin-like growth factor-1（IGF-1）軸．

視床下部-下垂体-性腺軸

視床下部，下垂体前葉，分泌腺からの刺激ホルモンの相互作用における変化は，卵巣からのエストラジオールの産生を減らす．この影響は，おそらく高齢女性に月経の恒久的停止（**閉経**）をもたらす．視床下部-下垂体-性腺軸機能の変化は，男性にはさらにゆっくりと微妙に訪れる．例えば男性において，血清総テストステロン，遊離テストステロンは加齢とともに減少する．下垂体前葉からの生殖腺刺激分泌物の加齢関連の減少は，**男性更年期 andropause** と特徴づけている．

副腎皮質

アドレノポーズ adrenopause とは，デヒドロエピアンドロステロン dehydroepiandrosterone（DHEA）とその硫酸エステル（デヒドロエピアンドロステロンサルフェート dehydroepiandrosterone sulfate〈DHEAS〉）の副腎生産における減少のことである．糖質コルチコイドと電解質コルチコイドとは対照的に，副腎ステロイドの血漿レベルは加齢に伴い比較的高いままであるが，およそ30歳を機にDHEAは徐々に下がり始める．このことから，ホルモンを不規則に補給する際に劇的な増加を推進するという，加齢に伴うDHEAの役割が推測できる．

成長ホルモンとインスリン様成長因子-1 軸

平均的な脈幅，持続時間，分泌されたGHの一部は，加齢とともに徐々に減少する．この状態を**ソマトポーズ** somatopause と呼ぶ．それは，IGF-1 の血中濃度と平行して減少する．肝臓とその他の細胞から生成されるIGF-1 は，組織の成長やタンパク質の合成を刺激する．加齢関連のGH減少の引き金は，おそらく視床下

> **Q 質問とノート**
> - 高齢者が2型糖尿病を引き起こす耐糖能異常を発症する理由を2つあげよ．
> - 更年期を定義せよ．
> - 男性更年期を定義せよ．
> - アドレノポーズを定義せよ．
> - ソマトポーズを定義せよ．

部と下垂体前葉の相互作用である．

生殖腺機能（女性の更年期と男性の更年期）の変化が，どの程度アドレノポーズとソマトポーズに寄与するのかは依然として不明のままである．筋のサイズと筋力，身体組成，骨量変化，アテローム性動脈硬化症の進行といった機能的相関は，加齢によるホルモンの変化に直接関連する．ホルモン補充療法や栄養補給，定期的な運動は，ホルモン関連の加齢による機能不全を抑制する．

加齢と神経系機能

脊髄の軸索数の37％の低下と神経伝達速度の10％の低下は，中枢神経系 central nervous system（CNS）における加齢の累積結果を反映する．そのような変化は，神経筋パフォーマンスの加齢に伴う低下を部分的に説明する．反応時間を中枢処理時間と筋収縮時間とに分けて考えると，反応を生み出すための刺激検出と情報処理過程に対して，加齢が多大な影響を及ぼしていることがわかる．例えば，膝反射的行動における反射は，CNS処理を必要としない．そして，その膝の反

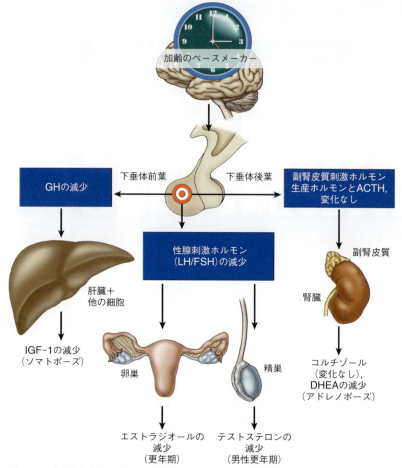

図17-7 生物学的加齢の割合に影響を及ぼす，3つのホルモンシステムにおける加齢に伴う低下。左：成長ホルモン（GH，下垂体前葉から放出される）の減少は，細胞の増殖を抑制するためにインスリン様成長因子（IGF）-1の生産を抑制する（この状態をソマトポーズと呼ぶ）。中央：卵巣からのエストラジオール，精巣からのテストステロン分泌の減少とともに起こる下垂体前葉からの黄体形成ホルモン luteinizing hormone（LH）と卵胞刺激ホルモン follicle-stimulation hormone（FSH）放出の減少は，更年期（女性）および男性更年期の原因となる。右：デヒドロエピアンドロステロン（DHEA）生成に関与する副腎皮質細胞は，副腎皮質刺激ホルモン生産，副腎皮質刺激ホルモン adrenocorticotropic hormone（ACTH）とコルチゾール分泌の臨床的な変化なしに活動を低下させる（アドレノポーズと呼ぶ）。視床下部，もしくは脳の上部に位置する中央の「ペースメーカー」は，卵巣や精巣，副腎皮質の加齢関連の変化を引き起こすプロセスを調整する。

応は自発的反応や動きのパターンよりも，加齢による影響は小さい。

反応時間と動作時間における加齢本来の影響にもかかわらず，よく運動する若者や高齢者のグループは運動しないグループに比べて速く動くことができる。これらの実験結果から，定期的な身体活動が，神経筋機能の生物学的老化を阻止することに拍車をかけると推測される。

加齢と肺機能

持久力を養った高齢のアスリートの肺活量は，活動的でない人の肺活量を上回るという横断研究結果が報告されている。縦断研究は明確な見解をもたらすとされているが，現在のデータは，日常的な身体活動は加齢に伴う肺の機能低下を遅らせることを示している。通常，より活発な運動は，呼吸筋力と持久力の維持を促進する。

加齢と循環器機能

日常的な身体活動は，加齢による循環器機能の衰退と，運動耐容能に多大な影響を与える。

最大酸素摂取量

35歳を過ぎると，$\dot{V}O_2\,max$は非直線的な割合で減少し，45歳以降は減少速度が加速し，60歳までに男性

では35歳のときより平均11%，女性では15%下回る値となる（図7-14参照）。有酸素運動を生活に取り入れるなど，活動的なライフスタイルを続けている人は減少率がゆるやかである。たとえ筋量で補正したとしても，身体活動が$\dot{V}O_2max$における加齢の影響をすべて相殺してくれるというわけではない。

図17-8は，有酸素性トレーニングを行った若年者（平均年齢25歳）と高齢者（平均年齢63歳）の骨格筋量の関係を男女別に示している。若年者は9年，高齢者は20年続けてトレーニングしている。高齢男女（筋量の分散が広範囲に及んでいた）は若年者よりも14%低い$\dot{V}O_2max$を示した。言い換えれば，若年者と高齢者の骨格筋量が同等であったにもかかわらず，若年者のほうが高い$\dot{V}O_2max$を示した。

加齢に伴う$\dot{V}O_2max$の低下には，以下の3つの要因があげられる。

1. 加齢に伴う筋量の減少
2. 体脂肪の増加
3. 循環器系および呼吸器系機能の変化

図17-8に示されている，加齢に伴う活動筋1 kg当たりの有酸素性パワーの減少は，加齢に伴う酸素運搬の減少のみ，または活動筋での酸素の取り込みの減少，もしくはその両方を反映する。酸素抽出に重要な構成要素である骨格筋の酸化能力と毛細血管密度の上昇は，同程度の生理学的特徴と運動歴をもつ高齢者と若年者に類似する。結果として，十分に検証されている心拍出量の減少（最大心拍数と拍出量の減少）は，加齢に伴う活動筋1 kg当たりの$\dot{V}O_2max$の減少という，最もふさわしい説明を示している。

運動トレーニングに対する加齢の影響

健康な高齢者における運動トレーニングは，心臓の血液を送り出す能力と有酸素性能力を，相対的には若者と同等程度にまで高める。9～12カ月にわたる持久性トレーニングを行った健康な高齢男性の$\dot{V}O_2max$は19%，女性では22%増加した。これらの値は，若年者の典型的なトレーニング応答の上限を示している。20年以上定期的な有酸素性トレーニングを行っている中年男性は，予測されている運動能力と体力の低下（10～15%）を遅らせている。55歳時で，このような活動的な男性は，35歳のときとほとんど同等の血圧，体重，$\dot{V}O_2max$の値を保っており，70歳時まで$\dot{V}O_2max$は25年前と等しい値である。これらの際立った結果は，どの年代においてもトレーニングに対する有酸素性システムの適応能力を示している。

加齢に伴う循環器系と身体組成の変化

図17-9は，50歳（T1），60歳（T2），70歳（T3）の21人の男性の最大心拍数，1分当たりの肺換気量，およびさまざまな身体組成値の縦断変化を示している。20年間トレーニングを継続している男性が対象であるが，その対象は10年間の測定期間中に行われたランニングイベント（地域，国，もしくは国際的なイベント）で1位，2位，もしくは3位のいずれかになった人である。

肺換気量（T2がわずかに増加している）を除外して，それぞれ明確な「加齢による影響」を示している。

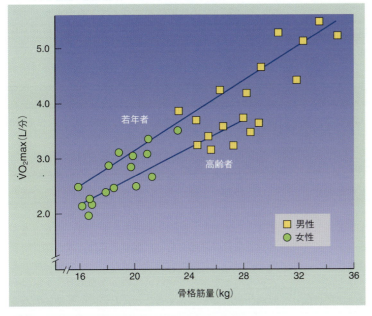

図17-8　$\dot{V}O_2max$は，持久性トレーニングを行った男女（若年者，高齢者）の骨格筋量と関連する。活動筋量1 kg当たりの$\dot{V}O_2max$は，トレーニング状態とは独立して，年齢とともに減少する。(Proctor, D. N., Joyner, J.: Skeletal muscle mass and the reduction of $\dot{V}O_2max$ in trained older subjects. *J. Appl. Physiol.*, 82: 1411, 1997. より改変)

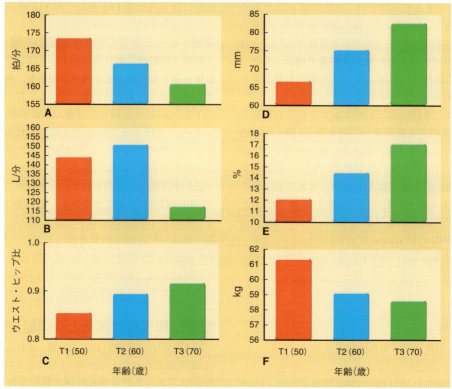

図 17-9　50 歳時にトレーニングを開始，その後 20 年以上トレーニングを継続した持久系アスリート 21 人の，(A) 最大心拍数，(B) 換気量，(C) ウエスト・ヒップ比，(D) 皮下脂肪厚，(E) 体脂肪率，(F) 除脂肪量の変化。(Pollock, M. L., et al.: Twnty-year follow-up of aerobic power and body composition of older track athletes. J. Appl. Physiol., 82: 1508, 1997. より改変)

Q 質問とノート

- 20〜60 歳における $\dot{V}O_2$max の低下の割合を示せ。
- $\dot{V}O_2$max（L/分）と骨格筋量（kg）の一般的な関係を説明せよ。
- 健康な高齢者は，運動により若年者と同等に循環器系の機能を高めることができるか？

20 年間以上の測定で，最大心拍数は 1 分当たり 5〜7 拍減少している（アスリートではない人に関する一般的な報告よりもわずかに減少）。加齢に伴う最大心拍数の減少には，下記の 3 つの特性がある。

1. 洞房 sinoatrial（SA）の洞結節の活動水準の変化。
2. 髄質からの交感神経活動の減少。
3. 高齢者に対する研究者の躊躇。つまり，テストではアスリートでない人は「全力で」運動トレーニングを行うが，測定者の対応によりそれは変化する。

その他の加齢に伴う循環器系の変化には，末梢組織の血流量の減少，冠動脈狭窄（中高年の 30％），主要な血管の弾性やコンプライアンスの低下がある。

体重の変化なしに（T1：70.1 kg，T2：69.4 kg，T3：70.8 kg）ほぼ 30 年間トレーニングを続けてきたにもかかわらず，FFM が減少し，体脂肪が増加した。10 年につき約 3％の体脂肪が，ウエストの大きさと平行して増加している。これらのデータは，身体組成と体脂肪のなんらかの変化が，通常の加齢反応を示しているという見解を支持している。活動的な高齢者に関するその他の研究は，典型的な人は年齢とともに太るが，反対に身体的に活動的な人は，「正常に」体脂肪率の典型的な増加が弱まる一方で，加齢とともに FFM が減少すると報告している。

加えて，FFM の維持に関して，体重付加（機械的荷重）のかかる運動，体重付加のかからない運動の役割には，議論の余地がある。なぜなら，そのような運動は加齢に伴う骨粗しょう症の効果に悪影響を与えてしまうからである。6〜12 歳の子どもに対して 6 カ月ごとに骨塩量の評価を行った縦断研究は，成人総骨塩量の 26％が，2 年間の骨塩量蓄積のピークの間に生じるということを示している。このようなエビデンスは，除脂肪細胞量を保存することにおいて，長期にわたる

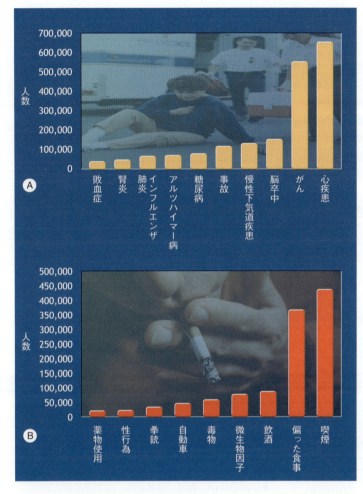

図17-10 （A）米国における主な死因（2006年）。（B）米国における予防可能な死因（2006年）。（国立心肺血液研究所，http://www.nhlbi.nih.gov.図）

推測を自明のものにするようにみえる。おそらく，骨粗しょう症の最終的な「治療」や社会的費用は，若年者の問題（小児医学）で，高齢者（老年医学）の問題ではないとみなされるべきである。我々は，子どもが青年・成人へ成長する際，家庭や学校での活発な身体活動が非常に重要であるという立場を強く支持する。

定期的な運動：青春の泉？

運動は必ずしも「青春の泉」として示される必要はないが，定期的な身体活動が加齢や廃用に関連した機能的能力の低下を遅らせる多くのエビデンスが示されている。その人が積極的に運動するようになった時期に関係なく，運動を習慣化することで失われた機能を取り戻すことができる。

米国国内での死因

過去20年間のライフスタイルの変化は，米国における死亡の原因に多様性をもたらしている。心疾患，脳卒中，がんによる死亡率は低下している一方で，米国における死因に関する最新の研究（2006年）は，肥満の流行と2型糖尿病の増加を記している（図17-10A）。明らかに，心疾患，悪性新生物とがん，脳血管疾患は，主要な死因としては減少している。

図17-10Bは，同期間の予防可能な死因を示している。最も重要な見解は，偏った食事と運動不足が死亡者数を増加させているということである。偏った食事と運動不足による死と，喫煙による死の違いは紙一重である。明らかに，大部分の予防可能な死は，直接，以下の結果であると考えられる。すなわち，運動不足，過食，脂肪過多に関係する予防可能な行動である。それらを改善させない限り，脂肪過多や偏った食事，および運動不足傾向の増加は，現在の予防可能な死亡原因の第1位である喫煙に追いついてしまうと考えられる。

運動は健康を増進し，寿命を延ばすか？

医療の専門家は，活動的でない，いわゆる「良い生活」と比較して，一生にわたる規則的な運動が健康に，そしておそらくは長寿に貢献するかどうかについて議

論してきた。高齢で健康な人は若年者にみられる多くの機能的特徴を示し，生物学的な加齢を遅らせる高齢期における十分な体力と活発なライフスタイルが，人生晩年の健康に恩恵を与えているからである。

1916〜1950年にハーバード大学に入学した17,000人の卒業生を対象としたライフスタイルに関する研究は，中程度の有酸素運動（1日に4.8 kmのジョギングに相当）が良好な健康と寿命の延伸を促進することを示している。毎週の運動で2000 kcalを消費する男性は，全くまたは少ししか運動していないクラスメートに比べ，死亡率が1/3以下であった。1日に30〜45分の速歩，または中程度のランニング，サイクリング，水泳，クロスカントリースキーやエアロビクスのような中程度の付加的な身体活動を行うことで，1週間に2000 kcalを消費することができる。本研究の長期的な研究の結果は下記に要約するとおりである。

1. 定期的な運動は，喫煙や過体重による影響とは反対に，寿命を延ばす効果がある。
2. 高血圧（心疾患の主因子）の人でさえ，定期的な運動を行うことで死亡率を半分にまで減らすことができる。
3. 定期的な運動は，早期死亡する遺伝的影響を弱める。65歳前に死亡した片親または両親がいる場合（重要であるが修正不可能なリスク），定期的な運動をライフスタイルに取り入れることで死亡率が25%まで低下する。
4. 65年以上生きた両親をもつ活動的な男性における死亡率は，50%減少した。

図17-11は，身体的に活発で，より多く運動をしている人の死亡リスクが低いということを示している。例えば，1週間に14.4 km以上歩く男性は，4.8 km未満しか歩かない男性に比べて，死亡率は21%低い。軽めのスポーツは，活動的でない生活を送り続けている人の寿命を24%以上伸ばす。エネルギー消費の観点からハーバード大学の卒業生の寿命をみると，1週間に500〜3500 kcalのエネルギー消費を伴う運動（6〜8時間/週の激しい運動と同等）を行うことによって確実に寿命が延びたことがわかる。加えて，活動的な男性は，活動的でない生活を送っているクラスメートと比べて，平均1〜2年長く生存した。定期的な運動が約10カ月寿命を延ばすという結果を示す研究が，今後待た

インフォメーション

大動脈のコンプライアンス

大動脈のコンプライアンスは，動脈壁の性質の変化から加齢とともに減少する。動脈の内径拡張不全や血管内圧変動に対する応答の反動は，心周期中，高血圧，脳卒中，アテローム性動脈硬化症，血栓症，心筋梗塞，うっ血性心不全を含む，正常な機能が損なわれた循環器や上昇した心疾患のリスク因子と関連する。定期的な持久性の運動は加齢に伴う大動脈の「硬化」を遅らせるか予防し，四肢の血管拡張機能の低下を遅らせる。

質問とノート

- 加齢に伴い最大心拍数が減少する理由を2つ述べよ。
- 加齢に伴い，腹囲，体脂肪率，除脂肪量はどのようになるか説明せよ（身体活動レベルは考慮しない）。
- 2006年の米国における死因を3つあげよ。
- ハーバード大学卒業生研究（身体活動と健康）の主要な結果を2つあげよ。

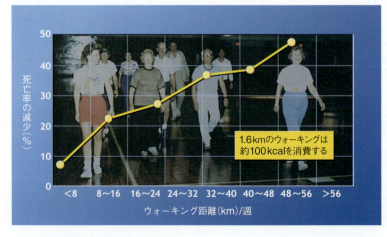

図17-11 運動による死亡リスクの減少。(Paffenbarger, R. S. Jr., et al.: Physical activity, all-cause mortality, and longevity of college alumni. N. Engl. J. Med., 314: 605, 1986. のデータより)

れるところである。

一方で，毎週3500 kcal 以上運動しても，健康や長寿の恩恵は得られなかった。激しい運動をした人は，あまり運動しなかったクラスメートよりも高い死亡率を示し，なぜ激しい運動が必ずしもより大きな恩恵をもたらさないか，という1つの例になった。

体力の向上：
ちょっとしたことが非常に役に立つ

13,000人以上の男女を対象にした8年以上にわたる研究は，中程度の運動量でさえ，心疾患，がん，その他の要因での死亡リスクを十分減らすことを示した。この研究は，身体活動習慣を口頭や文書で評価するのではなく，直接，体力で評価した。研究者は，体力そのものの効果を求めるために，喫煙，コレステロール値と血糖値，血圧，および心血管疾患の家族歴などの要因で補正した。図17-12は，10,000人ごとの年齢で調節した死亡率をもとに，最も非健康的なグループは，最も健康な被検者と比較して死亡率が3倍であることを示している。

重要なことに，最も運動しないグループの上に位置づけられるグループは，健康上の恩恵において最も大きな変化を得られた。最も体力の低い人のグループと次のカテゴリーを比較した男性の死亡率の減少は，1万人につき38人（それぞれ64.0人，25.5人）である一方で，最も健康なカテゴリーと2番目に健康なグループを比較した死亡率の減少は，1万人につき3人にすぎなかった。女性にも男性と同様の恩恵がみられた。最も運動していないカテゴリーから，その次に運動しているカテゴリーに移行するのに必要とされる運動（量）は，1週間に数回，約30分間行う速歩のような運動であった。運動がもたらす寿命延伸の恩恵があるなら，それは寿命を延ばすことよりも早期死亡を予防することに関連するであろう。適度な運動だけがより生産的で健康的な人生を送ることを可能にする。

高齢女性における身体活動の変化と死亡率

身体活動と死亡率の変化に関する研究は，主に中高年男性を対象に行われてきた。以前運動不足であった高齢女性，特に慢性循環器疾患，糖尿病，身体的虚弱者である人が身体的に活動的なライフスタイルを選択した場合，男性にみられる効果と同等のものが得られるかどうかは不明のままである。図17-13は，65歳の白人女性9704名を12.5年追ったユニークな研究結果を要約したものである。被検者は，ベースラインと4.0～7.7年間のフォローアップ期間中の，身体活動レベル（1日のウォーキング量と，ダンス，ガーデニング，エアロビクス，水泳など余暇の活動の頻度と継続時間）に基づいて，以下の4つのグループ（五分位数）に分類された。(1) ベースライン時に活動的であり，フォローアップ期間中も活動的であった人，(2) ベースライン時では活動的であったが，フォローアップ期間中に活動的でない生活に転じた人，(3) ベースライン時もフォローアップ時も活動的でない生活であった人，(4) ベースライン時では活動的でない生活であったが，フォローアップ時には活動的に転じた人，である。全死因死亡率のデータは，ベースラインから12.5年後までグループ間で比較された（フォローアップ後6.7年間）。

活動的でない生活であり続けた女性と比較し，活動的であった人，もしくは活動的になった人は，全死因

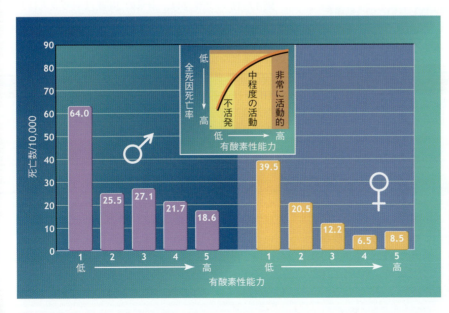

図17-12 体力と死亡のリスク。不活発カテゴリーから中程度の体力レベルに移行すると死亡率が低下する。(Blair, S. N., et al.: Physical fitness and all-cause mortality: a prospective study of healthy men and women. JAMA., 262: 2395, 1989. のデータより)

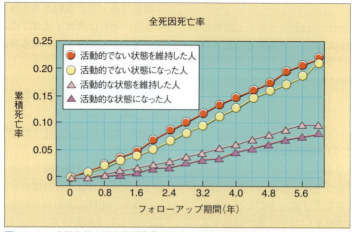

図 17-13　高齢女性の総身体活動量の変化による全死因死亡率（フォローアップ調査から）。(Gregg, E. W., et al.: Relationship of changes in physical activity and mortality among older women. *JAMA.*, 289: 2379, 2003. より）

インフォメーション

計画された身体活動は必ずしも必要ではない

35～60歳の活動的でない中年男女の2グループを2年間モニターした研究を以下に示す。1つのグループは，20～60分の水泳，階段昇降，ウォーキング，自転車運動を週に5日行った。もう一方のグループは，週のほとんどをウォーキング，落ち葉拾い，階段昇降，飛行機を待つ間の飛行場の散歩，ウォーキングクラブへの参加といった，30分の「ライフスタイル」運動を組み込んだ。このライフスタイルを組み込んだ参加者は，日常の身体活動を増加させるための方法を知的に，行動学的に学習した。それぞれのプログラムに対して，6カ月間の高強度運動介入の後，18カ月間のフォローアップ期間を設けた。24カ月後，両グループは身体活動，心肺機能，収縮期・拡張期血圧，体脂肪率で同様の改善がみられた。これらの結果は，定期的な運動がもたらす健康の恩恵は，計画された運動を必要とはしないという結論を導いている。

インフォメーション

米国で最も人気のある運動

活動	男性(%)	女性(%)
ウォーキング	30	48
レジスタンストレーニング	20	9
サイクリング	16	15
ランニング	12	6
階段昇降	10	12
エアロビクス	3	10

質問とノート

- 死亡リスクの減少と定期的な運動の増加の関係を説明せよ。

死亡率が低かった。特に，ベースライン時からフォローアップ時の間に1.6 kmのウォーキングと同等の身体活動を毎日行うようになった活動的でなかった女性は，慢性的に活動的でない女性と比較し，40～50％低い全死因死亡率を示した。これらの発見は重要な見解となっている。なぜなら，米国の高齢女性の人口は次の30年間で2倍になるとされており，そのうち1/3以上が活動的でないからである。

冠動脈性心疾患

図 17-14 のグラフは，全米の20歳以上の成人における循環器疾患の広がりを示している（2005～2006年，性・年齢別）。挿入されている円グラフは，心臓と血管の多様な疾患から死亡にいたる割合を示している。

1970年以来，冠動脈性心疾患 coronary heart disease（CHD）による死亡は35％以上減少したが，心疾患は今なお欧米社会において死亡の主な要因であり続けている。心臓関連の疾患で死亡する米国人は，がんによる死亡のほぼ2倍の割合である。女性の死亡年齢は男性よりも約10年遅いが，そのギャップは，煙草を吸う女性においては急速に狭まる。それらの女性にとって心疾患は，今では死亡の主な原因である。さまざまな研究が，疾病の徴候，進行，結果は男女間で異なるということを示している。4つの性に関連した心疾患の違いを以下に示す。

1. 女性は心臓発作の後，たいていより早く死亡する。

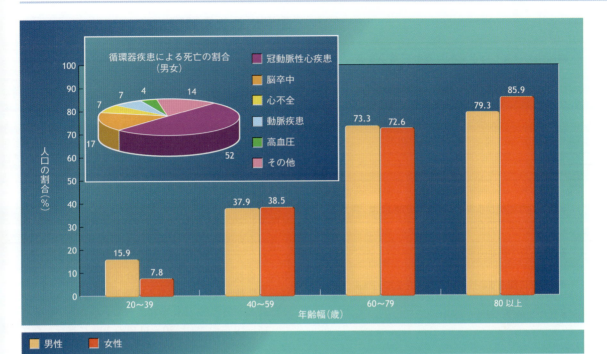

図17-14 成人における循環器疾患の広まり（性別に図示。2005〜2006年，米国）。円グラフはさまざまな心血管疾患による死亡の割合を示している。（心疾患と脳卒中の統計：2009更新。米国心臓協会，www.americanheart.org/downloadable/heart/1240250946756LS-1982%20Heart%20and%20Stroke%20Update.042009.pdf. より）

2. 心臓発作から生存した女性は，しばしば第2の発作を経験する。
3. 女性は，心疾患関連の痛みと障害により，さまざまな能力が損なわれる。
4. 女性は，冠動脈のバイパス手術に耐えて生存しにくい。

細胞レベルにおける変化
明白な躍進

　CHDにかかりやすい要因には，心筋に供給するより大きな動脈の内部の並び，または内膜における退行的変化が考えられる。動脈壁の損傷は，低い程度の慢性炎症反応として始まる。CHDには以下の8つの要因が考えられる。つまり，高血圧，喫煙，感染症，ホモシステイン，高コレステロール，フリーラジカル，肥満関連物質に対する反応，免疫関連の要因である。近年英国の研究者チームが，動脈プラークの炎症と組織の衰弱の原因を突き止め，研究者たちははじめてCHDの原因に気づいた。Toll様受容体2 Toll-like receptor 2（TLR-2）という特定化された分子は，免疫細胞の表面にとどまる。TLR-2が有害な分子と細胞を認識すると，その役割のスイッチが入り，身体を防御するために免疫細胞を攻撃態勢にする。TLR-2はまた，身体がストレスにあうと免疫細胞にスイッチを入れる。さらに，バクテリアはTLR-2分子にスイッチを入れ，プラークの破裂，脳卒中，心臓発作を引き起こすリスクを増すことになる。研究者は，抗体がTLR-2を引き起こすメカニズムを妨げるということをはじめて示した。彼らの実験で，脳卒中後の58人の患者からアテローム性動脈硬化を起こした頸動脈が摘出された。動脈の組織は，液体の中で単一細胞の浮遊物を形成するまで酵素によって分解された。研究者たちは4日後，その液体を分析して，その細胞が動脈に損傷を与えるものとして知られている炎症性の分子と酵素を異常に，そして多量に産出するということ発見した。それからその細胞は，炎症の過程に含まれるレセプターと他の分子を妨げるよう設計された，いくつかの異なった抗体とともに培養された。TLR-2が抗体を使用するのを妨げることにより，炎症性分子と酵素の産生は劇的に減った。将来の研究の次の段階は，TLR-2にスイッチを入れ，炎症を引き起こす分子の特定部位を突き止めることであろう。

その他の考察

　冠動脈壁の退行的変化におけるある応答がさまざまな混合物の化学変化を引き起こすが，それは，低比重リポタンパク質コレステロール（LDL-C）の酸化を含んでいる。LDL-Cの酸化は，時に血管内腔にふくれ上がるか，動脈壁に突き出るような損傷を生み出す一連の複雑な変化における重大な段階を表す。アテローム性動脈硬化症の初期徴候は，脂肪層を形成するよう

> **インフォメーション**
>
> **糖尿病のリスクは定期的な運動で減少する**
> 週に5日以上運動している人は，週に1日以下しか運動していない人と比較し，2型糖尿病のリスクが42%低い。運動の恩恵は肥満者の間で大きく，糖尿病のリスクは，500 kcal/週の運動で約6%減少する。

> **質問とノート**
>
> - 定期的な運動から得られる健康の恩恵は，男女でほぼ同程度であるか？
> - 西欧社会での死因をあげよ。
> - 心疾患に関連する性特有の違いを2つ述べよ。
> - TLR-2分子の機能を説明せよ。

な損傷を含み，以下に記す様態を伴う。つまり，脂質沈着からのさらなる炎症性の損傷，平滑筋および結合組織の増殖，脂質で満たされたプラークによる血管の閉塞，損傷した線維組織である。血管の閉塞は徐々に血流を減らし，心筋の局所貧血や酸素の供給不足を引き起こす。

不安定プラーク（発見困難かつ致命的）

代謝的に活性なタイプである不安定プラークは，必ずしも顕著に冠動脈を狭めるものではないが，裂けたり破裂したりする傾向がある。不安定プラークの破裂は，冠動脈網の脂肪プラークの突然の退行であるが，プラークにより血液中に血栓を形成する物質を生じる。このことが，血栓形成が最大になる一連の化学的変化を引き起こし，心筋梗塞 myocardial infarction（MI）を導いて死にいたらしめている可能性がある。突然の冠動脈閉塞は，中程度（～70%）の狭窄として起こる。動脈の閉塞はしばしば冠動脈が十分狭まって狭心症や心電図異常を生じるか，または血管再開通術の必要性を示す前に起こる（例えば，冠動脈バイパス手術やバルーン血管形成術）。動脈プラークの急性の破裂は，そのような条件のない人の突然死と比較して，冠動脈疾患を有している中年男性の突然死（急性の肉体的な疲労や感情的なストレスによる）にもっともらしい説明を与えることができる。心疾患リスクに対するコレステロール降下対策は，必ずしも冠動脈の血流を改善させるわけではない。しかし，全体的な血清コレステロールの改善は傷つきやすいプラークの安定性を改善させる可能性があり，すでに存在する動脈プラークの破裂を防ぐことができるかもしれない。

生涯にわたる過程

アテローム性動脈硬化症の画期的な研究（1950～1953年に朝鮮戦争で戦死した22歳の米国兵たちの進行性病変についての研究）は，医学界を驚かせ，アテローム性動脈硬化症が幼少期に起源をもつ可能性があるということを示した。現在では，脂肪層と臨床的に顕著な線維状プラークが思春期から20代までの間に急速に増大するということはよく知られている。

BMI，収縮期・拡張期血圧，総血清コレステロール，トリアシルグリセロール，LDL-Cは，若年で死亡した人の血管障害の程度に強く関係している（HDL-Cは関連していない）。また，喫煙歴は血管損傷のリスクを高める要因となり，そのようなリスク因子が増えるにつれ，アテローム性動脈硬化症の頻度は高くなる。事故，自殺，殺人で死亡した10代と若年成人のアテローム性動脈硬化症の程度を顕微鏡で分析すると，多くは動脈が閉塞し，MIを経験していることが判明した。15～19歳の2%と30～34歳の20%に進行したプラーク形成がみられ，その閉塞は動脈壁から離れ，心臓発作や脳卒中を引き起こしやすいと考えられた。集約すると，これらのデータは，リスク因子を突き止めることによる一次予防，および幼少期や思春期におけるアテローム性動脈硬化症への早期の介入が重要であることを示している。

図17-15は，アテローム性動脈硬化症における石灰化脂肪物質の形成による進行した動脈閉塞を示している。アテローム性動脈硬化症の明らかな初期徴候は，脂質を取り込んだマクロファージ細胞が内皮細胞の下で固まり，動脈内でかたまり（脂肪層）を形成するときにみられる。時がたつにつれ，増殖する平滑筋細胞が蓄積し，血管内腔（中心）を狭める。典型的に，**血栓**（かたまり）が形成され，動脈を閉塞し，そして心筋から酸素の供給を伴う正常な血流が滞る。血栓が小さい冠血管の1つを塞ぐと，心筋の一部が死に（それは**壊死**と呼ばれる），そして当人は心臓発作や心筋梗塞を引き起こす。冠動脈狭窄が短期間の不適切な心筋灌流を導く場合，それは**狭心痛**（第18章参照）と呼ばれる一時的な胸痛であるかもしれない。身体活動の増加は，心筋の血流の増大を必要とするため，これらの痛みは通常，疲労時に現れる。激痛の狭心症の発作は心筋への適切な酸素供給の重要性を示している。

心臓発作を警告する7つの徴候

AHA（www.aha.org）とその他の医療専門家は，以下に示す7つの徴候の1つ，もしくはそれ以上が，心臓発作が差し迫っている可能性があることに気づく一助となると主張している。

1. 数分以上続く胸の中心部の不快な圧迫感，圧搾感，

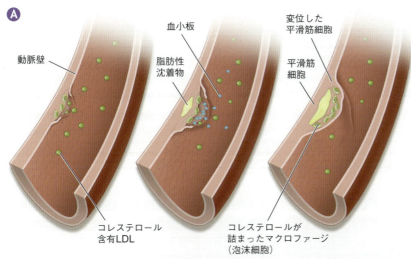

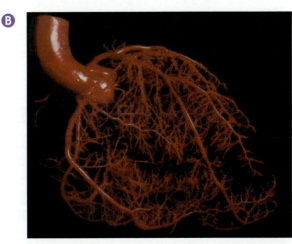

図17-15 （A）冠動脈のアテローム性動脈硬化症の悪化。脂肪性沈着物が血管の中央を粗面化する。（B）冠動脈血管系の外観。

あるいは痛み。
2. 肩，首，腕に広がる痛み。痛みは軽度なものから激しいものまでにわたる。それは，圧迫，緊張感，焼けるような，あるいは重りのように感じられ，また，胸，上腹部，首，顎，腕または肩の内側に及ぶことがある。
3. 頭がふらふらしたり，目眩がしたり，発汗したり，吐き気または息切れを伴う胸部の不快感。
4. 不安，緊張，あるいは冷汗。
5. 顔面蒼白。
6. 心拍数の増加や不整脈。
7. 差し迫った死の恐怖感。

循環器疾患の広がり

毎年，循環器疾患は米国の最も深刻な健康問題の上位を占めている。CHDは主要な健康問題であり，主な死因であり続けている。それは，人的・物的資源が集中する慢性的な状態の例としてあげられるので，治療を要する最も経費のかかる状態を表している。以下に示されている，AHAによる米国の最近（2005～2006年）の統計を考察してみよう。

- 少なくとも8000万人（3人中1人）がある種の循環器疾患を有している。
- 循環器疾患は，男女ともに主な死因である。循環器系の疾患は，毎年50万人以上，1分に約1人の命を奪っている。
- 循環器疾患は，ほぼ2.4人に1人の死亡原因となっている。
- 1900年以来，循環器疾患は，毎年主な死因であったが，1918年にそれ以外の7つの死因を合わせたものよりも多くの死亡原因となった。
- 37秒ごとに1人が冠動脈疾患を経験し，1分ごとにそれが原因で死亡している。
- 白人の11.4％が心疾患，6.1％がCHDを有し，2.2％が脳卒中の経験があった。
- アフリカ系米国人の10.2％が心疾患，6.0％が

CHD，31.7％が高血圧を有し，3.7％が脳卒中の経験があった。
・アジア系米国人の6.9％が心疾患，4.3％がCHD，19.5％が高血圧を有し，2.6％が脳卒中の経験があった。

喫煙

　喫煙は，能動か受動喫煙かにかかわらず，直接にCHDリスクを増加させる。喫煙者は非喫煙者と比較し，2倍の心疾患による死亡リスクにさらされる。そのリスク因子は糖尿病と高血圧を有する喫煙者でさらに増加する。CDCはタバコ1本が喫煙者の寿命の7分を奪っていると見積もっている。これは，総計すると毎年タバコにより失われる米国人の寿命が500万年に上る計算になる。多量に喫煙し，副流煙にさらされ，より深く吸い，またタバコがタールや有害物質を多く含めば含むほど，ますますCHDのリスクは増加する。米国の女性の中で増大する心疾患による死亡率は，増加する喫煙率とほぼ並行している。英国の研究者は，30～40歳の喫煙者は，同じ年代の非喫煙者の5倍，心臓発作のリスクを有していると見積もっている。これらの比較的若い喫煙者の心臓発作の80％は，喫煙が引き起こしたと考えられる。この割合は平均すると，50代の喫煙者で70％，60代，70代では50％になる。また，喫煙者は非喫煙者より5倍の脳卒中のリスクがあり，毎日1箱以上喫煙する人は，突然死にいたる特定タイプの脳卒中（若い男女でよくみられる）を起こす可能性が11倍ある。驚くべきことに，喫煙によるCHDリスクは，肺がんによる喫煙者の死亡数を大きく上回っている。

　喫煙は，たいてい他のリスク因子から独立した要素であり続けている。他のリスク因子が存在する場合，喫煙はその影響を強めることになる。喫煙は血清リポタンパク質に影響を与えることにより，心疾患を促進する。喫煙者は非喫煙者よりもHDL-Cレベルが低い。喫煙をやめるとHDL-Cと心疾患のリスク因子は非喫煙者の水準に戻る。2030年までに，喫煙は，世界で最も主要な死亡と障害の原因となる可能性があることを示す統計がある。

血中脂質の異常

　異常な血中脂質レベル，すなわち高脂血症は，アテローム性動脈硬化症の発生において主要な原因となる。図17-16は，総血清コレステロールに関連したCHDにより増加する死亡率を示している。最近の指針は総コレステロールではなく，リポタンパク質の要素に焦点を当てている（BOX 17-2参照）。若年成人の高血清コレステロールと中年の循環器疾患の間には密接な関連があるため，初期の治療が重要となる。致命的な心臓発作のリスクは150 mg/dLで増加し始めるが，たいていは200 mg/dL以下のコレステロールレベルが望ましい。230 mg/dLのコレステロールレベル

Q 質問とノート

● 血管病変に関連する因子を4つあげよ。

● 心臓発作の徴候を3つあげよ。

i インフォメーション

心臓発作対心不全
● **心臓発作**：(1) 1回かそれ以上，心臓への血液の供給がブロックされること，もしくは(2) 冠血管の突然の発作（狭窄），酸素欠乏による心筋の壊死によって引き起こされる。
● **心不全**：心筋の不規則な神経伝達によって引き起こされる。これは不整脈を引き起こす。

i インフォメーション

運動は大腸に良い薬
　ハーバード大学の卒業生の健康と運動習慣をもとにした研究は，身体的に活動的な人は，活動的でない人と比較し，大腸がんのリスクが約半分であった。その人が運動をやめると，その効果は消失した。そのメカニズムは，運動が食物残渣の通過を促すことにより，大腸がんを防ぐのである。また，消化管の働きにより食品の発がん物質に大腸がさらされることを減らしている。

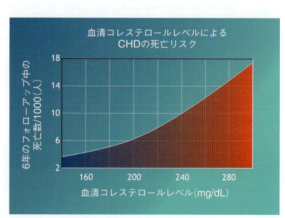

図17-16　総血清コレステロールレベルに関連したCHDの死亡リスク。(Martin, M. J., et al.: Serum cholesterol, blood pressure and mortality: implications from a cohort of 361,662 men. *Lancet*, 2: 933, 1986. より改変)

は，180 mg/dL よりも約2倍心臓発作のリスクを増し，300 mg/dL になるとリスクは4倍に増える。トリアシルグリセロールについては，全米コレステロール教育計画機関 National Cholesterol Education Program（www.nhlbi.nih.gov/about/ncep/index.htm）は，通常のトリアシルグリセロールのレベルとしては 200 mg/dL を上限と考え，200～400 mg/dL をボーダーラインとしている。同機関は，運動と食事を変えること，他の CHD のリスク因子を伴う場合は，薬物治療も勧めている。100 mg/dL 以上のトリアシルグリセロールレベルは心疾患のリスクがある。100 mg/dL 以上のトリアシルグリセロールレベル（12 時間の絶食後）の人は，HDL-C の影響を統計的に除いた後でさえ，100 mg/dL 以下の人より CHD リスクが 50％高い。

主な臨床的な試薬の使用により，コレステロールを減らすことは死亡率を下げ，心臓発作の可能性を低めるということが決定的にわかる。血清脂質に影響を与える薬剤には，以下のようなものがある。(1) 胆汁酸抑制薬（例えば，コレスチラミン樹脂やコレスチポール塩酸塩）：胃腸器官内でコレステロールを多く含む胆汁を合成（または隔離）し，腸からの再吸収を妨げる。(2) フィブリン酸誘導体（例えば，ゲムフィブロジル）：トリアシルグリセロールと LDL-C を低め（5～20％），HDL-C を高める（平均1年につき6％）。(3) スタチン（例えば，ロバスタチン，プラバスタチン，シンバスタチン，アトルバスタチン）：細胞によるコレステロール合成をコントロールする酵素を抑制し，肝臓内の LDL-C 受容体を増加させ，血清からの LDL-C の除去を促進する（18～55％の減少）。低 HDL-C レベルの患者に，5 年間にわたりゲムフィブロジルを用いて HDL-C を 34 mg/dL 上昇させた結果，心臓発作，脳卒中そしてそれによる死亡が 24％減少したという報告がある。

脂質は血漿中で自由に循環はしない。むしろ，脂質は運搬体タンパク質と結合し，リポタンパク質を形成するが，それは疎水性コレステロールと遊離コレステロールの膜，リン脂質，調節タンパク質（アポリポタンパク質〈Apo〉）から成り立っている。表 17-2 は，4 つの異なったリポタンパク質とそれらのおよその濃度，それらの構成物が血中に占めるパーセントを示している。血清コレステロールは，異なるリポタンパク質のそれぞれに含まれる総コレステロールの合計を反映している。脂質異常症は通常よく議論されるが，脂質異常症のそれぞれについて言及することがより重要であろう。

さまざまなリポタンパク質間のコレステロール分布は，総血清コレステロールよりも心疾患リスクの強い予測因子となる。特に，HDL-C レベルを高めることは，総コレステロールが 200 mg/dL 未満の人でさえ，心疾患のリスクを低める。高 LDL-C と Apo B レベルが CHD のリスクを上昇させるという確かなエビデンスが報告されている。心疾患リスクをより効果的に評価するには，総コレステロールや LDL-C レベルよりも，総コレステロールを HDL-C で割るほうが良い指標である。4.5 以上は高い心疾患リスクを示し，3.5 以下はリスクレベルとしてはより望ましい。

LDL-C（肝臓で合成される）と超低比重リポタンパク質コレステロール very low-density lipoprotein cholesterol（VLDL-C）は，動脈の平滑筋壁を含む細胞に脂肪を送る輸送媒体を供給する。酸化すると LDL-C は，単球マクロファージの浸潤とリポタンパク質の沈着を刺激することによって，動脈を詰まらせたり，アテローム性動脈硬化症のプラーク形成に寄与したりす

> **インフォメーション**
>
> **子どものコレステロールは測定すべきか？**
>
> 全米コレステロール教育計画機関 National Cholesterol Education Program（www.americanheart.org）によって発行されたガイドラインは，高コレステロールや心疾患の家族歴が存在する場合，特に 50 歳前に親が心臓発作を経験していれば，「Yes」と結論づけている。ショッキングなことに，親が「心臓病に罹患しやすい傾向」は，米国の成人人口の 25％にまで及んでいる！ 10～15 歳の子どもを調査した結果，大人に対する効果と同様に，定期的に運動する習慣，循環器の健全性を増すこと，栄養に配慮することが，好ましい脂質プロファイルの改善に寄与するということが明らかになった。

表 17-2 血中リポタンパク質の近似組成

	カイロミクロン	超低比重リポタンパク質 （VLDL: PREBETA）	低比重リポタンパク質 （LDL: BETA）	高比重リポタンパク質 （HDL: ALPHA）
密度（g/cm^3）	0.95	0.95～1.006	1.006～1.019	1.063～1.210
タンパク質（％）	0.5～1.0	5～15	24	45～55
脂質（％）	99	95	75	50
コレステロール（％）	2～5	10～20	40～45	18
トリアシルグリセロール（％）	85	50～70	5～10	2
リン脂質（％）	3～6	10～20	20～25	30

BOX 17-2

コレステロール,リポタンパク質,トリアシルグリセロール値の分類方法

アテローム性動脈硬化症の進行の重要なリスク因子は,高レベルの血清コレステロール,トリアシルグリセロール,LDL-C,低レベル HDL-C を含んでいる。動脈を狭めるプラーク(すなわち,結合組織,平滑筋,細胞残屑,ミネラル,コレステロールの合成物)が形成される主要な場所は,大動脈,頸動脈,冠状動脈,大腿・腸骨の動脈である。多様な血中脂質形成に対する特定のカットオフ値は,増大する CHD リスクに関係している。以下の表は,さまざまな血中脂質とリポタンパク質の最近のガイドラインを示している。

表1 総血清コレステロール,LDL-C,HDL-C レベルの分類

コレステロール(mg/dL)	分類
合計	
<200	望ましいコレステロール
200～239	ボーダーライン,高コレステロール
>240	高コレステロール
LDL	
<70	最適(CHD や糖尿病に推奨)
<130	望ましい
130～159	ボーダーライン,高コレステロール
160～189	高コレステロール
>190	超高コレステロール
HDL	
<35	低コレステロール
>60	高コレステロール

糖尿病教育研究センター,米国心臓協会(2004年)より

表2 トリアシルグリセロールレベルの分類

血清トリアシルグリセロール(mg/dL)	分類	コメント
<150	正常	
150～199	ボーダーライン,高値	脂質異常症の一次または二次検査の必要性
200～499	高値	脂質異常症の一次または二次検査の必要性
>500	超高値	急性膵炎のリスク増大

糖尿病教育研究センター,米国心臓協会(2004年)より

る。LDL-C の表面膜は特定の細胞の LDL-C レセプターと結合することによって,LDL-C 分子からコレステロールの除去を促進する特定の Apo B を含む。LDL-C 酸化の予防は,CHD の進行を遅らせる。食事の抗酸化ビタミン C,E,βカロテンが心疾患リスクに及ぼす潜在的な恩恵は,それらがどのくらいよく LDL-C の酸化を弱めるかということを示す。

LDL-C は末梢組織を標的にし,動脈の損傷に影響する。HDL-C(肝臓で産生され,そのレベルは遺伝的要因と関係する)は,コレステロールを除去する役割をもっている。HDL-C は消化管を通して,胆汁の合成とそれに続く排泄の過程で,動脈壁を含む末梢組織からの余分なコレステロール除去を促進する。HDL-C 中のアポリポタンパク質 A-1(Apo A-1)は,遊離コレステロールをコレステロールエステルに変えるレシチンコレステロールアシルトランスフェラーゼ lecithin-cholesterol acyl transferase(LCAT)酵素を活性化する。これはリポタンパク質と他の組織からコレステロールの除去を促進する。

血中脂質に影響を与える要因

以下の6つの行動は,血中脂質プロファイルに好ましい影響を与える。

1. 減量
2. 習慣的な有酸素運動(減量とは別の)
3. マメ類などに含まれる水溶性食物繊維摂取の促進
4. 飽和脂肪酸の割合に対する多価不飽和脂肪酸と一価不飽和脂肪酸の摂取の増加,およびトランス脂肪酸の除去
5. 魚油(オメガ3脂肪酸)の中の多価不飽和脂肪酸の摂取の増加
6. 適度なアルコール摂取

以下の4つの要因は,コレステロールとリポタンパ

ク質レベルにマイナスの影響を与える。

1. 喫煙
2. 飽和脂肪酸，トランス脂肪酸，コレステロールの高い食事
3. 感情的にストレスの多い状況
4. 経口避妊薬

高血圧：蔓延する症状

米国の20歳以上の約7360万人が，収縮期血圧140 mmHg，拡張期血圧90 mmHgを超える血圧高値の状態である（www.americanheart.org/presenter.jhtml?identifier=4621）。これらの値は血圧高値のボーダーラインを分類する下限とされている。4～5人に1人が一生の間のどこかで慢性かつ異常な高血圧を経験するだろう。未治療の高血圧は，心不全，心臓発作，脳卒中，腎臓疾患を促進する可能性がある。1995年から2005年に高血圧による死亡率は25.2％増え，死者の数は56.4％上昇した。

ライフスタイルを変えることは，しばしば「サイレントキラー」と呼ばれる高血圧を下げる可能性がある。特に重要な行動変容は，減量，習慣的な身体活動，禁煙（ニコチンは血圧を上昇させる末梢血管を収縮させる），減塩である。不幸なことに，高血圧の原因は，90％以上の人において不明のままであるが，18カ月間にわたって減量と減塩を行ったときに，中程度高血圧の30～54歳の男女，収縮期血圧が2.9 mmHg，拡張期血圧が2.3 mmHg，適度に下がった。ストレスの軽減とリラックスの指導を受けただけか，カルシウム，マグネシウム，リン，魚油のサプリメントを摂取しただけの被検者には，血圧の変化はみられなかった。体液の量を減らすか，または血流に対する末梢の抵抗を減らす薬物の処方は，高血圧の治療に効果的である。収縮期血圧を2 mmHg下げることは脳卒中による死亡を6％，心臓病による死亡を4％減らす。

糖尿病

糖尿病は，たいていは糖尿病の状態と一致する多重なリスク因子によって循環器疾患に罹患する確率を4倍に高めるようである。以下に4つの因子を示す。

1. **肥満**は，インスリン抵抗性と強く関連する循環器疾患の主要なリスク因子である。インスリン抵抗性は，それによって肥満が循環器疾患にいたるようなメカニズムを与えることがある。減量は循環器疾患のリスクを改善し，血中インスリン濃度を下げ，インスリン感受性を高める。
2. **運動不足**は，インスリン抵抗性と循環器疾患のリスク因子であるが，改善可能な因子でもある。減量の一方でより多く運動することは，2型糖尿病を予防するか遅らせ，血圧を下げ，心臓発作と脳卒中のリスクを減らす。
3. **高血圧**は，糖尿病のインスリン抵抗性と関係する。高血圧と糖尿病の両方をもつ人は，よくあることだが，循環器疾患のリスクは2倍になる。
4. **アテローム性の脂質異常**は，しばしば糖尿病をもった人の糖尿病性脂質異常と呼ばれるが，高レベルのトリアシルグリセロール，高レベルのスモールLDL粒子と低レベルのHDLによって特徴づけられるインスリン抵抗性と関係している。この**脂質3要素**がアテローム性動脈硬化症の原因となる。

2007年の最新のNational Diabetes Fact Sheetの統計によると（データが入手可能である最新の年，www.diabetes.org/diabetes-basics/diabetes-stattistics），米国では360万人が糖尿病に罹患している。およそ1790万人が診察を受けているが，570万人は診察を受けないままであり，5700万人が糖尿病の予備軍である。不幸なことに，20歳以上の人の中で，毎年160万人の新しい糖尿病の症例が診断されている。そしてその数は警戒すべき割合で毎年増加を続けている。

その他の冠動脈性心疾患リスク因子保有者

以下の因子はCHDリスクを潜在的に予測する可能性を示している。

年齢，性，遺伝

年齢は，それが高血圧，高血中脂質レベルや耐糖能異常といったリスク因子と関連するように，CHDのリスク因子である。男性では35歳，女性では45歳以降，CHDによる死亡のリスクは劇的に増加する。遺伝もまたリスク因子であり，若い年代に起こる心臓発作は家系の遺伝傾向がある。そのような家系の素因は，おそらく，心疾患のリスクを決定づける役割をもつ遺伝子と関連がある。

免疫系因子

免疫応答は，動脈血管壁内でのプラーク形成のトリガーとなることがある。この過程で，単核免疫細胞はサイトカインと呼ばれるタンパク質を産生し，そのうちのいくつかはプラーク形成を促進させる。その他はプラーク形成を抑制する。このフレームワークの中で日常的な運動は，動脈疾患を抑制する免疫システムを

Q 質問とノート

● 糖尿病の主要なリスク因子4つをあげよ。

刺激することがある。例えば，6カ月間に及ぶ2.5時間/週の運動により，プラーク形成を促進させるサイトカインの産生を58%まで減少させた。また，プラーク形成を抑制するサイトカインは36%まで増加した。

ホモシステイン

非常に反応性に富む，含硫アミノ酸であるホモシステインは，メチオニン代謝の副産物として形成される。研究者たちは1960年代，1970年代に，ビタミンB酵素を含む3種類の先天性ホモシステイン代謝異常を発表した。その罹患者では，血中や尿中に高レベルのホモシステインがみられ，罹患者の半分は30歳までに，動脈もしくは静脈に血栓が形成された。一般的な人におけるホモシステインの適度な上昇は，コレステロール濃度の上昇と同様に，アテローム性動脈硬化症を生じやすくさせる。

喫煙や脂質異常症による死亡率と同様に，血漿中ホモシステインレベルと心臓発作，死亡率の密接な関係が数多くの研究で示されてきた。この代謝異常はCHD患者の約30%，脳血管疾患患者の約40%でみられる。過剰なホモシステインは，血小板の凝集や血栓形成，動脈壁に配列する平滑筋の劣化を引き起こす。慢性的なホモシステインの曝露は，最終的に動脈を傷つけ，厚くし，損傷を生じさせるようなLDL-Cの循環を誘発する。従来のCHDリスク（喫煙や高血圧）が存在すると，その相乗効果で，循環器の健康に与えるホモシステインのネガティブな影響が増大する。一般的に，ホモシステインレベルの四分位最上層の人は，最下層の人と比較し，心臓発作や脳卒中のリスクが2倍になる。なぜ人がホモシステインを蓄積するのかは不明であるが，ビタミンB（B_6，B_{12}，特に葉酸）の欠乏によるものであるというエビデンスがある。つまり，喫煙や頻繁なコーヒーの摂取，肉類の大量摂取は，高いホモシステイン濃度と関連がある。

脂肪過多

脂肪過多はCHDのリスク因子として注意が向けられているが，それはしばしば，高血圧，高コレステロール，2型糖尿病，喫煙と併存する。米国では，脂肪過多で死亡する人が年間35万人を優に超える。体重減少や体脂肪減少，ダイエットや運動は，たいていコレステロールやトリアシルグリセロール値を標準化し，血圧や2型糖尿病に有益な効果を及ぼす。

身体不活動

日常的な身体活動は心疾患の予防に寄与する。活動的でない人は，活動的な人の2倍，致命的な心臓発作を引き起こしやすい。有酸素性能力の維持は，生涯を通してCHDリスクや疾病発症を予防する。遺伝要因は日常的なエクササイズパターンよりも体力レベルに影響を与える。しかし，体力レベルは身体活動レベルの個人差と関係し，定期的な運動は，単に体力を決定づける遺伝子よりもはるかに重要である。表17-3は，

> **ⓘ インフォメーション**
>
> **高齢者における食物繊維の摂取と冠動脈性心疾患**
>
> 高齢男女（平均年齢72歳以上）において，穀類からの食物繊維の摂取と冠動脈性心疾患には負の関係がある。内科もしくは外科的な介入と比較し，1日に2切れの全粒パンによる食物繊維の摂取は，容易に日常生活に取り入れることができ，安価で，広く受け入れられる。

> **ⓘ インフォメーション**
>
> **身体活動と女性：どのくらいが適量か？**
>
> 適度な身体活動（30分/日，ほぼ毎日）は，乳がんを含む慢性疾患のリスクを減らす。適切な食事制限と身体活動は，過体重の女性の減量を可能にする。身体活動を行う際，30分/日の目標が適度な活動量である。これは少なくとも毎日10分間の運動に分けることも可能である。それ以上の運動を望む人や禁忌が存在しない人にとっては，より長い期間，高強度の活動を行うことによって，それ以上の恩恵が得られる。(Jakici, J. M.: Effect of exercise duration and intensity on weight loss in overweight, sedentary women: a randomized trial. *JAMA*., 290: 1323, 2003; Lee, I.-M. Pysical Activity and Women: How Much Is Good Enough? *JAMA*., 290: 1377, 2003; および Manson, J. E.: Walking compared with vigorous exercise for the prevention of cardiovascular events in women. *N. Engl. J. Med*., 347: 716, 2002. より)

表17-3 冠動脈性心疾患と死亡のリスクにおける定期的な有酸素運動の8つの有益な影響（考えられうるメカニズム）

1. 低酸素ストレスから心臓を守るための心筋循環と代謝の向上。その向上は，冠血管平滑筋の代替制御や冠抵抗血管の反応性の向上による，血管新生や冠血管の生産能力の向上を含む。
2. 心筋のメカニカルな性質を高めることにより，運動負荷を受けた心臓が収縮の維持・向上を可能にする。
3. 線維素溶解や内皮プロスタサイクリン産生の向上を含む，より好ましい血液凝固の特質やその他の止血機構の確立。
4. アテローム性動脈硬化症を遅らせるため，血中脂質プロファイルを正常化する。
5. 心拍数や血圧を好ましい状態へ変え，それにより心臓の働きが休憩中や運動中で減少する。
6. 体重の増加を抑制し，望ましい身体組成や体脂肪分布（特に内臓脂肪組織レベルの減少）となる。
7. 心筋の酸素を保持するための適切な神経系・ホルモン系のバランスの確立。それは，糖や脂質代謝を向上させる。
8. 心理的なストレスや緊張をほぐす。

日常的な有酸素運動がCHDの進行に対していかに有効か，ということを生物学的メカニズムから解説している。

C反応性タンパク質

無痛の慢性的な低悪性度の動脈の炎症（冠動脈を含む）は実質的に，高コレステロールよりもアテローム性動脈硬化症や心臓発作のリスク因子であり続けているという多くのエビデンスが報告されている。炎症は，血管壁を弱くさせ，プラークを破裂させ，心筋循環を妨げることにより，心臓発作を引き起こしている。**C反応性タンパク質** C-reactive protein（CRP）は組織損傷や感染の炎症反応が生じているときに血中に現れるタンパク質である。肝臓は最初に，インターロイキン-6 interleukin 6（IL-6）や他の炎症性サイトカインによってその放出が促進されるCRPを合成する。通常の範囲内のCRPのわずかな増加は，一見健康的で無症状の人の血管疾患を予測する。そのようなCRPの予測精度は，潜在的な血管疾患をもつ患者で高まる。より高いCRPレベルは腹部肥満と関連し，2型糖尿病のリスクを予測する。減量，禁煙，健康的な食事，定期的な運動（有酸素運動やレジスタンストレーニングの組み合わせなど）はCRPを低下させる方法の1つである。

リポタンパク質

リポタンパク質（a） lipoprotein（a）（Lp〈a〉）は，LDLのような粒子であり，それは主として存在するapo（a）アイソフォームの大きさによって個体間で実質的に変化している遺伝子制御下にある。Lp（a）レベルは，他のリポタンパク質LDLやHDLと異なり，ダイエットや運動でほとんど変化がみられない。Lp（a）の生物学的な機能は不明であるが，病原体感染の予防や創傷治療の促進といった，組織損傷や血管病変への応答におけるLp（a）の役割には確固たるエビデンスがある。血中の高Lp（a）レベルは，冠動脈疾患，脳血管疾患，アテローム性動脈硬化症，血栓症，脳卒中のリスク因子である。Lp（a）の最も重要な役割は，組織損傷箇所の凝血塊（線維素溶解）の破壊を抑制することかもしれない。このような性質はLp（a）を高アテローム血栓性リポタンパク質にする。

フィブリノーゲン

肝臓で合成され，血漿中に溶解している糖タンパク質である**フィブリノーゲン**は，血管の組織損傷への凝固反応の最終段階で作用する。フィブリノーゲンはCRPと似て，血管疾患の原因となりうる生物学的に論証可能な以下の特徴をもった急性期反応物質である。すなわち，(1) 細胞粘着，走化性（生物体の周囲に存在する特定の化学物質の濃度勾配に対して方向性をもった行動を起こす現象），細胞増殖の制御，(2) 血管壁損傷部位の血管収縮，(3) 血小板凝集能，(4) 血液粘性の決定，など。

疫学的なデータは，高フィブリノーゲンレベルと循環器疾患の罹患率・死亡率の独立した関係を示している。CHDの独立したリスク因子である高血中フィブリノーゲンは，虚血性脳梗塞や末梢血管疾患と関連している。炎症以外のいくつかの因子はフィブリノーゲンレベルを抑制する。喫煙量とフィブリノーゲンレベルの用量反応関係が存在する。フィブリノーゲンは，糖尿病，高血圧，肥満，そして活動的でないライフスタイルを送っている人で高い傾向にある。

冠動脈性心疾患リスク因子の相互作用

喫煙は一般的に，CHDリスクを上昇させる独立したリスク因子として作用する。他のリスク因子は疾病のリスクを倍加させるために，互いにそしてCHDそれ自体と相互に作用する。図17-17は，同じ人の3つの主要なCHDリスク因子の相互作用を示している。1つのリスク因子をもつ45歳男性がCHDに罹患するリスクは，リスクをもたない人の約2倍である。また，3つ以上のリスク因子をもつ人の胸痛，心臓発作，突然死のリスクは，リスク因子をもたない人の5倍である。

子どもの冠動脈性心疾患リスク因子

子どもにも多重CHDリスク因子の保有がみられることから，中高齢期のアテローム性動脈硬化症のリスクを減らすためには，CHDに対する早期の対策が必要である。肥満と心疾患の家族歴は，身体的に活発で

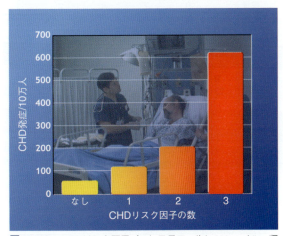

図17-17 CHDリスク因子（コレステロール＞250 mg/dL，収縮期血圧＞160 mmHg，喫煙＞1パック/日）の組み合わせとCHD発症の関係。

BOX 17-3

あなたの冠動脈性心疾患のリスクを計算しよう

CHDリスクの一覧表は，個人のCHDへの罹患のしやすさを有効に評価する手段である．以下の表は，フラミンガムFraminghamの10年にわたるCHDリスク推定値を示している．これは最も広く用いられている「伝統的な」リスク分析システムである．

リスク因子を決定する際，各々のリスク因子とそれに伴う数字的な「点数」評価を参照し，表の上にある適切なボックスに，それぞれの点数を挿入する．総合ポイントは，10年間でCHDに罹患するリスクをパーセンテージで示している．

フラミンガム10年間CHDリスク評価シート

□	+	□	+	□	+	□	+	□	+	□	=	□
年齢		HDL-C		収縮期血圧		トリアシルグリセロール		喫煙		総合得点		10年間のリスク(%)

年齢（年）

女性	得点	男性	得点
20〜34	−7	20〜34	−9
35〜39	−3	35〜39	−4
40〜44	0	40〜44	0
45〜49	3	45〜49	3
50〜54	6	50〜54	6
55〜59	8	55〜59	8
60〜64	10	60〜64	10
65〜69	12	65〜69	11
70〜74	14	70〜74	12
75〜79	16	75〜79	13

収縮期血圧（mmHg）

女性	得点		男性	得点	
mmHg	治療中	未治療	mmHg	治療中	未治療
<120	0	0	<120	0	0
120〜129	1	3	120〜129	0	1
130〜139	2	4	130〜139	1	2
140〜159	3	5	140〜159	1	2
>160	4	6	>160	2	3

各年代の総コレステロール得点　女性

トリアシルグリセロール (mg/dL)	20〜39	40〜49	50〜59	60〜69	70〜79
<160	0	0	0	0	0
160〜199	4	3	2	1	1
200〜239	8	6	4	2	1
240〜279	11	8	5	3	2
>280	13	10	7	4	2

各年代の総コレステロール得点　男性

トリアシルグリセロール (mg/dL)	20〜39	40〜49	50〜59	60〜69	70〜79
<160	0	0	0	0	0
160〜199	4	3	2	1	0
200〜239	7	5	3	1	0
240〜279	9	6	4	2	1
>280	11	8	5	3	1

各年代の喫煙得点　女性

	20〜39	40〜49	50〜59	60〜69	70〜79
非喫煙者	0	0	0	0	0
喫煙者	9	7	4	2	1

各年代の喫煙得点　男性

	20〜39	40〜49	50〜59	60〜69	70〜79
非喫煙者	0	0	0	0	0
喫煙者	8	5	3	1	1

総合点からみた10年間のCHDリスク

女性		男性	
総合得点	10年間のリスク(%)	総合得点	10年間のリスク(%)
<9	<1	0	<1
9〜12	1	1〜4	1
13〜14	2	5〜6	2
15	3	7	3
16	4	8	4
17	5	9	5
18	6	10	6
19	8	11	8
20	11	12	10
21	14	13	12
22	17	14	16
23	22	15	20
24	27	16	25
≧25	≧30	≧17	≧30

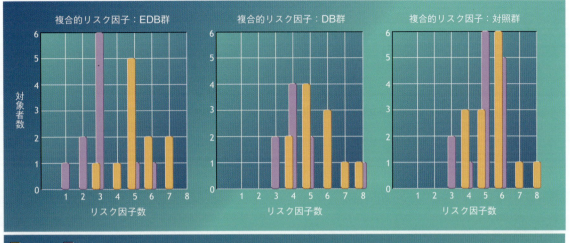

図 17-18　治療前後の肥満児の複合的な冠動脈性心疾患のリスク因子。DB＝食事＋行動療法群，EDB＝運動＋食事＋行動療法群。(Becque, M. D., et al.: Coronary risk incidence of obese adolescents: reduction by exercise plus diet intervention. *Pediatrics*, 81: 605, 1988. より)

> **ⓘ インフォメーション**
>
> **アポタンパク質**
>
> アポタンパク質はリポタンパク質粒子の外殻に埋め込まれた特定のタンパク質を示し，以下の性質を有している。(1) リポタンパク質のコレステロールとトリアシルグリセロール構成要素の溶解度の増加，(2) 細胞膜のリポタンパク質レセプターのリガンドとして作用する，(3) リポタンパク質の酵素を活性化させるための重要な補因子として働く。特定のアポタンパク質は，総コレステロールレベルよりも心疾患の発生を確実に予測するかもしれない。

> **Q 質問とノート**
>
> ● 原因としては関係していないが，有力なCHDのリスク因子6つをあげよ。
>
> ● CHD リスクを減らす，考えられうる運動効果のメカニズムを3つあげよ。
>
> ● CHD リスク因子としての C 反応性タンパク質の役割を簡潔に述べよ。

明らかに健康な少年少女の，最も一般的なリスク因子である。こういった子どもは，往々にして高血中脂質濃度が異常に高い。

成人と同様に，体脂肪と血清脂質レベルの関係は，肥満の子どもにも認められる。高度肥満の子どもは，たいてい血清コレステロールレベルと中性脂肪レベルが高い。一般的な肥満と内臓脂肪組織は，成人のCHD罹患率と死亡率を増加させる好ましくない凝血因子と関連する。10〜15歳の肥満児62人のうちわずか1人のみがCHDリスク因子を1つもっていた。残りの子どものうち，14％は2つ，30％は3つ，29％は4つ，18％は5つ，そして8％(5人)は6つのリスク因子をもっていた。これらの子どもは，リスク因子の効果を評価するために，20週間のプログラム(以下の2つのどちらか)に参加していた。(1) 食事と行動療法 diet plus behavior therapy (DB)，(2) 定期的な運動と食事および行動療法 regular exercise plus diet and behavior therapy (EDB)。対照群およびDB群では多重リスク因子の減少はみられなかった。対照的に，EDB群では劇的に多重リスク因子が減少した(図17-18)。このような見解は，行動変容を伴う適切な食事制限と運動の監視型プログラムが，肥満児のCHDリスク因子を減少させることを示している。定期的な運動をプラスしたことが，リスク因子介入試験の効果を高めた。

少なくともリスク因子を安定化させるのであれば，全学年のカリキュラム，特に幼稚園や小学校では身体的に活発なライフスタイルを強く推奨すべきである。この点で，日常的に行われる必要がある体育教育を行わないことは，公衆衛生政策の観点から考えると，逆効果と考えられる。

まとめ

1. 高齢者は米国社会において，急速に増大する年齢層を占めつつある．30年前，65歳は老齢期の始まりであるとされていた．現在，老年学者は85歳を「超高齢者」，75歳を「後期高齢者」という区分で考えている．
2. 12%近く，すなわち約3500万人の米国人が65歳以上である．2030年までに7000万人の米国人が85歳以上となるだろう．
3. 「健康寿命」とは，人が大変良い健康状態で過ごせる期間のことである．
4. 「新しい老年学」は，サクセスフルエイジングが生理学的機能と体力を高く維持するということを認識するために，年齢関連の疾病，およびそれらの予防を超えた分野に取り組む．
5. 「健康余命」とは，人が健康に生きられるであろう年数のことである．
6. 身体活動疫学は，疾病などと関連している健康関連の行動として身体活動を研究するために，疫学の一般的な研究戦略を用いる．
7. 身体活動ピラミッドは，一般的な人の定期的な身体活動レベルを上げるために，主要な目標を記している．そしてそれには，数多くの行動様式やライフスタイルの選択肢が示されている．
8. ヘルシーピープル2010は，すべての米国国民のための健康増進と疾病，障害，早期死亡予防のロードマップ（計画表）として，包括的かつ全国的な健康増進と疾病予防計画を示している．
9. 運動不足は，最終的に早期死亡を導く．この状態をSeDSと呼ぶ．
10. 生理学的なパフォーマンス能力は，一般的に30歳以降減退する．このさまざまな機能の減退の割合には個人差がある．定期的な運動は，高齢者が高いレベルの機能（特に心肺機能や筋機能）を維持するのを可能にする．
11. 加齢は内分泌機能，特に下垂体，膵臓，副腎，甲状腺の機能を変化させる．
12. 身体的に活動的なライフスタイルは，多くの健康関連の利益をもたらす．
13. 米国での死亡の約半数は，予防可能な行動によるものである．例えば，運動不足や過体重，そして肥満である．
14. 運動の延命効果は，健康寿命の延長よりも早期死亡の予防とより関連する．最高寿命は大きくは伸びないが，適度な運動は，多くの人がより生産的で健康的な生活を送るのを可能にする．
15. 1日につき1.6 kmのウォーキングと同等に身体活動量を増加させた活動的でない白人女性は，慢性的に活動的でない人と比較して全死因死亡率が約40〜50%低下した．
16. CHDは，西洋社会において最も大きな死因の1つである．CHDの発症は，進行性の閉塞を引き起こす動脈壁の内層の退行性変化を伴う．
17. 4つの主要な修正可能な循環器疾患のリスク因子（喫煙，糖尿病，高血圧，高コレステロール血症）は，CHDの80〜90%を説明する．運動不足と過体重もまた，疾病のリスクに寄与する．
18. 喫煙（能動，受動喫煙のどちらも）は，直接CHDリスクと関連する．喫煙者は，心疾患の死亡リスクが非喫煙者の2倍である．
19. 受容体分子TLR-2は，CHDを引き起こす動脈プラークの炎症や組織損傷の引き金となる．
20. 致命的な心臓発作のリスクは，150 mg/dLのコレステロールレベルで増加するが，通常200 mg/dL以下のコレステロールレベルが望ましい．230 mg/dLのコレステロールレベルは，心臓発作のリスクを180 mg/dLの場合の約2倍増加させる．そして300 mg/dLのコレステロールレベルは4倍になる．
21. 150 mg/dL以下のトリアシルグリセロールレベルは正常範囲，200〜499 mg/dLは高値範囲と考えられている．
22. 減量，定期的な有酸素運動，水溶性食物繊維の摂取，適切なアルコール摂取，魚油のオメガ3脂肪酸の摂取，トランス脂肪酸の除去，多価不飽和・一価不飽和・飽和脂肪酸の摂取の調整は，コレステロールとリポタンパク質レベルに影響を与える．
23. 喫煙，飽和脂肪酸やコレステロールの高い食事，感情的にストレスの多い状況，経口避妊薬は，コレステロールやリポタンパク質レベルに負の影響を与える．
24. 140 mmHg以上の収縮期血圧，もしくは90 mmHg以上の拡張期血圧は，高血圧のボーダーラインである．
25. 糖尿病の人は，肥満，活動的でない生活，高血圧，アテローム性脂質異常症由来の循環器疾患に2〜4倍なりやすい．このような疾病は，たいてい糖尿病に併発する．
26. 以下の10の要因は，CHDの予測因子である．年齢，性，遺伝，免疫系要因，ホモシステイン，脂肪過多，活動的でない生活，C反応性タンパク質，リポタンパク質，フィブリノーゲン．
27. CHDリスク因子は，疾病のリスクを倍加させるために互いに，そしてCHDそれ自体と相互に作用している．
28. 子どもにも多重CHDリスク因子の保有がみられることから，後年のアテローム性動脈硬化症のリスクを減らすために，早期のCHDに対する対策が必要である．
29. 子どものCHDリスクを減らすために，日常的に行われる必要がある体育教育が，優先される公衆衛生指針となるべきである．

問題

1. リスク因子の改善は，疾病のリスクを変化させるか？
2. 定期的な身体活動が寿命にわずかにしか寄与しないなら，中高齢期に活動的なライフスタイルを送るその他の理由は何か？
3. CHDリスクの減少と，仕事や余暇時間の身体活動が関連するという疫学的エビデンスがあるが，これは，運動が循環器の健康に利益をもたらすことを証明するか？

第 18 章

運動生理学の臨床応用

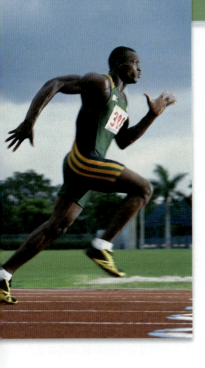

本章の目的

- 治療上，身体活動（運動）が好影響を与える疾患・機能障害に関する6領域を示す。
- 3つの異なった心筋疾患を示す。
- 心臓の弁や心臓神経系を傷害する2つの疾患を分類する。
- 心疾患の主要な評価プロセスを説明する。
- 冠動脈性心疾患の客観的スクリーニング法を示す。
- 冠動脈性心疾患の評価に負荷試験が必要な理由を3つ示す。
- 運動負荷試験において冠動脈性心疾患を示唆するいくつかの指標を示す。
- 漸増運動負荷試験の異なった負荷方法の利点と欠点を2つ示す。
- 負荷試験成績に関する用語，真陽性，偽陽性，真陰性，偽陰性を定義する。
- 運動負荷試験を中止する理由を4つ示す。
- 個別「運動処方」の方法を概説する。
- 最大下および最大運動負荷試験の利点と欠点を示す。
- 異なった運動負荷試験プロトコルの長所および欠点を示す。
- 肺リハビリテーションにおける身体活動・運動処方の意義を考える。
- 循環器疾患・機能障害の診断と治療における運動の役割を説明する。
- 神経筋疾患および機能障害の診断と治療における運動の役割を説明する。
- 悪性腫瘍の診断と治療における運動の役割を説明する。
- うつ病の診断と治療における運動の役割を説明する。

定期的運動は，全般的な疾患の予防，傷害からの回復のためのリハビリテーション，薬物療法の対象となる多くの疾患に対する補助的治療法として広く普及し推奨されている．本章では，運動が健康状態や体力の向上，および種々の慢性疾患や機能障害からの回復（リハビリテーション）に有用である機序を理解することに焦点を当てている．本章で取り上げる運動が有益な影響をもたらしうる疾患や健康上の問題については，**表18-1**に列挙した．

循環器疾患および機能障害

第17章で述べたように，先進国における死因のトップは循環器疾患である．循環器疾患の予防における適切な方法は身体活動の増加であることから，運動生理に関わる専門家は循環器疾患に精通する必要がある．**表18-2**に，心臓の機能障害を起こす心疾患の3つのカテゴリーを示す．

1. 心筋を傷害する疾患
2. 心臓の弁を傷害する疾患
3. 心臓の神経系を傷害する疾患

心筋を傷害する疾患

心筋を傷害する疾患は加齢とともに増加する．加齢に伴う心筋疾患を表す用語として以下のものがよく使われている．すなわち，退行性心疾患 degenerative heart disease（DHD），アテローム性動脈硬化性心血管疾患，動脈硬化性心血管疾患，冠動脈疾患 coronary artery disease（CAD），冠動脈性心疾患 coronary heart disease（CHD），である．

分子生物学の進歩により，冠動脈性心疾患に関連する候補遺伝子異常が解明されつつある．それらの遺伝子の1つ（低比重リポタンパク質 low-density lipoprotein〈LDL〉コレステロール受容体機能に関連する遺伝子近傍の19染色体にある）は，**アテローム性動脈硬化惹起性遺伝子** atherosclerosis susceptibility gene（*ATHS*）と呼ばれ，冠動脈性心疾患の約50%を説明する．*ATHS*遺伝子の存在は**心筋梗塞** myocardial infarction（MI）のリスクを3倍に増やす身体特性の変化，すなわち腹部肥満，低高比重リポタンパク質 high-density lipoprotein（HDL），および高LDLコレステロール血症を引き起こす．

冠動脈性心疾患の病理学的進展過程は次のとおりである．

1. 冠動脈内皮細胞傷害
2. 冠動脈内膜への線維増殖
3. 冠動脈内膜中膜接合部への脂質の蓄積，血流障害の進行
4. 冠動脈内膜におけるヒアリン（退行性変化により生じる透明で均質な物質）の形成と悪化
5. ヒアリン化領域の辺縁へのカルシウムの沈着

冠動脈血液供給の低下により生じる主要な疾患は，狭心症，心筋梗塞，うっ血性心不全 congestive heart failure（CHF）である．

狭心症

胸痛発作を主症状とする**狭心症**は，心筋における酸素の需給バランスの崩れによって生じる．胸痛は心筋虚血に起因する代謝産物の蓄積によって起こる．狭心痛はしばしば胸やけ症状と間違われるが，胸部における絞扼感，灼熱感，圧迫感，窒息感として発現する（**表18-3**）．胸痛はたいてい3分以内に軽快するが，より長く続くときもある．狭心症患者の1/3は，将来，心筋梗塞により突然死する．狭心症には**慢性安定狭心症**などいくつかのタイプがある．慢性安定狭心症の発作はある一定の身体活動レベル（すなわち，一定の代謝当量 metabolic equivalent〈MET〉レベルあるいは一定の運動時心拍数）を超えると起こる．血管拡張薬（19世紀から広く用いられている即効性のニトログリセリンおよび長時間持続性の二硝酸イソソルビドおよび一

表18-1 運動療法の適応となる領域と，それに関連する疾患・機能障害

循環器疾患・機能障害	心筋虚血，慢性心不全，脂質異常症，心筋症，心臓弁膜症，心臓移植，先天性心疾患
肺疾患・機能障害	慢性閉塞性肺疾患，囊状線維症，喘息，運動誘発喘息
神経筋疾患・機能障害	脳卒中，多発性硬化症，パーキンソン病，アルツハイマー病，小児麻痺，脳性麻痺
代謝性疾患・機能障害	肥満（成人，小児），糖尿病，腎臓疾患，月経異常
免疫および血液疾患・機能障害	悪性腫瘍，乳がん，免疫不全，アレルギー，鎌状細胞病，HIVおよびAIDS
整形外科的疾患・機能障害	骨粗しょう症，骨関節炎，関節リウマチ，背部痛，スポーツ傷害
加齢	加齢による筋委縮（サルコペニア）
認知および情動障害	不安神経症，知的発育障害，うつ病

表18-2 心臓の機能障害を起こす心疾患の3カテゴリー

心筋を傷害する疾患	心臓の弁を傷害する疾患	心臓の神経系を傷害する疾患
うっ血性心疾患	リウマチ熱	不整脈
狭心症	心内膜炎	頻脈
心筋梗塞	僧帽弁逸脱	徐脈
心膜炎	先天性奇形	
うっ血性心不全		
心室瘤		

硝酸イソソルビドといった硝酸薬）は心臓の仕事と心筋の酸素需要を減らすことによって，不快で衰弱させる可能性のある発作のコントロールに有効である。

図 18-1 に，狭心症発作における胸痛の好発部位を示す。疼痛はしばしば，左肩から腕に沿って肘まで放散する。時には，背部の左肩甲骨から背骨に沿って痛みが広がる。

心筋梗塞

心筋梗塞（心臓発作あるいは冠動脈閉塞）は，冠動脈閉塞に伴う当該心筋の高度の心筋灌流障害および劇的な心筋酸素需給バランスの破綻により生じる。突然の冠動脈の閉塞は，1つもしくは複数の冠動脈におけるプラークの蓄積に端を発する血栓形成に起因する。しばしば心筋梗塞の発症に先行して疼痛を伴わない高度の疲労感が数日間続くことがある。

図 18-2 に，心筋梗塞の初期に生じる疼痛部位を示す。梗塞が起こると高度で持続する胸痛が1時間近く続く。

心膜炎

心膜炎とは心筋外側の心膜の炎症であり，急性と慢性（再発性または収縮性）に分類される。急性心膜炎の症状は多様であるが，好発症候は，胸痛，息切れ（呼吸困難），および安静時心拍数の増加，体温の上昇である。慢性心膜炎では，心膜腔に液体が貯留し，高度の胸痛と拡張期における心拡張の制限を生じる。急性のウイルス性心膜炎の予後は良好であるが，化膿性慢性心膜炎の予後は不良である。

心不全

心不全 heart failure（HF，うっ血性心不全〈CHF〉または慢性代償不全）は，静脈還流量に心拍出量が適合できなくなって起こる。このありふれた不治の症候群の重症度は多様であり，食事，運動，服薬を含む生活習慣の修正によって改善しうる。心不全の原因には，内因性の心筋疾患，慢性高血圧，心臓のポンプ機能を破綻させる心臓の構造上の障害がある。心不全に

表 18-3 狭心症と胸やけの症候類似性

狭心症	胸やけ
・締めつけられる，強く押されるような疼痛ないし圧迫感	・頻回の胸やけ感
・疼痛は頸部，顎，背部，肩，腕（通常左側）に放散する	・疼痛をやわらげるための頻回の制酸剤の使用
・歯痛として発現することもある	・痛みで夜，目が覚める
・焼けつくような胃痛	・口の中の酸味，苦味
・息切れ	・胸の焼けるような感覚
・吐き気	・辛いものを食べた後の不快感
・頻回のげっぷ	・嚥下困難

Q 質問とノート

● 加齢とともに増加する疾患が最も高頻度に生じる器官は何か？

● 心筋を傷害する疾患名を3つあげよ。

● アテローム性動脈硬化惹起性遺伝子（ATHS）の3つの特性を示せ。

● 心筋血液供給の減少に起因する3つの症状をあげよ。

● 心筋を傷害する2つの疾患をあげよ。

● 狭心症によくみられる徴候を3つあげよ。

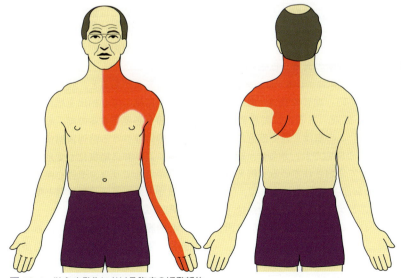

図 18-1 狭心症発作における胸痛の好発部位。

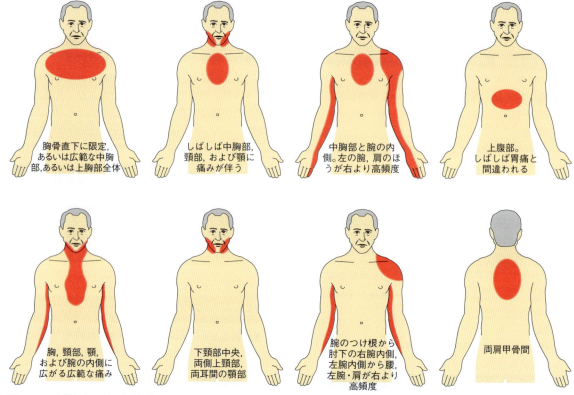

図 18-2 心筋梗塞初期の疼痛部位。痛みの部位の多様性に留意せよ。

おいては，心臓への還流量に対する左心室拍出量の比率である**駆出分画**が低下する。左心室からの心拍出量の減少（駆出分画は通常 50％をはるかに下回る）に伴い，肺血管床に血液がうっ滞する。その結果，呼吸困難と**肺うっ血**と呼ばれる血漿成分の肺胞への流出が生じる。心不全の好発症候は，呼吸困難，泡を含んだ大量の血痰を伴う咳，肺浮腫，全身倦怠感および全身的な筋力低下である。心不全は，右心系にも左心系にも起こるが，両者の症候は異なり，治療導入による予後にも差異がある。

瘤

瘤は動脈または静脈の血管壁の異常な拡張もしくは心室筋の異常な拡張を表す［訳注：日本では動脈瘤，静脈瘤，心室瘤と呼び，区別する］。血管の瘤は，血管壁が外傷，先天性血管疾患，感染，あるいは動脈硬化によって脆弱化して起こる。この瘤は，発生部位によって，「動脈瘤」，「静脈瘤」と同定され，さらに，瘤の発生した動脈の部位によって分類されている（例えば，胸部大動脈瘤）。通常の胸部 X 線検査によって，大部分の動脈瘤をみつけることができる。好発症候は，胸痛や胸，腹部，背部における拍動する腫瘤の触診所見である。

心臓弁膜症

心臓の弁の構造および機能を障害する心臓弁膜症は以下の 3 つに分類される。

- **狭窄**：弁の全面的な開放を制限する弁口の狭小化または縮小。原因は弁組織の増殖，瘢痕化あるいはミネラル（カルシウムなど）の異常な沈着。
- **閉鎖不全**（逆流とも呼ばれる）：弁の閉鎖が適切にできないため，拡張期に心内で血液の逆流が生じる。
- **逸脱**（僧帽弁のみに起こる）：過大な弁運動のために収縮期に僧帽弁が左心房に反転する。

弁の異常があると，狭窄した弁を介する血液の流入や逆流に抗して心拍出を維持するために心臓はより強い収縮を必要とするので，心筋の仕事量は増加する。致死的になりうる溶連菌感染である**リウマチ熱**に伴う炎症により弁に瘢痕化や変形が生じ，通常，弁狭窄というかたちでリウマチ性心疾患が起こる。リウマチ性弁膜症の最も多い症候は熱と関節痛である。

心内膜炎

心内膜炎は心筋の内層にある心内膜の炎症であり，通常，原因は細菌である。細菌が直接，三尖弁，大動脈弁あるいは僧帽弁の組織に浸潤し弁を傷害する。初期には，複数の関節の傷害，腰痛，関節炎などを含む

筋・骨格系の症候を認める。致死的な弁の破壊が生じる前であれば、多くの抗生物質が奏効する。

先天性心疾患

先天的な心臓の異常は新生児の1/100に認められる。その中には、心房中隔欠損（左右心房間の隔壁に生じた穴），心室中隔欠損（左右心室間の隔壁に生じた穴），動脈管開存（肺動脈と大動脈間にある動脈管の開放に伴う短絡血流を生じる）などがある。これらは外科的修復を要する。

僧帽弁逸脱

僧帽弁逸脱 mitral valve prolapse（MVP）は僧帽弁の形状または構造の異常によって生じ、米国人の約10％に認められる。僧帽弁逸脱は，弁逸脱症候群，バーロー症候群，そしてクリック・雑音症候群とも呼ばれる。僧帽弁逸脱は多くは予後良好であるが，心内膜炎，アテローム性動脈硬化，筋ジストロフィーと関連があることから，ここ10年で診断率が向上した。僧帽弁逸脱はおそらく，僧帽弁の結合組織の異常によって生じる。僧帽弁逸脱患者の60％は無症状であるが，残りの患者は運動時に高度の疲労を自覚する。

心臓の神経系を傷害する疾患

心臓の刺激伝導系を傷害する**不整脈**には，心拍が異常に速くなる頻脈，異常に遅くなる徐脈，余分な心拍を生じる期外収縮（**心室性期外収縮** premature ventricular contraction〈PVC〉），心筋の細かい迅速な電気的興奮である細動がある。

不整脈は循環動態に影響することが多く，血圧低下，心不全，ショックなどを引き起こす。これらは身体活動などの心刺激によって誘発された不整脈の発作後に生じる。

成人では，**洞性頻脈**は安静時心拍数100拍/分を上回り，**洞性徐脈**は安静時心拍数60拍/分未満と定義される。持久系アスリートでは無症候性徐脈をしばしば認める。この良性不整脈はトレーニングによる好ましい適応を反映すると考えられる。なぜなら，徐脈によって拡張期が長くなり心室への血液充満が十分行われるので，1回拍出量の増加を可能にするからである。

心疾患の評価

心疾患の精密評価の方法は通常以下の4つである。

1. 病歴
2. 身体検査
3. 臨床検査
4. 生理学的検査

病歴

適切な病歴は主訴を明らかにし，冠動脈性心疾患のリスク評価を確立するのに役立つ。冠動脈性心疾患の症候として胸痛はしばしば認められるので，胸痛の鑑別診断は非常に重要である。表18-4に，胸痛の鑑別診断とその病因・病態の概略を示す。

身体検査

医師，看護師，医師の助手が通常，バイタルサインを含む身体検査を行う。バイタルサインには，体温，心拍数，呼吸数，血圧が含まれるが，詳細はBOX 18-

---

Q 質問とノート

- 心筋梗塞急性期における胸痛好発部位を3カ所あげよ。
- 急性心膜炎の症候をあげよ。
- 慢性心膜炎の症候をあげよ。
- 心不全の原因を2つあげよ。
- 心臓の弁を傷害する疾患を2つあげよ。
- 心臓神経系を傷害する疾患を2つあげよ。
- 不整脈の2つのタイプをあげよ。

表18-4 胸痛の鑑別診断

胸痛・主訴・所見	可能性のある原因	誘発刺激	可能性のある病名
胸骨中央部，左肩・腕の圧迫感，疼痛，絞扼感，灼熱感。発汗，嘔気，嘔吐。心電図上のST部分変化	心筋梗塞	運動，寒冷，喫煙，過食，水分摂取過剰	冠動脈性心疾患
吸気によって増悪する鋭い疼痛，座位にて軽快する	炎症	急性心筋梗塞	心膜炎
息切れを伴う胸部圧迫感。微熱	感染	点滴による薬物療法，微生物	心筋炎，心内膜炎
鋭い刺すような疼痛，息切れ，咳，意識消失	肺	最近の手術の既往	肺塞栓症
胃の焼けるような痛み，消化不良，制酸薬によって軽快	関連痛	過食，辛い食べ物	食道逆流
狭心痛，息切れ，脈圧の増加，心電図上の心室肥大	心室流出路閉塞	運動，冠動脈性心疾患	大動脈弁狭窄，僧帽弁逸脱

BOX 18-1

バイタルサインの評価法

生命の危機的状況を察知し正しく対処するためには，以下の 9 つのバイタルサインを評価する必要がある。

1. 心拍（脈拍）数
2. 呼吸数
3. 血圧
4. 体温
5. 皮膚の色調
6. 瞳孔
7. 意識状態
8. 体動
9. 疼痛もしくは異常な神経反応

心拍（脈拍）数

正常な脈拍数は成人で 60～80 拍/分，小児で 80～100 拍/分である。長期間の脈拍数の正常域からの逸脱はなんであれ病的状態を示唆する。例えば，速くて弱い脈は，ショック，糖尿病性昏睡，または熱疲労の可能性を示唆する。速くて強い脈は，熱射病または極度の恐怖を示唆し，強いが異常に遅い脈は脳卒中を示唆する。

呼吸数

正常な呼吸数は成人で 12 回/分，小児で 20～25 回/分である。呼吸は浅くなったり，不規則になったり，喘ぐようになったりする。泡の多い喀血は胸（肺）の損傷を示唆する。視診，聴診，触診：視診によって胸郭の膨隆，陥凹の有無を，聴診によって口，鼻および両者における空気の流入・流出による呼吸音の有無を，触診によって胸郭の動きの有無を確認する。

血圧

15～20 歳の若年男性の収縮期血圧および拡張期血圧の正常範囲はそれぞれ，115～120 mmHg，75～80 mmHg である。若年女性の血圧は収縮期血圧，拡張期血圧ともに通常 8～10 mmHg 低い。15～20 歳の年代において，収縮期血圧 135 mmHg 以上，あるいは 110 mmHg 以下は，それぞれ，高血圧，低血圧である。若年女性および男性において，それぞれ拡張期血圧が 60 mmHg 以上，85 mmHg 以上は異常である。極端な血圧の低下は，出血，ショック，心臓発作あるいは内臓損傷の存在を示唆する。

体温

安静時体温の正常値は平均 37℃ である。体温は，舌下，腋下，あるいは直腸内で測定できる。体温の変化は触診でも知ることができる。熱くて乾いた皮膚は，疾病，感染，あるいは暑熱過剰曝露を示唆する。冷たくてしっとり湿った皮膚は，外傷，ショックもしくは熱疲労を示唆する。冷たくて乾いた皮膚は，寒冷への過剰曝露を示唆する。

皮膚の色調

皮膚の色素沈着が少ない場合，皮膚の色調は健康状態をよく反映する。救急の現場では，3 つの皮膚の色調がよく観察される。

1. **紅潮**：熱射病，高血圧，一酸化炭素中毒
2. **白色**（蒼白，灰色，あるいは白色）：循環不全，ショック，恐怖，出血，熱疲労，あるいはインスリンショック
3. **青色**：循環血液の酸素化不足，気道閉塞あるいは呼吸不全を示唆する。

皮膚の色が黒い（浅黒い）場合の評価は難しい。その場合でも，健康な爪床，唇，口，舌の色はピンクである。これらの部位の色調の変化は，医学的緊急状態を強く示唆する。

瞳孔

瞳孔は神経系を傷害する状況にきわめて鋭敏に反応する。多くの人の瞳孔は左右が同じ大きさで辺縁が歪んでいない。瞳孔の縮小は中枢神経系 central nervous system（CNS）に対する抑制作用のある薬物に対する反応を示唆する。1 つあるいは両方の瞳孔の拡大は，頭部外傷，ショック，熱射病，出血，あるいは刺激性薬物の摂取の可能性を示唆する。瞳孔の対光反射にも注目しなければならない。1 つあるいは両方の瞳孔が光に反応しなければ，脳損傷あるいはアルコールまたは薬物中毒を示唆する。瞳孔の大きさより，その反応のほうがより重大な意義を有する。

意識状態

正常では，人は意識清明であり，周囲の状況を理解し，声による刺激にすばやく反応する。頭部損傷，熱射病および糖尿病性昏睡では意識レベルが低下する可能性がある。

体動

身体の一部を動かせない場合，重大な中枢神経系の損傷が示唆される。身体の片側が動かせない場合，頭部損傷あるいは脳血管障害が原因として考えられる。上肢の麻痺は脊髄損傷が示唆され，下肢が動かせない場合は頸髄以下の損傷が示唆される。脊髄を圧迫すると四肢の動きが制限される。

疼痛もしくは異常な神経反応

1肢のしびれあるいは疼痛は，肢の動きの有無にかかわらず，神経あるいは寒冷による損傷を示唆する。主要な動脈の血行が止まると，高度の疼痛，感覚麻痺，あるいは当該肢の脈拍欠損を生じる。重大かつ明らかな損傷に対する完全な疼痛の欠落や無自覚は，ショック，ヒステリー，薬物使用あるいは脊髄損傷が原因として考えられる。傷害部に全体的あるいは部分的にでも疼痛の自覚があれば，脊髄損傷の可能性は考えにくい。

Q 質問とノート

- 洞性頻脈の際の典型的心拍数をあげよ。
- 洞性徐脈の際の典型的心拍数をあげよ。
- バイタルサインを5つあげよ。

1を参照されたい。

　運動処方や冠動脈性心疾患の早期の警告徴候の検出のためには，臨床運動生理の担当者は漸増運動負荷に対する患者の心拍数および血圧の反応を知る必要がある。例えば，2〜4 METsの低強度の身体活動で収縮期血圧が20 mmHg以上上昇（**高血圧性運動反応**）したら，それは全般的な心血管系の機能異常を意味しており，運動による心筋酸素需要の増加が冠虚血を起こしうることを示唆する警告徴候である。逆に，中等度の身体活動中の収縮期血圧増加不良（**低血圧性運動反応**）は左心室機能不全を示唆する徴候であり，高度の運動における低血圧性運動反応は重大な生命予後不良の徴候である。最大運動における収縮期血圧が140 mmHg以下の場合，それはしばしば重大な心疾患の潜在的存在を意味する。

心音の聴診

　心音を聴くこと，すなわち聴診は心臓機能に関する重要な情報を提供する。運動生理学者は心雑音を含む異常心音の聴診に精通する必要がある。聴診により，心臓弁膜症（例えば，僧帽弁逸脱症は典型的なクリック・雑音により診断可能）や先天性心疾患（例えば，心室中隔欠損症における逆流性雑音）を容易に診断できる。

臨床検査によるスクリーニングと評価

　以下の臨床検査によるスクリーニングにより，冠動脈性心疾患の重症度の診断に関する有益な情報を得ることができる。

- **胸部X線検査**：胸部X線検査により心臓や肺の大きさや形状を知ることができる。
- **心電図 electrocardiogram（ECG）**：安静時および運

表 18-5　ECG評価のための6つのカテゴリー

1. 測定	・心拍数（心房および心室） ・PR間隔（正常：0.12〜0.20秒） ・QRS間隔（正常：0.03〜0.10秒） ・QT間隔（心拍数に依存して変動） ・前額面QRS電気軸（正常：−30〜＋90度）
2. 調律診断	
3. 伝導診断	
4. 波形評価	・P波（心房肥大の有無） ・QRS波（心室肥大，梗塞の有無） ・ST部分（上昇あるいは下降の有無） ・T波（平低あるいは陰転の有無） ・U波（増高あるいは陰転の有無）
5. ECG診断	・正常範囲内 ・境界 ・異常
6. 過去のECGとの比較	

ECG＝心電図 electrocardiogram。
Fardy, P., Yanowitz, F. G.: *Cardiac Rehabilitation, Adult Fitness and Exercise Testing*. Baltimore, MD: Williams & Wilkins, 1996. より

動負荷心電図により，心臓の電気的刺激伝導系や心筋の酸素需給に関する重要な情報を得ることができる。心電図を正しく読み解き解釈するには，特別なトレーニングとかなりの修練が必要である。表18-5に，心電図解釈の6つの異なる範疇を示す。本章の後半で，さまざまな心電図異常，運動に対する異常な生理的反応，心電図記録から心拍数を求める方法について解説する。運動中の心電図を注意深く観察することにより，さらなる精密検査が必要な冠動脈性心疾患の疑いのある被検者をみつけることができる。表18-6に，冠動脈性心疾患によくみられる心電図変化を示す。

- **血中脂質およびリポタンパク質**：血中脂質およびリポタンパク質の解析は，冠動脈性心疾患のリスク因子をチェックするための通常の臨床検査の1つである。心疾患患者はしばしば，総コレステロールおよびLDLコレステロールが高値を示す。
- **血清酵素**：血清酵素の変化は急性心筋梗塞の診断あるいは除外に有用である。心筋細胞が死ぬ（**壊死**）か，長期間の血流の不足（**虚血**）があると，細胞膜の透過性が増すために傷害を受けた筋から酵素が血中に逸脱（漏出）する。心筋傷害に伴う酵素の逸脱

表 18-6 運動負荷中によく観察される正常および異常心電図変化

健康な人にみられる正常な運動負荷心電図変化	冠動脈性心疾患患者にみられる異常運動負荷心電図変化
1. P波振幅の軽度の増加 2. PR間隔の短縮 3. QRS電気軸の右方偏位 4. 1.0 mm未満のST部分の下降 5. T波振幅の減少 6. 運動中および運動終了後回復期における単発あるいは稀なPVCの出現 7. 単発あるいは稀なPVCまたはPACの出現	1. 一定の心拍数以上における脚ブロックの出現 2. 運動中および運動終了後回復期における反復性あるいは多源性PVCの出現 3. 心室頻拍 4. 徐脈性もしくは頻脈性不整脈の出現 5. J点から0.08秒の時点における1.0 mmを上回るST部分の上昇または下降 6. 運動誘発徐脈 7. 最大下運動時における頻脈 8. 既知の不整脈の頻度もしくは重症度の増加

PVC＝心室性期外収縮 premature ventricular contraction, PAC＝心房性期外収縮 premature atrial contraction.

により以下の3つの酵素の血清濃度が上昇する。

(1) **クレアチンホスホキナーゼ** creatine phosphokinase（CPK）：心筋または骨格筋の壊死によって上昇する。両者の差異は3つのアイソエンザイムの増加パターンの差異によって区別できる。

(2) **乳酸脱水素酵素** lactate dehydrogenase（LDH）：急性心筋梗塞において上昇する。心筋由来もしくは骨格筋由来の区別はCPKと同様にアイソエンザイムの増加パターンの差異によってできる。

(3) **血清グルタミン酸オキサロ酢酸トランスアミナーゼ** serum glutamic oxaloacetic transaminase（SGOT）：急性心筋梗塞において上昇する。

非侵襲的生理学的スクリーニング検査とその評価

非侵襲的生理学的検査は，患者に最小の不快感とリスクを与えるのみで循環器ないし心臓の特異的な機能異常を同定できる。

心臓超音波検査

心臓超音波検査は，超音波の反射パルスを用いて心臓の機能と形態を評価する。本法は心臓の構造上の要素を同定でき，心腔の径を計測できる。すなわち，心房・心室の大きさ（容量），血管径，および心筋壁厚を評価しうる。心臓超音波法は，心腔の拡大，心筋の肥大，およびその他の構造上の異常の診断において心電図より優れている。超音波法は，心雑音の診断，弁病変の評価に加え，先天性心疾患や心筋症の程度を評価できる。

図18-3は典型的な心臓超音波静止画像であり，左心房，右心房，左心室，右心室，三尖弁および僧帽弁が描出されている。超音波法は，心腔のサイズや機能に関する種々の指標を測定できるので診断に有用である。三次元超音波法の新たな進歩はその診断的有用性をさらに高めている（dept.washington.edu/cvrtc/ocarinas.html）。

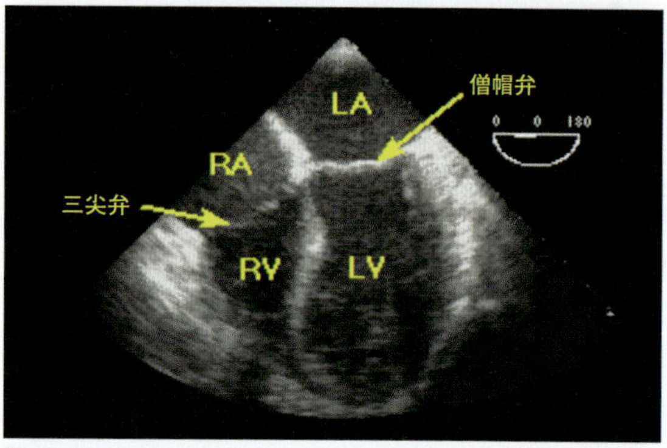

図18-3 心臓超音波静止画像。右心房（RA），右心室（RV），左心房（LA），左心室（LV），三尖弁，および僧帽弁が描出されている。

漸増運動負荷試験

漸増運動負荷試験 graded exercise stress test（GXT）は，以下の2つの目的のために行われる。

1. 運動中の不整脈を観察する。
2. 代謝需要の増加に対する全般的な生理的調節を評価する。

運動負荷試験に最もよく用いられる方法は，多段階の自転車エルゴメータおよびトレッドミルテストである。この試験は，各段階が3～5分からなる最大下運動で構成され，運動強度を段階的に増加し，終了点は，症候限界性の疲労もしくは特定の目標心拍数到達である。運動が漸増される試験であるので，虚血徴候や不整脈を軽度の運動強度の増加で検出できる。GXTは個人の機能障害レベルを表す信頼性の高い定量的指標を提供する。スクリーニングの目的の場合の多くは，**運動は最大まで行う必要はなく，年齢別予測最大心拍数の85％まででよい**。運動の条件や強度をより精密に調節できるので，検査室でのGXTは，ウォーキングまたはランニングテストのようなフィールドでの試験より望ましい。

> **インフォメーション**
>
> **心肺疾患の主要な徴候と症状**
> 　安静時および運動中における以下のような特異的徴候と症状は，心肺疾患の診断に有用である．
>
> ・胸部，頸部，腕部における疼痛あるいは不快感（あるいは他の狭心症を疑わせる症候）
> ・安静時もしくは軽度労作時の息切れ
> ・めまいまたは意識消失（ふらつき感または失神）
> ・臥位からの起床または夜間睡眠中の呼吸困難（息切れまたは努力呼吸）
> ・安静時もしくは軽度労作時の動悸または頻脈（説明できない心拍数の増加）
> ・足首の浮腫（腫脹）
> ・下肢下腿部の間欠性跛行（身体活動に伴う痛み，脱力，締めつけ感，あるいは痙攣感で表される虚血性疼痛）
> ・心雑音
> ・通常の活動中に生じる中等度〜高度の呼吸困難を伴う普通ではない疲労

> **インフォメーション**
>
> **慢性疲労症候群と運動**
> 　慢性疲労症候群 chronic fatigue syndrome (CFS) は持続する高度の疲労を示す．100万〜400万人の米国人がCFSに罹患していると推定されている．CFSの原因はいまだ明らかではないが，以下に示す多くの原因が複合的に作用していると考えられている．それらの原因には，感染（エプスタイン-バーウイルス類似），免疫異常（おそらく，インターロイキン1のようなサイトカインの不適切な産生），免疫系など身体の調節系に影響を与えるコルチゾールなどのホルモンの分泌を増加させる視床下部-下垂体-副腎システムの機能亢進，糖尿病，神経調節性低血圧，薬物中毒，そしておそらく栄養不良が含まれている．すべてのCFS患者において身体的脱調節にならないように中等度の定期的運動を行うことが重要である（www.ncpad.org）．

　運動負荷試験が安全に施行できるかどうかを確認するため，運動前に安静時 ECG をチェックする．事前の安静時 ECG は運動負荷心電図の評価における比較のためにも重要である．

●**運動負荷試験を行う理由**　負荷試験は冠動脈性心疾患の全般的な評価において，以下の6つの重要な有用性を有している．

1. **心疾患の検出**：運動負荷試験は顕在する心疾患の診断に有用であるばかりでなく，一見健康な人に潜在する無症状の冠動脈性心疾患のスクリーニングにも有用である．冠動脈性心疾患と確定した患者の25〜40％は安静時 ECG が正常である．運動中の ECG の解析により冠動脈性心疾患の約80％をみつけることができる．

2. **運動に関連した胸部症候の再現と評価**：40歳を超えた人においてはしばしば身体的労作に伴い狭心症症状が生じる．漸増運動負荷 ECG は運動によって誘発された胸部不快感のより客観的で確実な診断を可能にする．

3. **予防やリハビリテーションのために運動療法を受けようとする人のスクリーニング**：運動負荷試験は被検者の健康状態や体力水準を評価し，運動処方の決定に役立つ．運動負荷試験を反復すれば運動トレーニングによる改善度とその安全性を評価でき，当初の運動処方の修正に役立つ．

4. **異常な血圧反応の検出**：運動時高血圧は潜在する循環器系の合併症をしばしば示唆する．

5. **循環器系の健康と機能を改善するために施行されたさまざまな治療的介入の効果の評価**：定期的に負荷試験を行えば，心疾患に対する薬物，手術，食事療法の改善効果を客観的かつ定量的に評価できる．

6. **有酸素性機能の定量的評価と確立された標準値との差異の評価**：GXT 中の代謝評価から最大もしくは最高酸素摂取量を決定できる．

●**運動負荷試験の適応**　表18-7に，年齢と健康状態による運動負荷試験および定期的運動プログラムにおける事前のスクリーニングおよび監視の必要性に関する分類を示す．表18-7に示したガイドラインは，健康な人にもリスク因子をもつ人にも適用される．健康な若年者の場合，最大酸素摂取量の40〜60％に相当する中程度の強度の運動であれば事前の運動負荷試験あるいはメディカルチェックなしで行ってよい．45歳を超えた男性および55歳を超えた女性の場合には，運動プログラム開始前に負荷試験を含むメディカルチェックを受けるべきである．以下に示す高度のリスクを有する人では，年齢に関係なく運動トレーニング前の GXT を施行すべきである．高度のリスクを有する人とは，2つ以上の冠動脈性心疾患のリスク因子を保有している人，もしくは心肺系あるいは代謝系の疾患を疑わせる症候を有する人をさす．

●**インフォームド・コンセント**　すべての運動負荷試験および運動トレーニングは，参加者の同意を得て随意に参加してもらうことが必要である．インフォームド・コンセントは参加に伴う潜在的リスクについて認識できるものでなければならない．このインフォームド・コンセントは，被検者が内容について質問することを可能にするために，十分な情報をわかりやすく示した文書を含んだものである必要がある．未成年者の

表 18-7　運動プログラム参加前のメディカルチェック，GXT，および GXT における医師の監視に関する推奨基準

リスク分類	メディカルチェックと GXT	医師の監視
低リスク		
45 歳未満の男性	中強度運動，不要	中強度運動，不要
55 歳未満の女性，無症候かつリスク因子[a,b] 1 個以下	高強度運動，不要	高強度運動，不要
中等度リスク		
45 歳以上の男性	中強度運動，不要	中強度運動，不要
55 歳以上の女性，2 つ以上のリスク因子[a,b]保有	高強度運動，施行すべき	高強度運動，施行すべき
高度リスク		
1 個以上の心肺疾患の徴候・症候[c]を保有，既知の循環器疾患（心疾患，末梢動脈疾患，脳血管疾患），肺疾患（閉塞性肺疾患，喘息，嚢胞性線維症）または代謝疾患（糖尿病，甲状腺疾患，腎臓または肝臓病）を有する	中強度運動，施行すべき 高強度運動，施行すべき	中強度運動，施行すべき 高強度運動，施行すべき

[a]リスク因子：心疾患の家族歴，喫煙，高血圧，高コレステロール血症，空腹時血糖異常，肥満，および運動不足
[b]HDL＞60 mg/dL（高 HDL は冠動脈性心疾患のリスクを低下させるので他のリスク因子の合計から 1 減ずる）
[c]循環器系および肺疾患の徴候・症候：胸，頸，顎，左腕の疼痛・不快感，安静時あるいは軽度労作時の息切れ，めまいあるいは失神，起座呼吸あるいは発作性夜間呼吸困難，足首の浮腫，頻脈，間欠性跛行，心雑音，および軽度の活動での普通でない疲労もしくは息切れ

表 18-8　漸増運動負荷試験のためのインフォームド・コンセントの例

名前 _____

1. 運動負荷試験の説明
　あなたは，これから自転車エルゴメータもしくはモーター駆動トレッドミルによる運動負荷試験を受けていただきます。運動の強さは最初のうちは簡単にできる程度の軽いものですが，体力水準に応じてより強くて困難な運動に上がっていきます。疲労の徴候が出てきたときには，いつでも運動を中止してかまいませんし，特に運動が強くなって疲労あるいは不快感を感じたときには，運動の中止を希望されてかまいません。
2. リスクと不快感
　試験中にあなたの身体になんらかの異常な変化が起こる可能性があります。それは，血圧の異常，失神，心拍の失調などですが，稀には心臓発作，脳卒中が起こって死にいたることもあります。事前に健康状態や体力に関するメディカルチェックを行い，試験中に監視を行うことで，これらのリスクを最小にするように最大限努めます。異常事態が起こった場合には，よく訓練された人間が救急装置を使用して対処します。
3. 被検者の責任
　あなたの健康状態あるいは過去の身体活動に伴う体調不良に関する情報は，運動負荷試験の安全性および価値に影響を与えますので，ただちにその情報を報告しなければなりません。運動負荷試験中の体調に関する迅速な申し出も重要です。負荷試験の検者から求められたら包み隠さずこれらの情報を開示するのは，あなたの責任です。
4. 予想される負荷試験の有益な点
　負荷試験の結果は，病気の診断あるいはリスクなく行いうる運動の仕方を評価するのに役立つことが期待されます。
5. 質問
　運動負荷試験あるいはそれに基づく機能評価のやり方に関する質問があれば，何でも遠慮なくお尋ねください。疑問や質問があれば，どうぞさらなる説明を求めてください。
6. 同意の自由
　この負荷試験を受けるかどうかは，あなた次第です。同意しないこともできますし，いつでも試験を中止できます。

　私はこの同意書を読み負荷試験のやり方について理解しました。私は自らの意思でこの試験を受けることに同意します。

日時：_____
患者署名：_____
立会人署名：_____
質問：_____
_____
回答：_____
医師もしくは責任者署名 _____

場合には，まず法的後見人あるいは両親の法的同意が必要である。試験結果は秘密にされることが保証されなければならない。未成年者の場合，運動負荷試験あるいはトレーニングプログラムをいつでもどんな理由でも中止できるということをはっきりと理解する必要がある。表 18-8 に，インフォームド・コンセントの実例を示す。

●**運動負荷試験の禁忌**　運動負荷試験には実施を控えるべき場合（**絶対禁忌**）とより慎重にモニターして施行すべき場合（**相対禁忌**）がある。

運動負荷試験の絶対禁忌　以下にあげる 12 項目のいずれかに該当する場合，医師の直接的監視なしで負荷試験を行うべきではない。

1. 急性心疾患を疑わせる安静時 ECG
2. 合併症を有する最近の心筋梗塞
3. 不安定狭心症
4. コントロールされていない心室性不整脈

5. 心機能に悪影響を与えるコントロールされていない心房性不整脈
6. ペースメーカー未使用の第Ⅲ度房室ブロック
7. 急性うっ血性心不全
8. 重症大動脈狭窄
9. 活動性心筋炎または心膜炎あるいはその疑い
10. 最近の全身性または肺血栓症
11. 急性感染症
12. 急性情動障害

運動負荷試験の相対禁忌　以下の10項目のいずれかに該当する場合は，医療スタッフが検査室近傍に待機し注意深く試験を実施する必要がある．

1. 安静時の拡張期血圧あるいは収縮期血圧がそれぞれ115 mmHg，200 mmHgを超える高値
2. 中等度の心臓弁膜症
3. 電解質異常
4. 頻回あるいは複雑な心室性期外収縮
5. 心室瘤
6. コントロールされていない代謝疾患（糖尿病，甲状腺中毒症）
7. 慢性感染性疾患（肝炎，単核症，AIDS）
8. 神経筋疾患あるいは筋骨格系障害
9. 妊娠（合併症あり，または第三期）
10. 精神障害または試験に対する不安

● **最大負荷試験対最大下負荷試験**　最大GXT（GXT_{max}）は冠動脈性心疾患の最も繁用されている非侵襲的試験法であり，最大あるいは最高酸素摂取量を決定できる．被検者は自ら中止するか，表18-9に示す負荷試験を中止すべき異常症候が出現するまで運動を持続する．**症候限界性**とは，このような条件で行われる負荷試験を意味している．

最大GXTは通常，段階的に強度を上げて行われる（多段階）．各ステージの持続時間，最初のステージの運動強度，ステージ間の強度の増加度は，被検者の特性（例えば，若年で活動的，健康であるが運動習慣なし，健康状態に疑問あり）によって決められる．最大GXTの利点としては，最大酸素摂取量および最大の循環器系の反応を直接的に決められること，安静時あるいは低強度の運動時には認められない異常なECG変化をスクリーニングできること，より正確に運動トレーニング強度を確立できることがある．最大GXTの欠点としては，最大GXTのリスクは少ないことが示されてはいるものの被検者に高度の負荷を与えること，それまで運動習慣のない人に最大運動の苦痛を与えるので，以後の運動プログラムへの参加を思いとどまる人があるかもしれないことがある．多くの健康な人においては，最大下負荷試験（80～90%最大心拍数〈最大安全心拍数〉）でも最大運動負荷試験とほぼ同等の生理学的情報を得ることができる．

運動中止基準によってGXTの運動プロトコルは異なるが，いずれのプロトコルでもGXTは有用である．どのようなプロトコルであっても，異常な反応が出現したら運動を中止しなければならない．

最大下もしくは最大運動負荷試験における生理的反応に影響する9つの重要な因子がある．

1. 検査室の温度・湿度
2. 被検者の睡眠状態（試験前の睡眠時間）
3. 被検者の気分状態
4. 服薬
5. 試験の時刻

Q 質問とノート

- 冠動脈性心疾患のスクリーニングテストとして検査室で繁用されている試験を3つあげよ．
- 虚血という用語の定義を述べよ．
- 冠動脈性心疾患のスクリーニングテストとして繁用される非侵襲的生理的試験を2つあげよ．
- GXTの目的を2つあげよ．
- 負荷試験の絶対禁忌を4つあげよ．
- 負荷試験の相対禁忌を4つあげよ．

表18-9　健康成人におけるGXTの中止基準

1. 狭心症もしくは類似症候の出現
2. 心室頻拍
3. 有意な収縮期血圧の低下（20 mmHg以上）
4. 運動負荷の強度増加にもかかわらず収縮期血圧もしくは心拍数の上昇または増加不良
5. ふらつき，錯乱，失調，顔面蒼白，チアノーゼ，吐き気，あるいは高度の末梢循環不全徴候
6. 水平または下降型ST部分の下降または上昇（>4 mm）の早期発現
7. PVCの増加，多源性PVC
8. 高度の血圧上昇（収縮期血圧>260 mmHg，拡張期血圧>115 mmHg）
9. 予測正常値より25拍/分未満の心拍数増加不良（β遮断薬非服用下で）
10. 持続する上室性頻拍
11. 理由を問わず被検者の中止要請
12. 装置の故障

PVC＝心室性期外収縮．
ACSM's Guidelines for Exercise Testing and Prescription, 7th ed. Baltimore：Lippincott Williams & Wilkins, 2006. より

6. カフェインの摂取
7. 直前の食事からの時間
8. 直前の運動からの時間
9. 検査室の環境（検査室のタイプと外観，検者の外見と行動）

●**運動負荷試験のプロトコル** GXTのプロトコルとしては，負荷時間，初期の運動強度水準，およびステージ間の運動強度の増加量を決めなければならない。1400の運動負荷試験施行施設を全米で調査した結果によると，71％の施設がトレッドミルを，14％の施設が自転車エルゴメータを，わずかに12％の施設が踏み台昇降を用いていた。腕こぎエルゴメータや水泳負荷試験に関する統計はない。

トレッドミルテスト トレッドミルテストは，歩行，走行といった生理的活動を用いるので広範な体力水準の被検者に適用される（第7章 p.206のさまざまなトレッドミルプロトコルに関する記述を参照）。**表18-10**に，最も繁用されているトレッドミル運動負荷プロトコルと各プロトコルの運動水準ごとの予測酸素摂取量（mL/kg/分）を示す。

各プロトコルにはそれぞれ利点と欠点がある。ブルース法は最も繁用されているプロトコルの1つであるが，3分ごとの運動強度の増加が大きいので，増加の少ないプロトコルに比較して運動に対して不均一な反応を認めやすい。このため，若年で活動的な被検者のスクリーニングに適している。ノートン法や修正バルク法のようなステージ間の運動強度の増加の少ないプロトコルは，高齢者，活動的でない被検者および慢性疾患患者に適している。仕事率が連続的・持続的に増加する漸増負荷試験の方法であるランプ法は上述のプロトコルにかわる魅力的な負荷法である。

負荷試験はどのプロトコルであっても比較的低強度の運動から開始し，2～3分ごとに運動強度を増加する。ウォームアップは最初の運動ステージとは別に，あるいは組み込まれて施行するべきである。トータル

表18-10 多様な被検者に対する修正されたトレッドミルプロトコル

段階（ステージ）	トレッドミル速度（km/時）	トレッドミル傾斜（％）	時間（分）	酸素摂取量（mL/kg/分）	MET
ブルース法（通常，若年の活動的な成人に適用する）					
1	2.7	10	3	14.0～17.5	4～5
2	4.0	12	3	24.5～28.0	7
3	5.5	14	3	31.5～35.0	9.5
4	6.8	16	3	45.5～49.0	13.5
5	8.0	18	3	59.5～63.0	17
6	8.9	20	3	70.0～73.5	20.5
修正バルク法（通常，運動習慣のない健康な成人に適用する）					
1	3.2	0	2	8.75	2.5
2	4.8	0	2	12.25	3.5
3	4.8	2.5	2	15.75	4.5
4	4.8	5	2	19.25	5.5
5	4.8	7.5	2	22.75	6.5
6	4.8	10	2	26.26	7.5
7	4.8	12.5	2	29.75	8.5
8	4.8	15	2	33.25	9.5
9	4.8	17.5	2	36.75	10.5
10	4.8	20	2	40.25	11.5
11	4.8	22.5	2	43.75	12.5
12	4.8	25	2	47.25	13.5
修正ノートン法（通常，非常に運動不足の成人に適用する）					
1	1.6	0	3	3.5	1
2	2.4	0	3	7.0	2
3	3.2	3.5	3	12.25	3.5
4	3.2	7	3	15.75	4.5
5	3.2	10.5	3	19.25	5.5
6	4.8	7.5	3	22.75	6.5
7	4.8	10	3	26.26	7.5
8	4.8	12.5	3	29.75	8.5
9	4.8	15	3	33.25	9.5
10	4.8	17.5	3	36.75	10.5
11	4.8	20	3	40.25	11.5
12	4.8	22.5	3	43.75	12.5
13	4.8	25	3	47.25	13.5

MET＝代謝当量。
Figure 5.3 in Thompson, W. R., et al.: *ACSM's Guidelines for Exercise Testing and Prescription*, 8th ed. Baltimore: Lippincott Williams & Wilkins, 2010: 114-115. より改変

の運動時間は少なくとも8〜12分であるべきである。20分を超える運動負荷試験は有益なECGあるいは生理的情報を付加しないが，パフォーマンス能力を評価するためのより正確な方法である。

自転車エルゴメータテスト　自転車エルゴメータは他の運動負荷装置と比較して明らかな利点がある。トレッドミルと異なり，パワー出力は体重とは関係なく容易に算出でき，エルゴメータ上で調節できる。エルゴメータの多くは容易に移動可能であり，安全で，比較的安価である。最も繁用されている自転車エルゴメータは，電気制動型と機械制動型の装置である。電気制動型自転車エルゴメータにおいては，ある一定のペダリング回数の範囲内では回転数に関係なく，あらかじめ設定したパワー出力は一定に維持される。機械制動型自転車エルゴメータにおけるパワー出力は，ペダリングの回数とその摩擦抵抗に直接的に関連する。

トレッドミルテストに対する一般的なガイドラインは，自転車エルゴメータテストや腕こぎエルゴメータテストにも同様に適用される。自転車エルゴメータのパワー出力はkg・m/分あるいはワット（1ワット〈W〉＝6.12 kg・m/分）で表される。自転車エルゴメータテストは，一般的に2〜4分ごとに負荷を漸増する方式で行われる。最初の仕事率は0〜30 Wであり，その後15〜30 Wずつ漸増するのが一般的である。機械制動型自転車エルゴメータにおけるペダリングの回数は，50〜60 rpm（revolutions per minute）が一般的である。

腕こぎ（クランキング）エルゴメータテスト　上半身の運動に対する運動処方を決定する際には，運動負荷法として腕こぎエルゴメータ（図18-4）を用いる。腕こぎエルゴメータ運動による最大酸素摂取量および最大心拍数は，トレッドミルあるいは自転車エルゴメータ運動のそれらと比べて，それぞれ30％近く少なく，10〜15拍/分少ない。残念ながら，腕こぎエルゴメー

> ### 🛈 インフォメーション
>
> **線維筋痛症と運動**
>
> 　線維筋痛症 fibromyalgia（FM）は，米国において女性の3.4％，男性の0.5％が罹患している症候群である。FMは，筋，靱帯，腱，および関節の持続的な疼痛を特徴とする。他の症状として，睡眠障害，頭痛がある。これらの症状は，不安，寒冷環境，うつ，ホルモン変化，過度の身体活動，およびストレスの増加によって悪化する。FMは単独で発症することもあるが，しばしば，関節リウマチ，甲状腺機能低下症および慢性疲労症候群を合併する。
>
> 　FM患者に対するテーラーメイド運動処方は，長期間の脱調節による影響を打ち消し，筋を鍛えることで症状の緩和に有効である。基本的な運動の内容は，ゆっくりしたストレッチ，すべての主要な筋群を対象とした軽いレジスタンス運動，低強度の有酸素運動である。衝撃の少ないウォーキング，踏み台昇降，および水泳は，特にFM患者には適した運動である。高衝撃かつ高負荷のジョギング，エアロビクスダンス，ウェイトトレーニング，ラケットスポーツ，バスケットボール，および反復ジャンプなどの運動は避けなければならない（www.ncpad.org/）。

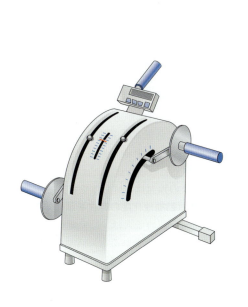
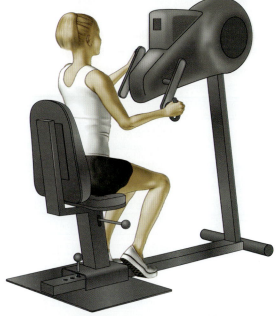

図18-4　上半身運動負荷に対する生理的および代謝的反応を検査するための腕こぎエルゴメータの2つの実例。

タ運動中の通常の方法による血圧測定は，運動に干渉されるので困難である．同じパワー出力で比較すると最大下運動時の血圧，心拍数および酸素摂取量は腕こぎエルゴメータ運動が下肢運動より高値である．下肢自転車エルゴメータテストで用いられた初期の低いペダリング抵抗とその後のパワー出力の漸増というプロトコルを上肢の運動にも適用することで，その運動に対する反応を同様に評価できる．

● **負荷試験の安全性**　男性心疾患患者に対する負荷試験の年間死亡率は2～12％である．予測される死亡率の大きな幅は，病変を有する冠動脈の数と重症度の幅に直接的に関連する．

　高リスクではあるが明らかに健康な被検者に対する約170,000回の最大下および最大負荷試験における冠動脈に関連する事故は16件であった．したがって，冠動脈疾患事故の発生率は，10,000件に1件あるいは全体の約0.01％である．心疾患リスク因子を有する被検者に対する9000件を超える負荷試験においては，循環器系の事故は生じなかった．他の報告では，健康な中年成人に対する最大負荷試験の冠動脈疾患事故は約3000件に1件であった．中年者の冠動脈疾患事故のリスクは一般的に若年者より約6～12倍高くなる．冠動脈疾患患者（心筋梗塞の既往者あるいは狭心症患者）の負荷試験における循環器事故のリスクは，健康な人の30～60倍である．専門家の多くは，総合的なリスクを考えた場合，GXTを受けて定期的な運動プログラムを始めるほうが，運動負荷試験を差し控えて運動不足のままでいるより健康上のリスクは低くなると考えている．

● **負荷試験の結果**　負荷試験の臨床的価値は，その心疾患検出率の高さあるいは**感度**の良さにかかっている．感度とは，試験で異常を認めた**被検者における真の罹患者の頻度**（真の陽性結果）を意味する．漸増負荷試験の結果は以下の4つに分類される．

> ・**真の陽性**：負荷試験の結果が正しく心疾患を診断（試験は正診）
> ・**偽陰性**：負荷試験の結果は正常であるが心疾患が存在（不成功，心疾患を診断できず）
> ・**真の陰性**：負荷試験は正常かつ心疾患は存在せず（試験は正診）
> ・**偽陽性**：負荷試験は陽性にもかかわらず心疾患は存在せず（不成功，健康な人を心疾患と診断）

　通常，偽陰性は負荷試験の25％，偽陽性は15％に生じる．偽陰性，偽陽性の結果は重大な影響をもたらす．特に，偽陰性の場合，心疾患が診断されないままになる．負荷試験が陽性で心疾患が疑われる場合には，引き続き，タリウムによるシンチグラフィーもしくは心血管造影法（p.574参照）によって診断を確定しなければならない．このような限界を有してはいるものの，負荷試験での異常の予測価値は正常のそれより勝っている．

運動によって誘発される冠動脈性心疾患の指標

　無症候者における運動負荷試験の予後的意義は，運動によって誘発されるECG上の虚血やその他の異常およびGXTによって得られる体力関連指標によってもたらされる．

運動によって誘発されるECG上の冠動脈性心疾患を示唆する指標

● **狭心痛**　運動中に出現する冠動脈性心疾患の最初の徴候の約30％は，狭心痛と呼ばれる胸痛である．狭心痛は，酸素の供給が一時的に危険な低下をすることによって生じる冠動脈血流不全を示唆する症状である．心筋虚血（冠動脈硬化症によって引き起こされる酸素供給不全）によって冠動脈壁や心筋にある知覚神経が刺激される（狭心症状の部位については図18-1参照）．通常，数分間の安静によって心筋に永続的な傷害を残すことなく疼痛は消失する．

● **心電図異常**　心臓の代謝および血流需要が安静時より増加しないで心電図の異常な変化が生じることは稀である．運動時に最も多くみられる心電図異常は，冠動脈の血流障害による心筋虚血を示唆する変化である．ここでいう冠動脈の血流障害とは，一般的に冠動脈内径の50％を超える減少をさす．有意の冠動脈血流障害があっても，安静時の冠動脈血流は適切に維持されるが，運動に伴い心筋の需要が増加すると，それに見合う血液（酸素）の供給ができなくなる．心筋虚血が生じても必ずしも狭心痛は起こらないが，心電図上のST部分の低下によって容易に診断できることが多い．図18-5に，ST下降の3タイプ（上行傾斜型，水平型，下行傾斜型）を示す．

　運動に伴う心調律の変化（不整脈）として，心室性期外収縮（PVC）の頻発がある（図18-6）．頻回のPVCは心室の電気活動に異常をきたす．PVCは，ECG上，正常と異なり，P波の先行を伴わない心室の「期外」収縮として認められる．

　運動時のPVCの頻発はしばしば2枝以上の冠動脈病変などの重症冠動脈硬化症の存在を示唆する．運動時にPVCの頻発を認める人は，心室細動，すなわち心室の収縮の同期性が失われる電気活動の不安定による突然死のリスクが高い．心室細動は心室機能を障害し，心拍出量の極端な減少を生じる．

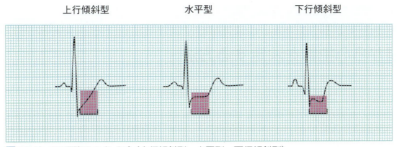

図 18-5　ST 下降の 3 タイプ（上行傾斜型，水平型，下行傾斜型）。

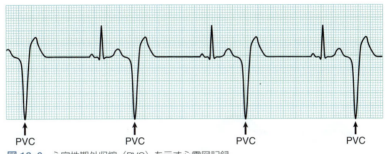

図 18-6　心室性期外収縮（PVC）を示す心電図記録。

運動によって誘発される心電図以外の冠動脈性心疾患の指標

　運動に対する血圧および心拍反応は，冠動脈性心疾患の可能性を示唆する有用な 2 つの心電図以外の指標である。

● **高血圧あるいは低血圧反応**　漸増運動負荷試験における正常な収縮期血圧反応では，安静時約 120 mmHg の血圧が進行性に最高運動時 160〜190 mmHg まで上昇する。拡張期血圧は通常 10 mmHg 未満の変化にとどまる。高度な運動では，収縮期血圧 250 mmHg 以上，拡張期血圧が 150 mmHg に達する高血圧反応が起こることがある。このような異常な血圧反応は，循環器疾患の存在を示唆する重要な情報としてしばしば有用である。

　低血圧反応と呼ばれる漸増運動に対する血圧上昇不良は，循環器系の機能障害を示唆する。例えば，漸増運動において収縮期血圧上昇が 20〜30 mmHg 未満にとどまる場合，心予備能の低下が示唆される。

● **心拍反応**　最大下運動における早期の異常な心拍数増加（頻脈）は，しばしば心機能障害の存在を予知する。同様に，運動時に異常に遅い心拍（徐脈）は多くの場合，洞結節の機能障害（**洞不全症候群**）を示唆する。運動時にみられる心拍の増加不良は，特に激しい疲労を伴う場合には，心負荷および基礎心疾患の存在を示唆する。

　無症候の女性においては，心拍回復は ST 部分の下降よりも循環器疾患およびあらゆる原因の死亡のより感度の高い予知因子である。循環器疾患により突然死

> **Q　質問とノート**
>
> ● 最大下あるいは最大運動に対する生理的反応に影響する因子を 3 つあげよ。
>
> ● GXT のブルース法について述べよ。
>
> ● GXT の修正バルク法について述べよ。
>
> ● 自転車エルゴメータのパワー測定の単位を示せ。
>
> ● PVC の定義を示せ。

する約 2/3 の女性は無症候なので，女性におけるトレッドミルテストが重要な役割を果たしうることを認識しなければならない。

侵襲的生理学的試験

　侵襲的生理学的試験は，非侵襲的試験では得られない診断情報を提供する。その情報には，冠動脈のアテローム性動脈硬化症の範囲，程度，および部位，心室機能障害の程度，特異的な心臓の異常が含まれる。最も繁用されている 3 つの侵襲的生理学的試験は，以下のとおりである。

1. **2 つのタイプの核医学検査**：(1) **タリウムイメージング**は心筋血流および組織灌流を評価し，ECG 評価における ST 部分の下降が真の陽性か偽陽性かの鑑別に有用である。(2) **心室造影**は左心室機能に関

BOX 18-2

心電図記録から心拍数を決定する方法

心電図は，心筋を伝播する電気的活動を心電計によって表したものである。心内に伝播する脱分極による波形は，非常に伝導性の高い体液を介して皮膚表面に置かれた電極に伝わる。標準的な心電図記録では，ECG伝播の時間間隔および電位測定が可能である。

標準的な心電図記録

図1は，横軸に時間がとられた標準的なECG記録である。記録紙は通常25 mm/秒で動く。ECG記録紙には，規則的にグリッド線がある。25 mm/秒の記録速度においては，5 mmごとの太いグリッド線は0.20秒を，1 mmごとの細いグリッド線は0.04秒を表す。記録紙の

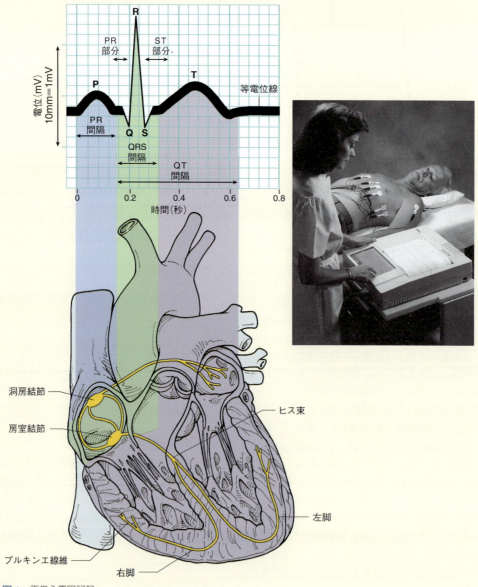

図1 正常心電図記録。

縦軸は電位を表す。標準的な較正条件では，1mmが0.1mV（ミリボルト）を表す。

心拍数の決定法

標準ECG記録から心拍数を決定する方法は3つある。

方法1

図2Aは標準的なRR法を示す。RR間隔とは連続するR波間の時間をいう。1分間の心拍の数（拍/分）で表される心拍数の概算は，1500（60〈秒〉×25〈mm/秒〉）をRR間隔におけるmm数で割って求めることができる。図に示した例ではRR間隔が12mmなので，1500を12で割って心拍数は125拍/分となる。

方法2

この方法では記録紙の太い線上にあるR波から算出を始める（図2B）。右に移動すると次の6つの太い線にR波があった場合の心拍数はそれぞれ，300，150，100，75，60，そして50となる（この数を覚えておく必要がある）。次のR波（太い線上に認める最初のR波）が続く1〜6番目の線上にあれば，それぞれに該当する数字（300〜50）がmm/秒で表される心拍数に相当する。次のR波が2つの太い線の間にある場合には，補間法を用いる必要がある。図2Bの場合，最初の次のR波は60と75の間にあり，心拍数は70拍/分である。

方法3

この方法（図2C）は，しばしば心拍が不規則な場合に適用されるが，6秒間のECG記録にあるR波の数を10倍して求める方法である。図2Cの例では6秒間に6個のR波があるので，それを10倍して，心拍数は60拍/分と算出される。

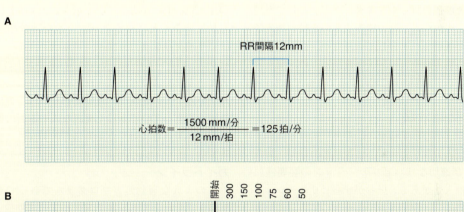

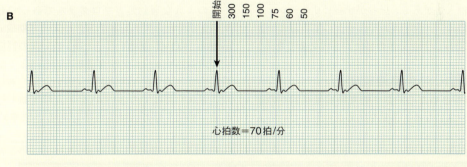

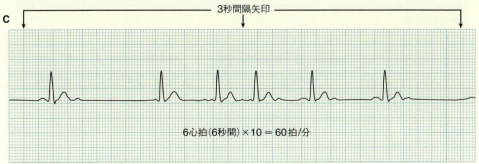

図2　心電図記録から心拍数を決定する3つの方法。

する情報を提供する。
2. **心臓カテーテル検査**：この検査は，X線透視下で腕または脚の静脈もしくは動脈から右心または左心に細径の柔軟な管（カテーテル）を直接，挿入する方法である。カテーテル先端にあるセンサーによって心内腔や大血管内の圧較差を正確に評価し，さらに，冠動脈閉塞に対応する心臓の電気活動パターンの変化についても評価できる。動脈および混合静脈血の酸素含量は，両心室あるいは心房からの血液サンプルの採取によって測定される。心臓カテーテル検査は，カテーテルが挿入される腕や脚の部分の局所麻酔下に行われる。検査中，患者は覚醒下にあり，検査結果は通常，検査日に利用できる。
3. **冠動脈造影**：冠動脈造影は，冠動脈に放射線不透過性の造影剤を注入して，心周期における造影剤の血管内通過を観察する方法である。この方法は，アテローム性動脈硬化の範囲・程度を正確に評価でき，冠血流評価のゴールドスタンダードとして有用である。この方法は，他の検査法との比較や精度評価のための基礎データとしても役立つ。血管造影法は，局所心筋内血流（毛細管血流指標）の状況を表すことはできず，運動中に施行することもできない。

心疾患の機能分類

表18-11に，異なる重症度の心疾患における機能上および治療上の分類を示す。心疾患患者の症候，機能的能力および適切なリハビリテーションの必要性には，大きな個人差がある。患者がリハビリテーションを受ける際には，メディカルチェックの情報および直近のGXTに加え，上記分類の評価が必ず必要である。

心疾患患者に対する運動処方

GXTから得られた心拍数や酸素摂取量が個別の運動処方のベースになる。運動を始めようとしている人の多くは，自らの運動の限界や適切な運動範囲について認識していない。医学的に運動の不適切者が除外されて行われる集団運動プログラムであっても，必ずしも適切に行われるとは限らない。なぜなら，体力レベルの個人差にあまり注意が払われることなく，すべての参加者がほぼ画一的な運動強度（同じペースの歩行，ジョギングあるいは水泳）で運動することが多いからである。

図18-7は，トレッドミルもしくは自転車エルゴメータ運動負荷試験における心拍反応を運動処方に応用するための実際的方法を示す。運動時間を横軸に，心拍数を縦軸にとり，ブルーステスト中の心拍数をプロットする（A）。線Bは，データポイントに対し数学的に求められた最良の適合を示す直線を示す。目標心拍数の範囲は最大心拍数（167拍/分）の60〜75％に相当する（Cで示した影の部分）。個別の運動処方としてはペース（14.0〜15.4分/マイル，D）またはMET（4.1〜5.9，E）がある。Cで示されたGXTにおける心拍反応をもとに決定された至適な運動強度の範囲は，サイクリング，カヌー，アルペンスキー，エアロビクス，バレーボール，テニス，バドミントン，水泳，スケート，および水上スキーといった余暇的活動を含んでいる。この定量的に運動を割りつける方法は，運動習慣を有していなかった健康な人や診断の確定した循環器疾患患者に対する運動処方の特異性と精度を改善する。

ガイドライン

どのような運動処方プログラムであっても，まず5〜10分の軽いストレッチングと関節可動域 range of motion（ROM）運動を行った後，数分間の軽度〜中等度の律動的ウォームアップ運動を行うべきである。有酸素性コンディショニング期においては，あらかじめ設定された強度での30〜45分の定常運動を行い，その後，5〜15分の低強度の歩行あるいは他の律動的

表18-11　心疾患の機能上および治療上の分類

機能上の分類
- クラスⅠ：身体活動に制約なし。通常の身体活動を行っても耐えがたい疲労，動悸，呼吸困難，狭心痛を生じない。
- クラスⅡ：身体活動にわずかな制約。安静時には全く問題ないが，通常の身体活動により，疲労，動悸，呼吸困難，狭心痛を生じる。
- クラスⅢ：身体活動に著しい制約。安静時には全く問題ないが，通常以下の身体活動により，疲労，動悸，呼吸困難，狭心痛を生じる。
- クラスⅣ：苦痛なしにいかなる身体活動も行えない。心不全症状または狭心痛が安静時にも生じる。さらに，いかなる身体活動でも症状が悪化する。

治療上の分類
- クラスA：身体活動の制限不要。
- クラスB：通常の身体活動は制限する必要がないが，高度もしくは競争的活動は通常避けるべきである。
- クラスC：通常の身体活動は中等度制限する必要があり，より強い活動は中止すべきである。
- クラスD：通常の身体活動を高度に制限する必要がある。
- クラスE：患者はベッドもしくはいすで絶対安静を保持しなければならない。

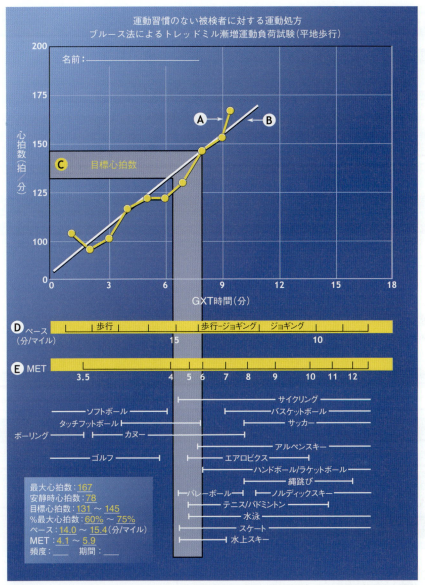

図18-7　ブルース法によるトレッドミル漸増運動負荷試験（平地歩行）における心拍反応を運動習慣のない人の運動処方に応用するための方法。（Wisconsin-La Crosse 大学，運動およびスポーツ科学部学部長 C. Foster 教授による）

クールダウン運動を行うべきである。

　心臓リハビリテーションを受ける患者の多くは，各運動セッション間の間隔を2日未満にして週3回の運動を行っても容易にこなすことができる。高齢もしくは身体機能の低い（5 METs 未満）患者の場合には，低強度の運動を毎日1回あるいは2回行うべきである。患者の身体機能が改善されたら，ほとんど合併症を恐れることなく，運動の強度と持続時間を増やすことができる。最新の GXT の結果に基づき運動処方の更新が行われる。

　心臓リハビリテーションの他の重要な項目は，(1)患者教育，(2)適切な薬物治療，および(3)家族支援カウンセリングである。リハビリテーションプログラムにおけるこれらに関する調整は，もっぱら訓練されたソーシャルワーカーが受けもつ。

●**レジスタンス運動の有益な効果**　レジスタンス運動は，筋力低下の改善，筋力の維持，徐脂肪体重 fat-free mass（FFM）の維持，精神心理状態や生活の質 quality of life（QOL）の改善，糖耐性およびインスリン感受性の増加に有益である。冠動脈疾患患者において，レジスタンストレーニングと有酸素性トレーニングを併用すると有酸素性トレーニング単独よりもより顕著な生理的適応（有酸素性体力，筋力，徐脂肪量の改善）を生じる。以下の6条件を有する心疾患患者はレジス

BOX 18-3

身体活動の適否を評価するための質問票（改訂版）

(Physical Activity Readiness- Questionnaire：PAR-Q，2002 年改訂版）

PAR-Q & YOU
（15〜69 歳用の質問票）

　定期的な身体活動は楽しく健康的であり，毎日より活動的になろうとする人が日々増加しています．ほとんどの人においては，より活動的になることはきわめて安全ですが，一部の人は，より活動的になる前にメディカルチェックを受けなければなりません．

　もし，あなたが今よりもっと身体活動を高めようと計画しているなら，まず下のボックス内の 7 つの質問に答えてください．あなたが 15〜69 歳なら，以下の質問票の回答から，事前にメディカルチェックを受ける必要があるかどうかわかります．あなたが 69 歳以上，もしくは運動習慣がなければ，メディカルチェックを受ける必要があります．

　以下の質問に対して，常識的に判断することが最善の方法です．以下の質問を注意深く読んで，正直に回答してください．「はい」か「いいえ」にチェックしてください．

はい	いいえ	
□	□	1. 医師に，心臓に問題があり，医師の勧める身体活動のみ行うべきといわれたことがありますか？
□	□	2. 身体活動中に胸の痛みを感じることがありますか？
□	□	3. 最近 1 カ月以内に，身体活動をしていないときに胸が痛くなったことがありますか？
□	□	4. めまいで身体のバランスを崩したり，意識がなくなったことがありますか？
□	□	5. 身体活動で悪化する骨や関節（例えば，腰，膝，股関節）の症状がありますか？
□	□	6. 最近，医師に血圧や心臓に対する薬（例えば，利尿剤）を処方されていますか？
□	□	7. 身体活動をすべきでない何か他の理由がありますか？

1 つ以上，「はい」があったら，

身体活動を増やすか体力テストを受ける前に，電話か，直接医師に相談してください．かかりつけの医師に質問票の内容と「はい」と回答した内容について伝えてください．
- その回答は，ゆっくり始めて少しずつ運動を強くしていけば希望する運動をすべて行うことができる，あるいは，安全と考えられる運動にとどめておく必要がある，となるでしょう．どんな運動をしたいのかを医師に伝えて，その指示に従ってください．
- あなたにとって安全で有益な地域の運動プログラムをみつけてください．

すべての質問に対して「いいえ」だったら，

正直に回答してすべての質問に対して「いいえ」だったら，安心して次のように進めましょう．
- はじめからより活動的に運動できますが，ゆっくり始めて少しずつ運動を強くしていくのが，最も安全でやりやすい方法です．
- 体力テストを受けることは，自分の基礎体力を知って今後の運動の最善のプランを立てるのに優れた方法です．血圧を測ることも強く推奨されます．血圧が 144/94 を超えていたら，より活動的な運動プランを開始する前に医師に相談してください．

運動プランを遅らせる場合：
- かぜや発熱で体調が悪い場合には，体調が良くなるまで待ってください．
- 妊娠中あるいはその可能性があるなら，運動プランを始める前に医師に相談してください．

注意：健康状態が変化して上記質問票の項目のいずれかの回答が「はい」に変わったら，運動あるいは健康指導者に運動プランを変更すべきかどうか相談してください．

この質問票の使用に関して，カナダ運動生理学協会，カナダ保健省，およびその代理人は，身体活動を行う人に対して責任を負いません．この質問票に関して疑問があれば，運動プログラム開始前にかかりつけの医師に相談してください．

質問票の回答の修正は認められません．全体の書式を使用する場合に限って，この質問票をコピーしてください．

注意：この質問票が運動プログラムあるいは体力テストを受ける前に渡された場合，以下は法的あるいは管理上の目的で使用されることがあります．

「私はこの質問票を読み，理解し，すべて回答しました．私のすべての質問への回答に完全に納得しました．」

氏名＿＿＿＿＿＿＿＿＿＿＿＿＿＿＿＿＿＿＿＿＿＿＿＿＿＿＿＿＿
署名＿＿＿＿＿＿＿＿＿＿＿＿＿＿＿＿＿＿＿＿＿＿＿＿＿　日付＿＿＿＿＿＿＿＿＿＿＿＿
両親もしくは保護者の署名＿＿＿＿＿＿＿＿＿＿＿＿＿　立会人＿＿＿＿＿＿＿＿＿＿＿＿
（小児の場合）

注意：この運動適否基準は回答終了後，最長 12 カ月間有効ですが，質問票の項目への回答が「いいえ」から「はい」に変わった場合には有効ではなくなります．

 ⓒCanadian Society for Exercise physiology　　後援： 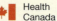 Health Canada　Santé Canada

> **Q 質問とノート**
>
> - 冠動脈性心疾患を診断するために繁用される非侵襲的生理学的検査法を2つあげよ。
>
> - 心疾患患者に対する運動処方を作成するのに使用される2つの指標をあげよ。
>
> - 冠動脈性心疾患を示唆する2つの心電図以外の指標をあげよ。
>
> - どのような条件でPAR-Q質問票を使用するか述べよ。
>
> - 冠動脈疾患患者の運動処方にレジスタンス運動をその一部に含める2つの利点をあげよ。

タンストレーニングに参加できない。

1. 不安定狭心症
2. コントロールされていない不整脈
3. 左心室流出路閉塞（例えば，閉塞性肥大型心筋症）
4. 経過観察および治療がなされていない最近の心不全の既往
5. 高度の心臓弁膜症，高度の高血圧（収縮期血圧＞160 mmHg あるいは拡張期血圧＞105 mmHg）
6. 左心室機能低下および5 MET未満の運動で狭心症状あるいは虚血性ST部分下降を伴う運動耐容能の低下

レジスタンストレーニングの処方

心疾患患者においては等尺性運動では過剰な血圧上昇反応が起こるので，軽いレジスタンス運動（1-RMの30〜50％）を行うべきである。レジスタンス運動が禁忌でなければ，外来通院患者に対するプログラムにおける最初の運動としては，弾性バンド，軽い（0.45〜2.25 kg）カフとダンベル，軽いフリーウェイトおよび壁滑車が適用できる。低強度のレジスタンストレーニングであっても，心筋梗塞発症後2〜3週間経過してから開始すべきである。バーベルやウェイトマシーンは心筋梗塞回復期4〜6週後から導入すべきである。

大部分の心疾患患者において，下肢および上肢のROM運動は比較的軽い重量を用いて行われる。米国心臓協会 American Heart Association（AHA，www.americanheart.org）の勧告に従えば，心疾患患者は中等度の疲労を生じる1セット10〜15回反復する8〜10種類の運動（例えば，胸プレス，肩プレス，上腕三頭筋伸展，二頭筋カール，ラットプルダウン，腰部伸展，腹部クランチまたはカールアップ，大腿四頭筋伸展または脚プレス，脚カール，下腿挙上）を行うべきである。週に2〜3回の運動を行えば好ましい適応が起こる。自覚的運動強度 rating of perceived exertion（RPE）は，ボルグ指数11〜14（「かなり軽い」〜「いく分きつい」）の範囲で運動すべきである。重量挙上中の過剰な血圧変動を最小にとどめるために，息こらえによるバルサルバ効果や重量ハンドルあるいはバーをきつく握ることによる過度の緊張を避けることが求められる。

心臓移植後の患者においては，免疫抑制剤が身体を衰弱させる影響に拮抗するために医師の監視下で週3回6週間の全身レジスタンストレーニングプログラムを慎重に行い，筋力・筋量を増加させる。

肺疾患および肺機能障害

運動生理学者の肺疾患患者に対する治療への関与は，換気の改善，呼吸仕事の軽減，および全般的な体力の改善が中心になる。運動生理学者は，患者に対する問診，身体検査，適切な臨床検査，および画像診断から患者の臨床情報を得ることができる。循環器機能障害では，しばしば肺機能が障害される。逆に，肺疾患が起こると，しばしば循環器系の合併症が伴う。

通常用いられている肺機能障害の分類では，拘束性（肺容積・容量の減少）と閉塞性（気流の障害）に2分されている。肺疾患の中には，拘束性と閉塞性の両方の機能障害を有するものがある。

拘束性肺機能障害

拘束性肺機能障害 restrictive lung dysfunction（RLD）は，肺換気の異常な減少によって特徴づけられるが，肺の拡張が低下し1回換気量が減少する。拘束性肺機能障害においては，胸郭および肺組織が硬くなり，正常な肺の圧較差において肺の拡張にかなりの抵抗を生じる。これは**肺のコンプライアンス**，すなわち一定の肺胞圧変化に対する肺容積変化の低下を意味する。肺のコンプライアンスが低下すると，安静時でさえ，換気に必要なエネルギーコストが増加する。結局，拘束性肺機能障害が進行すると肺全体の容積が減少し肺機能が低下する。

表18-12に，主な拘束性肺機能障害の病因，徴候，症候，および治療を示す。他の既知の病因としては，関節リウマチ，免疫機能障害，高度の肥満，糖尿病，衝撃性の外傷性傷害，放射線傷害，中毒，薬物の副作用（抗生物質や抗炎症薬の副作用など）がある。

慢性閉塞性肺疾患

慢性閉塞性肺疾患 clonic obstructive plumonary disease（COPD）は慢性気流制限とも呼ばれ，気流の

表18-12　主な拘束性肺機能障害とその原因，徴候と症候，および治療

原因/タイプ	病因	徴候と症候	治療
I．発育・成熟			
a．胎生期肺発育異常	未熟児（低形成による肺組織の減少）	無症候，肺機能不全	特異的治療はない
b．呼吸促迫症候群（ヒアリン膜病）	未熟児出生による肺組織成熟不良	呼吸数増加，肺容量減少，低酸素血症，アシドーシス，速い努力性呼吸	出生前の母親の治療（副腎皮質ホルモン），高栄養，持続陽圧呼吸
c．加齢	加齢と大気汚染，有毒ガス，吸入薬使用および喫煙の蓄積効果	残気量増加，肺活量減少，反復する周期的無呼吸	特異的治療はない　身体活動増加
II．肺			
a．原発性肺線維症	原因不明（おそらくウイルスまたは遺伝性）	肺容積減少，肺高血圧，呼吸困難，咳，体重減少，倦怠	副腎皮質ホルモン，適切な栄養と換気の維持
b．炭鉱労働者の肺気腫	10～12年間の炭塵の反復する吸入	全肺気量・肺活量・機能的残気量減少，肺コンプライアンス減少，呼吸困難，低酸素血症，肺高血圧，咳	非可逆性，治療法はみつかっていない
c．アスベストーシス	アスベストの慢性曝露	肺容積減少，胸部X線異常陰影，低酸素血症，労作時呼吸困難，息切れ	非可逆性，治療法はみつかっていない
d．肺炎	種々の細菌，微生物，ウイルスによる炎症過程	肺容積減少，胸部X線異常陰影，頻呼吸性呼吸困難，高熱，悪寒，咳，胸膜痛	薬物治療（抗生物質）
e．成人呼吸促迫症候群	急性肺損傷（脂肪塞栓，溺水，薬物誘発，ショック，輸血，肺炎）	肺機能検査異常，動脈血酸素分圧<60 mmHg，高度の呼吸困難，チアノーゼ，頭痛，不安	挿管と機械的換気
f．気管支原性がん	喫煙	がんのタイプと増殖する部位に依存する	手術，放射線治療，化学療法
g．胸水	胸膜腔内の液体貯留，心不全，肝硬変	息切れ，胸膜痛，低酸素血症	特異的胸膜腔ドレナージ
III．心血管			
a．肺水腫	左心室機能障害からの二次的な肺毛細血管静水圧の上昇	呼吸数の増加，肺容積減少，低酸素血症，不整脈，窒息感，息切れ，チアノーゼ，咳	薬物療法，利尿薬，酸素吸入
b．肺塞栓	静脈血栓症の合併症	肺容積減少，低酸素血症，頻脈，急性呼吸困難・息切れ，失神	ヘパリン療法，機械的換気

表18-13　主な慢性閉塞性肺疾患間の差異

病名	傷害領域	結果
気管支炎	気管支内膜	気管支内膜の炎症
気管支拡張症	気管支（気管支壁あるいは気道）	炎症を伴う気管支の拡張
肺気腫	終末細気管支より末梢の気腔（肺胞）	肺胞壁の破壊，気腔の拡張
喘息	細気管支（小気道）	筋痙攣による気管支閉塞，粘膜の腫張，濃い痰
嚢胞性線維症	細気管支	細気管支の閉塞と消失が起こる．気道壁にへばりついている粘液栓が細気管支炎，無気肺，肺炎，あるいは膿胸を引き起こす

閉塞をきたす呼吸器疾患である．この疾患は肺の機械的機能に甚大な影響を与え，肺胞のガス交換を障害する．米国では，慢性閉塞性肺疾患は死因の4番目に位置し，2番目に罹患の多い疾患である．その経済的負担は1年間で約430億ドルに達する．慢性閉塞性肺疾患の自然歴は20～50年に及び，慢性的な喫煙と密接に関連している．

慢性閉塞性肺疾患は，通常，肺機能の変化によって診断され，最も注目すべき変化は呼気気流速の低下と残気量の増加である．典型的な症候は，慢性的な咳を引き起こす気管支平滑筋の自発的攣縮，気管支および細気管支における粘膜内膜の炎症と肥厚，粘液産生の増加，喘鳴，労作時の呼吸困難である．**表18-13**に，慢性閉塞性肺疾患の主な病態における相違点をまとめて示す．

すべてのタイプの慢性閉塞性肺疾患において気道が狭くなり，気流が閉塞する．気道の狭小化は気管支または肺胞に空気を閉じ込めることによって肺胞換気を妨げる．その結果，慢性閉塞性肺疾患では生理的死腔が増加する．気道閉塞は主に呼気における気流抵抗を高め，正常な肺胞でのガス交換を障害し，運動能を低下させ，換気機能を減少させる．

以下に慢性閉塞性肺疾患の主な3つの病態，すなわち慢性気管支炎，肺気腫，嚢胞性線維症について簡潔に述べる．第11章では，喘息による気道閉塞および運動誘発気管支攣縮について述べた．

慢性気管支炎

急性気管支炎は，気管および気管支の自然軽快する短期間の炎症を意味する。これに対して，**慢性気管支炎**の大部分は長期間の非特異的刺激物への曝露に伴って起こる。持続する気道の炎症に伴って粘液の分泌が増加する。時間経過とともに，粘膜の腫脹と濃い痰によって気道が閉塞し，喘鳴としつこい咳が起こる。粘液分泌による部分的あるいは完全な気道の閉塞によって低酸素血症と浮腫を生じ，「青いむくみ」といった様相を呈する（図18-8）。慢性気管支炎は緩徐に発症し，長期間の経過で悪化する。患者の多くは長期間の喫煙者である。運動能力は低下し，中等度の労作でさえ容易に疲労する。未治療で放置すると死にいたる。

肺気腫

肺気腫は，終末気管支より末梢の気腔の異常で永続的拡張によって特徴づけられる。肺気腫はしばしば慢性気管支炎から進行し，多くは長期間の喫煙者に起こる。症候としては，高度の呼吸困難，異常な動脈血炭酸ガス分圧の上昇（高炭酸ガス症），しつこい咳，チアノーゼ，およびバチ状指（慢性的低酸素血症のエビデンス，図18-9）がある。肺気腫の患者の多くは，やせており，呼吸を楽にするために，前傾して両腕を突っ張って膝に乗せ，肩と胸を支えているようにみえる。たまった空気と肺胞の拡張のために胸郭の大きさと形状が変化し，肺気腫に特徴的な樽状胸を呈する（図18-10）。

運動は肺気腫を「治癒」することはできないが，循環器系フィットネスを高め，呼吸筋力を強化する。定期的運動はまた，患者の心理状態を改善する。

嚢胞性線維症

嚢胞性線維症 cystic fibrosis（CF，www.cff.org）という用語は，剖検された患者の膵臓において嚢胞と瘢痕組織が観察されたことに起因する。しかし，これらはこの疾患の一次的な特徴ではない（にもかかわらず，この病名がいまだに使われている）。表18-14に，この病気の臨床的徴候と症候を示す。すべての外分泌腺（例えば，膵臓，肺，および消化管）における濃い分泌によって特徴づけられる本疾患は結局，肺気道の閉塞にいたる。本疾患は白人において頻度の高い遺伝性疾患であり，米国では白人新生児の約3500人に1人が罹患する（アフリカ系米国人では15,000人に1人，アジア系米国人では32,000人に1人）。本症は両親が保有者の場合に遺伝する劣性遺伝性疾患であり，治療法がなく，致死的である。

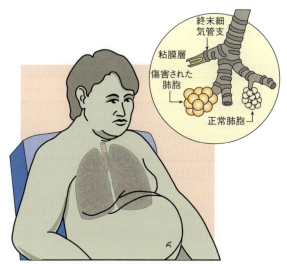

図18-8 慢性気管支炎に罹患した人は，通常チアノーゼおよび「青いむくみ」として知られる特徴的な容貌を伴う肺水腫が生じる。挿入図に示すように，慢性気管支炎の影響は酸素と炭酸ガスを交換する面の減少を伴う肺胞嚢のいびつな形態あるいは拡大に現れる。

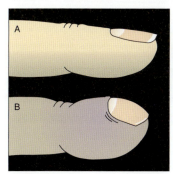

図18-9 正常な指の形状（A）とバチ状指の例（B）。慢性的な組織の低酸素状態を示すもので，肺気腫に頻発する身体症候である。

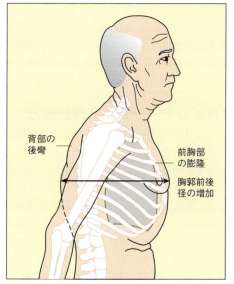

図18-10 肺気腫においては，肺に空気が貯留し，呼気が困難になる。時間経過とともに，患者の身体的形態は樽状胸などに変化する。

表 18-14 嚢胞性線維症の臨床的徴候と症候および肺病変

初期	・しつこい咳と喘鳴 ・反復する肺炎 ・過剰な食欲にもかかわらず体重増加不良 ・塩辛い皮膚と汗 ・悪臭のする大量の便（未消化の脂質）
後期（有意の肺病変合併）	・呼吸数増加（速い呼吸） ・慢性で持続する咳と粘性分泌物の嘔吐 ・樽状胸 ・チアノーゼとバチ状指 ・運動能低下を伴う労作時呼吸困難 ・気胸 ・肺高血圧に伴う右心機能不全

肺組織の病変は最も頻度が高く，重症である。気道が閉塞するため，慢性的に過剰な肺膨張をきたす。時間経過とともに，閉塞性疾患に拘束性疾患が重なってきて，慢性的な低酸素血症，高炭酸ガス症およびアシドーシスが起こってくる。最終的には，気胸と肺高血圧となり死にいたる。

本症の治療は，抗生物質および酵素製剤の補充，栄養的介入，および頻回の分泌物除去である。定期的運動は予後の改善に有益である。一部の小児では，20分の有酸素運動は1セッションの分泌物除去のかわりになる。有酸素運動による分時換気量の増加は気道からの過剰な分泌の除去に役立つ。体力の改善は病気の重症化を遅らせるのにも役立つ。

肺評価

胸および肺の画像診断は，通常最も多く用いられる肺の評価法である。それには，通常のX線写真とCTがあり，(1) 異常のスクリーニング，(2) 引き続く評価のための基礎情報の提供，(3) 病状の進行のモニターとして用いられる。MRIは肺の大部分の濃度が鮮明な磁気信号を生み出さないので，有用性は限定的である。静的および動的肺機能検査，肺拡散能，および流量-容積ループも重要な診断情報を提供する。

肺リハビリテーションと運動処方

肺リハビリテーションに対する関心は，循環器系および筋骨格系疾患に対するリハビリテーションプログラムに対する関心と比較してかなり低い。その理由はおそらく，肺リハビリテーションが肺機能を顕著に改善できず，悪化してしばしば死にいたる疾患の自然歴を食い止めることができないという結果が強調されすぎていることにある。肺リハビリテーションは，運動能，呼吸筋機能，心理状態，QOL指標（例えば，自尊心や自己効力感），入院頻度，および疾患の進行に対し顕著な肯定的効果をもたらす。肺リハビリテーションの9つの主要な目標は以下のとおりである。

1. 健康状態を改善する。
2. 呼吸器症状（息切れと咳）を改善する。
3. 医学的介入を要する早期の徴候を検出する。
4. 呼吸器症候の頻度と重症度を低下させる。
5. 動脈酸素飽和度を最大限改善する。
6. 筋力，関節の柔軟性，および心肺持久性を高めて日常生活における機能的能力を改善する。
7. 換気に関わる筋のパワーと筋力を改善する。
8. 身体組成を改善する。
9. 栄養状態を改善する。

肺リハビリテーションプログラムは以下の5項目から構成される。

1. 一般的ケア
2. 肺呼吸器ケア
3. 運動および機能トレーニング
4. 教育
5. 心理的管理

リハビリテーションにおける運動および機能トレーニングは，虚弱，疲労および重症の呼吸困難が身体活動を高度に制限する末期の患者においてとりわけ重要である。運動リハビリテーション中にモニターし評価すべき生理的指標は，心拍数，血圧，呼吸数，パルスオキシメトリーによる動脈酸素飽和度（動脈酸素飽和不全を示す），および呼吸困難である。

呼吸困難のモニターには，主観的運動強度のための

Q 質問とノート

- 嚢胞性線維症の症候を3つあげよ。
- 肺リハビリテーションの目標を3つあげよ。
- 肺リハビリテーションプログラムの構成要素を3つあげよ。

i インフォメーション

慢性閉塞性肺疾患のリスク因子
1. 慢性的喫煙
2. 大気汚染
3. 刺激性塵あるいはガスへの職業的曝露
4. 遺伝
5. 感染
6. アレルギー
7. 加齢
8. 薬物

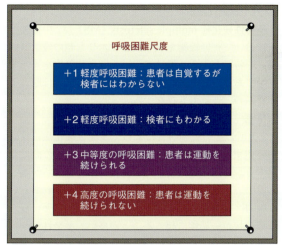

図18-11 呼吸困難尺度。運動負荷試験中の呼吸困難の強さの自覚的評価を1～4の尺度で示す。呼吸困難はしばしば、運動能の低下および漸増運動負荷試験中の収縮期血圧の上昇不良を伴う。

精神心理的スケールに似た「Likert型」の自覚的呼吸困難尺度を用いる（図18-11）。運動テストを中止すべき徴候としては、高度の息切れ、疲労、動悸、胸部不快感、あるいは、パルスオキシメトリーにおける3～5%の酸素飽和度の低下がある。

トレーニング前のGXTおよび呼吸機能検査（スパイロメトリー）によって運動処方が決められる。運動負荷試験で評価すべき事項は次のとおりである。

1. 運動は、循環器系、換気系のいずれの理由で中止されたか。
2. 運動前後の肺機能の差異（例えば、1秒間の努力呼気量〈1秒量〉が10%減少する場合には、運動前に気管支拡張療法を実施する必要がある）。
3. 運動によって動脈血中酸素分圧が20 mmHgを超えて低下するか、55 mmHgを下回る場合には、酸素吸入が必要。

軽症の肺疾患患者（強い運動をしたときに息切れ）の運動処方は、健康な人のそれに準じてよい。中等度の症状の肺疾患患者（通常の日常身体活動で息切れ、もしくは拘束性、あるいは閉塞性肺疾患の臨床症候がある）においては、以下の基準を用いて運動トレーニングを実施する。

1. 換気予備能の75%を超えない強度
2. 中等度と算出される心拍数範囲でのトレーニング（年齢別予測最大心拍数の50～70%）
3. GXTにおいて最大MET水準の40～85%の間で患者が明らかに呼吸困難となるポイント

このような条件で実施された場合、運動の持続時間は通常20分となり、週3回施行される。運動の持続時間が5～15分のほうがより望ましい場合には、運動の頻度は週5～7回にする必要がある。

重症の肺疾患患者（ほとんどの日常活動で息切れを生じ、努力肺活量および1秒量が予測値の55%未満）においては運動試験および処方に対する異なるアプローチを行う必要がある。すなわち、通常、2～3 METsの低強度の運動を休憩を挟みながら始めて、数分ごとに強度を上げる試験を行う。症候限界で決められる歩行速度および距離は、運動処方を決めるのに有用な指標を提供する。重症の患者においては、短い運動時間からなるインターバルトレーニングがしばしば有用である。初期の運動処方が比較的低強度であることから、このような患者においては最小限1日1回の運動を行うべきである。たとえ、運動耐容能の増加が小さくても患者の機能的能力およびQOL指標は改善する。

すべての肺疾患患者において、定期的な運動は呼吸筋機能の改善をもたらす。次の2つの方法によって、この改善は達成される。

1. **持続的な気道陽圧** continuous positive airway pressure（**CPAP**）装置を用いた換気筋のレジスタンストレーニングは、その筋力とパワーを改善する。他の骨格筋に対する漸増性のレジスタンス運動と同様の過負荷が生じる。
2. 定期的かつ漸増する有酸素性トレーニングの一般的プログラムを介して呼吸筋の耐容能が向上する。

神経筋疾患および障害

神経筋疾患は特異的に脳に影響する疾患をいう。進行性の神経変性あるいは特定の神経ニューロンに対する損傷によって、単純なものから複雑なものまで幅広い障害が起こる。米国においては、神経および精神疾患による入院が、心疾患やがんを含む他の主要な疾患による入院より多い！ 脳の機能障害による経済的負担は莫大であるが、患者および家族の多大な情動的損害のほうがよりいっそう重大である。

脳卒中

時に**急性脳血管発作**と呼ばれる**脳卒中**とは、血液供給の制限（虚血）あるいは出血によって脳の一部に致死的になりうる酸素供給の減少をいう。その結果生じる脳傷害は、傷害の部位および持続した傷害の程度に比例して脳の多くの機能に影響を与える。その影響には、運動および感覚障害および言語、知覚、情動、認知機能障害がある。脳卒中は、重症の運動および認知

障害を起こすこともあれば，軽症で短期間のみの永続しない症候ですむ場合もある．

臨床像

脳卒中の臨床像は損傷の部位と重症度によって決まる．出血性脳卒中を示す徴候は意識レベルの変化，激しい頭痛および血圧上昇である．脳出血は通常片側に起こり，身体的不安定，吐き気，嘔吐と関連する．表18-15に，脳卒中と関連する典型的な身体的・精神的症状および合併疾患を示す．

脳血流量は虚血性脳卒中を評価する主要な指標である．脳血流量が 10 mL/100 g/分（基準範囲 50～55 mL/100 g/分）を下回ると，シナプスの伝導不全が起こり，脳血流量が 8 mL/100 g/分以下になると，細胞死にいたる．

脳卒中は，身体機能および認知機能を障害する．左脳半球の傷害は右脳半球の傷害と異なり，典型的には表現および理解における言語障害を伴う．運動障害は通常，片麻痺または不全片麻痺として発現する．遠心性神経経路に対する傷害により，脊髄の運動ニューロン調節異常を生じ，体位性および伸長反射が悪影響を受けて随意運動が困難になる．運動調節の障害により，筋力低下，協調性運動の異常，力調節の不全，反応時間の遅延，筋緊張の異常，関節可動域の喪失をきたす．

運動処方

脳卒中回復期の最初の6カ月間におけるリハビリテーションの主な目標は，運動機能の改善（受動的あるいは能動的補助による柔軟性の改善，筋力の向上）にある．脳卒中患者を対象とした運動トレーニングの研究は少ないが，それらは移動能力および機能的自立の改善，疾患および機能障害のさらなる進展を防ぐために運動を活用することを支持している．脳卒中生存者は，年齢，機能障害の程度，動機のレベル，合併症，二次的障害，関連した障害に大きな幅がある．特異的な運動処方による介入は，これらの障害を減らし，機能的能力を改善することに集中すべきである．

多発性硬化症

多発性硬化症 multiple sclerosis（MS）は，中枢神経系において神経線維を取り囲むミエリン鞘の破壊（脱髄）を特徴とする，慢性でしばしば身体障害をきたす疾患である（第11章参照）．炎症性脱髄病変は脳および脊髄のどこにでも存在する．

臨床像

2カ所以上の脱髄病変によって多発性硬化症の診断が確定する．多発性硬化症は通常 20～40歳の間に発症する．診断の確定にいたる持続的な神経症状が起こる前に，小児期あるいは青年期に四肢のしびれあるいは脱力，全身脱力，眼のかすみ，および複視といった神経症状が一過性に起こることが多い．多発性硬化症は世界中どこでも，赤道から離れた緯度で高率に発症する．米国における多発性硬化症の発症率は，北緯37度より南では10万人当たり57～78例であるが，北緯37度より北では10万人当たり平均140例である．この差異の理由は明らかではない．多発性硬化症の診断が確定した患者は，全身性エリテマトーデス，関節リウマチ，多発性筋炎，および重症筋無力症などの多彩な自己免疫性疾患を合併していることが多い．多発性硬化症患者の第一度近親者の多発性硬化症発症確率は12～20倍高い．

倦怠感は，多発性硬化症の最も一般的な初期症状である．他に，片眼の有痛性の霧視あるいは視力消失，四肢の筋脱力，ぎこちなさ，しびれとうずき，腸・膀胱機能障害，性機能障害，関節の拘縮，尿路感染症，骨粗しょう症，および痙攣のうち，1つもしくは複数の症候が出現する．

運動処方

多発性硬化症の患者に対しては，有酸素運動，レジスタンス運動，バランスおよび柔軟運動を含む包括的な健康処方が有益である．約80％の患者において，持久性運動の実施を懸念する重要な1因子は，それが外部の気候によって環境的に生み出されるか，発熱ある

表18-15 脳卒中患者の身体的・精神的症状と合併疾患

身体的症状	精神的症状	合併疾患
失語症	認知障害	冠動脈心疾患
バランス障害	情動不安定	糖尿病
転倒	うつ	高血圧
疲労	記憶喪失	肥満
筋力低下	自尊心の低下	末梢血管疾患
肥満	社会的孤立	
麻痺		
不全麻痺		
痙攣		
視覚障害		

Q 質問とノート

1. 運動リハビリテーション中にモニターすべき2つの指標をあげよ．

2. 呼吸困難の程度を評価する尺度を簡単に説明せよ．

3. 脳卒中の主要な臨床像を説明せよ．

4. 多発性硬化症の最も一般的な臨床症候を説明せよ．

いは運動誘発の熱産生による体温上昇であるかを問わず，熱による悪影響である。このような悪影響があると運動トレーニングの持続には耐えられず継続困難となる。それでも，運動トレーニングは多発性硬化症の患者において，循環器機能を改善することができる。個人の興味と身体障害の程度や性質に応じて，据えつけ自転車走行，歩行，衝撃の少ないいすあるいは水中エアロビクスを選択するのは優れたトレーニング法である。理想的な運動の条件は，頻回の休息が可能で，体温を安定できる気候を調節した場所での平地歩行である。多発性硬化症の患者の運動処方においては，体温の調節が最重要の考慮点である。現実的で達成可能な運動処方は，10分3回のセッションからなる30分の運動を週3回実施する方法である。

パーキンソン病

パーキンソン病 Parkinson's disease（PD）は，しばしば運動技能，言語能力などの機能が障害される中枢神経系の頻度の高い神経変性疾患であり，その罹患率は，世界中で10万人当たり60〜187人である（パーキンソン病に対して免疫を有する地域住民はいない）。この移動障害の発症リスクは加齢とともに増加し，10％の患者が40歳以前に，30％の患者が50歳以前に，40％の患者が50〜60歳で有症候となる。

臨床像

パーキンソン病の臨床症候には，さまざまな程度の振戦，自発性と体動の減少，硬直，および姿勢反射の障害がある。これらの症候のために極度の歩行および姿勢の不安定性を生じ，転倒や硬直の頻度が増加し，歩行が高度に困難となる。一部の患者は体動の完全な消失状態になる（無動）。機能障害には他にも，ベッドからの起床，車の乗降，いすからの立ち上がりが困難になることがある。他の障害としては，着衣，書字，会話，嚥下の困難がある。パーキンソン病の患者では，一般的に複数の課題を同時にこなすことが困難になる。疾患が進行すると，このような障害はより顕著となり，時に，日常生活における最もありふれた活動すらできなくなる。疾患の終末期には，移動に車いすを使用しなければならなくなり，寝たきりになる可能性がある。

運動処方

パーキンソン病患者に対する運動処方の多くは，個別的であり，運動調節障害の改善を目指す介入法として用いられる。リハビリテーションとしての運動の主眼は，横になる，座る，立ち上がる，歩くといった動作を通じて，特定の課題に対するゆっくりした調節された運動である。治療プロトコルには，すべての主要な筋および関節に対するゆっくりした静的ストレッチを用いる可動域運動，バランスおよび歩行トレーニング，移動訓練，および筋協調運動がある。有酸素性能力に対する運動トレーニング効果を評価した研究はほとんどなく，ガイドラインもない。症例報告では，水泳が適用可能な運動方法であることが示されている。

腎臓疾患および腎機能障害

主要な代謝疾患である肥満，糖尿病，および腎臓疾患では，定期的な運動が補助的治療法として行われる。肥満と糖尿病については他の章で論じたので，本章では運動生理学と関連づけて腎臓疾患および腎機能について解説する。

腎臓が血液から有毒物質や老廃物を適切にろ過できなくなると慢性腎臓病を発症する。急性腎不全は有毒物質（例えば，薬物アレルギーや毒素），高度の血液喪失，外傷によって起こる。糖尿病は腎臓疾患の原因疾患の中で最も多く，腎不全の原因の約40％が糖尿病であり，次いで約25％が高血圧である。遺伝性疾患，自己免疫疾患，および出生時の奇形も腎臓疾患の原因となる。

臨床像

時に尿毒症（正常であれば尿に排泄される老廃物が血液中に滞留する）と呼ばれる慢性腎臓病によくみられる症候には，次のようなものがある。

1. **排尿障害**：通常より尿量が多かったり，少なかったりし，排尿に抵抗を感じ，尿の色調が変化し，尿が泡状になり，夜間排尿のために起きるようになる。
2. **両足，足首，両手，あるいは顔面の腫脹**：腎臓のろ過不全のため体液が組織に貯留する。
3. **倦怠感，虚弱感**：腎不全を発症すると赤血球の浪費あるいは不足（貧血）により，これらの症状が起こる。
4. **息切れ**：肺組織における体液貯留が増加すると，腎不全は時に喘息あるいは心不全と混同される。
5. **呼気のアンモニア臭あるいは口腔内のアンモニアあるいは金属味**：老廃物の増加により，呼気の悪臭，味覚異常，あるいは高タンパク質食物への嫌悪を生じる。
6. **背部あるいは脇腹痛**：両腎臓は背中の脊柱のそれぞれ横にある。
7. **かゆみ**：老廃物の増加によって特に下肢における高度のかゆみを生じる。
8. **食欲不振**
9. **吐き気と嘔吐**
10. 糖尿病患者においては，低血糖発作の増加

慢性的な尿毒症は結局，**末期腎臓病**に進行し，一生続く透析もしくは腎移植が必要となる。腎移植数は，ここ10年間，世界中で着実に増加しており，腎移植によって一般的に，より正常な生活スタイルと充実したリハビリテーションが可能となる。腎移植は世界の他の国よりも米国で多く（ほぼ9倍）行われている（2008年には16,517件，このうち約2/3が死体から）。腎移植患者の約80％で腎機能がほぼ正常化する。これに対して，さまざまな方法の透析での腎機能正常化率は40～60％である。腎移植患者のほぼ75％は通常の仕事を行える。これに対して，透析患者では約50～60％にとどまる。

運動処方

定期的な運動は，リハビリテーションを行う透析および腎移植患者が疾患によりよく適応するうえで重要な役割を果たす。リハビリテーションの有益な効果を最適にするためには，そのプログラムを透析開始前から始めるべきである。適切な低強度持久性トレーニング（米国スポーツ医学会のガイドラインに従う）は，中等度の腎不全において筋のタンパク質分解を減らし，一部の透析患者では安静時の血圧を低下し，透析患者の有酸素性能力を中等度改善する。

有酸素性トレーニングあるいは身体的に活発な生活習慣の，慢性腎不全あるいは腎移植患者の生命予後に対する効果に関する縦断的研究データはない。しかし，尿毒症患者がさまざまな身体活動を日常的に維持することは，競技スポーツへの参加を含めたQOLを向上すると報告されている（www.kidney.org/news/tgames/index.cfm）。

がん

がんは，異常な細胞の調節不能な増加を特徴とする疾患群の総称である。100を超える異なるタイプのがんが存在し，多くは成人において発症する。がん腫は，身体，腺，および内部臓器の表面にある上皮細胞から進展するがんをいう。がん腫はがん全体の80～90％を占め，前立腺，大腸，肺，頸部，および乳がんなどがある。がんはまた，血液細胞（白血病），免疫系（リ

Q 質問とノート

- パーキンソン病の臨床症候を2つあげよ。
- ＿＿＿は腎臓病の最も多い原因である。
- 腎臓病によくみられる症候を3つあげよ。

---

i インフォメーション

身体活動の増加に関連したがん罹患の減少

国，食事習慣，生活習慣，環境要因，人種，社会的経済的背景がさまざまな人，および実験動物を対象とした，自主的あるいは強制的運動を実施した25を超える研究が，定期的身体活動レベルの高さに関連したがん発症リスクの減少に根拠があることを示している。

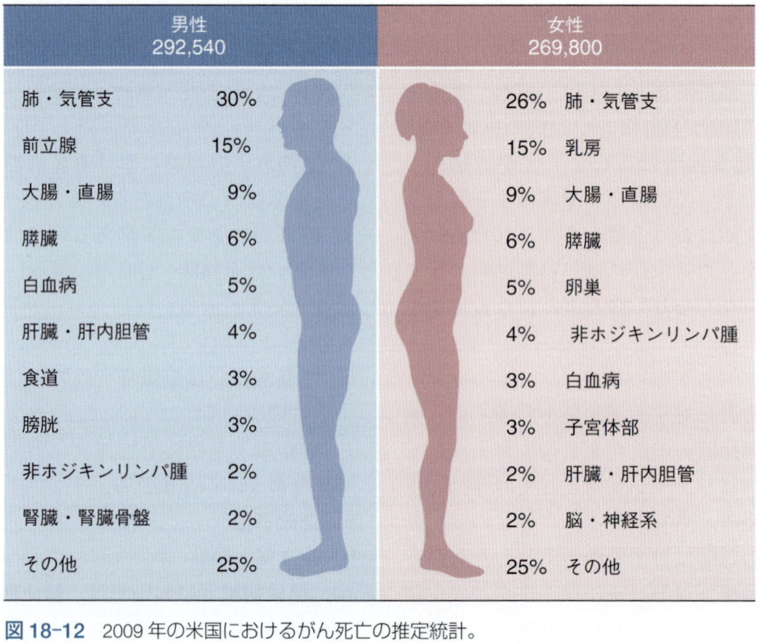

男性 292,540		女性 269,800	
肺・気管支	30%	26%	肺・気管支
前立腺	15%	15%	乳房
大腸・直腸	9%	9%	大腸・直腸
膵臓	6%	6%	膵臓
白血病	5%	5%	卵巣
肝臓・肝内胆管	4%	4%	非ホジキンリンパ腫
食道	3%	3%	白血病
膀胱	3%	3%	子宮体部
非ホジキンリンパ腫	2%	2%	肝臓・肝内胆管
腎臓・腎臓骨盤	2%	2%	脳・神経系
その他	25%	25%	その他

図18-12 2009年の米国におけるがん死亡の推定統計。

ンパ腫），骨，腱，軟骨，脂肪，筋のような結合組織（肉腫）からも発症する。

図18-12に，2009年における米国のがんによる推定死亡を示す。男性においては肺・気管支がんが，女性においては肺・気管支がんおよび乳がんが，米国成人におけるがんによる主要な死因である。肺・気管支がんには喫煙および受動喫煙が関連するが，乳がんの原因についてはよくわかっていない。

最近，85歳未満の米国人において，がんは心疾患にかわって死因の第1位になっており，人口の約1/3はがんに罹患している（www.cancer.gov/statistics）。原因は明らかではないが，少数人種（異なる文化的背景および健康および栄養に対する信念を有する）のがん罹患率は一貫して高い。25～44歳の女性において，がんは死因の第1位である。

現在，がん罹患生存人口は800万人（多くは1970年代，80年代にはじめて診断された）を超えており，これらの人に対する持続的なリハビリテーションおよび維持療法が，この重要な医学領域において求められている。多くのがん患者および生存者において最も重大な問題は，筋量および機能の低下である。機能の低下には，歩行困難（短い距離でも）や簡単な家事をこなせないほどの高度の疲労感が含まれる。約75%のがん生存者が放射線治療あるいは化学療法中および後の非常に強い疲労を感じ，それに伴い体重減少，筋力および循環器系持久力の低下を生じることが報告されている。機能の維持・回復はがんの生存者のみならず「治癒した」患者においても課題である。さまざまな治療を受けているか受けた後のがん患者に対する運動介入は，それを正当とする十分な理論的根拠がある。

臨床像

がんの臨床像は，外科治療，放射線治療，全身性薬物治療の3つの一次的がん治療法の効果に影響される。

外科治療は最も歴史が長くかつ一般的な治療法である。外科治療には，がんの進行を防ぐ目的で行われるリスクの高い組織の除去手術，がんの診断のための異常組織の生検，治癒目的の腫瘍の摘出，化学療法の薬物注入のための中心静脈へのカテーテル挿入，根治治療後の再建，および治癒不能がんに対する保存的ないし症候軽快のための手術（例えば，部分的腸切除）がある。

放射線治療はすべてのがん患者の50%超に対して行われる。この治療では，荷電し電離した粒子により生じた光量子の特定の組織への貫通によってDNAが傷害され，細胞の複製が妨害されて細胞死を起こす。放射線治療は一般的には5～8週間毎日行われる。

薬物療法は，がん細胞が原発巣および局所リンパ節を越えて転移したことが疑われる場合に，多くの進行した固形の腫瘍を有する患者に対して処方される。化学療法，ホルモン治療，および生物学的治療が，3つの主要な全身治療法である。

表18-16に，外科治療，放射線治療，および全身薬物療法によってしばしば生じる臨床症状を示す。

運動処方

定期的な身体活動は自立と機能的能力を高め，がん患者の回復と普通の生活習慣への復帰を促進する。健康および運動指導者は，一般的に症候限界漸増かつ個人に適合した運動処方を推奨する。慎重な通院による運動はどのような方法であれ，大部分の運動習慣のない身体的脱調節を有する患者にとって有益であること

表18-16 がん治療とその合併症

治療法のタイプ	治療に伴う副作用
外科治療	肺：肺気量の減少，呼吸困難，身体的脱調節 頸部：可動域の減少，筋力低下，時に脳神経麻痺 骨盤領域：尿失禁，勃起不全，身体的脱調節 腹部：身体的脱調節，下痢 四肢切断：慢性的疼痛，身体的脱調節
放射線治療	皮膚：発赤，疼痛，乾燥，落屑，組織壊死，弾性低下 脳：嘔気，嘔吐，倦怠感，記憶喪失 胸郭：部分的非可逆性肺線維症，時に心臓への照射に伴う心膜の炎症，線維化，アテローム性動脈硬化の進展，心筋症 腹部：嘔吐，下痢 骨盤：下痢，骨盤痛，膀胱瘢痕化，時に失禁，性機能不全 関節：結合組織および関節包の線維化，可動域低下の可能性
全身治療	化学療法（タイプと量に依存）：高度の倦怠感，食欲不振，嘔気，貧血，好中球減少，筋痛，末梢性知覚および運動神経障害，失調，嘔吐，筋量減少，身体的脱調節，感染症 ホルモン療法（タイプと量に依存）：脂肪分布の変化（体幹部および顔面肥満），近位筋の筋力低下，骨粗しょう症，浮腫，感染症，体重増加，高度の倦怠感，顔面潮紅，筋量減少 生物学的療法（タイプと量に依存）：発熱ないしアレルギー反応，悪寒，頭痛，高度の倦怠感，低血圧，皮膚発疹，貧血

Courneya, K. S., et al.: *ACSM's Resource Manual for Clinical Exercise Physiology for Special Populations*. In: Myers, J.(ed.). Baltimore: Lippincott Williams & Wilkins, 2002. より

が証明されている。

定期的運動は，疲労症状の軽減，機能的能力の改善，好中球減少（循環血液中の好中球数の異常減少）の改善，疼痛や下痢の重症度の低下，入院期間の短縮などに有益な効果をもたらす。運動介入は，精神的苦痛を減じ（気分を改善し）免疫機能を高める。最近の研究は，全身的倦怠感，生活への満足，うつの程度，自己概念，および QOL などに対する精神社会的効果に焦点が向けられている。それらの研究は定期的運動と精神社会的指標の改善に肯定的な関連があると報告している。

がん患者は運動負荷試験を受けることができ，それは運動処方の基礎資料としても有用である。健康な人と同様な負荷方法をがん患者にも適用できるが，疲労感に細心の注意が必要である。

患者が特に運動の禁忌に該当しなければ，運動処方として歩行が推奨される。関節可動域を増す柔軟運動や，筋力を改善し除脂肪体重を増やし全般的な動きを改善する運動（例えば，抗重力筋に対する最大下静的運動，深呼吸運動，および動的な体幹回転運動）も同様に推奨される。多くの場合，低強度で短時間の運動を1日に数回行うことが望ましい。運動の進展と強度は個人によって異なるが，最初の運動・安静比率1：1は，2：1に変更される。その結果，間欠的な運動施行から15分までの連続的な運動に変更される。

乳がん

40歳以上の白人女性において最も多いがんの1つである乳がんは，40〜60歳女性の主な死因である。2009年，女性において約192,370例，男性において1910例の新たな乳がんの発症が報告されており，女性の40,170人が死亡した。女性において乳がんより死亡が多いのは肺がんのみである。一生のいずれかの時期に女性の約1/8が乳がんを発症し，再発率も高い。国立がん研究所は2006年1月の時点で約250万人の乳がん既往女性が生存していると見積もっている。このうちの多くは治癒しているが，依然としてがんが治癒せず治療中の人もいる。

原発性乳がんのリスク因子には，乳がんの家族歴，がんの既往，早期の初発月経，閉経の遅れ，30歳以降の初子出産あるいは子どもなし，および高脂肪食が含まれる。

日々の低〜中強度の有酸素運動には，化学療法中の乳がん女性の疲労感を軽くし，乳がん治療に伴う広範囲の QOL に対する弊害を改善する効果がある。定期的運動は，機能的能力，身体組成，治療の副作用，気分，および自己イメージの改善に有効である。

我々の研究室が行った研究の1つでは，乳がん生存者に対する定期的運動の有益な効果が示されている。このプログラムは乳がんの手術からの回復期の28人の患者に対して実施され，週4回，自己ペースの水圧を用いたレジスタンス運動と有酸素運動からなる14カ所のサーキットトレーニングから構成されていた。図18-13 に示すように，乳がん手術からの回復期にあ

Q 質問とノート

- がん治療の主要な方法を3つあげよ。
- がん患者における定期的運動の有益な点を3つあげよ。

---

i インフォメーション

余命は73日延長した

健康統計に関する国立センター National Center for Health Statistics（www.cdc.gov/nchs）の予備的データによれば，米国の寿命は2006年に77.7歳から77.9歳に10.4週間延長し，記録を更新した。この寿命の延長は，2大死因である心疾患とがんの死亡率が持続的に低下し，HIVによる疾患の死亡が10%減少したことによる。心疾患とがんによる死亡は全死亡の48.5%を占め，25〜44歳の米国人の主要な死因の6番目であるHIVによる疾患の死亡は11,061人減少した。男女の平均寿命はそれぞれ，75.3歳，80.4歳であった。黒人男性の寿命は2006年の69.7歳から2007年の70.2歳に延長した。

---

i インフォメーション

**乳がん生存者において
レジスタンストレーニングが有用である**

数十年間，医師は乳がん生存者（最近では米国人240万人）に対して重い物をもち上げたり運んだりするとひどい腕の腫れを起こす可能性があると忠告してきた。しかし，新しい研究では，レジスタンストレーニングプログラム（週2回90分のウェイトリフティングクラスを13週間，希望によりさらに39週間継続）により，痛みを伴い，みた目も良くない腕や手の腫れを引き起こす放射線治療に関連した体液の貯留症候の軽快に有用であることが示されている。

Q 質問とノート

- FITT原則を用いて，がん生存者に対する運動療法について概説せよ。
- 乳がんの主要なリスク因子を3つあげよ。

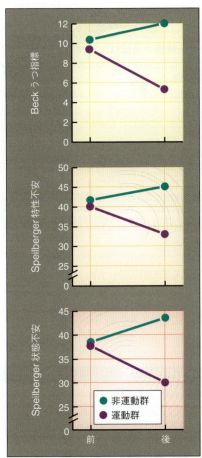

図18-13 乳がん手術からの回復期女性のうつ（上）、特性不安（中）および状態不安（下）に対する10週間の中強度有酸素性レジスタンスサーキットトレーニングの効果。（M. Segar, Applied Physiology Laboratory, University of Michigan, 1996. による）

る運動群でうつ症状が38％減少したのに対し，非運動群は13％増加した。運動群で特性不安が16％，状態不安で20％減少したのに対し，非運動群はいずれも増加した。これらの結果から，計画的な中強度の有酸素性レジスタンス運動プログラムは，乳がんのリハビリテーションにおいて精神心理的指標に好ましい影響を与えることが示された。

認知および情動疾患・障害

国立メンタルヘルス研究所（www.nimh.nih.gov/index.shtml）によれば，約1900万人の18歳を超える米国人が大うつ病を経験したことがあると想定される。うつ病が関連した自殺は10〜24歳において第3位の死因である。また，一次診療機関における外来患者の6〜8％がうつ病に罹患している。うつ病患者が多いにもかかわらず，精神疾患の診断率は低いままであり，診断された患者の約1/3のみが治療を受けているにすぎない。

主要な認知・情動疾患は次のとおりである。

1. **大うつ障害**：一般にうつ病と呼ばれる。
2. **気分障害**：少なくとも2年間にわたり，多くの日に軽いうつ症状がある。症候は大うつ障害に似ているが，重症ではない。
3. **季節性気分障害**：特定の季節（例えば，冬）にうつ症候が再発する。
4. **産後うつ**：出産後に起こる。典型的な場合，出産後2〜3カ月後に発症するが，出産後1年以内に起こることもある。
5. **双極性障害**（従来，躁うつ病として知られていた）：少なくとも2週間以上続く極端な情動変化が特徴である。

臨床像

うつ病の原因は単一ではなく，しばしば複数の因子および出来事の組み合わせによって起こる。原因のいかんによらず，うつ病は単なるある種の精神状態ではない。むしろ，脳の生理的変化や神経性伝達物質の化学的バランスの異常と関連する。

女性は男性の約2倍，うつ病に罹患しやすく，それは一部には思春期，月経，閉経，および妊娠に伴うホルモン変動による。男性は診断されずに経過することが多く，助けを求めない傾向がある。男性は典型的なうつ症状を呈することが多い。怒りやすく敵対的となり，うつ状態をアルコールや薬物濫用でごまかす傾向がある。自殺はうつ病男性において重大なリスクであり，女性の4倍，自殺しやすい。高齢者がうつ病になる状況は特異的である。高齢者は愛する人を失い1人暮らしを余儀なくされることが多く，身体的疾病により日常の身体活動量が減少する。これらはすべてうつ病を発症しやすくする。人はうつ病の徴候を加齢のせいにしがちであり，高齢者の多くは自らの症候を話すことを躊躇する。そんなわけで，高齢者は適切な治療を受けないことになりうる。

うつ病に関与する4つの主な因子は次のとおりである。

1. **家族状況**：経済的問題によるショックとストレス，人間関係の破綻，愛する人の死，その他の人生における大きな変化。
2. **悲観的人格**：自己尊厳感が低く，将来に悲観的な人はリスクが高い。
3. **健康状態**：心疾患，がん，およびHIVに感染している場合，うつ病になりやすい。
4. **その他の精神障害**：不安神経症，摂食障害，統合失調症，および薬物濫用はしばしばうつ病を伴う。

表18-17 うつ病の12の主要な徴候と症状

1. 従来楽しかったことが全く楽しめなくなる
2. 活力の喪失
3. 絶望感あるいは無力感
4. 集中が困難
5. 決定することが困難
6. 不眠もしくは嗜眠
7. 胃痛および消化器症状
8. 性的障害（例えば，性的衝動の低下）
9. 種々の疼痛（例えば，反復する頭痛）
10. 体重減少あるいは増加を引き起こす食欲の変化
11. 死あるいは自殺念慮
12. 自殺を試みること

表18-17に，うつ病の主な徴候と症候を示す。

運動処方

臨床的にうつ病とされた集団における運動の研究には，入院患者および外来患者を対象としたものがある。全体として，それらの結果は運動のうつ症候に対する肯定的な効果を支持している。多くの場合，運動により患者のうつ得点は低下した。

うつに対する効果の程度には運動様式間に差異はないが，それでも多くの研究においてランニングあるいは他の有酸素性タイプの活動に焦点が向けられている。興味深いことに，体力関連指標である血圧低下や有酸素性機能の増加はしばしば改善するものの，精神的症候の改善は体力の改善に依存しない。

うつに対する運動の有益な効果は，異なる精神的および生理的機序によって説明しうるかもしれない。精神的効果については，運動は人生のコントロールに対し喪失感を有するうつ病患者にとって重要な優越感および自己尊厳感を高める。運動はまた，心配，憂慮，罪悪といった感情への関心から気をそらすという気晴らし的治療効果がある。健康，柔軟性，および身体状況の改善は気分を高める効果もある。大筋群の活動を伴う運動は，抑うつ，怒り，および敵意の積み重なった感情を発散させるのに有用である可能性がある。運動は，気分を改善する可能性のある代謝や中枢神経伝達物質の利用能への影響を介して有益な効果をもたらす可能性がある。

気分を調節する神経化学に対する運動の効果についての研究が続けられており，特に，神経節前および節後部位におけるモノアミンおよび他の中枢神経伝達物質の代謝について研究が行われている。選択的セロトニン再吸収抑制剤などの抗うつ薬は，受容体レベルにおいて神経伝達物質の利用能を増加させることで薬効を発揮する。運動は，これらの中枢性薬剤の代謝と利用能に影響することで気分に対する有益な効果を発揮する可能性がある。

β-エンドルフィンの気分調節における役割について，相当な関心が寄せられている。疼痛を軽減し多幸感を誘発しうるこれらの化学物質は，高度の運動をする人が経験する「ランナーズハイ」と関連があるとされてきた。β-エンドルフィンを産生しうる運動がうつに影響しうるかは疑問があるが，うつ病患者において，その可能性は依然残っている。

睡眠障害はうつ病の症候であると同時に増悪因子であるが，運動は睡眠の改善に有用であり，運動の重要性を示す付加的根拠である。運動によってうつ病患者の主観的な睡眠の質が改善し関連するうつ病の症候も改善する。

うつ病患者の運動療法に際しては，以下の8因子を考慮する。

> **インフォメーション**
>
> **脳を若く維持するには**
> 以下の5つの行動変容が加齢に伴う脳機能の保持に有用である。
>
> 1. 毎日30〜60分運動すること。定期的運動は，加齢に関連して生じる脳の記憶に関わる領域の委縮を回復させる。
> 2. 過剰な体重を減らすこと（あるいは少なくとも増やさないこと）。過剰な体脂肪は脳血管壁にあるプラークを分解する酵素の作用を妨害するインスリンを増やす。
> 3. 血圧をコントロールすること。高血圧は認知的予備力を減らす無症候性脳卒中の発症を促進する可能性がある。
> 4. 社会的にも知的にも活発であり続けること。一生を通じて知的および社会的な活動を持続している人は，高齢になっても知的機能が低下しにくい。
> 5. 緑黄色野菜を食べて十分なビタミンDを摂取し，海産物の摂取を増やす。

1. **障壁を予期すること**：倦怠感，活力喪失，および精神運動の退行などのうつ病の主な症候は，身体活動の大きな障壁となる。絶望感や無力感も運動への動機に悪影響を与える。

2. **現実的な期待をもたせること**：運動の勧奨は慎重に行うこと。うつ病患者はしばしば自分を責めるので，運動をもう1つの失敗の体験とみなす可能性がある。不安や罪悪感を引き起こしかねない誤った期待を抱かせてはいけない。運動は一次的な治療のかわりになるものではなく，それを補助するものであることを説明しなければならない。

3. **容易に施行できるプログラムを処方すること**：現実的で実用的な運動処方とし，患者に無力感を抱かせるさらなる重荷にならないようにすべきである。患者の背景と病歴を考慮しなければならない。重症

患者においては，服薬と精神療法によって症候が軽快するまで運動を延期すべきである。これまで運動習慣のない患者においては，1日2,3分のウォーキングのような軽い運動プログラムから始めるべきである。

4. **楽しい面を強調すること**：患者の好みや状況に応じて運動を選ぶように勧めるべきである。患者の予定に容易に加えられる楽しい活動を用いるべきである。
5. **集団での活動を含めること**：うつ，孤独，そして引きこもっている患者にとって，社交の機会が増えることは有益である可能性が高い。楽しい環境での屋外活動による刺激は気分を高める効果があり，季節性うつ病には陽に当たることが治療的効果をもたらす。
6. **運動方法の詳細**：ウォーキングは，ほとんどすべての人に適用可能であり，外傷のリスクも非常に少なく，気分を高める効果がある。米国スポーツ医学会の健康な人に対する推奨基準に従い，週3〜5回の20〜60分を目標とするウォーキングあるいは他の有酸素運動は合理的である。米国スポーツ医学会は，週2〜3回のレジスタンストレーニングや柔軟運動も推奨している。
7. **コンプライアンスを高めること**：運動処方は抗うつ効果をもたらさなくても体力の改善という良い効果をもたらす。体力的負担の少ない運動プログラムを用いれば，コンプライアンスは良くなる。
8. **運動と他の治療を統合する**：うつ病に対する一次的治療が運動の障壁になってはならない。抗うつ薬の服用は患者の機能的能力に悪影響を与える可能性がある。

うつ病の治療は，短期的および長期的精神療法を組み合わせて単独あるいは抗うつ薬治療と併用して行う必要がある。運動処方は，その目標として患者の全般的活動度を高め，楽しく満足する体験を加えることで精神療法を補完する。患者が運動することの困難な問題（例えば，動機の問題，対人関係に対する恐怖心，運動を厄介な仕事とみなす傾向）は，精神療法が適切に探究すべき機能不全的態度に影響を与えるかもしれない。

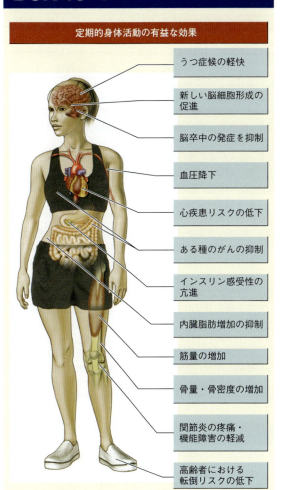

BOX 18-4
定期的身体活動の有益な効果
- うつ症候の軽快
- 新しい脳細胞形成の促進
- 脳卒中の発症を抑制
- 血圧降下
- 心疾患リスクの低下
- ある種のがんの抑制
- インスリン感受性の亢進
- 内臓脂肪増加の抑制
- 筋量の増加
- 骨量・骨密度の増加
- 関節炎の疼痛・機能障害の軽減
- 高齢者における転倒リスクの低下

インフォメーション

ちょっとした運動でも85歳以上の超高齢者に生きがいを付加する

80代の超高齢者における定期的身体活動の潜在的有益性については，ほとんどわかっていない。最近の研究によれば，超高齢者であっても定期的身体活動の有益性が示唆されている。従来運動習慣のなかった85歳の被検者でも，週4時間の身体活動（この水準の運動はこの年代では活動的と分類される）に参加することにより有益な効果が得られる。仮に歩行が15分間の散歩に分割して実施されたとしても，より長時間の歩行に参加した人と効果は同じである。身体的に活動的な80代の人は，うつや孤独感を経験することが少なく，日常生活における課題をより容易に達成する能力が高いことが示された。
(Arch. Intern. Med 169：1476, 2009)

Q 質問とノート

- 5つの主要な認知および情動障害の分類をあげよ。
- 「ランナーズハイ」に通常関連する神経化学物質をあげよ。

まとめ

1. 運動生理学者や健康・体力指導者は，臨床現場における患者の包括的健康ケアのチーム医療における一翼を担う。運動生理学者は患者の移動や機能的能力の回復に集中して役割を果たす。
2. 主な循環器疾患は，直接的に心筋に影響し，心臓弁を傷害し，あるいは心機能に対する神経調節に影響を与える。
3. LDL コレステロール受容体機能に関連する遺伝子に近接する19染色体にある ATHS 遺伝子は，冠動脈性心疾患のほぼ50％を説明する。
4. 心臓における酸素の需要と供給の不均衡は，狭心痛を引き起こす。
5. 心筋梗塞は，冠動脈における不適切な血液灌流あるいは身体活動中の心筋酸素需要と供給の不均衡によって生じる。
6. 心臓の心外膜における炎症である心膜炎は急性（再発性）と慢性（収縮性）に分類される。
7. 心不全は心拍出量が静脈還流量に適合し得なくなって起こる。心不全は，一次的な心筋疾患，慢性的高血圧あるいはポンプ機能を障害する構造的欠陥によって生じる。
8. 瘤とは，動脈，静脈，あるいは心筋壁の異常な拡張をさす。血管の瘤は，外傷，先天性血管病，感染，あるいはアテローム性動脈硬化によって血管壁が脆弱となって生じる。
9. 心疾患患者に対して実施される有酸素運動プログラムは，疾患特異的な病態生理学，運動能を制限する機序，および機能的能力における個人差を考慮しなければならない。
10. 心臓弁膜症には，狭窄，逆流，および逸脱がある。
11. 不整脈，徐脈，頻脈，および心室性期外収縮は，心臓神経系の疾患を表す。
12. 心疾患に対する徹底した評価には，病歴，身体検査，臨床検査（胸部X線，心電図，血中脂質分析，血清酵素検査），および生理学的検査が含まれる。
13. 「負荷試験」とは，以下の2つの目的のための系統的運動のことである。すなわち，（1）安静時の代謝需要を上回る代謝需要に対する心電図変化の観察，および（2）生理的調節の評価である。
14. 最も一般的な運動負荷試験の様式は，多段階エルゴメータおよびトレッドミルテストである。これらの試験は運動強度を漸増し，1段階3～5分間で数段階からなっており，被検者に症候限界性の疲労を課すものである。
15. 漸増運動負荷試験は，冠動脈性心疾患の予防およびリハビリテーションの運動プログラムのための危険度の低いスクリーニング試験である。
16. 負荷試験の結果は次の4つのいずれかに分類される。すなわち，真陽性（正診），偽陰性（心疾患の存在の診断に失敗），真陰性（正診），および偽陽性（健康な人を心疾患と診断）である。
17. 運動によって誘発される冠動脈性心疾患の指標には，狭心痛，心電図異常，不整脈，血圧および心拍数反応異常がある。
18. 核医学検査，心臓カテーテル検査，および冠動脈造影を含む侵襲的生理学的検査により，非侵襲的検査では得られない診断情報を得ることができる。
19. 心疾患患者は同年代の健康な人と同程度まで機能的能力を改善しうる。
20. 心疾患患者の心臓リハビリテーションは疾患の重症度とリスクの程度によって，そのレベルが決められる。
21. 肺疾患は主に拘束性肺疾患と慢性閉塞性肺疾患に分類される。
22. 拘束性肺疾患は肺の吸気における胸壁および肺の抵抗が増加する。慢性閉塞性肺疾患（気管支炎，肺気腫，喘息，運動誘発気管支攣縮，および嚢胞性線維症を含む）は呼気機に影響し，最終的には肺胞血のガス交換が障害される。
23. 肺疾患の評価には，胸部X線，CT，MRI，および標準的な呼吸機能検査（スパイロメトリー）などの異なった診断法が必要である。
24. 運動は，運動強度，患者モニター，および運動の進行に注意深い配慮を行えば，肺疾患の管理に寄与することができる。
25. 脳に影響を与える最も主要な神経筋疾患は，脳卒中，多発性硬化症，およびパーキンソン病である。
26. 慢性腎臓病患者に対する個別的に構成された運動プログラムは有益である。
27. 成人が罹患するがんには，がん腫，白血病，リンパ腫，および肉腫を含む100を超えるタイプがある。
28. がん患者における運動処方は，症候限界性，漸増，および個別的であり，その一次的目標は，自立性の改善である。
29. 乳がん手術からの回復期にある女性に対する注意深く計画された有酸素性サーキットレジスタンス運動プログラムは，うつ症状や状況および性格的特性から生じる不安を軽減する。
30. うつ病は神経伝達物質の不均衡によって生じる脳の生理的変化が関連する。うつ病に特異的に有効な運動様式はない。
31. うつ病患者において定期的運動は血圧低下や有酸素性能力の上昇などの体力関連指標を改善するが，運動に関連した精神的指標の改善は体力指標の改善に依存しない。

問題

1. ゴルフコース歩行中に息切れを感じ，胸部不快感を自覚するようになったため有酸素性トレーニングを始めたい中年男性に対し推奨すべきことを2つあげよ。
2. 左官や壁紙張りのような上半身労働中に狭心痛を自覚した冠動脈性心疾患患者にとって最も有益な有酸素性トレーニング処方とはどのようなものか？
3. 軽度のうつ病の人が「急いで歩くといつも気分が沈み，精神的に元気がなくなる」と述べる経験をした際に，それを説明する可能性のある機序を2つあげよ。

◆ 文　献 ◆

第1章

American Association for Health, Physical Education, and Recreation. *Research Methods Applied to Health, Physical Education, and Recreation*. Washington, DC: American Association for Health, Physical Education, and Recreation, 1949.

Asmussen, E.: Muscular exercise. In: *Handbook of Respiration*. Section 3. Respiration. Vol. II. Fenn, W.O. and Rahn, H. (eds.). Washington, DC: American Physiological Society, 1965.

Åstrand, P.O.: Influence of Scandinavian scientists in exercise physiology. *Scand. J. Med. Sci. Sports.*, 1:3, 1991.

Bang, O., et al.: Contributions to the physiology of severe muscular work. *Skand. Arch. Physiol.*, 74(Suppl):1, 1936.

Barcroft, J.: *The Respiratory Function of the Blood. Part 1. Lesson from High Altitude*. Cambridge: Cambridge University Press, 1925.

Berryman, J.W.: The tradition of the "six things nonnatural": Exercise and medicine from Hippocrates through antebellum America. *Exerc. Sport Sci. Rev.*, 17:515, 1989.

Berryman, J.W.: The rise and development of the American College of Sports Medicine. *Med. Sci. Sports Exerc.*, 25:885.

Berryman, J.W.: *Out of Many, One. A History of the American College of Sports Medicine*. Champaign, IL: Human Kinetics, 1995.

Berryman, J.W., Thomas K. Cureton, Jr.: pioneer researcher, proselytizer, and proponent for physical fitness. *Res. Q. Exerc. Sport.*, 67:1, 1996.

Buskirk, E.R.: From Harvard to Minnesota: keys to our history. *Exerc. Sport Sci. Rev.*, 20:1, 1992.

Buskirk, E.R.: Early history of exercise physiology in the United States. Part 1. A contemporary historical perspective. In: *History of Exercise and Sport Science*. Messengale, J.D., and Swanson, R.A. (eds.). Champaign, IL: Human Kinetics, 1997.

Christensen, E.H., et al.: Contributions to the physiology of heavy muscular work. *Skand. Arch. Physiol. Suppl.*, 10, 1936.

Consolazio, C.F.: *Physiological Measurements of Metabolic Functions in Man*. New York: McGraw-Hill Book Co., 1961.

Cureton, T.K., Jr.: *Physical Fitness of Champion Athletes*. Urbana, IL: University of Illinois Press, 1951.

Dill, D.B.: *Life, Heat, and Altitude: Physiological Effects of Hot Climates and Great Heights*. Cambridge, MA: Harvard University Press, 1938.

Dill, D.B.: The Harvard Fatigue Laboratory: Its development, contributions, and demise. *Circ. Res.*, 20(suppl I):161, 1967.

Dill, D.B.: Arlie V. Bock, pioneer in sports medicine. December 30, 1888–August 11, 1984. *Med. Sci. Sports Exerc.*, 17:401, 1985.

Gerber, E.W.: *Innovators and Institutions in Physical Education*. Philadelphia: Lea & Febiger, 1971.

Green, R.M.: *A Translation of Galen's Hygiene*. IL: Charles C. Thomas, Springfield, MA 1951.

Henry, F.M.: Aerobic oxygen consumption and alactic debt in muscular work. *J. Appl. Physiol.*, 3:427:1951.

Henry, F.M.: Lactic and alactic oxygen consumption in moderate exercise of graded intensity. *J. Appl. Physiol.*, 8:608, 1956.

Henry, F.M. Physical education: an academic discipline. *JOHPER*, 35:32, 1964.

Hermansen, L.: Anaerobic energy release. *Med. Sci. Sports*, 1:32, 1969.

Hermansen, L., Andersen, K.L.: Aerobic work capacity in young Norwegian men and women. *J. Appl. Physiol.*, 20:425, 1965.

Hoberman, J.M.: The early development of sports medicine in Germany. In: *Sport and Exercise Science*. Berryman, J.W., and Park, R.J. (eds.). Urbana, IL: University of Illinois Press, 1992.

Horvath, S.M., Horvath, E.C.: *The Harvard Fatigue Laboratory: Its History and Contributions*. Englewood Cliffs, CA: Prentice-Hall, 1973.

Johnson, R.E., et al.: *Laboratory Manual of Field Methods for the Biochemical Assessment of Metabolic and Nutrition Conditions*. Boston: Harvard Fatigue Laboratory, 1946.

Katch, V.L.: The burden of disproof. *Med. Sci. Sports Exerc.* 18:593, 1986.

Kerlinger, F.N.: *Foundations of Behavioral Research*, 2nd Ed. New York: Holt, Rinehart, and Winston, 1973.

Krogh, A.: *The Composition of the Atmosphere; An Account of Preliminary Investigations and a Programme*. Kobenhavn: A.F. Host, 1919.

Kroll, W.: *Perspectives in Physical Education*. New York: Academic Press, 1971.

Leonard, F.G.: *A Guide to the History of Physical Education*. Philadelphia: Lea & Febiger.

Lusk, G.: *The Elements of the Science of Nutrition*. 2nd Ed. Philadelphia: W.B. Saunders, 1909.

Park, R.J.: Concern for health and exercise as expressed in the writings of 18th century physicians and informed laymen (England, France, Switzerland). *Res. Q.*, 47:756, 1976.

Park, R.J.: The attitudes of leading New England transcendentalists toward healthful exercise, active recreation and proper care of the body: 1830–1860. *J. Sport Hist.*, 4:34, 1977.

Park, R.J.: The research quarterly and its antecedents. *Res. Q. Exerc. Sport.*, 51:1, 1980.

Park, R.J.: The emergence of the academic discipline of physical education in the United States. In: *Perspectives on the Academic Discipline of Physical Education*. Brooks, G.A. (ed.). Champaign, IL: Human Kinetics, 1981.

Park, R.J.: Edward M. Hartwell and physical training at the Johns Hopkins University, 1879–1890. *J. Sport Hist.*, 14:108,

1987.

Park, R.J.: Physiologists, physicians, and physical educators: Nineteenth century biology and exercise, hygienic and educative. *J. Sport Hist.*, 14:28, 1987.

Park, R.J.: The rise and demise of Harvard's B.S. program in Anatomy, Physiology, and Physical Training. *Res. Q. Exerc. Sport*, 63:246, 1992.

Park, R.J.: Human energy expenditure from *Australopithecus afarensis* to the 4-minute mile: Exemplars and case studies. *Exerc. Sport Sci. Rev.*, 20:185, 1992.

Park, R.J.: A long and productive career: Franklin M. Henry—Scientist, mentor, pioneer. *Res. Q. Exerc. Sports*, 65:295, 1994.

Park, R.J.: High-protein diets, "damaged hearts," and rowing men: antecedents of modern sports medicine and exercise science, 1867–1928. *Exerc. Sport. Sci. Rev.*, 25:137, 1997.

Payne, J.F.: *Harvey and Galen. The Harveyan Oration, Oct. 19, 1896*. London: Frowde, 1897.

Schmidt-Nielsen, B.: August and Marie Krogh and respiratory physiology. *J. Appl. Physiol.*, 57:293, 1984.

Scholander, P.F.: Analyzer for accurate estimation of respiratory gases in one-half cubic centimeter samples. *J. Biol. Chem.*, 167:235, 1947.

Shaffel, N.: The evaluation of American medical literature. In: *History of American Medicine*. MartiIbanez, F. (ed.). New York: MD Publications, 1958.

Tipton, C.M.: Exercise physiology, part II: A contemporary historical perspective. In: *The History of Exercise and Sports Science*. Messengale, J.D., and Swanson, R.A. (eds.). Champaign, IL: Human Kinetics, 1997.

Tipton, C.M.: Contemporary exercise physiology: Fifty years after the closure of the Harvard Fatigue Laboratory. *Exerc. Sport Sci. Rev.*, 26:315, 1998.

Tipton, C.M.: Historical perspective: The antiquity of exercise, exercise physiology and the exercise prescription for health. *World Rev. Nutr. Diet.*, 98:198, 2008.

Tipton, C.M.: Susruta of India, an unrecognized contributor to the history of exercise physiology. *J. Appl. Physiol.*, 104:1553, 2008.

第 2 章

Adams-Hillard, P.J., Deitch, H.R.: Menstrual disorders in the college age female. *Pediatr. Clin. North Am.*, 52:179, 2005.

American Dietetic Association; Dietitians of Canada; American College of Sports Medicine: American College of Sports Medicine position stand. Nutrition and athletic performance. *Med. Sci. Sports Exerc.*, 2009;41:709, 2009. Review.

American College of Sports Medicine, American Dietetic Association and Dietitians of Canada: Joint Position Statement. Nutrition and athletic performance. *Med. Sci. Sports Exerc.*, 32:2130, 2000.

American College of Sports Medicine: American College of Sports Medicine Position Stand. Osteoporosis and exercise. *Med. Sci. Sports Exerc.*, 27:i, 1995.

American College of Sports Medicine: Position stand on physical activity and bone health. *Med. Sci. Sports Exerc.*, 36:1985, 2004.

Aoi, W.: Exercise and food factors. *Forum Nutr.*, 61:147, 2009.

Barberger-Gateau, P., et al.: Dietary patterns and risk of dementia: the Three-City cohort study. *Neurology.*, 69:1921, 2007.

Bartali, B., et al.: Serum micronutrient concentrations and decline in physical function among older persons. *JAMA.*, 299:3208, 2008.

Bartoszewska, M., et al.: Vitamin D, muscle function, and exercise performance. *Pediatr. Clin. North Am.*, 57:849, 2010.

Boon, H., et al.: Substrate source use in older, trained males after decades of endurance training. *Med. Sci. Sports Exerc.*, 39:2160, 2007.

Cases, N., et al.: Differential response of plasma and immune cell's vitamin E levels to physical activity and antioxidant vitamin supplementation. *Eur. J. Clin. Nutr.*, 59:781, 2005.

Coyle, E.F.: Improved muscular efficiency displayed as Tour de France champion matures. *J. Appl. Physiol.*, 98:2191, 2005.

Cox, G.R., et al.: Daily training with high carbohydrate availability increases exogenous carbohydrate oxidation during endurance cycling. *J. Appl. Physiol.*, 109:126, 2010.

Davies, J.H., et al.: Bone mass acquisition in healthy children. *Arch. Dis. Child.*, 90:373, 2005.

Davis, J.K., Green, J.M.: Caffeine and anaerobic performance: ergogenic value and mechanisms of action. *Sports Med.*, 39:813, 2009.

Demark-Wahnefried, W., et al.: Lifestyle intervention development study to improve physical function in older adults with cancer: outcomes from Project LEAD. *J. Clin. Oncol.*, 24:3465, 2006.

Donsmark, M., et al.: Hormone-sensitive lipase as mediator of lipolysis in contracting skeletal muscle. *Exerc. Sport Sci. Rev.*, 33:127, 2005.

Erdman, K.A., et al.: Influence of performance level on dietary supplementation in elite Canadian athletes. *Med. Sci. Sports Exerc.*, 38:349, 2006.

Fairey A.S., et al.: Randomized controlled trial of exercise and blood immune function in postmenopausal breast cancer survivors. *J. Appl. Physiol.*, 98:1534, 2005.

Feiereisen, P., et al.: Is strength training the more efficient training modality in chronic heart failure? *Med. Sci. Sports Exerc.*, 39:1910, 2007.

Food and Nutrition Board, Institute of Medicine: *Dietary Reference Intakes for Energy, Carbohydrates, Fiber, Fat, Protein and Amino Acids*. Washington, D.C.: National Academy Press, 2002.

Foskett, A., et al.: Carbohydrate availability and muscle energy metabolism during intermittent running. *Med. Sci. Sports Exerc.*, 401:96, 2008.

Gaine, P.C., et al.: Postexercise whole-body protein turnover response to three levels of protein intake. *Med. Sci. Sports Exerc.*, 39:480, 2007.

Ganio, M.S., et al.: Effect of various carbohydrate-electrolyte fluids on cycling performance and maximal voluntary contraction. *Int. J. Sport Nutr. Exerc. Metab.*, 20:104, 2010.

Geleijnse, J.M., et al.: Effect of low doses of n-3 fatty acids on cardiovascular diseases in 4,837 post-myocardial infarction patients: design and baseline characteristics of the Alpha Omega Trial. *Am. Heart J.*, 159:539, 2010.

Godek, S.F., et al.: Sweat rate and fluid turnover in American football players compared with runners in a hot and humid environment. *Br. J. Sports Med.*, 39:205, 2005.

Green, H.J., et al.: Mechanical and metabolic responses with exercise and dietary carbohydrate manipulation. *Med. Sci.*

Sports Exerc., 391:139, 2007.

Greydanus, D.E., et al.: The adolescent female athlete: current concepts and conundrums. *Pediatr. Clin. North Am.*, 57:697, 2010.

Gropper S.S., et al.: Iron status of female collegiate athletes involved in different sorts. *Biol. Trace Elem. Res.*, 109:1, 2006.

Guadalupe-Grau, A., et al.: Exercise and bone mass in adults. *Sports Med.*, 39:439, 2009.

Hamilton, K.L.: Antioxidants and cardioprotection. *Med. Sci. Sports Exerc.*, 39:1544, 2007.

Irwin, M.L.: Randomized controlled trials of physical activity and breast cancer prevention. *Exerc. Sport Sci. Rev.*, 34:182, 2006.

Jentjens, R.L., Jeukendrup, A.E.: High rates of exogenous carbohydrate oxidation from a mixture of glucose and fructose ingested during prolonged cycling exercise. *Br. J. Nutr.*, 93:485, 2005.

Jeukendrup, A.E., et al.: Nutritional considerations in triathlon. *Sports Med.*, 35:163, 2005.

Jeukendrup, A.E., Wallis, G.A.: Measurement of substrate oxidation during exercise by means of gas exchange measurements. *Int. J. Sports Med.*, 26 Suppl 1:S28, 2005.

Jeukendrup, A.E.: Carbohydrate intake during exercise and performance. *Nutrition*, 20:669, 2004.

Jeukendrup, A.E.: Carbohydrate and exercise performance: the role of multiple transportable carbohydrates. *Curr. Opin. Clin. Nutr. Metab. Care.*, 13:452, 2010.

Klungland Torstveit, M., Sundgot-Borgen, J.: The female athlete triad: are elite athletes at increased risk. *Med. Sci. Sports Exerc.*, 37:184, 2005.

Kobayashi, I.H., et al.: Intake of fish and omega-3 fatty acids and risk of coronary heart disease among Japanese: The Japan Public Health Center-Based (JPHC) Study Cohort 1. *Circulation*, 113:195, 2006.

Lanou, A.J., et al.: Calcium, dairy products, and bone health in children and young adults: a reevaluation of the evidence. *Pediatrics*, 115:736, 2005.

Lecarpentier, Y.: Physiological role of free radicals in skeletal muscles. *J. Appl. Physiol.*, 103:1917, 2007.

Li, W.C., et al.: Effects of exercise programs on quality of life in osteoporotic and osteopenic postmenopausal women: a systematic review and meta-analysis. *Clin. Rehabil.*, 23(10):888, 2009.

Lindsey, C., et al.: Association of physical performance measures with bone mineral density in postmenopausal women. *Arch. Phys. Med. Rehabil.*, 86:1102, 2005.

Liu, J.F., et al.: Blood lipid peroxides and muscle damage increased following intensive resistance training of female weightlifters. *Ann. N. Y. Acad. Sci.*, 1042:255, 2005.

Lonn, E., et al.: Effects of long-term vitamin E supplementation on cardiovascular events and cancer: a randomized controlled trial. *JAMA*, 293:1338, 2005.

Loucks, A.B.: New animal model opens opportunities for research on the female athlete triad. *J. Appl. Physiol.*, 103:1467, 2007.

Lukaski, H.C.: Vitamin and mineral status: effects on physical performance. *Nutrition*, 20:632, 2004.

Ma, Y., et al.: Dietary quality 1 year after diagnosis of coronary heart disease. *J. Am. Diet. Assoc.*, 108:240, 2008.

Maughan, R.J., Shirreffs, S.M.: Development of individual hydration strategies for athletes. *Int. J. Sport Nutr. Exerc. Metab.*, 18:457, 2008.

Myint, P.K., et al.: Plasma vitamin C concentrations predict risk of incident stroke over 10 y in 20649 participants of the European Prospective Investigation into Cancer Norfolk prospective population study. *Am. J. Clin. Nutr.*, 87:64, 2008.

Pikosky, M.A., et al.: Increased protein maintains nitrogen balance during exercise-induced energy deficit. *Med. Sci. Sports Exerc.*, 40:505, 2008.

Popp, K.L., et al.: Bone geometry, strength, and muscle size in runners with a history of stress fracture. *Med. Sci. Sports Exerc.*, 41: 2145, 2009.

Qi, L., et al.: Whole grain, bran, and cereal fiber intakes and markers of systemic inflammation in diabetic women. *Diabetes Care*, 29:207, 2006.

Reinking, M.F., Alexander, L.E.: Prevalence of disordered-eating behaviors in undergraduate female collegiate athletes and nonathletes. *J. Athl. Train.*, 40:47, 2005.

Rosner, MH.: Exercise-associated hyponatremia. *Semin. Nephrol.* 29:271, 2009.

Roth, E.M., Harris, W.S.: Fish oil for primary and secondary prevention of coronary heart disease. *Curr. Atheroscler Rep.*, 12:66, 2010.

Siu, P.M., et al.: Effect of frequency of carbohydrate feedings on recovery and subsequent endurance run. *Med. Sci. Sports Exerc.*, 36:315, 2004.

Simopoulos, A.P.: Genetic variants in the metabolism of omega-6 and omega-3 fatty acids: their role in the determination of nutritional requirements and chronic disease risk. *Exp. Biol. Med.*, 235:785, 2010.

Slentz, C.A., et al.: Inactivity, exercise training and detraining, and plasma lipoproteins. STRRIDE: a randomized, controlled study of exercise intensity and amount. *J. Appl. Physiol.*, 103:432, 2007.

Starnes, J.W., Taylor, R.P.: Exercise-induced cardioprotection: Endogenous mechanisms. *Med. Sci. Sports Exerc.*, 39:1537, 2007.

Stewart, K.J., et al.: Exercise effects on bone mineral density relationships to changes in fitness and fatness. *Am. J. Prev. Med.*, 28:453, 2005.

Suh, S.W., et al. Hypoglycemia, brain energetics, and hypoglycemic neuronal death. *Glia.*, 55:1280, 2007.

Thomas-John, M., et al.: Risk factors for the development of osteoporosis and osteoporotic fractures among older men. *J. Rheumatol.* 36:1947, 2009.

Torstveit, M.K., Sundgot-Borgen, J.: Low bone mineral density is two to three times more prevalent in non-athletic premenopausal women than in elite athletes: a comprehensive controlled study. *Br. J. Sports Med.*, 39:282, 2005.

Torstveit, M.K., Sundgot-Borgen, J.: The female athlete triad: are elite athletes at increased risk? *Med. Sci. Sports Exerc.*, 37:184, 2005.

Venables, M.C., Jeukendrup, A.E.: Endurance training and obesity: Effect on substrate metabolism and insulin sensitivity. *Med. Sci. Sports Exerc.*, 40:495, 2008.

Wallis, G.A., et al.: Oxidation of combined ingestion of maltodextrins and fructose during exercise. *Med. Sci. Sports Exerc.*, 37:426, 2005.

Westerlind, K.C., Williams, N.I.: Effect of energy deficiency on estrogen metabolism in premenopausal women. *Med. Sci. Sports Exerc.*, 39:1090, 2007.

Williams, PT.: Reduced diabetic, hypertensive, and cholesterol medication use with walking. *Med. Sci. Sports Exerc.*, 40:433, 2008.

BOX 2-3

Calton J.B.: Prevalence of micronutrient deficiency in popular diet plans. *J. Int. Soc. Sports Nutr.*, 10:24, 2010.

Smith P.J., et al.: Effects of the dietary approaches to stop hypertension diet, exercise, and caloric restriction on neurocognition in overweight adults with high blood pressure. *Hypertension*, 55:1331, 2010

Troyer J.L., et al.: The effect of home-delivered Dietary Approach to Stop Hypertension (DASH) meals on the diets of older adults with cardiovascular disease. *Am. J. Clin. Nutr.,* 91:1204, 2010.

第 3 章

Achten, J., et al.: Higher dietary carbohydrate content during interspersed running training results in a better maintenance of performance and mood state. *J. Appl. Physiol.*, 96:1331, 2004.

Akabas, S.R., Dolins, K.R.: Micronutrient requirements of physically active women: what can we learn from iron? *Am. J. Clin. Nutr.*, 81(suppl):1246S, 2005.

Barnett, C., et al.: Muscle metabolism during sprint exercise in man: influence of sprint training. *J. Sci. Med. Sport*, 7:314, 2004.

Baty, J.J., et al.: The effect of a carbohydrate and protein supplement on resistance exercise performance, hormonal response, and muscle damage. *J. Strength Cond. Res.*, 21:321, 2007.

Berardi, J.M., et al.: Postexercise muscle glycogen recovery enhanced with a carbohydrate-protein supplement. *Med. Sci. Sports Exerc.*, 38:1106, 2006.

Billaut, F., Bishop, D.: Muscle fatigue in males and females during multiple-sprint exercise. *Sports Med.*, 39:257, 2009.

Blacker, S.D., et al.: Carbohydrate vs protein supplementation for recovery of neuromuscular function following prolonged load carriage. *J. Int. Soc. Sports Nutr.*, 7:2, 2010.

Bosch, A.N., Noakes, T.D.: Carbohydrate ingestion during exercise and endurance performance. *Indian J. Med. Res.*, 121:634, 2005.

Burgomaster, K.A., et al.: Six sessions of sprint interval training increases muscle oxidative potential and cycle endurance capacity in humans. *J. Appl. Physiol.*, 98:1985, 2005.

Burke, L.M., et al.: Energy and carbohydrate for training and recovery. *J. Sports Sci.*, 24:675, 2006.

Burke, L.M.: Nutrition for distance events. *J. Sports Sci.*, 25 (Suppl 1):S29, 2007. Review. Erratum in: *J. Sports Sci.*, 27 667, 2009.

Burns, S.F., et al.: A single session of resistance exercise does not reduce postprandial lipaemia. *J. Sports Sci.*, 23:251, 2005.

Cases, N., et al.: Differential response of plasma and immune cell's vitamin E levels to physical activity and antioxidant vitamin supplementation. *Eur. J. Clin. Nutr.*, 59:781, 2005.

Castell, L.M., et al.: BJSM reviews: A-Z of nutritional supplements: dietary supplements, sports nutrition foods and ergogenic aids for health and performance. Part 8. *Br. J. Sports Med.*, 44:468, 2010.

Castellani, J.W., et al.: Energy expenditure in men and women during 54h of exercise and caloric deprivation. *Med. Sci. Sports Exerc.*, 38:894, 2006.

Cochran, A.J., et al.: Carbohydrate feeding during recovery alters the skeletal muscle metabolic response to repeated sessions of high-intensity interval exercise in humans. *J. Appl. Physiol.*, 108:628, 2010.

Coggan, A.R., Coyle, E.F.: Carbohydrate ingestion during prolonged exercise: Effects on metabolism and performance. In: *Exercise and Sport Science Reviews*, Vol. 19. Holloszy, J.O. (ed.). Baltimore: Williams & Wilkins, 1991.

Cordain, L., et al.: Origins and evolutions of the Western diet: health implications for the 21st century. *Am. J. Clin. Nutr.*, 81:341, 2005.

Coyle, E.F.: Fluid and fuel intake during exercise. *J. Sports Sci.*, 22:39, 2004.

Currell, K., and Jeukendrup, A.E.: Superior endurance performance with ingestion of multiple transportable carbohydrates. *Med. Sci. Sports Exerc.*, 40:275, 2008.

Donaldson, C.M., et al.: Glycemic index and endurance performance. *Int. J. Sport Nutr. Exerc. Metab.*, 20:154. Review, 2010.

Erlenbusch, M., et al.: Effect of high-fat or high-carbohydrate diets on endurance exercise: a meta-analysis. *Int. J. Sport Nutr. Exerc. Metab.*, 15:1, 2005.

Fiala, K.A., et al.: Rehydration with a caffeinated beverage during the nonexercise periods of 3 consecutive days of 2-a-day practices. *Int. J. Sport Nutr. Exerc. Metab.*, 14:419, 2004.

Food and Nutrition Board, Institute of Medicine.: *Dietary Reference Intakes for Energy, Carbohydrates, Fiber, Fat, Protein and Amino Acids*. Washington, D.C.: National Academy Press, 2002.

Helge, J.W., et al.: Impact of a fat-rich diet on endurance in man: role of the dietary period. *Med. Sci. Sports Exerc.*, 30:456, 1998.

Hoffman, J.R., et al.: Effect of low-dose, short-duration creatine supplementation on anaerobic exercise performance. *J. Strength Cond. Res.*, 19:260, 2005.

Hoffman, J.R., et al.: Effects of beta-hydroxy beta-methylbutyrate on power performance and indices of muscle damage and stress during high-intensity training. *J. Strength Cond. Res.*, 18:747, 2004.

Horowitz, J.F., et al.: Energy deficit without reducing dietary carbohydrate alters resting carbohydrate oxidation and fatty acid availability. *J. Appl. Physiol.*, 98:1612, 2005.

Horowitz, J.F., et al.: Substrate metabolism when subjects are fed carbohydrates during exercise. *Am. J. Physiol.*, 276(5 Pt): E828, 1999.

Horowitz, J.F.: Fatty acid mobilization from adipose tissue during exercise. *Trends Endocrinol. Metab.*, 14:386, 2003.

Hulston, C.J., Jeukendrup, A.E.: No placebo effect from carbohydrate intake during prolonged exercise. *Int. J. Sport Nutr. Exerc. Metab.*, 19:275, 2009.

Iaia, F. M., et al.: Four weeks of speed endurance training reduces energy expenditure during exercise and maintains muscle oxidative capacity despite a reduction in training volume. *J. Appl. Physiol.*, 106:73, 2009.

Ivy, J.L., et al.: Effect of a carbohydrate-protein supplement on endurance performance during exercise of varying intensity. *Int. J. Sport Nutr. Exerc. Metab.*, 13:388, 2003.

Jeacocke, N.A., Burke, L.M.: Methods to standardize dietary intake before performance testing. *Int. J. Sport Nutr. Exerc. Metab.* 20:87. Review, 2010.

Jenkins, D. J., et al.: Glycemic index: an overview of implications in health and disease. *Am. J. Clin. Nutr.*, 76(suppl):266S, 2002.

Jentjens, R. L., et al.: Oxidation of combined ingestion of glucose and fructose during exercise. *J. Appl. Physiol.*,

96:1277, 2004.

Jentjens, R.L., Jeukendrup, A.E.: High rates of exogenous carbohydrate oxidation from a mixture of glucose and fructose ingested during prolonged cycling exercise. *Br. J. Nutr.*, 93:485, 2005.

Jeukendrup, A.E., Wallis, G.A.: Measurement of substrate oxidation during exercise by means of gas exchange measurements. *Int. J. Sports Med.*, 26(suppl 1):S28, 2005.

Kammer, L, et al.: Cereal and nonfat milk support muscle recovery following exercise. *J. Int. Soc. Sports Nutr.*, 6:11. 2009.

Kerksick, C., et al.: International Society of Sports Nutrition position stand: Nutrient timing. *J. Int. Soc. Sports Nutr.*, 3;5:17. 2008. Erratum in: *J. Int. Soc. Sports Nutr.*, 5:18, 2008.

Khanna, G.L., Manna, I.: Supplementary effect of carbohydrate-electrolyte drink on sports performance, lactate removal and cardiovascular response of athletes. *Indian J. Med. Res.*, 121:665, 2005.

Kirwin, J.P., et al.: A moderate glycemic meal before endurance exercise can enhance performance. *J. Appl. Physiol.*, 84:53, 1998.

Lambert, C.P., et al.: Macronutrient considerations for the sport of bodybuilding. *Sports Med.*, 34:317, 2004.

Lasheras, C., et al.: Mediterranean diet and age with respect to overall survival in institutionalized, nonsmoking elderly people. *Am. J. Clin. Nutr.*, 71:987, 2000.

Leiper, J.B., et al.: The effect of intermittent high-intensity running on gastric emptying of fluids in man. *Med. Sci. Sports Exerc.*, 37:240, 2005.

Liu, S., et al.: A prospective study of dietary glycemic load, carbohydrate intake, and risk of coronary heart disease in US women. *Am. J. Clin. Nutr.*, 71:1455, 2000.

McArdle, W.D., et al.: *Sports and Exercise Nutrition*, 3rd Ed. Baltimore: Lippincott Williams & Wilkins, 2009.

Morifuji, M., et al.: Dietary whey protein increases liver and skeletal muscle glycogen levels in exercise-trained rats. *Br. J. Nutr.*, 93:439, 2005.

Morrison, P.J., et al.: Adding protein to a carbohydrate supplement provided after endurance exercise enhances 4E-BP1 and RPS6 signaling in skeletal muscle. *J. Appl. Physiol.*, 104:1029, 2008.

Nick J.J., et al.: Carbohydrate feedings during team sport exercise preserve physical and CNS function. *Med. Sci. Sports Exerc.*; 37:306, 2005.

Nybo, L.: CNS fatigue and prolonged exercise: effect of glucose supplementation. *Med. Sci. Sports Exerc.*, 35:589, 2003.

Pelly, F., et al.: Catering for the athletes village at the Sydney 2000 Olympic Games: The role of sports dietitians. *Int. J. Sport Nutr. Exerc. Metab.*, 19:340, 2009.

Pi-Sunyer, X.: Glycemic index and disease. *Am. J. Clin. Nutr.*, 76(suppl): 290S, 2002.

Riddell, M.C., et al.: (2001). Substrate utilization during exercise with glucose and glucose plus fructose ingestion in boys ages 10–14 yr. *J. Appl. Physiol.*, 90:903, 2001.

Rodriguez, N.R., et al.: Position of the American Dietetic Association, Dietitians of Canada, and the American College of Sports Medicine: Nutrition and athletic performance. American Dietetic Association; Dietetians of Canada; American College of Sports Medicine. *J. Am. Diet. Assoc.*, 109:509, 2009.

Roy, L.B., et al.: Oxidation of exogenous glucose, sucrose, and maltose during prolonged cycling exercise. *J. Appl. Physiol.*, 96:1285, 2004.

Saunders, M.J., et al.: Effects of a carbohydrate-protein beverage on cycling endurance and muscle damage. *Med. Sci. Sports Exerc.*, 36:1233, 2004.

Sawka, M.N., et al.: Hydration effects on temperature regulation. *Int. J. Sports Med.*, 19(suppl 2):S108, 1998.

Shannon, K.A., et al.: Resistance exercise and postprandial lipemia: The dose effect of differing volumes of acute resistance exercise bouts. *Metabolism*, 54:756, 2005.

Shirreffs, S.M., et al.: Fluid and electrolyte needs for preparation and recovery from training and competition. *J. Sports Sci.*, 22:57, 2004.

Snyder, A.C.: Overtraining and glycogen depletion hypothesis. *Med. Sci. Sports Exerc.*, 30:1146, 1998.

Sparks, M.J., et al.: Pre-exercise carbohydrate ingestion: Effect of the glycemic index on endurance exercise performance. *Med. Sci. Sports Exerc.*, 30:844, 1998.

Stepto, N. K., et al.: Effect of short-term fat adaptation on high-intensity training. *Med. Sci. Sports Exerc.*, 34:449, 2002.

Stewart, R.D., et al.: Protection of muscle membrane excitability during prolonged cycle exercise with glucose supplementation. *J. Appl. Physiol.*; 103:331, 2007.

Tharion, W. J., et al.: Energy requirements of military personnel. *Appetite*, 44:47, 2005.

Theodorou, A.S.: Effects of acute creatine loading with or without carbohydrate on repeated bouts of maximal swimming in high-performance swimmers. *J. Strength Cond. Res.*, 19:265, 2005.

Trichopoulou, A., et al.: Adherence to a Mediterranean diet and survival in a Greek population. *N. Engl. J. Med.*, 348:2599, 2003.

Vogt, M., et al.: Effects of dietary fat on muscle substrates, metabolism, and performance in athletes. *Med. Sci. Sports Exerc.*, 35:952, 2003.

Von Duvillard, S.P., et al.: Fluids and hydration in prolonged endurance performance. *Nutrition*, 20:651, 2004.

Wakshlag, J.J., et al.: Biochemical and metabolic changes due to exercise in sprint-racing sled dogs: implications for postexercise carbohydrate supplements and hydration management. *Vet. Ther.*, 5:52, 2004.

Welsh, R. S., et al.: Carbohydrates and physical/mental performance during intermittent exercise to fatigue. *Med. Sci. Sports Exerc.*, 34;723, 2002.

Williams, M.H.: *Nutrition for Health, Fitness, and Sport,* 7th Ed. New York: McGraw-Hill. 2009.

Wismann, J., Willoughby, D.: Gender differences in carbohydrate metabolism and carbohydrate loading. *J. Int. Soc. Sports Nutr.*, 5:3:28, 2006.

Yeo, W.K., et al.: Fat adaptation followed by carbohydrate restoration increases AMPK activity in skeletal muscle from trained humans. *J. Appl. Physiol.*, 1051:519, 2008.

Zaryski, C., Smith, D. J.: (2005). Training principles and issues for ultra-endurance athletes. *Curr. Sports Med. Rep.*, 4:165, 2005.

BOX 3-1

Nutritional Labeling and Education Act (NLEA) Requirements (8/94-2/95): *www.fda.gov/iceci/inspectionguides/ucm074948.htm*

第 4 章

Abel, T., et al.: Influence of chronic supplementation of arginine aspartate in endurance athletes on performance and substrate metabolism: a randomized, double-blind, placebo-controlled study. *Int. J. Sports Med.*, 26:344, 2005.

Althuis, M.D., et al.: Glucose and insulin responses to dietary chromium supplements: a meta-analysis. *Am. J. Clin. Nutr.*, 76:148, 2002.

Alves, C., Lima, R.V.: Dietary supplement use by adolescents. *J. Pediatr., (Rio J)*, 85:287, 2009.

American College of Sports Medicine: The use of anabolic–androgenic steroids in sports. *Sports Med. Bull.*, 19:13, 1984.

Bahrke, M., Morgan, W.P.: Evaluation of the ergogenic properties of ginseng. *Sports Med.*, 29:113, 2000.

Bahrke, M.S., Yesalis, C.E.: Abuse of anabolic androgenic steroids and related substances in sport and exercise. *Curr. Opin. Pharmacol.*, 4:614, 2004.

Battra, D.S., et al.: Caffeine ingestion does not impede the resynthesis of proglycogen and macroglycogen after prolonged exercise and carbohydrate supplementation in humans. *J. Appl. Physiol.*, 96:943, 2004.

Beedie, C., Foad, A.J.: The placebo effect in sports performance: a brief review. *Sports Med.*, 39:313, 2009.

Bell, D.G., et al.: Effect of caffeine and ephedrine ingestion on anaerobic performance. *Med. Sci. Sports Exerc.*, 33:1399, 2001.

Bell, D.G., McLellan, T.M.: Effect of repeated caffeine ingestion on repeated exhaustive exercise endurance. *Med. Sci. Sports Exerc.*, 35:1348, 2003.

Bemben, M.G., Lamont, H.S.: Creatine supplementation and exercise performance: recent findings. *Sports Med.*, 35:107, 2005.

Bent, S., et al.: The relative safety of ephedra compared with other herbal products. *Ann. Intern. Med.*, 138:468, 2003.

Berggren, A., et al.: Short-term administration of supraphysiological recombinant human growth hormone (GH) does not increase maximum endurance exercise capacity in healthy, active young men and women with normal GH-insulin-like growth factor I axes. *J. Clin. Endocrinol. Metab.*, 90:3268, 2005.

Bhasin, S., et al.: Older men are as responsive as young men to the anabolic effects of graded doses of testosterone on the skeletal muscle. *J. Clin. Endocrinol. Metab.*, 90:678, 2005.

Blackman, M.R., et al.: Growth hormone and sex steroid administration in healthy aged women and men: a randomized controlled trial. *JAMA*, 288:2282, 2002.

Blanchard, M.A., et al.: The influence of diet and exercise on muscle and plasma glutamine concentrations. *Med. Sci. Sports Exerc.*, 33:69, 2001.

Bohn, A.M., et al.: Ephedrine and other stimulants as ergogenic aids. *Curr. Sports Med. Rep.*, 2:220, 2003.

Bonnet, N., et al.: Doping dose of salbutamol and exercise: deleterious effect on cancellous and cortical bones in adult rats. *J. Appl. Physiol.*, 102:1502, 2007.

Branch, J.D.: Effect of creatine supplementation on body composition and performance: a meta-analysis. *Int. J. Sport Nutr. Exerc. Metab.*, 13:198, 2003.

Braun, H., et al.: Dietary supplement use among elite young German athletes. *Int. J. Sport Nutr. Exerc. Metab.*, 19:97, 2009.

Braun, H., et al.: Dietary supplement use among elite young German athletes. *Int. J. Sport Nutr. Exerc. Metab.*, 19:97, 2009.

Brown, G.A., et al.: Changes in serum testosterone and estradiol concentrations following acute androstenedione ingestion in young women. *Horm. Metab. Res.*, 36:62, 2004.

Brudnak, M.A.: Creatine: are the benefits worth the risk? *Toxicol. Lett.*, 150:123, 2004.

Burke, L.M., et al.: BJSM reviews: A–Z of nutritional supplements: dietary supplements, sports nutrition foods and ergogenic aids for health and performance. Part 7. *Br. J. Sports Med.*, 44:389, 2010.

Burke, L.M., et al.: BJSM reviews: A-Z of nutritional supplements: dietary supplements, sports nutrition foods and ergogenic aids for health and performance Part 4. *Br. J. Sports Med.*, 43:1088, 2009.

Burke, D.G., et al.: Effect of creatine and weight training on muscle creatine and performance in vegetarians. *Med. Sci. Sports Exerc.*, 35:1946, 2003.

Byars, A., et al.: The influence of a pre-exercise sports drink (PRX) on factors related to maximal aerobic performance. *J. Int. Soc. Sports Nutr.*, 7:12, 2010.

Cabral de Oliveira, A.C., et al.: Protection of Panax ginseng in injured muscles after eccentric exercise. *J. Ethnopharmacol.*, 28;97:211, 2005.

Candow, D.G., et al.: Effect of glutamine supplementation combined with resistance training in young adults. *Eur. J. Appl. Physiol.*, 86:142, 2001.

Castell, L.M., et al.: BJSM reviews: A-Z of nutritional supplements: dietary supplements, sports nutrition foods and ergogenic aids for health and performance Part 5. *Br. J. Sports Med.*, 44:77, 2010.

Castell, L.M., et al.: BJSM reviews: A-Z of nutritional supplements: dietary supplements, sports nutrition foods and ergogenic aids for health and performance. Part 8. *Br. J. Sports Med.* 44:468, 2010.

Castell, L.M., et al.: A-Z of nutritional supplements: dietary supplements, sports nutrition foods and ergogenic aids for health and performance. Part 9. *Br. J. Sports Med.*, 44:609, 2010.

Cheng, W., et al.: Beta-hydroxy-beta-methyl butyrate increases fatty acid oxidation by muscle cells. *FASEB J.* 11(3):A381, 1997.

Cheuvront, S.N., et al.: Branched-chain amino acid supplementation and human performance when hypohydrated in the heat. *J. Appl. Physiol.*, 97:1275, 2004.

Chilibeck, P.D., et al.: Effect of creatine ingestion after exercise on muscle thickness in males and females. *Med. Sci. Sports Exerc.*, 36:1781, 2004.

Collier, S.R., et al.: Oral arginine attenuates the growth hormone response to resistance exercise. *J. Appl. Physiol.* 101:848, 2006.

Davis, J.K., Green, J.M.: (2009). Caffeine and anaerobic performance: ergogenic value and mechanisms of action. *Sports Med.*, 39:813, 2009.

Dhar, R., et al.: Cardiovascular toxicities of performance-enhancing substances in sports. *Mayo Clin. Prod.*, 80:1307, 2005.

del Coso, J., et al.: Caffeine effects on short-term performance during prolonged exercise in the heat. *Med. Sci. Sports Exerc.*, 40:744, 2008.

Desbrow, B., et al.: Caffeine, cycling performance, and

exogenous CHO oxidation: A dose-response study. *Med. Sci. Sports Exerc.*, 41:1744, 2009.

Doherty, M., et al.: Caffeine lowers perceptual response and increases power output during high-intensity cycling. *J. Sports Sci.*, 22:637, 2004.

Doherty, M., Smith, P.M.: Effects of caffeine ingestion on rating of perceived exertion during and after exercise: a meta-analysis. *Scand. J. Med. Sci. Sports*, 15:69, 2005.

Drakeley, A., et al.: Duration of azoospermia following anabolic steroids. *Fertil. Steril.*, 81:226, 2004.

Eckerson, J.M., et al.: Effect of two and five days of creatine loading on anaerobic working capacity in women. *J. Strength Cond. Res.*, 18:168, 2004.

Elliot, T.A., et al.: Milk ingestion stimulates net muscle protein synthesis following resistance exercise. *Med. Sci. Sports Exerc.*, 38:667, 2006.

El-Sayed, M.S., et al.: Interaction between alcohol and exercise: physiological and haematological implications. *Sports Med.*, 35:257, 2005.

Engels, H.J., et al.: Effects of ginseng on secretory IgA, performance, and recovery from interval exercise. *Med. Sci. Sports Exerc.*, 35:690, 2003.

Fomous, C.M., et al.: Symposium: conference on the science and policy of performance-enhancing products. *Med. Sci. Sports Exerc.*, 34:1685, 2002.

Fortunato, R.S., et al.: Chronic administration of anabolic androgenic steroid alters murine thyroid function. *Med. Sci. Sports Exerc.*, 38:256, 2006.

Gallagher, P.M., et al.: β-hydroxy-β-methylbutyrate ingestion, Part I: effects on strength and fat free mass. *Med. Sci. Sports Exerc.*, 32:2116, 2000.

Gallagher, P.M., et al.: β-hydroxy-β-methylbutyrate ingestion, Part II: effects on hematology, hepatic and renal function. *Med. Sci. Sports Exerc.*, 32:2116, 2000.

Ghofrani, H.A., et al.: Sidenafil increased exercise capacity during hypoxia at low altitudes and at Mt. Everest base camp: a randomized, double-blind, placebo-controlled crossover trial. *Ann. Intern. Med.*, 141:169, 2006.

Gibney, J., et al.: The growth hormone/insulin-like growth factor-I axis in exercise and sport. *Endocr. Rev.*, 28:603, 2007.

Gleeson, M.: Interrelationship between physical activity and branched-chain amino acids. *J. Nutr.*, 135(suppl):1591S, 2005.

Goldfield, G.S.: Body image, disordered eating and anabolic steroid use in female bodybuilders. *Eat. Disord.*, 17:200, 2009.

Gotshalk, L.A., et al.: Creatine supplementation improves muscular performance in older men. *Med. Sci. Sports Exerc.*, 34:537, 2002.

Hackney, A.C.: Effects of endurance exercise on the reproductive system of men: The "exercise-hypogonadal male condition." *J. Endocrinol. Invest.*, 31:932, 2008.

Harkey, M.R., et al.: Variability in commercial ginseng products: an analysis of 25 preparations. *Am. J. Clin. Nutr.*, 73:1101, 2001.

Hellsten, Y., et al.: Effect of ribose supplementation on resynthesis of adenine nucleotides after intense intermittent training in humans. *Am. J. Physiol. Regul. Integr. Comp. Physiol.*, 286:R182, 2004.

Herda, T.J., et al.: Effects of creatine monohydrate and polyethylene glycosylated creatine supplementation on muscular strength, endurance, and power output. *J. Strength Cond. Res.*, 23:818, 2009.

Hingson, R.W., et al.: Magnitude of alcohol-related mortality and morbidity among U.S. college students ages 18–24. *J. Stud. Alcohol*, 63:136, 2002.

Hingson, R.W., Howland, J.: Comprehensive community interventions to promote health: Implications for college-age drinking problems. *J. Stud. Alcohol Suppl.*, 14:226, 2002.

Hodges, A.N., et al.: Effects of pseudoephedrine on maximal cycling power and submaximal cycling efficiency. *Med. Sci. Sports Exerc.*, 35:1316, 2003.

Hoffman, J.R., et al.: Effect of low-dose, short-duration creatine supplementation on anaerobic exercise performance. *J. Strength Cond. Res.*, 19:260, 2005.

Hoffman, J.R., et al.: Nutritional supplementation and anabloic steroid use in adolescents. *Med. Sci. Sports Exerc.*, 40:15, 2008.

Hoffman, J.R., et al.: Position stand on androgen and human growth hormone use. *J. Strength Cond. Res.*, 23(5 suppl):S1, 2009.

Ivy, J.L.: Effect of pyruvate and dehydroxyacetone on metabolism and aerobic endurance capacity. *Med. Sci. Sports Exerc.*, 6:837, 1998.

Ivy, J.L., et al.: Improved cycling time-trial performance after ingestion of a caffeine energy drink. *Int. J. Sport Nutr. Exerc. Metab.*, 1:61, 2009.

Izquierdo, M., et al.: Effects of creatine supplementation on muscle power, endurance, and sprint performance. *Med. Sci. Sports Exerc.*, 34:332, 2002.

Jacobs, I., et al.: Effects of ephedrine, caffeine, and their combination on muscular endurance. *Med. Sci. Sports Exerc.*, 35:987, 2003.

Jowko, E., et al.: Creatine and beta-hydroxy-beta-methylbutyrate (HMB) additively increase lean body mass and muscle strength during a weight training program. *Nutrition*, 17:558, 2001.

Kam, P.C., Yarrow, M.: Anabolic steroid abuse: physiological and anaesthetic considerations. *Anaesthesia*, 60:685, 2005.

Kamber, M., et al.: Nutritional supplements as a source for positive doping cases? *Int. J. Sport Nutr. Exerc. Metab.*, 11:258, 2001.

Kearns, C. F., et al.: Chronic administration of therapeutic levels of clenbuterol acts as a repartitioning agent. *J. Appl. Physiol.*, 91:2064, 2001.

Kearns, C.F., McKeever, J.: Clenbuterol diminishes aerobic performance in horses. *Med. Sci. Sports Exerc.*, 34:1976, 2002.

Keisier, B.D., Armsey, T.D.: Caffeine as an ergogenic aid. *Curr. Sports Med. Rep.*, 5:215, 2006.

Kilduff, L.P., et al.: The effects of creatine supplementation on cardiovascular, metabolic, and thermoregulatory responses during exercise in the heat in endurance-trained humans. *Int. Jr. Sport Nutr. Exerc. Metab.*, 14:443, 2004.

Koh-Banerjee, P.K., et al.: Effects of calcium pyruvate supplementation during training on body composition, exercise capacity, and metabolic responses to exercise. *Nutrition.*, 21:312, 2005.

Kreider, R.B., et al.: ISSN exercise & sport nutrition review: research & recommendations. *J. Int. Soc. Sports Nutr.*, 7:7, 2010.

Kreider, R.B., et al.: Long-term creatine supplementation does not significantly affect clinical markers of health in athletes. *Mol. Cell. Biochem.*, 244:95, 2003.

Laure, P., et al.: Drugs, recreational drug use and attitudes towards doping of high school athletes. *Int. J. Sports Med.*, 25:133, 2004.

Liang, M.T., et al.: Panax notoginseng supplementation enhances physical performance during endurance exercise. *J. Strength Cond. Res.*, 19:108, 2005.

Liu, H., et al.: Systematic review: The effects of growth hormone on athletic performance. *Ann. Intern. Med.*, 148:747, 2008.

Lopez, R.M., Casa, D.J.: The influence of nutritional ergogenic aids on exercise heat tolerance and hydration status. *Curr. Sports Med. Rep.*, 8:192, 2009. Review.

Magkos, F., Kavouras, S.A.: Caffeine and ephedrine: physiological, metabolic and performance-enhancing effects. *Sports Med.*, 34:871, 2004.

Malvey, T., Armsey, T.: Tetrahydrogestrinone: the discovery of a designer steroid. *Curr. Sports Med. Rep.*, 4:227, 2005.

Mendes, R.R., et al.: Effects of creatine supplementation on the performance and body composition of competitive swimmers. *J. Nutr. Biochem.*, 15:473, 2004.

Miller, S.L., et al.: Independent and combined effects of amino acids and glucose after resistance exercise. *Med. Sci. Sports Exerc.*, 35:449, 2003.

Molinero, O., Márquez, S.: Use of nutritional supplements in sports: risks, knowledge, and behavioural-related factors. Review. *Nutr. Hosp.*, 24:128, 2009.

National Institute on Drug Abuse.: *Monitoring the Future. National Results on Adolescent Drug Use. Overview of Key Findings.* Washington, DC: National Institutes of Health, 2007. Available at *www.monitoringthefuture.org/pubs/monographs/overview2007.pdf.*

Noakes, T.D.: Tainted glory—doping and athletic performance. *N. Engl. J. Med.*, 351:847, 2004.

Paddon-Jones, D., et al.: Potential ergogenic effects of arginine and creatine supplementation. *J. Nutr.*, 134(suppl):2888S, 2004.

Parkinson, A.B, Evans, N.A.: Anabolic androgenic steroids: A survey of 500 users. *Med. Sci. Sports Exerc.*, 38:644, 2006.

Paul, G., et al.: Efficacy and safety of ephedra and ephedrine for weight loss and athletic performance: a meta-analysis. *JAMA*, 289:1537, 2003.

Percheron, G., et al.: Effect of 1-year oral administration of dehydroepiandrosterone to 60- to 80-year-old individuals on muscle function and cross-sectional area: a double-blind placebo-controlled trial. *Arch. Intern. Med.*, 163:720, 2003.

Porter, D.A., et al.: The effect of oral coenzyme Q10 on the exercise tolerance of middle-aged, untrained men. *Int. J. Sports Med.*, 16:421, 1995.

Rasmussen, B.B., Phillips, S.M.: Contractile and nutritional regulation of human muscle growth. *Exerc. Sport Sci. Rev.*, 31:127, 2003.

Raymer, G.H., et al.: Metabolic effects of induced alkalosis during progressive forearm exercise to fatigue. *J. Appl. Physiol.*, 96:2050, 2004.

Rennie, M.J., Tipton, K.D.: Protein and amino acid metabolism during and after resistance exercise and the effects of nutrition. *Ann. Rev. Nutr.*, 20:457, 2000.

Rodriguez, N.R., et al.: American College of Sports Medicine position stand. Nutrition and athletic performance. *Med. Sci. Sports Exerc.*, 41:709, 2009.

Rodriguez, N.R., et al.: Position of the American Dietetic Association, Dietitians of Canada, and the American College of Sports Medicine: Nutrition and athletic performance. American Dietetic Association; Dietetians of Canada; American College of Sports Medicine. *J. Am. Diet. Assoc.*, 109:509, 2009.

Rogers, N.L., Dinges, D.F.: Caffeine: implications for alertness in athletes. *Clin. Sports Med.*, 24:1, 2005.

Rogol, A.D.: Growth hormone and the adolescent athlete: What are the data for its safety and efficacy as an ergogenic agent? *Growth Horm., IGF Res.*, 19:294, 2009.

Rosell, M., et al.: The relation between alcohol intake and physical activity and the fatty acids 14:0, 15:0 and 17:0 in serum phospholipids and adipose tissue used as markers for dairy fat intake. *Br. J. Nutr.*, 93:115, 2005.

Rown, G.A., et al.: Testosterone prohormone supplements. *Med. Sci. Sports Exerc.*, 38:1451, 2006.

Roy, B.D., et al.: An acute oral dose of caffeine does not alter glucose kinetics during prolonged dynamic exercise in trained endurance athletes. *Eur. J. Appl. Physiol.*, 85:280, 2005.

Schilling, B.K., et al.: Creatine supplementation and health variables: a retrospective study. *Med. Sci. Sports Exerc.*, 33:183, 2001.

Sekera, M.H., et al.: Another designer steroid: discovery, synthesis, and detection of "madol" in urine. *Rapid Commun. Mass Spectrom.*, 19:781, 2005.

Selsby, J.T., et al.: Mg^{2+}-creatine chelate and a low-dose creatine supplementation regimen improve exercise performance. *J. Strength Cond. Res.*, 18:311, 2004.

Shekelle, P.G., et al.: Efficacy and safety of ephedra and ephedrine for weight loss and athletic performance: A meta-analysis. *JAMA*, 289:1537, 2003.

Schneiker, K.T., et al.: Effects of caffeine on prolonged intermittent-sprint ability in team-sport athletes. *Med. Sci. Sports Exerc.*, 38:578, 2006.

Shomrat, A., et al.: Effects of creatine feeding on maximal exercise performance in vegetarians. *Eur. J. Appl. Physiol.*, 82:321, 2000.

Slater, B., et al.: Beta-hydroxy-beta-methylbutyrate (HMB) supplementation does not affect changes in strength or body composition during resistance training in trained men. *Int. J. Sport Nutr. Exerc. Metab.*, 11:384, 2001.

Snow, R.J., Murphy, R.M.R.: Factors influencing creatine loading into human skeletal muscle. *Exerc. Sport Sci. Rev.*, 31:154, 2003.

Stacy, J.J., et al.: Ergogenic aids: Human growth hormone. *Curr. Sports Med. Rep.*, 3:229, 2004.

Stear, S.J., et al.: A-Z of nutritional supplements: dietary supplements, sports nutrition foods and ergogenic aids for health and performance. Part 10. *Br. J. Sports Med.*, 44:688, 2010.

Stear, S.J., et al.: BJSM reviews: A-Z of nutritional supplements: dietary supplements, sports nutrition foods and ergogenic aids for health and performance. Part 6. *Br. J. Sports Med.*, 44:297, 2010.

Stear, S.J., et al.: BJSM reviews: A-Z of nutritional supplements: dietary supplements, sports nutrition foods and Ergogenic aids for health and performance Part 3. *Br. J. Sports Med.*, 43:890, 2009.

Tagarakis, C.V., et al.: Anabolic steroids impair the exercise-induced growth of the cardiac capillary bed. *Int. J. Sports Med.*, 21:412, 2000.

Tian, H.H., et al.: Nutritional supplement use among university athletes in Singapore. *Singapore Med. J.*, 50:165, 2009.

Tipton, K.D., et al.: Acute response of net muscle protein balance reflects 24-h balance after exercise and amino acid ingestion. *Am. J. Physiol.*, 284:E76, 2003.

Tipton, K.D., et al.: Ingestion of casein and whey proteins result in muscle anabolism after resistance exercise. *Med. Sci. Sports Exerc.*, 36:2073, 2004.

Tokish, J.M., et al.: Ergogenic aids: a review of basic science, performance, side effects, and status in sports. *Am. J. Sports Med.*, 32:1543, 2004.

van Loon, L.J., et al.: Effects of creatine loading and prolonged creatine supplementation on body composition, fuel selection, sprint and endurance performance in humans. *Clin. Sci. (Lond)*, 104:153, 2003.

Vierck, J.L., et al.: The effects of ergogenic compounds on myogenic satellite cells. *Med. Sci. Sports Exerc.*, 35:769, 2003.

Villareal, D.T., Holloszy, J.O.: Effect of DHEA on abdominal fat and insulin action in elderly women and men: a randomized controlled trial. *JAMA*, 292:2243, 2004.

Vincent, J.B.: The potential value and toxicity of chromium picolinate as a nutritional supplement, weight loss agent and muscle development agent. *Sports Med.*, 33:213, 2003.

Vingren, J.L., et al.: Effect of resistance exercise on muscle steroidogenesis. *J. Appl. Physiol.*, 105:1754, 2008.

Vistisen, B., et al.: Minor amounts of plasma medium-chain fatty acids and no improved time trial performance after consuming lipids. *J. Appl. Physiol.*, 95:2434, 2003.

Volek, J.S.: Influence of nutrition on responses to resistance training. *Med. Sci. Sports Exerc.*, 36:689, 2004.

Vukovich, M.D., et al.: Body composition in 70-year-old adults responds to dietary beta-hydroxy-beta-methylbutyrate similarly to that of young adults. *J. Nutr.*, 131:2049, 2001.

Vuksan, V., et al.: American ginseng (*Panex quinquefolius* L.) attenuates postprandial glycemia in a time-dependent but not dose-dependent manner in healthy individuals. *Am. J. Clin. Nutr.*, 73:753, 2001.

Walker, J., Adams, B.: Cutaneous manifestations of anabolic-androgenic steroid use in athletes. *Int. J. Dermatol.*, 48:1044, 2009.

Walter, A.A., et al.: Acute effects of a thermogenic nutritional supplement on cycling time to exhaustion and muscular strength in college-aged men. *J. Int. Soc. Sports Nutr.*, 2009 13:6, 2009.

Willoughby, D.S., Rosene, J.: Effects of oral creatine and resistance training on myogenic regulatory factor expression. *Med. Sci. Sports Exerc.*, 35:923, 2003.

Wolfe, R.R.: Regulation of muscle protein by amino acids. *J. Nutr.*, 132(suppl):3219S, 2002.

第 5 章

Achten, J., Jeukendrup, A.E.: Optimizing fat oxidation through exercise and diet. *Nutrition*, 20(7–8):716, 2004.

Alberts, B., et al.: *Essential Cell Biology: An Introduction to the Molecular Biology of the Cell*. 2nd Ed. New York: Garland Publishers, 2003.

Åstrand, P.O., et al.: *Textbook of Work Physiology. Physiological Bases of Exercise*. 4th Ed. Champaign, IL: Human Kinetics, 2003.

Barnes, B.R., et al.: 5'-AMP-activated protein kinase regulates skeletal muscle glycogen content and ergogenics. *FASEB J.*, 19:773, 2005.

Berg, J.M., et al.: *Biochemistry*. 6th Ed. San Francisco: W.H. Freeman, 2006.

Binzoni, T.: Saturation of the lactate clearance mechanisms different from the "actate shuttle" determines the anaerobic threshold: prediction from the bioenergetic model. *J. Physiol. Anthropol. Appl. Human Sci.*, 24:175, 2005.

Brooks, G.A., et al.: *Exercise Physiology: Human Bioenergetics and Its Applications*. 4th Ed. New York: McGraw-Hill, 2004.

Brooks, G.A.: Cell-cell and intracellular lactate shuttles. *J. Physiol.*, 1;587:5591, 2009.

Brooks, G.A.: What does glycolysis make and why is it important. *J. Appl. Physiol.*, 108:1450, 2010.

Campbell, M.K., Farrell, S.O.: *Biochemistry*. 5th Ed. London: Thomson Brooks/Cole, 2007.

Campbell, P.N., et al.: *Biochemistry Illustrated*. 5th Ed. Philadelphia: Churchill Livingstone, 2005.

Carr, D.B., et al.: A reduced-fat diet and aerobic exercise in Japanese Americans with impaired glucose tolerance decreases intra-abdominal fat and improves insulin sensitivity but not beta-cell function. *Diabetes*, 54:340, 2005.

DiNuzzo, M., et al.: Changes in glucose uptake rather than lactate shuttle take center stage in subserving neuroenergetics: evidence from mathematical modeling. *J. Cereb. Blood Flow Metab.*, 30:586, 2010.

Enqvist, J.K., et al.: Energy turnover during 24 hours and 6 days of adventure racing. *Sports Sci.*, 28:947, 2010.

Fatouros, I.G., et al.: Oxidative stress responses in older men during endurance training and detraining. *Med. Sci. Sports Exerc.*, 36:2065, 2004.

Fox, S.I.: *Human Physiology*. 10th Ed. New York: McGraw-Hill, 2008.

Hashimoto, T., Brooks, G.A.: Mitochondrial lactate oxidation complex and an adaptive role for lactate production. *Med. Sci. Sports Exerc.*, 40:486, 2008.

Henderson, G.C., et al.: Pyruvate shuttling during rest and exercise before and after endurance training in men. *J. Appl. Physiol.*, 97:317, 2004.

Henderson G.C., et al.: Plasma triglyceride concentrations are rapidly reduced following individual bouts of endurance exercise in women. *Eur. J. Appl. Physiol.*, 109:721, 2010.

Horton, R.: *Principles of Biochemistry*. 4th Ed. Englewood Cliffs, NJ: Prentice-Hall, 2005.

Jeukendrup, A.E., Wallis, G.A.: Measurement of substrate oxidation during exercise by means of gas exchange measurements. *Int. J. Sports Med.*, 26 Suppl 1:S28, 2005.

Jones D.E., et al.: Abnormalities in pH handling by peripheral muscle and potential regulation by the autonomic nervous system in chronic fatigue syndrome. *J. Intern. Med.*, 267:394, 2010.

Jorgensen, S.B., et al.: Role of AMPK in skeletal muscle metabolic regulation and adaptation in relation to exercise. *J. Physiol.*, 574 (Pt 1):17, 2006.

Kiens, B.: Skeletal muscle lipid metabolism in exercise and insulin resistance. *Physiol Rev.*, 86:205, 2006.

Lehninger, A.H., et al.: *Principles of Biochemistry*. 5th Ed. New York: WH Freeman, 2008.

Li, J., et al.: Interstitial ATP and norepinephrine concentrations in active muscle. *Circulation*, 111:2748, 2005.

Marieb, E.N.: *Human Anatomy and Physiology*. 8th Ed. Redwood City, CA: Pearson Education/Benjamin Cummings, 2009.

Peres, S.B., et al.: Endurance exercise training increases insulin responsiveness in isolated adipocytes through IRS/PI3-kinase/Akt pathway. *J. Appl. Physiol.*, 98:1037, 2005.

Petibois, C., Deleris, G.: FT-IR spectrometry analysis of plasma fatty acyl moieties selective mobilization during endurance exercise. *Biopolymers*, 77:345, 2005.

Revan, S., et al.: Short duration exhaustive running exercise does not modify lipid hydroperoxide, glutathione peroxidase and catalase. *J. Sports Med. Phys. Fitness.*, 50:235, 2010.

Ricquier, D.: Respiration uncoupling and metabolism in the control of energy expenditure. *Proc. Nutr. Soc.*, 64:47, 2005.

Roepstorff, C., et al.: Regulation of oxidative enzyme activity and eukaryotic elongation factor 2 in human skeletal muscle: influence of gender and exercise. *Acta. Physiol. Scand.*, 184:215, 2005.

Rose, A.J., Richter E.A.: Skeletal muscle glucose uptake during exercise: how is it regulated? *Physiology*, 20:260, 2005.

Widmaier, E.P.: *Vander's Human Physiology*. 11th ed. New York: McGraw-Hill, 2007.

Tarnopolsky, M.: Protein requirements for endurance athletes. *Nutrition*, 20:662, 2004.

Tauler, P., et al.: Pre-exercise antioxidant enzyme activities determine the antioxidant enzyme erythrocyte response to exercise. *J. Sports Sci.*, 23:5, 2005.

van Loon, L.J.: Use of intramuscular triacylglycerol as a substrate source during exercise in humans. *J. Appl. Physiol.*, 97:1170, 2004.

Veldhorst, M.A., et al.: Presence or absence of carbohydrates and the proportion of fat in a high-protein diet affect appetite suppression but not energy expenditure in normal-weight human subjects fed in energy balance. *Br. J. Nutr.*, 22:1, 2010.

Venables, M.C., et al.: Determinants of fat oxidation during exercise in healthy men and women: a cross-sectional study. *J. Appl. Physiol.*, 98:160, 2005.

Watson, J.D., Berry, A.: *DNA: The Secret of Life*. New York: Knopf, 2003.

第6章

Aisbett, B., Le Rossignol, P.: Estimating the total energy demand for supra-maximal exercise using the VO_2-power regression from an incremental exercise test. *J. Sci. Med. Sport*, 6:343, 2003.

Beneke, R.: Methodological aspects of maximal lactate steady state-implications for performance testing. *Eur. J. Appl. Physiol.*, 89:95, 2003.

Berg, K., et al.: Oxygen cost of sprint training. *J. Sports Med. Phys. Fitness*, 50:25, 2010.

Berger, N.J., et al.: Influence of continuous and interval training on oxygen uptake on-kinetics. *Med. Sci. Sports Exerc.*, 38:504, 2006.

Borsheim, E., Bahr, R.: Effect of exercise intensity, duration and mode on post-exercise oxygen consumption. *Sports Med.*, 33:1037, 2003.

Breen, L., et al.: No effect of carbohydrate-protein on cycling performance and indices of recovery. *Med. Sci. Sports Exerc.*, 42:1140, 2010.

Bourdin, M., et al.: Laboratory blood lactate profile is suited to on water training monitoring in highly trained rowers. *J. Sports Med. Phys. Fitness*, 44:337, 2004.

Carter, H., et al.: Effect of prior exercise above and below critical power on exercise to exhaustion. *Med. Sci. Sports Exerc.*, 37:775, 2005.

Chiappa, G.R., et al.: Blood lactate during recovery from intense exercise: Impact of inspiratory loading. *Med. Sci. Sports Exerc.*, 40:111, 2008.

Cleuziou, C., et al.: Dynamic responses of O_2 uptake at the onset and end of exercise in trained subjects. *Can. J. Appl. Physiol.*, 28:630, 2003.

Crommett, A.D., Kinzey, S.J.: Excess postexercise oxygen consumption following acute aerobic and resistance exercise in women who are lean or obese. *J. Strength Cond. Res.*, 18:410, 2004.

Da Silva, R.L., Brentano, M.A., et al.: Effects of different strength training methods on postexercise energetic expenditure. *J. Strength Cond. Res.*, 24:2255, 2010.

Dupont, G., et al.: Effect of short recovery intensities on the performance during two Wingate tests. *Med. Sci. Sports Exerc.*, 39:1170, 2007.

Ferguson, R.A., et al.: Effect of muscle temperature on rate of oxygen uptake during exercise in humans at different contraction frequencies. *J. Exp. Biol.*, 205:981, 2002.

Ferreira, L.F., et al.: Dynamics of skeletal muscle oxygenation during sequential bouts of moderate exercise. *Exp. Physiol.*, 90:393, 2005.

Gardner, A., et al.: A comparison of two methods for the calculation of accumulated oxygen deficit. *J. Sports Sci.*, 21:155, 2003.

Gordon, D., et al.: Influence of blood donation on oxygen uptake kinetics during moderate and heavy intensity cycle exercise. *Int. J. Sports Med.*, 31:298, 2010.

Hughson, R.L.: Oxygen uptake kinetics: historical perspective and future directions. *Appl. Physiol. Nutr. Metab.*, 34:840, 2009.

Ingham, S.A., et al.: Comparison of the oxygen uptake kinetics of club and Olympic champion rowers. *Med. Sci. Sports Exerc.*, 39:865, 2007.

Isaacs, K., et al.: Modeling energy expenditure and oxygen consumption in human exposure models: accounting for fatigue and EPOC. *Expo. Sci. Environ. Epidemiol.*, 18:289, 2008.

Kang, J., et al.: Evaluation of physiological responses during recovery following three resistance exercise programs. *J. Strength Cond. Res.*, 19:305, 2005.

Koppo, K., Bouckaert, J.: Prior arm exercise speeds the VO_2 kinetics during arm exercise above the heart level. *Med. Sci. Sports Exerc.*, 37:613, 2005.

LeCheminant, J.D., et al.: Effects of long-term aerobic exercise on EPOC. *Int. J. Sports Med.*, 29:53, 2008.

Lyons, S., et al.: Excess post-exercise oxygen consumption in untrained men following exercise of equal energy expenditure: comparisons of upper and lower body exercise. *Diabetes Obes. Metab.*, 9:889, 2007.

Markovitz, G.H., et al.: On issues of confidence in determining the time constant for oxygen uptake kinetics. *Br. J. Sports Med.*, 38:553, 2004.

McLaughlin, J.E., et al.: A test of the classic model for predicting endurance running performance. *Med. Sci. Sports Exerc.*, 42:991, 2010.

Nanas, S., et al.: Heart rate recovery and oxygen kinetics after exercise in obstructive sleep apnea syndrome. *Clin. Cardiol.*, 33:46, 2010.

Pringle, J.S., et al.: Effect of pedal rate on primary and slow-component oxygen uptake responses during heavy-cycle exercise. *J. Appl. Physiol.*, 94:1501, 2003.

Robergs, R., et al.: Influence of pre-exercise acidosis and alkalosis on the kinetics of acid-base recovery following intense exercise. *Int. J. Sport Nutr. Exerc. Metab.*, 15:59, 2005.

Sahlin, K., et al.: Prior heavy exercise eliminates $\dot{V}O_2$ slow component and reduces efficiency during submaximal exercise in humans. *J. Physiol.*, 564:765, 2005.

Scott, C.B., Kemp, R.B.: Direct and indirect calorimetry of lactate oxidation: implications for whole-body energy expenditure. *J. Sports Sci.*, 23:15, 2005.

Stupnicki, R., et al.: Fitting a single-phase model to the post-exercise changes in heart rate and oxygen uptake. *Physiol. Res.*, Aug 12, epub ahead of print. 2009.

Tahara, Y., et al.: Fat-free mass and excess post-exercise oxygen consumption in the 40 minutes after short-duration exhaustive exercise in young male Japanese athletes. *J. Physiol. Anthropol.*, 27:139, 2008.

Takken, T., et al.: Cardiopulmonary exercise testing in congenital heart disease: equipment and test protocols. *Neth. Heart J.*, 17:339, 2009.

Van Hall, G., et al.: Leg and arm lactate and substrate kinetics during exercise. *Am. J. Physiol. Endocrinol. Metab.*, 284:E193, 2003.

Whipp, B.J.: The slow component of O_2 uptake kinetics during heavy exercise. *Med. Sci. Sports Exerc.*, 26:1319, 1994.

Wilkerson, D.P., et al.: Effect of prior multiple-sprint exercise on pulmonary O_2 uptake kinetics following the onset of perimaximal exercise. *J. Appl. Physiol.*, 97:1227, 2004.

Winlove, M.A., et al.: Influence of training status and exercise modality on pulmonary O_2 uptake kinetics in pre-pubertal girls. *Eur. J. Appl. Physiol.*, 108:1169, 2010.

Wiltshire, E.V., et al.: Massage impairs post exercise muscle blood flow and "lactic acid" Removal. *Med. Sci. Sports Exerc.*, 42:1062, 2010.

Zhang, Z., et al.: Comparisons of muscle oxygenation changes between arm and leg muscles during incremental rowing exercise with near-infrared spectroscopy. *J. Biomed. Opt.*, 15:017007, 2010.

第7章

Aisbett, B., et al.: The influence of pacing during 6-minute supra-maximal cycle ergometer performance. *J. Sci. Med. Sport*, 6:187, 2003.

Amann, M., et al.: An evaluation of the predictive validity and reliability of ventilatory threshold. *Med. Sci. Sports Exerc.*, 36:1716, 2004.

Atwater, W.O., Rosa, E.B.: Description of a New Respiration Calorimeter and Experiments on the Conservation Of Energy in the Human Body. Bulletin No. 63, Washington, D.C., U.S. Department of Agriculture, Office of Experiment Stations, Government Printing Office, 1899.

Balmer, J., et al.: Mechanically braked Wingate powers: agreement between SRM, corrected and conventional methods of measurement. *J. Sports Sci.*, 22:661, 2004.

Bar-Or, O.: The Wingate anaerobic test: An update on methodology, reliability, and validity. *Sports Med.*, 4:381, 1987.

Bentley, D.J., McNaughton, L.R.: Comparison of W(peak), $\dot{V}O_2$(peak) and the ventilation threshold from two different incremental exercise tests: relationship to endurance performance. *J. Sci. Med. Sport*, 6:422, 2003.

Binzoni, T.: Saturation of the lactate clearance mechanisms different from the "lactate shuttle" determines the anaerobic threshold: prediction from the bioenergetic model. *J. Physiol. Anthropol. Appl. Human Sci.*, 24:175, 2005.

Blain, G., et al.: Assessment of ventilatory thresholds during graded and maximal exercise test using time varying analysis of respiratory sinus arrhythmia. *Br. J. Sports Med.*, 39:448, 2005.

Bosquet, L., et al.: Methods to determine aerobic endurance. *Sports Med.*, 32:675, 2002.

Bouchard, C., et al.: Familial resemblance for $\dot{V}O_{2max}$ in the sedentary state: The Heritage family study. *Med. Sci. Sports Exerc.*, 30:252, 1998.

Bouchard, C., et al.: Testing anaerobic power and capacity. In *Physiological Testing of the High Performance Athlete.* J. MacKougall, et al., eds. Champaign, IL: Human Kinetics Press; 175–222, 1991.

Brooks, G.A.: Intra- and extra-cellular lactate shuttles. *Med. Sci. Sports Exerc.*, 32:790, 2000.

Buresh, R., Berg, K.: Scaling oxygen uptake to body size and several practical applications. *J. Strength Cond. Res.*, 16:46, 2002.

Busso, T., et al.: A comparison of modelling procedures used to estimate the power-exhaustion time relationship. *Eur. J. Appl. Physiol.*, 108:257, 2010.

Cain, S.M.: Mechanisms which control $\dot{V}O_2$ near $\dot{V}O_{2max}$: An overview. *Med. Sci. Sports Exerc.*, 27:60, 1995.

Canavan, P.K., Vescovi, J.D.: Evaluation of power prediction equations: Peak vertical jumping power in women. *Med. Sci. Sports Exerc.*, 36:1589, 2004.

Castellani, J.W., et al.: Energy expenditure in men and women during 54h of exercise and caloric deprivation. *Med. Sci. Sports Exerc.*, 38:894, 2006.

Cooper, K.: Correlation between field and treadmill testing as a means for assessing maximal oxygen intake. *JAMA*, 203:201, 1968.

Cooper, S.M., et al.: A simple multistage field test for the prediction of anaerobic capacity in female games players. *Br. J. Sports Med.*, 38:784, 2004.

Coquart, J.B., et al.: Prediction of peak oxygen uptake from sub-maximal ratings of perceived exertion elicited during a graded exercise test in obese women. *Psychophysiology*, 46:1150, 2009.

Duncan, G.E., et al.: Applicability of $\dot{V}O_{2max}$ criteria: Discontinuous versus continuous protocols. *Med. Sci. Sports Exerc.*, 29:273, 1997.

Ekelund, U., et al.: Energy expenditure assessed by heart rate and doubly labeled water in young athletes. *Med. Sci. Sports Exerc.*, 34:1360, 2002.

Eston, R., et al.: Prediction of maximal oxygen uptake in sedentary males from a perceptually regulated, sub-maximal graded exercise test. *J. Sports Sci.*, 26:131, 2008.

Fleg, J.L., et al.: Accelerated longitudinal decline of aerobic capacity in healthy older adults. *Circulation*, 112:674, 2005.

Flouris, A.D., et al.: Prediction of $\dot{V}O_{2max}$ from a new field test based on portable indirect calorimetry. *J. Sci. Med. Sport*, 13:70, 2010.

Gladden, L.B.: Muscle as a consumer of lactate. *Med. Sci. Sports Exerc.*, 32:764, 2000.

Gladden, L.B.: The role of skeletal muscle in lactate exchange during exercise: introduction. *Med. Sci. Sports Exerc.*,

32:753, 2000.

Gore, J.C., et al.: CPX/D underestimates O_2 in athletes compared with an automated Douglas bag system. *Med. Sci. Sports Exerc.*, 35:1341, 2003.

Hagberg, J.M., et al.: Specific genetic markers of endurance performance and $\dot{V}O_{2max}$. *Exerc. Sport Sci. Rev.*, 29:15, 2001.

Haldane, J.S., Priestley, J.G.: *Respiration.* New York: Oxford University Press, 1935.

Hetzler, R.K., et al.: Development of a modified Margaria-Kalamen anaerobic power test for American football athletes. *Strength Cond. Res.*, 24:978, 2010.

Jackson, A., et al.: Role of lifestyle and aging on the longitudinal change in cardiorespiratory fitness. *Arch. Intern. Med.*, 169:1781, 2009.

Jéquier, E., Schutz, Y.: Long-term measurements of energy expenditure in humans using a respiration chamber. *Am. J. Clin. Nutr.*, 38:989, 1983.

Jo, E.: Influence of recovery duration after a potentiating stimulus on muscular power in recreationally trained individuals. *J. Strength Cond. Res.*, 24:343, 2010.

Jurca, R., et al.: Assessing cardiorespiratory fitness without performing exercise testing. *Am. J. Prev. Med.*, 29:185, 2005.

Katch, V.L., et al.: Optimal test characteristics for maximal anaerobic work on the bicycle ergometer. *Res. Q.*, 48:319, 1977.

Katch, V.: Kinetics of oxygen uptake and recovery for supramaximal work of short duration. *Eur. J. Appl. Physiol.*, 31:197, 1973.

Katch, V.: Body weight, leg volume, leg weight and leg density as determiners of short duration work performance on the bicycle ergometer. *Med. Sci. Sports*, 6:267, 1974.

Katch, V., et al.: A steady-paced versus all-out cycling strategy for maximal work output of short duration. *Res. Q.*, 47:164, 1976.

Kohler, R.M., et al.: Peak power during repeated Wingate trials: Implications for testing. *J. Strength Cond. Res.*, 24:370, 2010.

Kounalakis, S.N., et al.: Oxygen saturation in the triceps brachii muscle during an arm Wingate test: the role of training and power output. *Res. Sports Med.*, 17:171, 2009.

Krustrup, P., et al.: The yo-yo intermittent recovery test: physiological response, reliability, and validity. *Med. Sci. Sports Exerc.*, 35:697, 2003.

Little, J.P., et al.: A practical model of low-volume high-intensity interval training induces mitochondrial biogenesis in human skeletal muscle: potential mechanisms. *J. Physiol.*, 588, 2010.

Margaria, R., et al.: Measurement of muscular power (anaerobic) in man. *J. Appl. Physiol.*, 21:1662, 1966.

McArdle, W.D., et al.: Specificity of run training on $\dot{V}O_{2max}$ and heart rate changes during running and swimming. *Med. Sci. Sports*, 10:16, 1978.

McLester, J.R., et al.: Effects of standing vs. seated posture on repeated Wingate performance. *J. Strength Cond. Res.*, 18:816, 2004.

McMurray, R.G., et al.: Predicted maximal aerobic power in youth is related to age, gender, and ethnicity. *Med. Sci. Sports Exerc.*, 34:145, 2002.

Molik, B., et al.: Relationship between functional classification levels and anaerobic performance of wheelchair basketball athletes. *Res. Q. Exerc. Sport*, 81:69, 2010.

Moore, A., Murphy, A.: Development of an anaerobic capacity test for field sport athletes. *J. Sci. Med. Sport*, 6:275, 2003.

Nikooie, R., et al.: Noninvasive determination of anaerobic threshold by monitoring the %SpO2 changes and respiratory gas exchange. *J. Strength Cond. Res.*, 23:2107, 2009.

Porszasz, J., et al.: A treadmill ramp protocol using simultaneous changes in speed and grade. *Med. Sci. Sports Exerc.*, 35:1596, 2003.

Potteiger, J.A., et al.: Relationship between body composition, leg strength, anaerobic power, and on-ice skating performance in division I men's hockey athletes. *J. Strength Cond. Res.*, 24:1755, 2010.

Ravussin, E., et al.: Determinants of 24-hour energy expenditure in man: Methods and results using a respiratory chamber. *J. Clin. Invest.*, 78:1568, 1986.

Rumpler, W., et al.: Repeatability of 24-hour energy expenditure measurements in humans by indirect calorimetry. *Am. J. Clin. Nutr.*, 51:147, 1990.

Seiler, S., et al.: The fall and rise of the gender difference in elite anaerobic performance 1952–2006. *Med. Sci. Sports Exerc.*, 39:534, 2007.

Sentija, D., et al.: The effects of strength training on some parameters of aerobic and anaerobic endurance. *Coll. Antropol.*, 33:111, 2009.

Snell, P.G., et al.: Maximal oxygen uptake as a parametric measure of cardiorespiratory capacity. *Med. Sci. Sports Exerc.*, 39:103, 2007.

Souissi, N., et al.: Diurnal variation in Wingate test performances: influence of active warm-up. *Chronobiol. Int.*, 27:640, 2010.

Speakman, J.R.: The history and theory of the doubly labeled water technique. *Am. J. Clin. Nutr.*, 68(Suppl):932S, 1998.

Spencer, M.R., Gastin, P.B.: Energy system contribution during 200-m to 1500-m running in highly trained athletes. *Med. Sci. Sports Exerc.*, 33:157, 2001.

Suminski, R.R., et al.: The effect of habitual smoking on measured and predicted $\dot{V}O_2(max)$. *J. Phys. Act. Health*, 6:667, 2009.

Tiainen, K., et al.: Heritability of maximal isometric muscle strength in older female twins. *J. Appl. Physiol.*, 96:173, 2004.

Uth, N., et al.: Estimation of $\dot{V}O_{2max}$ from the ratio between HR_{max} and HR_{rest}—the heart rate ratio method. *Eur. J. Appl. Physiol.*, 91:111, 2004.

Vandewalle, H., et al.: Standard anaerobic exercise test. *Sports Med.*, 4:268, 1987.

Wang, L., et al.: Time constant of heart rate recovery after low level exercise as a useful measure of cardiovascular fitness. *Conf. Proc. IEEE Eng. Med. Biol. Soc.*, 1:1799, 2006.

Wasserman, K., et al.: *Principles of Exercise Testing and Interpretation*, 3rd Ed. Baltimore: Lippincott Williams & Wilkins, 1999.

Weltman, A., et al.: The lactate threshold and endurance performance. *Adv. Sports Med. Fitness*, 2:91, 1989.

Weltman, A., et al.: Exercise recovery, lactate removal, and subsequent high intensity exercise performance. *Res. Q.*, 48:786, 1977.

Wiedemann, M.S., Bosquet, L.: Anaerobic Work Capacity derived from isokinetic and isoinertial cycling. *Int. J. Sports Med.*, 31:89, 2010.

Yoon, B.L., et al.: $\dot{V}O_{2max}$, protocol duration, and the $\dot{V}O_2$ plateau. *Med. Sci. Sports Exerc.*, 39:1186, 2007.

Zagatto, A.M., et al.: Validity of the running anaerobic sprint test for assessing anaerobic power and predicting short-distance performance. *J. Strength Cond. Res.*, 23:1820, 2009.

Zajac, A., et al.: The diagnostic value of the 10- and 30-second Wingate test for competitive athletes. *J. Strength Cond. Res.*, 13:16, 1999.

Zupan, M.F., et al.: Wingate anaerobic test peak power and anaerobic capacity classifications for men and women intercollegiate athletes. *J. Strength Cond. Res.*, 23:2598, 2009.

BOX 7-1
Clark M.A., Lucett S.C., eds.: *NASM Essentials of Personal Fitness Training.* Baltimore: Lippincott Williams & Wilkins, 103, 2010. Sayers, S., et al.: Cross-validation of three jump power equations. *Med. Sci. Sports Exerc.*, 31:572, 1999.

BOX 7-4
Kline, G., et al.: Estimation of $\dot{V}O_2$max from a one-mile track walk, gender, age, and body weight. *Med. Sci. Sports Exerc.*, 19:253, 1987.

BOX 7-6
1. Wilson, T.M., and Seals, D.R.: Meta-analysis of the age-associated decline in maximal aerobic capacity in men:Relation to habitual aerobic status. Med. Sci. Sports Exerc., 31（suppl）:S385, 1995.
2. Jackson, A.S., et al.: Changes in aerobic power of women age 20-64 y. Med. Sci. Sports Exerc., 28:884, 1996.

第8章

ACSM's Guidelines for Exercise Testing and Prescription. 8th Ed. Baltimore: Lippincott Williams & Wilkins, 2009.

ACSM's Resource Manual for Guidelines for Exercise Testing and Prescription. 6th Ed. Baltimore: Lippincott Williams & Wilkins, 2009.

ACSM's Guidelines for Exercise Testing and Prescription. 8th Ed. Baltimore: Lippincott Williams & Wilkins, 2010.

ACSM's Resource Manual for Guidelines for Exercise Testing and Prescription. 6th Ed. Baltimore: Lippincott Williams & Wilkins, 2010.

ACSM's Resources for Clinical Exercise Physiology. 6th Ed. Baltimore: Lippincott Williams & Wilkins, 2010.

Alexander, R.M.: Physiology: enhanced: walking made simple. *Science*, 308:58, 2005.

Alfonzo-Gonzalez, G., et al.: Estimation of daily energy needs with the FAO/WHO/UNU 1985 procedures in adults: comparison to whole-body indirect calorimetry measurements. *Eur. J. Clin. Nutr.*, 58:1125, 2004.

Barbosa, T.M., et al.: Energy cost and intracyclic variation of the velocity of the centre of mass in butterfly stroke. *Eur. J. Appl. Physiol.*, 93:519, 2005.

Barbosa, T.M., et al.: Energetics and biomechanics as determining factors of swimming performance: updating the state of the art. *J. Sci. Med. Sport.*, 13:262, 2010.

Bertram, J.E.: Constrained optimization in human walking: cost minimization and gait plasticity. *J. Exp. Biol.*, 208:979, 2005.

Blanc, S., et al.: Energy requirements in the eighth decade of life. *Am. J. Clin. Nutr.*, 79:303, 2004.

Browning, R.C., et al.: Pound for pound: Working out how obesity influences the energetics of walking. *J. Appl. Physiol.*, 106:1755, 2009.

Browning, R.C., et al.: The effects of adding mass to the legs on the energetics and biomechanics of walking. *Med. Sci. Sports Exerc.*, 39:515, 2007.

Butte, N.F., et al.: Energy requirements of women of reproductive age. *Am. J. Clin. Nutr.*, 77:630, 2003.

Byrne, N.M., et al.: Metabolic equivalent: One size does not fit all. *J. Appl. Physiol.*, 99:1112, 2005.

Chasan-Taber, L., et al.: Development and validation of a pregnancy physical activity questionnaire. *Med. Sci. Sports Exerc.*, 36:1750, 2004.

Chatard, J.C., Wilson, B.: Effect of fastskin suits on performance, drag, and energy cost of swimming. *Med. Sci. Sports Exerc.*, 40:1149, 2008.

Chatard, J-C., et al.: Drafting distance in swimming. *Med. Sci. Sports Exerc.*, 35:1176, 2003.

Coyle, E.F.: Improved muscular efficiency displayed as Tour de France champion matures. *J. Appl. Physiol.*, 98:2191, 2005.

Crouter, S.E., et al.: Accuracy of polar S410 heart rate monitor to estimate energy cost of exercise. *Med. Sci. Sports Exerc.*, 36:1433, 2004.

da Rocha, E.E., et al.: Can measured resting energy expenditure be estimated by formulae in daily clinical nutrition practice? *Curr. Opin. Clin. Nutr. Metab. Care*, 8:319, 2005.

Das, S.K., et al.: Energy expenditure is very high in extremely obese women. *J. Nutr.*, 134:1412, 2004.

DeLany, J.P., et al.: Energy expenditure in African American and white boys and girls in a 2-y follow-up of the Baton Rouge Children's Study. *Am. J. Clin. Nutr.*, 79:268, 2004.

Delextrat, A., et al.: Drafting during swimming improves efficiency during subsequent cycling. *Med. Sci. Sports Exerc.*, 35:1612, 2003.

Dennis, S.C., Noakes, T.D.: Advantages of a smaller body mass in humans when distance-running in warm, humid conditions. *Eur. J. Appl. Physiol.*, 79:280, 1999.

Doke, J., et al.: Mechanics and energetics of swinging the human leg. *J. Exp. Biol.*, 208:439, 2005.

Donahoo, W.T., et al.: Variability in energy expenditure and its components. *Curr. Opin. Clin. Nutr. Metab. Care*, 7:599, 2004.

Duffield, R., et al.: Energy system contribution to 100-m and 200-m track running events. *J. Sci. Med. Sport*, 7:302, 2004.

Edwards, A.G., Byrnes, W.C.: Aerodynamic characteristics as determinants of the drafting effect in cycling. *Med. Sci. Sports Exerc.*, 39:170, 2007.

Farshchi, H.R., et al.: Decreased thermic effect of food after an irregular compared with a regular meal pattern in healthy lean women. *Int. J. Obes. Relat. Metab. Disord.*, 28:653, 2004.

Flodmark, C.E.: Calculation of resting energy expenditure in obese children. *Acta. Paediatr.*, 93:727, 2004.

Garet, M., et al.: Estimating relative physical workload using heart rate monitoring: a validation by whole-body indirect calorimetry. *Eur. J. Appl. Physiol.*, 94:46, 2005.

Gottschall, J.S., Kram, R.: Ground reaction forces during downhill and uphill running. *J. Biomech.*, 38:445, 2005.

Hall, C., et al.: Energy expenditure of walking and running: comparison with prediction equations. *Med. Sci. Sports Exerc.*, 36:2128, 2004.

Hausswirth, C., et al.: Effects of cycling alone or in a sheltered position on subsequent running performance during a triathlon. *Med. Sci. Sports Exerc.*, 31:599, 1999.

Helseth, J., et al.: How do low horizontal forces produce disproportionately high torques in human locomotion? *J. Biomech.*, 41:1747, 2008.

Hiilloskorpi, H.K., et al.: Use of heart rate to predict energy expenditure from low to high activity levels. *Int. J. Sports Med.*, 24:332, 2003.

Hoyt, R.W., et al.: Total energy expenditure estimated using foot-ground contact pedometry. *Diabetes Technol. Ther.*, 6:71, 2004.

Keytel, L.R., et al.: Prediction of energy expenditure from heart rate monitoring during submaximal exercise. *J. Sports Sci.*, 23:289, 2005.

Kien, C.L., Ugrasbul, F.: Prediction of daily energy expenditure during a feeding trial using measurements of resting energy expenditure, fat-free mass, or Harris-Benedict equations. *Am. J. Clin. Nutr.*, 80:876, 2004.

Kram, R.: Muscular force or work: what determines the metabolic energy cost of running? *Exer. Sport Sci. Rev.*, 28:138, 2000.

Kyröläinen, H., et al.: Interrelationships between muscle structure, muscle strength, and running economy. *Med. Sci. Sports Exerc.*, 35:45, 2003.

Larsson, L., Lindqvist, P.G.: Low-impact exercise during pregnancy study of safety. *Acta. Obstet. Gynecol. Scand.*, 84:34, 2005.

Lätt, E., et al.: Longitudinal development of physical and performance parameters during biological maturation of young male swimmers. *Percept. Mot. Skills.*, 108:297, 2009.

Lätt, E., et al.: Physical development and swimming performance during biological maturation in young female swimmers. *Coll. Antropol.*, 33:117, 2009.

Lin, P.H., et al.: Estimation of energy requirements in a controlled feeding trial. *Am. J. Clin. Nutr.*, 77:639, 2003.

Malison, E.R., et al.: Running performance in middle-school runners. *J. Sports Med. Phys. Fitness*, 44:383, 2004.

Manini, T.M.: Energy expenditure and aging. *Ageing Res. Rev.*, 9:1, 2010.

McArdle, W.D., et al.: Aerobic capacity, heart rate and estimated energy cost during women's competitive basketball. *Res. Q.*, 42:178, 1971.

McArdle, W.D., Foglia, G.F.: Energy cost and cardiorespiratory stress of isometric and weight training exercise. *J. Sports Med. Phys. Fitness.*, 9:23, 1969.

Mollendorf, J.C., et al.: Effect of swim suit design on passive drag. *Med. Sci. Sports Exerc.*, 36:1029, 2004.

Morgan, D.W., et al.: Longitudinal stratification of gait economy in young boys and girls: the locomotion energy and growth study. *Eur. J. Appl. Physiol.*, 91:30, 2004.

Morgan, D.W., et al.: Prediction of the aerobic demand of walking in children. *Med. Sci. Sports Exerc.*, 34:2097, 2002.

Pendergast, D., et al.: Energy balance of human locomotion in water. *Eur. J. Appl. Physiol.*, 90:377, 2003.

Pendergast, D., et al.: The influence of drag on human locomotion in water. *Undersea Hyperb. Med.*, 32:45, 2005.

Pendergast, D.R., et al.: Evaluation of fins used in underwater swimming. *Undersea Hyperb. Med.*, 30:57, 2003.

Pontzer, H.: A new model predicting locomotor cost from limb length via force production. *J. Exp. Biol.*, 208:1513, 2005.

Puthoff, M.L., et al.: The effect of weighted vest walking on metabolic responses and ground reaction forces. *Med. Sci. Sports Exerc.*, 38:746, 2006.

Ramirez-Marrero, F.A., et al.: Comparison of methods to estimate physical activity and energy expenditure in African American children. *Int. J. Sports Med.*, 26:363, 2005.

Ratel, S., Poujade, B.: Comparative analysis of the energy cost during front crawl swimming in children and adults. *Eur. J. Appl. Physiol.*, 105:543, 2009.

Ray, A.D., et al.: Respiratory muscle training reduces the work of breathing at depth. *Eur. J. Appl. Physiol.*, 108:811, 2010.

Reis, V.M., et al.: Examining the accumulated oxygen deficit method in front crawl swimming. *Int. J. Sports Med.*, 31:421, 2010.

Rosenberger, F., et al.: Running 8000 m fast or slow: Are there differences in energy cost and fat metabolism? *Med. Sci. Sports Exerc.*, 37:1789, 2005.

Rotstein, A., et al.: Preferred transition speed between walking and running: Effects of training status. *Med. Sci. Sports Exerc.*, 37:1864, 2006.

Roy, J-P.R., Stefanyshyn, D.J.: Shoe midsole longitudinal bending stiffness and running economy, joint energy, and EMG. *Med. Sci. Sports Exerc.*, 38:562, 2006.

Royer, T.D., Martin, P.E.: Manipulations of leg mass and moment of inertia: effects on energy cost of walking. *Med. Sci. Sports Exerc.*, 37:649, 2005.

Saunders, P.U., et al.: Reliability and variability of running economy in elite distance runners. *Med. Sci. Sports Exerc.*, 36:1972, 2004.

Sazonov, E.S., Schuckers, S.: The energetics of obesity: a review: monitoring energy intake and energy expenditure in humans. *IEEE Eng. Med. Biol. Mag.*, 29:31, 2010. Review.

Scott, C.B., Devore, R.: Diet-induced thermogenesis: variations among three isocaloric meal-replacement shakes. *Nutrition*, 21:874, 2005.

Slawinski, J.S., Billat, V.L.: Difference in mechanical and energy cost between highly, well, and nontrained runners. *Med. Sci. Sports Exerc.*, 36:1440, 2004.

Speakman, J.R.: Body size, energy metabolism and lifespan. *J. Exp. Biol.*, 208:1717, 2005.

Srinivasan, M.: Optimal speeds for walking and running, and walking on a moving walkway. *Chaos.*, 19:026112, 2009.

Støren, ø., et al.: Maximal strength training improves running economy in distance runners. *Med. Sci. Sports Exerc.*, 40:1087, 2008.

Tharion, W.J., et al.: Energy requirements of military personnel. *Appetite*, 44:47, 2005.

Unnithan, V., et al.: Aerobic cost in elite female adolescent swimmers. *Int. J. Sports Med.*, 30:194, 2009.

Vasconcellos, M.T., Anjos, L.A.: A simplified method for assessing physical activity level values for a country or study population. *Eur. J. Clin. Nutr.*, 57:1025, 2003.

Vercruyssen, F., et al.: Cadence selection affects metabolic responses during cycling and subsequent running time to fatigue. *Br. J. Sports Med.*, 39:267, 2005.

Weissgerber, T.L., et al.: The role of regular physical activity in preeclampsia prevention. *Med. Sci. Sports Exerc.*, 36:2024, 2004.

Weyand, P.G., Bundle, M.W.: Energetics of high-speed running: integrating classical theory and contemporary observations. *Am. J. Physiol. Regul. Integr. Comp. Physiol.*, 288:R956, 2005.

Zamparo, P., et al.: The interplay between propelling efficiency, hydrodynamic position and energy cost of front crawl in 8 to 19-year-old swimmers. *Eur. J. Appl. Physiol.*, 104:689, 2008.

第9章

Abu-Hasan, M., et al.: Exercise-induced dyspnea in children and adolescents: if not asthma then what? *Ann. Allergy Asthma Immunol.*, 94:366, 2005.

Ainslie, P.N., Duffin, J.: Integration of cerebrovascular CO_2 reactivity and chemoreflex control of breathing: mechanisms of regulation, measurement, and interpretation. *Am. J. Physiol. Regul. Integr. Comp. Physiol.*, 265: R1473, 2009.

Amann, M., et al.: An evaluation of the predictive validity and reliability of ventilatory threshold. *Med. Sci. Sports Exerc.*, 36:1716, 2004.

BABB, T.G., et. al., short- and long-term modulation of Exercise Ventilatory Response. *Med. Sci. Sports Exerc.*, 42:1691, 2010.

Bassett, D.R. Jr., Howley, E.T.: Limiting factors for maximum oxygen uptake and determinants of endurance performance. *Med. Sci. Sports Exerc.*, 32:270, 2000.

Bernaards, C.M., et al.: A longitudinal study in smoking in relationship top fitness and heart rate response. *Med. Sci. Sports Exerc.*, 35:793, 2003.

Boulet, L.P., et al.: Lower airway inflammatory responses to high-intensity training in athletes. *Clin. Invest. Med.*, 28:15, 2005.

Buchheit, M., et al.: Improving acceleration and repeated sprint ability in well-trained adolescent handball players: speed versus sprint interval training. *Int. J. Sports Physiol. Perform.*, 5:152, 2010.

Cannon, D.T., et al.: On the determination of ventilatory threshold and respiratory compensation point via respiratory frequency. *Int. J. Sports Med.*, 30:157, 2009.

Chmura, J., Naza, K.: Parallel changes in the onset of blood lactate accumulation (OBLA) and threshold of psychomotor performance deterioration during incremental exercise after training in athletes. *Int. J. Psychophysiol.*, 75:287, 2010.

Chung, Y., et al.: Control of respiration and bioenergetics during muscle contraction. *Am. J. Physiol. Cell. Physiol.*, 288:C730, 2005.

Dantas De Luca, R., et al.: The lactate minimum test protocol provides valid measures of cycle ergometer $\dot{V}O_{2peak}$. *J. Sports Med. Phys. Fitness*, 4:279, 2003.

Dekerle, J., et al.: Maximal lactate steady state, respiratory compensation threshold and critical power. *Eur. J. Appl. Physiol.*, 89:281, 2003.

Del Coso, J., et al.: Respiratory compensation and blood pH regulation during variable intensity exercise in trained and untrained subjects. *Eur. J. Appl. Physiol.*, 107:83, 2009.

Dempsey, J.A.: Crossing the apnoeic threshold: causes and consequences. *Exp. Physiol.*, 90:13, 2005.

Dempsey, J.A.: Challenges for future research in exercise physiology as applied to the respiratory system. *Exerc. Sport Sci. Rev.*, 34:92, 2006.

Dempsey, J.A., et al.: Respiratory system determinants of peripheral fatigue and endurance performance. *Med. Sci. Sports Exerc.*, 40:457, 2008.

DePalo, V.A., et al.: Respiratory muscle strength training with nonrespiratory maneuvers. *J. Appl. Physiol.*, 96:731, 2004.

Faude, O., et al.: Lactate threshold concepts: how valid are they? *Sports Med.*, 39:469, 2009.

Fontana, P., et al.: Time to exhaustion at maximal lactate steady state is similar for cycling and running in moderately trained subjects. *Eur. J. Appl. Physiol.*, 107:187, 2009.

Gross, M.A., et al.: Seasonal variation of $\dot{V}O_2$ max and the $\dot{V}O_2$-work rate relationship in elite Alpine skiers. *Med. Sci. Sports Exerc.*, 41:2084. 2009.

Harms, C.A., Rosenkranz, S: Sex differences in pulmonary function during exercise. *Med. Sci. Sports Exerc.*, 40:664, 2008.

Hashizume, K., et al.: Effects of abstinence from cigarette smoking on the cardiorespiratory capacity. *Med. Sci. Sports Exerc.*, 32:386, 2000.

Haykowsky, J., et al.: Resistance exercise, the Valsalva maneuver, and cerebrovascular transmural pressure. *Med. Sci. Sports Exerc.*, 35:65, 2003.

Haverkamp, H.C., Dempsey, J.A.: On the normal variability of gas exchange efficiency during exercise: does sex matter? *J. Physiol.*, 557:345, 2004.

Hinton, P.S., et al.: Iron supplementation improves endurance after training in iron-depleted women. *J. Appl. Physiol.*, 88:1103, 2000.

Hopkins, S.R., Harms, C.A.: Gender and pulmonary gas exchange during exercise. *Exerc. Sport Sci. Rev.*, 32:50, 2004.

Kowalchuk, J.M., et al.: The effect of resistive breathing on leg muscle oxygenation using near-infrared spectroscopy during exercise in men. *Exp. Physiol.*, 87:601, 2002.

Laplaud, D., Menier, R.: Reproducibility of the instant of equality of pulmonary gas exchange and its physiological significance. *J. Sports Med. Phys. Fitness*, 43:437, 2003.

Lomax, M.: Inspiratory muscle training, altitude, and arterial oxygen desaturation: a preliminary investigation. *Aviat. Space Environ. Med.*, 81:498, 2010.

Lucas, S.R., Platts-Mills, T.A.: Physical activity and exercise in asthma: relevance to etiology and treatment. *J. Allergy Clin. Immunol.*, 115:928, 2005.

Mahler, D.A., et al.: Responsiveness of continuous ratings of dyspnea during exercise in patients with COPD. *Med. Sci. Sports Exerc.*, 37:529, 2005.

Miller, J.D., et al.: Skeletal muscle pump versus respiratory muscle pump: modulation of venous return from the locomotor limb in humans. *J. Physiol.*, 563:925, 2005.

Morris, D.M., Shafer, R.S.: Comparison of power outputs during time trialing and power outputs eliciting metabolic variables in cycle ergometry. *Int. J. Sport Nutr. Exerc. Metab.*, 20:115, 2010.

Nybo, L., Rasmussen, O.: Inadequate cerebral oxygen delivery and central fatigue during strenuous exercise. *Exer. Sport Sci. Rev.*, 35:110, 2007.

Ozcelik, O., Kelestimur, H.: Effects of acute hypoxia on the determination of anaerobic threshold using the heart rate-work rate relationships during incremental exercise tests. *Physiol. Res.*, 53:45, 2004.

Prabhakar, N.R., Peng, Y-J.: Peripheral chemoreceptors in health and disease. *J. Appl. Physiol.*, 96:359, 2004.

Puente-Maestu, L., et al.: Effects of training on the tolerance to high-intensity exercise in patients with severe COPD. *Respiration*, 70:367, 2003.

Randolph, C.: The challenge of asthma in adolescent athletes: exercise induced bronchoconstriction (EIB) with and without known asthma. *Adolesc. Med. State Art Rev.*, 21:44, viii. 2010. Review.

Richardson, R.S., et al.: Skeletal muscle intracellular PO_2 assessed by myoglobin desaturation: response to graded exercise. *J. Appl. Physiol.*, 91:2679, 2001.

Ricquier, D.: Respiration uncoupling and metabolism in the

control of energy expenditure. *Proc. Nutr. Soc.*, 64:47, 2005.

Scherer, T.A., et al.: Respiratory muscle endurance training in chronic obstructive pulmonary disease. Impact on exercise capacity, dyspnea, and quality of life. *Am. J. Respir. Crit. Care Med.*, 162:1709, 2000.

Schumann, A.Y., et al.: Aging effects on cardiac and respiratory dynamics in healthy subjects across sleep stages. *Sleep*, 33:943, 2010.

Smith, C.A., et al.: Ventilatory responsiveness to CO_2 above & below eupnea: relative importance of peripheral chemoreception. *Adv. Exp. Med. Biol.*, 551:65, 2004.

Steiner, J.L., et al.: Effect of carbohydrate supplementation on the RPE-blood lactate relationship. *Med. Sci. Sports Exerc.*, 41:1326, 2009.

Strickland, M.K., Lovering, A.T.: Exercise-induced intrapulmonary arteriovenous shunting and pulmonary gas exchange. *Exerc. Sport Sci. Rev.*, 34:99, 2006.

Svedahl, K., MacIntosh, B.R.: Anaerobic threshold: the concept and methods of measurement. *Can. J. Appl. Physiol.*, 28:299, 2003.

Torchio, R., et al.: Mechanical effects of obesity on airway responsiveness in otherwise healthy humans. *J. Appl. Physiol.*, 107:408, 2009.

van der Vlist, J., Janssen, T.W.: The potential anti-inflammatory effect of exercise in chronic obstructive pulmonary disease. *Respiration*, 79:160, 2010.

Van Schuylenbergh, R., et al.: Correlations between lactate and ventilatory thresholds and the maximal lactate steady state in elite cyclists. *Int. J. Sports Med.*, 25:403, 2004.

Wagner, P.D.: Why doesn't exercise grow the lungs when other factors do? *Exerc. Sport Sci. Rev.*, 33:3, 2005.

Wasserman, K., et al.: *Principles of Exercise Testing and Interpretation*. 3rd Ed. Baltimore: Lippincott Williams & Wilkins, 1999.

West, J.B.: Vulnerability of pulmonary capillaries during exercise. *Exer. Sport Sci. Rev.*, 32:24, 2004.

Zuo, Y.Y., Possmayer, F.: How does pulmonary surfactant reduce surface tension to very low values? *J. Appl. Physiol.*, 102:1733, 2007.

BOX 9-2

Miller, A. *Pulmonary Function Tests in Clinical and Occupational Disease*. Philadelphia: Grune & Stratton. 1986.

Wasserman, K., et al. *Principles of Exercise Testing*. Baltimore: Lippincott Williams & Wilkins. 1999.

第 10 章

ACSM position stand: Exercise and hypertension. *Med. Sci. Sports Exerc.*, 36:533, 2004.

Beckett, N., et al.: Treatment of hypertension in patients 80 years of age or older. *N. Engl. J. Med.*, 358:1887, 2008.

Bolad, I., Delafontaine, P.: Endothelial dysfunction: its role in hypertensive coronary disease. *Curr. Opin. Cardiol.*, 20:270, 2005.

Buckwalter, J.B., et al.: Role of nitric oxide in exercise sympatholysis. *J. Appl. Physiol.*, 97:417, 2004.

Carter, J.B., et al.: The effect of age and gender on heart rate variability after endurance training. *Med. Sci. Sports Exerc.*, 35:1333, 2003.

Chobanian, A.V., et al.: The Seventh Report of the Joint National Committee on Prevention, Detection, Evaluation, and Treatment of High Blood Pressure: the JNC 7 report. *JAMA*, 289:2560, 2003.

Clifford, P.S., Hellsten, Y.: Vasodilatory mechanisms in contracting skeletal muscle: *J. Appl. Physiol.*, 97:393, 2004.

Coyle, E.F., González-Alonso, J.: Cardiovascular drift during prolonged exercise: new perspectives. *Exer. Sport Sci. Rev.*, 28:88, 2001.

DeVan, A.E., et al.: Acute effects of resistance exercise on arterial compliance. *J. Appl. Physiol.*, 98:2287, 2005.

Dibrezzo, R., et al.: Exercise intervention designed to improve strength and dynamic balance among community-dwelling older adults. *J. Aging Phys. Act.*, 13:198, 2005.

Dujic, Z., et al.: Postexercise hypotension in moderately trained athletes after maximal exercise. *Med. Sci. Sports Exerc.*, 38:318, 2006.

Farias, M. 3rd, et al.: Plasma ATP during exercise: possible role in regulation of coronary blood flow. *Am. J. Physiol. Heart Circ. Physiol.*, 288:H1586, 2005.

Fu, Q., et al.: Cardiac origins of the postural orthostatic tachycardia syndrome. *J. Am. Coll. Cardiol.*, 22;55:2858, 2010.

Ganio, M.S., et al.: Fluid ingestion attenuates the decline in $\dot{V}O_{2peak}$ associated with cardiovascular drift. *Med. Sci. Sports Exerc.*, 38:901, 2006.

Goodman, J.M., et al.: Left ventricular adaptations following short-term endurance training. *J. Appl. Physiol.*, 2005;98:454.

González-Alonso, J.: Point:Counterpoint: Stroke volume does/does not decline during exercise at maximal effort in healthy individuals. *J. Appl. Physiol.*, 104:275, 2008.

Halliwill, J.R., et al.: Peripheral and baroreflex interactions in cardiovascular regulation in humans. *J. Physiol.*, 1:552(Pt 1), 2003.

Harvey, P.J., et al.: Hemodynamic after-effects of acute dynamic exercise in sedentary normotensive postmenopausal women. *J. Hypertens.*, 23:285, 2005.

Heinonen, I., et al.: Role of adenosine in regulating the heterogeneity of skeletal muscle blood flow during exercise in humans. *J. Appl. Physiol.*, 103:2042, 2007.

Houzi, P., et al.: Sensing vascular distension in skeletal muscle by slow conducting afferent fibers: neurophysiological basis and implication for respiratory control. *J. Appl. Physiol.*, 96:407, 2004.

Izquierdo, M., et al.: Effects of combined resistance and cardiovascular training on strength, power, muscle cross-sectional area, and endurance markers in middle-aged men. *Eur. J. Appl. Physiol.*, 94:70, 2005.

Jakovljevic, D.G., et al.: Comparison of cardiac power output and exercise performance in patients with left ventricular assist devices, explanted (recovered) patients, and those with moderate to severe heart failure. *Am. J. Cardiol.*, 105:1780, 2010.

Ketelhut, G., et al.: Regular exercise as an effective approach in antihypertensive therapy. *Med. Sci. Sports Exerc.*, 36:4, 2004.

Keramidas, M.E., et al.: Enhancement of the finger cold-induced vasodilation response with exercise training. *Eur. J. Appl. Physiol.*, 109:133, 2010.

Lafrenz, A.J., et al.: Effect of ambient temperature on cardiovascular drift and maximal oxygen uptake. *Med. Sci. Sports Exerc.*, 40:1065, 2008.

Lawes, C.M., et al.: Blood pressure and stroke: an overview of

published reviews. *Stroke*, 35:1024, 2004.
Lee, S.M., et al.: Aerobic exercise deconditioning and countermeasures during bed rest. *Aviat. Space Environ. Med.*, 81:52, 2010.
Lockwood, J.M., et al.: Postexercise hypotension is not explained by a prostaglandin-dependent peripheral vasodilation. *J. Appl. Physiol.*, 98:447, 2005.
Lott, M.E., Sinoway, L.I.: What has microdialysis shown us about the metabolic milieu within exercising skeletal muscle? *Exerc. Sport Sci. Rev.*, 32:69, 2004.
Lucas, J.W., et al.: Summary health statistics for U.S. adults: National Health Interview Survey, 2001. *Vital Health Stat.*, 10. 218:1, 2004.
MacDonnell, S.M., et al.: Improved myocardial beta-adrenergic responsiveness and signaling with exercise training in hypertension. *Circulation*, 111:3420, 2005.
Marwood, S., et al.: Faster pulmonary oxygen uptake kinetics in trained versus untrained male adolescents. *Med. Sci. Sports Exerc.*, 42:127, 2010.
Mattsson, C.M., et al.: Reversed drift in heart rate but increased oxygen uptake at fixed work rate during 24 h ultra-endurance exercise. *Scand. J. Med. Sci. Sports.*, 20:298, 2010.
Mortensen, S.P., et al.: Limitations to systemic and locomotor limb muscle oxygen delivery and uptake during maximal exercise in humans. *J. Physiol.*, 566:273, 2005.
Nottin, S., et al.: Central and peripheral cardiovascular adaptations during maximal cycle exercise in boys and men. *Med. Sci. Sports Exerc.*, 34:456, 2002.
Padilla, J., et al.: Accumulation of physical activity reduces blood pressure in pre- and hypertension. *Med. Sci. Sports Exerc.*, 37:1264, 2005.
Pavlik, G., et al.: Echocardiographic data in Hungarian top-level water polo players. *Med. Sci. Sports Exerc.*, 37:323, 2005.
Patterson, J.A., et al.: Case report on PWC of a competitive cyclist before and after heart transplant. *Med. Sci. Sports Exerc.*, 39:1447, 2007.
Pricher, M.P., et al.: Regional hemdodynamics during postexercise hypotension. I. Splanchnic and renal circulations. *J. Appl. Physiol.*, 97:2065, 2004.
Rakobowchuk, M., et al.: Effect of whole body resistance training on arterial compliance in young men. *Exp. Physiol.*, 90:645, 2005.
Rankinen, T., et al.: Cardiorespiratory fitness, BMI, and risk of hypertension: The HYPGENE Study. *Med. Sci. Sports Exerc.*, 39:1687, 2007.
Rowell, L.B., et al.: Integration of cardiovascular control systems in dynamic exercises. In: *Handbook of Physiology*. Rowell, L.B., and Shepard, J. (eds.). New York: Oxford University Press, 1996.
Rowland, T., et al.: Cardiac responses to exercise in normal children: a synthesis. *Med. Sci. Sports Exerc.*, 32:253, 2000.
Sagiv, M., et al.: Left ventricular function at peak all-out anaerobic exercise in older men. *Gerontology*, 51:122, 2005.
Scharf, M., et al.: Cardiac magnetic resonance assessment of left and right ventricular morphologic and functional adaptations in professional soccer players. *Am. Heart J.*, 159:911, 2010.
Swain, D.P., Franklin, B.A.: Comparison of cardioprotective benefits of vigorous versus moderate intensity aerobic exercise. *Am. J. Cardiol.*, 97:141, 2006.
Thomas, G.D., Segal, S.S.: Neural control of muscle blood flow during exercise. *J. Appl. Physiol.*, 97:731, 2004.
Tordi, N., et al.: Intermittent versus constant aerobic exercise: effects on arterial stiffness. *Eur. J. Appl. Physiol.*, 108:801, 2010.
Tune, J.D., et al.: Matching coronary blood flow to myocardial oxygen consumption. *J. Appl. Physiol.*, 97:404, 2004.
Vieira, G.M., et al.: Intraocular pressure during weight lifting. *Arch. Ophthalmol.*, 124:1251, 2006.
Walther, C., et al.: The effect of exercise training on endothelial function in cardiovascular disease in humans. *Exerc. Sport Sci. Rev.*, 32:129, 2004.
Warburton, D.E., Haykowsky, M.J.: Impaired pulmonary oxygen uptake kinetics and reduced peak aerobic power during small muscle mass exercise in heart transplant recipients. *J. Appl. Physiol.*, 103:1722, 2007.
Williams, P.T.: Reduced diabetic, hypertensive, and cholesterol medication use with walking. *Med. Sci. Sports Exerc.*, 40:433, 2008.
Williams, P.T., Franklin, B.: Vigorous exercise and diabetic, hypertensive, and hypercholesterolemia medication use. *Med. Sci. Sports Exerc.*, 39:1933, 2007.
Wingo, J.E., et al.: Cardiovascular drift is related to reduced maximal oxygen uptake during heat stress. *Med. Sci. Sports Exerc.*, 37:248, 2005.
Young, D.R., et al.: Physical activity, cardiorespiratory fitness, and their relationship to cardiovascular risk factors in African Americans and non-African Americans with above-optimal blood pressure. *J. Comm. Health*, 30:107, 2005.

BOX 10-2
Phibbs, B., Buckels, L.: Comparative yields of ECG leads in multistage stress testing. *Am. Heart. J.*, 90:275, 1985.

BOX 10-3
The Online Journal of Cardiology. Available at http://sprojects.mmi.mcgill.ca/heart/egcyhome.html.

第11章

Armstrong, R.B.: Muscle fiber recruitment patterns and their metabolic correlates. In: *Exercise, Nutrition, and Energy Metabolism*. Horton, E.S., Terjung, R.L. (eds.). New York: Macmillan, 1988.
Asmussen, E.: Muscle fatigue. *Med. Sci. Sports Exerc.*, 25:412, 1993.
Asp, S., et al.: Muscle glycogen accumulation after a marathon: Roles of fiber type and pro- and macroglycogen. *J. Appl. Physiol.*, 86:474, 1999.
Baldwin, J., et al.: Muscle IMP accumulation during fatiguing submaximal exercise in endurance trained and untrained men. *Am. J. Physiol.*, 277:R295, 1999.
Barash, I.A., et al.: Rapid muscle-specific gene expression changes after a single bout of eccentric contractions in the mouse. *Am. J. Physiol. Cell. Physiol.*, 286:C355, 2004.
Baron, B., et al.: The eccentric muscle loading influences the pacing strategies during repeated downhill sprint intervals. *Eur. J. Appl. Physiol.*, 105:749, 2009.
Basmajian, J.V., Deluca, C.J.: *Muscles Alive. Their Functions Revealed by Electromyography*, 5th Ed. Baltimore: Williams

& Wilkins, 1985.

Billeter, R., Hoppler, H.: Muscular basis of strength. In: *Strength and Power in Sport*. Komi, P. (ed.). London: Blackwell Scientific Publications, 1992.

Boe, S.G., et al.: Decomposition-based quantitative electromyography: effect of force on motor unit potentials and motor unit number estimates. *Muscle Nerve*, 31:365, 2005.

Booth, F.W., et al.: Viewpoint: Gold standards for scientists who are conducting animal-based exercise studies. *J. Appl. Physiol.* 108:219, 2010.

Caiozzo, V.J., et al.: MHC polymorphism in rodent plantaris muscle: effects of mechanical overload and hypothyroidism. *Am. J. Physiol. Cell Physiol.*, 278:C709, 2000.

Caiozzo, V.J., et al.: Single-fiber myosin heavy chain polymorphism: how many patterns and what proportions? *Am. J. Physiol. Regul. Integr. Comp. Physiol.*, 285:R570, 2003.

Carins, S.P., et al.: Role of extracellular [Ca^{2+}] in fatigue of isolated mammalian skeletal muscle. *J. Appl. Physiol.*, 84:1395, 1998.

Crew, J.R., et al.: Muscle fiber type specific induction of slow myosin heavy chain 2 gene expression by electrical stimulation. *Exp. Cell Res.*, 316:1039, 2010.

Davis, J.M., Bailey, S.P.: Possible mechanisms of central nervous system fatigue during exercise. *Med. Sci. Sports Exerc.*, 29:45, 1997.

Dawson, B., et al.: Changes in performance, muscle metabolites, enzymes and fiber types after short sprint training. *Eur. J. Appl. Physiol.*, 78:163, 1998.

Delbono, O., et al.: Loss of skeletal muscle strength by ablation of the sarcoplasmic reticulum protein JP45. *Proc. Natl. Acad. Sci. U.S.A.* 104:20108, 2007.

Demirel, H.A., et al.: Exercise induced alterations in skeletal muscle myosin heavy chain phenotype: Dose-response relationship. *J. Appl. Physiol.*, 86:1002, 1999.

Ennion, S., et al.: Characterization of human skeletal muscle fibers according to the myosin heavy chain they express. *J. Muscle Res. Cell Motil.*, 16:35, 1995.

Farina, D., et al.: Spike-triggered average torque and muscle fiber conduction velocity of low-threshold motor units following submaximal endurance contractions. *J. Appl. Physiol.*, 98:1495, 2005.

Fisher, S., et al.: Structural mechanism of the recovery stroke in the myosin molecular motor. *Proc. Natl. Acad. Sci.*, 102:6873, 2005.

Fong, A.J., et al.: Recovery of control of posture and locomotion after a spinal cord injury: solutions staring us in the face [review]. *Prog. Brain Res.*, 175:393, 2009.

Fowles, J.R., Green, H.J.: Coexistence of potentiation and low-frequency fatigue during voluntary exercise in human skeletal muscle. *Can. J. Physiol. Pharmacol.*, 81:1092, 2003.

Gordon, T., et al.: The resilience of the size principle in the organization of motor unit properties in normal and reinnervated adult skeletal muscles. *Can. J. Physiol. Pharmacol.*, 82:645, 2004.

Green, H.J., et al.: Malleability of human skeletal muscle Na+-K+-ATPase pump with short-term training. *J. Appl. Physiol.*, 97:143, 2004.

Green, H., et al.: Regulation of fiber size, oxidative potential, and capillarization in human muscle by resistance exercise. *Am. J. Physiol.*, 276:R591, 1999.

Green, H.J., et al.: Reversal of muscle fatigue during 16-h of heavy intermittent cycle exercise. *J. Appl. Physiol.*, 97:2166, 2004.

Gregory, C.M., Bickel, C.S.: Recruitment patterns in human skeletal muscle during electrical stimulation. *Phys. Ther.*, 85:358, 2005.

Hawke, T.J.: Muscle stem cells and exercise training. *Exerc. Sport Sci. Rev.*, 33:63, 2005.

Heckmann, C.J., et al.: Persistent inward currents in motoneuron dendrites: Implications for motor output. *Muscle Nerve*, 31:135, 2005.

Hintz, C.S., et al.: Comparison of muscle fiber typing by quantitative enzyme assays and by myosin ATPase staining. *J. Histochem. Cytochem.*, 32:655, 1984.

Hochachka, P.W.: *Muscles as Molecular and Metabolic Machines*. Boca Raton, FL: CRC Press, 1994.

Holloszy, J.O., Coyle, E.F.: Adaptations of skeletal muscle to endurance training and their metabolic consequences. *J. Appl. Physiol.*, 56:831, 1984.

Huxley, H.E.: The fine structure of striated muscle and its functional significance. *Harvey Lectures*, 60:85, 1966.

Huxley, H.E., Kress, M.: Crossbridge behaviour during muscle contraction. *J. Muscle Res. Cell Motil.*, 6:153, 1985.

Keenan, K.G., et al.: Influence of amplitude cancellation on the simulated surface electromyogram. *J. Appl. Physiol.*, 98:120, 2005.

Keller P, et al.: Using systems biology to define the essential biological networks responsible for adaptation to endurance exercise training. *Biochem. Soc. Trans.*, 35:1306, 2007.

Kernell, D.: Principles of force gradation in skeletal muscles. *Neural Plast.*, 10:69, 2003.

Kraus, W.E., et al.: Skeletal muscle adaptation to chronic low-frequency motor nerve stimulation. *Exerc. Sport Sci. Rev.*, 22:313, 1994.

Lambert, E.V., et al.: Complex systems model of fatigue: integrative homeostatic control of peripheral physiological systems during exercise in humans. *Br. J. Sports Med.*, 39:52, 2005.

Lewis, S.F., Fulco, C.S.: A new approach to studying muscle fatigue and factors affecting performance during dynamic exercise in humans. *Exerc. Sport Sci. Rev.*, 26:91, 1998.

Lieber, R.L.: *Skeletal Muscle Structure, Function, and Plasticity: The Physiological Basis of Rehabilitation*, 3rd ed. Baltimore: Williams & Wilkins, 2010.

Lieber, R.L., et al.: Biomechanical properties of the brachioradialis muscle: Implications for surgical tendon transfer. *J. Hand Surg. [Am].*, 30:273, 2005.

Lin, J., et al.: Transcriptional co-activator PGC-1 alpha drives the formation of slow-twitch muscle fibers. *Nature*, 418:797, 2002.

Lucas, C.A., et al.: Monospecific antibodies against the three mammalian fast limb myosin heavy chains. *Biochem. Biophys. Res. Comm.*, 272:303, 2000.

Lutz, G.J., Lieber, R.L.: Skeletal muscle myosin II structure and function. *Exerc. Sport Sci. Rev.*, 27:63, 1999.

Mottram, C.J., et al.: Motor-unit activity differs with load type during a fatiguing contraction. *J. Neurophysiol.*, 93:1381, 2005.

Nielsen, O.B., Clausen, T. The Na/K-pump protects muscle excitability and contractility during exercise. *Exerc. Sport Sci. Rev.*, 28:159, 2000.

Noakes, T.D., et al.: From catastrophe to complexity: a novel model of integrative central neural regulation of effort and fatigue during exercise in humans: summary and conclusions.

Br. J. Sports Med., 39:120, 2005.
Otten, E.: Concepts and models of functional architecture in skeletal muscle. In: *Exercise and Sport Sciences Reviews*, vol. 16. Pandolf, K.B. (ed.). New York: Macmillan, 1988.
Patel, T.J., Lieber, R.L.: Force transmission in skeletal muscle: From actomyosin to external tendons. *Exer. Sport Sci. Rev.*, 25:321, 1997.
Roy, R.R., et al.: Modulation of myonuclear number in functionally overloaded and exercised rat plantaris fibers. *J. Appl. Physiol.*, 87:634, 1999.
Russell AP, et al.: Endurance training in humans leads to fiber type-specific increases in levels of peroxisome proliferator-activated receptor-gamma coactivator-1 and peroxisome proliferator-activated receptor-alpha in skeletal muscle. *Diabetes*, 52: 2874–2881, 2003.
Schunk, K., et al.: Contributions of dynamic phosphorus-31 magnetic resonance spectroscopy to the analysis of muscle fiber distribution. *Invest. Radiol.*, 34:348, 1999.
Sieck, G.C. Neural control of movement. *J. Appl. Physiol.*, 96:1247, 2004.
Smerdu, V., et al.: Type IIx myosin heavy chain transcripts are expressed in type IIb fibers of human skeletal muscle. *Am. J. Physiol. Cell Physiol.* 267:C1723, 1994.
Smith, M.F., The role of physiology in the development of golf performance. *Sports Med.*, 40:635, 2010.
Sweeney, L.J., et al.: An introductory biology lab that uses enzyme histochemistry to teach students about skeletal muscle fiber types. *Adv. Physiol. Educ.*, 28:23, 2004.
Ward, S.R., et al.: Are current measurements of lower extremity muscle architecture accurate? *Clin. Orthop. Relat. Res.*, 467:1074, 2009.
Weston, A.R., et al.: African runners exhibit greater fatigue resistance, lower lactate accumulation, and higher oxidative enzyme activity. *J. Appl. Physiol.*, 86:915, 1999.
Wickham, J.B., Brown, J.M.: Muscles within muscles: The neuromotor control of intra-muscular segments. *Eur. J. Appl. Physiol.*, 78:219, 1998.
Zawadowska, B., et al.: Characteristics of myosin profile in human vastus lateralis muscle in relation to training background. *Folia. Histochem. Cytobiol.*, 42:181, 2004.
Zhou, P., Rymer, W.Z.: An evaluation of the utility and limitations of counting motor unit action potentials in the surface electromyogram. *J. Neural. Eng.*, 1:238, 2004.

BOX 11-1

Fasen, J.M., et al: A randomized controlled trial of hamstring stretching: comparison of four techniques. *J. Strength Cond. Res.*, 23:660, 2009.
Kreun, M.K., et al: The efficacy of two modified proprioceptive neuromuscular facilitation stretching techniques in subjects with reduced hamstring muscle length. *Physiother. Theory Pract.*, 26:240, 2010.
Ryan, E.E., et al.: The effects of the contract-relax-antagonist-contract form of proprioceptive neuromuscular facilitation stretching on postural stability. *J. Strength Cond. Res.*, 24:1888, 2010.
Streepey, J.W., et al.: Effects of quadriceps and hamstrings proprioceptive neuromuscular facilitation stretching on knee movement sensation. *J. Strenght Cond. Res.*, 24:

1037, 2010.

インターネット
www.youtube.com/watch?v=791XXiYzNbE（PNF stretching for hamstrings）

第12章

The Action to Control Cardiovascular Risk in Diabetes Study Group: Effects of intensive glucose lowering in type 2 diabetes. *N. Engl. J. Med*, 358:2545, 2008.
Ahtiainen, J.P., et al.: Acute hormonal responses to heavy resistance exercise in strength athletes versus nonathletes. *Can. J. Appl. Physiol.*, 29:527, 2004.
American College of Sports Medicine: Position stand. The recommended quantity and quality of exercise for developing and maintaining cardiorespiratory and muscular fitness, and flexibility in healthy adults. *Med. Sci. Sports Exerc.*, 30:975, 1998.
American College of Sports Medicine: Position stand. Exercise and type 2 diabetes. *Med. Sci. Sports Exerc.*, 32:1345;2000.
Baylor, L.S., Hackney, A.C.: Resting thyroid and liptin changes following intense, prolonged exercise training. *Eur. J. Appl. Physiol.*, 88:480, 2003.
Bertoli, A., et al.: Lipid profile, BMI, body fat distribution, and aerobic fitness in men with metabolic syndrome. *Acta. Diabetol.*, 40(Suppl 1):S130, 2003.
Boecker, H., et al.: The runner's high: Opioidergic mechanisms in the human brain. *Cereb. Cortex.*, 18:2523, 2008.
Bruce, C.R., Hawley, J.A.: Improvements in insulin resistance with aerobic exercise training: A lipocentric approach. *Med. Sci. Sports Exerc.*, 36:1196, 2004.
Caruso, J.F., et al.: Blood lactate and hormonal responses to prototype flywheel ergometer workouts. *J. Strength Cond. Res.*, 24:749, 2010.
Charro, M.A., et al.: Hormonal, metabolic and perceptual responses to different resistance training systems. *J. Sports Med. Phys. Fitness.*, 50:229, 2010.
Chwalbinska-Moneta, J., et al.: Early effects of short-term endurance training on hormonal responses to graded exercise. *J. Physiol. Pharmacol.*, 56:87, 2005.
Cox, A.J., et al.: Cytokine responses to treadmill running in healthy and illness-prone athletes. *Med. Sci. Sports Exerc.*, 39:1918, 2007.
Daly, W., et al.: Relationship between stress hormones and testosterone with prolonged endurance exercise. *Eur. J. Appl. Physiol.*, 93:375, 2005.
Di Luigi, L., et al.: Heredity and pituitary response to exercise-related stress in trained men. *Int. J. Sports Med.*, 24:551, 2003.
Ford, E.S., et al.: Prevalence of the metabolic syndrome among US adults: Findings from the third National Health and Nutrition Examination Survey. *JAMA.*, 287:356, 2002.
Gerson, L.S., Braun, B.: Effect of high cardiorespiratory fitness and high body fat on insulin resistance. *Med. Sci. Sports Exerc.*, 38:1709, 2006.
Gleeson, M.: Immune function in sport and exercise [invited review]. *J. Appl. Physiol.*, 103:963, 2007.
Goto, K., et al.: The impact of metabolic stress on hormonal responses and muscular adaptations. *Med. Sci. Sports Exerc.*,

37:955, 2005.

Hawley, J.A., Zierath, J.R.: *Physical Activity and Type 2 Diabetes.* Champaign IL: Human Kinetics, 2008.

Healy, M.L., et al.: High dose growth hormone exerts an anabolic effect at rest and during exercise in endurance-trained athletes. *J. Clin. Endocrinol. Metab.,* 88:5221, 2003.

Hew-Butler T., et al.: Acute changes in endocrine and fluid balance markers during high-intensity, steady-state, and prolonged endurance running: unexpected increases in oxytocin and brain natriuretic peptide during exercise. *Eur. J. Endocrinol.,* 15:729, 2008.

Holmes, B., Dohm, G.L.: Regulation of GLUT 4 gene expression during exercise. *Med. Sci. Sports Exerc.,* 36:1202, 2004.

Houmard, J.A., et al.: Effect of the volume and intensity of exercise training on insulin sensitivity. *J. Appl. Physiol.* 96:101, 2004.

Huang, W.S., et al.: Effect of treadmill exercise on circulating thyroid hormone measurements. *Med. Princ. Pract.,* 13:15, 2004.

Ivy, J.L.: Muscle insulin resistance amended with exercise training: Role of GLUT4 expression. *Med. Sci. Sports Exerc.,* 36:1207, 2004.

Izquierdo, M., et al.: Maximal strength and power, muscle mass, endurance and serum hormones in weightlifters and road cyclists. *J. Sports Sci.,* 22:465, 2004.

Jurca, R., et al.: Associations of muscle strength and aerobic fitness with metabolic syndrome in men. *Med. Sci. Sports Exerc.,* 36:1301, 2004.

Kasa-Vubu, J.Z., et al.: Differences in endocrine function with varying fitness capacity in postpubertal females across the weight spectrum. *Arch. Pediatr. Adolesc. Med.,* 158:333, 2004.

Kraemer, W.J., et al.: Changes in exercise performance and hormonal concentrations over a big ten soccer season in starters and nonstarters. *J. Strength Cond. Res.,* 18:121, 2004.

Kraemer, W.J., et al.: Cortisol supplementation reduces serum cortisol responses to physical stress. *Metabolism,* 54:657, 2005.

Kraemer, W.J., et al.: Influence of muscle strength and total work on exercise-induced plasma growth hormone isoforms in women. *J. Sci. Med. Sport,* 6:295, 2003.

Kraemer, W.J., Ratamess, N.A.: Hormonal responses and adaptations to resistance exercise and training. *Sports Med.,* 35:339, 2005.

Kriska, A.M., et al.: Physical activity and the prevention of type II diabetes. *Curr. Sports Med. Rep.,* 7:182, 2008.

Lane, A.R., et al.: Influence of dietary carbohydrate intake on the free testosterone: cortisol ratio responses to short-term intensive exercise training. *Eur. J. Appl. Physiol.,* 108:1125, 2010.

Lakka, T.M., et al.: Sedentary lifestyle, poor cardiorespiratory fitness, and the metabolic syndrome. *Med. Sci. Sports Exerc.,* 35:1279, 2003.

Malecki, M.T.: Genetics of type 2 diabetes mellitus. *Diabetes Res. Clin. Pract.,* 68(Suppl 1):S10, 2005.

Marliss, E.B., et al.: Gender differences in glucoregulatory responses to intense exercise. *J. Appl. Physiol.,* 88:457, 2000.

Mãrtins, A.S., et al.: Hypertension and exercise training differentially affect oxytocin and oxytocin receptor expression in the brain. *Hypertension.,* 46:1004, 2005.

Mäestu, J., et al.: Anabolic and catabolic hormones and energy balance of the male bodybuilders during the preparation for the competition. *J. Strength Cond. Res.,* 24:1074, 2010.

Michelini, L.C.: Oxytocin in the NTS. A new modulator of cardiovascular control during exercise. *Ann. N.Y. Acad. Sci.* 940:206, 2001.

Mikulski, T., et al.: Metabolic and hormonal responses to body carbohydrate store depletion followed by high or low carbohydrate meal in sedentary and physically active subjects. *J. Physiol Pharmacol.,* 61:193, 2010.

McMurray, R.G., Hackney, A.C.: Interactions of metabolic hormones, adipose tissue and exercise. *Sports Med.,* 35:393, 2005.

Neville, V., et al.: Salivary IgA as a risk factor for upper respiratory infections in elite professional athletes. *Med. Sci. Sports Exerc.,* 40:1228, 2008.

Nieman, D.C., et al.: Influence of carbohydrate ingestion on immune changes after 2 h of intensive resistance training. *J. Appl. Physiol.,* 96:1293, 2004.

Peres, S.B., et al.: Endurance exercise training increases insulin responsiveness in isolated adipocytes through IRS/PI3-kinase/Akt pathway. *J. Appl. Physiol.,* 98:1037, 2005.

Permutt, M.A., et al.: Genetic epidemiology of diabetes. *J. Clin. Invest.,* 115:1431, 2005.

Ponjee, G.A.E., et al.: Androgen turnover during marathon running. *Med. Sci. Sports Exerc.,* 26:1274, 1994.

Praet, S.E., van Loon, L.J.: Optimizing the therapeutic benefits of exercise in Type 2 diabetes. *J. Appl. Physiol.,* 103:1113, 2007.

Rahimi, R., et al.: Effects of very short rest periods on hormonal responses to resistance exercise in men. *J. Strength Cond. Res.,* 24:1851, 2010.

Ratamess, N.A., et al.: Androgen receptor content following heavy resistance exercise in men. *J. Steroid Biochem. Mol. Biol.,* 93:35, 2005.

Roberts, C.K., Barnard, R.J.: Effects of exercise and diet on chronic disease. *J. Appl. Physiol.,* 98:3, 2005.

Rubin, M.R., et al.: High-affinity growth hormone binding protein and acute heavy resistance exercise. *Med. Sci. Sports Exerc.,* 37:395, 2005.

Seo, D.I., et al.: 12 weeks of combined exercise is better than aerobic exercise for increasing growth hormone in middle-aged women. *Int. J. Sport Nutr. Exerc. Metab.,* 20:21, 2010.

Scharhag, J., et al.: Effects of graded carbohydrate supplementation on the immune response in cycling. *Med. Sci. Sports Exerc.,* 38:286, 2006.

Sillanpää, E., et al.: Serum basal hormone concentrations, nutrition and physical fitness during strength and/or endurance training in 39–64-year-old women. *Int. J. Sports Med.,* 31:110, 2010.

Storer, T.W., et al.: Testosterone dose-dependently increases maximal voluntary strength and leg power, but does not affect fatigability or specific tension. *J. Clin. Endocrinol. Metab.,* 88:1478, 2003.

Teran-Garcia, M., et al.: Endurance training-induced changes in insulin sensitivity and gene expression. *Am. J. Physiol. Endocrinol. Metab.,* 288:E1168, 2005.

Tremblay, M.S., et al.: Effect of training status and exercise mode on endogenous steroid hormones in men. *J. Appl. Physiol.,* 96:531, 2004.

Vaananen, I., et al.: Hormonal responses to 100 km cross-country skiing during 2 days. *J. Sports Med. Phys. Fitness,* 44:309, 2004.

Volek, J.S.: Influence of nutrition on responses to resistance training. *Med. Sci. Sports. Exerc.*, 36:689, 2004.

Weinstein, A.R., Sesso, H.D.: Joint effects of physical activity and body weight on diabetes and cardiovascular disease. *Exerc. Sport Sci. Rev.*, 34:10, 2006.

Weiss, E.P., et al.: Endurance training-induced changes in the insulin response to oral glucose are associated with the peroxisome proliferator-activated receptor-gamma2 Pro12Ala genotype in men but not in women. *Metabolism*, 54:97, 2005.

Weltman, A., et al.: Effects of continuous versus intermittent exercise, obesity, and gender on growth hormone secretion. *J. Clin. Endocrinol. Metab.*, 93:4711, 2008.

Wesche, M.F., Wiersinga, W.M.: Relation between lean body mass and thyroid volume in competition rowers before and during intensive physical training. *Horm. Metab. Res.*, 33:423, 2001.

Wideman, L., et al.: The impact of sex and exercise duration on growth hormone secretion. *J. Appl. Physiol.*, 101:1641, 2006.

Williams, P.T. Reduced diabetic, hypertensive, and cholesterol medication use with walking. *Med. Sci. Sports Exerc.*, 40:433, 2008.

Yang, X., et al.: The longitudinal effects of physical activity history on metabolic syndrome. *Med. Sci. Sports Exerc.*, 40:1424, 2008.

第13章

Albertus, Y., et al.: Effect of distance feedback on pacing strategy and perceived exertion during cycling. *Med. Sci. Sports Exerc.*, 37:461, 2005.

American College of Sports Medicine: *Guidelines for Exercise Testing and Prescription*, 8th ed. Baltimore: Lippincott, Williams & Wilkins, 2010.

American College of Sports Medicine: Position stand on the recommended quantity and quality of exercise for developing and maintaining cardiorespiratory and muscular fitness, and flexibility in healthy adults. *Med. Sci. Sports Exerc.*, 30:975, 1998.

Bautmans, I., et al.: Biochemical changes in response to intensive resistance exercise training in the elderly. *Gerontology*, 51:253, 2005.

Borg-Stein, J., et al.: Musculoskeletal aspects of pregnancy. *Am. J. Phys. Med. Rehabil.*, 84:180, 2005.

Borg, G.A.: Psychological basis of physical exertion. *Med. Sci. Sports Exerc.*, 14:377, 1982.

Bosquet, L., et al.: Effects of tapering on performance: A meta-analysis. *Med. Sci. Sports Exerc.*, 39:1358, 2006.

Boule, N.G., et al.: HERITAGE Family Study. Effects of exercise training on glucose homeostasis: the HERITAGE Family Study. *Diabetes Care*, 28:108, 2005.

Boule, N.G., et al.: Physical fitness and the metabolic syndrome in adults from the Quebec Family Study. *Can. J. Appl. Physiol.*, 30:140, 2005.

Church, T.S., et al.: Effects of different doses of physical activity on cardiorespiratory fitness among sedentary, overweight or obese postmenopausal women with elevated blood pressure: A randomized controlled trial. *JAMA.*, 2007;297:2081.

Colado, J.C., García-Massó, X.: Technique and safety aspects of resistance exercises: A systematic review of the literature. *Phys. Sportsmed.*, 37(2):104, 2009.

Coyle, E.F.: Improved muscular efficiency displayed as Tour de France champion matures. *J. Appl. Physiol.*, 98:2191, 2005.

Coyle, E.F.: Very intense exercise-training is extremely potent and time efficient: A reminder. *J. Appl. Physiol.*, 98:1983, 2005.

Dempsey, J.C., et al.: No need for a pregnant pause: physical activity may reduce the occurrence of gestational diabetes mellitus and preeclampsia. *Exerc. Sport Sci. Rev.*, 33:141, 2005.

Denadai, B.S., Higino, W.P.: Effect of the passive recovery period on the lactate minimum speed in sprinters and endurance runners. *J. Sci. Med. Sport*, 7:488, 2004.

Dolezal, B.A., Potteiger, J.A.: Concurrent resistance and endurance training influence basal metabolic rate in nondieting individuals. *J. Appl. Physiol.*, 85:695, 1998.

Duffield, R., et al.: Energy system contribution to 400-metre and 800-metre track running. *J. Sports Sci.*, 23:299, 2005.

Eston, R.G., et al.: The validity of predicting maximal oxygen uptake from a perceptually-regulated graded exercise test. *Eur. J. Appl. Physiol.*, 94:221, 2005.

Faulkner, J.A., et al.: Age-related changes in the structure and function of skeletal muscles. *Clin. Exp. Pharmacol Physiol.*, 34:109, 2007.

Flerreira, I., et al.: Longitudinal changes in $\dot{V}O_{2max}$: associations with carotid IMT and arterial stiffness. *Med. Sci. Sports Exerc.*, 35:1670, 2003.

García-Pallarés, J., et al.: Physiological effects of tapering and detraining in world-class kayakers. *Med. Sci. Sports Exerc.*, 42: 1209, 2010.

Gaston, A., Prapavessis, H.: Maternal-fetal disease information as a source of exercise motivation during pregnancy. *Health Psychol.*; 28:726, 2009.

Gavard, J.A., Artal, R.: Effect of exercise on pregnancy outcome. *Clin. Obstet. Gynecol.*, 51:467, 2008.

Gellish, R.L., et al.: Longitudinal modeling of the relationship between age and maximal heart rate. *Med. Sci. Sports Exerc.*, 39:822, 2007.

Gibala, M.J., McGee, S.L.: Metabolic adaptations to short-term high-intensity interval training: A little pain for a lot of gain? *Exerc. Sport Sci. Rev.*, 36:58, 2008.

Glowacki, S.P., et al.: Effects of resistance, endurance, and concurrent exercise on training outcomes in men. *Med. Sci. Sports Exerc.*, 36:2119, 2004.

Gomez-Cabrera, M.C., Viña, J., Ji, L.L.:Interplay of oxidants and antioxidants during exercise: implications for muscle health. *Phys. Sportsmed.*, 37(4):116, 2009.

González-Alonso, J.: Point: Counterpoint: Stroke volume does/does not decline during exercise at maximal effort in healthy individuals. *J. Appl. Physiol.*, 104:275, 2008.

Green, J.G., et al.: Active recovery strategies and handgrip performance in trained vs. untrained climbers. *J. Strength Cond. Res.*, 24:494, 2010.

Gurd, B.J., et al.: High-intensity interval training increases SIRT1 activity in human skeletal muscle. *Appl. Physiol. Nutr. Metab.*, 35:350, 2010.

Hagberg, J.M., et al.: Specific genetic markers of endurance performance and $\dot{V}O_{2max}$. *Exer. Sport Sci. Rev.*, 29:15, 2001.

Hartmann, U., Mester, J.: Training and overtraining markers in selected sport events. *Med. Sci. Sports Exerc.*, 32:209, 2000.

Haskell, W.L., et al.: Physical activity and public health: Updated recommendation for adults from the American College of Sports Medicine and the American Heart Association. *Med. Sci. Sports Exerc.*, 39:1423, 2007.

Helgerud, J., et al.: Aerobic high-intensity intervals improve $\dot{V}O_{2max}$ more than moderate training. *Med. Sci. Sports Exerc.*, 39:665, 2007.

Holloszy, J.O., Coyle, E.F.: Adaptations of skeletal muscle to endurance exercise and their metabolic consequences. *J. Appl. Physiol.*, 56:831, 1984.

Holloszy, J.O.: Metabolic consequences of endurance training. In: *Exercise, Nutrition, and Energy Metabolism.* Horton, E.S. and Terjung, R.L. (eds.). New York: Macmillan, 1988.

Jougla, A., et al.: Effects of active vs. passive recovery on repeated rugby-specific exercises. *J. Sci. Med. Sport.*, 13:350, 2010.

Juhl, M., et al.: Physical exercise during pregnancy and the risk of preterm birth: a study within the Danish National Birth Cohort. *Am. J. Epidemiol.*, 1;167:859, 2008.

Kang, J., et al.: Metabolic and perceptual responses during spinning cycle exercise. *Med. Sci. Sports Exerc.*, 37:853, 2005.

Kardel, K.R.: Effects of intense training during and after pregnancy in top-level athletes. *Scand. J. Med. Sci. Sports*, 15:79, 2005.

Keytel, L.R., et al.: Prediction of energy expenditure from heart rate monitoring during submaximal exercise. *J. Sports Sci.*, 23:289, 2005.

Klika, R.J., Callahan, K.E., Drum, S.N.: Individualized 12-week exercise training programs enhance aerobic capacity of cancer survivors. *Phys., Sportsmed.*, 37(3):68, 2009.

Kraemer, W.J., et al.: Effects of concurrent resistance and aerobic training on load-bearing performance and the Army physical fitness test. *Mil. Med.*, 169:994, 2004.

Lee, C.M., et al.: Influence of short-term endurance exercise training on heart rate variability. *Med. Sci. Sports Exerc.*, 35:961, 2003.

Lee, I-M., et al.: Physical activity and coronary heart disease in women: is "no pain no gain" passé? *JAMA.*, 285:1447, 2001.

Luden, N., et al.: Myocellular basis for tapering in competitive distance runners. *J. Appl. Physiol.*, 108:1501, 2010.

Manzi, V., et al.: Profile of weekly training load in elite male professional basketball players. *J. Strength Cond. Res.*, 24:1399, 2010.

Mayo, M.J., et al.: Exercise-induced weight loss preferentially reduces abdominal fat. *Med. Sci. Sports Exerc.*, 35:207, 2003.

Menzies, P., et al.: Blood lactate clearance during active recovery after an intense running bout depends on the intensity of the active recovery. *J. Sports Sci.*, 28:975, 2010.

Messonnier, L., et al.: Are the effects of training on fat metabolism involved in the improvement of performance during high-intensity exercise? *Eur. J. Appl. Physiol.*, 94:434, 2005.

Meyer, T., et al.: A conceptual framework for performance diagnosis and training prescription from submaximal gas exchange parameters—theory and application. *Int. J. Sports Med.*, 26(Suppl 1):S38, 2005.

Morris, S.N., Johnson, N.R.: Exercise during pregnancy: a critical appraisal of the literature. *J. Reprod. Med.*, 50:181, 2005.

Mourtzakis, M., et al.: Hemodynamics and O_2 uptake during maximal knee extension exercise in untrained and trained human quadriceps muscle. *J. Appl. Physiol.*, 97:1796, 2004.

Mujika, I., Padilla, S.: Scientific basis for precompetition tapering strategies. *Med. Sci. Sports Exerc.*, 34:1182, 2003.

Murtagh, E.M., et al.: The effects of 60 minutes of brisk walking per week, accumulated in two different patterns, on cardiovascular risk. *Prev. Med.*, 41:92, 2005.

Nelson, M.E., et al.: Physicl activity and public health in older adults: Recommendation from the American College of Sports Medicine and the American Heart Association. *Med. Sci. Sports Exerc.*, 39:1435, 2006.

Pena, K.E., Stopka, C.B., et al.: Effects of low-intensity exercise on patients with peripheral artery disease. *Phys. Sportsmed.*, 3 7(1):106, 2009.

Persinger, R.C., et al.: Consistency of the talk test for exercise prescription. *Med. Sci. Sports Exerc.*, 36:1632, 2004.

Poudevigne, M.S., O'Connor, P.J.: Physical activity and mood during pregnancy. *Med. Sci. Sports Exerc.*, 2005;37:1374.

Ramírez-Vélez, R., et al.: Clinical trial to assess the effect of physical exercise on endothelial function and insulin resistance in pregnant women. *Trials.*, 17;104, 2009.

Rankinen, T., et al.: The human gene map for performance and health-related fitness phenotypes: The 2003 update. *Med. Sci. Sports Exerc.*, 36:1451, 2004.

Ricardo, D.R., et al.: Initial and final exercise heart rate transients: Influence of gender, aerobic fitness, and clinical status. *Chest*, 127:318, 2005.

Roberg, R.A., et al.: Biochemistry of exercise-induced metabolic acidosis. *Am. J. Physiol. Regul. Integr. Comp. Physiol.*, 287:R502, 2004.

Tanasescu, M., et al.: Exercise type and intensity in relation to coronary heart disease in men. *JAMA.*, 288:1994, 2002.

Tinken, T.M., et al: Shear stress mediates endothelial adaptations to exercise training in humans. *Hypertension.*, 55:312, 2010.

Trinity, J.D., et al.: Maximal mechanical power during a taper in elite swimmers. *Med. Sci. Sports Exerc.*, 38:1643, 2006.

Venables, M.C., Jeukendrup, A.E.: Endurance training and obesity: Effect on substrate metabolism and insulin sensitivity. *Med. Sci. Sports Exerc.*, 40:495, 2008.

Vollaard, N.B., et al.: Exercise-induced oxidative stress in overload training and tapering. *Med. Sci. Sports Exerc.*, 38:1335, 2006.

Walter, A.A., et al.: Six weeks of high-intensity interval training with and without beta-alanine supplementation for improving cardiovascular fitness in women. *J. Strength Cond. Res.*, 24: 1199, 2010.

Walther, C., et al.: The effect of exercise training on endothelial function in cardiovascular disease in humans. *Exerc. Sport Sci. Rev.*, 32:129, 2004.

Warburton, D.E.R., Gledhill, N.: Counterpoint: Stroke volume does not decline during exercise at maximal effort in healthy individuals. *J. Appl. Physiol.*, 104:276, 2008.

Warner, S.O., et al.: The effects of resistance training on metabolic health with weight regain. *J. Clin. Hypertens.*, 12:64, 2010.

Weltman, A., et al.: Exercise training at and above lactate threshold in previously untrained women. *Int. J. Sports Med.*, 13:257, 1992.

Weltman, A., et al.: Repeated bouts of exercise alter the blood lactate-RPE relation. *Med. Sci. Sports Exerc.*, 30:1113, 1998.

Westcott, W.L., et al.: Prescribing physical activity: Applying the ACSM protocols for exercise type, intensity, and duration across 3 training frequencies. *Phys. Sportsmed.*, 37(2):51, 2009.

Wiltshire, E.V., et al.: Massage impairs postexercise muscle blood flow and "lactic acid" removal. *Med. Sci. Sports Exerc.*, 42:1062, 2010.

Zaryski, C., Smith, D.J.: Training principles and issues for ultra-endurance athletes. *Curr. Sports Med. Rep.*, 4:165, 2005.

BOX 13-4

Davis, J.A., Convertino, V.A.: A comparison of heart rate methods for predicting endurance training intensity. *Med. Sci. Sports Exerc.*, 7:295, 1975.

Gellish, R.L., et al.: Longitudinal modeling of the relationship between age and maximal heart rate. *Med. Sci. Sports Exerc.*, 39:822, 2007.

Karvonen, M., et al.: The effects of training on heart rate. A longitudinal study. *Ann. Med. Exp. Biol. Fenn.*, 35:307, 1957.

Miller, W.C., et al.: Predicting max HR and the HR-$\dot{V}O_2$ relationship for exercise prescription in obesity. *Med. Sci. Sports Exerc.*, 25:1077, 1993.

Tanaka, H., et al.: Age-predicted maximal heart rate revisited. *J. Am. Coll. Cardiol.*, 37:153. 2001.

第14章

Adamson, M., et al.: Unilateral arm strength training improves contralateral peak force and rate of force development. *Eur. J. Appl. Physiol.*, 103:553, 2008.

Alcaraz, P.E., et al.: Physical performance and cardiovascular responses to an acute bout of heavy resistance circuit training versus traditional strength training. *J. Strength Cond. Res.*, 22:667, 2008.

Allison, G.T., et al.: Feedforward responses of transversus abdominis are directionally specific and act asymmetrically: Implications for core stability theories. *J. Orthop. Sports Phys. Ther.*, 38:228, 2008.

Andersen, L.L., et al.: Neuromuscular adaptations to detraining following resistance training in previously untrained subjects. *Eur. J. Appl. Physiol.*, 93:511, 2005.

Andersen, L.L., et al.: The effect of resistance training combined with timed ingestion of protein on muscle fiber size and muscle strength. *Metabolism*, 54:151, 2005.

Arts, M.P., et al.: The Hague Spine Intervention Prognostic Study (SIPS) Group. Management of sciatica due to lumbar disc herniation in the Netherlands: a survey among spine surgeons. *J. Neurosurg. Spine.*, 9:32, 2008.

Azegami, M., et al.: Effect of single and multi-joint lower extremity muscle strength on the functional capacity and ADL/IADL status in Japanese community-dwelling older adults. *Nurs. Health Sci.*, 9:168, 2007.

Baker, D., Newton, R.U.: Acute effect on power output of alternating an agonist and antagonist muscle exercise during complex training. *J. Strength Cond. Res.*, 19:202, 2005.

Beck, T.W., et al.: Effects of a protease supplement on eccentric exercise-induced markers of delayed-onset muscle soreness and muscle damage. *J. Strength Cond. Res.*, 21:661, 2007.

Ben Sira, D., et al.: Effect of different sprint training regimes on the oxygen delivery-extraction in elite sprinters. *J. Sports Med. Phys. Fitness.*, 50:121, 2010.

Black, C.D., et al.: High specific torque is related to lengthening contraction-induced skeletal muscle injury. *J. Appl. Physiol.*, 104:639, 2008.

Bodine, S.C.: mTOR signaling and the molecular adaptation to resistance exercise. *Med. Sci. Sports Exerc.*, 38:1950, 2007.

Bohannon, R.W.: Hand-grip dynamometry predicts future outcomes in aging adults. *J. Geriatr. Phys. Ther.*, 31:3, 2008.

Brocherie, F., et al.: Electrostimulation training effects on the physical performance of ice hockey players. *Med. Sci. Sports Exerc.*, 37:455, 2005.

Buford, T.W., et al.: A comparison of periodization models during nine weeks with equated volume and intensity for strength. *J. Strength Cond. Res.*, 21:1245, 2007.

Caserotti, P., et al.: Changes in power and force generation during coupled eccentric-concentric versus concentric muscle contraction with training and aging. *Eur. J. Appl. Physiol.*, 103:151, 2008.

Castagna, C., et al.: Aerobic and explosive power performance of elite Italian regional-level basketball players. *J. Strength Cond. Res.*, 23:1982, 2009.

Chatzinikolaou, A., et al.: Time course of changes in performance and inflammatory responses after acute plyometric exercise. *J. Strength Cond. Res.*, 24:1389, 2010.

Cockbum, E., et at.: Effect of milk-based carbohydrate-protein supplement timing on the attenuation of exercise-induced muscle damage. *Appl. Physiol. Nutr. Metab.*, 35:270, 2010.

Coeffey, V.G., et al.: Effect of high-frequency resistance exercise on adaptive responses in skeletal muscle. *Med. Sci. Sports Exerc.*, 39:2135, 2007.

Colado, J.C., Triplett, N.T.: Effects of a short-term resistance program using elastic bands versus weight machines for sedentary middle-aged women. *J. Strength Cond. Res.*, 22:1441, 2008.

Cronin, N.J., et al.: Effects of contraction intensity on muscle fascicle and stretch reflex behavior in the human triceps surae. *J. Appl. Physiol.*, 105:226, 2008.

Cronin, J., Crewther, B.: Training volume and strength and power development. *J. Sci. Med. Sport*, 7:144, 2004.

Cronin, J.B., Hansen, K.T.: Strength and power predictors of sports speed. *J. Strength Cond. Res.*, 19:349, 2005.

Crowther, R.G., et al.: Kinematic responses to plyometric exercises conducted on compliant and noncompliant surfaces. *J. Strength Cond. Res.*, 21:460, 2007.

Curtis, D., et al.: The efficacy of frequency specific microcurrent therapy on delayed onset muscle soreness. *J. Body Mov. Ther.*, 14:272, 2010.

Daly, R.M., et al.: Muscle determinants of bone mass, geometry and strength in prepubertal girls. *Med. Sci. Sports Exerc.*, 40:1135, 2008.

de Villarreal, E.S., et al.: Determining variables of plyometric training for improving vertical jump height performance: a meta-analysis. *J. Strength Cond. Res.*, 23:495, 2009.

de Vos, N.J., et al.: Optimal load for increasing muscle power during explosive resistance training in older adults. *J. Gerontol. A. Biol. Sci. Med. Sci.*, 60:638, 2005.

DeLorme, T.L., Watkins, A.L.: *Progressive Resistance Exercise*. New York: Appleton-Century-Crofts, 1951.

Elvested, P., et al.: The effects of a worksite neuromuscular activation program on sick leave: a pilot study. *Med. Sci. Sports Exerc.*, 40(suppl):S434, 2008.

Falla, D., Farina, D.: Neural and muscular factors associated with motor impairment in neck pain. *Curr. Rheumatol. Rep.*, 9:497, 2007.

Flanagan, E.P., et al.: Reliability of the reactive strength index and time to stabilization during depth jumps. *J. Strength Cond. Res.*, 5:1677, 2008.

Gotshalk, L.A., et al.: Cardiovascular responses to a high-volume continuous circuit resistance training protocol. *J. Strength Cond. Res.*, 18:760, 2004.

Graves, J.E., et al.: Specificity of limited range of motion variable resistance training. *Med. Sci. Sports Exerc.*, 21:84, 1989.

Hackney, K.J., et al.: Resting energy expenditure and delayed-onset muscle soreness after full-body resistance training with an eccentric concentration. *J. Strength Cond. Res.*, 22:1602, 2008.

Hakkinen, A., et al.: Effects of home strength training and stretching versus stretching alone after lumbar disk surgery: A randomized study with a 1-year follow-up. *Arch. Phys. Med. Rehabil.*, 86:865, 2005.

Hartmann, H., et al.: Effects of different periodization models on rate of force development and power ability of the upper extremity. *J. Strength Cond. Res.*, 23:1921, 2009.

Haswell, K., et al.: Clinical decision rules for identification of low back pain patients with neurologic involvement in primary care. *Spine*. 1;33:68, 2008.

Hedayatpour, N., et al.: Sensory and electromyographic mapping during delayed-onset muscle soreness. *Med. Sci. Sports Exerc.*, 40:326, 2008.

Henwood, T.R., Taaffe, D.R.: Improved physical performance in older adults undertaking a short-term programme of high-velocity resistance training. *Gerontology*, 51:108, 2005.

Hubal M.J., et al.: Mechanisms of variability in strength loss after muscle-lengthening actions. *Med. Sci. Sports Exerc.*, 39:461, 2007.

Iguchi, M., Shields RK. Quadriceps low-frequency fatigue and muscle pain are contraction-type-dependent. *Muscle Nerve.*, 42:230, 2010.

Ikai, M., Steinhaus, A.H.: Some factors modifying the expression of human strength. *J. Appl. Physiol.*, 16:157, 1961.

Impellizzeri, F.M., et al.: Effect of plyometric training on sand versus grass on muscle soreness and jumping and sprinting ability in soccer players. *Br. J. Sports Med.*, 42:42, 2008.

Ishikawa, M., Komi, P.V.: Muscle fascicle and tendon behavior during human locomotion revisited. *Exerc. Sport Sci. Rev.*, 36:193, 2008.

Ispirlidis, I., et al.: Time-course of changes in inflammatory and performance responses following a soccer game. *Clin. J. Sport Med.*, 18:423, 2008.

Issurin, V.: Block periodization versus traditional training theory: a review. *J. Sports Med. Phys. Fitness.*, 48:65, 2008.

Jensen, I., Harms-Ringdahl, K.: Strategies for prevention and management of musculoskeletal conditions. Neck pain. *Best Pract. Res. Clin. Rheumatol.*, 21:93, 2007.

Katch, V.L.: The lumbopelvic system: Anatomy, physiology, motor control, instability and description of a unique treatment modality. In: Donatell, R.A., Wooden, M.J. (eds.). *Orthopaedic Physical Therapy*, 4th ed. St. Louis: Churchill Livingston Elsevier, 2010.

Kemmler, W.K., et al.: Effects of single- vs. multiple-set resistance training on maximum strength and body composition in trained postmenopausal women. *J. Strength Cond. Res.*, 18:689, 2004.

Kubo, K., et al.: Effects of plyometric and weight training on muscle-tendon complex and jump performance. *Med. Sci. Sports Exerc.*, 39:1801, 2007.

Lamon, S., et al.: Regulation of STARS and its downstream targets suggest a novel pathway involved in human skeletal muscle hypertrophy and atrophy. *J. Physiol.*, 15;587(Pt 8):1795, 2009.

Leukel, C., et al.: Influence of falling height on the excitability of the soleus H-reflex during drop-jumps. *Acta. Physiol. (Oxf)*. 192:569, 2008.

Lieber, R.L.: *Skeletal Muscle Structure, Function, and Plasticity: The Physiological Basis of Rehabilitation*, 3rd ed. Baltimore: Lippincott, Williams & Wilkins, 2010.

Lin, J.D., et al.: The effects of different stretch amplitudes on electromyographic activity during drop jumps. *J. Strength Cond. Res.*, 22:32, 2008.

Lund, H., et al.: Learning effect of isokinetic measurements in healthy subjects, and reliability and comparability of Biodex and Lido dynamometers. *Clin. Physiol. Funct. Imaging*, 25:75, 2005.

Mandroukas, A., et al.: Deltoid muscle fiber characteristics in adolescent and adult wrestlers. *J. Sports Med. Phys. Fitness.*, 50:113, 2010.

McCaulley, G.O., et al.: Mechanical efficiency during repetitive vertical jumping. *Eur. J. Appl. Physiol.*, 101:115, 2007.

McCurdy, K.W., et al.: The effects of short-term unilateral and bilateral lower-body resistance training on measures of strength and power. *J. Strength Cond. Res.*, 19:9, 2005.

McGill, S.: *Low Back Disorders: Evidence-Based Prevention and Rehabilitation*. Champaign, IL: Human Kinetics, Inc., 2007.

Miyaguchi, K., Demura, S.: Relationships between stretch-shortening cycle performance and maximum muscle strength. *J. Strength Cond. Res.*, 22:19, 2008.

Mjolsnes, R., et al.: A 10-week randomized trial comparing eccentric vs. concentric hamstring strength training in well-trained soccer players. *Scand. J. Med. Sci. Sports*, 14:311, 2004.

Molski, M.: Two-wave model of the muscle contraction. *Biosystems.*, 96:136, 2009.

Narici, M.V., Maganaris, C.N.: Plasticity of the muscle-tendon complex with disuse and aging. *Exerc. Sport Sci. Rev.*, 35:126, 2007.

Nosaka, K., et al.: Partial protection against muscle damage by eccentric actions at short muscle lengths. *Med. Sci. Sports Exerc.*, 37:746, 2005.

Nunan, D., et al.: Exercise-induced muscle damage is not attenuated by beta-hydroxy-beta-methylbutyrate and alpha-ketoisocaproic acid supplementation. *J. Strength Cond. Res.*, 24:531, 2010.

Petrella, J.K., et al.: Age differences in knee extension power, contractile velocity, and fatigability. *J. Appl. Physiol.*, 98:211, 2005.

Prestes, J., et al.: Comparison between linear and daily undulating periodized resistance training to increase strength. *J. Strength Cond. Res.*;23:2437, 2009.

Prokopy, M., et al.: Closed–kinetic chain upper-body training improves throwing performance of NCAA Division I softball players. *J. Strength Cond. Res.*, 22:1790, 2009.

Reeves, N.D., et al.: Plasticity of dynamic muscle performance with strength training in elderly humans. *Muscle Nerve*, 31:355, 2005.

Regueme, S.C., et al.: Delayed influence of stretch-shortening cycle fatigue on large ankle joint position coded with static positional signals. *Scand. J. Med. Sci. Sports*, 18:373, 2008.

Sangnier, S., Tourny-Chollet, C.: Study of the fatigue curve in quadriceps and hamstrings of soccer players during isokinetic endurance testing. *J. Strength Cond. Res.*, 22:1458, 2008.

Santana, J.C., et al.: A kinetic and electromyographic comparison of the standing cable press and bench press. *J. Strength Cond. Res.*, 21:1271, 2007.

Seeman, E. Structural basis of growth-related gain and age-related loss of bone strength. *Rheumatology (Oxford)*. 47(suppl 4):iv2, 2008.

Seger, J.Y., Thorstensson, A.: Effects of eccentric versus concentric training on thigh muscle strength and EMG. *Int. J. Sports Med.*, 26:45, 2005.

Seiler, S., Sæterbakken, A.: A unique core stability training program improves throwing velocity in female high school athletes. *Med. Sci. Sports Exerc.*, 40(suppl):S248, 2008.

Seyennes, O.R., et al.: Early skeletal muscle hypertrophy and architectural changes in response to high-intensity resistance training. *J. Appl. Physiol.*, 102:373, 2007.

Shaw, W.S., et al.: Patient clusters in acute, work-related back pain based on patterns of disability risk factors. *J. Occup. Environ. Med.*, 49:185, 2007.

Shepstone, T.N., et al.: Short-term high- vs low-velocity isokinetic lengthening training results in greater hypertrophy of the elbow flexors in young men. *Scand. J. Med. Sci. Sports*, 15:135, 2005.

Shimano, T., et al.: Relationship between the number of repetitions and selected percentages of one repetition maximum in free weight exercises in trained and untrained men. *J. Strength Cond. Res.*, 20:819, 2006.

Shimomura, Y., et al.: Branched-chain amino acid supplementation before squat exercise and delayed-onset muscle soreness. *Int. J. Sport Nutr. Exerc. Metab.*, 20:236. 2010.

Signorile, J.F., et al.: Early plateaus of power and torque gains during high- and low-speed resistance training of older women. *J. Appl. Physiol.*, 98:1213, 2005.

Spiering, B.A., et al.: Resistance exercise biology: manipulation of resistance exercise programme variables determines the responses of cellular and molecular signaling pathways. *Sports Med.*, 38:527, 2008.

Storch, E.K., Kruszynski, D.M.: From rehabilitation to optimal function: Role of clinical exercise therapy. *Curr. Opin. Crit. Care*, 14:451, 2008.

Symons, T.B., et al.: Effects of maximal isometric and isokinetic resistance training on strength and functional mobility in older adults. *J. Gerontol. A. Biol. Sci. Med. Sci.*, 60:777, 2005.

Thomas, G.A., et al.: Maximal power at different percentages of one repetition maximum: Influence of resistance and gender. *J. Strength Cond. Res.*, 21:336, 2007.

Thomas, K., et al.: The effect of two plyometric training techniques on muscular power and agility in youth soccer players. *J. Strength Cond. Res.*, 23:332, 2009.

Twist, C., et al.: The effects of plyometric exercise on unilateral balance performance. *J. Sports Sci.*, 10:1073, 2008.

Verghese, J., et al.: Self-reported difficulty in climbing up or down stairs in nondisabled elderly. *Arch. Phys. Med. Rehabil.*, 89:100, 2008.

Vikne, J., et al.: A randomized study of new sling exercise treatment vs traditional physiotherapy for patients with chronic whiplash-associated disorders with unsettled compensation claims. *J. Rehabil. Med.*, 39:252, 2007.

Walts, C.T., et al.: Do sex or race differences influence strength training effects on muscle or fat? *Med. Sci. Sports Exerc.*, 40:229, 2008.

Wenke, J.C., et al.: Mouse plantar flexor muscle size and strength after inactivity and training. *Aviat. Space Environ. Med.*, 81:632, 2010.

Wilson, J.M., Flanagan, E.P.: The role of elastic energy in activities with high force and power requirements: a brief review. *J. Strength Cond. Res.*, 5:1705, 2008.

Wood, L.E., et al.: Elbow flexion and extension strength relative to body or muscle size in children. *Med. Sci. Sports Exerc.*, 36:1977, 2004.

Zammit, P.S.: All muscle satellite cells are equal, but are some more equal than others? *J. Cell Sci.*, 121:2975, 2008.

BOX 14-2

Baechle, T.R., Earle, R.W.(eds.): *Essentials of Strength Training and Conditioning*, 3rd ed. Champaign, IL: Human Kinetics Press, 2008.

Fleck, S.J., Kraemer, W.J.: *Designing Resistance Training Programs*, 3rd Ed. Champaign, IL: Human Kinetics Press, 2004.

Kraemer, W.J., an Koziris, L.P.: Muscle strength training: Techniques and considerations. *Phys. Ther. Pract.*, 2:54, 1992.

第 15 章

American College of Sports Medicine Position Stand. Exertional heat illness during training and competition. *Med. Sci. Sports Exerc.*, 39:556; 2007.

Ashenden, M.J., et al.: "Live high, train low" does not change the total haemoglobin mass of male endurance athletes sleeping at a simulated altitude of 3000 m for 23 nights. *Eur. J. Appl. Physiol.*, 80:479, 1999.

Audran, M., et al.: Effects of erythropoietin administration in training athletes and possible indirect detection in doping control. *Med. Sci. Sports Exerc.*, 31:639, 1999.

Baker, L.B., et al.: Dehydration impairs vigilance-related attention in male basketball players. *Med. Sci. Sports Exerc.*, 39:976, 2007.

Barnard, R.J., et al.: Ischemic response to sudden strenuous exercise in healthy men. *Circulation*, 48:936, 1973.

Bärtsh, P.: High altitude pulmonary edema. *Med. Sci. Sports Exerc.*, 31(Suppl)S23, 1999.

Beidleman, B.A., et al.: Seven intermittent exposures to altitude improves exercise performance at 4300m. *Med. Sci. Sports Exerc.*, 40:141, 2008.

Booth, F.W., Laye M. J.: The future: genes, physical activity and health. *Acta. Physiol. (Oxf).*, 199:549, 2010.

Braun, B.: Effects of high altitude on substrate use and metabolic economy: cause and effect? *Med. Sci. Sports Exerc.*, 40:1495, 2008.

Brothers, M.D., et al.: GXT responses to altitude-acclimatized cyclists during sea-level simulation. *Med. Sci. Sports Exerc.*, 39:1727, 2007.

Brothers, R.M., et al.: Cardiac systolic and diastolic function during whole body heat stress. *Am. J. Physiol. Heart Circ. Physiol.*, 296:H1150, 2009.

Burnley, M., et al.: Effects of prior warm-up regime on severe-intensity cycling performance. *Med. Sci. Sports Exerc.*, 37:838, 2005.

Carter, R. III.: Exertional heat illness and hyponatremia: an epidemiological prospective. *Curr. Sports. Med. Rep.*, 7(Suppl):S20, 2008.

Casa, D.J., et al.: Cold water immersion: the gold standard for exertional heatstroke treatment. *Exerc. Sport Sci. Rev.*, 35:141, 2007.

Cheung, S.S., Sleivert, G.G.: Multiple triggers for hyperthermic fatigue and exhaustion. *Exerc. Sport Sci. Rev.*, 32:100, 2004.

Cheuvront, S.N., et al.: No effect of moderate hypohydration or hyperthermia on anaerobic exercise performance. *Med. Sci. Sports Exerc.*, 38:1093, 2006.

Chinevere, T.D., et al.: Effect of heat acclimation on sweat minerals. *Med. Sci. Sports Exerc.*, 40:886, 2008.

Clark, S.A., et al.: Effects of live high, train low hypoxic exposure on lactate metabolism in trained humans. *J. Appl. Physiol.*, 96:517, 2004.

DeLorey, D.S., et al.: Prior exercise speeds pulmonary O_2 uptake kinetics by increases in both local muscle O_2 availability and O_2 utilization. *J. Appl. Physiol.*, 103:771, 2007.

Dougherty, K.A., et al.: Two percent dehydration impairs and six percent carbohydrate drink improves boys basketball skills. *Med. Sci. Sports Exerc.*, 38:1650, 2006.

Ebert, T.R., et al.: Influence of hydration status on thermoregulation and cycling hill climbing. *Med. Sci. Sports Exerc.*, 39:323, 2007.

Eichner, E.R.: Heat cramps in sports. *Curr. Sports Med. Rep.*, 7:178; 2008.

Evans, R.K., et al.: Effects of warm-up before eccentric exercise on indirect markers on muscle damage. *Med. Sci. Sports Exerc.*, 34:1892, 2002.

Faigenbaum, A.D., et al.: Acute effects of different warm-up protocols on fitness performance in children. *J. Strength Cond. Res.*, 19:376, 2005.

Gore, C.J., et al.: Nonhematological mechanisms of improved sea-level performance after hypoxic exposure. *Med. Sci. Sports Exerc.*, 39:1600, 2007.

Hajoglou, A., et al.: Effect of warm-up on cycle time trial performance. *Med. Sci. Sports Exerc.*, 37:1608, 2005.

Holowatz, L.A., et al.: Altered mechanisms of vasodilation in aged human skin. *Exerc. Sport Sci. Rev.*, 35:119, 2007.

Hsu, A.R., et al.: Effects of heat removal through the hand on metabolism and performance during cycling exercise in the heat. *Can. J. Appl. Physiol.*, 30:87, 2005.

Judelson, D.A., et al.: Effect of hydration state on strength, power, and resistance exercise performance. *Med. Sci. Sports Exerc.*, 39:1817, 2007.

Katayama, K., et al.: Effect of intermittent hypoxia on oxygen uptake during submaximal exercise in endurance athletes. *Eur. J. Appl. Physiol.*, 92:75, 2004.

Kenney, W.L.: Thermoregulation at rest and during exercise in healthy older adults. *Exerc. Sport Sci. Rev.*, 25:41, 1997.

Kodesh, E., Horowitz, M.: Soleus adaptation to combined exercise and heat acclimation: physio-genomic aspects. *Med. Sci. Sports Exerc.*, 42:943, 2010.

Kuwahara, T., et al.: Effects of menstrual cycle and physical training on heat loss responses during dynamic exercise at moderate intensity in a temperate environment. *Am. J. Physiol. Regul. Integr. Comp. Physiol.*, 288:R1347, 2005.

Lee, J.K., et al.: Cold drink ingestion improves exercise endurance capacity in the heat. *Med. Sci. Sports Exerc.*, 40:1637, 2008.

Leiper, J.B., et al.: The effect of intermittent high-intensity running on gastric emptying of fluids in man. *Med. Sci. Sports Exerc.*, 37:240, 2005.

Levine, B.D., Stray-Gunderson, J.: "Living high-training low": effect of moderate-altitude acclimatization with low-altitude training on performance. *J. Appl. Physiol.*, 83:102, 1997.

Liu, Y., et al.: Effect of "living high-training low" on the cardiac functions at sea level. *Int. J. Sports Med.*, 19:380, 1998.

Mazzeo, R., Reeves J.T.: Adrenergic contribution during acclimatization to high altitude: perspectives from Pikes Peak. *Exerc. Sport Sci. Rev.*, 31:13, 2003.

McArdle, W.D., et al.: Thermal adjustment to cold-water exposure in exercising men and women. *J. Appl. Physiol.*, 56:1572, 1984.

McArdle, W.D., et al.: Thermal responses of men and women during cold-water immersion: influences of exercise intensity. *Eur. J. Appl. Physiol.*, 65:265, 1992.

McCullough, E.A., Kenney, W.L.: Thermal insulation and evaporative resistance of football uniforms. *Med. Sci. Sports Exerc.*, 35:832, 2003.

Mendel, R.W., et al.: Effects of creatine on thermoregulatory responses while exercising in the heat. *Nutrition*, 21:301, 2005.

Montain, S.J.: Hydration recommendations for sport 2008. *Curr. Sports Med. Rec.*, 7:187, 2008.

Mora-Rodriguez, R., et al.: Separate and combined effects of airflow and rehydration during exercise in the heat. *Med. Sci. Sports Exerc.*, 39:1720, 2007.

Mustafa, S., et al.: Hyperthermia-induced vasoconstriction of the carotid artery, a possible causative factor in heatstroke. *J. Appl. Physiol.*, 96:1875, 2004.

Noonan, B., et al.: The effects of hockey protective equipment on high-intensity intermittent exercise. *Med. Sci. Sports Exerc.*, 39:1327, 2006.

Paraskevaidis, I.A., et al.: Repeated exercise stress testing identifies early and late preconditioning. *Int. J. Cardiol.*, 98:221, 2005.

Perry, C.G.R., et al.: Effects of hyperoxic training on performance and cardiorespiratory response to exercise. *Med. Sci. Sports Exerc.*, 37:1175, 2005.

Pugh, L.C.G.E.: Physiological and medical aspects of the Himalayan Scientific and Mountaineering Expedition, 1960–61. *Br. Med. J.*, 2:621, 1962.

Pugh, L.C.G.E.: Athletes at altitude. *J. Physiol. (London)*, 192:619, 1967.

Rae, D.E., et al.: Heatstroke during endurance exercise: is there evidence for excessive endothermy? *Med. Sci. Sports Exerc.*, 40:1193, 2008.

Reisman, S., et al.: Warm-up stretches reduce sensations of stiffness and soreness after eccentric exercise. *Med. Sci. Sports Exerc.*, 37:929, 2005.

Roberts, W.O.: Exertional heat stroke during a cool weather marathon: a case study. *Med. Sci. Sports Exerc.*, 38:1197, 2006.

Robbins, M.K., et al.: Effect of oxygen breathing following submaximal and maximal exercise on recovery and performance. *Med. Sci. Sports Exerc.*, 24:270, 1992.

Roels, B., et al.: Effects of hypoxic interval training on cycling performance. *Med. Sci. Sports Exerc.*, 37:138, 2005.

Rowland, T., et al.: Exercise tolerance and thermoregulation responses during cycling in boys and men. *Med. Sci. Sports Exerc.*, 40:282, 2008.

Saunders, A.G., et al.: The effects of different air velocities on heat storage and body temperature in humans cycling in a hot, humid environment. *Acta. Physiol. Scand.*, 183:241, 2005.

Sawka, M.N., Noakes, T.D.: Does dehydration impair exercise performance? *Med. Sci. Sports Exerc.*, 37:1209, 2006.

Sawka, M.N., et al.: American College of Sports Medicine position stand. Exercise and fluid replacement. *Med. Sci. Sports Exerc.*, 39:377, 2008.

Schneider, M., et al.: Acute mountain sickness: influence of susceptibility, preexposure, and ascent rate. *Med. Sci. Sports Exerc.*, 34:1886, 2002.

Sharwood, K.A., et al.: Weight changes, medical complications, and performance during an Ironman triathlon. *Br. J. Sports Med.*, 38:718, 2004.

Shirreffs, S.M., et al.: Fluid and electrolyte needs for preparation and recovery from training and competition. *J. Sports Sci.*, 22:57, 2004.

Shirreffs, S.M., et al.: The sweating response of elite professional soccer players to training in the heat. *Int. J. Sports Med.*, 26:90, 2005.

Sims, S.T., et al.: Sodium loading aids fluid balance and reduces physiological strain of trained men exercising in the heat. *Med. Sci. Sports Exerc.*, 39:123, 2007.

Smekal, G., et al.: Menstrual cycle: no effect on exercise cardiorespiratory variables or blood lactate concentration. *Med. Sci. Sports Exerc.*, 39:1098, 2007.

Truijens, M.J., et al.: The effect of intermittent hypobaric hypoxic exposure and sea level training on submaximal economy in well-trained swimmers and runners. *J. Appl. Physiol.*, 104:328, 2008.

van Nieuwenhoven, M.A., et al.: The effect of two sports drinks and water on GI complaints and performance during an 18-km run. *Int. J. Sports Med.*, 26:281, 2005.

Wagner, P.D. Lundby, C.: The lactate paradox: does acclimatization to high altitude affect blood lactate during exercise. *Med. Sci. Sports Exerc.*, 39:747, 2007.

Watson, G, et al.: Influence of diuretic-induced dehydration on competitive sprint and power performance. *Med. Sci. Sports Exerc.*, 37:1168, 2005.

Watson, P., et al.: Blood–brain barrier integrity may be threatened by exercise in a warm environment. *Am. J. Physiol. Regul. Integr. Comp. Physiol.*, 288:R1689, 2005.

Wehrlin, J.P., et al.: Live high-train low for 24 days increases hemoglobin mass and red cell volume in elite endurance athletes. *J. Appl. Physiol.,* 101:1938, 2006.

West, J.B.: *High Life: A History of High Altitude Physiology and Medicine.* Oxford, England: Oxford University Press, 1998.

West, J.B.: Point: the lactate paradox does/does not occur during exercise at high altitude. *J Appl. Physiol.,* 102:2398, 2007.

第16章

Allen, T.W.: Body size, body composition, and cardiovascular disease risk factors in NFL players. *Phys. Sportsmed.,* 38:21, 2010.

Ansari, R.M.: Effect of physical activity and obesity on type 2 diabetes in a middle-aged population. *J. Environ. Public Health*, 195:285, 2009.

Arner, E., et al.: Adipocyte turnover: relevance to human adipose tissue morphology. *Diabetes.* 59:105, 2010.

Arsenault, B.J., et al.: Body composition, cardiorespiratory fitness, and low-grade inflammation in middle-aged men and women. *Am. J. Cardiol.*, 104:240, 2009.

Ballard, T.P., et al.: Comparison of Bod Pod and DXA in female collegiate athletes. *Med. Sci. Sports Exerc.*, 36:731, 2004.

Behnke, A.R., Wilmore, J.H.: *Evaluation and Regulation of Body Build and Composition.* Englewood Cliffs, NJ: Prentice Hall, 1974.

Behnke, A.R., et al.: The specific gravity of healthy men. *JAMA.*, 118:495, 1942.

Booth, F.W., et al.: Waging war on modern chronic diseases: primary prevention through exercise biology. *J. Appl. Physiol.*, 88:774, 2000.

Bouchard, C.: Defining the genetic architecture of the predisposition to obesity: a challenging but not insurmountable task. *Am. J. Clin. Nutr.*, 91:5, 2010.

Bouchard, C.: Human variation in body mass: evidence for a role of the genes. *Nutr. Rev.*, 55(Suppl):S21, 1997.

Brandon, L.J.: Comparison of existing skinfold equations for estimating body fat in African American and white women. *Am. J. Clin. Nutr.*, 67:1115, 1998.

Brozek, J., et al.: Densitometric analysis of body composition: revision of some quantitative assumptions. *Ann. N.Y. Acad. Sci.*, 110:113, 1963.

Buchan, D.S., et al.: The influence of a high intensity physical activity intervention on a selection of health related outcomes: an ecological approach. *B.M.C. Public Health.*, 10:8, 2010.

Burton, R.F., Cameron, N.: Body fat and skinfold thicknesses: a dimensional analytic approach. *Ann. Hum. Biol.*, 36:717, 2009.

Cameron, N., et al.: Regression equations to estimate percentage body fat in African prepubertal children aged 9 y. *Am. J. Clin. Nutr.*, 80:70, 2004.

Carbuhn, A.F.: Sport and training influence bone and body composition in women collegiate athletes. *J. Strength Cond. Res.*, 24:1710, 2010.

Cartier, A., et al.: Sex differences in inflammatory markers: what is the contribution of visceral adiposity? *Am. J. Clin. Nutr.* 89:1307, 2009.

Chakravarthy, M.V., Booth, F.W.: Eating, exercise, and "thrifty" genotypes: connecting the dots toward an evolutionary understanding of modern chronic diseases. *J. Appl. Physiol.*, 96:10, 2004.

Chaput J.P., et al.: Risk factors for adult overweight and obesity in the Quebec Family Study: have we been barking up the wrong tree? *Obesity (Silver Spring)*, 17:1964, 2009.

Chaput J.P., Tremblay A.: Obesity and physical inactivity: the relevance of reconsidering the notion of sedentariness. *Obes. Facts*, 2:249, 2009.

Clark, R.R., et al.: Minimum weight prediction methods cross-validated by the four-component model. *Med. Sci. Sports Exerc.*, 36:639, 2004.

Clarys, J.P., et al.: Gross tissue weights in the human body by cadaver dissection. *Hum. Biol.*, 56:459, 1984.

Collins, A.L., et al.: Within- and between-laboratory precision in the measurement of body volume using air displacement plethysmography and its effect on body composition assessment. *Int. J. Obes. Relat. Metab. Disord.*, 28:80, 2004.

Coppini, L.Z., et al.: Limitations and validation of bioelectrical impedance analysis in morbidly obese patients. *Curr. Opin. Clin. Nutr. Metab. Care.*, 8:329, 2005.

Dietz, W.H.: Health consequences of obesity in youth: childhood predictors of adult disease. *Pediatrics*, 101:518, 1998.

Diliberti, N., et al.: Increased portion size leads to increased energy intake in a restaurant meal. *Obes. Res.*, 12:562, 2004.

Donnelly, J.E., et al.: Physical activity across the curriculum (PAAC): a randomized controlled trial to promote physical activity and diminish overweight and obesity in elementary school children. *Prev. Med.*, 49:336, 2009.

Dorsey, K.B., et al.: Diagnosis, evaluation, and treatment of childhood obesity in pediatric practice. *Arch. Pediatr. Adolesc. Med.*, 159:632, 2005.

Ebbeling, C.B., et al.: Compensation for energy intake from fast food among overweight and lean adolescents. *JAMA.*, 291:2828, 2004.

Elsawy, B., Higgins, K.E.: Physical activity guidelines for older adults. *Am. Fam. Physician*, 81:55, 2010.

Farpour-Lambert N.J., et al.: Physical activity reduces systemic blood pressure and improves early markers of atherosclerosis in pre-pubertal obese children. *J. Am. Coll. Cardiol.*, 54:2396, 2009.

Fernández, J.R., et al.: Is percentage body fat differentially related to body mass index in Hispanic Americans, African Americans, and European Americans? *Am. J. Clin. Nutr.*, 77:71, 2003.

Fields, D.A., et al.: Assessment of body composition by air-displacement plethysmography: influence of body temperature and moisture. *Dyn. Med.*, 3:3, 2004.

Flegal, K.M., et al.: Excess deaths associated with underweight, overweight, and obesity. *JAMA.*, 293:1861, 2005.

Frank, L.L., et al.: Effects of exercise on metabolic risk variables in overweight postmenopausal women: a randomized clinical trial. *Obes. Res.*, 13:615, 2005.

Freedson, P.A., et al.: Physique, body composition, and psychological characteristics of competitive female body builders. *Phys. Sports Med.*, 11:85, 1983.

Frisch, R.E., et al.: Lower lifetime occurrence of breast cancer and cancers of the reproductive system among former college athletes. *Am. J. Clin. Nutr.*, 45:328, 1987.

Garcia, A.L., et al.: Improved prediction of body fat by measuring skinfold thickness, circumferences, and bone breadths. *Obes. Res.*, 13:626, 2005.

Giannopoulou, I., et al.: Exercise is required for visceral fat loss in postmenopausal women with type 2 diabetes. *J. Clin. Endocrinol. Metab.*, 90:1511, 2005.

Gregg, E.W., et al.: Secular trends in cardiovascular disease risk factors according to body mass index in US adults. *JAMA.*, 293:1868, 2005.

Haroun, D., et al.: Composition of the fat-free mass in obese and nonobese children: matched case-control analyses. *Int. J. Obes. Relat. Metab. Disord.*, 29:29, 2005.

Hedley, A., et al.: Prevalence of overweight and obesity among US children, adolescents, and adults, 1999–2002. *JAMA.*, 291:2847, 2004.

Hirsch, J., Batchelor, B.R.: Adipose tissue cellularity in human obesity. *Clin. Endocrinol. Metab.*, 5:299, 1976.

Hirsch, J., et al.: Diet composition and energy balance in humans. *Am. J. Clin. Nutr.*, 67(Suppl):551S, 1998.

Jackson, A.J., et al.: Body mass index bias in defining obesity of diverse young adults. The Training Intervention and Genetics of Exercise Response (TIGER) Study. *Br. J. Nutr.*, 102:1084, 2009.

Jackson, A.S., Pollock, M.L.: Generalized equations for predicting body density of men. *Br. J. Nutr.*, 40:497, 1978.

Jakicic, J.M., Gallagher, K.I.: Exercise considerations for the sedentary, overweight adult. *Exerc. Sport Sci. Rev.*, 31:91, 2003.

Janssen, I., et al.: Body mass index and waist circumference independently contribute to prediction of nonabdominal, abdominal subcutaneous, and visceral fat. *Am. J. Clin. Nutr.*, 75:683, 2002.

Johnson W.D., et al.: Prevalence of risk factors for metabolic syndrome in adolescents: National Health and Nutrition Examination Survey (NHANES), 2001–2006. *Arch. Pediatr. Adolesc Med.*, 163:371, 2009.

Kah-Banerjee, P., et al.: Prospective study of the association of changes in dietary intake, physical activity, alcohol consumption, and smoking with 9-y gain in waist circumference among 16587 US men. *Am. J. Clin. Nutr.*, 78:719, 2003.

Kahn, H.S., Valdez, R.: Metabolic risks identified by the combination of enlarged waist and elevated triacylglycerol concentration. *Am. J. Clin. Nutr.*, 78:928, 2003.

Katch, F.I., Katch, V.L.: Measurement and prediction errors in body composition assessment and the search for the perfect prediction equation. *Res. Q. Exerc. Sport*, 51:249, 1980.

Katch, F.I., McArdle, W.D.: Prediction of body density from simple anthropometric measurements in college-age men and women. *Hum. Biol.*, 45:445, 1973.

Katch, F.I., McArdle, W.D.: Validity of body composition prediction equations for college men and women. *Am. J. Clin. Nutr.*, 28:105, 1975.

Katch, F.I., et al.: Effects of situp exercise training on adipose cell size and adiposity. *Res. Q. Exerc. Sport*, 55:242, 1984.

Katch, F.I., et al.: Validity of bioelectrical impedance to estimate body composition in cardiac and pulmonary patients. *Am. J. Clin. Nutr.*, 43:972, 1986.

Katch, V.L., et al.: Contribution of breast volume and weight to body fat distribution in females. *Am. J. Phys. Anthropol.*, 53:93, 1980.

Katch, V.L., et al.: The underweight female. *Phys. Sports Med.*, 8:55, 1980.

Katzmarzyk, P.T., et al.: Racial differences in abdominal depot-specific adiposity in white and African American adults. *Am. J. Clin. Nutr.*, 91:7, 2010.

Katzmarzyk, P.T., et al.: Sitting time and mortality from all causes, cardiovascular disease, and cancer. *Med. Sci. Sports Exerc.*, 41:998, 2009.

Keys, A., Brozek, J.: Body fat in adult men. *Physiol. Rev.*, 33:245, 1960.

Kim, J., et al.: Intramuscular adipose tissue-free skeletal muscle mass: estimation by dual-energy X-ray absorptiometry in adults. *J. Appl. Physiol.*, 97:655, 2004.

Kondo, M., et al.: Upper limit of fat-free mass in humans: a study of Japanese sumo wrestlers. *Am. J. Hum. Biol.*, 6:613, 1994.

Kullberg, J.: Adipose tissue distribution in children: automated quantification using water and fat MRI. *J. Magn. Reson. Imaging.*, 32:204, 2010.

Lang, T.: Computed tomographic measurements of thigh muscle cross-sectional area and attenuation coefficient predict hip fracture: the health, aging, and body composition study. *J. Bone Miner. Res.*, 25:513, 2010.

Lazzer, S., et al.: Assessment of energy expenditure associated with physical activities in free-living obese and nonobese adolescents. *Am. J. Clin. Nutr.*, 78:471, 2003.

Liu A, et al.: Differential intra-abdominal adipose tissue profiling in obese, insulin-resistant women. *Obes. Surg.*,19:1564, 2009.

Loucks, A.B.: Energy availability, not body fatness, regulates reproductive function in women. *Exerc. Sport Sci. Rev.*, 31:144, 2003.

Maddalozzo, G.F., et al.: Concurrent validity of the BOD POD and dual energy x-ray absorptiometry techniques for assessing body composition in young women. *J. Am. Diet Assoc.*, 102:1677, 2002.

Mayo, M.J., et al.: Exercise-induced weight loss preferentially reduces abdominal fat. *Med. Sci. Sports Exerc.*, 35:207, 2003.

Mota, J.: Television viewing and changes in body mass index and cardiorespiratory fitness over a two-year period in schoolchildren. *Pediatr. Exerc. Sci.*, 22:245, 2010.

National Task Force on the Prevention and Treatment of Obesity: Obesity, overweight and health risk. *Arch. Intern Med.*, 160:898, 2000.

Oda, E., Kawai R.: Comparison among Body Mass Index (BM), Waist Circumference (WC), and Percent Body Fat (%BF) as Anthropometric Markers for the Clustering of Metabolic Risk Factors in Japanese. *Intern. Med.*, 49:1477, 2010.

Ostojic, S.M.: Adiposity, physical activity and blood lipid profile in 13-year-old adolescents. *J. Pediatr. Endocrinol. Metab.*, 23:333, 2010.

Pérusse, L., et al.: Familial aggregation of abdominal visceral fat level: results from the Quebec family. *Metabolism*, 45:378, 1996.

Peterson, M.J., et al.: Development and validation of skinfold-thickness prediction equations with a 4-compartment model. *Am. J. Clin. Nutr.*, 77:1186, 2003.

Pollock, M.L., et al.: Twenty-year follow-up of aerobic power and body composition of older track athletes. *J. Appl. Physiol.*, 82:1508, 1997.

Portal, S.: Body fat measurements in elite adolescent volleyball players: correlation between skinfold thickness, bioelectrical impedance analysis, air-displacement plethysmography, and body mass index percentiles. *J. Pediatr. Endocrinol. Metab.*, 23:395, 2010.

Rhéaume, C., et al.: Low cardiorespiratory fitness levels and elevated blood pressure: What is the contribution of visceral adiposity? *Hypertension*, 54:91, 2009.

Rolls B.J., et al.: The relationship between energy density and energy intake. *Physiol. Behav.*, 97:609, 2009.

Romaguera, D.: Dietary determinants of changes in waist circumference adjusted for body mass index—a proxy measure of visceral adiposity. *PLoS. One.*, 14: 5:e11588, 2010.

Sacks F.M., et al.: Comparison of weight-loss diets with different compositions of fat, protein, and carbohydrates. *N. Engl. J. Med.*, 360:859, 2009.

Schoeller, D.A.: Balancing energy expenditure and body weight. *Am. J. Clin. Nutr.*, 68(Suppl):956S, 1998.

Schutte, J.E., et al.: Density of lean body mass is greater in blacks than whites. *J. Appl. Physiol.*, 56:1647, 1984.

Sisson, S.B., et al.: Ethnic differences in subcutaneous adiposity and waist girth in children and adolescents. *Obesity (Silver Spring)*, 17:2075, 2009.

Sisson, S.B., et al.: Profiles of sedentary behavior in children and adolescents: the US National Health and Nutrition Examination Survey, 2001–2006. *Int. J. Pediatr. Obes.*, 4:353, 2009.

St.-Onge, M.P., et al.: Changes in childhood food consumption patterns: a cause for concern in light of increasing body weights. *Am. J. Clin. Nutr.*, 78:1068, 2003.

Stern, L., et al.: The effects of low-carbohydrate versus conventional weight loss diets in severely obese adults: one-year follow-up of a randomized trial. *Ann. Intern. Med.*, 140:778, 2004.

Stommel, M., Schoenborn, C.A.: Variations in BMI and prevalence of health risks in diverse racial and ethnic populations. *Obesity (Silver Spring)*, 2010, Epub ahead of print.

Sun, G., et al.: Comparison of multifrequency bioelectrical impedance analysis with dual-energy X-ray absorptiometry for assessment of percentage body fat in a large, healthy population. *Am. J. Clin. Nutr.*, 81:74, 2005.

Torstveit, M.K., Sundgot-Borgen, J.: Participation in leanness sports but not training volume is associated with menstrual dysfunction: a national survey of 1276 elite athletes and controls. *Br. J. Sports Med.*, 39:14, 2005.

Tran, Z.V., Weltman, A.: Generalized equation for predicting body density of women from girth measurements. *Med. Sci. Sports Exerc.*, 21:101, 1989.

Utter, A.C., et al.: Evaluation of air displacement for assessing body composition of collegiate wrestlers. *Med. Sci. Sports Exerc.*, 35:500, 2003.

van Marken Lichtenbelt, et al.: Body composition changes in bodybuilders: a method comparison. *Med. Sci. Sports Exerc.*, 36:490, 2004.

Wagner, D.R., Heyward, V.H.: Measures of body composition in blacks and whites: a comparative review. *Am. J. Clin. Nutr.*, 71:1392, 2000.

Weltman, A., et al.: Accurate assessment of body composition in obese females. *Am. J. Clin. Nutr.*, 48:1179, 1988.

Whitlock, E.P., et al.: Screening and interventions for childhood overweight: A summary of evidence for the US Preventive Services Task Force. *Pediatrics*, 116:e125, 2005.

Wijndaele, K., et al.: Increased cardiometabolic risk is associated with increased TV viewing time. *Med. Sci. Sports Exerc.*, 42:1511, 2010.

Witham, M.D., Avenell A.: Interventions to achieve long-term weight loss in obese older people: a systematic review and meta-analysis. *Age Ageing*, 39:172, 2010.

Wyshak, G.: Percent body fat, fractures and risk of osteoporosis in women. *J. Nutr. Health Aging*, 14:428, 2010.

Yu, OK.: Comparisons of obesity assessments in over-weight elementary students using anthropometry, BIA, CT and DEXA. *Nutr. Res. Pract.*, 4:128, 2010.

Zoladz, J.A., et al.: Effect of moderate incremental exercise, performed in fed and fasted state on cardio-respiratory variables and leptin and ghrelin concentrations in young healthy men. *J. Physiol. Pharmacol.*, 56:63, 2005.

BOX 16-1

Grimby, G., Söderholm, B.: Spirometric studies in normal subjects. III: Static lung volumes and maximum ventilatory ventilation in adults with a note on physical fitness. *Acta. Med. Scand.*, 2:199, 1963.

Miller, W.C.T., et al.: Derivation of prediction equations for RV in overweight men and woman. *Med. Sci. Sports Exerc.*, 30:322, 1998.

BOX 16-2

Becque, D.M., et al.: Time course of skin-plus-fat compression in males and females. *Hum. Biol.*, 58:33, 1986.

BOX 16-4

Gallagher, D., et al.: Healthy percentage body fat ranges: an approach for developing guidelines based on body mass index. *Am. J. Clin. Nutr.*, 72:694, 2000.

BOX 16-6
American College of Sports Medicine: Position statement on proper and improper weight loss programs. *Med. Sci. Sports Exerc.*, 15:9, 1993.

第17章

Aagaard P, et al.: Mechanical muscle function, morphology, and fibert type in lifelong trained elderly. *Med. Sci. Sports Exerc.*, 39:1989, 2007.

ADA/ACSM: ADA/ACSM diabetes mellitus and exercise joint position paper. *Med. Sci. Sports Exerc.*, 29:I, 1997.

Albert, C.M., et al.: Triggering of sudden death from cardiac causes by vigorous exertion. *N. Engl. J. Med.*, 9:343, 2000.

Always, S.E., Siu, P.M.: Nuclear apoptosis contributes to sarcopenia. *Exerc. Sport Sci. Rev.*, 36:51, 2008.

American College of Sports Medicine: ACSM position stand on exercise and type 2 diabetes. *Med. Sci. Sports Exerc.*, 32:1345, 2000.

American College of Sports Medicine: ACSM position stand on physical activity and bone health. *Med. Sci. Sports Exerc.*, 36:1985, 2004.

American College of Sports Medicine and American Heart Association: Joint position statement. Exercise and acute cardiovascular events: placing the risks into perspective. *Med. Sci. Sports Exerc.*, 9:886, 2007.

Andrews, N.P., et al.: Telomeres and immunological diseases of aging. *Gerontology*, 56:390, 2010.

Baker, J., et al.: Physical activity and successful aging in Canadian older adults. *J. Aging Phys. Act.*, 17:223, 2009.

Banda, J.A., et al.: Protective health factors and incident hypertension in men. *Am. J. Hypertens.*, 23:599, 2010.

Barnes, D.E., et al.: Physical activity and dementia: the need for prevention trials. *Exerc. Sport Sci. Rev.*, 35:24, 2007.

Blair, S.N.: Physical activity, physical fitness, and health. *Res. Q. Exerc. Sport*, 64:365, 1993.

Blair, S.N., Connelly, J.C.: How much physical activity should we do? The case for moderate amounts and intensities of physical activity. *Res. Q. Exerc. Sport*, 67:193, 1996.

Blair, S.N., et al.: Changes in physical fitness and all cause mortality: a prospective study of healthy and unhealthy men. *JAMA.*, 273:1093, 1995.

Blair, S.N., et al.: Influences of cardiorespiratory fitness and other precursors on cardiovascular disease and all-cause mortality in men and women. *JAMA.*, 276:205, 1996.

Blair, S.N., et al.: Physical activity, nutrition, and chronic disease. *Med. Sci. Sports Exerc.*, 28:335, 1997.

Bodegard, J., et al.: Reasons for terminating an exercise test provide independent prognostic information: 2014 apparently healthy men followed for 26 years. *Eur. Heart J.*, 26:1394, 2005.

Booth, F.W., et al.: Waging war on modern chronic diseases: primary prevention through exercise biology. *J. Appl. Physiol.*, 88:774, 2000.

Booth, F.W., Laye M.J.: The future: genes, physical activity and health. *Acta. Physiol. (Oxf).*, 199:549, 2010.

Carnethon, M.R., et al.: A longitudinal study of physical activity and heart rate recovery: CARDIA, 1987–1993. *Med. Sci. Sports Exerc.*, 37:606, 2005.

Caspersen, C.J., Fulton, J.E.: Epidemiology of walking and type 2 diabetes. *Med. Sci. Sports Exerc.*, 40(Suppl):S519, 2008.

Chen, F.Y., et al.: Effects of a lifestyle program on risks for cardiovascular disease in women. *Taiwan J. Obstet. Gynecol.*, 48:49, 2009.

Church, T.S., et al.: Metabolic syndrome and diabetes, alone and in combination, as predictors of cardiovascular disease mortality among men. *Diabetes Care*, 32:1289, 2009.

Corrado, D., et al.: Does sport activity enhance the risk of sudden death in adolescent and young adults? *J. Am. Coll. Cardiol.*, 42:1959, 2003.

Davi, G., et al.: Nutraceuticals in diabetes and metabolic syndrome. *Cardiovasc. Ther.*, 28:216, 2010.

Djousse, L., et al.: Dietary linolenic acid is associated with a lower prevalence of hypertension in the NHLBI Family Heart Study. *Hypertension*, 45:368, 2005.

Di Angelantonio, E., et al.: Major lipids, apolipoproteins, and risk of vascular disease. Emerging Risk Factors Collaboration. *JAMA.*, 302:1993, 2009.

Esfahani, A., et al.: Session 4: CVD, diabetes and cancer: a dietary portfolio for management and prevention of heart disease. *Proc. Nutr. Soc.*, 8:1, 2009.

Fleg, J.L., et al.: Accelerated longitudinal decline of aerobic capacity in healthy older adults. *Circulation*, 112:674, 2005.

Fries, J.F., Aging, natural death and the compression of morbidity. *N. Engl. J. Med.*, 303:130, 1980.

Frimel, T.N., et al.: Exercise attenuates the weight-loss-induced reduction in muscle mass in frail obese older adults. *Med. Sci. Sports Exerc.*, 40:1213, 2008.

Frontera, W.R., et al.: Aging of skeletal muscle: a 12-yr longitudinal study. *J. Appl. Physiol.*, 88:1321, 2000.

Gotsch, K., et al.: Nonfatal sports- and recreation-related injuries treated in emergency departments—United States, July 2000–June 2001. *Morbid. Mortal. Wkly. Rep. M.M.W.R.*, 51:736, 2002.

Graham, M.R., et al.: Arterial pulse wave velocity, inflammatory markers, pathological GH and IGF states, cardiovascular and cerebrovascular disease. *Vasc. Health Risk. Manag.*, 4:1361, 2008.

Greenland, P.: Improving risk of coronary heart disease: can a picture make the difference. *JAMA*, 289:2270, 2003.

Haskell, W.L., et al.: Physical activity and public health: updated recommendation for adults from the American College of Sports Medicine and the American Heart Association. *Med. Sci. Sports Exerc.*, 39:1423, 2006.

Héroux, M., et al.: Dietary patterns and the risk of mortality: impact of cardiorespiratory fitness. *Int. J. Epidemiol.*, 39:197, 2010.

Holmes, J.S., et al.: Heart disease and prevention: race and age differences in heart disease prevention, treatment, and mortality. *Med. Care*, 43:133, 2005.

Hu, F.B., et al.: Trends in the incidence of coronary heart disease and changes in diet and lifestyle in women. *N. Engl. J. Med.*, 343:530, 2000.

Jackson, A., et al.: Role of lifestyle and aging on the longitudinal changes in cardiorespiratory fitness. *Arch. Intern. Med.*, 169:1781, 2009.

Jahangir, A., Aging and cardioprotection. *J. Appl. Physiol.*, 103:2128, 2007.

Janssen, I., Jolliffe, C.J.: Influence of physical activity on mortality in elderly with coronary artery disease. *Med. Sci.*

Sports Exerc., 38:418, 2006.

Jouven, X., et al.: Heart-rate profile during exercise as a predictor of sudden death. N. Engl. J. Med., 352:1951, 2005.

Kesäniemi, A., et al.: Advancing the future of physical activity guidelines in Canada: an independent expert panel interpretation of the evidence. Int. J. Behav. Nutr. Phys. Act., 11;7:41, 2010.

Kurl, S., et al.: Cardiac power during exercise and the risk of stroke in men. Stroke, 36:820, 2005.

Kurozawa, Y., et al.: JACC Study Group. Levels of physical activity among participants in the JACC study. J. Epidemiol., 15(Suppl):S43, 2005.

Larose, J., et al.: Effect of exercise training on physical fitness in type II diabetes mellitus. Med. Sci. Sports Exerc., 42:1439, 2010.

Lavie, C.J., et al.: Impact of cardiac rehabilitation on coronary risk factors, inflammation, and the metabolic syndrome in obese coronary patients. J. Cardiometab. Syndr., 3:136, 2008.

Lee, I.-M., Buchner, D.M.: The importance of walking to public health. Med. Sci. Sports Exerc., 40(Suppl):S512, 2008.

Lee, S., et al.: Cardiorespiratory fitness attenuates metabolic risk independent of abdominal subcutaneous and visceral fat in men. Diabetes Care, 28:895, 2005.

Lyerly, G.W., et al.: Maximal exercise electrocardiographic responses and coronary heart disease mortality among men with metabolic syndrome. Mayo Clin. Proc., 85:239, 2010.

Martinez, M.E.: Primary prevention of colorectal cancer: lifestyle, nutrition, exercise. Recent Results Cancer Res., 166:177, 2005.

McGill, H.C., et al.: Starting earlier to prevent heart disease. JAMA., 290:2320, 2003.

Metzger, J.S., et al.: Patterns of objectively measured physical activity in the United States. Med. Sci. Sports Exerc., 40:630, 2008.

Miller, M.G., et al.: Aspirin under fire: aspirin use in the primary prevention of coronary heart disease. Pharmacotherapy, 25:847, 2005.

Mitchell, J.A., et al.: The impact of combined health factors on cardiovascular disease mortality. Am. Heart J., 160:102, 2010.

Moholdt, T., et al.: Physical activity and mortality in men and women with coronary heart disease: a prospective population-based cohort study in Norway (the HUNT study). Eur. J. Cardiovasc. Prev. Rehabil., 15:639, 2008.

Monaco, C., et al.: Toll-like receptor-2 mediates inflammation and matrix degradation in human atherosclerosis. Circulation, 120:2462, 2009.

Morris, J.N.: Exercise in the prevention of coronary heart disease: today's best bet in public health. Med. Sci. Sports Exerc., 26:807, 1994.

Morris, J.N., et al.: Coronary heart disease and physical activity of work. Lancet, 265:1053, 1953.

Mujica, V., et al.: Intervention with education and exercise reverses the metabolic syndrome in adults. J. Am. Soc. Hypertens., 4:148, 2010.

Nader, P.R., et al.: Moderate-to-vigorous physical activity from ages 9 to 15 years. JAMA., 30:295, 2008.

Nelson, R.: Exercise could prevent cerebral changes associated with AD. Lancet Neurol., 4:275, 2005.

Oeppen, J., Vaupel, J.W.: Broken limits to life expectancy. Science, 296:1029, 2002.

Olshansky, S.J., et al.: Prospects for longevity. Science, 291:1491, 2001.

Ornish, D., et al.: Intensive lifestyle changes for reversal of coronary heart disease. JAMA., 280:2001, 1998.

Panagiotakos, D.B., et al.: The association between lifestyle-related factors and plasma homocysteine levels in healthy individuals from the "ATTICA" Study. J. Cardiol., 98:471, 2005.

Panagiotakos, D.B., Polychronopoulos, E.: The role of Mediterranean diet in the epidemiology of metabolic syndrome; converting epidemiology to clinical practice. Lipids Health Dis., 4:7, 2005.

Parker, B.A., et al., Sex-specific influence of aging on exercising leg blood flow. J. Appl. Physiol., 104:655, 2008.

Pessana, F., et al.: Subclinical atherosclerosis modeling: integration of coronary artery calcium score to Framingham equation. Conf. Proc. IEEE Eng. Med. Biol. Soc., 1:5348, 2009.

Phillips, A.C., et al.: Stress and exercise: getting the balance right for aging immunity. Exerc. Sport Sci. Rev., 35:35, 2007.

Pollock, M.L., et al.: Twenty-year follow-up of aerobic power and body composition of older track athletes. J. Appl. Physiol., 82:1508, 1997.

Ramsey, F., et al. Prevalence of selected risk behaviors and chronic diseases—Behavioral Risk Factor Surveillance System (BRFSS), 39 steps communities, United States, 2005. Morbid. Mortal. Wkly. Rep. M.M.W.R., 57:1, 2008.

Ridker, P.M., et al.: C-reactive protein levels and outcomes after statin therapy. N. Engl. J. Med., 352:20, 2005.

Rimm, E.B., Stampfer, M.J.: Diet, lifestyle, and longevity—the next step. JAMA., 292:1490, 2004.

Robinson, J.G., Maheshwari, N.: A "poly-portfolio" for secondary prevention: a strategy to reduce subsequent events by up to 97% over five years. Am. J. Cardiol., 95:373, 2005.

Salem, G.J., et al.: ACSM position stand on exercise and physical activity for older adults. Med. Sci. Sports Exerc., 41:1510, 2009.

Schweiger, B., et al.: Physical activity in adolescent females with type 1 diabetes. Int. J. Pediatr., 328318, 2010.

Shephard, R.J.: Maximal oxygen intake and independence in old age. Br. J. Sports Med., 40:1058, 2008.

Simon, A., et al.: Differences between markers of atherogenic lipoproteins in predicting high cardiovascular risk and subclinical atherosclerosis in asymptomatic men. Atherosclerosis, 179:339, 2005.

Slentz, C.A., et al.: Modest exercise prevents the progressive disease associated with physical inactivity. Exerc. Sport Sci. Rev., 35:18, 2007.

Smith, D.A., et al.: Abdominal diameter index: a more powerful anthropometric measure for prevalent coronary heart disease risk in adult males. Diabetes Obes. Metab., 7:370, 2005.

Spirduso, W.W., Clifford, P.: Replication of age and physical activity effects on reaction and movement time. J. Gerontol., 33:26, 1978.

Stanner, S.: Diet and lifestyle measures to protect the ageing heart. Br. J. Community Nurs., 14:210, 2009.

Stefan, M.A., et al.: Effect of activity restriction owing to heart disease on obesity. Arch. Pediatr. Adolesc. Med., 159:477, 2005.

Talbot, L.A., et al.: Army Physical Fitness Test scores predict coronary heart disease risk in Army National Guard soldiers. Mil. Med., 174:245, 2009.

Tanaka, H.: Swimming exercise: impact of aquatic exercise on cardiovascular health. Sports Med., 39:377, 2009.

Thomas, N.E., et al.: Relationship of fitness, fatness, and coronary-heart-disease risk factors in 12- to 13-year-olds.

Pediatr. Exerc. Sci., 19:93, 2007.

Tota-Maharaj, R., et al.: A practical approach to the metabolic syndrome: review of current concepts and management. Curr. Opin. Cardiol., 22:502, 2010.

Tully, M.A., et al.: Brisk walking, fitness, and cardiovascular risk: A randomized controlled trial in primary care. Prev. Med., 41:622, 2005.

Van den Hoogen, P.C., et al.: Blood pressure and long-term coronary heart disease mortality in the Seven Countries study: implications for clinical practice and public health. Eur. Heart J., 21:1639, 2000.

Visser, M., et al.: Muscle mass, muscle strength, and muscle fat infiltration as predictors of incident mobility limitations in well-functioning older persons. J. Gerontol. A. Biol. Sci. Med. Sci., 60:324, 2005.

Weiss, E.P., et al.: Gender differences in the decline in aerobic capacity and its physiological determinants during the later decades of life. J. Appl. Physiol., 101:938, 2006.

Williams, P.T.: Physical fitness and activity as separate heart disease risk factors: a meta-analysis. Exerc. Sport Sci. Rev., 33:754, 2001.

Williams, P.T.: Reduced diabetic, hypertensive, and cholesterol medication use with walking. Med. Sci. Sports Exerc., 40:433, 2008.

Williams, P.T.: Vigorous exercise, fitness and incident hypertension, high cholesterol, and diabetes. Med. Sci. Sport Exerc., 40:998, 2008.

Yanez, N.D., et al.: CHS Collaborative Research Group; Sibling history of myocardial infarction or stroke and risk of cardiovascular disease in the elderly: the Cardiovascular Health Study. Ann. Epidemiol., 19:858, 2009.

Young, D.R., et al.: Physical activity, cardiorespiratory fitness, and their relationship to cardiovascular risk factors in African Americans and non-African Americans with above-optimal blood pressure. J. Community Health, 30:107, 2005.

第18章

Ahluwalia, I.B., et al.: Report from the CDC. Changes in selected chronic disease-related risks and health conditions for nonpregnant women 18-44 years old BRFSS. J. Womens Health (Larchmt.), 14:382, 2005.

American Psychiatric Association: Diagnostic and Statistical Manual of Mental Disorders: DSM-IV, 4th ed. Washington, DC: American Psychiatric Association, 1994.

Angermayr, L., et al.: Multifactorial lifestyle interventions in the primary and secondary prevention of cardiovascular disease and type 2 diabetes mellitus—a systematic review of randomized controlled trials. Ann. Behav. Med., 40:49, 2010.

ASCM's Guidelines to Exercise Testing and Prescription, 10th ed. Baltimore, MD: Lippincott Williams & Wilkins, 2010.

Bartholomew, J.B., et al.: Effects of acute exercise on mood and well-being in patients with major depressive disorder. Med. Sci. Sports Exerc., 37:2032, 2005.

Bauman, A.E.: Updating the evidence that physical activity is good for health: an epidemiological review, 2000–2003. J. Sci. Med. Sport, 7(1 Suppl):6, 2004.

Blain, G., et al.: Assessment of ventilatory thresholds during graded and maximal exercise test using time varying analysis of respiratory sinus arrhythmia. Br. J. Sports Med., 39:448, 2005.

Blair, S.N., et al: Physical activity, nutrition, and chronic disease. Med. Sci. Sports Exerc., 28:335, 1996.

Bodegard, J., et al.: Reasons for terminating an exercise test provide independent prognostic information: 2014 apparently healthy men followed for 26 years. Eur. Heart J., 26:1394, 2005.

Braith, R.W., et al.: Exercise training in patients with CHF and heart transplant recipients. Med. Sci. Sports Exerc., 30(Suppl):S367, 1998.

Brown, T.R., Kraft, G.H.: Exercise and rehabilitation for individuals with multiple sclerosis. Phys. Med. Rehabil. Clin. N. Am., 16:513, 2005.

Church T, Blair SN.: When will we treat physical activity as a legitimate medical therapy. . . even though it does not come in a pill? Br. J. Sports Med., 43:80, 2009.

Clark, C.J., et al.: Low intensity peripheral muscle conditioning improves exercise tolerance and breathlessness in COPD. Eur. J. Respir. J., 9:2590, 1996.

Cooper, C.B.: Determining the role of exercise in patients with chronic pulmonary disease. Med. Sci. Sports Exerc., 27:147, 1995.

D'Andrea, A., et al.: Prognostic value of supine bicycle exercise stress echocardiography in patients with known or suspected coronary artery disease. Eur. J. Echocardiogr., 6:271, 2005.

Demark-Wahnefried, W., et al.: Lifestyle intervention development study to improve physical function in older adults with cancer: outcomes from Project LEAD. J. Clin. Oncol., 24:3465, 2006.

Dimeo, F., et al.: Aerobic exercise as therapy for cancer fatigue. Med. Sci. Sports Exerc., 30:475, 1998.

Doyne, E.J., et al.: Running versus weight lifting in the treatment of depression. J. Consult Clin. Psychol., 55:748, 1987.

Emaus, A., et al.: Physical activity, heart rate, metabolic profile, and estradiol in premenopausal women. Med. Sci. Sports Exerc., 40:1022, 2008.

Fairey, A.S., et al.: Randomized controlled trial of exercise and blood immune function in postmenopausal breast cancer survivors. J. Appl. Physiol., 98:1534, 2005.

Feiereisen, P., et al.: Is strength training the more efficient training modality in chronic heart failure? Med. Sci. Sports Exerc., 39:1910, 2007.

Franco, M.J., et al.: Comparison of dyspnea ratings during submaximal constant work exercise with incremental testing. Med. Sci. Sports Exerc., 30:479, 1998.

Frazer, C.J., et al.: Effectiveness of treatments for depression in older people. Med. J. Aust., 182:627, 2005.

Freedman, D.S., et al.: Changes and variability in high levels of low-density lipoprotein cholesterol among children. Pediatrics., 126:266, 2010.

Galvao, D.A., Newton, R.U.: Review of exercise intervention studies in cancer patients. J. Clin. Oncol., 1;23:899, 2005.

Hamer, M., et al.: The impact of physical activity on all-cause mortality in men and women after a cancer diagnosis. Cancer Causes Control, 20:225, 2009.

Hebestreit, H., et al.: Oxygen uptake kinetics are slowed in cystic fibrosis. Med. Sci. Sports Exerc., 37:10, 2005.

Holmes, M.D., et al.: Physical activity and survival after breast cancer diagnosis. JAMA., 293:2479, 2005.

Hutnick, N.A., et al.: Exercise and lymphocyte activation following chemotherapy for breast cancer. Med. Sci. Sports

Exerc., 37:1827, 2005.

Irwin, M.L.: Randomized controlled trials of phyical activity and breast cancer prevention. *Exerc. Sport Sci. Rev.*, 34:182, 2006.

Irwin, M.L.: Physical activity interventions for cancer survivors. *Br. J. Sports Med.*, 43:32, 2009.

Jarrell, L.A., et al.: Gender differences in functional capacity following myocardial infarction: An exploratory study. *Can. J. Cardiovasc. Nurs.*, 15:28, 2005.

Katzmarzyk, P.T., et al.: Sitting time and mortality from all causes, cardiovascular disease, and cancer. *Med. Sci. Sports Exerc.*, 41:998, 2009.

Klika, R.J., et al.: Exercise capacity of a breast cancer survivor: A case study. *Med. Sci. Sports Exerc.*, 40:1711, 2008.

Kohl, H.W., et al.: Maximal exercise hemodynamics and risk of mortality in apparently healthy men and women. *Med. Sci. Sports Exerc.*, 28:601, 1998.

Lee, I.M.: Physical activity and cardiac protection. *Curr. Sports Med. Rep.*, 9:214, 2010.

Malin, A., et al.: Energy balance and breast cancer risk. *Cancer Epidemiol. Biomarkers Prev.*, 14:1496, 2005.

Marzolini, S., et al.: Aerobic and resistance training in coronary disease: Single versus multiple sets. *Med. Sci. Sports Exerc.*, 40:1557, 2008.

McClure, M.K., et al.: Randomized controlled trial of the Breast Cancer Recovery Program for women with breast cancer-related lymphedema. *Am. J. Occup. Ther.*, 64:59, 2010.

McCartney, N.: Role of resistance training in heart disease. *Med. Sci. Sports Exerc.*, 30(Suppl):S396, 1998.

Minam, D.S., et al.: Physical activity and quality of life after radical prostatectomy. *Can Urol. Assoc. J.*, 4:180, 2010.

Mirza, M.A.: Anginalike pain and normal coronary arteries. Uncovering cardiac syndromes that mimic CAD. *Postgrad. Med.*, 117:41, 2005.

Mock, V., et al.: Exercise manages fatigue during breast cancer treatment: A randomized controlled trial. *Psychooncology*, 14:464, 2005.

Morris, J.N.: Exercise in the prevention of coronary heart disease: Today's best bet in public health. *Med. Sci. Sports Exerc.*, 26:807, 1994.

Mousa, T.M., et al.: Exercise training enhances baroreflex sensitivity by an angiotensin II-dependent mechanism in chronic heart failure. *J. Appl. Physiol.*, 104:616, 2008.

Nilsson, B.B., et al.: Effects of group-based high-intensity aerobic interval training in patients with chronic heart failure. *Am. J. Cardiol.*, 102:1361, 2008.

Ohkawara, K., et al.: Response of coronary heart disease risk factors to changes in body fat during diet-induced weight reduction in Japanese obese men: A pilot study. *Ann. Nutr. Metab.*, 56:1, 2010.

Paffenbarger, R.S. Jr., et al.: Physical activity and personal characteristics associated with depression and suicide in American college men. *Acta. Psychiatr. Scand.*, 377(Suppl):16, 1994.

Pelletier, A.R., et al.: Revisions to chronic disease surveillance indicators, United States, 2004. *Prev. Chronic Dis.*, 2(Suppl A):A15, 2005.

Resnick, B.: Research review: exercise interventions for treatment of depression. *Geriatr. Nurs.*, 26:196, 2005.

Samad, A.K., et al.: A meta-analysis of the association of physical activity with reduced risk of colorectal cancer. *Colorectal Dis.*, 7:204, 2005.

Schwartz, A.L., et al.: Exercise reduces daily fatigue in women with breast cancer receiving chemotherapy. *Med. Sci. Sports Exerc.*, 33:718, 2001.

Sesso, H.D., et al.: Physical activity and breast cancer risk in the College Alumni Health Study (United States). *Cancer Causes Control*, 9:433, 1998.

Shephard, R.J., Baldy, G.J.: Exercise as cardiovascular therapy. *Circulation*, 99:963, 1999.

Singh, N.A., et al.: A randomized controlled trial of the effect of exercise on sleep. *Sleep*, 20:95, 1997.

Spence, J.C., et al.: The effect of physical-activity participation on self-concept: A meta-analysis. *J. Sport Exerc. Psychol.*, 19(Suppl):S109, 1997.

Theisen, V., et al.: Blood pressure Sunday: Introducing genomics to the community through family history. *Prev. Chronic Dis.*, 2(Suppl A):A23, 2005.

Verrill, D.E., Ribisl, P.M.: Resistive exercise training in cardiac rehabilitation (an update). *Sports Med.*, 21:371, 1996.

Visovsky, C., Dvorak, C.: Exercise and cancer recovery. *Online J. Issues Nurs.*, 10:7, 2005.

White, L.J., Dressendorfer, R.H.: Exercise and multiple sclerosis. *Sports Med.*, 34:1077, 2004.

Winzer, B.M., et al.: Exercise and the Prevention of Oesophageal Cancer (EPOC) study protocol: a randomized controlled trial of exercise versus stretching in males with Barrett's oesophagus. *BMC Cancer.*, 10:292, 2010.

Wilson, D.B., et al.: Anthropometric changes using a walking intervention in African American breast cancer survivors: A pilot study. *Prev. Chronic Dis.*, 2(Suppl A):A16, 2005.

Yach, D., et al.: Improving diet and physical activity: 12 lessons from controlling tobacco smoking. *Br. Med. J.*, 330:898, 2005.

Yamazaki, T., et al.: Circadian dynamics of heart rate and physical activity in patients with heart failure. *Clin. Exp. Hypertens.*, 27:241, 2005.

Yang, P.S., Chen, C.H.: Exercise stage and processes of change in patients with chronic obstructive pulmonary disease. *J. Nurs. Res.*, 13:97, 2005.

Youngstedt, S.D.: Effects of exercise on sleep. *Clin. Sports Med.*, 24:355, 2005.

Zhang, Y.: Cardiovascular diseases in American women. *Nutr. Metab. Cardiovasc. Dis.*, 20:386, 2010.

BOX 18-3

Canadian Society for Exercise Physiology: *Par-Q and You.* Gloucester, Ontario, Canada: Canadian Society for Exercise Physiology, 1994.

◆ 索 引 ◆

● 省略可能な語は［　］内に，言い換え可能な語は（　）もしくは〈　〉内に示した．

和文索引

あ

アイソキネティック運動　397, 415
アイソキネティック筋力測定器　402
アイソキネティックトレーニング　404
アイソメトリック　398
アイソメトリック運動　397
アイソメトリック筋収縮　398
アイソメトリック筋力　398
アイソメトリックトレーニング　404, 409
アイソメトリックトレーニングの利点　410
アイソメトリックの限界　410
亜鉛　58
悪玉コレステロール　40
アクチン　323
アクチン-ミオシン走向　325
アクトミオシン　328
アシドーシス　580
アスコルビン酸　52
アスパラギン酸　165
アセチル CoA　157
アセチルコリン（ACh）　307, 312
アセト酢酸　162
アセトン　162
圧較差　251
圧反射受容器　286
アデニル酸キナーゼ反応　148
アデノシン三リン酸（ATP）　140, 145, 147, 170
アデノシン三リン酸加水分解酵素　329
アデノシン二リン酸（ADP）　145
アテローム性動脈硬化［症］　545, 546, 548, 561, 574
アテローム性動脈硬化惹起性遺伝子（ATHS）　558
アテローム性動脈硬化性心血管疾患　558
アテローム性の脂質異常　551
アトウォーター係数　76
アトウォーター-ローザ熱量計　194
アドレナリン　347, 360
アドレナリン作動性線維　291, 306
アドレノポーズ　537, 538
アポタンパク質　555
アマースト大学　8
アミノ基転移　165
アミノ基転移反応　46
アミノ酸　44
アミノ酸合成　46
アミノ酸サプリメント　111
アミリン　349

い

アミンホルモン　340
アルカリ予備量　269
アルギニン・バソプレシン（AVP）　359
アルキメデスの原理　480
アルコール　121
アルコール乱用　122
アルドステロン　65, 347, 359
アンギオテンシン　347
安静時エネルギー消費量（RDEE）　217
安静時代謝量　216
安静時におけるエネルギー消費量（REE）　502
アンドロゲン　349
アンドロステンジオン　127
アンフェタミン　131

い

硫黄　58
異化　46
息こらえ　261
意識状態　562
イソロイシン　165
位置エネルギー　138, 150
胃通過時間　71
一酸化炭素（NO）　306
遺伝子　380
遺伝子の役割　499
移動能力　536
衣服の影響　442
インスリン　34, 164, 349, 350, 360
インスリン依存性糖尿病（IDDM）　352
インスリン拮抗薬　35
インスリン抵抗性　352, 536
インスリン非依存性糖尿病（NIDDM）　352
インスリン様成長因子（IGF）　343, 538
インターバルトレーニング　183, 389
飲料の成分　90

う

ヴァルサルヴァ手技　248
ウィンゲート自転車エルゴメータテスト　191
ウィンゲートテスト　190
ウェイトリフティングベルト　414
ウエスト/ヒップ比（WHR）　505, 506
ウォームアップ　382, 467
動きの経済性　226
うっ血性心不全（CHF）　558, 559
うつ病　587
腕こぎ（クランキング）エルゴメータテスト　569

運動　518, 521, 529
運動エネルギー　138
運動科学　11
運動過負荷　366
運動強度　397
運動効率　225
運動後過剰酸素消費量（EPOC）　178, 180
運動後低血圧　279
運動指導士　25
運動終板　312
運動処方　574
運動ストレス仮説　478
運動性昇圧反射　286
運動生理学　4
運動生理学者　24
運動単位　310, 314
運動単位の活性化　425
運動単位の動員　315
運動中止基準　567
運動ニューロン　302, 331
運動による心拍数の日間変動　213
運動の経済性　232
運動皮質　304
運動負荷試験技師　27
運動負荷試験の絶対禁忌　566
運動負荷試験の相対禁忌　567
運動不足症候群（SeDS）　535
運動野　302
運動誘発性喘息（EIA）　251

え

英国スポーツ科学学会（BASES）　23
エイコサペンタエン酸（EPA）　41
栄養素等摂取のガイドライン　87
栄養の変遷　498
エキセントリック運動　397
エキセントリック筋収縮　398
エキセントリック筋力　399
液体食　88
エクササイズハイ　306, 361
エストラジオール　349, 538
エネルギー　138
エネルギー仮説　478
エネルギー源　35
エネルギー産生能　190
エネルギー消費　430, 511
エネルギー消費量　86, 87
エネルギー摂取　511
エネルギー摂取量　87, 512

エネルギー代謝 150
エネルギー通貨 145, 146
エネルギー転換能力 186
エネルギーと仕事の変換式 189
エネルギーの貯蔵 42
エネルギーバランス 510, 511, 518
エネルギー保存 150
エネルギー保存の法則 138
エネルギー輸送 156
エピネフリン 164, 307
エフェドリン 110, 111
エリスロポエチン 459, 466
エルゴジェニック物質 99
遠心性神経 306
遠心性ニューロン 302
延髄 302, 304
延髄呼吸ニューロン 262
塩素 58, 61
塩素イオン移動 258
エンドルフィン 361
エントレインメント 247
エントロピー 140

お

横隔膜 241, 242
横行小管 327, 331
横行小管系 327
黄体形成ホルモン（LH） 344, 358, 538
黄体ホルモン 219
応答者と非応答者 369
王立中央体操研究所（RCIG） 17
オキサロ酢酸 158
オキシトシン（OT） 345, 359
オキシヘモグロビン 254
オーバートレーニング（症候群） 174, 391
オーバーリーチング 391
オピオイドペプチド 361
オメガ3系脂肪酸 41
錘 228
オールアウト法による1-RMの推定 400

か

外因性コレステロール 40
外気量 242
介在ニューロン 302
外側小嚢 331
回転速度 143
解糖 153, 155
解糖エネルギー系 186
解糖系 170
解糖力のテスト 189
灰白質 302
回復期酸素摂取量 178
外分泌腺 337
開放回路肺活量測定 195
解剖学的死腔 246
改良プッシュアップ 433
外肋間筋 242
カイロミクロン 549
化学受容体 260
化学的緩衝 268

化学的仕事 141, 142
化学的受容体 286
化学療法 585
可逆性の原理 368
拡散 142
核磁気共鳴画像法（MRI） 492
拡張期血圧 276, 278
拡張期充満 294
過呼吸 261
過脂肪 495, 496
過剰摂取 81
過食 498
下垂体後葉 343, 345
下垂体後葉ホルモン下垂体後葉ホルモン 345
下垂体前葉 343
下垂体前葉ホルモン 343, 357
加水分解 145, 147
ガス交換 252
過体重 491, 496
下大静脈 274
褐色脂肪細胞 501
滑走フィラメント説 327
カッチテスト 190
活動電位 331
カテコールアミン 284, 347
果糖 32
可動域 397
下半身型 504
カフェイン 118
過負荷 397, 404
過負荷の原理 366
可変式レジスタンストレーニング 397
可変抵抗レジスタンストレーニング 413
カーボローディング 91, 93, 94
ガモフバッグ低圧チャンバー 464
ガラクトース 32, 33
カリウム 58, 61
カールアップ筋持久力テスト 432
カルシウム 58, 59
カルシウム調節上皮小体ペプチドホルモン 346
カルシトニン 346
カルニチン 116
カルバミノ化合物 257
カルボーネン式（法） 18, 384
加齢 535
カロリー 75
カロリーフリー 78
カロリンスカ医科大学 18
がん 584
感覚ニューロン 302
感覚皮質 304
感覚野 302
換気 240, 241
換気閾値（V_T） 264
換気系緩衝 268
肝グリコーゲン 155
還元 148
還元反応 148
肝紫斑病 126

冠循環 279
緩衝 267
　化学的緩衝 268
　換気系緩衝 268
　重炭酸塩緩衝 268
　腎緩衝 269
　生理学的緩衝 268
　タンパク質緩衝 268
　リン酸塩緩衝 268
緩衝液 102
間接熱量測定 194
完全タンパク質 46
冠動脈 280
冠動脈疾患（CAD） 558
冠動脈性心疾患（CHD） 544, 551, 553, 558
冠動脈造影 574
間脳 302, 304
ガンマアミノ酪酸（GABA） 313
寒冷環境 453
寒冷ストレス 219, 439, 453, 454

き

気圧 249
偽陰性 570
機械効率（ME） 224
期外収縮 287, 561
機械の仕事 141, 142
機械の受容体 286
気管支 240
気管支炎 578
気管支拡張症 578
気管支喘息 251
基質 143
季節性気分障害 587
基礎代謝量（BMR） 216
気体濃度 249
気体溶解度 252
喫煙 267, 548, 580, 585
拮抗作用 342
気道抵抗 244
気道閉塞 244
機能性食品 99
機能性食品指針ピラミッド 100
機能性貧血 67
機能的血液残量 295
機能的能力トレーニング 420
機能的レジスタンス動作トレーニング 420
稀発月経 478
気分障害 587
キャリパー 483
吸エルゴン反応 140
吸気 241
吸気中枢 248
吸気ニューロン 259
求心性神経 306
求心性ニューロン 302
急性気管支炎 579
急性高山病（AMS） 459
急性脳血管発作 581
休息 390
橋 302, 304

共役反応　145
競技種目に特化したトレーニング　422
競技前の食事　86
競技力減弱効果　123
狭心症　280，558
狭心痛　546，570
偽陽性　570
胸部X線検査　563
競歩　227
虚血　563
巨人症　130，343
魚油　41
許容作用　342
気流速度　244
キロカロリー　75
筋横断面積（MCSA）　408
筋外膜　321
筋形質　321
筋原線維　323
筋持久力　397
筋持久力の測定法　432
筋ジストロフィー　561
禁止物質　100
禁止物質リスト　128
筋周膜　321
筋鞘　312
筋小胞体　321，331
近赤外線分光法（NIR）　491
筋節　323
筋線維鞘　321
筋線維組成　225，232
筋線維［の］タイプ　331，371
筋線維の肥大　426
筋線維の分裂増殖　429
筋張力発生特性　314
筋痛　431
筋内高エネルギーリン酸塩　187
筋内膜　321
筋内毛細血管化　323
筋肉減弱症　535
筋の適応　425
筋のリモデリング　427
筋肥大　429
筋紡錘　316
筋量　535
筋力テスト　404
筋力の測定　398

く

空間的加重　312
空気置換法（BOD POD）　482
空気抵抗　231
空気密度　231
空腹時血糖値試験　353
クエン酸回路　157
駆出分画　560
クランキング（腕こぎ）エルゴメータテスト　569
グリコーゲン　33
グリコーゲン枯渇　189
グリコーゲンシンターゼ　154

グリコーゲン超回復　91
グリコーゲン貯蔵　91，94，95
グリコーゲン貯蔵量　88
グリコーゲン分解　33，154
グリコーゲンローディング　91
グリシン　313
グリセミック指数（GI）　37，89，96
グリセミック負荷　37
グリセリン　116
グリセリン 2,3-リン酸（2,3-DPG）　257
グリセロール　161，448
グルカゴン　35，164，349，351，360
グルコース　32，90
グルコース 6-リン酸　154
グルコースポリマー　88
クールダウン　180，382
グルタミン　104，165
クレアチン　107，112，118
クレアチンキナーゼ　147
クレアチンキナーゼ反応　147
クレアチン負荷　108，109
クレアチンホスホキナーゼ（CPK）　564
クレアチンモノハイドレート　107
クレアチンリン酸（PCr）　140，147，170
クレブス回路　157
クレンブテロール　129
クロスブリッジ　326，327
クロム　58，106

け

携帯式肺活量測定法　196
頸動脈小体　260
ゲイ-リュサックの法則　247
血圧　63，276，278，562
血液貯蔵　275
血液ドーピング　465
血液ブースティング　465
血管調節機構　291
月経周期　60
月経不順　478
結合組織と骨の適応　429
血漿リポタンパク質　126
血清グルタミン酸オキサロ酢酸トランスアミナーゼ（SGOT）　564
血清鉄　62
血栓　280，546
血中脂質　548
血中乳酸閾値　171
血中乳酸蓄積開始点（OBLA）　171，265
血中乳酸濃度　189，376
血中ヘモグロビン値　66
血糖　35，38
ケト原性　166
ケトーシス　162
ケト式ダイエット　516
ケトン体　35，162
ケモセプター　286
腱　321
減圧チャンバー　464
限界運動量　384
健康　529

健康関連体力　529，530
健康寿命（HALE）　527～529
健康フィットネスインストラクター　25
健康フィットネス管理者　26
言語障害　582
減量　509，512，522
減量プログラム　509

こ

コアトレーニング　419
高エネルギーリン酸　107，145～147
交感神経系　284，306，307
交感神経興奮薬　131
交感神経鎮　306
後期高齢者　527
口腔内体温　439
高血圧　276，551，562，577
高血圧性運動反応　563
高血圧反応　571
光合成　141
抗コルチゾール作用製剤　104
交叉伸張反射　309
抗酸化　53
抗酸化ビタミン　54，56
高酸素ガスの吸入　468
高山病　464
高脂血症　548
鉱質コルチコイド　347
甲状腺刺激ホルモン（TSH）　344
甲状腺ホルモン　345
酵素　143
酵素-基質複合体　144
拘束性肺機能障害（RLD）　577
拘束性肺疾患　578
高体温　72
高炭酸ガス症　579，580
高タンパク質ダイエット　517
高地　456
高地トレーニング　462
高地脳浮腫（HACE）　460
高地肺水腫（HAPE）　460
高地網膜出血（HARH）　460
硬直　583
後頭　302
後頭葉　304
高度馴化　458
高比重リポタンパク質（HDL）　40，549
高比重リポタンパク質（HDL）コレステロール　126
抗不安作用　122
後負荷　295
興奮　312
興奮収縮連関　329
抗利尿ホルモン（ADH）　345，359，442
抗力　234
高齢化　527
コエンザイム Q_{10}（Co Q_{10}）　113
呼気　242
呼吸　141
呼吸器粘膜　241
呼吸機能検査　581

和文索引　627

呼吸交換比（R〈RER〉）　201
呼吸困難　247
呼吸困難尺度　581
呼吸鎖　148，171
呼吸商（RQ）　199，224
　　混合食の呼吸商　200
　　脂質の呼吸商　199
　　炭水化物の呼吸商　199
　　タンパク質の呼吸商　200
呼吸数　562
呼吸の仕組み　242
国際スポーツ医学連盟（FIMS）　21
国際スポーツ科学体育協議会（ICSSPE）　21
個人差　367
五炭糖　32
骨格筋　321
骨吸収　59
骨減少症　59
骨粗しょう症　59，60，540
骨膜　321
骨密度　60
子どもに対するレジスタンストレーニング　409
子どものための指針　382
コバラミン　52
個別性の原理　367
固有受容感覚器　316
固有受容性神経筋促通ストレッチング　318
コリ回路　157，172
コリンエステラーゼ　312
コリン作動性［神経］線維　291，308
ゴルジ腱器官（GTO）　316，319
コルチゾール　104，344，348，359，538
コレステロール　40，78，126，549，550
コロトコフ音　278
混合食の呼吸商　200
コンセントリック運動　397
コンセントリック筋収縮　397
コンセントリック筋力　399
コンピュータ断層撮影（CT）　492

さ

再エステル化　161
細気管支　240
サイクリックAMP　164
サイクリックアデノシン3′,5′-リン酸　164
細静脈　274
再水和　70
サイズの原理　315，425
最大下負荷試験　567
最大酸素摂取量（V̇O₂max）　175，202，223，293
最大努力換気量（MVV）　244
最大反復回数（1-RM）法　397，399
最大負荷試験　567
最低閾値刺激　379
最低体重　476
細動　561
細動脈　273
サイトカイン　339
細胞外液　68

細胞体　311
細胞内液　68
サーキットレジスタンストレーニング（CRT）　397，430
酢酸　157
サクセスフルエイジング　527，528
サスペンショントレーニング　397
差分機械効率　224，225
サルコペニア　535
サルコメア　323
酸塩基平衡　193
酸化　148
酸化ストレス　55
酸化的リン酸化　149
酸化熱　75
酸化反応　148
残気量（RV）　244，482，484
産後うつ　587
三尖弁　272
酸素運搬　296
酸素解離曲線　254，255
酸素換気当量　263
酸素消費量　243
酸素負債　178
酸素負債の乳酸説　179
酸素不足　173
酸素分圧　249，250
酸素輸送　252
酸素ローディング　457
三大栄養素　32
三炭糖　32

し

視覚野　304
弛緩　329
時間的加重　312
自己血輸血　465
自己尊厳感　588
仕事量　224
脂質　39，160，549，563
脂質の呼吸商　199
視床　304
視床下部　438
視床下部-下垂体-性腺軸　537
視床上部　304
持続的トレーニング　388
自体重トレーニング　418
膝蓋腱伸張反射　317
湿球黒球温度指数（WBGT）　447，452
疾病対策予防センター（CDC）　527，528
自転車エルゴメータテスト　189，569
自動調節機構　291
シナプス　306
シナプス間隙　312，331
シナプス溝　312
シナプス前終末　312
脂肪　78
脂肪過多　552
脂肪細胞　505，514，516
脂肪細胞過形成　505
脂肪細胞数　515

脂肪細胞肥大　505
脂肪酸化反応　53
脂肪摂取　43
脂肪滴　161
脂肪量（FM）　474，481
周径囲測定　488
自由エネルギー　140，146
収縮期血圧　228，276，278
収縮期放出　294
修正バルク法　568
重炭酸　102，257
重炭酸イオン　258
重炭酸塩緩衝　268
重炭酸ナトリウム　268
柔軟性　533
終脳　302，304
終末槽　331
主観的運動強度（RPE）　386
樹状突起　311
受動喫煙　585
受動輸送　142
寿命　529
受容体　339
シュワン細胞　312
純エネルギー消費量　220
馴化　448，454，458
循環　442，444
循環器系　272，539
循環器系の適応　430
循環器疾患　558
純機械効率　224
消化率　75
症候限界性　564
小人症　343
脂溶性ビタミン　51
上大静脈　274
小児肥満　531
小脳　302，304
蒸発　441，442，451
上半身型　504
上皮小体ホルモン（PTH）　346
静脈　274
静脈炎　276
静脈還流　248，274
静脈貯留　276
静脈瘤　276，560
上腕の筋と脂肪の測定　412
ジョギング　228
食塩感受性　62
食塩フリー　78
食事制限　521
食事摂取基準（DRI）　81
食事摂取量　498
食事誘導性体熱産生（DIT）　216，218
食事由来タンパク質　46
食事療法　523
触診法　289
食品表示　77，78
食物エネルギー　152
食物繊維　34，78
食物による熱産生効果（TEF）　218

除脂肪量（FFM） 475，481，535
除脂肪量（LBM） 474，475
女性型肥満 504
女性化乳房 125
ショ糖 33
暑熱環境 218，443
暑熱関連障害 446
暑熱馴化 448
暑熱ストレス 440
徐脈 284，561，571
自律神経系 306
腎移植 584
腎緩衝 269
腎機能障害 583
心筋 321
心筋梗塞（MI） 280，546，558，559
神経筋疾患 581
神経筋接合部 312
神経筋疲労特性 316
神経系 303
神経支配比 308
神経鞘 312
神経制御 302
神経伝達物質 305
神経の適応 424
心雑音 563
心疾患の機能分類 574
心室細動 290，570
心室性期外収縮（PVC） 287，561，564，570，571
心室造影 571
心室瘤 560
人種の影響 502
振戦 219，583
心臓 272
心臓カテーテル検査 574
心臓血管系ドリフト 295
腎臓疾患 583
心臓超音波検査 564
心臓弁膜症 560，577
心臓発作 546，548
心臓リハビリテーション 575
身体活動 529
身体活動疫学 529
身体活動ピラミッド 532
身体活動量 85，519
身体活動レベル 513
身体組成 225，474，493
身体組成の適応 431
身体不活動 502，552
伸長収縮サイクル（SSC） 417
伸張反射 317
心電図（ECG） 281，283，285，563，570，572
心電図異常 570
心電図誘導 285
心内膜炎 560，561
真の陰性 570
真の陽性 570
心拍出量 292，295，296
心拍数 222，292，562，572，573

心拍数と酸素摂取量の関係 222
心拍数による $\dot{V}O_2max$ の予測 211
心拍反応 571
心拍予備能（HRR） 384
心不全（HF） 548，559
腎不全 583
深部体温 444
心房細動 290
心房性期外収縮 287，564
心房性ナトリウム利尿ペプチド（ANP） 359
心膜炎 559

す

随意最大運動 397
錘外筋線維 316
水腫 276
推奨量（RDA） 81
水素イオン濃度 248
膵臓ポリペプチド（PP） 349
膵臓ホルモン 349，360
錐体外路 305
錐体路 305
水中体重法 480
垂直跳びテスト 188
推定平均必要量（EAR） 81
錘内筋線維 317
水分過剰 70
水分吸収 90
水分補給 72，447，449
水分補給不足 70
髄膜 302
睡眠障害 588
水溶性繊維 34
水溶性ビタミン 51，57
スウェーデンスポーツ健康科学学校 18
スクロース 33
スティッキングポイント 397
ステイルネス 391
ステロイド 123
ステロイドホルモン 340
ストライド長 217，230
ストリームライン 234
ストレスホルモン 348
ストレングス 397
ストレングストレーニング 419
スパイロメトリー 581
スポーツ貧血 66
スリングトレーニング 418

せ

制御中枢 311
生合成 138
性腺刺激ホルモン 344
生体電気抵抗法（BIA） 488
［ヒト］成長ホルモン（［h］GH） 129，164，343，357，538
成長ホルモンとインスリン様成長因子-1 軸 537
静的肺容積測定 243
生物価 46
生理学的緩衝 268

生理学的死腔 246
生物学的燃焼 148
世界アンチ・ドーピング機関（WADA） 100
世界保健機関（WHO） 23
脊髄 302，304，305
脊髄神経機能 302
積極的回復 180
赤血球増大症 459
赤血球の自己輸血 465
絶対的酸素消費量 173
絶対的な発揮筋力 407
設定値理論 514
セット 397
セットポイント理論 514
セデンタリシンドローム（SeDS） 535
セレン 58
ゼロ 78
繊維 33
線維筋痛症（FM） 569
線維束 321
前角運動ニューロン 311
全か無かの法則 314
全身プッシュアップ 433
漸増運動負荷試験（GXT） 204，564，567，581
漸増負荷 397
漸増負荷ウェイトトレーニング 404
漸増負荷試験 232
漸増レジスタンス運動（PRE） 410
喘息 578
善玉コレステロール 40
先端巨大症 130，343
前庭野 304
先天性心疾患 561
前頭 302
前頭葉 304
セントラルコマンド 286
前負荷 294
前毛細血管括約筋 274

そ

総エネルギー消費量（TDEE） 216，220，502
総機械効率 224
双極性障害 587
双極誘導 285
相乗作用 342
痩身 478
痩身の下限 477
相対湿度 441
相対的インスリン欠乏 536
相対的酸素消費量 173
相対ピーク出力（RPP） 192
造波抵抗 234
僧帽弁 272
僧帽弁逸脱（MVP） 561
速解糖型（FG）線維 334
速筋線維（FT） 176，332
速酸化解糖型（FOG）線維 334
即時エネルギー系 187
速単収縮易疲労型 314，315
速単収縮耐疲労型 314，315

促通　312
側頭　302
側頭葉　304
速度の特異性　182
ソマトスタチン　344, 349
ソマトトロピン　343
ソマトポーズ　537
ソマトメジン　343

た

体液性刺激　341
体液喪失　444, 446
ダイエット　516
体温測定　438
体温調節　438
体温保持　42
体格指数（BMI）　79, 490, 499
体感温度指数　454, 455
対光反射　562
体脂肪率　481, 487, 493, 499, 504
代謝工場　167
代謝水　69
代謝的ストレス　430
代謝当量（MET）　221
代謝能力の一般性　186
代謝能力の特異性　186
代謝の適応　426
体重管理　512
体重コントロール　510
体重増加　524
体循環　272
耐暑性　448
体水分循環　68
体水分正常状態　70
体水分量　68
体性神経系　306
耐糖能異常　536
大動脈小体　260
大動脈のコンプライアンス　542
ダイナミック・コンスタント・エクスターナル・レジスタンス（DCER）　398
ダイナミック・コンスタント・エクスターナル・レジスタンス（DCER）トレーニング　397, 410
大脳縦裂　304
大脳皮質　302
体表面積　216
タイプⅠ［線維］　176, 331
タイプⅡ線維　176, 333
タイプⅡa［線維］　331, 333
タイプⅡc［線維］　332, 334
タイプⅡx［線維］　331, 334
体密度　476, 480
耐用上限量（UL）　81, 82
対流　441
体力　225, 529
多シナプス反射弓　308
脱アミノ化　165
脱アミノ反応　46
脱水　70, 92, 445
脱水素酵素　148

脱リン酸化酵素　177
多糖類　33
多発性硬化症（MS）　312, 582
ダブルプロダクト　281
タリウムイメージング　571
短期エネルギー系　187
短鎖脂肪酸　161
炭酸脱水酵素　258
単シナプス反射弓　308, 317
単収縮特性　314
単純脂質　39
男女における筋肥大の違い　429
炭水化物　32, 153
炭水化物の呼吸商　199
男性型肥満　504
男性化徴候　126
男性更年期　537, 538
単糖類　32
タンパク質　44, 165
タンパク質価　46
タンパク質緩衝　268
タンパク質推奨量　48
タンパク質同化効果　112
タンパク質同化ステロイド　123, 127, 129
タンパク質の呼吸商　200
タンパク質必要量　166
タンパク質リパーゼ　40

ち

チアノーゼ　579
チアミン　52
力-速度関係　406
遅筋線維　176, 334
遅酸化型線維　334
遅単収縮型　314, 315
地中海食　84
チーティング　397
遅発性筋痛モデル　434
中鎖脂肪酸（MCFA）　114, 161
中鎖脂肪酸トリアシルグリセロール（MCT）　114
中心溝　304
中枢神経系（CNS）　302, 303
中断式テスト　204
中脳　302, 304
超音波法　492
聴覚野　304
超高齢者　527
聴診法　278, 288
チョウセンニンジン　110
超低カロリーダイエット（VLCD）　517
超低密度リポタンパク質（VLDL）　40, 549
超低密度リポタンパク質コレステロール（VLDL-C）　549
跳躍伝導　312
直接的エネルギー系　148
直接熱量測定　194
直線的漸増負荷試験　206
直腸温　439
貯蔵アルカリ　193
貯蔵脂肪　474

貯蔵鉄　67
チロキシン（T_4）　346

つ

椎間板　302

て

低カロリー　78
低血圧　562
低血圧性運動反応　563
低血圧反応　571
低血糖　35, 88
低酸素閾値　259
低酸素血症　580
低酸素症　456
定常状態　155, 172, 173
低体重　477
低炭水化物ケトン式ダイエット　516
低ナトリウム　78
低ナトリウム血症　72
低比重リポタンパク質（LDL）　40, 549
低比重リポタンパク質コレステロール（LDL-C）　126, 545, 549
デキストロース　32
テストステロン　123, 349, 358, 429, 538
鉄　58, 62
鉄欠乏　67
鉄欠乏性貧血　62
テトラヒドロゲストリノン（THG）　129
テトロース　32
テーパリング　174, 180, 382
デヒドロエピアンドロステロン（DHEA）　130, 349, 538
デヒドロゲナーゼ　148
電解質　61, 90, 449
電子伝達系　148, 171
伝導　441
デンプン　33

と

糖　33
銅　58
同化作用　47
糖原性　165
瞳孔　562
統合失調症　587
糖脂質　40
糖質コルチコイド　348
等尺性運動　397
凍傷　454
動静脈酸素較差（a-v O_2較差）　256, 297, 298
糖新生　34, 47, 172
洞性徐脈　561
洞性頻脈　561
透析　584
同種輸血　465
等速性運動　397
頭頂　302
同調　247
頭頂葉　304
動的等抵抗性（DCER）　398

動的肺気量　244
動的肺容積測定　244
糖尿病　351，354，551，583
糖尿病前症　351
洞不全症候群　571
洞房（SA）結節　282
動脈　273
動脈血二酸化炭素濃度　248
動脈瘤　560
特異性の原理　367，388
ドコサヘキサエン酸（DHA）　41
トコフェロール　52
突然変異遺伝子　501
ドラフティング　232，234
トランス脂肪酸　41
トランスフェリン　62
トリアシルグリセロール　39，114，116，177，549，550
トリオース　32
トリカルボン酸回路　157
努力性肺活量（FVC）　244
トリヨードチロニン（T_3）　346
トルク　397
トレッドミル運動プロトコル　206
トレッドミルテスト　568
トレーニング応答　377
トレーニング［の］強度　379，383
トレーニングの原理　366
トレーニングの持続時間　379
トレーニングの目的　405
トレーニング頻度　377
トレーニング量　397
トロポニン　326
トロポミオシン　326

な

ナイアシン　52
内因性コレステロール　40
内気量　242
内分泌器官　337
内分泌機能　536
内分泌系　337
内分泌腺　337
ナトリウム　58，61，91
ナトリウム感受性の高血圧　62
ナトリウムフリー　78
七炭糖　32

に

ニコチンアミドアデニンジヌクレオチド（NAD^+）　144，148
ニコチン酸　52
二酸化炭素換気当量　264
二酸化炭素分圧　250
二酸化炭素輸送　257
二次性無月経　60
二重エネルギーX線吸収測定法（DXA法）　490
二重積（RPP）　280，281
二重標識水　199
二尖弁　272

日内変動　342
二糖類　33
ニードルバイオプシー　18
乳がん　586
乳菜食者　48
乳酸　150，155
乳酸産生能［力］　171，388
乳酸シャトル　157，172
乳酸性作業閾値（LT）　371，386，387
乳酸性酸素負債　179
乳酸脱水素酵素（LDH）　564
乳酸の蓄積　170
乳糖　33
ニューロペプチド　306
尿検査　102
尿毒症　583
妊娠　392
妊娠糖尿病　351
認知および情動疾患・障害　587

ね

熱エネルギー　138
熱痙攣　71，446
熱失神　71，446
熱射病　70，71，446
熱ストレス　446
熱ストレス指標　452
熱中症　446
熱の放散　442
熱疲労　71，446
熱力学第一法則　138
熱力学第二法則　140
燃焼熱　75
粘性圧力抵抗　234
粘性摩擦抵抗　234
年齢別予測最大心拍数　564

の

ノー　78
脳　302，304
脳出血　582
脳性ナトリウム利尿ペプチド（BNP）　359
脳卒中　581，582
能動輸送　142
嚢胞性線維症（CF）　578，579
ノートン法　568
ノルアドレナリン　347，360
ノルエピネフリン　164，307

は

肺　240
肺換気　240
肺換気量　242
肺気腫　267，578，579
肺機能障害　577
肺気量　244
肺コンプライアンス　244
肺疾患　577
肺循環　272
肺内圧　241
排尿障害　583

肺評価　580
肺胞　240，241
肺胞換気量　245
肺容積　243
肺リハビリテーション　580
パーキンソン病（PD）　583
麦芽糖　33
爆発的ジャンプトレーニング　416
バソプレシン　65，345，359，442
バチ状指　579
パチニ小体　320
発エルゴン反応　140
発汗　451
発揮筋力の性差　407
バッグ法　195
ハーバード大学医学校　6
ハーバード大学ローレンス科学学校　11
ハーバード疲労研究所　14
ハーバードメディカルスクール　6
パラトルモン　346，359
バリスティックレジスタンストレーニング　417
バリン　165
パワー　397
パワーと速度の関係　407
半飢餓ダイエット　517
半球　302
反射　308
反射弓　308
パントテン酸　52
反応速度　143
反復　397
反復回数　405

ひ

ビオチン　52
皮下脂肪　474
皮下脂肪厚　482
皮下脂肪の測定部位　484
ビーガン　47
ピーク出力（PP）　190，192
ピーク速度領域　407
ピコリン酸クロム　106
皮脂厚　485，487
皮脂厚法　482
ビタミン　51
ビタミンA　52
ビタミンA過剰症　53
ビタミンB_1　52
ビタミンB_2　52，55
ビタミンB_3　52
ビタミンB_5　52
ビタミンB_6　52，55
ビタミンB_7　52
ビタミンB_{12}　52
ビタミンC　52，54，55
ビタミンD　52
ビタミンE　52，54
ビタミンK　52
ビタミン欠乏症　51
左半球　304

必須アミノ酸 45
必須脂肪 474
ピッチ 217, 230
［ヒト］成長ホルモン（［h］GH） 129, 164, 343, 357, 538
ヒト熱量計 194
ヒドロキシクエン酸（HCA） 115
ヒドロコルチゾン 348
非乳酸性酸素負債 179
非必須アミノ酸 45
肥満 37, 491, 495, 496, 497, 551
肥満関連疾患 504
ピリオダイゼーション 397, 420
ピリドキシン 52
微量栄養素 51
微量ミネラル 58
ビルビン酸 115, 153
頻発月経 60
頻脈 284, 561, 571

ふ
ファストフード 498
ファルトレクトレーニング 391
不安定狭心症 577
不安定プラーク 546
フィブリノーゲン 553
フィラメント 323
フェリチン 62, 67
フェロキノン 52
負荷と反復回数の関係 407
負荷と反復回数の設定 405
不感蒸泄 69
不完全タンパク質 46
副交感神経 284
副交感神経系 306, 307
複合脂質 40
副腎髄質ホルモン 347
副腎皮質刺激ホルモン（ACTH） 344, 358, 538
副腎皮質ホルモン 347
副腎ホルモン 346, 359
浮腫 276
不整脈 287, 561, 577
プソイドエフェドリン 111
プッシュアップ筋持久力試験 433
フッ素 58
負のフィードバックシステム 341
部分やせ 523
不飽和脂肪酸 39
踏み台昇降テスト 205
不溶性繊維 34
プライオメトリック運動 397
プライオメトリックトレーニング 416
プラーク 546
フラビンアデニンジヌクレオチド（FAD） 148
フランク-スターリングの法則 294
フリー 78
浮力 234, 235
フリーラジカル 53, 55, 56, 157
ふるえ熱産生 219
プルキンエシステム 283

フルクトース 32, 89
フルクトース 1,6-リン酸 155
フルクトース 6-リン酸 154
ブルース法 568, 575
プロゲステロン 219, 349
プロラクチン（PRL） 344, 358
分圧 249
分圧の法則 247
分岐鎖アミノ酸 165
分時換気量 245
分子モーター 327

へ
平滑筋 321
閉経 537
米国運動生理学会（ASEP） 23
米国心臓学会（AHA） 528
米国スポーツ医学会（ACSM） 13, 21, 25, 26, 528
閉鎖回路肺活量測定 194
ヘキソース 32
ベジタリアン 47, 49, 62, 84
ペースメーカー 282
ペプチド結合 44
ペプチドホルモン 340
ヘプトース 32
ヘモグロビン 253, 255
ヘモジデリン 62
ヘルシーピープル 2010 532
ベンチプレス 403
ペントース 32
片麻痺 582
ヘンリーの法則 247, 250

ほ
ボーア効果 255, 256
ポアズイユの法則 290
ボイルの法則 247
房室（AV）結節 283
房室束 283
房室弁 272
放射 440
放射線治療 585
飽和脂肪酸 39
補酵素 51, 144
補酵素 Q_{10}（Co Q_{10}） 113
歩行テスト 203
歩行の経済性 226
補水 447, 449
ホスファゲン 147, 170, 173
ホスファチジルセリン（PS） 104
ホスホフルクトキナーゼ（PFK） 155
ホメオスタシス 167
ホモシステイン 552
ポリペプチド 44
ホールデン効果 258
ホルモン 337, 339
ホルモン応答 442
ホルモン感受性リパーゼ 164
ホルモン・血液ブースティング 466
ポンプ作用 228

ボンベ熱量計 75

ま
マイクロサイクル 421
マイピラミッド 82, 83
マオウ 111
マグネシウム 58
マクロサイクル 421
末梢神経系（PNS） 302, 303, 306
マラソン 232
マルトース 33
慢性気管支炎 579
慢性閉塞性肺疾患（COPD） 251, 267, 577, 578
慢性閉塞性肺疾患のリスク因子 580

み
ミエリン鞘 311
ミオグロビン 255, 257
ミオシン 323
ミオシン ATP アーゼ 329
味覚野 304
右半球 304
水 68
水中毒 72
水の出納 68
水の二重標識法 199
三つ組構造 327
ミトコンドリア 143, 255
ミネラル 57
脈圧 278
脈拍数 562

む
無月経 60, 478
無酸素運動能力に影響する因子 193
無酸素運動能力の性差 191
無酸素性エネルギー系 186
無酸素性エネルギー産生能（AC） 192
無酸素性解糖 153
無酸素性基質濃度 369
無酸素性作業閾値 264
無酸素性作業力 190
無酸素性代謝系 369
無酸素性トレーニング 388
無酸素性能力 190
無酸素性のエネルギー転換 186
無酸素性疲労（AF） 190, 192
無脂肪 78
無動 583

め
迷走神経 284
メカノレセプター 286
メソサイクル 421
メタボリックシンドローム 353
メチルキサンチン 118
目安量（AI） 81, 82

も
毛細血管 274

目標心拍数 564
モノアミン 306
モビリティ 536

や

やせ 477

ゆ

有酸素系 172, 370
有酸素性エネルギー系 194
有酸素性エネルギー転換系 186
有酸素性解糖 153
有酸素性作業力 202
有酸素性体力の維持 381
有酸素性トレーニング 388
誘導脂質 40
誘発性赤血球増加 465
遊離脂肪酸（FFA） 161, 177
油脂 42
輸送仕事 142
ユビキノール 113
ユビキノン 113

よ

溶解度 249, 252
葉酸 52
ヨウ素 58
腰痛 414
予期心拍数 286

抑制 313
抑制性シナプス後電位（IPSP） 313
予備吸気量（IRV） 244
予備呼気量（ERV） 244
ヨーロッパスポーツ科学学会（ECSS） 23
四炭糖 32

ら

ラクトオボベジタリアン 48
ラクトース 33
ラクトベジタリアン 48
ランゲルハンス島 349
卵乳菜食 48
ランニング 228
ランニングエコノミー 217, 229
ランビエの絞輪 312
卵胞刺激ホルモン（FSH） 344, 358, 538

り

リウマチ熱 560
理想体重 494
利尿薬 446
リバウンドジャンプ 416
リボース 110
リポタンパク質（Lp） 40, 161, 548〜550, 553, 563
リポタンパク質リパーゼ（LPL） 161
リボフラビン 52, 55
瘤 560

リン 58
リン酸塩緩衝 268
リン酸化 148
リン酸結合エネルギー 144
リン酸負荷 103
リン脂質 40, 549

れ

レジスタンストレーニング 396, 409, 577
レジスタンストレーニングによる適応 423
レチノール 52
レッグプレス 403
レニン 65, 347
レニン-アンギオテンシン-アルドステロン系 359
レニン-アンギオテンシン系 347
レプチン 478, 501, 515
連鎖運動 418
連続式テスト 204

ろ

ロイシン 165
老年学 527, 528
六炭糖 32
肋骨 242
ローディング法 93
路面の影響 228
ロング・スロー・ディスタンス（LSD） 388

欧文索引

数字

1-RM の推定方法 401
1-RM の評価表 402
1-RM 法 399
1 回換気量（TV） 244
1 回拍出量 292, 293
1 型糖尿病 351
1 日の総エネルギー消費量（TDEE） 216, 502
1 秒率（$FEV_{1.0}$） 244
2,3-diphosphoglycerate（2,3-DPG） 257
2,3-DPG（2,3-diphosphoglycerate） 257
2 型糖尿病 351, 536
10 極誘導 285
12 誘導 285
30 拍計測法 289

ギリシャ文字

α 細胞 349
β-hydroxy-β-mehylbutyrate（HMB） 105
β-エンドルフィン 588
β カロテン 54
β 細胞 349
β 酸化 161
β-ヒドロキシ-β-メチル酪酸（HMB） 105
β-ヒドロキシ酪酸 162
β ブロッカー 290
γ-aminobutyric acid（GABA） 313

A

a-v O_2 較差（arteriovenous-oxygen difference） 256
AC（anaerobic capacity） 192
ACh 312
ACSM（American College of Sports Medicine） 13, 21, 25, 26, 528
ACTH（adrenocorticotropic hormone） 344, 538
acute mountain sickness（AMS） 459
adenosine diphosphate（ADP） 145
adenosine triphosphate（ATP） 140, 170
adequate intake（AI） 81, 82
ADH 345, 359, 442
ADP（adenosine diphosphate） 145
adrenocorticotropic hormone（ACTH） 344, 538
adrenopause 537
AF（anaerobic fatigue） 192
AHA（American Heart Association） 528
AI（adequate intake） 81, 82
American College of Sports Medicine（ACSM） 13, 21, 25, 26, 528
American Heart Association（AHA） 528
American Society of Exercise Physiology（ASEP） 23
AMP-activated protein kinase（AMPK） 167

AMPK（AMP-activated protein kinase） 167
AMP 活性酵素（AMPK） 167
AMS（acute mountain sickness） 459
anaerobic capacity（AC） 192
anaerobic fatigue（AF） 192
Andromax 127
andrometer 10
andropause 537
Androstat 100 127
ANP（atrial natriuetic peptide） 359
arginine vasopressin（AVP） 359
arteriovenous-oxygen difference（a-v O_2 較差） 256
ASEP（American Society of Exercise Physiology） 23
Asmussen, Erling 16
Åstrand, Per-Olof 18
atherosclerosis susceptibility gene（ATHS） 558
ATHS（atherosclerosis susceptibility gene） 558
ATP（adenosine triphosphate） 140, 170
ATP-PCr 系 170
ATP-PCr 貯蔵エネルギー 187
ATP アーゼ 145
atrial natriuetic peptide（ANP） 359
atrioventricular（AV）結節 283

autologous transfusion 465
AV（atrioventricular）結節 283
AVP（arginine vasopressin）359
A 帯 323

B

Bang, Olé 17
Barcroft, Joseph 19
basal metabolic rate（BMR）216
BASES（British Association of Sport and Exercise Science）23
Bergström, Jonas 18
BIA（bioelectrical impedance analysis）488
bioelectrical impedance analysis（BIA）488
blood boosting 465
blood doping 465
BMI（body mass index）79，490，499
BMR（basal metabolic rate）216
BNP（brain natriuetic peptide）359
BOD POD 482
body mass index（BMI）79，490，499
Bohr, Christian 19
brain natriuetic peptide（BNP）359
British Association of Sport and Exercise Science（BASES）23

C

CAD（coronary artery disease）558
CDC（Centers for Disease Control and Prevention）527，528
Centers for Disease Control and Prevention（CDC）527，528
central nervous system（CNS）302
CF（cystic fibrosis）579
CHD（coronary heart disease）544，558
CHF（congestive heart failure）558，559
chronic obstructive pulmonary disease（COPD）251，267，577
circuit resistance training（CRT）397，430
closed kinetc chain exercise 418
CNS（central nervous system）302
coenzyme Q_{10}（Co Q_{10}）113
computed tomography（CT）492
congestive heart failure（CHF）558，559
COPD（clonic obstructive plumonary disease）251，267，577
Co Q_{10}（coenzyme Q_{10}）113
coronary artery disease（CAD）558
coronary heart disease（CHD）544，558
CPK（creatine phosphokinase）564
creatine phosphokinase（CPK）564
C-reactive protein（CRP）553
CRP（C-reactive protein）553
CRT（circuit resistance training）397，430
CT（computed tomography）492
Cureton, Thomas K. 19
cystic fibrosis（CF）579
C 反応性タンパク質（CRP）553

D

DASH 食 63，64

DCER（dynamic constant external resistance）398
DCER（dynamic constant external resistance）トレーニング 397，410
dehydroepiandrosterone（DHEA）130，349，538
dextrose 32
DHA（docosahexaenoic acid）41
DHEA（dehydroepiandrosterone）130，349，538
dietary-induced thermogenesis（DIT）218
dietary reference intake（DRI）81
Dill, David Bruce 14
DIT（dietary-induced thermogenesis）218
docosahexaenoic acid（DHA）41
DRI（dietary reference intake）81
DXA 法 490
dynamic constant external resistance（DCER）398
dynamic constant external resistance（DCER）トレーニング 397，410

E

EAR（estimated average requirement）81
ECG（electrocardiogram）281，283，563，570
ECSS（European College of Sport Science）23
EIA（exercise-induced asthma）251
eicosapentaenoic acid（EPA）41
electrocardiogram（ECG）281，283，563，570
Embden-Meyehoff 経路 154
EPA（eicosapentaenoic acid）41
EPOC（excess post-exercise oxygen consumption）178
ergolytic effect 123
ERV（expiratory reserve volume）244
estimated average requirement（EAR）81
European College of Sport Science（ECSS）23
excess post-exercise oxygen consumption（EPOC）178
exercise-induced asthma（EIA）251
expiratory reserve volume（ERV）244

F

FAD（flavin adenine dinucleotide）148
$FADH_2$ 148
fast-glycolytic（FG）線維 334
fast-oxydative-glycolytic（FOG）線維 334
fast-twitch（FT）176
fasting plasma glucose（FPG）test 353
FAT（female athlete triad）60
fat-free body mass（FFM）475，481，535
fat mass（FM）474
Fédération Internationale de Médecine du Sport（FIMS）21
female athlete triad（FAT）60
$FEV_{1.0}$（percentage of FVC expelled in 1 second）244

FFA（free fatty acid）161，177
FFM（fat-free body mass）475，481，535
FG（fast-glycolytic）線維 334
fibromyalgia（FM）569
FIMS（Fédération Internationale de Médecine du Sport）21
Fitz, George Wells 10
flavin adenine dinucleotide（FAD）148
Flint, Austin, Jr. 7
FM（fat mass）474
FM（fibromyalgia）569
FOG（fast-oxydative-glycolytic）線維 334
follicle-stimulating hormone（FSH）344，538
forced vital capacity（FVC）244
FPG（fasting plasma glucose）test 353
free fatty acid（FFA）161，177
FSH（follicle-stimulating hormone）344，538
FT（fast-twitch）176
FVC（forced vital capacity）244

G

GABA（γ-aminobutyric acid）313
Galen 5，21
Galenus, Claudius 5
［h］GH（［hunman］growth hormone）129，343，538
GI（glycemic index）37
GIH（Gymnastik-Och Idrottshögskolan）18
GI 区分 38
GI 値 37
glycemic index（GI）37
Golgi tendon organ（GTO）319
graded exercise［stress］test（GXT）204，564，567，581
［human］growth hormone（［h］GH）129，343，538
GTO（Golgi tendon organ）319
Gustav Zander 395
GXT（graded exercise［stress］test）204，564，567，581
Gymnastik-Och Idrottshögskolan（GIH）18

H

HACE（high-altitude cerebral edema）460
Haldane, John Scott 19
Haldane 効果 258
HALE（healthy life expectancy）529
Hansen, J. W. 17
HAPE（high-altitude pulmonary edema）460
Harbor トレッドミルテスト 206
HARH（high-altitude retinal hemorrhage）460
HCA（hydroxycitric acid）115
HDL（high-density lipoprotein）40，549
HDL-C 549
HDL（high-density lipoprotein）コレステロール 126
healthy life expectancy（HALE）529
heart failure（HF）559
heart rate reserve（HRR）384
Henry, Franklin M. 15

heptose 32
Hermansen, Lars A. 18
Herodicus 5
hexose 32
HF（heart failure） 559
［h］GH（［human］growth hormone） 129，343，538
high-altitude cerebral edema（HACE） 460
high-altitude pulmonary edema（HAPE） 460
high-altitude retinal hemorrhage（HARH） 460
high-density lipoprotein（HDL） 40，549
high-density lipoprotein（HDL）コレステロール 126
Hill, Archibald Vivian 13，14，179
Hippocrates 5
Hitchcock, Edward 8
Hitchcock, Edward, Jr. 8
HMB（β-hydroxy-β-mehylbutyrate） 105
Hohwü-Christensen, Erick 16
HR-$\dot{V}O_2$線 211
HRR（heart rate reserve） 384
Hultman, Erik 18
［human］growth hormone（［h］GH） 129，343，538
hydroxycitric acid（HCA） 115
Hypoxico 低酸素テント 463
H ゾーン 323

I

ICSSPE（International Council of Sport Science and Physical Education） 21
IDDM（insulin-dependent diabetes mellitus） 352
IGF（insulin-like growth factor） 343
IGF-1 538
induced erythrocythemia 465
inhibitory postsynaptic potential（IPSP） 313
inspiratory reserve volume（IRV） 244
insulin-dependent diabetes mellitus（IDDM） 352
insulin-like growth factor（IGF） 343
International Council of Sport Science and Physical Education（ICSSPE） 21
IPSP（inhibitory postsynaptic potential） 313
IRV（inspiratory reserve volume） 244
I 帯 323

K

Karvonen, Martti 18
kcal 75
Komi, Paavo 18
Krogh, August 16
Krogh, Marie 16

L

lactate dehydrogenase（LDH） 564
lactate threshold（LT） 371，386
Lavoisier, Antoine Laurent 19
LBM（lean body mass） 474，475
LDH（lactate dehydrogenase） 564

LDL（low-density lipoprotein） 40，549
LDL-C 549
LDL（low-density lipoprotein）コレステロール 126，545，563
lean body mass（LBM） 474，475
LH（luteinizing hormone） 344，538
Lindhard, Johannes 16
Ling, Hjalmar 395
Ling, Hylmar 17
Ling, Pehr Henrik 17，395
lipoprotein（Lp） 553
lipoprotein lipase（LPL） 161
long slow distance（LSD） 388
low-density lipoprotein（LDL） 40，549
low-density lipoprotein（LDL）コレステロール 126，545，563
Lp（lipoprotein） 553
LPL（lipoprotein lipase） 161
LSD（long slow distance） 388
LT（lactate threshold） 371，386
Lundsgaard, Ejar 17
luteinizing hormone（LH） 344，538

M

magnetic resonance imaging（MRI） 492
Marey, Etienne-Jules 7
maximal oxygen uptake（$\dot{V}O_2$max） 175，202，223
maximum voluntary ventilation（MVV） 244
MCFA（medium-chain fatty acid） 114
MCSA（muscle cross-sectional area） 408
MCT（medium-chain triacylglycerol） 114
ME（mechanical efficiency） 224
mechanical efficiency（ME） 224
Medicine and Science in Sports and Exercise 13
medium-chain fatty acid（MCFA） 114
medium-chain triacylglycerol（MCT） 114
MET（metabolic equivalents） 221
metabolic equivalents（MET） 221
Meyerhof, Otto 19
MI（myocardial infarction） 546
mitral valve prolapse（MVP） 561
MRI（magnetic resonance imaging） 492
MS（multiple sclerosis） 582
multiple sclerosis（MS） 582
muscle cross-sectional area（MCSA） 408
MVP（mitral valve prolapse） 561
MVV（maximum voluntary ventilation） 244
myocardial infarction（MI） 546
M 線 325

N

NAD$^+$（nicotinamide adenine dinucleotide） 144，148
NADH 148
National Weight Control Registry（NWCR） 522
near-infrared interactance（NIR） 491
nicotinamide adenine dinucleotide（NAD$^+$） 144，148
NIDDM（noninsulin-dependent diabetes

mellitus） 352
Nielsen, Marius 16
NIR（near-infrared interactance） 491
nitric oxide（NO） 306
NO（nitric oxide） 306
noninsulin-dependent diabetes mellitus（NIDDM） 352
NWCR（National Weight Control Registry） 522

O

OBLA（onset of blood lactate accumulation） 171，265，376
ob 遺伝子 501
ob タンパク質 501
OIL（Oxidation Involves Loss） 151
onset of blood lactate accumulation（OBLA） 171，265，376
OT（oxytocin） 359
Oxidation Involves Loss（OIL） 151
oxytocin（OT） 359

P

pancreatic polypeptide（PP） 349
PAR-Q 576
parathyroid hormone（PTH） 346
Parkinson's disease（PD） 583
PCr（phosphocreatine） 140，147，170
PD（Parkinson's disease） 583
peak power output（PP） 192
peliosis hepatis 126
pentose 32
percentage of FVC expelled in 1 second（FEV$_{1.0}$） 244
peripheral nervous system（PNS） 302
PFK（phosphofructokinase） 155
phosphatidylserine（PS） 104
phosphocreatine（PCr） 140，147，170
phosphofructokinase（PFK） 155
PNS（peripheral nervous system） 302
PP（pancreatic polypeptide） 349
PP（peak power output） 192
PRE（progressive resistance exercise） 410
premature ventricular contraction（PVC） 561，570，571
PRL（prolactin） 344
progressive resistance exercise（PRE） 410
prolactin（PRL） 344
PS（phosphatidylserine） 104
PTH（parathyroid hormone） 346
PVC（premature ventricular contraction） 561，570，571

Q

Québec 10 秒間テスト 187

R

R（〈RER〉respiratory exchange ratio） 201
ramp test 206
rate-pressure product（RPP） 281
rating of perceived exertion（RPE） 386

RCIG（Royal Central Institute of Gymnastics） 17
RDA（recommended dietary allowance） 81
RDEE（resting daily energy expenditure） 217
rebound hypoglycemia 89
recommended dietary allowance（RDA） 81
Reduction Involves Gain（RIG） 151
REE（resting energy expenditure） 502
relative peak power output（RPP） 192
repetition maximum（RM） 397
RER（〈R〉respiratory exchange ratio） 201
residual lung volume（RV） 244
respiratory exchange ratio（R〈RER〉） 201
respiratory quotient（RQ） 199
resting daily energy expenditure（RDEE） 217
resting energy expenditure（REE） 502
restrictive lung dysfunction（RLD） 577
RIG（Reduction Involves Gain） 151
RLD（restrictive lung dysfunction） 577
RM（repetition maximum） 397
Royal Central Institute of Gymnastics（RCIG） 17
RPE（rating of perceived exertion） 386
RPP（rate-pressure product） 281
RPP（relative peak power output） 192
RQ（respiratory quotient） 199
Rubner, Max 19
RV（residual lung volume） 244

S

SA（sinoatrial）結節 282
Saltin, Bengt 17, 18
sedentary death syndrome（SeDS） 535
SeDS（sedentary death syndrome） 535
serum glutamic oxaloacetic transaminase（SGOT） 564
SGOT（serum glutamic oxaloacetic transaminase） 564
sinoatrial（SA）結節 282
Siri の公式 481
slow-oxidative（SO）線維 334
slow-twitch（ST） 176
SO（slow-oxidative）線維 334
somatopause 537
SSC（stretch-shortening cycle） 417
ST（slow-twitch） 176
stretch-shortening cycle（SSC） 417
ST 下降 570, 571
Swedish School of Sport and Health Science 18

T

T_3（triiodothyronine） 346
T_4（thyroxine） 346
TDEE（total daily energy expenditure） 216, 502
TEF（thermic effect of food） 218
tetrahydrogestrinone（THG） 129
tetrose 32
thermic effect of food（TEF） 218
THG（tetrahydrogestrinone） 129
thyroid-stimulating hormone（TSH） 344
thyroxine（T_4） 346
tidal volume（TV） 244
TLR-2（Toll-like receptor 2） 545
tolerable upper intake level（UL） 81, 82
Toll-like receptor 2（TLR-2） 545
Toll 様受容体 2（TLR-2） 545
total daily energy expenditure（TDEE） 216, 502
triiodothyronine（T_3） 346
triose 32

TSH（thyroid-stimulating hormone） 344
TV（tidal volume） 244

U

UL（tolerable upper intake level） 81, 82

V

V_T（ventilatory threshold） 264
$\dot{V}O_2$max（maximal oxygen uptake） 175, 202, 223
$\dot{V}O_2$max テスト間の比較 204
$\dot{V}O_2$max に影響する要因 206
$\dot{V}O_2$max の予測 208, 210
ventilatory threshold（V_T） 264
very low calorie diet（VLCD） 517
very low-density lipoprotein（VLDL） 40, 549
very low-density lipoprotein cholesterol（VLDL-C） 549
VLCD（very low calorie diet） 517
VLDL（very low-density lipoprotein） 40, 549
VLDL-C（very low-density lipoprotein cholesterol） 549
Voit, Carl von 19

W

WADA 100
waist-to-hip ratio（WHR） 505
WBGT 447, 452
Weir 法 212
WHO 23
WHR（waist-to-hip ratio） 505

Z

Zuntz, Nathan 19
Z 線 323

【監訳者】
- 田中喜代次（たなか・きよじ）　筑波大学体育系 教授
- 西平　賀昭（にしひら・よしあき）筑波大学名誉教授
- 征矢　英昭（そや・ひであき）　筑波大学体育系ヒューマン・ハイ・パフォーマンス先端研究センター（ARIHHP）教授・センター長
- 大森　肇（おおもり・はじめ）　筑波大学体育系 教授

カラー
運動生理学大事典　健康・スポーツ現場で役立つ理論と応用

2017年9月15日　初版第1刷発行

著　者	ビクター・カッチ　ウィリアム・マッカードル　フランク・カッチ
監訳者	田中喜代次　西平　賀昭
	征矢　英昭　大森　肇
発行人	西村正徳
発行所	西村書店
	東京出版編集部
	〒102-0071 東京都千代田区富士見2-4-6
	Tel.03-3239-7671　Fax.03-3239-7622
	www.nishimurashoten.co.jp
印　刷	三報社印刷株式会社
製　本	株式会社難波製本

本書の内容を無断で複写・複製・転載すると，著作権および出版権の侵害となることがありますので，ご注意下さい。
ISBN978-4-89013-477-9